AF320715

LEÇONS

DE

PHARMACODYNAMIE

ET DE

MATIÈRE MÉDICALE

PAR

G. POUCHET

Professeur de Pharmacologie et de Matière Médicale à la Faculté de Médecine de Paris
Membre de l'Académie de Médecine

PREMIÈRE SÉRIE

AVEC 44 FIGURES DANS LE TEXTE

PARIS

OCTAVE DOIN, ÉDITEUR

8, PLACE DE L'ODÉON, 8

1900

LEÇONS

DE

PHARMACODYNAMIE

ET DE

MATIÈRE MÉDICALE

COULOMMIERS

Imprimerie PAUL BRODARD.

LEÇONS

DE

PHARMACODYNAMIE

ET DE

MATIÈRE MÉDICALE

PAR

G. POUCHET

Professeur de Pharmacologie et de Matière Médicale à la Faculté de Médecine de Paris
Membre de l'Académie de Médecine

PREMIÈRE SÉRIE

AVEC 44 FIGURES DANS LE TEXTE

PARIS

OCTAVE DOIN, ÉDITEUR

8, PLACE DE L'ODÉON, 8

1900

PRÉFACE

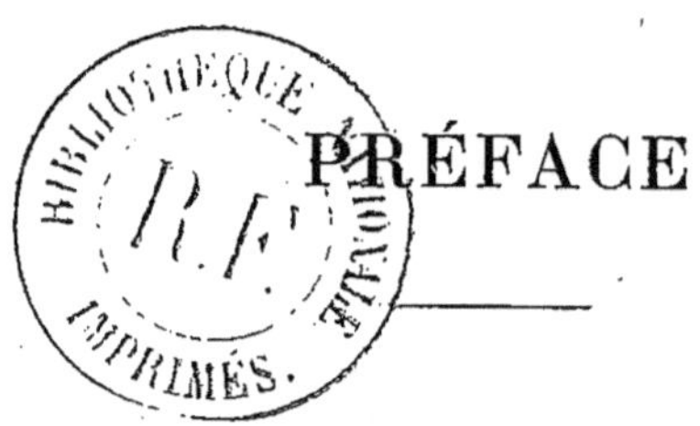

Lorsqu'il y a sept ans passés je faisais la leçon inaugurale que je reproduis ici à titre d'introduction et pour bien faire voir quelles étaient déjà, à cette époque, mes tendances et ma façon d'envisager l'enseignement qui m'était confié, je n'avais pas encore de plan bien et définitivement arrêté de cet enseignement. La seule impression qui se dégageât avec une entière certitude des réflexions que la tâche à laquelle j'étais appelé m'avait suggérées était la nécessité, pour que mon enseignement fût aussi profitable que possible, de le rendre surtout pratique et d'en élucider tous les côtés à l'aide des lumières de la physiologie.

Depuis lors, bien des points indécis se sont précisés; la pratique journalière des cours et des examens m'éclaira sur les nécessités de certaines modifications; et je pus, dès l'année 1895, inaugurer à la Faculté de médecine de Paris un mode d'enseignement nouveau de la pharmacologie qui me paraît, si j'en juge par les résultats obtenus jusqu'ici, avoir donné de bons effets.

En plus de l'étude de l'action des médicaments sur l'organisme sain ou malade, étude permettant de constituer à l'aide de chaque substance médicamenteuse un moyen de médication physiologique, la *pharmacologie* doit comprendre la recherche des agents doués de propriétés médicamenteuses et l'étude de leurs qualités organoleptiques, physiques et chimiques. Cette dernière branche constitue à proprement parler la *matière médicale*. Jusqu'alors cet enseignement était disjoint de celui de la chaire de pharmacologie et rattaché à la chaire de thérapeutique.

D'accord avec mon collègue le Professeur Landouzy, et, comme il l'a dit dans une de ses leçons d'ouverture, pour ne pas perpétuer des confusions d'attributions qui se faisaient dans l'esprit des médecins et pour bien marquer, sinon la subordination, au moins la filiation et l'enchaînement des études de *matière médicale*, de *pharmacologie* et de *thérapeutique*, nous avons demandé que la logique qui s'imposait dans les choses s'affirmât dans la nomenclature des divers enseignements donnés par la Faculté. C'est en raison de cet accord et de cette commune appréciation des choses que, à la suite d'un décret en date du 31 juillet 1896, l'enseignement de la matière médicale fut rattaché officiellement à la chaire de pharmacologie.

Cela ne changeait pas mon programme, car il est impossible d'étudier l'action d'une substance quelconque sur l'organisme sans avoir dit, au préalable, au moins quelques mots de sa provenance et de ses qualités; mais il me fut possible, à partir de ce moment, de compléter l'enseignement à l'amphithéâtre par l'institution de conférences et de travaux pratiques, que je regarde comme un complément indispensable.

La pharmacologie est devenue, depuis quelques années, tellement complexe et tellement étendue, qu'il a fallu nécessairement modifier l'ancien programme d'enseignement. De plus, cette science peut être envisagée par chacun d'une façon un peu différente, au moins quant à la forme, sinon quant au fond.

Sans connaissances pharmacologiques, le médecin marche toujours en aveugle dans l'emploi du médicament. La tâche de celui qui enseigne la pharmacologie consiste à rendre aussi claires que simples et précises les connaissances générales et indispensables relatives à la matière médicale, à la forme pharmaceutique et à la toxicologie ; de façon à permettre aux auditeurs, une fois familiarisés avec les principes de cette science, de profiter de l'enseignement plus élevé et plus spécialisé de la thérapeutique. La pharmacologie doit servir, en quelque sorte, d'introduction à l'art de formuler et à la thérapeutique.

Étude des différents corps, simples ou composés, au point de vue de leur histoire naturelle, des modifications qu'ils sont capables d'imprimer à l'organisme vivant, des circonstances dans lesquelles cette action peut se trouver modifiée par suite des conditions auxquelles ils sont exposés, soit volontairement, soit accidentellement ; enfin, différentes formes sous lesquelles ces produits sont employés pour leur application à la pratique médicale, voilà quel doit être, à mon sens, le programme général du cours.

S'attacher à bien mettre en relief, par le côté expérimental, les propriétés les plus importantes et les plus utilisées du corps que l'on étudie, de manière que l'esprit, frappé par cet ensemble de faits qu'il aura pu constater *de visu*, établisse une relation inoubliable entre l'histoire de ce corps et les propriétés qu'il lui aura vu manifester, voilà le résultat pratique auquel il est désirable d'aboutir.

Aujourd'hui où une fraction encore assez considérable des médecins résidant à la campagne, loin des grands centres, est appelée à faire l'*exercice* de la pharmacie, n'est-il pas nécessaire, indispensable même, de leur apprendre à bien connaître les médicaments qu'ils auront à employer et les formes sous lesquelles ils devront les utiliser ? Un tel enseignement est, en définitive, au point de vue pratique, professionnel, un des plus nécessaires. Si le médecin veut conserver et surtout justifier la prééminence que lui donnent, à bien juste titre, par rapport au pharmacien, ses études et ses travaux, il est indispensable que la pharmacologie, ainsi comprise, fasse partie de son bagage scientifique. C'est parce que ces connaissances font défaut à bien des praticiens que l'on voit les spécialités pharmaceutiques prendre tant d'importance.

D'ailleurs, en admettant que le médecin n'ait pas besoin de posséder, au sujet de la composition chimique des médicaments et de leur histoire naturelle, des connaissances aussi étendues que le pharmacien, il est toujours nécessaire pour lui de posséder la somme de connaissances suffisante pour qu'il puisse faire un choix judicieux du meilleur mode de préparation et d'administration d'un médicament, et qu'il sache quels avantages ou quels inconvénients peut présenter le mélange des médicaments entre eux. La composition exacte des médicaments qu'il peut être appelé à employer, la manière dont ils se comportent en présence des différents véhicules, les formes diverses sous lesquelles il est possible de les administrer, les réactions qui peuvent se produire par le contact des agents auxquels on les associe, les métamorphoses qu'ils éprouvent sous l'influence des diverses humeurs de l'organisme, voilà autant de points sur lesquels tout médecin instruit et digne de sa profession doit être exactement et absolument éclairé. C'était ce but que cherchaient à atteindre les Maîtres anciens lorsque, comme le conseillent Hippocrate et d'autres auteurs, ils voulaient que les médecins eux-mêmes se livrassent à la préparation des médicaments.

Je me suis inspiré des idées précédentes, et j'ai cherché à les réaliser de mon mieux dans l'enseignement du cours de pharmacologie dont j'ai l'honneur d'être chargé.

De par sa définition même, qui signifie, en définitive, *étude de toute substance douée d'action médicamenteuse ou toxique*, la pharmacologie doit embrasser l'étude de tout ce qui touche à l'art médical, c'est-à-dire de toute substance intéressant la physiologie, l'hygiène, la médecine légale, et surtout la thérapeutique. Pour répondre effectivement à ce desideratum, l'enseignement doit donc être à la fois théorique et pratique : il n'est pas admissible que de jeunes docteurs quittent la Faculté sans avoir appris à reconnaître et à distinguer certaines substances toxiques, certains médicaments, en présence desquels l'exercice de leur profession peut les mettre à tout instant. Pour employer une phrase dont je me sers volontiers et familièrement dans mes conférences, il ne faut pas que le praticien, dans quelque milieu qu'il se trouve, risque d'être inférieur à ceux vis-à-vis desquels sa situation de médecin doit lui constituer une supériorité, parce qu'il ignorera des choses de sa profession que la diffusion de plus en plus considérable des connaissances et le désir d'apprendre du plus grand nombre auront amenés à faire connaître aux clients qui feront appel à son savoir. Cette situation d'infériorité est au moins pénible, et je trouve de beaucoup préférable de chercher à atteindre celle, si élevée, que les Anciens qualifiaient en disant : « Le médecin est l'égal des Dieux ».

Pour répondre de mon mieux à ce but, j'ai divisé mon enseignement annuel en deux parties. Une partie théorique comprend l'enseignement magistral à l'amphithéâtre; elle porte plus particulièrement sur la pharmacodynamie et l'étude des actions médicamenteuses : j'y consacre deux leçons par semaine, le mardi et le samedi, pendant le semestre d'hiver. La seconde partie est essentiellement pratique; elle constitue, si je puis ainsi dire, le côté original de mon enseignement : ces leçons pratiques ont lieu le jeudi pendant toute l'année. Les élèves y sont appelés à tour de rôle à reconnaître et à décrire les substances qui font partie du droguier que j'ai réorganisé à la Faculté de Médecine. Ils sont exercés à l'art de formuler, si la substance est médicamenteuse; interrogés sur la symptomatologie de l'intoxication, sur les lésions anatomiques, sur les moyens de le rechercher et de le caractériser si c'est un poison; ils doivent fournir des détails sur les circonstances dans lesquelles elle intéresse l'hygiène, s'il s'agit d'une substance utile ou surtout nuisible,

capable d'intervenir dans l'économie journalière ou profession-
nelle, par exemple : affections causées par des substances alimentaires avariées, saturnisme, hydrargyrisme, antisepsie et
désinfection, etc.

Pendant les conférences du semestre d'été, j'ai institué des
reconnaissances de plantes fraîches qui intéressent à divers
titres l'art de guérir. En exposant les caractères généraux et les
propriétés de chaque échantillon, je m'attache plus particulièrement à mettre en relief les ressources que peut offrir au médecin
la flore de notre pays. « La botanique, a dit Fontenelle, ne serait
qu'une simple curiosité si elle ne se rapportait à la médecine; et
quand on veut qu'elle soit utile, c'est la flore de son pays qu'il
faut connaître. »

Ces interrogations, qui constituent en outre une véritable
leçon de choses puisque l'on montre toujours, sous ses différents
aspects, ce dont il s'agit, ces interrogations sont des plus profi-
tables à tous les points de vue. Elles tiennent l'attention en éveil;
habituent à exercer les sens de la vue, du goût, de l'odorat, si
utiles pour la reconnaissance des drogues; elles familiarisent
avec les procédés qui permettent de réaliser pour le mieux une
formule ou une prescription; enfin elles permettent de redresser
les erreurs de fait ou d'interprétation, mettant, par cela même, le
praticien en garde contre l'écueil toujours dangereux des incompatibilités. On y apprend beaucoup, d'une façon plutôt agréable
et facile; et, ce qui me semble prouver que cet enseignement est
vraiment utile et répondait à un besoin, c'est que je constate
couramment avec plaisir que bon nombre d'auditeurs de ces
conférences ont subi le quatrième examen du doctorat auquel
elles répondent plus particulièrement, et qu'il y a même parmi
ces auditeurs assidus un certain nombre de docteurs.

De plus, en raison de l'étendue que comporte mon programme,
il m'est absolument impossible de mettre moins de quatre
années, à raison de trente leçons à l'amphithéâtre, pour étudier

complètement les produits et agents médicamenteux. Les conférences sont au nombre de vingt-huit à trente, réparties entre les
deux semestres de l'année scolaire. Il est relativement facile de
répartir entre ces trente leçons l'étude des substances toxiques
et médicamenteuses les plus importantes, de façon, non pas à les
étudier complètement, ce qui serait impossible, mais à passer en
revue les choses les plus importantes, les faits les plus saillants
et qu'il n'est pas permis d'ignorer. De cette façon, je développe
chaque année, dans le cours magistral, une partie du vaste programme que comporte la pharmacologie et je passe en revue,
dans les conférences, les produits les plus importants et les plus
intéressants par leurs applications aux diverses branches de
l'art médical.

L'enseignement est complété, en outre, par des séances de
reconnaissance au droguier, où les élèves sont appelés à mani-
puler les drogues les plus usuelles et les substances toxiques
indispensables à connaître. C'est dans ces conférences et ces
reconnaissances pratiques que s'enseigne surtout la matière
médicale proprement dite. Mes collaborateurs, MM. Brissemoret
et Joanin, ont réuni l'an dernier, en un volume des plus utiles à
consulter, les données principales de cette branche de mon
enseignement[1].

Le volume qui paraît actuellement est le premier de la série
qui reproduira mon cours à l'amphithéâtre. Il comporte une certaine partie de matière médicale, mais le plus grand développement est accordé à la pharmacodynamie, qui représente en
réalité, pour ce qui regarde les applications à la thérapeutique,
la partie vraiment et fructueusement utilisable de l'étude de la
pharmacologie. Savoir ce que l'on veut faire et comment on se
propose d'y arriver, tel doit être, en effet, le but du thérapeute,
du médecin vraiment digne de ce nom : seule, l'étude de la

---

1. Brissemoret et Joanin, *Les drogues usuelles*. O. Doin, Paris, 1898.

pharmacologie, comprise comme je le dirai tout à l'heure,
permet d'arriver à ce but en utilisant les données fournies par
le diagnostic. Ce n'est donc pas une étude inutile ni vaine, et si,
dans certains cas, elle ne semble pas encore donner tous les
résultats que l'on serait en droit d'en attendre, c'est à l'insuffisance de nos moyens d'investigation qu'il faut s'en prendre,
c'est-à-dire à l'insuffisance de nos connaissances précises en
physiologie.

Paris, juillet 1899.

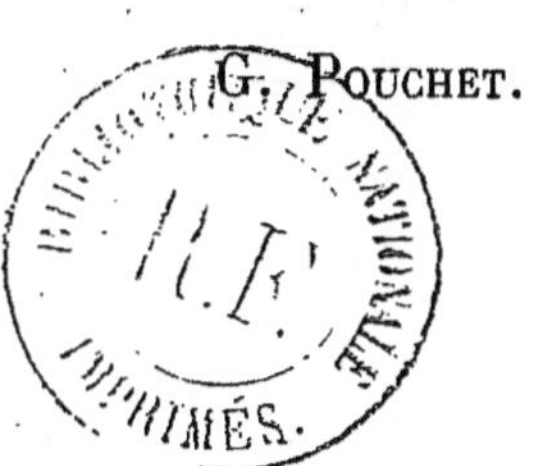

G. POUCHET.

LEÇONS

DE

PHARMACODYNAMIE

ET DE

MATIÈRE MÉDICALE

INTRODUCTION

L'ENSEIGNEMENT ET L'HISTOIRE DE LA PHARMACOLOGIE [1]

Je crois ne pouvoir mieux faire, pour inaugurer mon enseignement dans la chaire que le Conseil de la Faculté m'a fait le grand honneur de me confier, que de vous exposer aujourd'hui, après un historique rapide de cette chaire, les progrès accomplis depuis sa création et la voie dans laquelle il me paraît nécessaire de marcher maintenant pour perfectionner et augmenter nos connaissances. Je pourrai ainsi, tout en vous exposant quelques idées personnelles, rendre un juste hommage aux savants Maîtres qui m'ont précédé dans la carrière.

Il y a presque deux cents ans, lors de la revision de ses statuts en 1696, la Faculté décida la création d'une cinquième chaire pour l'enseignement de la pharmacie.

1. Leçon inaugurale faite à la Faculté de médecine de Paris le 30 avril 1892.

Ce ne fut pas sans quelques difficultés que ce nouveau cours put s'établir, car il existait alors de vifs préjugés contre la chimie, que beaucoup confondaient encore avec l'alchimie, la magie et l'astrologie. On était encore sous le coup des discussions passionnées à propos de l'antimoine; discussions qui se terminaient quelquefois par de véritables actes d'iniquité, comme l'avait montré, quelques années auparavant, la condamnation de Turquet de Mayerne à la dégradation doctorale, pour avoir cherché à répandre l'emploi des nouveaux médicaments chimiques, les préparations antimoniales, mercurielles, ferrugineuses, sans lesquelles il n'y aurait plus guère, aujourd'hui, de thérapeutique possible.

Le Collège des médecins de Paris venait à peine de rapporter l'arrêt interdisant l'usage des préparations antimoniales; et l'exemple des luttes antérieures, ainsi que des disgrâces encourues par nombre des plus fervents adeptes des préparations pharmaceutiques d'origine chimique, étaient bien de nature à refroidir le zèle de ceux qui auraient admis volontiers l'intervention effective de la chimie dans la préparation des médicaments.

Il est juste d'ajouter, toutefois, que la suspicion dans laquelle était tenue la plupart des médicaments chimiques semblait légitimée par les nombreux accidents que causaient les charlatans avec leurs remèdes secrets destinés à rajeunir la vieillesse, restaurer le sang, guérir radicalement toutes sortes de maladies et produire une foule d'autres merveilles qu'il serait trop long d'énumérer.

C'est surtout au Jardin du Roi que la chimie fut étudiée et professée par des hommes de la plus haute valeur; et il ne faut pas s'étonner si une période de cent années s'écoula encore avant que l'enseignement de la pharmacologie fût professé, à la Faculté de médecine de Paris, par une des illustrations de cette époque.

La Révolution de 1789 avait trouvé Fourcroy nouvellement nommé professeur de chimie au Jardin des Plantes. Agé seulement de trente-quatre ans, il n'avait pas tardé à faire oublier Macquer, son prédécesseur; et son éloquence remarquable, son admirable talent d'exposition, sa rigoureuse méthode scientifique, qu'il tenait de ses illustres maîtres, Lavoisier et Vicq d'Azyr, n'avaient pas tardé à lui acquérir une immense réputation.

Il fut élu député à la Convention; et c'est à lui que l'on doit, entre autres études sur l'instruction publique, le si remarquable rapport à la Convention nationale sur l'établissement des Écoles de santé. L'ancienne Faculté avait disparu dans la tourmente révolutionnaire ; et ce progrès, qu'elle n'avait pas su comprendre et faire sien, allait enfin pénétrer dans l'enseignement médical.

Un décret de la Convention rétablit, en 1795, l'École de santé de Paris et nomma Fourcroy professeur titulaire de chimie et de pharmacie, avec Deyeux comme professeur adjoint. Fourcroy s'occupa plus exclusivement de la chimie et Deyeux de la pharmacologie. Leur enseignement dut se distinguer par un caractère pratique, s'il faut s'en rapporter à un passage du rapport de Fourcroy à la Convention, dans lequel il disait que *les élèves devaient peu lire, mais beaucoup voir et faire.*

S'il ne possédait pas l'éloquence captivante de Fourcroy, Deyeux se distinguait dans son enseignement par la netteté, la concision, la méthode. Il fut le collaborateur assidu de Parmentier. Les travaux de ce savant sont fort nombreux : ils ont été publiés dans le *Journal de physique*, la *Statistique de la France*, le *Théâtre d'Agriculture d'Olivier de Serres*, les *Annales de chimie* et le *Journal de pharmacie*. Il est encore l'auteur d'un grand nombre de rapports au conseil d'hygiène et de salubrité du département de la Seine sur les questions les plus variées d'hygiène ; et son nom restera justement attaché à la découverte et à l'extraction du sucre de la betterave.

Les travaux de Fourcroy, en ce qui regarde la pharmacologie, sont plus importants et plus considérables : il me suffira de citer un important ouvrage sur l'*Art de connaître et d'employer les médicaments dans les maladies qui attaquent le corps humain* ; un *Discours sur l'union de la chimie et de la pharmacie* ; un grand nombre de mémoires, la plupart en collaboration avec Vauquelin, sur l'analyse des quinquinas, des céréales, des légumineuses, de l'ergot de seigle, du suc d'oignon ; sur l'étude chimique des matières animales, mucus nasal, larmes, chyle, lait, bile, sang, liquide des hydropiques, tartre des dents, urines et calculs urinaires, la composition chimique des os, etc.

L'enseignement de Fourcroy et Deyeux inaugura, en réalité, l'enseignement vraiment scientifique de la chaire de pharmacologie.

Un décret du 17 mars 1808 transforma l'École de santé en Faculté et institua le concours pour les chaires de professeurs. A la mort de Fourcroy, en décembre 1809, son plus actif collaborateur, Vauquelin, déjà membre de l'Académie des sciences et professeur au Collège de France et au Jardin des Plantes, fut sollicité de prendre sa succession. Il se décida à faire ses études médicales et, en 1811, il prit la chaire de pharmacie et de chimie, qu'il occupa jusqu'en 1822. Ses travaux les plus importants, au point de vue médical, furent sa thèse sur l'*Analyse de la matière cérébrale considérée dans l'homme et dans les animaux*, et ceux qu'il publia dans les *Annales de chimie et de physique* sous le titre de *Mémoires pour servir à l'histoire naturelle chimique et médicale de l'urine humaine*, et *Mémoire sur l'analyse des calculs urinaires humains*. Presque tous les travaux publiés par Fourcroy à partir de 1798 — et ils ne sont pas les moins nombreux — furent effectués avec la collaboration de Vauquelin.

En novembre 1822, au dire des ministres et à l'instigation de l'abbé Frayssinous, alors grand-maître de l'Université, l'enseignement médical avait besoin d'être réformé. Le ministère Frayssinous le réforma en éliminant Chaussier, Dubois, Pinel, Vauquelin, Deyeux et d'autres non moins remarquables qui déplaisaient au pouvoir.

L'ordonnance royale et le décret du 2 février 1823, qui reconstituaient la Faculté de médecine, établirent la division des chaires de chimie et de pharmacologie : la chaire de chimie fut confiée à Orfila, qui l'illustra par ses belles études de toxicologie, tandis que la chaire de pharmacologie fut donnée à Nicolas Guilbert, qui l'occupa fort obscurément jusqu'en 1830 et n'a pas laissé un seul travail digne d'être rappelé.

La révolution de 1830 rendit à Deyeux la possession de sa chaire, qui, en 1838, passa, avec la nouvelle dénomination de *chimie organique et pharmacie*, à Dumas, qui l'occupa de 1838 à 1852.

Les premiers travaux de Dumas sont relatifs à l'emploi de l'iode et à l'obtention des préparations au moyen desquelles il puisse être convenablement administré. Ce fut lui qui, encore élève en pharmacie, indiqua comme préparations à Coindet (de Genève), qui faisait alors ses premières recherches sur la valeur thérapeutique de l'iode, la teinture d'iode, l'iodure de potassium et l'iodure de potassium ioduré. Dumas se livra ensuite, avec J.-L. Prévost (de Genève), à des recherches de physiologie qui sont restées un modèle d'observation exacte et profonde; puis il s'adonna entièrement à la chimie pure. Son infatigable activité lui permit de s'illustrer dans toutes les branches des sciences qui appellent la chimie à leur aide : la pharmacologie, la physiologie, la biologie lui doivent d'importants travaux dont témoignent ses recherches sur les alcaloïdes, les albuminoïdes, les fermentations; et ses *Leçons sur la philosophie chimique* constituent un des plus admirables ouvrages de philosophie scientifique. Son *Essai de statique chimique des êtres organisés*, qui parut en 1841, est également une œuvre de premier ordre, tant par son esprit philosophique que par l'ingéniosité, la hardiesse et la nouveauté des idées.

Dumas ayant démissionné en 1852, Soubeiran lui succéda. Ce savant, aussi méritant que modeste, avait commencé par occuper la chaire de physique à l'École supérieure de pharmacie de Paris. Doué d'un esprit net, lucide, inaccessible aux errements des théories préconçues, Soubeiran avait, de plus, la parole élégante et facile : ses travaux ont été considérables; ils ont trait à la pharmacie, à la chimie, aux eaux minérales, à la botanique, à la zoologie, et sont exposés, pour la plupart, dans le *Bulletin de thérapeutique*, les *Annales de chimie et de physique*, le *Journal de pharmacie*. On lui doit, outre un *Traité de pharmacie théorique et pratique*, des travaux remarquables sur les chlorures de mercure, l'hydrogène arsénié, les tartrates simples et composés, la méthode de déplacement, les sulfures d'azote; et son nom est irrévocablement attaché, avec celui de Liebig, à la découverte du chloroforme.

Appelé à remplacer son beau-père Soubeiran dans la chaire de pharmacologie, M. Regnauld, qui avait commencé, comme son prédécesseur, par occuper la chaire de physique à l'École supérieure de pharmacie, apporta dans ce nouvel enseignement les qualités que, tout récemment encore, chacun pouvait apprécier et dont nous garderons le meilleur souvenir. Ses recherches sur les *forces électromotrices* et la *méthode d'opposition* qu'il imagina pour en obtenir la mesure sont devenues classiques et marquèrent ses débuts dans la carrière scientifique. A partir de 1859, époque à laquelle il occupa la chaire de Soubeiran, redevenue chaire de pharmacologie, M. Regnauld se consacra exclusivement à la chimie; et, parmi les plus importantes publications qu'il ait faites, il me suffira de citer ses travaux sur l'éther ordinaire, les alcaloïdes mydriatiques, l'opium, le chloroforme, les anesthésiques dérivant du formène, pour vous rappeler la part active qu'il prit au progrès de la science.

En outre, on lui doit d'avoir continué le livre de Soubeiran en le maintenant constamment au niveau des progrès de la science. La neuvième édition de ce bel ouvrage a paru en 1888 ; elle constitue le traité de pharmacie le plus complet, le plus parfait qui existe aujourd'hui.

Une grande rigueur scientifique, alliée à une clarté, une simplicité de bon aloi qui lui assurèrent jusqu'à son dernier cours un nombreux auditoire, furent les caractéristiques de l'enseignement de M. Regnauld. Ce souvenir et celui de ses éminentes qualités de l'esprit et du cœur, qui l'ont fait si justement apprécier de tous me serviront de guide pour m'efforcer, non pas de vous le faire oublier, mais de vous persuader que vous trouverez chez son successeur le même dévouement pour l'enseignement, le même désir de vous être utile [1].

Jetons maintenant un coup d'œil sur la pharmacologie à notre époque et sur les diverses péripéties de cette science, depuis son origine jusqu'à nos jours. Et, tout d'abord, que doit-on entendre par le mot *pharmacologie*?

Bien qu'une définition *à priori* laisse toujours quelque incertitude, elle permet, cependant, de déterminer clairement le but que l'on se propose d'atteindre et de faire prévoir les procédés que l'on mettra en œuvre pour arriver à ce but.

Robin et Littré définissent la pharmacologie : « la partie de la matière médicale qui s'occupe de la description des médicaments et de la manière de les préparer, ainsi que de leurs propriétés et de leur action sur l'organisme ». En d'autres termes, c'est la partie de la matière médicale qui a pour objet de faire connaître les médicaments sous tous les rapports qui peuvent éclairer leur emploi en thérapeutique.

Ainsi comprise, la pharmacologie constitue, sans contredit, l'une des branches les plus importantes et les plus intéressantes des sciences médicales. Elle emprunte aux sciences physiques et naturelles, ainsi qu'à la physiologie, le secours de leurs méthodes d'observation et d'expérimentation délicate; et elle a pu devenir une véritable science au fur et à mesure des progrès réalisés par nos connaissances en chimie et surtout en physiologie.

---

(1) Un décret du 31 juillet 1896 a rattaché l'enseignement de la matière médicale à la chaire de Pharmacologie qui porte, depuis lors, le titre de « PHARMACOLOGIE ET MATIÈRE MÉDICALE ».

Dans l'histoire de toutes les sciences, il existe une période pendant laquelle l'empirisme seul peut servir de guide, préparant ainsi, d'une façon plus ou moins efficace, le terrain à la théorie et à la discussion des faits. Il faut observer longtemps, et dans des conditions très diverses, les phénomènes que nous offre la nature, avant d'arriver à en découvrir les lois.

Ampère a rapporté à quatre périodes les phases successives par lesquelles a dû passer une science arrivée à son complet développement : dans la première, la science est purement descriptive, elle ne pénètre pas au delà des apparences extérieures ; dans la seconde, elle recherche les causes latentes qui donnent naissance aux phénomènes observés ; à la troisième période correspond la connaissance des transformations qui s'opèrent dans les êtres et des modifications qu'ils présentent ; enfin, la fixation des lois qui régissent la succession des phénomènes naturels dans un ordre déterminé est l'apanage de la quatrième période, celle que l'on pourrait appeler, si le mot ne semblait pas trop ambitieux, la période de perfection.

Nous entrons à peine, en ce qui concerne la pharmacologie, dans la troisième période, celle que caractérise l'expérimentation ; et, dans bien des cas encore, nous en sommes à la seconde période, celle de la recherche des causes latentes : nous pourrions fort utilement nous rappeler ce passage du rapport de Lavoisier à l'Académie des sciences, au sujet des expériences de Mesmer :

« Comme le principe de la vie est dans les animaux une force toujours agissante qui tend continuellement à vaincre les obstacles ; que la nature abandonnée à ses propres forces, guérit un grand nombre de maladies ; lorsqu'on emploie des remèdes, il est infiniment difficile de déterminer ce qui appartient à la nature ou ce qui appartient au remède.

« Aussi, tandis que la multitude regarde la guérison d'une maladie comme une preuve de l'efficacité du remède, il n'en résulte, aux yeux d'un homme sage, qu'un degré plus ou moins grand de probabilité, et cette probabilité ne peut se convertir en certitude que par un grand nombre de faits de même espèce. »

Je désire, dans cette leçon inaugurale, vous montrer quels sont les moyens d'étude qui ont pu faire progresser la pharmacologie, et vous indiquer les différentes étapes par lesquelles cette science a dû passer depuis son origine.

La matière médicale des Anciens n'était constituée que par un mélange des corps les plus bizarres et les plus hétéroclites. La thériaque d'Andromaque, par exemple, ne comprenait pas moins de soixante-quatre drogues. Les propriétés imaginaires attribuées aux substances utilisées comme médicaments n'étaient que le reflet de superstitions grossières; et il faut arriver jusqu'au xiiie siècle, à l'époque des premières découvertes des alchimistes, pour trouver, par-ci par-là, quelques tentatives de préparations de drogues sous un état différent de celui dans lequel on les rencontre dans la nature. Les recherches entreprises de tous côtés pour la préparation de la pierre philosophale ont eu, peu à peu, cet heureux résultat d'augmenter le nombre des médicaments chimiques, des composés bien déterminés, et de susciter les tentatives de leur application à la thérapeutique.

Mais ce n'est qu'à partir de Lavoisier, de ce moment où la chimie a été vraiment constituée comme science, que la pharmacologie a pu se développer parallèlement, et qu'il a été possible de préparer des médicaments de composition constante, toujours identiques à eux-mêmes, en même temps que d'étudier les changements de propriétés physiques, chimiques ou physiologiques qui se produisent par le mélange des substances employées dans un but thérapeutique.

Au début de notre siècle, la découverte des alcaloïdes végétaux est venue prouver encore une fois, et de la façon la plus éclatante, l'efficacité de l'intervention de la chimie.

Toutefois, si les progrès de nos connaissances chimiques enrichissaient la pharmacologie en médicaments nouveaux et d'une activité inconnue jusqu'alors, ils ne permettaient pas de juger de leur valeur au point de vue thérapeutique, ni de leur mode d'action sur l'organisme sain ou malade. Ce fut seulement à partir du jour où l'expérimentation physiologique put intervenir dans ces études que l'on commença à pouvoir essayer de classer les médicaments et chercher à interpréter leur façon d'agir.

De tout temps, on avait connu des poisons, c'est-à-dire des substances dont l'introduction à plus ou moins petite dose dans l'économie était incompatible avec la vie : de tout temps aussi, on avait cherché, à l'aide de raisonnements basés sur les théories régnantes, à expliquer les causes de la toxicité de ces substances; et c'est seulement dans ce dernier siècle que d'immenses progrès ont été réalisés dans cette voie.

Dans le milieu ambiant, au sein duquel vivent et se meuvent les différents organismes, une observation attentive fait bientôt remarquer que certaines substances affectent d'une façon particulière et constante les êtres vivants. Dans ce domaine, tout est dû à l'expérience, ou, pour parler plus exactement, à l'observation aidée de l'expérimentation. Rien, en effet, ne permettait de prévoir, *a priori*, ces propriétés occultes de quelques corps simples ou composés, de penser, par exemple, que le mercure devait causer de la stomatite et du tremblement des extrémités; le plomb, occasionner des coliques et la paralysie des membres; l'opium, déterminer le sommeil; l'atropine, dilater la pupille. C'est l'étude de cette multitude de substances minérales, végétales et animales possédant une action énergique directe sur l'être vivant qui constitue l'objet et le but de la pharmacologie.

Toutes ces substances, douées d'une action effective et spéciale sur l'organisme, agissent comme sources ou comme modificateurs de forces vives; elles constituent autant de moyens permettant de modifier la vitalité des cellules et les conditions dans lesquelles s'effectuent les échanges entre cet organisme et le milieu ambiant, et d'intervenir ainsi utilement pour entretenir l'état de santé ou pour lutter contre les conditions biologiques qui déterminent l'état de maladie.

Malheureusement pour notre étude, chaque maladie, comme l'a si bien dit Littré, est une expérience qui ne peut se recommencer, en raison de la constitution spéciale du sujet, du *milieu intérieur* qui sert de terrain d'évolution à cette maladie et qui change, non seulement avec chaque individu, mais encore avec le même individu et suivant des conditions que nous ne sommes pas maîtres de reproduire : c'est ce que l'on a appelé l'*idiosyncrasie*. Chaque sujet fait non pas *une* maladie, mais *sa* maladie à lui; ce que prouve la manifestation particulière de cette affection. Pour faire comprendre ma pensée par un seul exemple, une fièvre typhoïde sera, suivant l'individu, à déterminations principalement cérébrales, thoraciques, abdominales. Dans beaucoup de cas, rien ne peut, jusqu'ici, permettre de prévoir le point faible sur lequel se portera tout l'effort de la maladie.

Nous sommes ainsi privés d'un précieux moyen d'étude et de contrôle de nos agents thérapeutiques; et il semble qu'il faille presque renoncer à l'espoir de réaliser une expérience de thérapeutique comme on réalise une expérience de laboratoire, en étant maître de toutes les conditions dans lesquelles se produira fatalement un phénomène déterminé. Cependant, de nombreuses expériences de Claude Bernard, et notamment celles relatives à la section du nerf sympathique, permettent de concevoir l'espérance d'arriver, peu à peu, à réaliser ce *desideratum*. Une même cause, le froid, ou mieux encore l'inanition, peut déterminer chez des animaux placés, d'ailleurs, dans des conditions aussi identiques que possible, des manifestations morbides différemment localisées, telles qu'une pneumonie, une pleurésie, une entérite, suivant la région dans laquelle le sympathique a été lésé.

Ceci me ramène tout naturellement à l'expérimentation physiologique dont je veux vous montrer toute l'importance pour notre étude, en même temps que j'essayerai de vous en faire saisir toute la délicatesse et les difficultés.

De tous temps, sans doute, on avait fait des expériences isolées et sans suite; mais, ce n'est qu'à partir du moment où la physique et la chimie furent définitivement constituées comme sciences que l'on put utiliser leurs méthodes avec fruit et instituer des expériences régulières.

Lavoisier et Laplace, les premiers, appliquèrent, dans leurs recherches sur la respiration des animaux, les méthodes exactes des sciences physico-chimiques à l'étude des êtres vivants. Ces travaux, connus de tous, sont restés un véritable monument de la méthode expérimentale. Magendie continua, sous l'impulsion de Laplace, à faire pénétrer l'expérimentation dans les recherches de physiologie et de pathologie. Le plus illustre des élèves de Magendie, Claude Bernard, donna à cette méthode expérimentale l'impulsion la plus féconde; et ses travaux, outre leur valeur immense au point de vue scientifique, subsisteront toujours comme des modèles de sagacité, d'élégance et de précision. Flourens, et surtout Vulpian, marchèrent également dans cette voie fertile; et nous arrivons ainsi jusqu'à M. Marey, qui, grâce à l'ingéniosité des nombreux appareils qu'il a imaginés, a amené la méthode expérimentale à ce degré de perfection mécanique où elle se trouve aujourd'hui. Durant le cours de nos études, nous aurons constamment occasion de recourir aux instru-

ments construits par cet habile expérimentateur ainsi qu'à ceux dus
à l'ingéniosité de son adjoint M. François-Franck; et il n'est que
juste de dire qu'il a rendu les plus signalés services dans l'utilisation
des procédés exacts de la mécanique et de la physique pour l'étude
des êtres vivants.

Cependant, si perfectionnées que puissent être les méthodes d'investigation, elles sont encore loin de répondre à la complexité
immense des phénomènes de la vie. Nous n'avançons que lentement
et péniblement dans cette voie de l'expérimentation physiologique,
nous heurtant sans cesse à des difficultés nouvelles, à mesure que
notre persévérance parvient à surmonter les obstacles. Tout le
talent de l'expérimentateur doit consister à obtenir la certitude que
les faits sur lesquels et avec lesquels il raisonne sont exacts et
exempts de toutes causes d'erreur d'observation, sans quoi l'on ne
peut arriver qu'à des conclusions erronées. Il faut donc savoir bien
expérimenter, et obtenir des résultats constants dans des circonstances
exactement déterminées, afin qu'ils puissent être invariablement les
mêmes quand on se placera dans ces conditions connues. Le raisonnement appliqué à de pareils faits permettra alors d'en tirer tout le
parti possible. Or c'est précisément la détermination exacte de ces
circonstances qui est le point critique de l'expérimentation. Tant de
causes interviennent pour déterminer des variations dans les phénomènes observés, que l'on ne saurait être trop prudent dans ses déductions, ni répéter une expérience un trop grand nombre de fois.

Faisons ingérer, par exemple, à deux animaux de même espèce,
l'un à l'état d'abstinence et l'autre en pleine digestion, une même
dose de strychnine : l'animal dont la digestion est en pleine activité
pourra être tué immédiatement, tandis que l'animal à jeun restera
un temps assez considérable avant de ressentir les symptômes de
l'intoxication. La première interprétation qui se présente tout naturellement à l'esprit, pour expliquer cette différence, est l'inégalité du
pouvoir absorbant; mais l'expérience nous apprend alors que l'absorption à l'état de jeûne est infiniment plus active que pendant le
cours de la digestion. Il faut donc chercher ailleurs la cause de cette
frappante différence. En multipliant les essais de toute sorte, on
arrive à s'apercevoir que l'affaiblissement du système nerveux, la
diminution de ses propriétés physiologiques, est, en réalité, la seule
cause que l'on puisse invoquer ici. Par la privation de nourriture,

l'animal descend graduellement dans l'échelle des êtres, et finit par
acquérir des propriétés plus ou moins éloignées de celles de son état
primitif. C'est ainsi qu'un lapin peut être abaissé jusqu'au niveau
physiologique d'un batracien, tandis qu'en renversant l'expérience,
on parvient au résultat inverse. Dans le même ordre d'idées, M. Pas-
teur a démontré que le choléra des poules pouvait s'inoculer à la grenouille en élevant suffisamment sa température. De même, l'expérience nous apprend encore que la plupart des animaux à sang froid
deviennent de moins en moins sensibles à l'action des poisons, sous
l'influence d'un abaissement de température ; par exemple, il est
nécessaire, pour tuer une grenouille, d'employer une dose de strychnine plus forte en hiver qu'en été. Le chloroforme, l'éther, l'ivresse
alcoolique, produisent des effets semblables ; et l'on croit, dans l'Amérique du Sud, que l'ivresse est un préservatif contre la morsure des
serpents à sonnettes.

Voilà des modifications du milieu intérieur de l'animal, pour la
détermination desquelles nos moyens actuels d'investigation nous
laissent absolument désarmés. On a reculé les bornes du problème en
démontrant qu'il fallait attribuer ces différences à l'affaiblissement
des propriétés physiologiques du système nerveux, et il est permis
d'espérer qu'on pourra les reculer encore.

Je vous parlais tout à l'heure de la remarquable expérience de
Claude Bernard, relative à différents viscères qui devenaient le
siège d'inflammations aiguës lorsque, après la section du rameau du
sympathique se rendant à ce viscère, on soumettait l'économie à
l'action profondément débilitante de l'inanition. On pourrait aujour-
d'hui, grâce à nos connaissances en bactériologie, pousser un peu
plus loin l'interprétation de ce phénomène, et dire que les bactéries
auxquelles l'intégrité et le fonctionnement normal des éléments
histologiques opposent une barrière infranchissable deviennent
capables, grâce à cette déchéance des propriétés physiques et chimiques des cellules, consécutive à la lésion du sympathique, de les
envahir et de s'y cultiver.

Et puisque l'occasion se présente ici de parler de la bactériologie,
laissez-moi seulement vous signaler, sans y insister davantage, l'immense intérêt que présente l'étude pharmacologique, comme je
m'efforce de la définir, des diverses substances qualifiées d'antiseptiques par rapport aux bactéries et à leurs milieux de culture.

D'ailleurs, cette sensibilité exquise du système nerveux se rencontre aussi bien chez des animaux de même espèce et détermine chez eux les différences de race. Claude Bernard a depuis longtemps signalé ce fait que les expériences sur la sensibilité récurrente, qui réussissent presque toujours sur le chien de chasse, échouent presque constamment quand on les pratique sur un chien de berger. Il en est tout au contraire des recherches ayant trait au suc gastrique, à la sécrétion pancréatique et à d'autres phénomènes du même genre. Chez le cheval, ces différences sont encore plus prononcées, s'il est possible.

Il est donc de la plus grande importance de bien choisir l'animal devant servir à une expérience, sans quoi l'on risque d'obtenir, pour ses résultats, des interprétations tout à fait inexactes. Toutes les fois qu'une expérience exigera une grande force de résistance chez le sujet, il faudra le choisir parmi les races inférieures ; si l'irritabilité nerveuse et une sensibilité exquise sont, au contraire, les qualités nécessaires, c'est aux races supérieures qu'il faudra s'adresser.

Les conditions biologiques qui déterminent l'état de maladie produisent de semblables variations dans l'action des médicaments. Des doses de préparations alcooliques capables de déterminer inévitablement l'ivresse chez un homme bien portant peuvent être impunément absorbées par des individus en proie à un accès de fièvres paludéennes, à la septicémie. Il en est de même pour le sulfate de quinine dont la dose capable de déterminer les bourdonnements d'oreille et les vertiges est notablement plus élevée chez les malades précédents que chez l'homme sain. Dans ces cas, la moindre intensité d'action peut tenir aussi bien à un défaut d'absorption qu'à une dépression du système nerveux. Pour certaines maladies, la fièvre typhoïde, le choléra, l'absorption est, en effet, au moins considérablement diminuée, sinon même tout à fait suspendue, comme on a pu s'en assurer en faisant absorber aux malades de petites quantités de ferrocyanure de potassium, dont on ne retrouve aucune trace dans l'urine ni dans les autres sécrétions. Le même phénomène a été observé dans la manie aiguë ; mais ici, l'influence du système nerveux est des plus évidentes ; car aussitôt la crise terminée, l'absorption reprend son cours comme dans l'état de santé. L'expérience a encore démontré que quand on surexcitait artificiellement les sécrétions glandulaires, les surfaces sécrétantes perdaient à peu près complètement leur pouvoir absorbant.

Malgré toutes ses difficultés, et, dans nombre de cas, toutes ses incertitudes, l'expérimentation physiologique est le seul moyen pour nous d'arriver à obtenir des données sur l'emploi thérapeutique des médicaments. Aussi est-ce à perfectionner sans cesse les méthodes d'investigation que doit tendre la pharmacologie; d'une part, en obtenant des corps purs, nettement définis comme espèces chimiques; d'autre part, en étudiant l'action de ces corps sur l'organisme vivant.

Claude Bernard a défini les médicaments : « des corps étrangers à l'organisme que l'on y fait pénétrer dans le but d'obtenir certains effets déterminés ». Cette définition, certainement insuffisante au point de vue de la thérapeutique, convient au contraire parfaitement pour l'étude pharmacologique. Les composés faisant partie de l'organisme ne sauraient être envisagés comme des médicaments, au moins quand on les emploie sous la forme qu'ils revêtent dans l'économie. Il est essentiel de faire une distinction entre les produits utiles au fonctionnement de l'organisme et les produits d'excrétion, déchets de la vie des cellules, qui contiennent tous des substances capables de déterminer des effets nuisibles, et qui peuvent même devenir des poisons très actifs lorsque leur élimination régulière est entravée pour une cause quelconque. Ici intervient la question de *doses*, à laquelle nous amenait d'ailleurs fatalement la considération du médicament. Entre l'action sur l'organisme du médicament et celle du poison, il ne peut y avoir, en effet, qu'une question de quantité. Aussi la *toxicologie* n'est-elle, en quelque sorte, qu'une dépendance de la pharmacologie.

L'effet thérapeutique ne peut se comprendre et s'utiliser que par l'étude de l'effet toxique qui représente le premier à son summum d'activité. Ce n'est que lorsqu'on connaît aussi exactement que possible l'action toxique d'une substance bien définie que l'on peut devenir maître de ce médicament et l'employer utilement et à la dose convenable. Nous voici donc toujours ramenés à cette expérimentation sur l'organisme vivant dont Claude Bernard a si magistralement ouvert la voie et fait ressortir l'importance capitale.

Avant de recourir à l'expérimentation physiologique comme moyen d'étude appliqué à la pharmacologie, on avait bien tenté d'interpréter l'action des médicaments en se basant sur leurs propriétés physiques ou chimiques. Poiseuille essaya d'expliquer d'après les lois de la capillarité l'action des diurétiques. Partant de ce point que l'eau distillée coule avec une rapidité facile à mesurer par l'orifice de tubes capillaires d'un diamètre connu, et que la dissolution de certains composés dans cette eau détermine une accélération ou une diminution de cet écoulement, sans que l'on modifie la température ni la pression, ce savant crut pouvoir conclure de ses expériences que la circulation dans les capillaires sanguins est soumise à une influence identique par les composés qui accélèrent ou retardent le mouvement d'écoulement de l'eau dans les tubes de très petit diamètre. Ayant observé que le nitrate de potasse, le chlorhydrate d'ammoniaque, un iodure alcalin quelconque accélèrent le mouvement de l'eau, tandis que l'alcool, le sulfate de potasse et plusieurs chlorures le retardent, il admit que l'action diurétique du nitrate de potasse pouvait s'expliquer par l'accélération de la circulation capillaire dans les reins, tandis que l'ivresse alcoolique avait pour cause le ralentissement de la circulation cérébrale et qu'elle était dissipée, sous l'influence des sels ammoniacaux, par suite de l'accélération que ces composés impriment au sang dans les vaisseaux capillaires. Si ces faits peuvent recevoir une semblable interprétation, et si l'action des purgatifs salins peut s'expliquer par leur pouvoir endosmotique, qui est, en effet, très considérable, il est une quantité d'autres faits auxquels cette interprétation ne peut convenir; ainsi, l'action des purgatifs drastiques de la famille des convolvulacées, qui ne possèdent qu'un très faible pouvoir endosmotique, est due à une tout autre cause.

On admettait autrefois, et il faut bien encore, dans nombre de cas, accepter cette interprétation, que la substance médicamenteuse pénétrait dans l'intimité de nos organes pour s'adresser directement au principe morbifique lui-même et le neutraliser. C'est sous l'empire de cette interprétation que l'on administrait de la limonade sulfurique aux individus atteints de colique de plomb, dans le but de faire passer à l'état de sulfate, composé insoluble, le plomb qui causait les accidents saturnins. Les combinaisons chimiques et les doubles décompositions qui s'effectuent facilement et invariablement *in vitro* sont loin de se produire de la même façon au sein de l'organisme; et c'est là un mode thérapeutique avec lequel on pourrait s'exposer à de pénibles mécomptes et arriver même à des résultats dangereux. Cependant, il est des cas dans lesquels on est parfaitement en droit de compter sur ces réactions chimiques et où il faut même les utiliser. Natalis Guillot et Melsens ont mis en évidence l'influence remarquable de l'iodure de potassium sur l'élimination du mercure, par suite de la formation d'un sel double très soluble; et j'ai démontré l'influence du même composé sur l'élimination du plomb par l'urine chez les saturnins. Toutefois, il se passe ici un phénomène remarquable et qui prouve bien que l'action de ce médicament est plus complexe qu'une double décomposition chimique. La quantité de plomb ainsi éliminée par l'urine, après avoir augmenté dans une très notable proportion sitôt après l'ingestion de l'iodure de potassium, diminue ensuite rapidement, bien que l'on continue l'administration de l'iodure, pour augmenter de nouveau au bout de quelque temps, lorsqu'une nouvelle proportion du métal toxique aura, par un mécanisme encore inconnu, été mise dans des conditions telles que sa solubilisation puisse s'effectuer. De là découle pour nous cette indication de n'administrer dans ce cas l'iodure de potassium que par périodes séparées par des intervalles de repos.

D'autres composés se conduisent dans l'économie absolument comme dans nos appareils de laboratoire. Telles sont certaines zymases qui réagissent sur les substances qu'elles peuvent dissocier comme elles le font *in vitro*. Il faut alors les introduire dans l'organisme par voie d'injection intra-veineuse, car elles ne sont pas absorbées par la voie gastro-intestinale. Si, par exemple, on injecte dans le sang d'un animal, même en deux points très éloignés l'un de l'autre, d'une part de l'amygdaline, et d'autre part de l'émulsine, diastase capable de déterminer le dédoublement de l'amygdaline avec formation d'acide cyanhydrique, on ne tarde pas à voir l'animal succomber subitement à l'intoxication.

Ce dédoublement de l'amygdaline, sous l'influence de l'émulsine, se produit encore, exactement de la même manière qu'en présence de l'eau, quand on mélange ces substances avec du sérum sanguin; et ces faits montrent que les albuminoïdes du sang, lorsqu'ils s'opposent aux réactions ordinaires des divers composés mis en contact avec eux, n'agissent qu'en vertu de leurs propriétés chimiques habituelles et non pas en vertu de propriétés spéciales qui leur seraient communiquées par l'organisme vivant.

Cette insuffisance des propriétés physico-chimiques des médicaments à interpréter leur action sur l'économie a conduit à rapporter à des propriétés spéciales, que l'on a appelées *propriétés physiologiques*, leur manière de réagir au sein de la matière organisée et au contact des éléments vivants. Dans son essence intime, cette action est, très probablement, d'ordre purement chimique, ou, plutôt, physique, comme nous allons le voir tout à l'heure ; mais, tant qu'il nous sera impossible d'en préciser la nature, nous devrons, pour la distinguer des autres, lui conserver la dénomination d'*action physiologique*.

Si nous poursuivons par tous les moyens en notre pouvoir l'étude de cette action spéciale, dite *physiologique*, des substances toxiques et médicamenteuses, nous arrivons, comme l'a démontré, le premier, Claude Bernard, à remarquer que cette action s'exerce, primitivement, sur certains éléments histologiques spéciaux à l'exclusion des autres, et que ça n'est que consécutivement qu'elle semble produire un trouble général de l'économie. Nous voyons, par exemple, que la strychnine localise son action sur la substance grise de la moelle épinière, que l'atropine exerce plus particulièrement la sienne sur les fibres nerveuses sécrétoires, que l'oxyde de carbone et l'hydrogène sulfuré agissent sur les globules rouges du sang. En définitive, l'action des médicaments semble pouvoir être ramenée à une action élective et spéciale sur certains éléments anatomiques. C'est à la pharmacologie qu'il appartient de chercher à déterminer cette action et d'instituer les expériences nécessaires pour arriver à découvrir sur quel groupe d'éléments histologiques tel médicament exerce plus spécialement son action.

Il ne faudrait cependant pas conclure, après tout ce que je viens de vous dire, que l'étude chimique pure des médicaments ait donné tout ce dont elle était capable, et ne puisse plus conduire à de fort utiles et remarquables résultats. Si, jusqu'à présent, on en est réduit à glaner dans le champ des hypothèses, ces hypothèses mêmes permettent de prévoir l'avenir réservé à ce genre de recherches lorsqu'on saura appliquer plus efficacement à ces questions les données de la thermo-chimie et de la stéréo-chimie. Je veux seulement vous indiquer quelques points.

L'expérience nous apprend, entre autres faits frappants, que le phosphore blanc est un violent poison, tandis que le phosphore rouge est complètement inoffensif; que des trois dérivés sulfonés du phénol, l'un, le dérivé *ortho*, constitue un antiseptique puissant, tandis que les deux autres, et surtout le dérivé *para*, sont inertes; que des différences du même genre caractérisent les deux variétés α et β du naphtol, etc. : comment interpréter ces différences, sinon en admettant que ça n'est pas la substance elle-même, mais bien sa forme, son état moléculaire et le mouvement vibratoire résultant, qui impressionne la matière vivante et la fait réagir de telle ou telle façon?

Les effets déterminés dans l'organisme par certaines substances sont comparables à ceux de la poudre ou des produits explosifs. Leur action sur l'économie est fonction de la *tension chimique* qu'ils possèdent; mais nous ne savons pas encore reconnaître les causes de l'accumulation de cette force vive, ni prévoir comment les molécules doivent s'orienter dans l'espace pour réaliser, ici une substance inoffensive, ou même un aliment, là un poison des plus énergiques.

Cette part réservée à la chimie dans le domaine qui nous intéresse n'est pas la moins importante ni la moins élevée; mais il ne faut avancer dans cette voie qu'avec prudence et circonspection, afin, comme le recommandait Claude Bernard, de « satisfaire à cette double tendance de l'esprit scientifique qui, tout en recherchant avec avidité des lois générales et des théories, les repousse impitoyablement lorsqu'elles ne sont pas entièrement d'accord avec les faits. »

PREMIÈRE LEÇON

OBJET DE LA PHARMACOLOGIE. — CLASSIFICATION A ADOPTER POUR SON ÉTUDE

Voici déjà deux ans que, d'accord avec mon collègue le professeur Landouzy, nous avons obtenu le rattachement de l'enseignement de la matière médicale à la chaire de pharmacologie. A cette époque, je n'ai pas cru devoir changer l'ordre de l'enseignement qui était en cours à ce moment, d'une part parce que je n'avais pas épuisé le programme des sujets que je devais enseigner, et d'autre part parce que certains points n'étaient pas encore assez nettement établis dans mon esprit.

Actuellement, la marche des choses m'amène à reprendre le cycle de mon enseignement; et j'en profiterai pour faire aujourd'hui, comme leçon d'ouverture, une sorte d'introduction générale à la pharmacologie; ce sera en quelque sorte une vue d'ensemble qui pourrait s'intituler : *Objet de la pharmacologie et classification à adopter pour son étude.*

Aussi bien, Messieurs, avant d'aborder l'étude détaillée des nombreuses substances employées dans un but médicamenteux, est-il indispensable de jeter un coup d'œil sur le champ qu'on se propose de parcourir et d'établir une sorte de programme des questions à traiter ainsi que des moyens à utiliser pour cela.

Pour devenir fructueuse, l'étude de la pharmacologie doit être, en effet, accompagnée de celle de la matière médicale; et il importe, en définissant les attributions spéciales de chacune d'elles, de coordonner leur action, de manière à les faire concourir à un but commun, la *thérapeutique*, c'est-à-dire la mise en pratique, l'utilisation pour le mieux des intérêts des malades, des connaissances acquises dans les diverses branches des sciences médicales.

Constatons tout d'abord le nombre considérable d'objets que doit envisager une semblable étude.

La Pharmacologie, telle qu'il faut la comprendre aujourd'hui, telle que je la comprends, du moins, pour ma part, se subdivise, en effet, en trois branches :

Premièrement, la *Pharmacographie* et la *Pharmacognosie*, constituant ce qu'on appelait autrefois la *matière médicale* proprement dite; ce sont ces deux branches qui s'occupent de l'histoire naturelle des agents employés en médecine, de l'étude des lieux et des régions où on les trouve, des substances des trois règnes de la nature qui les renferment ou à l'aide desquelles on les produit artificiellement, des moyens d'en reconnaître la qualité et la pureté ou bien de découvrir les falsifications dont ils sont l'objet.

Deuxièmement, la *Pharmacie*, qui concerne le mode de préparation des différentes substances médicamenteuses, et la forme qu'elles doivent revêtir pour répondre le mieux au but qu'on se propose par leur administration.

Enfin, en troisième lieu, la *Pharmacodynamie*, qu'on a appelée aussi *Pharmacothérapie*, qui s'occupe exclusivement de l'action exercée par les substances médicamenteuses sur l'organisme sain ou sur l'organisme malade.

L'action qualifiée par l'appellation de *dynamique* est caractérisée par le pouvoir que possède un élément ou un groupement moléculaire plus ou moins complexe, de modifier, sous un très petit volume, un poids considérable par rapport à lui de substance organisée.

Par extension, l'action pharmacodynamique peut également comprendre le pouvoir que possède un élément ou un groupement moléculaire d'empêcher un organite d'utiliser, pour l'entretien de sa vie, une substance normalement alimentaire pour lui; par exemple, l'argent pour l'aspergillus niger. Mais, ce cas peut lui-même rentrer dans la définition précédente, la limite d'action étant toujours la mort de l'organite, ou tout au moins une modification plus ou moins profonde de ses propriétés physiologiques, par suite de son alimentation viciée ou insuffisante. Toutefois, il faut aussi tenir compte de ce que cette modification peut également déterminer les avantages de l'*état réfractaire.*

Quant à la *Posologie* et à l'*Art de formuler*, ce n'est en somme autre chose que la mise en œuvre des connaissances acquises au moyen de ces trois branches de science.

Si l'on voulait définir en quelques mots la matière médicale, on pourrait dire qu'elle n'est que l'exposé des moyens employés pour guérir la maladie. Ces moyens, que ce soient des médicaments ou des procédés thérapeutiques, sont les productions de la nature ou de l'art; la chimie et la pharmacie les combinent, les préparent; la physiologie expérimentale et la clinique les administrent et notent leurs effets.

La matière médicale et la pharmacie puisent leurs moyens d'étude dans les sciences physiques et naturelles : la connaissance des substances animales, végétales ou minérales, des qualités extérieures qui servent à les classer, de la manière dont elles se forment, des pays qui les produisent, des changements que le temps leur fait subir, est une partie de l'histoire naturelle : les modifications que ces substances sont susceptibles d'éprouver, soit par suite de leur association, soit sous l'influence d'agents déterminés, soit même dans leurs applications aux corps animés, sont du domaine de la physique et de la chimie. La manière dont elles impressionnent l'organisme sain ou malade est du ressort de la physiologie expérimentale et de la clinique; aussi la pharmacodynamie emprunte-t-elle leurs procédés à l'observation clinique et aux délicates méthodes de la physiologie.

La pharmacologie telle que je viens de la définir constitue donc une science à la fois théorique et expérimentale, ou, pour parler plus exactement, basée à la fois sur l'observation et l'expérimentation; c'est cette science qui doit servir de prélude à l'application, c'est-à-dire à la thérapeutique. Pour moi, il n'est pas de thérapeutique possible sans que la pharmacologie, telle que je viens de la définir, lui serve de préambule, d'introduction, d'étude préliminaire.

Dans l'étude de la partie thérapeutique des sciences médicales, c'est-à-dire dans celle que toutes les autres ont pour but définitif de perfectionner, les règles ne peuvent être développées qu'au lit du malade; leur application ne peut être bien saisie que dans une longue suite d'exemples rassemblant toutes les circonstances qui peuvent déterminer ou imposer l'emploi de tel ou tel médicament. Ce n'est d'ailleurs pas tant de nouveaux remèdes que nous avons besoin que d'une bonne méthode d'employer ceux que nous possédons.

En raison même de la façon dont elle s'est peu à peu constituée, la thérapeutique a mis en œuvre une quantité de matériaux les plus divers. Le désir d'écarter des impressions douloureuses ou simplement pénibles inspira à l'origine le plus grand nombre des essais; puis, de ces essais répétés, sortit sans doute un ensemble de prescriptions, de règles à observer, à l'usage des familles, des peuplades, des nations. Ces premières acquisitions furent rapidement augmentées de celles dues aux bienfaits du hasard, aux appétits des malades, à l'expérience des autres, voire même à l'observation des animaux. Alors, depuis ce moment, le nombre des expériences s'accroît rapidement, elles deviennent plus hardies, mieux raisonnées, plus immédiatement applicables à des besoins que les circonstances ramènent d'une façon plus fréquente. Mais en même temps le nombre des sujets sur lesquels l'attention se trouve attirée dans ce but devient tel qu'il est indispensable de cataloguer d'abord, bientôt d'essayer de classer les moyens et les substances à l'aide desquels peuvent être réalisés ces phénomènes.

A mesure, en effet, que s'étend le champ des connaissances de l'homme et que son activité toujours inquiète lui ouvre des horizons nouveaux dans le domaine de la science, la nécessité de classer ces acquisitions est devenue plus impérieuse de jour en jour.

Les classifications sont absolument nécessaires, non seulement pour secourir la mémoire au milieu des découvertes qui s'accumulent avec les années et, par là, éviter la confusion et les sauver de l'oubli, mais encore pour mettre de l'ordre dans les opérations de l'esprit. Cette nécessité est à la fois un signe de la puissance et de l'infirmité de l'intelligence humaine : de puissance parce qu'elle permet de généraliser et d'embrasser d'un coup d'œil l'ensemble d'une subdivision des connaissances humaines; de faiblesse, parce qu'elle peut mener à la confusion et même à l'erreur en tombant dans les systèmes.

Pour établir une classification, il faut arriver à saisir les caractères de ressemblance existant entre une succession de faits ou d'idées, puis les hiérarchiser ensuite dans l'ordre que leur assigne leur importance.

Le système n'est qu'un vain arrangement laborieusement édifié, dans un ordre irréfléchi, souvent basé sur un petit nombre de caractères fortuits ou accessoires, uniquement établi parfois sur des spéculations théoriques; il finit par conduire presque fatalement à l'erreur.

La classification, au contraire, constitue un arrangement méthodique, basé sur des caractères principaux, invariables, mettant en relief les rapports ou les contrastes; c'est un arrangement naturel découvert par l'esprit grâce à d'incessants efforts.

Maintenue dans ces bornes, la classification ne présente que des avantages; mais si l'esprit est obligé de se plier à cette exigence pour pouvoir dresser un tableau de ses acquisitions, et plus tard pour conclure, sa tendance à vouloir sans cesse asservir la nature à l'ordre imaginé par lui et à prétendre tirer de faits coordonnés par la seule imagination des conséquences en apparence logiques, est l'écueil sur lequel il lui est bien difficile de ne pas venir se perdre. Ainsi viciées dès leur origine par cette illusion qui fait que l'esprit, laissant de côté l'étude rigoureuse de la nature, met des fictions à la place de choses réelles, les méthodes ne sont plus alors qu'une nouvelle source de confusions et d'erreurs, si l'observation et l'expérience ne viennent en rectifier les déductions prématurées.

Il est facile de trouver, dans l'histoire même des sciences médicales, la preuve de l'exactitude des considérations que je viens de développer. A côté des avantages indiscutables que la médecine a retirés de l'application des sciences exactes, on pourrait rappeler le tort considérable qui est résulté pour elle des applications fausses ou exagérées de ces mêmes sciences. Les excès du mécanicisme, du chimisme, du physiologisme, n'étaient certes point de nature à faire progresser l'art médical.

Ici encore, l'esprit humain manifeste son penchant presque inévitable à vouloir tout expliquer par une science à laquelle des circonstances particulières ont donné une vogue momentanée, on pourrait aller jusqu'à dire une science à la mode. Cela est surtout vrai en ce qui regarde les agents médicamenteux dont la nature, la forme, se sont toujours ressenties des explications ou des théories en honneur au moment de leur mise au jour.

La découverte de la vérité est une affaire de temps, de persévérance et de travail constant. Cabanis, qui, dans son Histoire de la Médecine, a émis des idées si justes et si profondes, s'inspirait de cette pensée lorsqu'il écrivait : « La véritable philosophie de la science doit bannir l'inquiétude de la nouveauté, ce besoin d'anéantir les travaux des prédécessseurs, cette activité tumultueuse portant sans cesse quelques hommes à tout recommencer sur de nouveaux plans. »

Mais, revenons à notre sujet. Pour établir une classification utile, l'observation et l'expérimentation doivent être les seuls guides. C'est seulement ainsi que nous pourrons nous garder des systèmes établis sur des faits acquis à l'aide des seules ressources de l'induction, des exposés doctrinaires qui ne peuvent aboutir qu'à l'erreur. La pharmacologie est une science de faits et non de spéculation ; elle pourrait prendre pour devise cette phrase de Pringle : « Peu de raisonnement sur beaucoup de faits et non beaucoup de raisonnements sur peu de faits. »

Voyons donc, Messieurs, comment, jusqu'ici, on a essayé de classer les médicaments.

On a essayé d'abord de les classer d'après leur ordre de provenance naturelle, ou bien d'après leurs qualités matérielles, tangibles, d'ordre organoleptique ; en second lieu, on a essayé de les classer d'après leur mode d'action physiologique, c'est-à-dire d'après l'action phénoménale, visible, exercée par ces substances médicamenteuses ; en troisième lieu, on a voulu les classer d'après leur mode d'action intime sur l'économie, ce qu'on a appelé l'action moléculaire, le mécanisme pharmacodynamique, c'est-à-dire d'après les résultats du conflit qui s'élève entre les substances médicamenteuses et l'organisme sur lequel elles agissent. Enfin, on a essayé encore d'établir des classifications d'après le but qu'on se propose d'atteindre, c'est la classification basée sur la finalité thérapeutique.

En considérant les résultats de chacun de ces modes de classification, nous pouvons constater qu'il n'en est aucun qui ne puisse donner prise à de très sérieuses critiques ; certains même doivent être absolument rejetés.

Je n'ai pas l'intention de passer en revue toutes les classifications qui ont été proposées, ce serait là une besogne aussi inutile que fastidieuse ; je me bornerai à vous exposer seulement, dans leurs grandes lignes, les principales, pour nous mettre à même de faire ensuite un choix judicieux.

Classer les médicaments d'après leur origine, c'est établir un catalogue absolument inutile, sans le moindre avantage pour l'étude. Les grouper d'après certaines qualités organoleptiques aboutit à une extrême confusion. La classification chimique, basée sur la composition et la fonction chimiques, arrive à constituer des groupes de matières grasses, de matières albuminoïdes, de matières sucrées, d'acides, d'éthers, d'alcools, etc. ; il est inutile, je crois, d'insister ici et de faire remarquer qu'une pareille classification réunit dans un même groupe des substances aussi dissemblables que possible au point de vue de leur action médicamenteuse.

L'étude des rapports de la fonction chimique d'un corps avec son activité thérapeutique, étude que je crois d'ailleurs appelée au plus bel avenir, est encore à ses débuts ; et les résultats actuellement acquis ne sauraient jusqu'ici être utilisés pour une classification.

La subordination phytozoologique est encore inférieure aux précédentes. En effet, dans les groupes de substances minérales, nous trouvons pêle-mêle : le chlore, l'iode, le soufre, l'oxygène, le phosphore, l'arsenic, l'antimoine, le fer, le carbone, etc., et si quelques-uns de ces éléments ont entre eux une parenté chimique évidente, leur action thérapeutique est fort dissemblable. Dans ce même ordre d'idées, la subdivision des chlorures, par exemple, renferme, à côté des chlorures alcalins, les chlorures de mercure et de fer.

Le groupement des substances végétales par rapport aux familles naturelles expose aux mêmes inconvénients : à côté des labiées et des crucifères, dont les individus paraissent doués de propriétés thérapeutiques très voisines, sinon même identiques, la famille des ombellifères comprend des plantes aromatiques et antispasmodiques, à côté de plantes violemment toxiques, comme les ciguës ; de même, les solanées, les légumineuses, pour ne prendre que ces exemples, renferment, à côté de précieuses plantes alimentaires, d'énergiques poisons.

Les défauts évidents de ces classifications avaient déjà frappé d'éminents esprits et leur avaient inspiré l'idée de recourir à d'autres caractères. C'est ainsi que Geoffroy, en 1741, établit la distinction des médicaments d'après leur but thérapeutique, mais cependant il les groupa encore d'après leur origine. En 1749, Linné, dans son ouvrage *Materia medica*, distingue deux qualités aux substances médicamenteuses, la propriété (*vis*), et l'emploi (*usus*) : le fer par exemple est défini et classé en fonction de ces deux caractères :

Vis : *tonica, astringens, antacida.*

Usus : *cachexia, hypochondriasis, diarrhœa, chlorosis, dysmenorrhœa.*

Laissant alors de côté les caractères naturels, on a tenté de fonder plusieurs espèces de classifications sur les caractères tirés de la biologie. On doit à Cullen, Brown, Broussais, Rasori, les premiers essais de ce genre constituant les exposés doctrinaires les plus remarquables. Au lieu de tenir compte seulement de l'action phénoménale, visible, des médicaments pour les catégoriser, ces réformateurs ont cherché à pénétrer l'action intime, *supposée*, de la substance qu'ils jugeaient active et, sur ce terrain, ils n'ont pas tardé à abandonner l'observation et l'expérience pour y substituer le raisonnement.

L'étude de l'action exercée par les substances médicamenteuses est, en effet, l'une des plus difficiles et des plus délicates des sciences médicales : que d'habitude de l'observation, que de sagacité ne faut-il pas pour démêler, dans l'action d'une drogue complexe, la part qui revient à chacun des principes actifs au milieu des phénomènes accessoires! Encore ne serions-nous jamais absolument et scientifiquement sûrs de nos interprétations, si l'isolement, au moyen de la chimie, de principes définis et constants ne nous permettait de reproduire à volonté les phénomènes véritablement essentiels et fondamentaux qui caractérisent l'action médicamenteuse.

Si, d'autre part, nous tenons compte de ce fait que, pour un même organisme, la modalité de la réaction vis-à-vis du médicament est modifiée suivant que cet organisme est sain ou malade, nous comprendrons combien il est difficile d'assigner aux remèdes la part réelle qu'ils peuvent avoir dans les changements survenus à la suite de leur usage.

Les observations aussi bien que les expériences à ce sujet présentent beaucoup d'incertitudes et de difficultés et sont passibles de beaucoup d'erreurs. Les circonstances réalisées soit, d'une part, par l'évolution de la maladie, ou, d'autre part, par le mode d'administration du médicament, pour ne parler ici que des principales, venant à changer, les impressions et les effets qui en résultent sur l'économie ne sauraient être les mêmes. Comment prévoir les variations infinies de ces circonstances par toutes les causes tant internes qu'externes?

La maladie, comme l'a fort bien dit Littré, est une expérience qui ne peut se recommencer; et il est arrivé parfois que, dans des conditions en apparence identiques, on détermine, à l'aide d'un même remède, une action précisément opposée à celle que l'on cherche et qu'on avait déjà obtenue antérieurement. La vive et mobile sensibilité de l'organisme humain le livrant à l'influence d'une foule d'agents divers, c'est uniquement par le secours de l'observation la plus attentive, unie à l'expérimentation qui tentera de reproduire ces mêmes phénomènes dans des conditions bien déterminées, qu'on pourra parvenir à lui appliquer des remèdes, précisément dans les circonstances qui les indiquent, et qu'on sera en droit d'en attendre certains effets déterminés. Encore aura-t-on le plus souvent bien de la peine à constater si les remèdes ont effectivement, dans les changements dont on sera témoin, une part quelconque. Tant de circonstances étrangères peuvent avoir produit les effets observés ou bien les avoir altérés au point de rendre leur véritable cause impossible à reconnaître!

Mais, ce qu'il est encore plus difficile de démêler, c'est la vertu, la qualité particulière, qui rend un médicament capable de produire tel ou tel effet. Si nous pouvons, dans certains cas, parvenir à découvrir le mécanisme à l'aide duquel cet effet se produit, à cela doit se borner notre ambition.

Les classifications de Brown, de Broussais et de Rasori n'ont plus maintenant qu'un intérêt historique. Les théories de l'irritabilité ou de l'inflammation présidaient en effet à ce classement; et le simple énoncé des substances contenues dans un même groupe suffit pour montrer à quel abus peut entraîner l'esprit de système et l'asservissement aux doctrines pathologiques régnantes.

Brown, pour qui tout se réduisait aux diathèses sthénique et asthénique, auxquelles correspondaient les stimulants et les affaiblissants, Brown rangeait parmi les stimulants fixes : la nourriture animale, le vin, l'air pur, le mouvement, l'application de l'esprit, les sensations agréables, le calorique, le quinquina, la moutarde, le fer, la scille, la gomme ammoniaque, le mercure, l'aloès, les aromatiques, le thé, le café; parmi les stimulants diffusibles : les vins spiritueux, l'alcool, le musc, le camphre, l'opium, l'alcali volatil, l'éther. Les affaiblissants comprenaient : le froid, l'air impur, la soustraction du sang, l'exagération des sécrétions, les sensations désagréables ou faibles, le sommeil, l'eau fraîche, le repos.

La doctrine thérapeutique de Broussais, tout en accordant à l'irritation la prépondérance que Brown accordait au contraire à l'asthénie, n'est, comme la précédente, qu'une sorte de division dichotomique dans laquelle les affaiblissants comprennent presque la totalité des agents médicamenteux. Pour lui, toutes les actions thérapeutiques peuvent se ramener à trois chefs : 1° débilitations, 2° stimulations directes, 3° médications révulsives ou indirectes.

Adoptant à la fois les idées de Brown sur l'hyposthénie et l'hypersthénie et les tendances localisatrices et concrètes de Broussais, l'école de Rasori divise encore les agents médicamenteux en hyposthénisants et en hypersthénisants, mais elle établit dans ces deux divisions des groupes correspondant à l'*action élective* de la substance sur un organe, un appareil ou un système anatomique.

A cette notion d'*électivité* qui apparaît pour la première fois, se joint cette conception que l'action dynamique d'une substance médicamenteuse ne peut revêtir que deux types : l'élévation ou l'abaissement du rythme de la vitalité.

Cependant, il faut reconnaître à ces Écoles l'avantage d'avoir compris, dans leurs classifications, les moyens hygiéniques qu'il convient d'employer pour la cure des maladies.

A l'époque où les doctrines rasoriennes étaient à leur apogée, Alibert professait à la Faculté de Paris que la thérapeutique est inséparable de la physiologie. Pour lui, la thérapeutique constituait la science des rapports des médicaments avec la vie; et il estimait que si, tant qu'un médicament n'est pas appliqué à l'organisme vivant, il peut appartenir à l'histoire naturelle, par contre, dès qu'il s'agit d'apprécier ou d'interpréter son action sur l'économie vivante, c'est la physiologie seule qui peut nous éclairer : la chimie, la physique, l'histoire naturelle, ne font que fournir les matériaux mis en œuvre par la pharmacologie et la thérapeutique. Il classe en conséquence les agents médicamenteux d'après leur action sur les fonctions d'assimilation, les fonctions de relation et les fonctions de reproduction, suivant en cela la division admise à cette époque en physiologie.

A partir de ce moment le nombre des classifications proposées devient de plus en plus considérable; et même les thérapeutes qui, à l'exemple de Trousseau et Pidoux, semblent professer un certain dédain pour les classifications, se voient obligés, en raison de la quantité et de la variabilité des sujets à étudier, d'admettre une division fondée sur des caractères plus ou moins précis.

Avec Trousseau et Pidoux apparaît la tendance à établir la classification d'après la finalité thérapeutique, c'est-à-dire d'après le but qu'on se propose par l'administration du médicament. Cette même tendance se retrouve, encore plus accentuée, chez Pereira et Requin.

Pour Forget, une bonne classification ne peut reposer que sur l'effet physiologique primitif du médicament : l'effet thérapeutique ou secondaire n'étant, à vrai dire, qu'un accident qu'on se propose pour but, mais qui n'est qu'éventuel.

En Allemagne, avec Binz d'abord, plus tard avec Bucheim et Schmiedeberg, les classifications sont purement chimico-physiologiques et applicables surtout à l'étude de la matière médicale. Il en est de même en Angleterre où, dans ces dernières années, Lauder-Brunton, tout en insistant expressément sur l'action physiologique des agents médicamenteux, les range encore d'après leurs propriétés naturelles.

La vive lumière que la physiologie et l'étude de l'action physiologique des médicaments ont apportée dans l'interprétation de l'action médicamenteuse, ne pouvait manquer de séduire des esprits naturellement enclins à rechercher la raison des choses.

Rabuteau proposa, l'un des premiers, une classification entièrement basée sur l'action physiologique des substances médicamenteuses. Il les divise en : modificateurs de la nutrition, modificateurs de l'innervation, modificateurs de l'innervation et de la myotilité, modificateurs de la myotilité, modificateurs des sécrétions et des excrétions, éliminateurs, astringents révulsifs et caustiques chimiques, antiseptiques et désinfectants. Les subdivisions sont basées sur la façon dont les médicaments influencent la fonctionnalité de tel ou tel système, appareil ou organe.

Il semblerait au premier abord, par la simple énumération des catégories que je viens de vous énoncer, que la finalité thérapeutique ait guidé Rabuteau dans la formation de ces classes; mais, en lisant son ouvrage, on constate que les qualités sur lesquelles est fondée la répartition des médicaments dans telle ou telle division, sont puisées exclusivement dans leur action physiologique.

A l'exemple de Rabuteau, non seulement Germain Sée adopta

pour base de sa classification le physiologisme le plus pur, mais il alla même jusqu'à nier la spécificité thérapeutique, comme si la simple négation d'un fait, cependant bien aisément constatable, devait suffire à le faire rejeter. Ce système ne pouvait aboutir qu'à la confusion du mécanisme de l'action intime avec l'action physiologique apparente; aussi, après avoir vivement attaqué la spécificité, son auteur est-il obligé de faire des groupements de diaphorétiques, de vomitifs, de purgatifs, etc., retombant dans cette spécificité qu'il avait niée au début.

En outre, et c'est là du reste un défaut commun à toutes les classifications basées exclusivement sur l'action physiologique, il faut n'envisager, dans des médicaments à actions physiologiques multiples, que l'une de ces actions, arbitrairement choisie comme type.

Mais, Messieurs, il y a des objections encore plus sérieuses à faire aux classifications tirées exclusivement de la physiologie : d'abord, les modalités imposées par l'idiosyncrasie à l'action physiologique de chaque substance sont variables à l'infini, cette action nous est donc toujours incomplètement connue; de plus, l'imperfection de nos connaissances dans le domaine de la pathologie vient encore ajouter à cette difficulté. Nous savons bien que l'organisme malade réagit, le plus souvent, pour ne pas dire toujours, d'une façon différente de celle suivant laquelle réagit l'organisme sain vis-à-vis d'une même substance médicamenteuse; mais nous ignorons la nature et la raison de cette différence. Enfin, il est, la plupart du temps, impossible de prendre l'organisme humain comme sujet d'études, et les effets produits sur l'homme par un médicament ne sont pas absolument identiques à ceux obtenus dans l'expérimentation sur les animaux : bien plus, nous savons que ces effets peuvent différer d'une espèce animale à une autre.

Quant à l'action intime, moléculaire, ce qu'on a appelé le mécanisme pharmacodynamique de la substance médicamenteuse, elle paraît actuellement en dehors de l'atteinte de nos sens; et sa considération ne peut conduire qu'à de pures hypothèses et à la création de systèmes.

Il nous reste donc, comme dernière ressource, une classification basée sur la finalité thérapeutique. Elle est empirique, il est vrai; c'est la constatation pure et simple du résultat. Adoptée cependant par des esprits éminents, elle a montré de quel intérêt était son emploi dans l'étude de la thérapeutique et de quelle utilité elle pouvait être dans l'étude de la pharmacologie. Elle arrive à constituer des groupements fondés sur une certaine somme de ressemblances plutôt qu'une véritable classification.

Déjà, il y a cent ans, Cabanis écrivait : « La meilleure matière médicale serait celle qui présenterait, ou suivant l'ordre du traitement, ou d'après la classification des effets généraux, le relevé fidèle des observations, recueillies au lit des malades, sur les propriétés des médicaments ». C'était bien adopter la finalité thérapeutique comme moyen de groupement.

Fonssagrives a tiré un excellent parti de cette méthode dans ce qu'il a appelé modestement un *arrangement* des agents thérapeutiques, classification qu'il qualifie de *clinique* dans son but et d'*analytique* dans ses procédés. Il estime que toute caractérisation des médicaments ne peut, sous peine d'être insignifiante ou stérile, porter sur les qualités propres de ces médicaments, abstraction faite de leur usage; que l'action physiologique n'est jamais tellement unique et constante, en face des modalités infiniment variées que l'idiosyncrasie lui imprime, qu'on puisse asseoir sur elle une classification utile; que l'action intime, moléculaire, est encore plus sujette à l'erreur; qu'on ne peut concevoir la possibilité de ranger un même médicament dans un seul groupe, parce que chaque agent médicamenteux constitue un faisceau thérapeutique dont les éléments séparés peuvent appartenir à des groupes variables, quelquefois même éloignés les uns des autres; qu'enfin l'ordre thérapeutique, c'est-à-dire basé sur les indications, sur la finalité, est le seul qui puisse permettre d'arriver à une classification non pas irréprochable, mais utile.

Il regarde le médicament comme l'instrument de l'indication; et, au lieu de rapprocher les agents médicamenteux d'après la somme de leurs ressemblances de propriétés ou d'action physiologique, il les classe suivant leurs indications, les disposant, dit-il, comme on dispose les instruments dans un arsenal de chirurgie, suivant leur finalité opératoire et non pas suivant leurs ressemblances contingentes de forme, de grandeur, de matière, etc.

Il répartit les médicaments en trois grandes classes : les médicaments *étiocratiques* ou neutralisants de la cause spécifique des maladies; les médicaments *biocratiques*, ou modificateurs de l'état fonctionnel; enfin les médicaments *nosopoiétiques* ou créateurs d'actes morbides artificiels.

Sa première classe, celle des neutralisants des causes spécifiques de la maladie, se subdivise en sept groupes : neutralisants de diathèses, neutralisants de miasmes, neutralisants de virus, neutralisants de venins, neutralisants physico-mécaniques, neutralisants physico-chimiques, parasiticides. Chacun de ces groupes est lui-même subdivisé en un certain nombre de sous-groupes, de sorte qu'en faisant même abstraction de l'incertitude que laissent dans l'esprit les termes de diathèses, miasmes, virus, on arrive à une extrême complication et on trouve en somme, rapprochés les uns des autres, des médicaments dont l'action prédominante est fort différente.

Sa seconde classe, celle des modificateurs de l'état fonctionnel, prête peut-être moins à la critique; elle se divise également en sept groupes : modificateurs de l'action nerveuse, modificateurs de l'activité circulatoire, modificateurs de l'état du sang, modificateurs de la calorification, modificateurs de la nutrition, modificateurs des appétits organiques, modificateurs des sécrétions. Les subdivisions sont basées ici sur cette considération qu'on ne peut modifier une fonction que de trois façons : en élevant le rythme de son activité, ou bien en l'abaissant, ou bien en régularisant son action si elle est troublée.

Quant à sa troisième classe, elle comprend douze divisions dans les subdivisions desquelles rentrent, à des titres divers, tous les médicaments qui ont déjà figuré dans l'une ou dans l'autre, parfois même dans l'une et l'autre, des deux premières classes.

Je ne conteste pas que cet arrangement, comme l'a appelé Fonssagrives, ne présente quelque avantage à celui qui désire trouver, dans l'arsenal thérapeutique, le *moyen* de réaliser telle ou telle indication : mais tout en reconnaissant avec lui, ce qui me paraît d'ailleurs incontestable, qu'*on doit voir des médicaments multiples dans un même médicament*, il est impossible de ne pas reconnaître que ce Maître est tombé dans l'abus et a inutilement multiplié les subdivisions.

J'ajouterai que la part faite à l'action physiologique est vraiment par trop minime et, à l'heure actuelle, en présence des progrès considérables que la physiologie a permis à l'étude des agents médicamenteux de réaliser, des horizons nouveaux qu'elle lui a ouverts, il ne me paraît pas possible d'en tenir aussi peu compte.

M. Stokvis (d'Amsterdam) a émis récemment la même opinion;

et, dans ses leçons de Pharmacothérapie, il adopte une classification qui se rapproche beaucoup de celle de Husemann (de Göttingue). Il répartit les *médicaments*, sans s'inquiéter des autres agents thérapeutiques, en trois grandes classes : les *parasiticides*, les *topiques* ou médicaments à action locale, les *télédynamiques* ou médicaments à action éloignée. Quant aux subdivisions, elles sont basées sur des considérations relatives à l'effet thérapeutique qu'on se propose, aux organes dont on veut modifier la fonction, enfin à la nature des processus en vertu desquels ces modifications s'accomplissent. Les télédynamiques, par exemple, se subdivisent en hématiques, hématocinétiques, altérants, adéniques, antipyrétiques, névrotiques. Le groupe des hématiques est lui-même constitué par les albumineux, les huileux, les calciques, les martiaux.

Je ferai à cette classification le reproche de ne pas tenir compte d'un nombre fort important d'agents thérapeutiques qui ne sont pas des drogues proprement dites, et de rapprocher des médicaments en contraste flagrant d'action ou d'effet, en même temps qu'elle disjoint des médicaments à action analogue. A vrai dire, ce dernier reproche est imputable à peu près à toutes les classifications ; mais ici nous voyons les sels métalliques, sans distinction, faire partie de la classe des topiques, groupe des irritants, subdivision des caustiques ; ils ne sont représentés nulle part ailleurs, si ce n'est dans la subdivision des irritants du tractus intestinal. De même, le groupe des hématocinétiques, qui se subdivise en cardiotoniques, angiotoniques et angioplégiques, ne comprend que des modificateurs nerveux ou névro-musculaires.

Malgré certains avantages, cette classification ne répond pas à ma conception du rôle des agents médicamenteux, et je lui préférerais encore celle de Fonssagrives.

Les difficultés de tout ordre sont tellement multiples dans la tâche qui consiste à établir une classification *utile*, qu'on serait tenté d'y renoncer si le besoin ne s'en faisait impérieusement sentir pour mettre de l'ordre et arrêter un programme d'études des nombreux agents dont la pharmacologie doit chercher à découvrir le mode d'action sur l'organisme humain, ainsi que les meilleures formes d'emploi, pour les mettre ensuite au service de la thérapeutique.

Aussi, ne croyez pas, Messieurs, qu'en étudiant et critiquant les principales classifications proposées en thérapeutique, j'aie perdu de vue le but que je me proposais et l'objet de mon enseignement. On a prétendu que les classifications pouvaient, et même devaient, être différentes dans l'étude de la pharmacologie et dans celle de la thérapeutique. Tandis que les classifications basées sur les qualités naturelles des substances médicamenteuses conviendraient à la pharmacologie et à la matière médicale, les classifications fondées sur l'action physiologique ou sur la finalité, conviendraient seules à la thérapeutique, envisagée comme science des rapports des médicaments avec la vie et comme art des médications.

Eh bien, je ne saurais pour ma part partager cette manière de voir. La pharmacologie, telle que je l'ai définie tout à l'heure, est, il est vrai, la science du médicament, c'est-à-dire de sa composition intrinsèque, indépendamment de l'application clinique à laquelle on le destine. Elle étudie l'origine, la nature, les propriétés des agents susceptibles de ramener la vie à son type normal quand elle en est déviée. Elle étudie la façon dont un médicament est absorbé; comment il circule; le temps qu'il met à traverser l'économie, à se présenter aux voies d'élimination; la manière dont il influence la vie dans les deux règnes, végétal et animal, et dans les diverses espèces de chacun d'eux; les électivités organiques qu'il manifeste. Ses desiderata sont la connaissance exacte de la composition intime des médicaments, de leurs effets immédiats et de leur action physiologique. En un mot, elle rassemble, utilise et coordonne les renseignements épars dans les différentes sciences à propos des agents médicamenteux.

Mais elle n'est, en somme, comme je vous l'ai déjà dit, que l'introduction indispensable à l'étude de la thérapeutique. Or, employer pour l'étude de celle-ci une classification différente de celle employée pour l'étude de l'autre, c'est jeter le trouble et la confusion dans les idées, renverser ce qui avait été édifié, obliger en quelque sorte à oublier ce qu'on a appris. L'étude des différentes branches des sciences qui doivent concourir, par leur mise en œuvre, au but final, la thérapeutique, est déjà bien assez ardue et pénible sans qu'on vienne encore ajouter, comme à plaisir, à ces difficultés.

De plus, la pharmacodynamie, la plus importante de beaucoup des subdivisions de la pharmacologie, a des rapports bien trop étroits avec la thérapeutique pour qu'il ne soit pas absolument nécessaire d'adopter une classification ou un arrangement qui puisse leur être commun.

Telles sont les considérations qui m'ont engagé à vous proposer le schéma qui est représenté sur ce tableau pour la division des objets dont nous aurons à faire l'étude. J'ai cherché à diminuer autant que possible les subdivisions et à grouper les agents médicamenteux d'après leurs actions les plus saillantes. Il n'échappe pas à un vice commun à tout arrangement de ce genre; l'obligation de classer des médicaments à actions physiologiques multiples par rapport à une seule choisie plus ou moins arbitrairement; mais, je ne saurais trop insister sur ce point qu'il ne faut envisager dans ce tableau qu'un aide pour la mémoire et une division propre à faciliter l'étude. Ce schéma est basé tant sur l'action physiologique que sur la finalité thérapeutique; il tient à la fois des classifications proposées par Rabuteau et par Fonssagrives, et j'ai cherché à ne pas perdre de vue la maxime de ce dernier : « Savoir ce que l'on veut faire et le moyen de le mieux faire ».

N'oublions pas qu'en raison de la quantité de choses qui nous échappent encore, l'œuvre du présent ne peut se synthétiser que sous forme de systématisations provisoires, les généralisations définitives restant l'œuvre de l'avenir. Une classification rationnelle ne peut être que le couronnement de l'édifice, ce dont nous sommes encore bien éloignés.

Pas plus en pharmacologie qu'en thérapeutique, il ne faut vouloir trouver dans une classification la règle de conduite à tenir en présence d'une maladie ou la façon d'arriver à guérir; aucun arrangement, si parfait qu'on puisse le supposer, ne peut infuser à qui ne la possède pas la science des médicaments et encore moins celle des médications. Mais il faut une ligne de conduite pour qu'une étude soit profitable, et c'est là le seul service qu'on puisse exiger d'une classification. D'ailleurs, au fur et à mesure que la classification adoptée se perfectionne, on voit disparaître graduellement tous les défauts et les inconvénients qui en semblaient inséparables; les règles trop générales tirées des différences se corrigent par d'autres tirées des ressemblances ; on pénètre peu à peu jusqu'aux faits individuels; les distinctions, les exceptions elles-mêmes se classent; il en découle enfin d'autres systèmes toujours plus partiels; et, de cet ensemble d'opérations successives, dont les effets se rectifient ou se compensent mutuellement, on tire des résultats qui deviennent de jour en jour plus exacts et plus complets.

Pour qu'un organe fonctionne normalement, il doit recevoir un sang de composition déterminée et en quantité constante; c'est à cette seule condition que sa nutrition se fera d'une façon régulière et que ses propriétés physiologiques demeureront intactes. L'appareil qui, sous ce rapport, manifeste la sensibilité la plus exquise et traduit par les phénomènes les plus frappants qu'il a subi l'impression d'un agent étranger, c'est le système nerveux. L'étude des modificateurs du système nerveux constituera donc celle qui nous occupera d'abord. Cette première classe se divisera en trois groupes : modificateurs du système nerveux central, modificateurs du système nerveux périphérique, sédatifs et stimulants de l'action nerveuse. Chacun de ces groupes se subdivisera lui-même en fonction de l'action physiologique en même temps que de la finalité thérapeutique des agents qui les constituent.

La deuxième classe sera composée des modificateurs de la nutrition; les substances qui la constituent seront réparties suivant que leur action aura pour but d'activer, d'abaisser ou de régulariser la fonction.

La troisième classe comprendra les modificateurs des sécrétions et des excrétions. Les parasiticides formeront la quatrième classe, les médicaments topiques la cinquième; enfin les modificateurs physiques la sixième et dernière classe.

Le tableau que vous avez sous les yeux reproduit ce schéma, ce cadre dans lequel viendra rentrer l'étude des différentes substances médicamenteuses.

Dans la première classe, celle dont nous allons maintenant aborder l'étude, le premier groupe formé par les modificateurs du système nerveux central se subdivisera lui-même en modificateurs de la sensibilité et du sommeil qui comprendront les hypnoanesthésiques, les analgésiques et les hypnotiques; en modificateurs de la thermogénèse qui comprendront les antithermiques et les hyperthermiques; et en une troisième subdivision, servant de terme de transition entre le premier et le second groupe, qui sera constituée par des modicateurs à action primitive (ou médicamenteuse) centrale et à action secondaire (ou toxique) réflexe, par les extrémités périphériques. Dans le second groupe, modificateurs du système nerveux périphérique, nous aurons des subdivisions du même genre : les hypocinétiques généraux, les modificateurs névro-musculaires. Le troisième groupe, sédatifs et stimulants de l'action nerveuse, se subdivisera en modérateurs réflexes, antispasmodiques, excitateurs réflexes.

Parmi les modificateurs de la nutrition, nous établirons deux grandes divisions : les stimulants, les altérants ou dépresseurs.

Parmi les modificateurs des sécrétions et des excrétions, nous aurons également les stimulants et les dépresseurs de ces deux fonctions.

La classe des parasiticides (comprenant les antiparasitaires) se divisera en deux groupes : les anthelminthiques et les antizymotiques, qui eux-mêmes seront subdivisés en antiseptiques et désinfectants.

La cinquième classe, celle des médicaments topiques, se subdivisera en topiques neutres ou protecteurs, astringents, irritants et caustiques.

Enfin dans la sixième classe rentreront, comme je vous le disais, les modificateurs physiques, c'est-à-dire la chaleur, le froid, l'électricité et les moyens mécaniques, comme le massage, la gymnastique, les bains.

Tel est l'ordre suivant lequel nous allons aborder l'étude des agents médicamenteux, sous la réserve, bien entendu, d'apporter à cet arrangement telles modifications que les progrès de nos connaissances rendraient nécessaires ou seulement utiles.

IIᵉ LEÇON

ÉTUDE HISTORIQUE DES PROCÉDÉS
D'HYPNO-ANESTHÉSIE

Nous allons commencer aujourd'hui, suivant l'ordre dont je vous ai parlé dans notre dernière réunion, l'étude des modificateurs du système nerveux central, en débutant par ceux qui intéressent la sensibilité et le sommeil. L'ordre que nous adopterons est le suivant : nous nous occuperons d'abord des hypno-anesthésiques, puis des analgésiques, et enfin des hypnotiques.

Si l'on voulait classer les agents médicamenteux en raison de leur importance, ceux dont nous allons maintenant commencer l'étude devraient occuper, sinon la première place, certainement l'une des premières. En effet, non seulement au point de vue des résultats qu'ils permettent d'obtenir, leur importance est considérable, mais il n'est pas inexact de dire que sans les hypno-anesthésiques les véritables merveilles que réalise en ce moment l'art chirurgical seraient absolument impossibles. Les hypno-anesthésiques permettent non seulement d'anéantir l'individu au point de vue de ses réflexes, au point de vue de sa volonté, au point de vue de sa défense contre l'opérateur, mais encore — et c'est là de beaucoup le côté le plus important — ils permettent de modérer, d'annihiler même dans une certaine mesure, l'ébranlement nerveux déterminé par les chocs opératoires, à un point tel que, dans la plupart des opérations, lorsque l'hypno-anesthésie est bien conduite, on n'a presque plus à compter avec cet ébranlement nerveux qui, autrefois, tenait la première place au point de vue des accidents résultant des grandes opérations.

L'étude des hypno-anesthésiques, de même que celle des hypnotiques, comporte une question fort intéressante, qui n'est pas seulement une question d'érudition pure — ce n'est pas à ce point de vue-là que je veux l'envisager, — mais une question très instructive au point de vue de la philosophie de la science, c'est l'historique de l'emploi de ces substances. Il est intéressant de s'y arrêter un peu; cela nous évitera d'ailleurs d'y revenir à propos de chacune de ces substances en particulier. Nous allons donc aujourd'hui, si vous le voulez bien, nous occuper de la façon suivant laquelle les hypno-anesthésiques et les hypnotiques se sont peu à peu introduits dans la thérapeutique.

Aussi loin qu'on puisse remonter, on a toujours trouvé la trace d'un désir, d'une tentative de la part des médecins ou des chirurgiens pour essayer d'éviter la douleur pendant les opérations.

Les premiers points de repère à ce sujet doivent être, suivant l'expression classique, recherchés dans la nuit des temps. Sans vouloir m'étendre sur des faits qui ne présentent en somme qu'un intérêt assez éloigné relativement à la question qui nous occupe, je me bornerai à vous rappeler que les prêtres des différentes religions cherchaient à impressionner les masses en se livrant devant elles à des exercices impossibles à répéter par le commun des mortels.

C'est ainsi par exemple que dans les livres Parsis on nous représente Zoroastre comme capable d'étendre ses membres sur le feu, sans paraître en souffrir tout au moins, et imposer ainsi son caractère de divinité, en quelque sorte, au peuple. Le Talmud nous rapporte des récits non moins fabuleux, et s'il faut, dans tous ces faits, attribuer une très grande part à la crédulité populaire, à la supercherie même, il n'en est pas moins vrai que dans des temps beaucoup plus rapprochés de nous, et même de nos jours, il n'est pas rare de voir des circonstances dans lesquelles certains individus sont capables de supporter des phénomènes, en apparence extrêmement offensifs, sans manifester la moindre douleur.

A une époque beaucoup plus rapprochée de nous, alors que la névrose hystérique n'était pas connue au point où l'ont amenée les travaux de Charcot et de son école, lorsque les prétendus exorcistes exerçaient leur ministère dans les campagnes et dans les villes, on savait très bien qu'il existait certains individus ayant la possibilité de résister aux tortures les plus extraordinaires et paraissant n'en souffrir en aucune façon. C'était là ce que les exorcistes appelaient le charme de taciturnité. Et pour vous rappeler un fait intéressant au point de vue des applications médicales, le chirurgien expert qui accompagnait toujours l'exorciste dans ce cas était chargé de rechercher sur les individus ce qu'on appelait le « Sigillum diaboli », c'est-à-dire le point anesthésique qui était, dans ce temps-là, la preuve que l'individu qu'on mettait à la torture était possédé du démon.

Nous savons maintenant que ce Sigillum diaboli peut se rencontrer assez facilement sur un certain nombre d'individus, qu'il n'est rien autre chose, en somme, qu'une manifestation d'une névrose particulière, de la névrose hystérique, qui est très bien connue depuis les beaux travaux de l'école de la Salpétrière. C'est à des phénomènes de ce genre qu'il faut rapporter toutes les histoires plus ou moins fabuleuses, plus ou moins incroyables au premier abord, qui sont relatées dans les auteurs, surtout entre les xve et xviie siècles.

Mais, Messieurs, au point de vue qui nous intéresse, au point de vue de l'hypno-anesthésie, on a pu utiliser dans une certaine mesure des phénomènes de ce genre ; et, pour ne plus avoir à revenir sur ce point, laissez-moi vous rappeler le fait qui est relatif à l'opération pratiquée par Cloquet en 1829, opération dont vous pourrez lire tous les très curieux détails dans le Bulletin de la société de Chirurgie, et consistant en une ablation des seins qui fut pratiquée sur une femme endormie par un procédé se rapprochant du procédé employé à ce moment par Mesmer.

Bien mieux, en Angleterre, à partir de 1841, Braid, de Manchester, essaya, alors qu'on ne connaissait pas encore le maniement des hypnotiques, d'employer ces procédés et de transformer cette pratique en la rendant applicable aux opérations chirurgicales. L'un des premiers, il fit de l'hypno-anesthésie par la méthode qui porta son nom pendant un certain temps et fut connue sous le nom de *Braidisme*. C'était en faisant contempler aux individus qui étaient susceptibles de tomber dans ce sommeil hynotique (car vous savez que cet état n'est pas possible à réaliser chez tous les individus), c'était en leur faisant contempler des objets brillants qu'il arrivait à anéantir suffisamment non seulement leur volonté, mais encore leur sensibilité, afin de pouvoir effectuer sur eux des opérations plus ou moins douloureuses. Il fut suivi dans cette voie par un certain nombre de chirurgiens ; et, à une époque déjà assez éloignée de celle-là, en décembre 1859, Broca, qui ignorait les travaux de Braid, crut avoir retrouvé dans l'emploi de procédés analogues un moyen anesthésique très supérieur aux médicaments connus alors et incapable d'amener, comme eux, les accidents qui sont presque inséparables, dans une mesure restreinte fort heureusement, de l'emploi de ces hypno-anesthésiques.

Dans cette même voie, Velpeau, Follin, Natalis Guillot, Verneuil, Richet, M. Tillaux lui-même, ont eu des succès opératoires qui sont rapportés dans différents recueils et qui montrent bien que si l'on ne possédait pas actuellement les hypno-anesthésiques que nous allons avoir à étudier, on serait encore bien heureux, dans la circonstance, de pouvoir recourir à l'emploi de ces méthodes, quelque arriérées qu'elles puissent paraître au premier abord. A défaut de substances hypno-anesthésiques médicamenteuses, le somnambulisme artificiel, la suggestion, habilement mis en œuvre, pourraient toujours rendre de très grands services.

A côté de ces procédés qui rentrent aujourd'hui dans le côté purement historique de la question, on avait cherché à amener l'insensibilité chez les individus au moyen de l'emploi d'un certain nombre de drogues, et surtout de drogues narcotiques.

A ce point de vue les faits qu'on peut récolter dans le passé sont des plus intéressants à beaucoup d'égards; d'abord parce qu'ils vont nous mettre à même de voir de quelle façon les hypnotiques et les analgésiques se sont peu à peu introduits dans la pratique médicale, et ensuite parce qu'ils vont nous montrer que, bien certainement, nos ancêtres connaissaient des modes de préparation de ces substances qui nous sont inconnus maintenant et qui permettaient à ces préparations de manifester des propriétés plus énergiques, au point de vue thérapeutique et toxique, que celles que nous leur connaissons actuellement.

D'érudits chercheurs se sont livrés, au sujet de la nature du Népenthès, de l'Odyssée, à des dissertations curieuses, mais, en définitive, sans grand intérêt, en raison de leur peu de certitude. Les uns en font une préparation de chanvre indien, les autres une préparation d'opium. Peu importe; ce qui paraît plus probable, c'est que les femmes de Thèbes savaient préparer, au moyen du suc des pavots, un breuvage qui constituait un souverain *remède contre la colère et la tristesse* : ce serait même, a-t-on assuré, l'origine de l'appellation d'extrait thébaïque donné à l'extrait d'opium. Il est plus certain encore que les Juifs donnaient un breuvage narcotique aux condamnés à mort pour diminuer leurs souffrances. Malheureuse-

ment, on se heurte, dans l'étude et la recherche de tous ces faits ense-
velis dans le passé, à un mélange de choses véritables et certaines
avec des fables que pouvaient seules admettre la crédulité et la
superstition populaires. Aussi est-il bien difficile de faire dans ces
récits la part exacte revenant à chacun de ces éléments.

Au xiiᵉ et au xiiiᵉ siècles — et en cela les médecins de ce temps
n'étaient que les continuateurs de l'école hippocratique et de l'école
galénique — on employait d'une façon courante les sucs de certaines plantes narcotiques pour déterminer soit la diminution de la
douleur, soit même l'insensibilité plus ou moins complète sur les
individus qu'on voulait opérer. C'est ainsi que les sucs de lierre ter-
restre, de morelle, de jusquiame, de ciguë, de mandragore, de laitue
vireuse, étaient employés couramment par les différents médecins
ou chirurgiens de cette époque dans le but de déterminer une analgésie plus ou moins complète.

Les propriétés de la mandragore étaient déjà connues du temps
d'Hippocrate qui les a nettement spécifiées ; il indique la mandragore
comme un remède pour l'insomnie et les douleurs violentes, et il
n'ignorait pas qu'à forte dose cette substance déterminait un délire
furieux. Il faut remarquer que la mandragore d'Hippocrate n'est autre
chose que notre belladone. L'action stupéfiante de cette drogue était
proverbiale ; et, bien mieux, les anciens prétendaient que l'odeur
seule des fruits de belladone — pour restituer au terme mandragore
l'appellation qui lui convient dans notre nomenclature actuelle —
suffisait pour déterminer cette action stupéfiante. C'est ce que rapportent Pline, Dioscoride, Matthiole, dans leurs écrits.

En 1583, c'est-à-dire vers la fin du xviᵉ siècle, Dodoëns, qui professait la médecine à Leyde, dit que le vin dans lequel on a mis
tremper ou cuire de la racine de mandragore est capable de faire
dormir et d'apaiser la douleur à un point tel, chez les individus auxquels il est administré, qu'on peut pratiquer chez eux des opérations
importantes : couper, scier, brûler quelque partie du corps sans que
les individus en éprouvent des douleurs bien sensibles. Et il ajoute,
répétant en cela ce que je vous disais tout à l'heure, que la *flaireur*
des pommes fait dormir ; mais que l'action est beaucoup plus intense
encore lorsqu'elle résulte de l'ingestion d'une décoction de ces
pommes ou des racines de la belladone, qu'on appelait alors encore
mandragore, dans du vin ou mieux dans du vinaigre.

Ces propriétés narcotiques d'un certain nombre de substances sont d'ailleurs mentionnées par les chirurgiens du temps; et, dans le fameux traité de chirurgie de Théodoric, le fils et le disciple de Hugues de Lucques, traité qui était écrit au milieu du XIVe siècle, de même que dans le *Guidon* de Guy de Chauliac, dont nous avons plusieurs traductions, une entre autres de Jean Canappe datant de 1538, et qui est certainement un des monuments les plus remarquables de la chirurgie ancienne, on voit rapporter des observations dans lesquelles on note une diminution telle de la douleur et de la sensibilité chez les individus, qu'on a pu pratiquer chez eux des opérations sanglantes extrêmement importantes et d'une durée assez considérable, sans que ces sujets aient manifesté autre chose qu'une douleur parfaitement tolérable, dit l'auteur dans son vieux français.

« Mais aucuns, comme Théodoric, leur donnent médecines obdormitives qui les endorment afin que ne sentent incisions, comme opium, succus morellæ, hyosciami, mâdragoræ, hederæ arboreæ, cicutæ, lactucæ, et plongent dedans esponge, et la laissent seicher au soleil, et quand il est nécessité, ilz mettent cette esponge en eaue chaulde et leurs donnent à odorer tant qu'ilz prennent sommeil et s'endorment, et quand ilz sont endormis ilz font l'opération. Et puis avec une autre esponge baignée en vin aigre et appliquée ès narilles les esveillent, où ilz mettent ès narilles ou en l'oreille succum rutæ ou feni, et ainsi les esveillent comme ilz dient [1]. »

Cependant M. Bouisson, qui a discuté et très bien étudié l'emploi de toutes ces drogues, dénie absolument tout rapport avec l'anesthésie pulmonaire à cette insensibilisation que les anciens croyaient résulter de l'odeur émise par les fruits de la belladone ou par les racines de certaines solanées vireuses. Pour lui l'administration des sucs narcotiques et l'odoration de certaines parties de ces plantes n'étaient que des moyens auxiliaires; et il ne peut voir dans les produits volatils capables de se dégager de ces plantes des substances assez énergiques pour déterminer une véritable anesthésie.

Je partage absolument cette manière de voir; et je trouve qu'il y a là, précisément, une des raisons qui doivent nous faire admettre que les anciens avaient certains procédés de préparation de ces dro-

---

1. Traduction en français, par Jehan Canappe, du *Guidon* de Guy de Chauliac, 1538.

gues qui exaltaient, si l'on peut ainsi dire, le pouvoir anesthésique de ces substances.

D'ailleurs les preuves de l'emploi, au Moyen Age, d'agents volatils pour déterminer une anesthésie plus ou moins considérable ne manquent pas; nous pouvons trouver ces preuves dans la préparation de breuvages somnifères et anesthésiques destinés soit à éviter aux patients la douleur d'une opération, soit même à permettre aux individus, au moment où l'Inquisition sévissait, de supporter les tortures sans mourir assez rapidement et sans avoir l'air de souffrir énormément des épreuves auxquelles ils étaient soumis. L'action insensibilisante de ces préparations est tout à fait certaine et attestée par des faits très nombreux.

Ces phénomènes d'anesthésie pendant les tortures de l'Inquisition s'étaient, à un moment donné, tellement multipliés que Nicolas Eymeric, grand Inquisiteur d'Aragon, s'était plaint en 1578 de ce que les individus qu'on soumettait à la torture recevaient des geoliers la communication de certaines recettes capables de les mettre, plus ou moins profondément, en état d'anesthésie, dirions-nous maintenant, en état, disait-il, de résister à toutes les tortures qu'on pouvait leur infliger.

De plus, certains auteurs, qui sont, si vous voulez, plutôt des magiciens que des médecins, en attachant à ce mot magicien le sens qu'on y attachait au milieu des xvᵉ et xvıᵉ siècles, par exemple Pesta dans son ouvrage de la *Magie naturelle*, Bodin dans son ouvrage de la *Démonomanie des sorciers*, nous rapportent un certain nombre de procédés à l'aide desquels ils constituaient des préparations narcotiques au moyen des sucs de plantes, plantes parmi lesquelles figuraient à peu près toutes les variétés que nous connaissons maintenant dans le groupe des solanées vireuses, associées au pavot, à la ciguë, à des semences de jusquiame qu'on mélangeait avec de la lie de vin, avec du musc, et qu'on soumettait ensuite à une certaine fermentation. Que se passait-il pendant ces opérations? Il serait assez difficile, même à la chimie actuelle, de le deviner. Les plantes que je viens de citer étaient-elles les seules qui faisaient partie de ces mélanges? C'est possible, mais ce n'est pas absolument certain.

Toujours est-il que les faits qui sont venus à nous d'une façon absolument certaine, absolument prouvée, démontrent que, par les procédés, soit de Pesta, soit de Bodin, soit d'autres magiciens du même temps, on réussissait à préparer ce que ces artistes appelaient des pommes odorantes, c'est-à-dire des substances qui, mises dans de l'eau tiède, étaient capables de déterminer, chez les individus qui en faisaient usage, une perte complète de la connaissance et du sentiment; perte qui pouvait servir aussi bien, comme je vous le disais tout à l'heure, à leur épargner la douleur dans une opération sanglante, qu'à les mettre dans l'impossibilité de se défendre en les plongeant, pendant plusieurs jours quelquefois, dans un sommeil profond, et qui pouvait servir également, comme cela est arrivé plusieurs fois, à les faire disparaître. En Turquie, on se servait de ces procédés pour pratiquer la castration chez les gardiens du sérail.

Pendant le xviie et le xviiie siècles, tous ces moyens de calmer la douleur furent traités de très haut par les chirurgiens de ce temps. Ils regardèrent l'emploi des narcotiques comme devant absolument rester dans la pratique de la magie et de la sorcellerie; et non seulement ils les rejetèrent de leur pratique chirurgicale, mais même ils allèrent, dans les dernières années du xviiie siècle, jusqu'à les proscrire de la thérapeutique.

D'ailleurs, les raisons qu'ils en donnaient étaient parfaitement logiques, parfaitement exactes; et, pour ne vous citer parmi ces adversaires des narcotiques que deux auteurs pas très éloignés de nous actuellement, Benjamin Bell, lorsqu'il professait la chirurgie à Edimbourg en 1783, écrivait dans son Traité de chirurgie :

« Je donne rarement aucun remède de ce genre — il parlait des divers narcotiques que je vous ai cités — avant l'opération, parce qu'ils sont tous sujets à produire des malaises et le vomissement lorsque leur dose est assez forte pour dissiper ou modérer la douleur. »

Et Lisfranc, en 1845, deux ans à peine avant l'apparition des véritables anesthésiques, disait :

« Il faudrait pour que les narcotiques fussent d'une grande utilité que leur emploi fût porté jusqu'à la production du narcotisme : cet état, associé aux pertes sanguines, ne serait pas sans danger, il pourrait même devenir funeste. »

C'était là une façon absolument nette et absolument logique d'envisager la question.

Un mot cependant encore sur une dernière substance dont nous aurons à nous occuper au point de vue hypnotique principalement.

Dès le troisième siècle de notre ère, les médecins chinois connaissaient parfaitement les propriétés narcotisantes du chanvre indien; et, sous des noms différents, sous celui de *ma-yo*, principalement, ils faisaient des préparations destinées aux individus qu'on devait opérer, préparations à l'aide desquelles ces individus tombaient dans un état d'anesthésie plus ou moins profond, et pouvaient supporter plus ou moins facilement la douleur. Il y a toutefois une restriction à faire en ce qui regarde le chanvre indien, attendu que lorsque nous ferons son étude physiologique, nous verrons que c'est plutôt une drogue capable d'exalter l'imagination que de produire de véritables effets hypnotiques : cela dépend un peu des circonstances de son administration.

Comme nous venons de le voir, et comme l'opinion en avait été si bien exprimée par les auteurs que je viens de vous citer, Benjamin Bell et Lisfranc, l'emploi des narcotiques ou stupéfiants produit en somme un engourdissement léthargique, l'obtusion des sens, mais non pas un véritable sommeil, et encore moins ce que nous appelons actuellement l'anesthésie. De plus, les effets de l'ivresse narcotique sont en général assez longs à se dissiper; et, comme nous le verrons en faisant l'étude détaillée de chacune des substances actives de ces différentes plantes narcotiques, les modifications que ces principes actifs amènent dans l'organisme sont d'autant plus fâcheuses qu'elles sont plus durables. C'est là précisément un des écueils, un des inconvénients graves dans l'emploi de ces narcotiques, c'est que toujours, au bout d'un certain temps, après que la période d'anesthésie ou d'engourdissement de la sensibilité qu'on cherchait à obtenir est passée, des phénomènes subséquents persistent; et ces phénomènes ne sont autre chose que des manifestations toxiques.

On avait cherché également, presque parallèlement à l'emploi des substances narcotiques, à utiliser d'autres circonstances dans lesquelles on avait remarqué une diminution plus ou moins considérable de la sensibilité des individus. C'est un fait connu depuis fort longtemps que l'ivresse alcoolique peut, dans certains cas, mettre les individus en état d'insensibilité plus ou moins accentuée; et on avait espéré pouvoir tirer de ce fait la possibilité de pratiquer, chez des sujets en état d'ivresse alcoolique, des opérations plus ou moins importantes.

Et en effet, certaines opérations graves ont pu être accomplies

sous l'influence de l'ivresse. Bouisson cite la réduction d'une luxation qui fut effectuée très facilement par lui chez un individu ivre.
Blandin fit, dans son service à l'hôpital Beaujon, l'amputation de la
cuisse chez un ivrogne, après une fracture comminutive du fémur et
une lésion de l'artère crurale. Les cas d'accouchement qui se sont
produits pendant l'état d'ivresse, et sans que la parturiente en
éprouvât de la douleur, sont extrêmement fréquents. Les premiers
ont été rapportés par Haller, Percy et Deneux. La plupart d'entre
vous n'ignorent pas que, dans les campagnes, une des pratiques les
plus usuelles des rebouteurs, de ces gens qui quelquefois montrent
une habileté naturelle extraordinaire pour faire de la chirurgie, est
de faire boire du vin chaud à leurs sujets, de façon à les mettre dans
un état d'ivresse plus ou moins profond; état pendant lequel la résolution musculaire est suffisante pour leur permettre de pratiquer des
réductions de luxations qu'ils n'arriveraient pas à réaliser sans cela.

On essaya donc de déterminer un état plus ou moins voisin de
celui de l'anesthésie vraie par l'emploi de l'ivresse alcoolique. Malgaigne fit à ce sujet des essais infructueux. A peu près à cette époque
un médecin anglais proposa l'alliance de l'alcool avec les narcotiques pour arriver à déterminer cet état d'anesthésie. Pendant un certain nombre d'années le champagne laudanisé fut en honneur parmi
les chirurgiens pour tâcher d'arriver à déterminer une insensibilité
plus ou moins considérable chez leurs malades.

Mais, comme je vous le disais tout à l'heure, sous l'influence de
l'alcool on obtient plutôt un état de résolution de l'individu qu'une
insensibilité vraie. La sensibilité est seulement émoussée à la première période de l'ivresse; et ça n'est qu'à la seconde période de l'intoxication alcoolique, car voilà le véritable nom que ce phénomène
mérite, c'est seulement à cette seconde période que la sensibilité est
suffisamment atténuée pour permettre de réaliser des opérations un
peu douloureuses. C'est à cette période où se manifestent des symptômes graves d'intoxication caractérisés par la petitesse extrême du
pouls, par l'abaissement considérable de la température, par la pâleur
cadavérique de l'individu, c'est seulement alors que l'insensibilité est
suffisante pour permettre de réaliser des opérations un peu importantes. Et il y a vraiment lieu de se demander si, à cette période, il
n'est pas plutôt dangereux de pratiquer des opérations. En outre de
l'impression de dégradation que cause l'ivresse alcoolique, l'infidé-

lité des résultats obtenus est certainement suffisante pour faire absolument rejeter cette pratique.

D'ailleurs, d'expériences faites par Longet il résulte que jamais la sensibilité n'est complètement abolie chez les animaux, même lorsqu'on arrive à leur administrer des quantités d'alcool suffisantes pour déterminer chez eux des accidents mortels. Il est vrai qu'Orfila, Auguste Duméril et Demarquay, Perrin et Lallemand, ont assuré que la sensibilité était, au contraire, absolument abolie non seulement dans les cordons nerveux, mais jusque dans les faisceaux postérieurs de la moelle chez les animaux.

Quoi qu'il en soit, nous ne devons voir là dedans qu'une démonstration de l'infidélité des résultats; et il y a lieu de tenir compte encore de l'idiosyncrasie qui se manifeste à un haut degré chez les individus en cours d'intoxication par l'alcool, les uns étant plus ou moins atteints que d'autres : l'action varie suivant la façon dont chaque individu réagit contre ces intoxications alcooliques.

D'ailleurs, à tout prendre, l'expérience va nous montrer qu'il n'est pas possible d'établir un parallèle entre l'intoxication par l'alcool ou par les narcotiques et l'anesthésie vraie; et nous aurons l'occasion de le constater encore à plusieurs reprises au cours de l'étude des substances que nous allons faire. Vous verrez par exemple que si nous mettons en parallèle l'action exercée par de l'extrait d'opium, de la belladone, de l'alcool, de l'éther, du chloroforme sur une même espèce animale, nous aurons des résultats absolument différents. Tandis qu'avec l'éther et le chloroforme, nous verrons l'animal en proie à un sommeil profond, absolu, insensible à toute excitation douloureuse, ayant les membres parfaitement dociles, parfaitement souples, et se trouvant dans un état d'inertie et de résolution musculaire complète; tandis que chez les animaux ainsi anesthésiés le retour à la sensibilité s'obtiendra d'une façon relativement rapide et avec une disparition complète de tous les symptômes de la première période; nous verrons, au contraire, que les animaux soumis à l'influence des narcotiques seront dans un état de stupeur plus ou moins considérable, et que, pendant cette stupeur même, il persistera des traces de sensibilité : mais chez ces derniers, nous verrons surtout les suites de l'empoisonnement être plus ou moins durables ; alors que ce qu'on demande aux hypno-anesthésiques c'est de mettre le sujet, d'une façon absolument passagère, dans un état d'insensibilité.

En même temps qu'on cherchait, par l'étude des différents procédés qu'on pouvait imaginer, à obtenir l'insensibilisation, on ne tarda pas à remarquer qu'à côté des substances dont je viens de vous parler, l'emploi de certains moyens physiques ou mécaniques permettait de réaliser une insensibilisation plus ou moins durable. On s'aperçut ainsi que la chaleur, le froid, quelques moyens mécaniques même, étaient capables, dans certaines conditions déterminées, de produire de l'anesthésie.

Pour ce qui est de la chaleur et du froid, nous renverrons l'étude de ces moyens au moment où nous nous occuperons des analgésiques : la chaleur et surtout le froid sont en effet bien plus des moyens d'anesthésie localisée, c'est-à-dire d'analgésie, que des moyens d'anesthésie générale, c'est-à-dire d'hypno-anesthésie. Mais il n'en est pas de même des moyens mécaniques, qui demandent quelques mots d'explication pour n'avoir plus à y revenir.

On savait, depuis fort longtemps déjà, que la compression modérée des veines du cou est capable d'abolir la sensation et le mouvement. Il y a même à ce point de vue une application médico-légale fort importante que je vous rappelle en passant : chez les pendus, cette compression des veines du cou amène une perte de connaissance telle que cela permet aux individus de succomber sans défense dans une situation qui, en apparence, est absolument incompatible avec l'hypothèse d'un suicide : vous savez qu'on trouve des pendus dont, non seulement les pieds, mais même les genoux, traînent à terre. Un aliéné a même pu se pendre (si l'on peut alors employer cette expression qui semble au premier abord paradoxale) au pied de son lit, le corps reposant entièrement sur le sol. Les expériences de Hoffmann (de Vienne), confirmées par M. Brouardel, ont montré en effet qu'une tension de 5 kilos était suffisante pour déterminer une syncope d'origine cérébrale, par suite d'anémie cérébrale. Sans cette connaissance de l'anesthésie plus ou moins rapidement déterminée par la compression du paquet vasculo-nerveux du cou, il serait absolument impossible d'admettre qu'un individu, placé dans une pareille situation, a pu succomber à la constriction par le lien qui entourait son cou.

Ce fait est connu depuis fort longtemps, puisque l'abolition du sentiment et du mouvement par ce moyen est mentionnée par Aristote dans son *Histoire des animaux*; mais il ne fut tiré de l'oubli qu'il y a un peu plus d'un siècle pour servir à l'interprétation d'un certain nombre de phénomènes, ou à l'application qui nous intéresse en ce moment. Chez les Assyriens, il était d'usage d'anesthésier, au moyen de la compression des vaisseaux du cou, les enfants qu'on voulait circoncire.

Un auteur anglais, Fleming, pensa à utiliser ce procédé pour obtenir une anesthésie plus ou moins durable; et il s'efforça de démontrer que c'était surtout la compression des vaisseaux carotidiens, pratiquée d'une certaine façon, qui pouvait amener cette anesthésie. Dans ses expériences il s'ingénia surtout à ne pas faire de compression des veines, mais seulement la compression artérielle. Néanmoins, quel que soit le soin avec lequel son expérience puisse avoir été conduite, les notions d'anatomie de cette région sont assez précises pour montrer qu'il est presque impossible de faire une compression exclusivement artérielle; la compression veineuse et même la compression des paquets nerveux, et notamment du pneumogastrique, qui accompagne les vaisseaux carotidiens, doit certainement jouer un rôle dans l'action anesthésique qui se produit à ce moment. La preuve de l'intervention du pneumogastrique peut être recherchée dans cette observation que, très fréquemment, des pendus soustraits à la mort ont de l'aphonie et de la congestion pulmonaire.

Un autre procédé que l'on chercha également à mettre en usage pour obtenir une anesthésie plus ou moins complète fut celui de la syncope déterminée par une saignée abondante. Hippocrate rapporte que les Scythes avaient l'habitude, lorsqu'ils étaient malades ou blessés, de se faire une saignée assez abondante pour déterminer une sorte de sommeil léthargique. Au siècle dernier un médecin anglais, Wardrop, essaya de ressusciter cette pratique; il faisait des opérations assez importantes chez des individus pusillanimes, après avoir pratiqué sur eux une saignée plus ou moins considérable capable d'amener la syncope. Un fait intéressant également, et sur lequel Wardrop appuyait sa pratique, était celui-ci : il avait observé qu'à la bataille de Waterloo les blessés abandonnés sur le champ de bataille pendant quatre ou cinq jours, et chez lesquels s'était produite une syncope due à l'abondante hémorragie à laquelle ils avaient été en proie, avaient guéri bien plus facilement et bien plus rapidement que les blessés qui, relevés immédiatement sur le champ de bataille, avaient été transportés aux ambulances et pansés de suite. Le nombre considérable, comme vous le voyez, des moyens qui ont été employés, puis abandonnés tour à tour, témoigne absolument de leur impuissance à produire l'effet qu'on recherche.

Il y a, il est vrai, une distinction à établir entre ces différents moyens. Il faut d'abord mettre de côté ceux qui sont depuis long-temps oubliés, et dont le souvenir ne constitue plus, pour ainsi dire, que les traces d'une idée à travers les âges de la chirurgie. Il y en a d'autres, comme la compression des vaisseaux carotidiens, la réfrigération, la syncope, quel que soit le procédé par lequel elle est obtenue, qui peuvent encore être, en somme, des ressources précieuses, mais absolument infidèles, pleines d'insuffisance, pleines même de dangers.

Il faut arriver à la fin du siècle dernier pour voir le procédé, qui est encore actuellement utilisé pour réaliser l'anesthésie, le procédé dû aux inhalations, apparaître dans la pratique médicale. L'idée que l'anesthésie pourrait être réalisée au moyen de vapeurs subtiles ne faisant absolument que traverser l'économie, exerçant sur cette économie une action vive, prompte, mais éphémère comme leur séjour; vapeurs qui seraient peu ou point solubles dans le sang et qui, par conséquent, seraient incapables d'exercer sur lui une réaction chimique quelconque et dont l'élimination incessante entraînerait la disparition des effets presque au fur et à mesure de leur production; cette idée-là avait certainement sollicité un grand nombre d'expérimentateurs. Elle fut réalisable surtout à partir du moment où les découvertes de Lavoisier, de Cavendish et de Priestley, vers 1776, permirent aux opérateurs chez lesquels cette idée avait germé de pouvoir opérer avec des gaz et des vapeurs isolés et qu'on croyait à ce moment parfaitement purs.

L'absorption par la voie pulmonaire réalise un mode régulier et constant de pénétration; et, en même temps, un mode d'expulsion très rapide de ces vapeurs actives sur l'organisme.

L'usage médical des inhalations gazeuses remonte donc environ au milieu du xviiie siècle. En effet, à cette époque déjà, des médecins anglais, Richard Pearson et Thornton, avaient pensé à utiliser les inhalations d'air fixe (comme on disait alors pour désigner l'acide carbonique) et de vapeurs d'éther, pour le traitement des tuberculeux et des individus atteints d'affections pulmonaires.

Ce fut quelques années après, au mois d'avril 1799, qu'un médecin anglais, Beddoes, créa aux environs de Bristol, à Clifton, un Institut pneumatique. Cet Institut pneumatique devait avoir pour but, d'après lui, de traiter certaines affections au moyen de l'inhalation des airs — comme on disait à ce moment-là — qui venaient d'être découverts. On a créé depuis quelques années des instituts pneumatiques analogues à celui de Beddoes et précisément dans un but semblable : seuls les procédés mécaniques diffèrent.

L'institut de Clifton se caractérisait par l'existence d'un laboratoire destiné à la préparation des gaz purs qu'on devait employer, et d'un hôpital pour les inhalations méthodiques de ces airs factices.

Ce fut un des plus grands savants anglais, Humphry Davy, qui fut chargé de la direction du laboratoire en même temps que de l'étude des airs factices dont l'application devait être faite aux malades. Il faut reconnaître que ce fut véritablement le hasard qui l'amena à étudier le protoxyde d'azote qui devait lui donner de si remarquables résultats. C'est à ce protoxyde d'azote que Davy donna, en raison des effets qu'il peut produire sur les individus, le nom de *gaz hilarant*. On l'appela aussi *gaz du paradis*.

Au début, l'anesthésie n'était pas du tout l'objet de ses recherches, il constata seulement la production de certains phénomènes bizarres, qu'il étudia fort bien d'ailleurs, sous l'influence de l'inhalation de ce gaz; et, en définitive, vous allez voir combien il s'éloignait du but auquel ou est arrivé plus tard, l'anesthésie proprement dite, puisque, pour Davy, la découverte du protoxyde d'azote n'avait eu d'autre importance que de lui révéler une autre forme du plaisir physique et intellectuel, une extension de la gamme des sensations.

En effet, si nous nous reportons au journal de Davy, nous voyons que l'inhalation de protoxyde d'azote avait déterminé chez lui une série de phénomènes qu'on n'a plus retrouvés par la suite, au moins avec une pareille intensité. Davy les décrit ainsi dans son journal : L'inhalation de ce gaz détermine un bien-être extrême. Sous son influence il semble que la poitrine se dilate... Il est pris d'accès de rire, de sensation de chatouillement à la poitrine et aux extrémités. Les sensations du tact revêtent une acuité exquise. Il en est de même des sensations auditives et visuelles qui sont exaltées à un point remarquable; des images fraîches et riantes passent dans son esprit et éveillent des perceptions de nature particulièrement agréable... Il est en proie au bout d'un certain temps à une extase délirante; et il est frappé surtout par la clarté et la vivacité extraordinaire des idées que ces inhalations suscitent chez lui. Il note également une exaltation du sentiment de la personnalité, une absorption de la conscience et une perte du sentiment de soi-même et du monde extérieur. Au réveil, il est en proie à une énergie inquiète, à un irrésistible besoin d'agir; et, chez les individus auxquels il avait fait inhaler le gaz en même temps que lui, les principales manifestations qui le frappent consistent en une gaieté folle et des rêves délicieux.

Ces faits furent confirmés par Berzélius en Suède, par Pfaff et Wurzer en Allemagne, et par Pictet à Genève.

Mais, lorsqu'on voulut les reproduire en France, Proust, Vauquelin, Thénard, Orfila, qui cherchèrent à répéter les expériences d'Humphry Davy, n'arrivèrent pas du tout au même résultat. Pour eux, les phénomènes déterminés par le protoxyde d'azote se manifestèrent sous forme de sensations pénibles, constriction douloureuse des tempes, angoisses de la suffocation, malaise prolongé; et, dans un cas même, Thénard dit que s'il n'avait pas suspendu très rapidement les inhalations il aurait succombé à l'asphyxie. Dans tous les cas, les effets obtenus par différents expérimentateurs sont des plus inconstants, et, parfois même, dangereux.

Quelle pouvait être la raison de ces différences d'action? On a cherché cette raison dans un certain nombre de causes qui me paraissent ne pas donner d'une façon satisfaisante la solution du problème.

On a dit par exemple que Davy, dans ses expériences, se servait de ballonnets de soie gommée renfermant le protoxyde d'azote; qu'alors l'oxygène de l'air pouvait traverser ces récipients et réaliser ainsi un mélange de protoxyde d'azote et d'oxygène, ce qui permettait d'inhaler une plus forte quantité de gaz sans éprouver des phénomènes d'asphyxie. Nous verrons en effet que l'action anesthésique du protoxyde d'azote ne se produit que quand il est dans le sang à la tension d'une atmosphère.

On a prétendu également qu'il faisait usage pour la préparation de son gaz de produits impurs; que le protoxyde d'azote ainsi obtenu pouvait être mélangé à des traces de chlore, de vapeurs nitreuses... etc. J'admets très bien toutes ces raisons, mais un fait qu'elles ne me paraissent pas expliquer du tout c'est celui-ci : l'impression exhilarante éprouvée par Davy était tellement vraie, tellement certaine, qu'il se fonda en Angleterre une secte d'individus recherchant, par l'emploi du gaz hilarant, les phénomènes d'euphorie et les sensations inconnues jusque-là que procurent aussi l'opium, le haschisch, etc. ; et que sous l'influence des inhalations de ce gaz il se produisit des symptômes tellement intenses chez les individus qui étaient adonnés à cette pratique qu'on ne peut mieux comparer cette secte d'individus qu'aux fumeurs d'opium, aux thériakis, aux morphinomanes. Il me semble impossible de trouver, dans les raisons qui ont été données, une explication rendant exactement compte de ces faits. Les désordres amenés par les inhalations de protoxyde d'azote furent tels, à un moment donné, qu'on dut même prohiber absolument les réunions dans lesquelles se faisaient ces inhalations, comme on a cherché à prohiber les cercles dans lesquels se fument l'opium et autres substances du même genre.

Cependant, pour en revenir au sujet qui nous intéresse, le but de l'anesthésie avait été touché de bien près. En effet les propriétés anesthésiques du protoxyde d'azote avaient été bien nettement spécifiées par Davy; et on ne peut être que vraiment bien surpris de ne l'avoir pas vu pousser la solution du problème jusqu'au bout. Davy dit en effet en propres termes que « le protoxyde d'azote pur paraît jouir, entre autres propriétés, de celle d'abolir la douleur. On pourrait probablement l'employer avec avantage dans les opérations de chirurgie qui ne s'accompagnent pas d'une grande effusion de sang. » Un pas de plus et Davy avait découvert l'anesthésie vraie.

Comme les observations de Davy n'avaient pas amené à l'anesthésie véritable, et en raison peut-être de la prohibition dont je parlais tout à l'heure, les essais de respiration des *airs artificiels* ne furent plus continués que par des curieux. C'étaient, en général, les travailleurs fréquentant un laboratoire qui avaient la curiosité d'éprouver une fois les phénomènes si bizarres décrits par Humphry Davy; d'essayer si l'inhalation d'autres substances gazeuses, d'autres vapeurs, ne déterminerait pas chez eux des effets du même genre. C'est dans de semblables conditions que les inhalations se firent.

Au mois de décembre 1844, à Hartford, dans la province de Vermont, aux États-Unis, se fit une séance d'inhalation à laquelle assistait un très modeste dentiste du nom de Horace Wells. Wells était à l'affût — si vous voulez me permettre cette locution un peu vulgaire — des phénomènes relatifs à l'action exercée par les inhalations; et, avec un de ses amis, il se soumit à l'inhalation du protoxyde d'azote. Wells s'aperçut que son ami, sous l'influence de ces inhalations, passa par une période d'excitation remarquable; que pendant cette période d'excitation il se débattit violemment, se cogna contre des meubles au point que le sang coulait de ses blessures. Après la séance, lorsque l'ami de Wells fut revenu à son état normal, interrogé par ce dernier sur les blessures qu'il s'était faites et sur le mal qu'il devait en éprouver, il fut très surpris, paraît-il, d'apprendre qu'il avait dû se blesser et ne put s'en convaincre qu'en constatant, par lui-même, l'existence des blessures.

Le fait de l'insensibilité complète manifestée par ce sujet n'échappa pas à Horace Wells, qui pensa qu'on pouvait trouver, dans l'emploi méthodique des inhalations de protoxyde d'azote, un moyen de remédier à la douleur. Et en effet, le lendemain même, il se fit anesthésier à l'aide du protoxyde d'azote et se fit enlever une dent, ce qui n'entraîna pour lui aucune sensation douloureuse.

Il pensa bien, dès cette époque, à utiliser les vapeurs d'éther; mais l'inhalation des vapeurs d'éther ne produisant pas, chez lui et chez les individus sur lesquels il essaya cette inhalation, la sensation agréable que produit le protoxyde d'azote, il ne poussa pas plus loin ses recherches sur l'éther et se borna à l'emploi du gaz hilarant qui était appliqué exclusivement à l'art dentaire, après quelques essais infructueux d'application à des opérations chirurgicales assez graves et longues, telles que amputations, ablations de tumeurs.

Ce furent des collègues à lui, Morton et Jackson, qui, systématiquement, cherchèrent à remplacer les vapeurs de protoxyde d'azote par les vapeurs d'éther, et qui réalisèrent en somme la première hypno-anesthésie au moyen de l'éther, sous l'influence duquel ils remarquèrent une insensibilité beaucoup plus accentuée.

Mais l'éther avait déjà été employé à plusieurs reprises; et ici se montre encore une fois ce concours de circonstances si bizarre qu'on observe à chaque instant dans l'histoire des sciences, d'un phénomène auquel tout le monde touche, en quelque sorte, sans que personne puisse arriver à le pousser au point voulu. L'éther était déjà employé depuis un grand nombre d'années par beaucoup de praticiens sans qu'on se fût jamais aperçu qu'on pouvait, à son aide, obtenir vraiment l'hypno-anesthésie. C'est ainsi que dès le XVIe siècle, dès la découverte de l'éther, les entomologistes l'employaient pour anesthésier les animaux qu'ils recueillaient au cours de longues excursions et leur permettre de les rapporter intacts pour les étudier. On peut dire que, dès le début, dès la création du microscope, on emploie les vapeurs d'éther pour immobiliser les infusoires.

En 1811 Brodie avait signalé ce fait que l'éther avait déterminé chez un cheval une léthargie assez considérable pendant laquelle, dit-il, il aurait certainement pu pratiquer sur lui une opération grave.

A peu près à la même époque, Orfila administra à un chien, après lui avoir lié l'œsophage suivant sa fameuse méthode, très critiquable d'ailleurs, 15 grammes d'éther, et observa, à la suite de cette administration, une anesthésie qui se produisit au bout de dix minutes; mais grâce, en partie tout au moins, à la ligature de l'œsophage, l'animal mourut dans un état comateux à la suite de cette anesthésie.

Giacomini d'abord et ensuite Simon observèrent que chez les lapins l'éther déterminait une sorte de bouleversement de l'animal, qui était abattu, chancelant, stupéfié, soporeux, exactement comme un animal soumis à l'action des narcotiques. L'excès de l'emploi des vapeurs d'éther déterminait chez ces animaux des convulsions et la mort. Giacomini avait observé que, chez l'homme, l'éther déterminait de la chaleur, de la sueur, une élévation du pouls, une légère excitation cérébrale, une sorte d'ivresse accompagnée de torpeur fort analogue à l'ivresse alcoolique. Dans ces cas il est évident que la dose anesthésique n'avait pas été atteinte.

Je vous ai parlé tout à l'heure de ce médecin anglais, Richard Pearson, de Birmingham, qui administrait l'éther en inhalations chez les tuberculeux et qui avait remarqué le calme succédant aux violentes quintes de toux de ces malades. Thornton avait également administré l'éther aux individus atteints d'affections pulmonaires et avait observé une sédation très remarquable à la suite de son emploi : ce dernier médecin paraît même avoir déterminé, une fois au moins, l'anesthésie généralisée.

Vers 1795, Beddoes avait pratiqué les inhalations d'éther dans un but purement expérimental à son Institut de Clifton. Quant à Faraday, il avait cherché à mettre en évidence l'analogie d'action entre les vapeurs d'éther et celles du protoxyde d'azote.

Thénard, Desportes, Anglada avaient vérifié ces assertions et regardaient, de plus, l'éther comme un sédatif puissant.

Christison, en 1831, rapporta un cas de léthargie ayant duré trente-six heures à la suite d'inhalation de vapeurs d'éther. Il cite, de plus, un fait intéressant, celui de la mort de la servante d'un droguiste ayant couché dans une chambre dans laquelle s'était brisé un flacon d'éther et qui avait succombé à l'inhalation prolongée de ses vapeurs.

Enfin, en 1837, Cruveilhier a employé l'éther à titre d'agent sédatif chez une malade atteinte d'accès de suffocation. Il remarqua à plusieurs reprises que, chez cette malade, une période de calme, de sommeil profond, avait succédé à l'inhalation des vapeurs d'éther : l'anesthésie s'était produite peu à peu.

Mais, en réalité, celui à qui il faudrait attribuer l'origine de l'emploi de l'éther comme hypno-anesthésique est un chirurgien de Jefferson, dans la Nouvelle-Géorgie, Crawford Long, qui, depuis 1842, se servait des inhalations d'éther pour les opérations chirurgicales et qui, grâce à ces inhalations, avait pu réaliser des opérations de grande chirurgie. Mais ces premiers essais n'eurent aucun retentisement, et les résultats n'en furent même publiés que beaucoup plus tard.

Quoi qu'il en soit, c'est le 30 septembre 1846 que Morton fit la première opération, je serais tenté de dire officielle, dans laquelle l'éther fut employé comme hypno-anesthésique. Le 17 octobre 1846, Warren, à son exemple, pratiqua l'ablation d'une tumeur du cou. Puis, Haywood fit l'ablation d'un sein ; Bigelow, la résection d'un maxillaire inférieur et une amputation de cuisse.

Encouragés par ces premiers résultats, le 27 octobre 1846, Morton et Jackson prirent un brevet pour la préparation et l'exploitation d'une substance qu'ils appelèrent *Léthéon* et qui n'était autre chose que de l'éther dont l'aspect et l'odeur étaient dénaturés au moyen de l'essence de néroli.

A partir de ce moment, l'hypno-anesthésie était véritablement créée ; et nous voyons la méthode de Morton et Jackson essayée d'abord en Angleterre, où une amputation de jambe fut faite par Liston en décembre 1846. Puis, de là, elle est passée en France, où Jobert, de Lamballe, l'adopta un des premiers. En janvier 1847, Malgaigne communiquait à l'Académie de médecine les résultats de l'emploi de l'éther pour les opérations qu'il avait pratiquées à l'hôpital Saint-Louis.

Enfin Velpeau, à l'Académie des sciences, était obligé de revenir sur une assertion qu'il avait émise à une époque antérieure et qui était celle-ci : pour lui, disait-il au moment même où l'hypno-anesthésie était découverte, éviter les douleurs opératoires est une chimère qu'il n'est pas permis de poursuivre. Mais cette même année 1847, à l'Académie des sciences, en communiquant la découverte de Morton et Jackson, il revenait sur son imputation première en disant que le fait de l'insensibilisation, réalisée par ce procédé, était de nature à impressionner profondément, non seulement la chirurgie, mais encore la physiologie, voire même la psychologie.

C'est à cette époque que Flourens et Longet essayèrent d'interpréter l'action des substances anesthésiques par des expériences sur les animaux. Ils étendirent leurs études non seulement à l'éther, mais encore à l'éther chlorhydrique, puis au chloroforme, qui avait été découvert en 1831 par Soubeiran, et qui avait été laissé de côté, n'ayant pas trouvé jusqu'alors d'applications.

C'est Jacob Bell qui, le premier, essaya d'utiliser le chloroforme chez l'homme, et Simpson, d'Édimbourg, qui en détermina l'emploi dans la pratique : c'est à Simpson qu'on doit d'avoir fixé les règles de son emploi. Une étude parallèle de l'action de l'éther et de celle du chloroforme montra qu'il n'y avait, entre ces deux hypno-anesthésiques, qu'une différence de degré; que l'action du chloroforme était plus rapide, plus complètement et parfaitement hypno-anesthésique, mais qu'il y avait une très étroite analogie dans leur action physiologique. Mais bientôt des accidents de mort survinrent, accidents qui, comme vous le savez, sont dus à des syncopes dont nous étudierons bientôt le mécanisme. On ne tarda pas à reconnaître que la syncope, cause du danger, étant accidentelle et inhérente au sujet, reste permanente comme lui. On chercha s'il n'était pas possible de trouver, en dehors de ces deux substances, éther et chloroforme, qui semblaient les seuls anesthésiques à employer, d'autres substances qui ne présenteraient pas leurs dangers et leurs inconvénients.

C'est à partir de ce moment que l'amylène fut d'abord essayé par Snow en 1856; et que les recherches des expérimentateurs se portèrent sur un très grand nombre de substances qui, toutes, étaient plus ou moins capables de déterminer des phénomènes d'anesthésie plus ou moins profonde. En ce qui concerne l'amylène, par exemple, Snow montra que la période d'excitation du début, période qui est si fatigante dans l'emploi de l'éther, était très réduite; que l'anesthésie était profonde, mais que, cependant, à une certaine période de l'anesthésie, l'amylène déterminait chez les individus des mouvements convulsifs et que l'emploi de cette substance n'était pas absolument sans danger. Deux cas de mort déterminée par l'amylène vinrent bientôt confirmer les conclusions de Snow.

On chercha alors à utiliser le bromure d'éthyle. Déjà en 1849 il avait été proposé par un chirurgien anglais, Nunneley, pour remplacer l'éther comme substance anesthésique; on reconnaissait au bromure d'éthyle une action plus rapide et plus intense, mais on remarqua qu'il déterminait une agitation, des convulsions toniques, une congestion de la face, de la fréquence et de la faiblesse de la respiration et du pouls, enfin une résolution musculaire imparfaite. Chez les animaux la mort survenait plus rapidement qu'avec le chloroforme et l'éther. Nous verrons l'excellent parti que l'on tire actuellement de son emploi en l'utilisant concurremment avec le chloroforme.

L'éther méthylique, l'éther méthylchlorhydrique, une substance qui s'appellera tantôt bichlorure de méthylène, tantôt pseudo-chlorure de méthylène, furent essayés par Richardson en 1867 sans présenter des avantages bien considérables sur l'emploi de l'éther et du chloroforme. Les recherches de Regnauld et de Villejean démontrèrent d'ailleurs que ce pseudo-chlorure de méthylène, à l'aide duquel un grand nombre d'opérations furent effectuées sans amener d'accidents, n'était autre chose qu'un mélange de chloroforme et d'esprit de bois.

Enfin, un certain nombre d'autres substances [méthylal, benzine, nitrite d'amyle, divers hydrocarbures, alcools, aldéhydes, acétones] furent essayées; et, en somme, on ne tira d'aucune d'elles des avantages, non pas supérieurs, mais même équivalents à ceux qu'on obtenait avec l'éther ou le chloroforme. Et, en effet, comme vous le savez, l'éther, le chloroforme et le bromure d'éthyle sont restés les hypno-anesthésiques de choix. C'est eux dont nous allons maintenant aborder l'étude physiologique et nous y joindrons, plutôt au point de vue de l'étude des analgésiques que de celle des anesthésiques généraux, l'étude de l'éther méthylchlorhydrique et de l'éther chlorhydrique ordinaire.

IIIe LEÇON

ACTION UNIVERSELLE DES ANESTHÉSIQUES. — MODES
DE PÉNÉTRATION DANS L'ÉCONOMIE

Dans notre dernière réunion, je vous ai présenté, d'une façon
aussi succincte que possible et dans ce qu'il avait de plus intéressant
au point de vue de la pratique médicale, l'historique de l'emploi des
anesthésiques.

Avant d'aborder l'étude de la physiologie spéciale des anesthésiques, il convient d'envisager, et c'est ce que nous allons faire aujour-
d'hui, comment on a été amené à les employer, les modes d'administration différents qu'on a pu utiliser, la façon dont ils pénètrent
dans l'économie; et, enfin, d'étudier dans ses grandes lignes le mécanisme général à l'aide duquel l'anesthésie peut être obtenue par
l'emploi de ces différentes substances. Ici, comme dans d'autres circonstances, la pratique a devancé la théorie; et il nous faut, soit par
les procédés de laboratoire, soit en nous éclairant de la pratique
chirurgicale, chercher l'explication de l'application empirique qui a
été faite à l'homme de ces divers anesthésiques, tâcher de dévoiler le
mécanisme de leur action physiologique pour comprendre la manière
dont les accidents peuvent se produire, et surtout pour tâcher de
les éviter.

Les anesthésiques exercent sur tous les êtres vivants une action
très générale qui se manifeste, non seulement chez les animaux,
mais même chez les plantes; c'est ainsi que certaines plantes, la sensitive, par exemple, sont susceptibles d'éprouver de la part des anesthésiques des effets absolument identiques à ceux déterminés chez
les animaux, et l'on voit même certains organes de plantes, comme

les anthères de la fleur d'épine-vinette, être aussi sensibles à l'action générale de ces substances. Bien plus, et j'ai déjà appelé votre attention sur ce sujet lors de l'historique de l'emploi de l'éther, les cils vibratiles qui jouissent d'une immunité absolue au point de vue des différentes substances toxiques ne jouissent pas de cette immunité vis-à-vis des anesthésiques qui arrêtent absolument leur mouvement.

Dans tous ces cas, il s'agit, bien entendu si l'emploi de l'anesthésique n'est pas poussé trop loin, d'une simple suspension de l'activité vitale des cellules qui sont sous son influence : elles n'éprouvent aucune altération, à la condition que la prolongation de l'anesthésie ne soit pas trop considérable.

Ce sont surtout les études des physiologistes et des vétérinaires qui ont permis d'interpréter les modes d'action des anesthésiques et de fixer les meilleurs procédés pour leur emploi. Ces études ont démontré tout d'abord que les diverses espèces animales possédaient une sensibilité très différente à l'égard des mêmes anesthésiques. On a essayé, à un moment donné, pour la pratique de la médecine vétérinaire, l'emploi de ces substances chez les gros mammifères, chez le cheval, chez le bœuf, chez le mouton, et on a même pensé un moment qu'on pourrait utiliser l'emploi de ces anesthésiques pour remplacer, dans l'alimentation de l'homme, l'abatage des gros animaux. On a dû renoncer à cet emploi, parce qu'on s'est aperçu, aussi bien pour la pratique de la médecine vétérinaire que pour l'abatage destiné à l'alimentation, que la chair des animaux qui avaient succombé sous l'influence des anesthésiques était imprégnée par ces produits et qu'elle en conservait une odeur extrêmement intense et telle que l'alimentation avec de semblables viandes était absolument impossible.

Chez les petits mammifères, on trouve également des différences très notables, suivant la façon dont ces animaux sont influencés. Pour ne citer qu'un animal qui, très fréquemment dans les laboratoires sert de sujet d'expériences, le chien, je vous dirai que l'anesthésie de cet animal est assez souvent difficile à réaliser; que, dans certaines circonstances même, si l'on ne prend pas d'extrêmes précautions, le chien succombe très rapidement lorsque l'anesthésie est pratiquée avec le chloroforme. Cet animal est donc extrêmement sensible au chloroforme, bien plus sensible qu'il ne l'est à l'éther ; et il paraît en cela être dans la même situation que l'homme vis-à-vis de ces deux anesthésiques. D'autres petits animaux, le chat, le lapin, le rat, sont extrêmement sensibles à l'action des anesthésiques, tellement sensibles même que, pour ce dernier animal, le rat, il suffit de le mettre quelques minutes sous une cloche renfermant de la vapeur de chloroforme ou d'éther pour qu'il tombe dans un état de résolution complète.

Mais, ce sont surtout les oiseaux qui présentent à l'égard des anesthésiques volatils la plus grande sensibilité. Chez ces animaux, les effets sont extrêmement rapides, mais ils sont dissipés avec une rapidité non moins grande ; et le retour à l'état normal, chez tous les animaux, est toujours d'autant plus prompt que l'animal est lui-même plus susceptible, plus sensible à l'égard des anesthésiques.

C'est qu'en effet, Messieurs, comme nous n'allons pas tarder à le constater, il y a, en dehors de la susceptibilité particulière du système nerveux, à tenir compte dans une très large mesure de l'activité de la circulation et de la respiration. Nous verrons, en effet, dans un moment, qu'il est absolument indispensable, pour que la substance anesthésique exerce son action sur l'animal auquel on l'administre, qu'elle soit en circulation dans le sang ; or, plus l'activité de la circulation sera considérable, plus la substance cheminera rapidement dans l'organisme, plus grande sera également la quantité qui, dans un temps donné, se présentera aux éléments susceptibles d'éprouver son influence et par conséquent plus rapide sera l'action exercée par cet anesthésique.

Les centres nerveux, chez les oiseaux comme chez les animaux qui sont très sensibles aux anesthésiques, sont donc atteints beaucoup plus promptement, mais aussi débarrassés beaucoup plus vite que chez les autres animaux. On peut dire, en somme, des animaux les plus sensibles : qu'ils succombent le plus rapidement à l'asphyxie accompagnant une anesthésie prolongée, qu'ils cèdent le plus rapidement à l'action anesthésique, qu'ils éliminent le mieux et le plus rapidement la substance anesthésique.

D'autres animaux, et ceux-là sont intéressants parce qu'ils vont nous permettre de saisir certains phénomènes de l'action des anesthésiques, les batraciens, les grenouilles entre autres, sont également d'une sensibilité extrême vis-à-vis des vapeurs anesthésiantes ; il est presque impossible d'arriver à anesthésier une grenouille en la mettant sous une cloche remplie de vapeurs de chloroforme sans amener presque fatalement la mort.

Il y a d'autres procédés qui permettent de déterminer l'action anesthésique d'une façon parfaitement efficace chez les batraciens et les reptiles : ces procédés consistent, ou bien à utiliser l'immersion de l'animal dans de l'eau chloroformée ou chargée d'éther, ou bien à pratiquer sur lui une injection sous-cutanée d'une solution aqueuse soit de chloroforme, soit d'éther.

Voici un cristallisoir dans lequel on verse une solution d'eau chloroformée renfermant un demi pour cent de chloroforme ; nous allons y plonger une grenouille, et vous allez voir que, dans un espace de temps extrêmement court, de quelques minutes tout au plus, l'animal va être en proie à l'action anesthésique, qui va se traduire par une résolution musculaire complète.

Dans un autre cristallisoir, on place une solution aqueuse d'éther : le résultat va être le même, avec toutefois cette différence que la solution éthérée a besoin d'être plus riche en anesthésique que la solution de chloroforme, ce qui revient à dire que, à richesse égale, cette action sera moins rapide pour la solution éthérée que pour la solution chloroformée. Il en sera exactement de même pour les injections sous-cutanées.

Si l'on essaie de pratiquer sur les mammifères des injections sous-cutanées comme celles que nous venons de pratiquer chez les grenouilles, on voit qu'il est impossible d'arriver à une action anesthésique générale, c'est-à-dire d'obtenir ce qu'on a appelé l'hypno-anesthésie. C'est qu'en effet, chez les batraciens, principalement chez les grenouilles, et on pourrait même dire, à la rigueur, chez les poissons, qui sont également anesthésiés complètement lorsqu'on les plonge dans une eau tenant en dissolution du chloroforme ou de l'éther, la peau est une véritable surface respiratoire ; et c'est précisément par l'absorption à l'aide de cette surface respiratoire que la substance anesthésiante va pouvoir pénétrer dans l'économie de l'animal et y exercer, aux lieux d'électivité, l'action anesthésique qu'on recherche.

Chez les animaux, lorsqu'on essaie de faire des injections sous-cutanées de chloroforme, on se heurte à deux difficultés. Lorsqu'on pratique chez les mammifères une injection sous-cutanée de chloroforme en nature, ce dernier exerce une action irritante tellement intense qu'on obtient la formation d'une eschare, quelquefois même la production d'embolies pouvant déterminer mécaniquement la mort de l'animal ou tout au moins une gangrène consécutive par obstruction des vaisseaux.

Mais, comme l'ont montré les recherches de M. Bouchard et de M. Laborde, lorsqu'on dilue le chloroforme dans l'eau, de façon à éviter l'action irritante dont je viens de vous parler, on ne tarde pas, lorsque la proportion de chloroforme est suffisante, c'est-à-dire lorsqu'elle atteint deux centimètres cubes de chloroforme par kilogramme d'animal, on ne tarde pas à voir les animaux succomber à une albuminurie extrêmement intense, et la mort est le résultat inévitable de l'action toxique générale exercée dans ce cas par le poison.

Il y a lieu de se demander comment il se fait que chez certains animaux, les batraciens, les reptiles, les poissons, on puisse obtenir une action anesthésiante efficace par le fait de l'injection sous-cutanée de solutions aqueuses ou de l'immersion dans ces mêmes solutions de chloroforme ou d'éther, alors qu'il est impossible de réaliser un pareil phénomène chez les mammifères. Il ne faudrait pas, en présence de ce premier résultat, croire qu'il y ait là une différence d'action intime : il y a simplement des différences de conditions particulières.

Comme je vous le disais il n'y a qu'un moment, pour que l'anesthésie se produise, il est absolument nécessaire que l'anesthésique pénètre, non seulement dans le sang, mais dans le sang artériel. En effet, comme l'ont si bien démontré les belles recherches de Claude Bernard, tant à propos de l'anesthésie qu'à propos de beaucoup de substances toxiques, le sang est le milieu intérieur général dans lequel se produisent toutes les actions physiologiques, et l'on ne peut atteindre soit les tissus, soit leurs éléments qu'en passant par ce milieu. Il est donc absolument indispensable que toutes les fois qu'une substance devra agir sur un tissu ou sur un élément anatomique quelconque, elle y parvienne par l'intermédiaire de la circulation sanguine.

Or, lorsque le chloroforme est introduit par voie d'injection sous-cutanée chez les mammifères, il est immédiatement déversé dans les veines, où il ne peut rencontrer d'éléments impressionnables à son contact : il passe ensuite dans l'artère pulmonaire et s'élimine en presque totalité par la surface des poumons. Vous savez que le poumon est non seulement un organe d'absorption, mais encore un organe d'exhalation : si la substance volatile transportée par l'intermédiaire du sang veineux se trouve en contact avec une atmosphère ne renfermant pas cette substance volatile, l'exhalation se fera, et d'autant plus activement que la tension de vapeur de cette substance volatile est plus considérable : la quantité qui pourrait passer ensuite dans le sang artériel sera donc toujours beaucoup trop faible pour pouvoir influencer les éléments nerveux sensitifs. Telle est la raison pour laquelle l'injection sous-cutanée ne peut pas déterminer d'action anesthésique chez les mammifères; les actions physiologiques ne se produisant pas à distance et exigeant le contact immédiat du corps actif avec le tissu ou l'élément anatomique sur lequel il est capable de réaliser son action.

Il en va tout autrement chez les batraciens et chez les animaux à sang froid; chez eux, la respiration est beaucoup moins active; l'exhalation pulmonaire est ralentie dans une proportion sensible et elle est absolument insuffisante pour débarrasser le sang, non de la totalité, mais même seulement de la majeure partie de la substance qu'on y a introduite.

Il faut encore tenir compte de ce fait que, par rapport au volume de l'animal, la quantité de substance anesthésiante qu'on introduit ainsi chez les animaux à sang froid est de beaucoup supérieure à celle qu'on peut introduire chez les mammifères.

D'ailleurs, les anesthésiques ne sont pas les seuls exemples de ce genre; vous savez qu'on peut fort bien, comme l'a démontré Claude Bernard et comme on a essayé de l'appliquer ensuite en thérapeutique, introduire par les voies veineuses des substances assez toxiques pour déterminer des accidents lorsqu'elles sont introduites, même à dose moindre, dans la circulation artérielle : ces substances sont alors éliminées de l'organisme sans avoir déterminé les accidents qu'elles pourraient produire si on les introduisait d'une autre façon. Je veux seulement vous rappeler comme exemple les lavements gazeux d'hydrogène sulfuré. Claude Bernard a montré le premier qu'on pouvait introduire des quantités considérables d'hydrogène sulfuré par voie d'injections intra-veineuses et que, par le mécanisme que je vous exposais tout à l'heure, l'hydrogène sulfuré s'élimine par la surface pulmonaire, ce qu'il est facile de constater en introduisant dans la bouche de l'animal un papier imprégné d'acétate de plomb qui noircit immédiatement. Dans ce cas même, l'exhalation par les bronches peut être suffisante pour déterminer l'inspiration involontaire d'une quantité toxique d'acide sulfhydrique. C'est la même propriété qui a permis de recourir à l'emploi des lavements gazeux d'hydrogène sulfuré pour la cure de certaines affections pulmonaires.

Par conséquent, pour les anesthésiques comme pour beaucoup d'autres substances toxiques (Claude Bernard l'a démontré, par exemple, pour le curare, et l'on pourrait le répéter pour une quantité d'autres substances), il ne s'agit pas d'une différence dans l'action exercée par la substance en question sur certains animaux ou sur d'autres, c'est une différence de conditions particulières qui modifie ou qui masque la façon dont la substance peut agir sur l'économie, mais en réalité cette substance exerce toujours une action unique, constante.

Un exemple frappant a été donné précisément par Claude Bernard à ce sujet : lorsqu'on veut obtenir l'anesthésie des grands animaux, du cheval, par exemple, il suffit d'introduire dans les naseaux de cet animal une éponge imprégnée d'éther pour que le passage du gaz nécessaire à la respiration volatilise l'éther, l'entraîne dans l'appareil pulmonaire de l'animal et détermine chez lui une anesthésie parfaite. Si l'on voulait employer ce procédé avec un autre animal, le bœuf ou le mouton, par exemple, on serait fort étonné de voir qu'il est impossible d'arriver à anesthésier l'animal dans ces circonstances. *A priori*, il semble qu'on pourrait dire que l'éther agit sur le cheval d'une façon différente de celle avec laquelle il agit sur le bœuf ou le mouton : ce serait complètement inexact, et l'explication nous en est fournie par une particularité anatomique qui consiste en ce que la bouche et le larynx du cheval ne sont pas en communication directe comme la bouche et le larynx des deux autres animaux dont je viens de parler: il en résulte que lorsqu'on veut anesthésier le cheval, le procédé que je vous indiquais tout à l'heure oblige les vapeurs d'éther à s'introduire dans le poumon avec l'air passant à travers les naseaux tandis que, lorsqu'on pratique cette même opération chez les autres animaux, comme leur appareil nasal est gêné, ils respirent par la bouche et n'aspirent pour ainsi dire pas de vapeurs anesthésiques.

Les recherches des physiologistes nous ont appris également, et nous ferons de cela une application intéressante dans un moment, que les procédés dont je viens de vous parler, l'inhalation chez les mammifères, ou bien l'injection sous-cutanée ou l'immersion dans une solution aqueuse, lorsqu'il s'agit d'animaux à sang froid, pouvaient être remplacés par d'autres procédés. C'est ainsi, par exemple, et le fait est assez curieux pour être cité tout au moins, s'il n'est pas susceptible d'applications, que Brown-Sequard a démontré que, chez certains animaux à système nerveux extrêmement impressionnable, comme le chat, on pouvait déterminer une anesthésie par la seule application de la substance anesthésique sur une vaste surface de la peau dépouillée de poils; dans l'espèce, il s'agissait de chloroforme. C'est là un exemple typique de ces actions dites propulsives que nous avons à chaque instant à envisager au point de vue de l'application thérapeutique.

Mais il ne faut jamais perdre de vue qu'en raison de la volatilité des substances vraiment hypno-anesthésiques, si leur absorption se fait en un point tel que le cours du sang les ramène nécessairement aux poumons avant qu'elles aient pu exercer leur action propre, elles s'élimineront, sinon en totalité, au moins dans une proportion telle que leur action anesthésique pourra devenir nulle. L'expérience a déjà appris depuis fort longtemps que la muqueuse pulmonaire, à la fois surface d'absorption et d'élimination, est la véritable voie d'élection pour l'administration des substances volatiles.

L'introduction des anesthésiques par la voie pulmonaire est donc incontestablement la plus importante de toutes et celle qu'il faut préférer; l'historique seul des anesthésiques que je vous ai fait dans notre dernière réunion suffirait à le prouver; mais il faut cependant voir s'il n'y aurait pas d'autres procédés utilisables pour l'emploi des anesthésiques; et si les modes d'administration par la voie gastro-intestinale ou la voie intra-veineuse ne pourraient pas être utilisés dans certaines circonstances : la voie des tissus cellulaires sous-cutanés est jugée après ce que je viens de dire.

Pour l'administration des anesthésiques, la voie gastro-intestinale, peut-être plus encore que pour l'administration de toute autre substance thérapeutique, se fait remarquer par la lenteur et l'inégalité de l'absorption, essentiellement variables suivant que l'individu est à jeun ou en cours de digestion; c'est certainement le plus grand écueil de cette voie d'administration : de plus, je pourrais vous répéter ce que je disais tout à l'heure au sujet de l'élimination de la substance par le système veineux et par la voie pulmonaire ; et, de fait, vous savez fort bien que les potions éthérées ou chloroformées ne déterminent jamais l'anesthésie, tout au plus peuvent-elles déterminer, lorsqu'on les emploie en quantités suffisamment considérables, une sorte d'état de torpeur de l'individu auquel ces potions sont administrées. Dans ces conditions, le sang n'en contient jamais des quantités suffisantes pour impressionner efficacement les éléments nerveux sensitifs.

Je ne parlerai ici que pour mémoire des tentatives d'hypno-anesthésie par la voie rectale. L'absorption est, dans ce cas, beaucoup plus considérable, et, partant, plus efficace que par la voie gastrique : aussi est-il possible de voir survenir une hypno-anesthésie véritable en raison de ce que l'exhalation pulmonaire est insuffisante pour débarrasser le sang de la totalité des vapeurs anesthésiques. Les premières tentatives dans cette voie remontent à 1847 et sont dues à Pirogoff, de Saint-Pétersbourg. En 1884, M. Daniel Mollière, de Lyon, tenta sans grand succès de restaurer cette méthode d'administration des anesthésiques, efficace surtout avec l'éther en raison de son point d'ébullition peu élevé.

L'inconstance et l'inégalité de la résorption des vapeurs anesthésiques ainsi introduites dans l'intestin sont précisément les raisons principales de l'abandon de cette méthode.

Les substances injectées par la voie du tissu cellulaire sous-cutané sont très rapidement absorbées par suite de leur contact direct avec les capillaires sanguins et les réseaux d'origine des vaisseaux lymphatiques : cependant, le tissu cellulaire sous-cutané présente encore à ce point de vue de grandes variétés, de notables différences. Extrêmement chargé de graisse chez certains animaux, il forme une couche épaisse sous laquelle on ne peut compter voir s'effectuer une absorption rapide et certaine ; telle est, par exemple, la couche adipeuse du porc ; et certains animaux même, comme le hérisson, semblent devoir, au moins en grande partie, à cette lenteur de l'absorption dans la couche adipo-celluleuse, l'immunité dont ils jouissent vis-à-vis de certains poisons, de certains venins. Il est toutefois prudent de faire ici une restriction au sujet du *pouvoir antitoxique* du sang et des humeurs ; mais cette restriction ne fait qu'affaiblir, sans la détruire, l'importance de cet obstacle à une rapide et complète absorption.

Des différences de même ordre se rencontrent encore dans la densité du tissu suivant la région dans laquelle est pratiquée l'injection : chez le chien, par exemple, le tissu cellulaire sous-cutané est très dense, très serré, et les liquides qu'on y injecte ne diffusent que difficilement dans ses mailles, sauf au creux axillaire ou au pli de l'aine, où ce tissu est plus lâche et rend ainsi l'absorption plus facile et plus efficace.

Les expérimentateurs avaient depuis longtemps cherché à s'affranchir de ces variations dans l'intensité et la rapidité de l'absorption. C'est pour cela que Magendie injectait toujours dans la plèvre les substances dont il voulait étudier les effets, cherchant ainsi à obtenir une constance aussi grande que possible dans l'intensité et la rapidité de l'absorption. Claude Bernard faisait les injections, chez la grenouille, dans le muscle gastrocnémien, de manière à réaliser l'absorption par le tissu cellulaire interposé aux fibres et aux faisceaux musculaires.

Ces faits d'observation viennent donc s'ajouter aux remarques que je faisais précédemment et nous conduisent à rejeter cette voie d'administration pour les anesthésiques.

Quant à l'injection intra-veineuse, elle détermine facilement chez les animaux une hypno-anesthésie efficace. Mais c'est là un procédé de laboratoire, qui n'a aucun intérêt dans la pratique médicale, attendu qu'on ne se trouve jamais dans l'obligation de pratiquer une injection intra-veineuse pour déterminer l'hypno-anesthésie. C'est donc l'absorption pulmonaire qui reste la voie d'élection et qui permet la pénétration d'une quantité assez considérable de la substance active dans la circulation pour déterminer l'anesthésie générale, tout en laissant possible l'élimination constante et régulière de cette substance active.

C'est là un fait vrai, non seulement pour les animaux, mais aussi pour les plantes, comme je vous le faisais déjà pressentir tout à l'heure. Il faut, pour que l'anesthésie se produise, qu'il y ait un mélange intime et en quantité suffisante du milieu nutritif avec la substance anesthésique. Ainsi l'on peut déterminer l'anesthésie partielle d'une feuille ou d'une portion de feuille de la sensitive en soumettant cette feuille ou cette partie de feuille seulement à l'action du

chloroforme ou de l'éther; et on peut déterminer une anesthésie
générale de la plante en lui faisant absorber la substance anesthésique par ses radicelles, par exemple en l'arrosant avec de l'eau
tenant en dissolution du chloroforme ou de l'éther.

Ce point est extrêmement important, Messieurs, parce que le
caractère et l'intensité des phénomènes en présence desquels on se
trouve dépendent de la puissance de cette absorption et de la quantité de substance anesthésique qui peut venir au contact des éléments
anatomiques dans ces conditions.

Les conditions qui règlent l'absorption de la substance anesthésique et la proportion qui en est retenue dans le sang sont d'ordre
absolument physique, comme l'ont démontré les très belles recherches de Paul Bert, non seulement au sujet des anesthésiques, mais
encore au sujet des gaz et des vapeurs non toxiques.

L'ACTION DES GAZ ET DES VAPEURS SUR L'ÊTRE VIVANT EST RÉGLÉE PAR
LEUR TENSION PARTIELLE. — Il semblerait, en énonçant cette loi, car
c'est le nom qu'elle porte, c'est la loi de Paul Bert, il semblerait,
tellement elle est nette, tellement elle est précise, qu'il s'agit de
l'énoncé d'une loi de physique pure; et c'est, en effet, à une véritable loi physique que se ramène en somme l'absorption des anesthésiques. Ainsi le protoxyde d'azote est anesthésique seulement à la
pression de 760 millimètres de mercure.

Donc, la pénétration des anesthésiques dans le sang dépend de la
composition centésimale du mélange qui est présenté à ce sang. L'absorption par le liquide nutritif se fera jusqu'à ce que la tension des
vapeurs de la substance anesthésiante soit égale, dans le sang, à la
tension des vapeurs de cet anesthésique dans le mélange gazeux
avec lequel ce sang se trouve en contact. Si l'on vient à présenter au
sang un mélange dans lequel la tension des vapeurs de substance
anesthésique soit augmentée, il s'en dissoudra dans le liquide sanguin une proportion un peu plus considérable, jusqu'à ce que, l'équilibre de tension étant rétabli, il se produise un état stable, dans lequel
l'absorption compense exactement l'exhalation, et qui constitue ce
qu'on a appelé l'*état d'entretien*.

Il y a de plus, comme l'ont démontré les recherches de Paul Bert,
des effets physiologiques particuliers déterminés par les différents
mélanges. Vous pouvez concevoir, en effet, qu'on mélange avec
l'air qui est donné à inhaler à l'animal des quantités successivement

croissantes de substances anesthésiques; eh bien, depuis une certaine valeur, depuis un mélange à 4 p. 100 comme minimum, jusqu'à une proportion beaucoup plus considérable, les propriétés anesthésiantes de ce mélange d'air et de vapeurs actives se manifestent, mais il y a pour chaque espèce animale un *mélange optimum* qui a été parfaitement déterminé, en ce qui concerne l'homme et quelques animaux supérieurs, par les recherches de Paul Bert.

Le chien, par exemple, tombe dans un état d'anesthésie tranquille avec un mélange à 10 p. 100, c'est-à-dire un mélange renfermant 10 grammes de vapeurs de chloroforme pour 100 litres d'air, ou, si vous aimez mieux, renfermant pour 100 litres d'air 6 centimètres cubes 6 de chloroforme, ce qui revient au même. L'anesthésie se produit, chez le chien, avec ce mélange à 10 p. 100, dans un espace de quatre à cinq minutes, et elle peut se prolonger pendant un temps relativement considérable, deux ou trois heures, sans entraîner la mort de l'animal.

Avec des mélanges à titre inférieur, on n'obtient pas une anesthésie vraie, mais un engourdissement plus ou moins persistant, alors qu'avec un mélange à 25 p. 100, par exemple, on obtient une anesthésie extrêmement rapide, presque foudroyante, mais la mort survient dix à quinze minutes après le début de l'expérience; et cela, bien que l'absorption de la substance anesthésique soit, avec ce mélange à 25 p. 100, beaucoup moins considérable qu'avec le mélange à 10 p. 100 dont je vous parlais tout à l'heure.

Pénétration des anesthésiques dans le sang. — Ainsi que nous venons de le voir, il est absolument nécessaire que la substance anesthésique pénètre dans le sang; c'est une conséquence évidemment fatale de la loi de Paul Bert que je vous citais tout à l'heure. Il est indispensable, non seulement que la substance anesthésique se trouve dans le sang, et dans le sang artériel, comme je vous l'ai déjà dit, mais encore il est indispensable qu'elle y existe dans une certaine proportion. L'exemple que je viens de vous citer des expériences faites par Paul Bert sur des chiens et avec des mélanges à titres différents montre qu'en effet l'anesthésie ne se produit pas au moment même où la substance anesthésiante commence à pénétrer dans le sang; elle se produit seulement lorsqu'une certaine quantité de cette substance anesthésiante circule dans le milieu intérieur, et à partir de ce moment seulement l'anesthésie s'établit.

Claude Bernard, l'un des premiers, avait cherché à démontrer la présence en proportion nettement appréciable dans le sang des substances actives sur l'organisme animal. En ce qui concerne les substances anesthésiques, et plus particulièrement le chloroforme, qui peut servir de type pour les expériences de ce genre, cette recherche est extrêmement facile à faire : elle est fondée sur une réaction chimique des plus simples que je vais faire répéter devant vous.

Lorsqu'on fait traverser un tube de porcelaine chauffé au rouge par des vapeurs de chloroforme, ce chloroforme se décompose, il se produit de l'acide chlorhydrique, et si, à la sortie du tube de porcelaine chauffé, on dispose un tube de Liebig contenant une solution d'azotate d'argent, les vapeurs qui vont se dégager à travers cette solution détermineront la formation d'un précipité blanc de chlorure d'argent qui sera la preuve de l'existence de vapeurs chloroformées ayant passé dans le tube.

L'appareil consiste d'abord en un flacon servant d'aspirateur pour faire passer l'air dans le tube : l'air aspiré barbote dans un ballon renfermant le sang dans lequel il s'agit de rechercher le chloroforme ; ce ballon est chauffé à l'aide d'un bain-marie et muni d'un tube plongeant par son extrémité inférieure dans le liquide sanguin ; lorsque le courant d'air aura entraîné les vapeurs de chloroforme (qui seront entraînées d'autant plus facilement que le mélange est chauffé) et lorsqu'elles arriveront dans le tube chauffé au rouge, elles seront décomposées en donnant naissance à de l'acide chlorhydrique dont la présence sera révélée par la formation du chlorure d'argent dans le tube de Liebig.

Cette expérience paraît bien simple maintenant, mais à l'époque où Claude Bernard l'a faite, il y a trente ans, elle était extrêmement importante parce qu'elle a permis d'interpréter l'action des anesthésiques. A cette époque, en effet, un certain nombre de théories avaient été émises sur l'action de ces anesthésiques, et il faut bien dire que certains faits, que je vous ai rappelés très succinctement dans l'historique, semblaient donner à ces interprétations une certaine valeur.

C'est ainsi que M. Faure avait admis que les anesthésiques n'agissaient pas autrement qu'en excitant les extrémités du pneumo-gastrique et en déterminant ainsi une sorte d'asphyxie en conséquence de laquelle se produisait l'action anesthésique. Cette excitation provoquerait la coagulation du sang dans les capillaires pulmonaires, formant ainsi une barrière à l'hématose. Ainsi que nous le verrons plus tard, cette interprétation a été reprise tout récemment par M. Maurel, de Toulouse, qui admet un arrêt embolique de la circulation pulmonaire grâce à l'action exercée par les anesthésiques sur les leucocytes qui deviennent sphériques et capables, par suite, d'entraver la circulation dans les capillaires les plus fins.

Un médecin militaire, M. Ferran, avait admis pour le mécanisme de l'action des anesthésiques l'interprétation suivante; pour lui, il s'agissait d'une action excitante au contact de la membrane pituitaire et d'une répercussion sur l'encéphale par l'intermédiaire des nerfs olfactifs. Cette interprétation pouvait, comme vous le voyez, s'appuyer des phénomènes d'anesthésie hypnotique, sur lesquels j'ai appelé votre attention.

Pour démontrer ce fait, M. Ferran faisait respirer un animal par une canule introduite dans la trachée, tout en lui enfermant le museau dans le cornet qui sert à anesthésier, de façon à ce que les vapeurs anesthésiques ne pussent pénétrer dans son appareil respiratoire, l'air nécessaire à sa respiration étant pris au dehors par l'intermédiaire de la canule. Les conclusions de M. Ferran, qui sont en somme assez intéressantes pour l'époque à laquelle ces recherches ont été faites, étaient les suivantes :

1° Les vapeurs de chloroforme (car c'est sur du chloroforme qu'avaient été faites ces expériences), à l'instar de celles d'alcool, n'exercent leur influence sur le système cérébral qu'en se substituant momentanément à l'influx nerveux au point d'en annihiler ou d'en masquer complètement l'action.

2° La sensibilité et la motilité nerveuses pourraient, *sans inconvénients*, être suspendues par les vapeurs anesthésiques pendant un temps très long si l'on pouvait les faire arriver au cerveau par les nerfs olfactifs au lieu de les faire passer par la voie pulmonaire.

Ces faits avaient déjà paru fort bizarres, leur interprétation avait semblé un peu aventurée; et M. Dieulafoy et M. Krishaber firent à cette époque des recherches qui démontrèrent que les expériences de M. Ferran étaient absolument viciées par un défaut dans le manuel opératoire. En effet, il fallait, comme l'ont montré MM. Dieulafoy et Krishaber, que la ligature de la canule introduite dans le tube trachéal des animaux fût assez lâche pour que des vapeurs anesthésiques se fussent introduites dans l'appareil respiratoire; ces expérimentateurs ont démontré, en effet, que toutes les fois qu'on prenait les précautions suffisantes, et ces précautions sont assez difficiles à réaliser à cause de la grande volatilité du chloroforme ou de l'éther, MM. Dieulafoy et Krishaber ont montré que toutes les fois qu'on faisait une ligature parfaite de la trachée sur le tube allant puiser l'air pur tout à fait en dehors de la salle où l'on faisait l'expérience, jamais l'anesthésie ne se produisait dans ces conditions.

Comme je viens de vous le dire, les recherches de Claude Bernard sont venues démontrer avec la plus entière certitude la présence du chloroforme dans le sang, et maintenant il est reconnu comme absolument nécessaire que les substances anesthésiques circulent dans le sang pour que leur action se produise.

Il est d'ailleurs intéressant pour nous de voir en quoi consiste l'action exercée par les anesthésiques sur le sang; tout à l'heure j'ai déjà eu l'occasion d'appeler votre attention, à propos des conclusions de M. Faure, sur ces faits qui tendaient à ne faire voir dans l'action anesthésique rien autre chose qu'une asphyxie; nous allons constater en effet dans un moment que les deux phénomènes sont, dans certaines conditions, fort comparables et que, même, dans beaucoup d'anesthésies il faut tenir compte d'une asphyxie concomitante.

L'action exercée par les anesthésiques sur le sang pourrait se manifester par des altérations de ses éléments figurés; ces altérations, telles que le racornissement, le retrait, la déformation des hématies, existent bien, mais ne se montrent que lorsque des vapeurs de chloroforme viennent agir en quantité considérable sur le sang et au dehors des vaisseaux : toutes les fois que le sang reste dans les vaisseaux; si vous voulez me permettre cette expression à laquelle il ne faut attacher que la valeur d'une image, toutes les fois que le sang reste vivant, et que la substance anesthésiante n'y est contenue qu'en proportion telle qu'elle peut être dissoute par le sérum sanguin, cette substance anesthésiante n'exerce absolument aucune action directe sur les hématies. Il n'y a donc pas lieu de se préoccuper, relativement à l'action des anesthésiques, d'une modification dans la structure histologique des éléments figurés du sang.

Mais il peut en être et il en est en effet autrement de la composition chimique du sang. Les expériences faites avec un appareil que j'aurai bientôt occasion de mettre sous vos yeux et qui a permis d'amener l'étude des anesthésiques au point de précision expérimentale auquel l'a portée Paul Bert, ont montré qu'en ce qui concerne le sang artériel, l'oxygène diminuait progressivement, tandis que la quantité d'acide carbonique augmentait : dans le sang veineux, on observe une légère diminution de la quantité d'oxygène, mais la quantité d'acide carbonique reste sensiblement stationnaire.

Pour fixer vos idées à cet égard, je vous donnerai le résultat d'une expérience de Paul Bert. Elle concerne l'analyse des gaz du sang artériel d'un chien qui a été anesthésié à l'aide d'un mélange à 12 p. 100 et de l'appareil à mélanges titrés. Avant l'anesthésie, la quantité d'oxygène contenue dans le sang artériel était de 22^{vol} p. 100 ; la quantité d'acide carbonique était de $31^{vol},2$. Trente minutes après l'anesthésie, la quantité d'oxygène est tombée à $16^{vol},8$, la quantité d'acide carbonique est montée à $41^{vol},2$; enfin, une heure et demie après le début de l'anesthésie, la quantité d'oxygène n'était plus que de 14^{vol}, et la quantité d'acide carbonique atteignait 44^{vol}. Voilà donc bien prouvés les faits que je viens de vous exposer.

Une remarque doit être prise en considération au sujet de ces expériences. L'anesthésie est toujours précédée d'une période d'anhélation et d'agitation ; pendant cette période, il peut y avoir une augmentation de la quantité relative ou absolue d'oxygène absorbé, c'est là un fait secondaire qui ne doit pas entrer en ligne de compte ; mais dans la période d'anesthésie confirmée, toujours, d'une façon absolue, on observe l'appauvrissement du sang en oxygène et son enrichissement en acide carbonique.

Cette action exercée sur le sang par les anesthésiques se traduit encore par des modifications de la température et des échanges respiratoires. L'expérience montre que, sous l'influence des anesthésiques, on observe des abaissements de température, qui ne sont pas négligeables et qui peuvent fort bien atteindre 1, 2 et même 5 degrés ; vous n'ignorez pas que c'est pour ce fait que, dans toute opération chirurgicale nécessitant l'emploi des hypno-anesthésiques, on enveloppe toujours le malade d'ouate au moment où on va commencer l'anesthésie ; c'est précisément pour éviter, dans la mesure du possible, le refroidissement par rayonnement qui, à cette période, peut atteindre une valeur considérable.

C'est non seulement le rayonnement qui détermine l'abaissement de température, mais c'est surtout la diminution des oxydations :

chez les animaux, par exemple, le fait a pu se vérifier expérimentalement avec la plus grande rigueur. L'expérience a montré à Paul
Bert que la température rectale d'un chien soumis à l'anesthésie
pouvait subir un abaissement de 10 degrés et passer de 38 à 28°.

Dans ce cas, lorsqu'on fait l'analyse des gaz de la respiration,
on a encore la confirmation du fait que je viens de vous indiquer.
En dosant la quantité d'oxygène absorbé et d'acide carbonique produit par heure, pendant la période de l'anesthésie, Paul Bert est
arrivé aux résultats suivants. Avant l'anesthésie, un chien absorbait
$9^{lit},92$ d'oxygène par heure; il produisait $9^{lit},55$ d'acide carbonique.
(Vous vous rappelez qu'on ne retrouve pas exactement pour l'acide
carbonique produit le même chiffre que celui représentant l'oxygène
absorbé; il y a là un fait dont vous devez vous souvenir au point de
vue physiologique.) Cinq minutes après le début de l'anesthésie, la
quantité d'oxygène absorbé n'était plus que de $6^{lit},57$, et la production d'acide carbonique de $5^{lit},26$; vous voyez l'écart primitif s'accentuer.

Quarante-cinq minutes après le début de l'anesthésie, l'absorption de l'oxygène n'était plus que de $4^{lit},42$, et la production d'acide
carbonique de $3^{lit},90$; enfin, une heure et demie après le début
de l'anesthésie, l'absorption de l'oxygène était réduite à $3^{lit},69$, et
la production de l'acide carbonique à $2^{lit},39$. Et si l'on cherche
maintenant le rapport $\dfrac{CO^2}{O}$, qui doit donner une constante très voisine de l'unité chez les animaux normaux, nous voyons que ce
rapport est égal à 0,93 avant l'anesthésie, chiffre très voisin de
l'unité normale; il descend à 0,72 cinq minutes après le début de
l'anesthésie; à 0,69 au bout de quarante-cinq minutes; et enfin
à 0,57 une heure et demie après le début de l'anesthésie.

La diminution du taux des oxydations est donc manifeste, non
seulement quant à la quantité de chaleur dégagée, mais encore quant
aux réactions chimiques, qui sont du reste les producteurs de cette
quantité de chaleur. D'ailleurs, Paul Bert est arrivé à ce résultat que
la diminution de la thermogénèse et des combustions respiratoires
peut atteindre jusqu'à 60 p. 100 de la valeur normale.

Il faut donc admettre, et cela est prouvé, ainsi que nous le verrons plus tard, par l'étude du mécanisme de leur action, que les
anesthésiques exercent sur les centres nerveux (bulbo-protubéran-

tiels) qui président à la régularisation thermique une action qui n'est pas négligeable.

Je vous parlais tout à l'heure des phénomènes communs à l'anesthésie et à l'asphyxie, et j'appelais votre attention sur la façon dont on avait pu, à un moment donné, interpréter les phénomènes d'anesthésie en les rapprochant de ceux de l'asphyxie. C'est qu'en effet il y a entre les deux phénomènes un rapprochement qui ne pouvait pas échapper aux premiers observateurs et à l'aide duquel on avait cru pouvoir interpréter l'action des anesthésiques. Nous allons voir que c'est là un simple rapprochement; et que l'action asphyxiante qu'on peut rencontrer dans l'emploi des anesthésiques est totalement différente de l'anesthésie vraie; en d'autres termes, qu'on peut obtenir une anesthésie parfaite sans asphyxie, tandis que l'on ne pourrait obtenir d'asphyxie sans anesthésie plus ou moins accentuée et durable.

Je vous ai parlé des observations qui avaient été faites relativement à l'action de la chaleur et du froid comme producteurs d'anesthésie.

Le froid est surtout un agent d'anesthésie locale; nous aurons l'occasion d'y revenir lorsque nous étudierons les analgésiques et les conditions dans lesquelles l'analgésie peut être réalisée. Un fait que je me bornerai à vous signaler maintenant est celui-ci, c'est qu'un refroidissement considérable arrête les combustions dans l'intimité des tissus; et la preuve de cette suspension est établie par ce fait que le sang veineux reste rutilant, absolument comme du sang artériel. D'ailleurs, chez les animaux hibernants, la marmotte, le loir, le hamster, animaux à température variable, on voit pendant la période d'hibernation des phénomènes analogues à ceux que l'on peut observer sous l'influence des anesthésiques, c'est-à-dire le ralentissement des échanges, la diminution du nombre des respirations, la léthargie; car, à proprement parler, le froid détermine chez ces animaux plutôt une léthargie qu'un véritable sommeil. Chez les animaux à sang chaud, au début de son action, le froid produit une exaltation douloureuse des propriétés fonctionnelles des fibres nerveuses sensitives; puis, un état d'insensibilité de plus en plus accentuée fait suite à cette première phase, et enfin la réfrigération persistant, la mort survient par asphyxie brusque ou lente.

Si le froid est capable de déterminer des phénomènes de ce genre, la chaleur est elle-même capable, dans certaines conditions et chez certains animaux, de déterminer une anesthésie plus ou moins rapide. L'expérience est très facile à réaliser chez les grenouilles. On va mettre devant vous, dans une eau chauffée à une température variant de 37° à 38°, une grenouille bien vivace et vous allez voir qu'au bout de quelques minutes de séjour dans cette eau, la grenouille va être aussi énergiquement anesthésiée que celles que nous avons tout à l'heure plongées soit dans l'eau additionnée de chloroforme, soit dans l'eau additionnée d'éther.

Il ne peut s'agir, dans cette circonstance, d'une coagulation des albuminoïdes, puisque les albuminoïdes, comme vous le savez, ne commencent à se coaguler qu'à la température de 55° et que c'est seulement vers 75° que leur coagulation est parfaite.

Si l'on cherche à réaliser cette expérience sur des mammifères, on voit que les résultats ne sont plus du tout les mêmes. Tandis que la grenouille laissée pendant quelques minutes dans une eau à une température notablement supérieure à la sienne va subir une action anesthésiante très nette, les mammifères dont on essaie d'élever la température meurent brusquement, tout d'un coup, lorsque leur température atteint 43° pour les mammifères comme le chien et le lapin et 48° à 50° pour les oiseaux ; il s'agit ici, bien entendu, de la température du sang et non pas de la température rectale ou axillaire ou de toute autre région du corps de l'animal.

Chez les animaux à sang chaud, la mort se produit par arrêt subit du cœur, et elle est accompagnée d'une rigidité musculaire généralisée, absolument comme si les albuminoïdes, à cette température à laquelle ils ne sont cependant pas encore coagulés, avaient subi une coagulation brutale.

Quant aux grenouilles, lorsqu'on les laisse un temps trop considérable dans l'eau chauffée à 38°, elles meurent par asphyxie, ce qu'on peut constater à la couleur de leur sang, qui est très noir, mais elles ne meurent pas subitement, comme les mammifères, et elles ne présentent pas cette rigidité particulière, qui est si caractéristique, et qui même, au point de vue médico-légal, a une importance considérable dans la mort par élévation de température. C'est là un fait important à noter, car il établit une différence saillante entre l'anesthésie par la chaleur, qui n'est autre chose qu'une asphyxie passagère, et l'anesthésie par l'éther ou le chloroforme.

Bien mieux, chez les animaux à sang froid, et surtout chez les grenouilles, cette asphyxie et cette action anesthésiante qui l'accompagne peut être produite en plongeant simplement la tête de l'animal, à l'exclusion du reste du corps, dans l'eau chauffée : c'est là ce que vous allez voir se produire sur cette grenouille dont on va faire passer la tête à travers l'ouverture pratiquée dans la feuille de parchemin qui ferme ce vase rempli d'eau à 38°, de façon à ce que la tête seule plonge dans le liquide; l'action anesthésiante sera plus lente à s'établir, naturellement, mais elle se produira tout aussi bien que pour la grenouille nageant librement dans l'eau chaude et la résolution musculaire, l'hypno-anesthésie seront complètes.

Dans cette expérience, on peut, au bout d'un temps suffisant, déterminer la mort de la grenouille, et l'on constate alors que le sang est noir (asphyxique) dans toutes les parties du corps. Si, lorsque la mort est imminente, on vient soustraire la grenouille à l'action de l'eau chaude et à la plonger brusquement dans l'eau froide, on voit le sang redevenir rouge au fur et à mesure que l'animal reprend son habitude ordinaire. Ces phénomènes sont étroitement liés à l'action exercée par le froid ou la chaleur sur les propriétés respiratoires des hématies; mais il faut certainement encore faire intervenir ici des influences nerveuses. C'est, en effet, par suite de l'échauffement du système nerveux central, cérébral, que cette expérience peut être réalisée chez la grenouille; et il est hors de doute que les variations de température que peuvent subir les centres nerveux réagissent à leur tour sur la mécanique circulatoire et sur les phénomènes physico-chimiques des échanges gazeux interstitiels.

Il est impossible de réaliser une pareille expérience à l'aide d'animaux présentant un volume plus considérable que la grenouille : chez ce batracien, on arrive à chauffer le système nerveux cérébral, ce qu'on ne peut arriver à faire chez d'autres animaux; peut-être sera-t-il possible, quelque jour, d'arriver à un dispositif expérimental permettant d'amener la température des centres nerveux des mammifères à un degré suffisant pour pouvoir faire une expérience comparative avec celle que permet de réaliser la grenouille; mais, dans tous les cas, on s'exposerait à voir l'animal succomber tout à coup comme cela s'observe, ainsi que je vous l'ai dit tout à l'heure, quand on essaye d'élever graduellement la température des mammifères. Peut-être même s'agit-il dans ce cas, ainsi que le pensait Claude

Bernard, d'un phénomène particulier aux animaux à sang froid et, chez eux, la production de l'anesthésie par la chaleur tient-elle seulement aux conditions biologiques dans lesquelles ils se trouvent, ou à des propriétés fonctionnelles particulières de leurs éléments anatomiques.

La seule chose à retenir, c'est qu'il existe des différences profondes, en ce qui regarde les grenouilles et les batraciens en général, entre l'anesthésie qu'on peut obtenir à l'aide de la chaleur et celle qu'on peut produire par les agents anesthésiques comme le chloroforme ou l'éther.

Dans l'étude des agents anesthésiques, les observateurs qui se sont occupés d'expérimenter sur les animaux ont alternativement vu le sang noir ou rouge chez les animaux qui étaient soumis à l'influence des agents anesthésiques. Tout cela dépend de conditions extérieures à l'action des anesthésiques eux-mêmes. Et en effet, si on administre d'emblée une très forte dose de substance anesthésique, on observe, au début, des contractions spasmodiques chez les animaux, et, d'une façon concomitante, une suspension de l'acte respiratoire. Vous avez pu constater des phénomènes de ce genre chez l'homme lorsqu'on emploie la méthode d'anesthésie rapide appelée *anesthésie étouffante*. A ce moment, si l'on fait un prélèvement sur l'animal, on constate que le sang artériel est absolument noir et qu'il y a, en même temps que l'anesthésie, une asphyxie très nettement confirmée. A ce moment également, la recherche du chloroforme par le procédé que je vous indiquais tout à l'heure démontre qu'il en existe dans le sang et qu'on se trouve en présence d'un double phénomène : action de la substance anesthésique qui existe dans le sang; action, d'autre part, de l'asphyxie, qui est révélée par la coloration noire du sang.

Si, au lieu de cette administration brusque, brutale même, on pratique chez les animaux une administration lente, successive, de chloroforme, on observe des contractions spasmodiques très faibles, quelquefois même on n'en observe pas du tout, la respiration persiste avec un rythme voisin du rythme normal; et si l'on fait un prélèvement de sang artériel, on voit que ce sang est resté rouge et qu'il a absolument le caractère et la composition chimique du sang artériel normal, sauf les variations que je vous ai signalées précédemment relativement à la teneur en oxygène et en acide carbonique.

Mais il est une preuve d'un autre ordre, beaucoup plus topique en quelque sorte que les deux faits que je viens de vous indiquer, elle consiste à pratiquer l'anesthésie chez les animaux en faisant pénétrer la substance anesthésique sans la faire passer par les premières voies : en pratiquant la trachéotomie, on peut arriver à faire pénétrer la substance anesthésique sans qu'elle traverse la bouche, le pharynx; eh bien, dans ce cas, on n'observe pas la moindre agitation de l'animal, le sang artériel reste rouge et il possède toutes les qualités du sang artériel normal.

Comme je vous le disais tout à l'heure, l'asphyxie n'est donc, quand elle se produit en même temps que l'anesthésie, qu'un incident ou un accident avec lequel on peut avoir à compter, mais qui n'a vraiment rien à voir dans la production de l'anesthésie vraie. Il peut se faire que l'asphyxie aide, dans une certaine mesure, à l'anesthésie; mais on n'a pas besoin de cette asphyxie, on devrait même chercher à l'éviter.

La preuve de ceci nous a été donnée par les recherches de physiologie qui ont démontré que l'action excitante et la production des convulsions spasmodiques du début, les symptômes d'asphyxie en un mot, étaient dues à l'action directe exercée par les agents anesthésiques sur certaines terminaisons nerveuses, notamment sur les terminaisons du nerf laryngé supérieur.

La substance anesthésique, qu'il s'agisse d'éther et à plus forte raison de chloroforme, car les vapeurs de chloroforme sont beaucoup plus irritantes que celles de l'éther, exerce en effet une action irritante sur les extrémités terminales nerveuses des premières voies; et les accidents mortels qu'on peut observer, au début tout à fait de la période d'anesthésie, sont dus à un arrêt du cœur et des mouvements respiratoires, identiques à ceux que l'on peut réaliser à la suite d'une irritation expérimentale.

Cette syncope, que M. Dastre a appelée syncope laryngo-réflexe, ou syncope primitive, est due à une excitation dont la voie centripète est le nerf trijumeau ou le nerf laryngé supérieur, et la voie centrifuge le pneumogastrique.

En effet, ainsi que l'ont montré les recherches de Vulpian et de M. François-Franck, au début de l'anesthésie, après que l'agitation a disparu, on peut en excitant soit le trijumeau, soit le laryngé supérieur, soit même le bout central du vague, déterminer un arrêt du cœur beaucoup plus facile qu'à l'état normal : de plus, cet arrêt est persistant. Par conséquent, il semble que, sous l'influence des anesthésiques, les excitations qui peuvent se transmettre par les voies d'accès que je viens de vous indiquer prennent une importance plus considérable qu'à l'état normal.

D'ailleurs, d'autres phénomènes d'excitation réflexe du même genre sont imputables à l'irritation des parois de la bouche ou de la muqueuse linguale. En effet, au début de l'anesthésie, la salivation augmente dans une très notable proportion, par suite de l'excitation que la substance anesthésiante exerce sur la muqueuse linguale et, s'il est vrai de reconnaître que cette salivation est beaucoup plus considérable avec l'éther qu'avec le chloroforme, bien que les vapeurs d'éther soient notablement moins irritantes, elle n'en est pas moins fort accentuée avec le chloroforme. Comme nous le verrons, l'éther exerce de plus une action sécrétoire très marquée sur tous les éléments glandulaires; mais il y a une action manifeste exercée sur la sécrétion salivaire par toute substance anesthésique.

J'aurai l'occasion d'appeler votre attention sur l'action irritante plus particulièrement exercée par les impuretés qu'on rencontre dans les substances anesthésiques, cela viendra en son temps ; mais toujours est-il que l'excitation est due à des phénomènes déterminés par l'introduction de la substance anesthésique dans l'économie, lorsque cette substance pénètre par les voies normales, par la bouche, par le pharynx : ces accidents peuvent être absolument éliminés, comme je vous le disais précédemment, en introduisant la substance anesthésique par la trachée; dans ce cas le sang reste rouge, il contient sa proportion presque normale d'oxygène, et c'est bien la preuve de ce que je vous disais tout à l'heure, qu'il est possible de réaliser l'anesthésie sans produire le moins du monde l'asphyxie.

L'asphyxie peut cependant déterminer une anesthésie plus ou moins profonde; et cette propriété était connue et même utilisée depuis fort longtemps avant les deux expériences, l'une due à Bichat, l'autre à Claude Bernard, que je veux vous rappeler en terminant et qui plaident absolument dans le sens des arguments que je viens de vous présenter.

Bichat avait en effet remarqué que par la compression, même très courte, de la trachée sur un animal, le sang devenait noir presque immédiatement; et Claude Bernard, répétant cette expérience, avait remarqué que ce même phénomène se produisait encore bien que l'on eût lié la trachée sur un tube qui permettait à l'animal de respirer librement à l'air extérieur. Vous voyez donc intervenir encore une fois ce fait qu'une excitation mécanique des nerfs situés au voisinage des voies respiratoires détermine une action asphyxiante qui, jusqu'à un certain point, peut amener ou faciliter l'anesthésie.

Maintenant que nous avons passé en revue les différents modes de pénétration des anesthésiques dans l'organisme, que nous avons appris quel était leur mode d'emploi, que nous avons vu qu'en définitive l'introduction par les voies pulmonaires était de beaucoup la voie d'élection des anesthésiques, celle que la pratique avait adoptée déjà depuis longtemps, nous pourrons aborder fructueusement l'étude de la physiologie générale des anesthésiques.

IVᵉ LEÇON

PHYSIOLOGIE GÉNÉRALE DE L'ANESTHÉSIE

Nous allons aborder aujourd'hui l'étude de la physiologie générale de l'anesthésie.

Lorsqu'un individu vivant, qu'il s'agisse d'un animal ou d'une plante, perd ses facultés sensitives et locomotrices sous l'influence des anesthésiques, il perd par là même les attributs caractéristiques de l'être animé, et il se trouve réduit, dans une mesure plus ou moins étroite, à la vie qu'on a appelée la vie végétative, c'est-à-dire la vie d'une plante. Du temps de Bichat, si l'on avait connu cette propriété générale des anesthésiques, on n'aurait pas manqué d'invoquer le caractère que je viens de rappeler comme une preuve convaincante de la distinction à établir entre la vie animale et la vie végétative; ce qu'il y a de certain, c'est que les anesthésiques entravent, suspendent ou même suppriment des fonctions fondamentales sans lesquelles certains mouvements moléculaires intimes qui sont caractéristiques, corrélatifs de la vie, sont absolument impossibles.

La vie de relation est la première à disparaître, mais la vie végétative, qui subsiste un temps plus ou moins long, peut même être atteinte à son tour; et elle ne tarde pas à s'éteindre elle-même si l'action de l'anesthésique est prolongée d'une façon suffisante, si la quantité de l'anesthésique offerte à la cellule vivante est assez considérable.

C'est qu'en effet, comme je vous l'ai déjà dit, les anesthésiques agissent sur tous les éléments organiques sans exception : c'est là un fait qui a été bien mis en évidence par les belles recherches de Claude Bernard, recherches qu'il a publiées pour la première fois en 1877, au Congrès pour l'Association scientifique et qui ont été développées par lui dans son ouvrage sur les phénomènes communs à la vie des animaux et des végétaux.

Choisissons quelques exemples pour montrer que les phénomènes de la vie sont atteints très profondément dans tous les règnes de la nature; la motilité, d'abord, puisque c'est le phénomène qui disparaît le premier.

Voici, sous cette cloche, un cœur de grenouille et un cœur de tortue, tous deux détachés récemment de l'animal et capables, comme vous le savez, de continuer encore pendant un temps assez long, à battre d'une façon rythmique si aucune circonstance étrangère n'intervient; cette période de temps n'est dans tous les cas pas moindre de trois ou quatre jours dans la saison que nous traversons en ce moment. J'introduis dans l'intérieur de la cloche quelques gouttes de chloroforme et vous allez voir cesser le mouvement de pulsations rythmiques dont le cœur est encore animé en ce moment. En replaçant ces cœurs à l'action de l'air; au bout d'un certain temps, lorsque le chloroforme se sera évaporé, ils reprendront leurs battements rythmiques, pourvu toutefois que le contact du tissu avec les vapeurs anesthésiques n'ait pas été trop longtemps prolongé, et on pourra ainsi, un certain nombre de fois, leur faire cesser et reprendre ces battements.

J'ai déjà appelé votre attention sur l'arrêt des mouvements des cils vibratiles; sur la suspension d'activité et la réviviscence de certains animaux inférieurs, les anguillules du blé niellé, par exemple : ces vers se conservent indéfiniment lorsqu'ils sont placés dans l'air sec; pour déterminer leur réviviscence, il suffit de les mouiller avec une gouttelette d'eau, et on les voit bientôt reprendre leurs mouvements. Si, au lieu de se servir d'eau pure, on se sert d'eau dans laquelle on a fait dissoudre du chloroforme ou de l'éther, les mouvements ne reparaissent pas.

Je vous ai également cité l'exemple de la sensitive, cette plante, dont vous voyez ici un échantillon, qui, au moindre attouchement, replie ses feuilles, semble absolument sentir les offenses auxquelles on se livre à son égard et chercher à s'en garantir, circonstance qui l'a fait appeler par Paul Bert *végétal à sang chaud* et lui a fait donner par M. Dastre la dénomination non moins pittoresque de *végétal hystérique*; la sensitive elle-même est capable d'éprouver les effets du chloroforme.

Comme vous le voyez, j'expose aux vapeurs de chloroforme qui se dégagent de ce vase quelques-unes seulement des feuilles de cette sensitive; et, au bout de quelques instants, vous pourrez constater que, tandis que les feuilles non exposées aux vapeurs du chloroforme se replieront immédiatement quand on les touchera, celles, au contraire, qui auront absorbé une certaine quantité de vapeur anesthésiante seront insensibles à toute action extérieure. Voilà pour les phénomènes de la motilité qui sont les plus évidents, puisque vous savez que ce sont ces phénomènes qui disparaissent les premiers chez les êtres vivants.

Mais les phénomènes de nutrition eux-mêmes sont touchés dans une certaine mesure par l'action des anesthésiques. C'est ainsi que la germination des graines est entravée par la présence de substances anesthésiantes, et cela, même lorsqu'on donne à ces graines les éléments nécessaires, indispensables à leur germination, c'est-à-dire la chaleur, l'air et l'eau. En effet, comme nous allons le voir dans un moment, sous l'influence des agents anesthésiques, la fixation de l'eau est rendue impossible et, sans cette fixation d'eau, il ne peut y avoir germination.

Non seulement la fixation de l'eau par le protoplasma des graines est rendue impossible sous l'influence des anesthésiques, mais la respiration même finit par se trouver entravée. Les plantes immergées peuvent nous donner à cet égard la preuve de l'arrêt des phénomènes de respiration. Vous savez qu'il existe dans les étangs un certain nombre de plantes, les spirogyres, les lentilles d'eau, certaines conferves, qui ont la propriété, lorsqu'elles sont frappées par les rayons solaires, d'absorber l'acide carbonique, de décomposer cet acide carbonique comme la partie verte des végétaux aériens, et de se couvrir d'une foule de petites bulles d'oxygène qu'on voit par transparence dans l'eau : c'est une véritable respiration végétale modifiée par la fonction chlorophyllienne, ce que l'on appelait autrefois la *respiration végétale diurne*. Eh bien, si l'on met une petite quantité d'éther ou de chloroforme dans l'eau contenant de semblables plantes, on voit le dégagement d'oxygène s'arrêter presque immédiatement, et ce dégagement reprend lorsque la plante est soustraite à l'action de l'agent anesthésique.

Claude Bernard avait pensé tout d'abord qu'une propriété dont je vous montrerai des preuves tout à l'heure, celle de la coagulation du protoplasma sous l'influence des agents anesthésiques, pouvait rendre compte de la presque totalité des phénomènes auxquels ces agents donnent lieu chez les êtres vivants. Cette hypothèse de la coagulation du protoplasma a été démontrée sinon inexacte, du moins insuffisante; et, actuellement, elle tendrait à être remplacée par une hypothèse extrêmement voisine due à M. Raphaël Dubois et qui est la suivante.

Sous l'influence des anesthésiques, la tension de dissociation entre l'eau et les tissus serait augmentée dans une très notable mesure; c'est sous l'influence de cette dissociation que les organismes inférieurs passeraient à l'état de vie latente capable d'être conservée pendant un temps considérable, avec la possibilité de récupérer leur évolution normale lorsque, les anesthésiques étant supprimés, les conditions étant changées par conséquent, la fixation de l'eau sur leurs tissus permettrait la réapparition des phénomènes qui accompagnent leur vie.

Ce qu'il y a de certain, c'est que, comme je viens de vous le démontrer par un certain nombre d'exemples, l'irritabilité, la motilité sont entravées, arrêtées même, non seulement chez les plantes, mais chez les organismes inférieurs, chez les microbes, chez les leucocytes, dans les cils vibratiles, enfin dans toutes les cellules plus ou moins différenciées. Bien plus, on aurait pu constater expérimentalement chez l'homme et les animaux, dans l'anesthésie réalisée au moyen de l'éther, que le volume des hématies subissait une diminution assez notable; et cette diminution serait tout à fait en corrélation avec la diminution de la capacité respiratoire que je vous signalais dans notre précédente réunion, avec la diminution de la quantité d'oxygène consommé et de l'acide carbonique produit.

La théorie de M. Raphaël Dubois repose sur un certain nombre d'expériences dont nous avons reproduit quelques-unes devant vous. Voici deux substances différentes : d'une part, un fruit, une orange ; et de l'autre, une plante grasse, un cactus. Ces deux produits ont été abandonnés chacun dans l'atmosphère d'une cloche sous laquelle on a mis une certaine quantité d'éther anhydre; l'atmosphère de chacune de ces deux cloches est donc une atmosphère éminemment anesthésique et vous pouvez voir que l'orange est ridée, ratatinée, que son écorce est parsemée de gouttelettes liquides constituées par l'eau contenue auparavant dans la pulpe du fruit, eau qui s'est séparée mécaniquement, ou plutôt physiquememt, par le fait de l'action de la vapeur anesthésiante; cette eau vient sourdre à la surface du fruit, absolument de la même façon que si l'on avait placé ce fruit dans une glacière et qu'on l'eût soumis à la gélification. Il en est exactement de même pour le cactus.

Comme je viens de le dire, ces phénomènes sont absolument analogues à ceux que produit le froid. Le froid détermine la séparation de l'eau des substances organiques qui la contiennent à l'état de combinaison; sous son influence, le protoplasma se déshydrate; et, sous ce rapport, il y a un rapprochement très curieux et très étroit à faire entre le froid et les anesthésiques : vous savez que le froid est un anesthésique, je vous l'ai déjà fait pressentir et nous nous en occuperons à titre d'analgésique local un peu plus tard. Non seulement il y a un rapprochement à faire entre le froid et les anesthésiques au point de vue de leur action sur les organismes vivants, mais encore entre les anesthésiques et les antiseptiques. Les anesthésiques, d'ailleurs, sont d'admirables antiseptiques et vous savez qu'on peut parfaitement conserver, sans la moindre altération, en présence de vapeurs anesthésiques, des substances éminemment altérables, comme de la chair musculaire ou des substances organiques capables de se putréfier rapidement, sans que ces substances subissent la moindre métamorphose. D'autre part, l'imbibition, l'hydratation sont elles-mêmes plus ou moins énergiquement entravées; et, l'on peut obtenir, sous l'influence des anesthésiques comme sous l'influence du froid ou des antiseptiques, la séparation de l'eau contenue dans le protoplasma.

C'est au moyen du froid, c'est au moyen de l'éther, qu'on peut séparer l'hémoglobine contenue dans les hématies; tous ces phénomènes sont d'ordre physico-mécanique et physico-chimique absolument semblable.

Les anesthésiques sont donc, à tout prendre, des agents produisant des modifications autant physiques que chimiques. On ne peut s'empêcher de reconnaître à l'action de ces anesthésiques une certaine analogie, mais non pas une identité, avec ce qui se passe dans une très curieuse série d'expériences qui sont dues à Graham. Je vous parlais tout à l'heure de la coagulation du protoplasma sous l'influence des substances anesthésiques; le protoplasma, vous le savez, est constitué par une masse de consistance gélatineuse, une masse qu'on ne saurait mieux définir, quant à son aspect, que par l'appellation de colloïde ; eh bien, précisément, les expériences de Graham à propos des substances colloïdes vont nous montrer un mécanisme absolument analogue à celui qui se produit lorsque les anesthésiques agissent sur le protoplasma vivant.

Vous savez que M. Graham a obtenu certains composés purement minéraux, insolubles d'ordinaire et présentant une structure compacte, sous forme de corps fluides ou tout au moins ayant une consistance analogue à celle de la gélatine : il a préparé ainsi de l'alumine, de l'oxyde de fer, de la silice, à l'état gélatineux, et il a donné à ces produits ainsi physiquement modifiés le nom d'*hydrogèles*. Eh bien, lorsqu'on vient à mettre ces substances en présence d'une certaine quantité d'alcool, par un phénomène purement mécanique et sans que la constitution moléculaire apparente de la substance vienne à changer, on voit l'alcool se substituer à l'eau, et alors prend naissance ce que Graham a appelé un *alcoogèle*. De même, on peut ensuite substituer l'éther à l'alcool et faire ainsi ce qu'il a appelé un *éthérogèle*. Les transformations inverses sont également possibles, on peut passer d'un éthérogèle à un alcoogèle, puis à un hydrogèle ; et il y a là une action de masse, quelque chose d'absolument analogue, sinon identique, à ce qui se passe dans le protoplasma vivant lorsqu'il est exposé à l'action des substances anesthésiques.

D'ailleurs, il est un fait absolument certain, c'est qu'un état déterminé d'hydratation du protoplasma est une condition rigoureusement indispensable de son fonctionnement physiologique ; toutes les manifestations vitales sont suspendues, temporairement ou définitivement, quand cette condition n'est pas satisfaite ; et nous venons de voir que les anesthésiques étaient capables de modifier cette constitution physique du protoplasma, quant à la quantité d'eau qu'il peut fixer pour que ses manifestations vitales puissent être réalisables.

Les expériences de déshydratation du protoplasma, quelle qu'en soit la forme, sous l'influence des anesthésiques, sont extrêmement faciles à réaliser. Voici trois substances qui peuvent nous servir de types : d'abord, une peau de grenouille qui a été mise en suspension dans de l'eau saturée de chloroforme ; cette peau de grenouille est dans ce liquide depuis une période un peu moindre que vingt-quatre heures et elle est déjà dans un état tout particulier, elle ressemble à une peau tannée ; voici d'autre part un muscle de grenouille qui a été mis également en suspension dans de l'eau saturée de chloroforme, et vous pouvez voir que ce muscle est ramassé sur lui-même, contracté, il a absolument l'aspect d'un muscle coagulé par la chaleur; voici d'autre part un bulbe de colchique qui a été mis également dans une solution aqueuse saturée de chloroforme; vous pouvez constater le durcissement des tissus de la plante par le fait de la déshydratation partielle sous l'influence de l'anesthésique.

Il y a encore un certain nombre d'autres preuves du même ordre; je vous citerai seulement le fait de l'action exercée par le chlorure d'éthylène sur l'œil et sur la cornée du chien. Vous savez que le chlorure d'éthylène est une substance anesthésique qui pourrait, à la rigueur, être substituée au chloroforme ou à l'éther. Cette substance anesthésique, lorsqu'elle est mise en contact avec la cornée, produit son opacité par suite de sa déshydratation; cette expérience réussit particulièrement sur le chien, parce que, chez cet animal, en vertu d'une particularité anatomique spéciale, la cornée n'est séparée de l'humeur aqueuse que par une seule couche de cellules; la couche anhyste de la membrane de Descemet fait défaut sur le chien et permet un contact plus intime au chlorure d'éthylène, ce qui facilite cette action déshydratante.

Mais cette action évidemment exercée par les anesthésiques sur le protoplasma n'est probablement pas la seule; je crois qu'il ne faut pas la négliger, que bien incontestablement elle joue un rôle, et peut-être le rôle prépondérant, mais elle pourrait cependant n'être pas la seule; et je vous citerai, entre autres, ce fait que les graisses phosphorées qui font partie de la constitution histochimique des tissus nerveux peuvent être dissoutes par les substances anesthésiques : or, comme nous allons le voir tout à l'heure, le tissu nerveux est celui qui présente la plus grande sensibilité vis-à-vis de ces substances anesthésiques.

Enfin, il faut encore faire entrer en ligne de compte la possibilité d'une modification transitoire dans la constitution moléculaire des substances albuminoïdes, sous l'influence des anesthésiques. Vous savez combien est délicate et complexe la structure moléculaire des composés albuminoïdes qui constituent la grande partie de l'organisme animal vivant et combien aussi est facile la transformation moléculaire de ces substances albuminoïdes, je parle surtout de celles qui sont en dissolution dans le plasma sanguin et dans les liquides de l'économie. Les propriétés fonctionnelles, c'est-à-dire les manifestations vitales de ces composés essentiellement labiles doivent être nécessairement influencées; et cela peut-être autant à cause de la perturbation apportée dans leur état d'équilibre moléculaire par le mélange des vapeurs anesthésiques, que par l'action déshydratante exercée par ces mêmes vapeurs. Je dirais volontiers, pour employer une image qui rendît ma pensée, que les vapeurs anesthésiques sont capables de modifier, puis d'arrêter, les mouvements des éléments protoplasmatiques dont la manifestation constitue la vie : cette action serait encore un exemple de l'influence exercée par les substances chimiques sur le mouvement des plastides.

Quoi qu'il en soit, un certain nombre de phénomènes échappent cependant à l'action des anesthésiques. La germination est arrêtée, vous disais-je tout à l'heure, c'est un fait incontestable que l'expérience permet très aisément de vérifier; cependant, les graines respirent, et la preuve, c'est qu'elles absorbent de l'oxygène et qu'elles rejettent de l'acide carbonique presque exactement comme si elles n'étaient pas soumises à l'influence de substances anesthésiques. Une autre preuve du même ordre, c'est qu'elles digèrent l'amidon et le sucre exactement comme en dehors de l'action des substances anesthésiques. Nous allons vous montrer un certain nombre d'expériences qui vont vous permettre de fixer ce point dans vos idées et de vous le rappeler à l'occasion.

Voici une fiole dans laquelle on a mis une solution de sucre de canne avec un peu de levure de bière; vous voyez qu'à la surface il existe une petite couche de mousse qui est précisément l'indice de l'action fermentative exercée par les cellules de levure de bière sur la solution de sucre de canne. J'ai choisi à dessein le sucre de canne, je vais vous expliquer pourquoi dans un moment. Voici une autre fiole dans laquelle on a introduit les mêmes substances, mais en même temps on y a ajouté une petite proportion de chloroforme. Vous pouvez voir qu'ici la fermentation est absolument nulle : l'aspect des deux liquides est très différent; le second est presque clair, transparent; le premier, au contraire, est trouble, et à la surface de nombreuses bulles de gaz acide carbonique viennent se dégager.

Je vous disais à l'instant que les phénomènes de la germination sont arrêtés, mais que les phénomènes de digestion ne le sont pas : cette expérience nous en fournit précisément la preuve. Vous savez, en effet, que la levure de bière possède deux propriétés distinctes; elle renferme une diastase, ou plutôt elle sécrète une diastase, c'est-à-dire un élément capable de modifier le sucre de canne en présence duquel on va la mettre, et de transformer ce sucre de canne en glucose. D'autre part, elle possède une autre propriété, corrélative de ses fonctions vitales, et qui consiste à décomposer le glucose ainsi transformé, à le métamorphoser en alcool, acide carbonique et quelques produits accessoires.

Eh bien, tandis que le simple mélange d'eau sucrée avec la levure de bière va nous permettre d'observer non seulement la transformation du sucre de canne en glucose, mais encore la transformation du glucose en alcool et en acide carbonique; sous l'influence des anesthésiques, c'est-à-dire avec le mélange d'eau sucrée et de levure additionné de chloroforme, nous observerons bien encore, dans une mesure plus ou moins accentuée, la transformation du sucre de canne en glucose; mais nous ne verrons pas se produire la transformation ultérieure du glucose en alcool et en acide carbonique. La preuve peut en être fournie très facilement. Vous savez que le sucre de canne, lorsqu'on le fait bouillir avec la liqueur de Fehling, possède la propriété de ne pas décomposer cette liqueur; il en est autrement du glucose, en présence duquel la liqueur de Fehling se réduit et se décolore en donnant naissance à la précipitation d'un corps de couleur rouge qui est de l'oxyde cuivreux.

Voici un tube contenant un peu de liqueur de Fehling que l'on porte à l'ébullition et à laquelle on ajoute une solution de sucre de canne; vous voyez qu'il ne se produit aucun changement dans l'aspect de la liqueur bleue; si, au contraire, on y ajoute une petite quantité de glucose, vous allez voir une réduction rapide et intense se produire. C'est d'ailleurs par ce procédé qu'on recherche la présence du glucose dans les urines.

Si nous prenons l'une des deux liqueurs de notre expérience, celle, par exemple, dans laquelle la fermentation a eu lieu, c'est-à-dire dans laquelle le glucose, formé aux dépens du sucre de canne et sous l'influence de la levure de bière, a pu être transformé ensuite, au moins en grande partie et toujours sous cette même influence, en alcool et en acide carbonique, vous allez voir que nous aurons une réduction de la liqueur parce qu'il existe encore du glucose non transformé par fermentation, d'une part, et, d'autre part, pour une autre raison sur laquelle je vais revenir dans un moment ; et en effet, la réduction, vous le voyez, est immédiate.

Si nous essayons la même réaction avec celui de nos deux mélanges auquel on a ajouté du chloroforme, la réduction qui se produit ne sera pas due au sucre de canne, je viens de vous en donner la preuve, mais au glucose : la propriété, je dirais même la fonction diastasique, a donc été respectée par l'anesthésique.

Cependant, il faut tenir compte ici d'un fait qui pourrait vicier la conclusion de l'expérience et qui résulte de ce que l'eau chloroformée est capable de réduire à elle seule la liqueur de Fehling, de telle sorte que l'on pourrait attribuer cette réduction presque aussi bien au chloroforme qu'au glucose ; mais d'autres expériences vont vous montrer que c'est bien exactement à la présence du glucose qu'est due la réduction.

Voici d'abord de l'eau chloroformée qu'on ajoute à la liqueur de Fehling ; la réduction est certainement beaucoup moins intense que celle que produit le glucose, mais enfin, elle se fait encore d'une façon évidente. Il faut donc avoir recours à d'autres réactions pour démontrer la présence du glucose. Lorsqu'on met du bleu de méthyle en présence de glucose, ce bleu de méthyle est décoloré ; il n'est décoloré ni par le sucre de canne ni par le chloroforme, et nous allons trouver dans cette réaction très facile à exécuter, la preuve que dans ce ballon il s'est bien formé du glucose sous l'influence de la levure agissant sur le sucre de canne ; et que, s'il y a eu réduction, on peut, il est vrai, l'attribuer pour une part à l'action du chloroforme, mais qu'elle est due, pour la plus grande part, à la formation du glucose puisque le bleu de méthyle n'est pas décoloré par l'eau chloroformée et qu'il l'est au contraire par le glucose. Cette réaction est des plus probantes, parce que, dans les conditions où nous nous sommes placés, il ne pouvait se former que du glucose comme substance capable de produire la décoloration du bleu de méthyle. Le phénomène possède donc, dans ce cas particulier, une valeur tout à fait caractéristique.

Voilà donc une preuve de cette dissociation de certains phénomènes accompagnant les manifestations vitales, les uns étant susceptibles d'éprouver de la part des anesthésiques un arrêt plus ou moins accentué, voire même complet, les autres étant absolument incapables de subir cette même action.

Claude Bernard, à qui sont dues ces premières recherches, avait fait des anesthésiques le réactif de la vie : tout ce qui résiste, tout ce qui échappe à l'action des anesthésiques, comme les phénomènes de digestion et de respiration, est du domaine des forces mécaniques ou des forces physico-chimiques; au contraire, les phénomènes de sensibilité, de mouvement, les sécrétions, les phénomènes d'assimilation, sont des phénomènes d'ordre vital, ce sont ceux qui cèdent aux anesthésiques. Il y a là évidemment une conception philosophique extrêmement remarquable, une sorte de possibilité d'établir, dans une certaine mesure, ce qu'il y a d'immanent et d'essentiel dans les phénomènes vitaux, par rapport à ce que la vie emprunte aux phénomènes physico-chimiques et aux phénomènes mécaniques.

Au fur et à mesure que les fonctions se perfectionnent le protoplasma se différencie, les éléments anatomiques revêtent une constitution particulière en rapport avec le rôle que les lois du perfectionnement physiologique les appellent à jouer dans l'organisme; ils acquièrent par conséquent des propriétés spéciales en vertu de cette différenciation; mais à côté de ces propriétés spéciales, ils conservent des propriétés générales qui sont communes à tous les éléments vivants et qui caractérisent d'ailleurs toutes les substances vivantes : ainsi, la fibre nerveuse ne se contracte pas comme la fibre musculaire, mais elle respire et elle se nourrit comme cette dernière. Les anesthésiques sont capables de modifier en les entravant, ou les supprimant, des propriétés générales comme celles dont je viens de vous parler, mais ils modifieront encore mieux les fonctions spéciales en les atteignant avec une énergie plus ou moins considérable : si la quantité de substance anesthésique n'est pas trop considérable, le nerf et le muscle, tout en ayant effectivement perdu leur myotilité et leur conductibilité, continueront à respirer et à se nourrir.

Il y a d'ailleurs, dans l'action exercée par les anesthésiques sur tous les éléments vivants, une sorte de fonds commun dans les manifestations qui est dû précisément à l'atteinte semblable portée aux mêmes fonctions. Cet ainsi que le chloroforme, l'éther, le protoxyde d'azote, le froid, l'ivresse, une syncope déterminée par un procédé quelconque, produisent une anesthésie possédant un certain nombre de traits communs empruntés à ce que des propriétés générales déterminées du tissu vivant sont touchées dans tous les cas.

Cependant, les interprétations que je viens de vous donner ne paraissent pas exclusivement applicables à tous les agents. Il est bien difficile d'admettre que le mécanisme de l'anesthésie sous l'influence du protoxyde d'azote ou sous l'influence de l'asphyxie est identique à celui dont je viens de vous parler, et peut s'expliquer par une déshydratation passagère du protoplasma. Qu'il y ait une modification du protoplasma, cela est évident, mais cette modification peut ne pas être identique avec les divers agents, elle peut être due, ainsi que je vous le disais tout à l'heure, à une simple modification transitoire de la constitution moléculaire des albuminoïdes contenus dans ce protoplasma.

Quoi qu'il en soit, l'anesthésie se caractérise par une suspension temporaire ou définitive des différents modes d'activité du protoplasma, par suite d'une désorganisation, si l'on peut employer ce mot qui est peut-être un peu exagéré, mécanique, physique ou chimique qu'il subit sous l'influence des agents anesthésiques.

L'emploi chirurgical des anesthésiques utilise le premier degré de cette action générale exercée par les anesthésiques sur le protoplasma vivant. C'est donc un phénomène d'un ordre beaucoup plus général que ne le pensaient Flourens et Longet lorsqu'ils firent leurs premières recherches sur les anesthésiques et qu'ils les regardèrent comme exerçant une action élective unique, croyaient-ils, sur le système nerveux central. L'action sur le système nerveux est évidemment celle qui frappe le plus; mais, comme nous venons de le voir, aucun élément quel qu'il soit n'échappe à l'action des anesthésiques, tous sont intéressés dans une mesure plus ou moins grande. Cette action sur tous les éléments anatomiques est universelle, mais successive, classée; et, au fur et à mesure qu'une cellule ou qu'un être vivants montent de plus en plus dans l'échelle des êtres organisés, l'action des anesthésiques demande, pour se produire, un temps plus ou moins considérable, une imprégnation plus ou moins profonde : c'est ainsi par exemple que si l'on prend un mélange anesthésique de composition déterminée, un mélange comme celui que je vous citais dernièrement, à 10 grammes de chloroforme pour 100 litres d'air, on observe qu'un oiseau est anesthésié au bout d'une période de quatre minutes, qu'une souris met dix minutes, une grenouille de quinze à dix-huit minutes, une sensitive vingt-cinq minutes. Chacun des éléments de l'organisme est frappé à son tour; et l'on peut observer que le plus résistant est celui qui représente la fonction la moins élevée.

Action sur les éléments nerveux. — L'action des anesthésiques sur les éléments nerveux est celle qui est la plus frappante et celle, en effet, qui a immédiatement attiré l'attention des premiers observateurs. Le système nerveux représente en quelque sorte le sommet de la hiérarchie vitale : ce sont les centres nerveux qui sont impressionnés avant tous les autres et, parmi les centres nerveux, ce sont d'abord les hémisphères cérébraux, instruments des phénomènes de perception sensorielle et de conscience, sur lesquels vient porter l'action des anesthésiques.

Cette action progressive exercée par les anesthésiques sur le système nerveux permet précisément d'en réaliser l'utilisation au point de vue de l'application. L'anesthésie chirurgicale n'est en somme qu'un empoisonnement limité, le premier stade de l'empoisonnement général auquel les anesthésiques peuvent donner naissance en vertu de l'action progressive qu'ils exercent lorsqu'on les laisse au contact des éléments vivants. L'activité de tous les organes peut être atteinte successivement jusqu'à ce que, la dose mortelle étant obtenue, l'organisme, quel qu'il soit, succombe sous l'influence de l'excès de l'anesthésique.

Le point intéressant au point de vue de l'application, c'est la fixation de ce qu'on a appelé la *zone maniable*, c'est-à-dire l'écart plus ou moins considérable qu'il y a entre la dose mortelle et la dose utile. Il est évident que plus cet écart sera considérable, plus l'anesthésique en question présentera d'avantages.

Il est nécessaire, pour que l'anesthésique puisse être utilisé, que son action ne se produise pas simultanément ou en un temps très court sur tout le système nerveux : entre autres desiderata, il est absolument indispensable que l'intégrité des parties des centres nerveux qui gouvernent la circulation et la respiration soit respectée pour que l'organisme ne succombe pas à l'agression des anesthésiques; et ce sont, fort heureusement d'ailleurs, celles qui sont atteintes en dernier lieu et qui résistent le plus longtemps.

Quel que soit le genre de l'anesthésique employé, l'expérimentation démontre, en effet, que le bulbe est toujours l'*ultimum moriens*; il y a une graduation nécessaire qui est facile à vérifier par l'expérience et qui montre que les hémisphères sont impressionnés tout d'abord ; ensuite vient la région de la moelle, puis la région bulbaire, sur laquelle se portent en dernier lieu les efforts de l'anesthésique.

On peut donc reconnaître quatre périodes successives caractérisant l'emploi des anesthésiques ; certains physiologistes réduisent ces quatre périodes à trois ; je crois qu'il est infiniment plus conforme à la réalité des faits et à la facilité de l'étude d'admettre avec M. Dastre les quatre périodes que je vais vous citer et qui sont caractérisées : la première, par la suspension des fonctions du cerveau, d'où résulte par conséquent le sommeil ; la seconde, par l'abolition des fonctions de la moelle considérée comme conducteur de la sensibilité, d'où l'anesthésie complète ; la troisième, par l'abolition des fonctions des régions de la moelle présidant aux réactions musculaires, d'où résultent l'inertie et la résolution ; enfin, la quatrième, caractérisée par l'abolition des fonctions du bulbe, c'est celle à laquelle il ne faut pas arriver, celle d'où résulte la cessation de la respiration, l'arrêt du cœur et par conséquent la mort.

Il y a une loi physiologique que vous connaissez tous, et en vertu de laquelle toutes les fois qu'un poison abolit les propriétés d'un organe nerveux, il commence par les exalter ; eh bien, c'est précisément ce qui se produit avec tous les anesthésiques, et cela à un degré plus ou moins intense, suivant la nature de l'anesthésique employé. Cette période d'excitation précède la paralysie dans tous les cas, même chez la sensitive ; et vous avez peut-être pu voir qu'au moment où on a approché des rameaux de sensitive qu'on a anesthésiés le vase renfermant de la vapeur de chloroforme, il y a eu une période d'excitation qui s'est traduite par des mouvements qu'on pourrait appeler convulsifs des folioles de la plante ; cette phase d'excitation est variable, comme je viens de vous le dire, avec les différents anesthésiques. Avec le protoxyde d'azote, par exemple, qui est un anesthésique foudroyant, il semble que la phase de paralysie s'établisse d'emblée ; avec le chloroforme la phase d'excitation est déjà très évidente, elle l'est plus encore avec l'éther, elle le serait encore davantage avec d'autres anesthésiques convenablement choisis.

Bien entendu, il faut tenir compte de la façon dont l'anesthésique est employé, dont il est présenté à l'individu, parce que, lorsqu'on emploie certains procédés d'anesthésie un peu brusques, un peu rapides, les phénomènes sont véritablement subintrants et il est alors

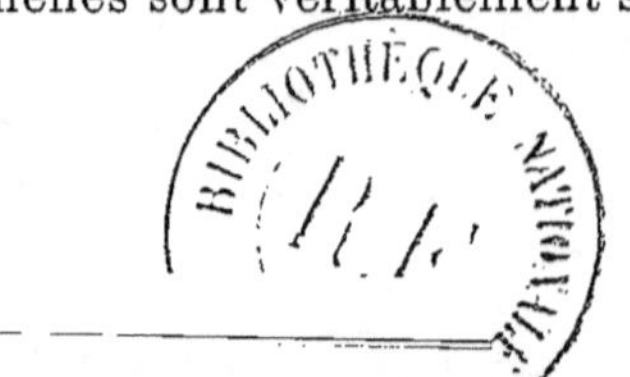

impossible d'établir la dissociation dont je parlais tout à l'heure et de distinguer les quatre périodes que je viens de vous énoncer.

Tableau des phénomènes de l'anesthésie. — Voyons quelle est la succession chronologique des phénomènes de l'anesthésie. Je dois vous dire tout de suite que ce n'est pas à l'hôpital qu'il faut aller chercher ce tableau des phénomènes de l'anesthésie, vous ne l'y verrez jamais, pour la raison que je viens de vous dire : dans la pratique chirurgicale, on cherche à anesthésier le malade le plus rapidement possible, à utiliser aussi le plus rapidement possible l'état anesthésique et l'on a vraiment bien autre chose à faire que d'épier les quatre périodes que je viens de retracer. Mais cette succession des quatre périodes peut être très facilement reproduite en déterminant l'anesthésie chez les animaux, ou même chez les individus, comme on l'a fait au laboratoire de Paul Bert sur des individus qui ont bien voulu se prêter à ces expériences, et en employant la méthode de Paul Bert, la méthode des mélanges titrés.

Je vous rappelle ce que je vous ai déjà dit dans notre dernière réunion, qu'avec un mélange à 10 p. 100 l'anesthésie peut être entretenue sans le moindre danger chez l'homme et chez l'animal pendant une période de près de trois heures; et que ce mélange à 10 p. 100 paraît, au point de vue physiologique, et probablement aussi au point de vue de l'application clinique, le mélange optimum.

N'oublions pas que la marche de l'anesthésie varie d'une seconde à l'autre, quand le titre du mélange varie. Si les conditions sont variables, les résultats ne seront pas comparables; aussi la méthode des mélanges titrés a-t-elle rendu de grands services pour l'étude de la physiologie des anesthésiques. Bornons-nous à supposer le tableau que va présenter l'anesthésie pratiquée avec un mélange à 10 p. 100. J'ai déjà appelé votre attention sur un certain nombre de phénomènes que je vais vous rappeler très rapidement.

Au début tout à fait de l'action anesthésique, on observe la diminution de la thermogenèse, l'abaissement de température, le ralentissement de la nutrition; les échanges respiratoires sont moins actifs; le sang artériel, comme je vous en ai donné des exemples par des chiffres tirés des expériences de Paul Bert, se charge d'acide carbonique. Des changements correspondants s'observent du côté des mouvements respiratoires et circulatoires. Les mouvements respiratoires présentent une augmentation marquée d'amplitude, mais ces mouvements sont calmes, réguliers, si aucune cause étrangère ne vient susciter des réflexes qui modifient le rythme. Pendant la période de narcose confirmée, la respiration est ralentie ; mais, à cette période, on observe une diminution d'amplitude assez notable des mouvements respiratoires thoraciques, tandis que les mouvements respiratoires abdominaux sont au contraire augmentés. Les excitations périphériques, quelle qu'en soit la nature, déterminent un notable accroissement du nombre et de l'amplitude des mouvements respiratoires. Mais un fait qui est fort important et qu'il y a lieu de retenir à cause de ses applications pratiques est le suivant : la puissance de l'effort inspiratoire, et encore plus celle de l'effort expiratoire sont considérablement amoindries ; nous verrons plus tard l'intérêt que ce fait présente. Quant à l'amplitude et à la rapidité du pouls, elles sont augmentées au début et diminuées plus tard ; elles suivent en cela, comme toujours d'ailleurs, le même rythme que les modifications subies par la respiration.

La tension sanguine s'abaisse dans une notable proportion, elle peut atteindre, à la période de narcose confirmée, le tiers de sa valeur normale. Enfin, l'action inhibitrice du pneumogastrique sur la respiration et la circulation cardiaque est augmentée par suite de l'affaiblissement du bulbe et du muscle cardiaque, qui sont déjà en partie envahis, ainsi que les ganglions accélérateurs, par l'action de la substance anesthésique. Au début, on peut observer une très légère congestion de la face et du cerveau ; à la période de sommeil confirmée, c'est en général de la pâleur qu'on observe ; souvent se produisent, comme vous le savez, des sueurs et de la salivation.

Le système nerveux, comme je vous l'ai déjà dit, est primitivement atteint, mais nous savons aussi que les échanges sont modifiés dans l'intimité même des tissus ; et, à son tour, cette modification des échanges réagit sur le système nerveux, de sorte que, tant par l'action propre de l'anesthésique sur tous les tissus que par son activité particulièrement intense sur les éléments du système nerveux et en raison des troubles secondaires qui en résultent, les hypno-anesthésiques arrivent à éteindre successivement toutes les manifestations physiologiques, depuis les plus élevées, d'abord, jusqu'aux plus humbles, au moment de la mort.

Quelques détails, à présent, sur les manifestations qu'on peut observer, et vous allez voir que les considérations dans lesquelles nous allons entrer ont pour vous, à beaucoup de points de vue, un très grand intérêt.

Manifestations psychiques. — Tout d'abord, les manifestations psychiques, celles qu'on a appelées modifications psycho-physiologiques.

La première période de l'action des anesthésiques est absolument comparable à la première période de l'ivresse alcoolique; l'animal, si l'on peut ainsi dire, se dépouille absolument. Le premier effet des anesthésiques est de faire tomber le voile qui cache la véritable personnalité : il semble que les facultés supérieures permettent surtout de dissimuler le fond de la pensée et ne servent guère qu'à cacher la véritable nature du caractère; c'est à cette période que se révèle le fond, la nature brute de l'individu : un individu gai se mettra à rire, à chanter, à manifester sa gaieté, son exubérance d'une façon quelconque; un individu violent deviendra agressif; un mystique manifestera ses sentiments par des discours religieux et emphatiques, etc. Un peu plus tard, on observe la dissociation des idées, puis les erreurs de jugement.

Cette première période a été appelée période d'excitation cérébrale : elle est caractérisée par du délire, des rêves, des hallucinations sensorielles et des idées désordonnées. A ce moment, les sensations sont encore perçues, très nettement même, mais leur interprétation peut être, et est en général, absolument inexacte.

On a voulu trouver, dans cette période, la preuve de l'existence d'une hyperesthésie; et on a basé cette opinion sur ce fait que, certains individus, à cette première période, ressentant le froid d'un instrument quelconque qui vient à les toucher, s'imaginaient sentir le tranchant du couteau et poussaient des cris de terreur sinon même de douleur. Eh bien, il s'agit d'une illusion et non pas d'hyperesthésie vraie; c'est une illusion due à ce que ces individus s'imaginent que l'opération commence, qu'ils en ont peur, qu'ils croient sentir une douleur et la manifestent par des cris. C'est aussi, comme nous le verrons plus tard, la raison pour laquelle il faut, à cette période, laisser le malade dans le repos le plus absolu, pour éviter précisément une période d'agitation occasionnée par sa terreur, agitation qui serait nuisible à l'action subséquente de l'anesthésique.

Mais, un point sur lequel je m'étendrai un peu plus parce qu'il a un grand intérêt au point de vue pratique et au point de vue médico-

légal, c'est celui qui est relatif à la mémoire des hallucinations. Des
idées absolument opposées ont été émises au sujet de cette période
de l'anesthésie : tandis que pour certains auteurs le souvenir des
faits peut persister, d'autres au contraire soutiennent que l'individu
n'a plus aucun souvenir net, aucun souvenir précis des faits qui se
sont passés. Comme presque toujours, Messieurs, chacun a raison :
voici des faits; rien ne vaut les faits à cet égard. Comme vous allez
le voir, ces faits possèdent au point de vue médico-légal une importance considérable sur laquelle j'appelle encore votre attention.

Voyons d'abord les erreurs de jugement. Elles fourmillent à cette
période de l'anesthésie. Je vous citerai, entre autres, cet individu que
l'on sondait et qui, croyant pendant ce moment se livrer au coït,
accablait le chirurgien de caresses et de protestations d'amour; je
vous citerai encore les rêves érotiques auxquels sont sujets beaucoup
d'individus, notamment les femmes, pendant cette période du début
de l'anesthésie.

A ce sujet, il y a lieu de tenir compte de la persistance de la dernière impression éprouvée au moment du sommeil complet où le
jugement a été aboli, impression qui peut revenir au moment du
réveil complet et qui fait croire à l'individu soumis à l'anesthésie que
les actes se rapportant à cette impression se sont effectués en réalité.
C'est ainsi que, quelquefois, des médecins ont été accusés d'avoir
voulu abuser de leur malade pendant la chloroformisation. Certaines
femmes timorées ou impressionnables et suggestionnées en quelque
sorte par la crainte et par le souvenir d'un rêve érotique, ont cru que
l'anesthésiste avec lequel elles se trouvaient seules, avait abusé
d'elles et ont porté contre lui des plaintes qui n'étaient pas justifiées : c'est un exemple de confusion, lors du retour à l'état normal,
du rêve avec la réalité.

D'autre part, voici un fait tout différent, et il a été cité l'un des
premiers comme démontrant l'absence complète du souvenir des
phénomènes qui se sont passés pendant la période d'anesthésie : c'est
le fait de Sédillot, concernant une jeune fille de treize ans et demi
qu'il a opérée pour des polypes nasaux assez nombreux. Cette jeune
fille était très craintive, très peureuse : elle avait manifesté à maintes
reprises une véritable terreur de l'opération, tellement que Sédillot
crut devoir prendre sur lui de la chloroformiser subrepticement, si
l'on peut ainsi dire. Le jour désigné pour l'opération, on plaça auprès

de la jeune fille deux religieuses qui cherchèrent à la distraire, à l'occuper en lui montrant des gravures, en lui racontant des histoires. Tout d'un coup, on lui couvrit la figure d'une compresse imprégnée de chloroforme, de manière à déterminer l'anesthésie par la méthode dite étouffante; au bout de quelques minutes et après quelques mouvements de défense, la jeune fille succomba à l'anesthésie. Sédillot pratiqua l'ablation des polypes; l'opération dura environ 20 ou 25 minutes; on arrêta l'hémorragie au moyen de lotions froides, on fit les pansements nécessaires, on changea complètement le lit de la malade, on la rétablit avec ses deux gardes-malades, ses gravures, et, au bout d'un certain temps, la jeune fille se réveilla sans le moindre souvenir de ce qui s'était passé, tellement qu'elle fut fort étonnée, pendant les journées qui suivirent, de moucher du sang, de ressentir une certaine douleur dans le pharynx et dans les fosses nasales, et qu'elle resta absolument convaincue que la guérison succédant à cette opération n'était pas due à autre chose qu'à des injections dessiccatives qui lui avaient été ordonnées pour parfaire la cicatrisation après l'opération chirurgicale.

Il y a, comme vous le voyez, car je pourrais en citer d'autres, des exemples de résultats absolument opposés : d'une part, abolition complète; d'autre part, persistance du souvenir. Il s'agit, dans le cas de la jeune fille que je viens de vous citer, d'une malade au moins nerveuse, peut-être même hystérique, c'est possible; mais ces malades-là sont en somme assez fréquents et vous voyez qu'au point de vue médico-légal ce seul fait de Sédillot, qui est absolument incontestable, qui a été rapporté par un grand nombre d'auteurs et notamment par Claude Bernard dans ses études sur les anesthésiques et l'asphyxie, ce fait peut laisser admettre parfaitement la possibilité d'attentats exercés à l'aide du chloroforme.

Vous savez qu'au point de vue médico-légal cette question s'est posée à plusieurs reprises de savoir s'il était possible à un individu d'en chloroformiser un autre sans qu'il s'en doute, de façon à le dévaliser ou à pouvoir commettre sur lui un attentat quelconque. Le fait de Sédillot permet cette interprétation : il faut cependant reconnaître que le sommeil confirmé, sous l'influence des anesthésiques, est, dans la grande majorité des cas, un sommeil sans perception, sans conscience, sans rêves, et que le réveil est absolument sans le moindre souvenir.

Vᵉ LEÇON

PHYSIOLOGIE GÉNÉRALE DE L'ANESTHÉSIE. — THÉORIES PHYSICO-CHIMIQUES DU SOMMEIL

Il nous reste à terminer en quelques mots l'examen, que nous avions commencé dans notre dernière réunion et que le temps nous a obligé d'interrompre, du tableau des phénomènes provoqués par l'anesthésie.

Je vous ai décrit la première période, celle qui correspondait à l'atteinte des centres cérébraux; il nous reste à voir maintenant rapidement les trois autres périodes que caractérise la succession des phénomènes déterminés par les différents anesthésiques.

Manifestations médullaires. — La seconde période est celle qu'on pourrait appeler la période des manifestations médullaires. C'est cette période qui correspond, ainsi que je vous l'ai déjà dit, à l'abolition des fonctions des territoires de la moelle où aboutissent les nerfs sensitifs. La sensibilité disparaît sous ses différentes formes : c'est d'abord la perception de la douleur qui subit la première atteinte et qui se trouve tellement atténuée, bien que la sensibilité tactile soit encore conservée, que l'individu sous l'influence de l'anesthésique, du chloroforme, par exemple, est encore capable de percevoir très nettement le contact et le froid d'un instrument tranchant sans ressentir la moindre douleur à la suite de la section des tissus. C'est encore à cette même période, et en vertu de ce même phénomène, qu'une femme en travail perçoit parfaitement les contractions utérines sans en éprouver la moindre douleur.

Mais c'est principalement dans des méthodes que nous étudierons sous le nom de méthodes mixtes d'hypo-anesthésie qu'on peut voir les phénomènes les plus remarquables de dissociation de la sensibilité. C'est ainsi par exemple que dans l'hypno-anesthésie déterminée par l'injection de chlorhydrate de morphine suivie d'inhalation du chloroforme, on a pu citer le fait d'une malade chez laquelle on pratiquait l'excision de végétations vulvaires et qui comptait les coups de ciseaux sans manifester la moindre trace de douleur au cours de cette opération.

A cette phase succède la disparition des perceptions conscientes incomplètes, tandis que les perceptions inconscientes subsistent encore et sont démontrées par la persistance des réflexes. Il en résulte une période assez courte, difficile même à mettre en évidence si ce n'est par le procédé opératoire que je vous ai indiqué, c'est-à-dire à l'aide des mélanges titrés, période pendant laquelle les propriétés physiologiques des racines antérieures ainsi que celles des racines postérieures des nerfs, la conductibilité nerveuse, la sensibilité des terminaisons tactiles, sont encore à leur état normal. Mais cette période est en général très courte; et bientôt ces perceptions tactiles inconscientes disparaissent, d'abord dans le domaine médullaire, puis ensuite dans le domaine de la protubérance et du mésencéphale.

Il y a précisément dans l'ordre successif suivant lequel ces phénomènes disparaissent un moyen d'exploration de la marche de l'anesthésie : vous savez que la sensibilité disparaît d'abord dans les membres inférieurs, puis dans le tronc; ensuite c'est la région des narines, la région des lèvres, la région temporale, dans lesquelles les réflexes disparaissent; et enfin le réflexe conjonctivo-palpébral est celui qui disparaît en dernier, cela annonce précisément au chirurgien que le moment opératoire est arrivé.

En passant, il y a lieu de signaler un fait très important au point de vue de la pratique; c'est celui-ci : les régions riches en terminaisons nerveuses, et principalement les ouvertures naturelles, surtout les régions de l'anus et des organes génitaux, fournissent les réflexes les plus résistants; et il faut se souvenir de ce fait à propos des opérations que l'on peut avoir à pratiquer dans ces régions. Quand nous nous occuperons de la statistique des accidents déterminés par les anesthésiques, spécialement par le chloroforme ou par l'éther, vous verrez que les opérations pratiquées sur l'anus ou les organes génitaux ont fourni d'assez nombreux cas d'accidents plus ou moins graves, et que presque toujours c'est parce qu'on n'avait pas attendu que l'anesthésie fût suffisamment profonde que ces accidents se sont produits.

Manifestations motrices. — La troisième période est celle que nous appellerons la période des manifestations motrices. Les régions de la moelle d'où émanent les nerfs sensitifs sont fortement imprégnées; et déjà l'influence des anesthésiques se fait sentir sur les régions motrices. Au début vous savez qu'il y a d'abord de la surexcitation, puis finalement de la paralysie. Cette surexcitation se manifeste d'une façon particulièrement sensible dans le domaine des muscles respiratoires; vous savez en effet qu'à un certain moment de l'anesthésie, la violence de la contraction motrice des muscles respiratoires est absolument remarquable. On observe aussi à ce moment la dissociation des mouvements des globes oculaires, puis le renversement, en arrière et sous la paupière supérieure, du globe oculaire. A ce moment encore se produit un peu de trismus, les dents sont plus ou moins fortement serrées, des mouvements désordonnés se montrent; et enfin on passe sans transition à la quatrième période, celle qu'on pourrait appeler la période de détente, de calme, c'est-à-dire la période pendant laquelle se réalise l'hypno-anesthésie profonde dont on doit profiter pour exécuter les opérations.

Cette période est celle qu'on pourrait appeler la dernière période de l'anesthésie chirurgicale. Ce n'est pas la dernière période de l'anesthésie, qui ne serait autre que la mort si l'on poussait l'anesthésie jusqu'au bout; c'est la période caractérisée par l'inertie, la résolution musculaire absolue, la cessation de tous les mouvements, mouvements volontaires aussi bien que mouvements réflexes : à ce moment on peut dire que la vie de relation est complètement éteinte, que la vie végétative subsiste seule, surveillée par le bulbe encore actif quoique affaibli, et par le système sympathique qui, à cette période, est encore à peu près intact.

A ce point de vue, la pupille est véritablement, comme on l'a dit, le miroir de l'anesthésie. En effet, au début, on observe que la pupille est légèrement dilatée; puis, au fur et à mesure que les progrès de l'anesthésie se font sentir, la pupille se rétrécit sensiblement. Pendant ce temps, le réflexe rétinien persiste : si l'on place une lumière en face de l'œil d'un individu arrivé à cette période de l'anesthésie, on voit la pupille se contracter, peut-être un peu plus lentement, un peu plus difficilement qu'à l'état normal, mais présenter très nettement le réflexe rétinien. Au moment que nous venons d'appeler la quatrième période, caractérisée par l'inertie et la résolution musculaire, la pupille est contractée, le réflexe rétinien a disparu, le sujet est au point culminant de l'anesthésie, à ce point où l'introduction brusque d'une quantité un peu considérable de l'anesthésique peut lui faire courir de graves dangers.

En effet, le bulbe, qui est encore resté à peu près intact — je dis à peu près, et je vais vous en donner tout à l'heure la preuve expérimentale, — le bulbe peut être influencé à son tour. Cette influence se traduira d'abord, comme tout à l'heure, par de la surexcitation : les freins du cœur, sollicités par cette action de l'anesthésique sur le bulbe, arriveront à déterminer l'arrêt, tandis que la respiration se trouvera plus ou moins fortement et vainement accélérée. Il peut se produire alors une syncope cardiaque avec persistance passagère de la respiration.

Puis, à cette excitation va naturellement succéder la période de paralysie : le cœur va se mettre alors à battre avec une vitesse absolument désordonnée, la respiration à son tour s'arrête; c'est l'asphyxie. Et ainsi se réalise ce phénomène, sur lequel j'ai déjà appelé votre attention, que la circulation survit à la respiration : le cœur meurt en dernier lieu, c'est l'*ultimum moriens*. On observe à ce moment une dilatation brusque de la pupille, mais avec absence de réflexe rétinien.

Je vous disais tout à l'heure qu'à la période d'anesthésie chirurgicale le bulbe était déjà influencé dans une notable mesure; et, en effet, une très intéressante expérience de Vulpian va nous fournir à ce sujet une preuve absolument certaine. Vulpian a démontré que, même au début de l'anesthésie, avant la période de résolution musculaire et d'inertie complète, le centre respiratoire bulbaire ainsi que les cellules des ganglions lymphatiques qui constituent les centres d'excitation des mouvements du cœur sont touchés, et alors que la période d'hypno-anesthésie n'est pas encore réalisée. Il en a donné la démonstration expérimentale suivante.

Vous savez que lorsqu'on pratique sur un animal normal la section du pneumo-gastrique au cou et qu'on excite par un courant faradique le bout central du pneumo-gastrique ainsi sectionné on obtient un arrêt respiratoire qui dure environ une demi-minute, trois quarts de minute au maximum, puis la respiration reprend son rythme à peu près normal. Si, au lieu d'exciter le bout central on excite le bout périphérique, c'est le cœur qui va s'arrêter en diastole pendant un quart de minute ou une demi-minute, puis les contractions cardiaques vont reprendre malgré la persistance de la faradisation. Cette expérience donne des résultats absolument constants et qui ont été vérifiés par tous les physiologistes. Eh bien, si on répète cette expérience sur des animaux soumis à l'action d'un anesthésique, et cela je ne saurais trop le redire, quelle que soit l'époque de l'action anesthésique à laquelle on opère, on observe d'abord que l'arrêt est beaucoup plus facile que chez les animaux à l'état normal, c'est-à-dire qu'il suffit d'une excitation faradique d'intensité moindre pour déterminer l'arrêt; mais, en outre, il n'y a pas de reprise, soit de la respiration, soit des contractions cardiaques.

Ces expériences, comme l'a démontré Vulpian, réussissent surtout avec les animaux à système nerveux particulièrement impressionnable et ceux sur lesquels il a opéré de préférence étaient des chiens de chasse. Il est bon de rappeler ici ce fait, mis en évidence par les expériences de Paul Bert et autres physiologistes, qu'il n'y a pas seulement ressemblance mais identité absolue dans la marche de l'anesthésie chez l'homme et chez le chien. Par conséquent, dans ce cas particulier, les expériences effectuées chez les chiens sont absolument applicables à l'homme.

De plus, Vulpian a encore montré qu'on pouvait obtenir un arrêt réflexe immédiat de la respiration en électrisant le bout central du sciatique chez des chiens en état d'hypno-anesthésie sous l'influence du chloroforme ou de l'éther. Il en résulte donc que les fonctions de la moelle comme organe transmetteur ne sont pas entièrement suspendues, ainsi qu'on aurait été tenté de le croire, et que la syncope respiratoire est due à l'épuisement nerveux achevant la paralysie du bulbe déjà commencée sous l'influence de la substance anesthésique et qui devient absolument complète par une excitation, même faible, produite sur un nerf mixte comme le sciatique.

D'ailleurs, ce n'est pas là la seule preuve que les hypno-anesthésiques mettent l'organisme tout entier dans un état absolument anormal; on observe en effet des modifications notables des diverses fonctions physiologiques de l'organisme sous l'influence des anesthésiques.

Pour vous en donner un exemple, que vous connaissez sans doute, l'action des poisons est très différente chez les animaux en état d'hypno-anesthésie ou chez les animaux à l'état normal. Il y aurait certainement des considérations sur lesquelles on pourrait s'étendre relativement à la plus ou moins grande activité de la circulation chez des animaux à l'état normal ou sous l'influence de l'anesthésie; mais il est très facile d'éliminer ce facteur; et si nous prenons par exemple une substance toxique d'une activité extrême, comme l'acide cyanhydrique, avec laquelle il ne pourra plus être question d'une rapidité plus ou moins atténuée dans la circulation, nous pourrons voir que l'acide cyanhydrique, qui, comme vous le savez, est un poison foudroyant, ne déterminera plus d'action chez les animaux qui seront sous l'influence des hypno-anesthésiques tant que cette hypno-anesthésie durera; mais lorsque la période d'hypno-anesthésie sera passée, quand le réveil succédera au sommeil, alors on verra se manifester d'une façon presque foudroyante l'action de l'acide cyanhydrique qui ne s'était pas manifestée pendant la durée de l'hypno-anesthésie. Je vous rappelle aussi ce fait que la strychnine est absolument sans effet sur un animal en cours d'hypno-anesthésie.

Un autre phénomène du même genre est celui qui a été mis en évidence par Legallois lorsqu'il faisait ses recherches sur le système nerveux chez les animaux; il a montré que, chez les jeunes lapins, il y avait une survie momentanée après la destruction des régions dorsale et lombaire de la moelle lorsqu'il détruisait ces régions en passant un stylet dans le canal vertébral. Ce sont là des exemples évidents des modifications profondes déterminées dans l'organisme par les substances anesthésiques.

THÉORIE GÉNÉRALE DE L'ACTION PHYSIOLOGIQUE DES ANESTHÉSIQUES. — Maintenant, que nous avons envisagé d'une façon un peu générale les phénomènes de l'anesthésie, voyons si nous allons pouvoir nous en rendre compte, c'est-à-dire pouvoir interpréter le mécanisme à l'aide duquel les modifications que je vous ai retracées se produisent dans l'économie.

En effet, comme l'a fait remarquer Claude Bernard l'un des premiers, sinon même le premier, il est absolument insuffisant de savoir empiriquement comment et à quelle dose il faut donner un médicament, si un médicament agit dans une circonstance déterminée et quels sont les résultats obtenus. Certes, rassembler des observations, collationner des résultats, les comparer les uns aux autres, établir des statistiques, ce sont là choses extrêmement utiles, indispensables même pour le contrôle de l'action thérapeutique ; mais cela ne peut amener en somme qu'à de l'empirisme généralisé et cela ne peut donner en aucune façon la clef de l'action d'une substance médicamenteuse. Il est indispensable d'aller au delà et, dans la mesure du possible, d'atteindre la raison même des choses, les causes immédiates des phénomènes, au besoin même en instituant pour cela certaines hypothèses qui ne seront que des pierres d'attente destinées à disparaître lorsque des interprétations plus conformes à l'augmentation de nos connaissances pourront intervenir. Cela seul d'ailleurs est capable de donner une explication satisfaisante des phénomènes et de permettre l'application logique, suivant les circonstances, des substances médicamenteuses à propos desquelles on n'agira plus en aveugle. De plus, c'est encore une satisfaction donnée à ce besoin de l'esprit qui cherche toujours à interpréter les phénomènes et à savoir le pourquoi des choses.

La première question qui se pose ici est la suivante : sur quel élément agit une substance anesthésique?

Nous avons vu que toutes les substances anesthésiques semblaient avoir une action à peu près analogue, au moins dans les grandes lignes ; voyons d'autre part s'il y a de préférence un ou plusieurs éléments, un ou plusieurs tissus sur lesquels cette action se manifeste.

Je vous ai montré dans notre dernière réunion que tous les éléments anatomiques étaient accessibles à l'action des anesthésiques, que tous étaient plus ou moins influencés ; nous avons reconnu par le tableau que je vous ai tracé des phénomènes de l'anesthésie que le système nerveux était le plus et le premier intéressé ; mais le système nerveux est en somme un système anatomique extrêmement complexe qui est constitué, comme vous le savez, par un ensemble de nerfs moteurs, de nerfs sensitifs, de cellules nerveuses d'ordre divers constituant ce qu'on a appelé les centres nerveux. Eh bien, nous allons vérifier par l'expérience, que ce sont les centres nerveux qui sont atteints primitivement et sur lesquels va se porter tout d'abord l'action des anesthésiques.

Bien entendu il faut faire place ici à une restriction relative aux modifications que l'absorption et la circulation peuvent apporter dans les expériences que je vais reproduire sous vos yeux. Nous avons acquis cette conviction que l'action des anesthésiques ne pouvait s'exercer qu'à la condition que ces anesthésiques, étant mis en circulation dans le sang, viendraient toucher les éléments anatomiques sur lesquels ils peuvent exercer leur action; toutes les différences possibles dues aux modifications circulatoires sont sous-entendues dans l'énoncé des expériences qui vont suivre.

Tout d'abord il est très facile de démontrer par l'expérience que c'est bien la circulation qui répand et qui amène l'agent anesthésique au contact des éléments impressionnables.

Voici des vases qui renferment de l'eau chloroformée au titre de 1 gramme de chloroforme pour 200 grammes d'eau, nous y plongeons des grenouilles en les maintenant à l'aide d'une lame de caoutchouc percée d'une fente de façon à laisser passer la moitié du corps de l'animal. Nous prenons deux grenouilles; pour l'une, on fera plonger la moitié inférieure du corps dans l'eau chloroformée, pour l'autre, ce sera la moitié supérieure seule qui plongera. Que va-t-il arriver? Nous utiliserons ici ce fait sur lequel j'ai déjà appelé votre attention, c'est que tandis que chez l'homme l'anesthésique doit être introduit par la voie pulmonaire, chez les grenouilles l'absorption par la peau peut remplacer l'absorption pulmonaire pour déterminer l'anesthésie. Au bout d'un temps plus ou moins court vous allez voir les deux grenouilles être complètement anesthésiées, comme l'étaient celles que nous avons plongées tout entières dans de l'eau chloroformée, comme l'étaient celles auxquelles nous avons injecté une solution d'eau chloroformée, ou comme le serait une grenouille que l'on mettrait sous une cloche contenant des vapeurs de chloroforme. En effet, grâce à la faculté d'absorption de la peau de ces animaux, la substance anesthésique va, chez les deux grenouilles, envahir la circulation et être apportée aux différents territoires nerveux, ce qui déterminera une anesthésie complète, aussi effective que si, chez un animal à sang chaud, on avait introduit la substance anesthésique par la voie de la circulation pulmonaire. On peut même réaliser l'anesthésie en plongeant seulement une patte de la grenouille dans l'eau chloroformée : il faut alors attendre un temps plus considérable, en raison de la lenteur de l'absorption.

Mais on peut se demander ce qui arriverait si, par un procédé artificiel, on empêchait la circulation de transporter l'agent anesthésique dans une portion quelconque du corps de l'animal. C'est à cette question que répondent précisément les deux expériences qu'on va exécuter maintenant devant vous.

Voici deux grenouilles auxquelles on a préalablement enlevé le sacrum de façon à pouvoir ligaturer en masse toutes les parties molles de l'extrémité postérieure, sauf les nerfs lombaires. Ces deux grenouilles ne diffèrent donc des deux premières que par ce fait que la circulation est conservée dans tout le train antérieur alors qu'elle est supprimée dans le train postérieur. Le train postérieur n'est plus en relation avec le reste de l'organisme que par la moelle et les nerfs lombaires qui ont été exceptés de la ligature dont je parlais à l'instant, ce que nous démontre la persistance des réflexes. En d'autres termes, le poison introduit dans le train antérieur ne pourra plus passer dans le train postérieur, et réciproquement.

De ces deux animaux, l'un va être plongé dans la solution chloroformée par le train antérieur, l'autre va y être plongé par le train postérieur comme dans notre première série d'expériences. Voici ce que nous allons observer : la grenouille dont le train postérieur seul plonge dans le chloroforme ne sera en aucune façon anesthésiée; au contraire celle dont le train antérieur seul plonge dans le chloroforme sera complètement anesthésiée, aussi bien dans le train antérieur que dans le train postérieur, absolument comme les deux grenouilles sur lesquelles nous n'avions pratiqué aucune mutilation.

Chez la grenouille dont le train antérieur est plongé dans le chloroforme, le cerveau et la moelle vont être anesthésiés évidemment par l'action directe de la substance anesthésique qui y sera transportée par le sang; mais la région postérieure du corps, celle qui est innervée par la voie des nerfs lombaires, ne sera anesthésiée que par l'intermédiaire de la moelle, puisque les nerfs lombaires et autres, innervant les membres postérieurs, sont anesthésiés dans toute leur étendue, bien qu'ils ne soient directement exposés à l'action de la substance anesthésique qu'à leur seule origine médullaire. La transmission de l'anesthésie n'a pu se faire que par la voie de la moelle et des nerfs, puisque c'est la seule communication qui ait été respectée entre le train antérieur et le train postérieur.

Il en résulte que l'influence de la substance anesthésique sur les extrémités périphériques des nerfs est absolument insuffisante pour déterminer chez l'animal autre chose qu'une abolition très passagère de la sensibilité et qu'il est absolument impossible, par ce moyen, de produire une anesthésie complète comme celle qu'on peut déterminer lorsque la totalité des centres nerveux est soumise à l'influence du sang chargé d'anesthésique. Le contact de la substance anesthésique avec les seules extrémités terminales des nerfs sensitifs ne peut produire qu'une diminution locale et passagère de la sensibilité.

Vous vous rappelez sans doute une expérience de Brown-Séquard que je vous ai citée et de laquelle il résultait que ce physiologiste avait pu obtenir l'anesthésie généralisée d'un chat en badigeonnant la peau de cet animal avec du chloroforme sur une certaine surface. Eh bien, c'est là un cas tout à fait exceptionnel, qui peut s'interpréter d'ailleurs, comme nous le verrons plus tard, mais qui n'a absolument rien à voir avec les phénomènes que nous mettons en ce moment sous vos yeux.

Comme le faisait remarquer Claude Bernard, à qui sont dues les expériences que je reproduis en ce moment, l'influence exercée par une substance anesthésique sur les extrémités périphériques des nerfs cutanés est incapable de remonter le long des nerfs sensitifs dont les troncs conservent leur sensibilité, tandis que toute la longueur du nerf peut être influencée lorsque ce nerf est en contact avec l'anesthésique par son extrémité centrale : la prépondérance du système nerveux central est absolument démontrée par ces expériences, ainsi que l'obligation, pour que l'anesthésie se produise, que les nerfs soient touchés par la substance anesthésique à leur extrémité centrale, c'est-à-dire dans la moelle ou dans les hémisphères cérébraux.

Mais l'anesthésie peut se produire aussi bien sur la moelle épinière que sur le cerveau. D'autres expériences vont servir à la démonstration de ce phénomène. On va prendre deux grenouilles, et on va faire sur elles en quelque sorte l'inverse de ce que nous venons de faire sur les deux précédentes ; on va pratiquer une section de la moelle un peu au-dessous de la naissance des bras, tandis que l'on respectera les vaisseaux : la circulation continuera librement dans tout le corps, tandis que les communications existant entre le cerveau et la partie supérieure de la moelle seront interrompues. La moelle va être ainsi complètement isolée du cerveau, et le segment inférieur de la moelle va seul encore gouverner, si vous voulez me passer cette expression, la partie postérieure du corps. La preuve qu'il en sera bien ainsi, c'est que si les grenouilles ne peuvent plus exécuter de mouvements volontaires avec leurs membres postérieurs privés de l'influence du cerveau, nous verrons les réflexes non seulement persister dans les pattes postérieures, mais encore être plus accentués qu'à l'étal normal, ainsi que cela arrive toujours lorsque la moelle a perdu ses relations habituelles avec le cerveau, le régulateur des réflexes.

L'une de ces deux grenouilles est plongée dans l'eau chloroformée par son train postérieur, l'autre y est plongée par son train antérieur; et nous allons voir que, dans ces deux cas, l'anesthésie généralisée va être obtenue d'une façon absolument évidente, que la substance anesthésique pénètre par le train postérieur ou qu'elle pénètre par le train antérieur.

Cela n'a absolumeut rien qui doive nous surprendre, puisque dans les deux cas l'absorption va se faire par la surface cutanée; et, comme il n'existe aucune ligature entravant l'apport de la substance anesthésique, elle va pouvoir se répandre dans tout l'organisme et y exercer son action spécifique, aussi bien sur le cerveau que sur le segment terminal de la moelle.

Mais dans la région postérieure du corps, celle qui n'est plus innervée que par la moelle puisque la section a rompu tout rapport avec le cerveau, il faut bien admettre que l'anesthésie sera due à l'influence médullaire seule; et que, si tout à l'heure il pouvait, *a priori*, être question d'une anesthésie par influence des nerfs lombaires par l'intermédiaire de la moelle, influence qu'on pourrait reporter plus haut et au sujet de laquelle on pourrait dire que la moelle à son tour est influencée par les hémisphères cérébraux, dans les expériences que nous faisons en ce moment, il ne peut plus être question d'influence de ce genre, puisque les hémisphères cérébraux sont absolument séparés de la moelle. Il en résulte que la moelle, à elle toute seule, est capable de subir une action anesthésiante analogue à celle subie par les hémisphères cérébraux. Ce qui prouverait encore, si on avait besoin de preuves nouvelles à ce sujet, que la moelle peut être considérée comme un centre nerveux autonome.

Une dernière expérience va encore nous montrer le bien fondé de ces interprétations. Nous prenons une grenouille sur laquelle nous pratiquons la ligature de l'aorte en arrière des bras, ou plutôt, à cause des difficultés que l'on rencontre pour effectuer cette opération chez une grenouille, la ligature de toutes les parties molles en

arrière des bras de façon à empêcher le sang de passer du train antérieur au train postérieur; puis nous procédons ensuite à la section
de la moelle au-dessous de cette ligature : nous verrons qu'en plongeant le train antérieur de cette grenouille dans l'eau chloroformée
ce sera le train antérieur seul qui sera anesthésié si l'on a pris la pré_
caution de ne pas plonger la grenouille dans l'eau chloroformée de
façon à immerger aussi la région dans laquelle a été pratiquée la ligature. Les éléments nerveux contenus dans le train antérieur seront
en effet les seuls à subir le contact de la substance anesthésique; le
train postérieur qui en sera séparé complètement, au point de vue
circulatoire, par le fait de la ligature et qui sera en outre indépendant, par le fait de la section de la moelle, ne subira en aucune façon
l'action de la substance anesthésique, ce dont nous aurons la preuve
par la persistance des réflexes dans ce train postérieur : il ne pourra
y avoir anesthésie ni par transport de la substance anesthésique au
segment inférieur de la moelle par l'intermédiaire du sang, ni par
influence du cerveau ou du segment supérieur de la moelle. Cela
prouve bien que, dans les expériences précédentes, l'insensibilité du
train postérieur était due à l'action exercée directement par la substance anesthésique amenée par le sang au contact des éléments nerveux de la moelle.

De ces expériences, il résulte que l'anesthésie ne se produit que
lorsque le sang chargé de substance anesthésique atteint les centres
nerveux. Un nerf sensitif ne peut subir cette action anesthésiante
qu'à sa naissance dans la moelle; et cependant, comme nous le verrons, l'insensibilité, aussi bien sous l'influence des divers anesthésiques que sous l'influence de certains hypnotiques dont l'action
poussée à un très haut degré peut être rapprochée dans une certaine
mesure de celle des hypno-anesthésiques, l'insensibilité commence
par l'extrémité périphérique pour se propager en remontant tout le
long du tronc des nerfs sensitifs.

Nous verrons d'ailleurs que l'interprétation à laquelle nous allons
arriver maintenant de l'action intime des anesthésiques explique très
bien ce phénomène.

Interprétations. — Quelles sont, à présent, les interprétations
qu'on pourrait trouver de cette action des substances anesthésiques?
Ces interprétations doivent nécessairement tenir compte des phénomènes qui accompagnent cette action anesthésique et qui per-

mettent de la caractériser. Le plus frappant des phénomènes objectifs déterminés par l'emploi des hypno-anesthésiques est certainement le sommeil profond qui coexiste avec l'insensibilité ; et, cela revient, tout d'abord, à voir quelles sont les théories actuelles du sommeil. Si j'insiste aujourd'hui sur ce point, c'est aussi parcé que nous aurons besoin plus tard, dans l'étude des hypnotiques, d'envisager cette théorie du sommeil pour nous rendre compte de leur action.

Depuis fort longtemps on avait été frappé des analogies très considérables qui existent entre le sommeil et l'anesthésie. Je ne vous exposerai pas toutes les théories du sommeil qui ont été proposées, elles sont extrêmement nombreuses ; cette exposition pourrait cependant avoir un certain intérêt, surtout au point de vue psychologique, mais elle serait hors de propos ici. Je retiendrai seulement parmi les différentes théories qui ont été proposées, celles qui ont une connexion évidente avec les faits qu'il s'agit d'expliquer, je veux dire celles dont l'interprétation pourra nous servir pour l'explication des phénomènes que je viens de vous exposer.

Vous savez le rôle que l'on a fait jouer aux modifications subies par la circulation des centres nerveux relativement à la production du sommeil : on s'imaginait autrefois que pendant le sommeil il y avait une congestion du cerveau ; et, durant fort longtemps, on admit sans conteste cette accumulation du sang, dont les appellations anatomiques des Anciens, de *vis* ou *pressoir d'Hérophile*, n'étaient qu'une représentation imagée, et avaient précisément pour but de rappeler ce qui se passait du côté du cerveau pendant le sommeil.

C'est à une époque relativement proche de nous qu'on a commencé à faire de l'expérimentation physiologique pour chercher à se rendre compte des modifications de la circulation cérébrale pendant le sommeil.

Un médecin anglais, Durham, pratiqua le premier, en 1860, des expériences sur les animaux : il trépana des crânes de chiens de façon à pouvoir observer, *de visu*, à travers la fenêtre produite par le trépan, quelles étaient les modifications de la circulation cérébrale sous l'influence de la veille ou du sommeil.

Contrairement au fait admis jusqu'à cette époque, Durham constata que, pendant le sommeil, le cerveau était en état d'anémie relative ; que non seulement le sang était diminué en quantité, ce que montrait la diminution du calibre des vaisseaux, mais encore que la circulation était ralentie. Il montra que le sang dérivé du cerveau devait être attribué aux organes alimentaires et sécrétoires. Il démontra encore, par des expériences extrèmement intéressantes et fort bien conduites, que tout ce qui augmente l'activité de la circulation cérébrale tend à assurer l'état de veille : ainsi, parmi les actions justiciables du système nerveux, il montra que les impressions exercées sur les différents sens, les idées excitantes provoquaient la persistance de l'état de veille; et que, parmi les impressions pouvant agir sur l'appareil vasculaire, les modifications, naturelles ou accidentelles, de force ou de fréquence du cœur tendaient également au maintien de l'état de veille.

De plus, le premier également, il émit cette opinion, que nous allons voir vérifiée tout à l'heure d'une façon expérimentale très précise, que les produits de l'action chimique sont absolument incompatibles avec la continuation de l'action sous l'influence de laquelle ils prennent naissance; en d'autres termes, que les produits de transformation chimique des tissus nerveux, produits qui s'accumulent dans le sang pendant le fonctionnement de ces tissus, sont incapables d'entretenir l'activité vitale des cellules et que, par conséquent, ces produits doivent être éliminés.

A cette même époque un médecin américain, Bedford-Brown, observa qu'un individu, atteint de fracture du crâne et chez lequel il pratiquait l'anesthésie pour arriver à réséquer une portion du tissu osseux, présentait également de l'anémie cérébrale, mais il fit de plus cette remarque qu'au moment des inhalations de chloroforme il y avait une période passagère de turgescence et d'hypérémie qui, bientôt, faisait place à la période d'anémie signalée par les précédents observateurs.

Peu de temps après, en 1868, un autre médecin américain, Hammond, confirma par l'expérimentation sur les animaux un fait dont il avait été témoin en 1854 à la suite d'un accident de chemin de fer : Hammond avait remarqué, chez un individu atteint d'une blessure du crâne assez considérable pour mettre une portion de son cerveau à découvert, que pendant le sommeil il y avait anémie à la surface du cerveau. Il répéta les expériences de Durham et les confirma.

Enfin, Ernest Samson, en 1864, fit également sur des grenouilles et d'autres animaux, avec de l'alcool, avec de l'éther, avec du chloroforme et avec de l'acide carbonique, des expériences desquelles il résulta que l'anesthésie est toujours accompagnée d'un ralentissement très sensible dans la circulation cérébrale.

Cependant quelques auteurs reprennent l'hypothèse de la congestion, hypothèse qui paraissait avoir pour elle certains appuis assez sérieux, entre autres, ce fait que, la plupart du temps, comme le faisait remarquer Muller, chez les individus qui succombent au sommeil, on voit une congestion de la face marquer le début de ce sommeil. On savait d'autre part, à la suite d'expériences effectuées par Brown-Séquard, qu'il y avait une congestion de la base de l'encéphale ainsi que du bulbe et même de la moelle pendant le sommeil chez les animaux.

Langlet, interprétant les phénomènes ci-après dans le sens de la congestion, était également d'avis qu'il devait y avoir, dans une certaine mesure, paralysie du sympathique et congestion concomitante. Il s'appuyait pour soutenir cette opinion sur la congestion de la conjonctive et la constriction de la pupille, qu'on peut observer pendant le sommeil, et surtout sur une expérience de Brown-Séquard de laquelle il résultait que le sommeil se produit comme à l'état normal chez des animaux dont les deux cordons sympathiques cervicaux ont été sectionnés.

La discussion en était là, lorsqu'un certain nombre de physiologistes démontrèrent, avec un grand nombre d'arguments des plus péremptoires, qu'il faut absolument en revenir à la théorie de l'anémie cérébrale pendant le sommeil. Ce sont les expériences de Mosso, Salathé, François-Franck qui ont le plus fait pour cette démonstration. Elles prouvent, non seulement qu'il y a de l'anémie cérébrale pendant la durée du sommeil, mais qu'il y a une diminution de la tension intra-crânienne, une diminution de la turgescence de l'encéphale, en même temps qu'un afflux de sang dans les vaisseaux périphériques, phénomènes qui avaient déjà été remarqués par Durham, comme je vous l'indiquais tout à l'heure.

Ces faits ont été mis en évidence principalement par Mosso et par François-Franck, au moyen de l'étude des changements de volume du cerveau caractérisés par les mouvements d'expansion ou de resserrement de l'encéphale qui correspondent ou alternent avec des modifications de volume analogues dans les membres et dans divers organes. Chez l'enfant, ces mouvements ont pu être mesurés avec des instruments très précis au niveau de la fontanelle antérieure : chez l'adulte, ces changements de volume ont été mesurés également chez des individus ayant subi un traumatisme, ou mieux encore chez des syphilitiques chez lesquels des gommes du crâne avaient déterminé des perforations de la paroi osseuse et mis à nu la surface du cerveau.

D'ailleurs, c'est là un fait absolument d'accord avec une observation constante, au point de vue physiologique, celle de l'irrigation sanguine moindre dans les organes au repos : il est incontestable que le sommeil constitue pour le cerveau une période de repos ; et il serait extraordinaire de voir ce seul système anatomique présenter une circulation plus active pendant sa période de repos que pendant sa période de travail.

Une congestion passive, déterminant en quelque sorte l'asphyxie des éléments anatomiques baignés par un liquide sanguin approprié, n'est guère admissible ; et la congestion active entraîne une suractivité de la circulation ne concordant plus du tout avec la diminution des actes physico-chimiques qui accompagnent nécessairement le repos de l'organe. La congestion observée dans certains cas doit donc être tout à fait passagère.

Récemment, Libermann, dans une étude relative aux fumeurs d'opium, a montré par des expériences sur les animaux que le sommeil produit par les opiacés s'accompagnait de congestion et, reprenant l'hypothèse des Anciens relative à l'interruption des fonctions de la substance cérébrale par suite de la compression que lui faisait éprouver l'afflux d'une quantité exceptionnelle du sang, il admet que c'est là un mécanisme permettant d'expliquer la production du sommeil aussi bien sous l'influence de certains médicaments capables de déterminer une turgescence des vaisseaux cérébraux, que sous l'influence de l'apport du sang par le fait de l'activité des cellules, apport d'autant plus considérable que les cellules cérébrales travaillent davantage. Mais à côté de ce *sommeil par congestion*, il admet également le *sommeil par anémie*, dont le type lui est fourni par l'hypnose des blessés ayant perdu une grande quantité de sang et que l'on réalise encore en déterminant une décongestion cérébrale par la production d'un afflux sanguin dans les membres ou dans les viscères au moyen de certains procédés mécaniques ou physiques (travail musculaire, bain d'électricité statique).

Il n'est pas rare de voir le même résultat produit par deux mécanismes physiologiques opposés; mais si cette interprétation de Libermann embrasse tous les cas, elle ne va pas assez avant dans l'explication des phénomènes et représente plutôt, à mon avis, une constatation descriptive de ces phénomènes qu'une explication.

Au surplus, un certain nombre d'autres phénomènes, communs au sommeil et à l'anesthésie, marchent dans le même sens. Je vous ai déjà signalé la diminution du nombre des pulsations cardiaques, la diminution du nombre des mouvements respiratoires qui accompagnent l'anesthésie; cette même diminution s'observe dans le sommeil. Je sais bien qu'il y a ici, en ce qui regarde les mouvements respiratoires, une différence d'un certain ordre; que, pendant le sommeil, on a noté que la respiration était surtout à type thoracique, tandis que sous l'influence des hypno-anesthésiques elle est surtout à type abdominal; mais c'est là, en somme, une différence de peu de valeur. La diminution du nombre est beaucoup plus importante.

La diminution dans l'élimination de l'acide carbonique sous l'influence des anesthésiques, diminution dont les expériences de Paul Bert nous ont fourni la preuve expérimentale, s'observe également pendant le sommeil, et le fait a été vérifié à maintes reprises. Pendant le sommeil, comme sous l'influence des anesthésiques, la cornée est désséchée, la pupille rétrécie; les yeux sont dirigés en dedans et en haut, l'orbiculaire des paupières est relâché; enfin il y a cette dissociation, cette indépendance des mouvements des globes oculaires, sur lesquels j'insistais tout à l'heure, et qui est précisément l'un des indices de l'état réel d'hypno-anesthésie, lorsque la résolution musculaire va s'établir.

On a défini le sommeil « le repos exigé par le travail de la vie de relation ». Mais certains physiologistes ont voulu voir dans le sommeil un phénomène anormal. C'est ainsi que, pour Fleming, le sommeil serait une syncope; pour Brown-Séquard, ce serait une attaque quotidienne d'épilepsie.

D'autres, sans pousser les choses si loin, ont fait du sommeil un état particulier des fonctions tout à fait différent de leur état habituel pendant la veille, mais non pas une fonction à part : telle était l'opinion de Burdach, par exemple. Pour Richerand c'était autre chose, c'était un état négatif.

Le premier physiologiste qui semble avoir entrevu les choses d'une façon précise et conforme aux données actuelles, c'est Bichat. Pour lui, le sommeil correspondait surtout à une période d'intermittence d'action dans la vie animale. Le sommeil général était constitué par l'ensemble des sommeils partiels; et il voyait le sommeil général, exerçant son influence indirectement sur la vie organique, porter tout entier sur la vie animale. Pour Bichat, d'ailleurs, l'intermittence était une loi particulière à la vie animale et la distinguant précisément de la vie organique. De plus, il considérait que le sommeil n'est pas un état constant et invariable; qu'il peut présenter toutes les alternatives possibles, depuis le simple relâchement d'un muscle volontaire succédant à la contraction, jusqu'à la plus complète suspension de la vie animale lorsque le sommeil est profond. L'état de veille était dû aux excitations continuelles qui réagissent sur les sens et qui maintiennent le sujet éveillé; le sommeil naturel faisait naturellement et simplement suite à la lassitude des organes.

Il est d'ailleurs facile de constater expérimentalement que rien ne peut, à une certaine époque, suspendre l'influence du sommeil : lorsque la fatigue est poussée à bout, lorsque l'épuisement se produit à la suite d'une veille prolongée, quelles que soient les circonstances dans lesquelles il se trouve, l'individu, comme on dit vulgairement, tombe de sommeil, et il est fatalement obligé de céder à cette nécessité physiologique.

Un fait fort intéressant au point de vue clinique a été mis en évidence dans ces dernières années par un savant allemand, Strümpell; et ce fait démontre bien l'importance, la nécessité même des excitations continuelles pour déterminer et maintenir l'état de veille. Il s'agit, dans ce cas particulier, d'un individu borgne et sourd d'un côté et qui, de plus, était atteint d'anesthésie générale de la peau et des muqueuses. Chez cet individu il suffisait de fermer l'œil et l'oreille du côté sain pour le voir très rapidement tomber dans un état de sommeil profond d'où il ne pouvait être tiré que par une excitation assez intense, soit de l'œil, soit de l'oreille qui avaient été soustraits par l'occlusion aux excitations extérieures.

La fatigue physique ou psychique; l'affaiblissement des excitations extérieures, affaiblissement réalisé par l'obscurité, par le silence; la monotonie produite par la continuité ou la répétition des mêmes impressions ; le froid, la chaleur, la digestion, les substances narcotiques, peuvent produire le sommeil. Il faut donc qu'il y ait, dans cette masse de causes si différentes, une sorte de fonds commun, un mécanisme analogue qui puisse expliquer comment le sommeil se produit. On a dit que le sommeil était l'*état de repos de la cellule nerveuse*; ce n'est pas là évidemment une explication, mais simplement l'énoncé d'un fait.

Dans ces dernières années, la question a fait un pas très considérable; et c'est surtout à partir du moment où les physiologistes se sont avisés de chercher expérimentalement quelles étaient les modifications qui se produisaient dans la composition chimique des liquides nutritifs afférent et efférent, c'est-à-dire du sang qui arrivait à un organe et de celui qui en sortait, que la question qui nous occupe est entrée dans une phase intéressante. C'est ainsi qu'on a cherché à établir une comparaison entre ce qui se passait dans le tissu nerveux sous l'influence de l'état de veille ou de sommeil avec ce qui se passait dans le tissu musculaire suivant qu'il était actif ou inactif.

Par assimilation avec la théorie de Preyer expliquant la fatigue du muscle par les *substances ponogènes*, l'action épuisante exercée par les principes de désassimilation d'origine nerveuse serait due surtout à la production de l'acide lactique. A l'appui de cette interprétation, Preyer administrait à des individus ou à des animaux de l'acide lactique ou du lactate de soude en quantité un peu considérable; et il prétendait que sous l'influence de l'action exercée par cet acide lactique il voyait survenir plus ou moins facilement le sommeil.

Cette interprétation ne me paraît pas être absolument et exclusivement exacte; mais elle a frayé la voie à des interprétations beaucoup plus générales, entre autres, celle qu'on pourrait appeler la théorie de l'*oxydation insuffisante* (ou théorie de Sommer), et surtout la théorie de la *soustraction de l'oxygène actif* (ou théorie de Pflüger), qui sont infiniment plus probantes et en concordance bien plus étroite avec les résultats expérimentaux.

Pour Sommer et pour ceux qui adoptent cette théorie, l'état de veille ne serait autre chose que le résultat de la respiration cérébrale et le sommeil autre chose qu'un état d'asphyxie du cerveau. Byford, en 1856, faisait déjà remarquer que le liquide nourricier traversant les centres nerveux a pour mission de fournir des matériaux entretenant la structure et le travail des organes, et qu'il est, par conséquent, dépouillé de l'exercice de ces fonctions lorsqu'il a traversé l'organe dont il était chargé d'entretenir la vie : le sommeil serait la conséquence des modifications que le sang supporterait de ce fait, et il fournirait le moyen de réparer, par suite de l'accumulation intra-vasculaire de nouvelles réserves nutritives effectuées pendant sa durée.

C'est là une théorie un peu nuageuse et basée exclusivement sur le raisonnement; il en est autrement de la théorie de Pflüger qui constitue une théorie physiologique, sanctionnée par l'expérience dans une certaine mesure.

Pour Pflüger, le jeu des organes, ainsi que la vie, est essentiellement subordonné à la dissociation de la matière vivante; le sommeil ne serait que l'intermittence de cette dissociation. Il établit comme base de sa théorie que la condition première de toute excitabilité est la présence de ce qu'il a appelé l'*oxygène intramoléculaire*, c'est-à-dire l'oxygène capable de déterminer des combustions dans l'organisme. Pour lui, il n'y a aucun organe chez lequel la privation de l'oxygène se fasse ressentir avec plus de promptitude et d'énergie que l'encéphale.

Cette présence de l'oxygène intra-moléculaire diminue nécessairement par suite de la formation de l'acide carbonique. Lorsque cet oxygène a servi à réaliser des combustions, il se ferait, au moment de la production de l'acide carbonique, une oscillation énergique dans les atomes qui constituent la molécule organique, oscillation tout à fait comparable à celle qui se produit dans un mélange gazeux au moment de l'explosion signalant la formation d'un nouveau composé chimique; et ce serait précisément la transmission de molécule à molécule du mouvement déterminé par cette explosion qui serait pour lui la cause productrice et, par conséquent, l'origine de l'état de veille.

Pour Pflüger les anesthésiques empêcheraient cette action de deux façons : d'une part, en s'emparant de l'oxygène, soit directement, comme le protoxyde d'azote, soit indirectement, comme l'éther, le chloroforme, etc., par suite de la combustion du carbone qui serait mis en liberté dans l'organisme; et, d'autre part, les anesthésiques auraient la propriété d'empêcher l'activité de cet oxygène intra-moléculaire, c'est-à-dire de lui enlever le pouvoir dynamique qu'il possède et en vertu duquel il effectue les combustions.

Une théorie semblable à celle-ci et que je vous citerai parce qu'elle a un certain intérêt au point de vue qui nous occupe, est celle de Kohlschütter. C'est à peu près la théorie de Pflüger, mais envisagée d'une façon différente quant au mécanisme. Pour ce physiologiste, la réserve de substances nutritives accumulée pendant la période de sommeil suffit pour tout le reste de la journée de travail aux excédents de la dépense cérébrale sur la recette sanguine du cerveau. L'épuisement de cette réserve entraîne le repos spontané de l'organe et ramène périodiquement le sommeil qui peut la reconstituer. De plus, les modifications subies par la circulation sanguine viennent encore accentuer ces alternatives d'épuisement et de restauration : le courant plus rapide du sang dans le cerveau à l'état actif, c'est-à-dire pendant la veille, est plus apte à entraîner les produits de désassimilation; et, au coutraire, le courant plus lent pendant le sommeil se prête mieux à la fixation des matériaux de réserve.

Cette interprétation est ni plus ni moins susceptible de démonstration expérimentale, et tout aussi acceptable que celle des substances ponogènes qui revient, en définitive, à admettre une série de phénomènes très voisins de ceux que je viens de vous exposer, sinon même identiques : le sang affluant dans les centres nerveux pendant la période de veille donnerait lieu à la formation de produits de désassimilation qui, à certains moments de leur accumulation, détermineraient l'arrêt de la fonction : pendant le sommeil il y aurait, au contraire, une accumulation de réserve nutritive de façon à permettre, pendant la veille suivante, le maintien du système nerveux en état de fonctionner.

Si je passe ainsi en revue devant vous ces théories, c'est que nous allons être obligés d'emprunter à chacune d'elles pour pouvoir réaliser une sorte de théorie synthétique permettant actuellement l'interprétation du plus grand nombre des phénomènes.

Une autre théorie, toute récente, celle-là, c'est la théorie des leucomaïnes qui a été mise en avant par Léo Errera. Pour cet auteur, le sommeil serait produit par des leucomaïnes qui agiraient directement comme substances narcotiques. Pour étayer cette interprétation, il s'appuie non seulement sur des recherches personnelles, mais sur ce fait mis en évidence au moyen de l'expérimentation par M. Bouchard, que les urines du jour, injectées à des animaux, exercent une action narcotique, alors que les urines de la nuit exerceraient une action convulsivante.

Quant à moi, je suis disposé à accepter, au moins pour une bonne part, cette théorie des leucomaïnes, car je trouve dans l'action narcotique exercée par ces leucomaïnes des faits qui me paraissent tout à fait concordants avec ceux que nous aurons à relever dans l'action des hypno-anesthésiques et des hypnotiques; mais je crois que ce serait une opinion erronée que de vouloir, à l'exemple de Preyer, distinguer les narcoses produites artificiellement d'avec le sommeil normal, le sommeil physiologique. Il me semble en effet que vouloir faire une pareille distinction revient à vouloir trouver une différence dans la nature de la contraction musculaire suivant la nature de l'excitation qui l'a produite.

Il est très bien et très rationnel de chercher, comme nous venons de le faire, quel peut être l'état de la circulation cérébrale, quelle peut être l'activité de la combustion qui accompagne le fonctionnement du cerveau, quelle peut être l'intensité de la production de chaleur, voire même de démontrer et de mesurer, si faire se peut, les variations de l'état électrique de la masse nerveuse; mais, en somme, toutes les modifications subies par les mutations physico-chimiques ne sont que des manifestations occasionnelles de la vie du tissu nerveux, et il serait intéressant de savoir si elles s'accompagnent, oui ou non, d'une modification de structure du tissu. Je m'explique : vous savez qu'on a démontré d'une façon absolument certaine, absolument irréfutable actuellement, que, sous l'influence du travail, non seulement le muscle changeait sa chimie, si vous voulez me permettre cette expression, c'est-à-dire que non seulement les produits éliminés par un muscle changeaient de composition, mais encore que la structure histologique du muscle lui-même subissait des modifications qui ont été très bien mises en évidence par les travaux d'un certain nombre d'expérimentateurs.

C'est ce point, que le temps ne me permet pas de développer en ce moment parce qu'il est assez intéressant pour qu'on s'y arrête, c'est ce point qui a été mis en évidence, dans ces dernières années, par un certain nombre d'histologistes, notamment par M. Mathias-

Duval, à qui on doit ce qu'on pourrait appeler une *théorie histolo-gique* du sommeil, théorie par laquelle nous débuterons dans notre prochaine réunion. Cette théorie histologique du sommeil, jointe aux faits susceptibles de sanction expérimentale que nous emprunterons aux diverses autres théories que je viens de vous exposer, nous per-mettra, en effet, d'interpréter à la fois l'action des hypno-anesthé-siques et celle des hypnotiques.

VIᵉ LEÇON

PHYSIOLOGIE GÉNÉRALE DE L'ANESTHÉSIE. — THÉORIE HISTOLOGIQUE DU SOMMEIL

Nous avons passé en revue dans notre dernière réunion les principales des théories mécaniques et physico-chimiques permettant d'interpréter, en même temps que le sommeil, l'action des anesthésiques et des hypnotiques. Nous nous sommes arrêtés à l'exposition d'une dernière théorie qui me paraît le complément des autres.

En effet, la théorie histologique qui nous reste à examiner ne peut pas, à elle seule, avoir la prétention d'interpréter complètement, soit les phénomènes du sommeil, soit les phénomènes réalisés dans l'économie sous l'influence des hypno-anesthésiques ou des hypnotiques; mais elle vient, dans une certaine mesure, confirmer des faits mis en évidence par les autres théories que je vous ai exposées, elle vient leur prêter un appui, et elle permet certainement de comprendre, de concevoir un grand nombre de phénomènes dont l'explication resterait absolument indécise avec les seules ressources des théories physico-chimiques que nous avons passées en revue jusqu'à présent.

Je n'ai pas l'intention de développer entièrement devant vous la théorie histologique du sommeil, due, comme vous le savez, à M. Mathias-Duval; mais je vous exposerai simplement les principes généraux sur lesquels repose cette interprétation, et, comme vous allez le voir, cette théorie nous permettra de rassembler et de coordonner un assez grand nombre de faits qui sont des faits expérimentaux, par conséquent certains, indéniables, et d'arriver, en utilisant et rassemblant toutes ces données, à établir une théorie physiologique satisfaisante non seulement du sommeil, mais encore, comme je le disais tout à l'heure, de l'action des hypno-anesthésiques et des hypnotiques.

Il faut partir de ce principe que le sommeil constitue le repos du système nerveux central par le fait de la non-réception, ou de la difficile réception tout au moins, des impressions extérieures. Comme la cellule glandulaire, la cellule nerveuse ne peut réparer ses pertes de substance, après un travail plus ou moins long, que par la cessation de toute activité.

Les résultats acquis par les recherches des histologistes sont assez précis actuellement pour autoriser à admettre que les centres nerveux fonctionnels sont représentés, non pas par le corps des cellules nerveuses, mais par les articulations, par les prolongements cylindraxiles et protoplasmiques des neurônes. L'articulation de ces prolongements les uns avec les autres a lieu par *contiguïté* et non par continuité, les ramifications terminales d'un prolongement cellulifuge (cylindre-axe) venant se ramifier dans la proximité immédiate des ramifications d'un prolongement cellulipète (prolongement protoplasmique) du neurône suivant; de telle sorte qu'une modification structurale se traduira nécessairement par des changements dans les expansions protoplasmiques au niveau de ces articulations.

On peut très bien en inférer que c'est dans cet état de contiguïté plus ou moins intime des prolongements cylindraxiles des neurônes avec les ramifications des prolongements protoplasmiques d'un autre neurône, ou dans cette imperfection de contiguïté, que réside la modification en vertu de laquelle la conductibilité nerveuse se fait plus ou moins bien ou même ne se fait pas du tout. Il est en effet très rationnel d'admettre, en raison des faits que je viens de vous énoncer, que si la distance devient un peu plus considérable entre les articulations des neurônes intercommunicants, la contiguïté se trouvant moins intime, la conductibilité est elle-même plus difficile : la résistance à vaincre devenant plus considérable, il faudra une excitation plus puissante pour déterminer le passage de l'influx nerveux; de même que, dans un courant électrique, le contact entre deux conducteurs devenant moins parfait, il faut mettre en jeu une intensité plus considérable pour surmonter cette tendance à l'interruption du courant.

Mais les histologistes nous ont appris également qu'il existe dans l'axe cérébro-spinal toute une série de régions où les neurônes sensitifs périphériques s'articulent avec les neurônes sensitifs centraux. A ce point de vue la région des noyaux de Burdach et de Goll est la région qui présente le plus d'intérêt, c'est la plus importante : au-dessous de cette région se trouve le territoire des neurônes des réflexes; au-dessus, le territoire des neurônes gouvernant les phénomènes psychiques et cérébraux.

Les noyaux de Goll et de Burdach, situés dans les pyramides postérieures du bulbe, représentent l'une des plus importantes de ces régions. Là aboutissent les voies sensitives périphériques, les prolongements protoplasmiques constituant les ramifications cellulipètes des neurônes sensitifs; de là partent les voies sensitives centrales, les prolongements cylindraxiles qui vont, dans l'écorce cérébrale, s'articuler avec les prolongements protoplasmiques des cellules pyramidales ou neurônes psychiques.

Pendant le sommeil, les réflexes ne sont pas abolis; il n'y a donc pas d'interruption ou de difficulté de passage dans les articulations de neurône à neurône constituant l'arc réflexe. Cette interruption a lieu seulement, d'une part, au niveau de l'articulation du neurône sensitif périphérique avec le neurône sensitif central, d'autre part, au niveau de l'articulation du neurône sensitif central avec le neurône psychique : la rupture simultanée, plus ou moins complète, en ces deux points d'articulation explique les diverses modalités du sommeil, depuis le sommeil léger jusqu'au sommeil se rapprochant de l'hypnose, c'est-à-dire la plus ou moins difficile réception ou la non-réception des impressions extérieures.

Le sommeil, comme certains hypnotiques, permet de constater une différence de conductibilité dans ces tissus nerveux : les réflexes ne sont pas abolis, ce qui permet de conclure à la presque intégrité de la conduction par les articulations de neurône à neurône dans le domaine des réflexes; les actes cérébraux ne sont pas non plus complètement abolis, comme le prouve la possibilité des rêves, ce qui doit faire conclure aussi à une conduction voisine de la normale par les articulations de neurône à neurône dans le domaine des phénomènes psychiques; mais il n'en est plus de même en ce qui regarde l'intégrité de la conduction entre les articulations des neurônes sensitifs périphériques avec les neurônes sensitifs centraux, ici la conductibilité est très affaiblie, voire même complètement nulle; et ce serait donc au niveau de ces articulations que la contiguïté serait devenue moins intime par suite de l'action exercée sur la cellule nerveuse par les déchets normaux (sommeil naturel) ou par la substance médicamenteuse (sommeil dû aux hypnotiques). Au contraire les hypno-anesthésiques, certains hypnotiques même, ou encore certaines formes de sommeil, car vous savez qu'il existe des variétés de sommeil profond dans lesquelles les réflexes sont abolis, sont capables de pousser le défaut de conductibilité jusqu'à produire l'abolition des réflexes.

La cellule nerveuse va se trouver en présence d'un produit toxique quel qu'il soit, que ce soit une substance absolument étrangère à l'organisme, un hypno-anesthésique ou un hypnotique artificiellement introduits dans l'économie, que ce soit une substance formée pendant la vie, pendant le fonctionnement normal des tissus nerveux, leucomaïne ou tout autre produit d'excrétion, peu importe, c'est l'action de cette substance sur le protoplasma qui va déterminer des modifications physico-chimiques, dont la modification structurale, se traduisant par une sorte de rétraction des prolongements protoplasmiques que je viens de vous esquisser, sera la conséquence.

D'autre part, nous savons par les recherches qui ont été faites depuis un certain nombre d'années sur la physiologie et l'histologie cellulaires, qu'il doit s'agir plutôt d'un déplacement que de véritables mouvements amœboïdes. Si l'on songe, en effet, au rôle important que joue la présence ou tout au moins le voisinage du noyau dans la production des mouvements amœboïdes, on arrive à penser que ce sont des déplacements, des sortes d'oscillations qui se produisent à l'extrémité des prolongements des cellules nerveuses et que ce mouvement doit être différent suivant la nature des expansions terminales. Les ramifications terminales cylindraxiles sont probablement trop éloignées des noyaux pour être capables d'amœboïsme; mais ces conditions sont précisément inverses pour les ramifications des prolongements protoplasmiques : ce seraient donc ces dernières, les ramifications des prolongements de protoplasma du neurône sensitif central, qui seraient surtout le siège de ces mouvements permettant une conductibilité plus ou moins parfaite entre le neurône sensitif central et le neurône sensitif périphérique représenté par les ramifications terminales de cylindre-axe.

D'ailleurs, certains faits ont démontré que cette manière de voir pouvait être basée sur des données expérimentales. Ainsi M. Ranvier a fait voir que les cellules olfactives, aujourd'hui considérées par tous les histologistes comme des cellules nerveuses, possédaient des prolongements, homologues des prolongements dits de protoplasma d'un neurône, animés de mouvements absolument différents de ceux des cils vibratiles et qui semblaient se diriger en quelque sorte pour rechercher les odeurs, et les faire percevoir : les mouvements, on pourrait dire instinctifs, de ces prolongements des cellules pourraient être parfaitement comparés aux mouvements qui seraient produits sous l'influence des agents hypno-anesthésiques ou des agents hypnotiques. J'ajouterai que nous avons dans les expériences de chimiotaxie qu'on peut répéter sur les amibes et les leucocytes une preuve absolument évidente, une preuve expérimentale de l'importance qu'il faut accorder aux phénomènes physico-chimiques dans l'acte que je retrace en ce moment. Vous savez que les mouvements amœboïdes ne se produisent chez les amibes ou chez les leucocytes qu'à une condition, c'est que ces éléments anatomiques se trouvent dans un milieu convenablement chargé d'oxygène. Vous savez que ces mouvements amœboïdes ne se produisent plus dès que l'oxygène est remplacé par de l'acide carbonique ou un autre gaz inerte, et que si l'on remplace ensuite cet acide carbonique par de l'oxygène, les mouvements réapparaissent, les prolongements amœboïdes semblant se diriger vers l'oxygène comme un individu cherche de l'air pour respirer. Il y a là des résultats expérimentaux très intéressants qui viennent à l'appui de l'interprétation du sommeil par cette théorie histologique.

Mais, de nouvelles sanctions expérimentales sont venues confirmer encore ces interprétations et faire passer cette théorie de l'amœboïsme nerveux de l'état de pure hypothèse à l'état de fait anatomiquement constaté, en ce qui concerne les modifications histologiques subies par le protoplasma des cellules nerveuses. Les recherches de Pergens sur les yeux de poissons téléostéens (*Leuciscus rutilus*) ont montré que les cellules pigmentaires de la rétine sont rétractées, les franges qu'elles envoient sur les cônes et les bâtonnets sont courtes et peu chargées de pigment, lorsque ces animaux ont été laissés dans l'obscurité. Au contraire, la lumière fait allonger ces franges, qui descendent alors profondément entre les éléments de la membrane de Jacob et sont très chargées de pigment, en même temps que la portion protoplasmique des cônes subit une contraction qui peut aller de

40 μ à 6 μ. Les prolongements protoplasmiques des cellules de la couche ganglionnaire (cellules multipolaires) sont plus épais. La rétine diminue ainsi considérablement d'épaisseur : or, par ses couches internes, cet organe est un véritable centre nerveux.

Ces changements de volume des prolongements protoplasmiques ont encore été très nettement démontrés dans des recherches effectuées à l'Institut Solvay, de Bruxelles, d'une part et en premier lieu, par M. J. Demoor, d'autre part, par Mlle Stefanowska. M. Demoor a affectué ses expériences à l'aide d'un certain nombre de substances hypnotiques et hypno-anesthésiques, ce qui augmente pour nous leur intérêt. Chez des chiens, les prolongements des cellules pyramidales, qui présentent une arborisation protoplasmique à panache si richement ramifié, ont alors un aspect moniliforme très régulier, au lieu d'offrir l'apparence de filaments épineux, en échelle suédoise. A un examen superficiel, on les croirait formés d'une succession régulière de granulations arrondies, de dimensions d'ailleurs variables, totalement séparées l'une de l'autre. Mais, en les étudiant à l'aide de forts grossissements, et sur des coupes beaucoup plus minces que celles faites habituellement dans les centres nerveux traités par la méthode de Golgi, on constate qu'entre les granulations existe toujours un filament unissant, quelquefois extrêmement ténu. Le prolongement cellulaire moniliforme se termine presque toujours par une granulation, et ce grain terminal est toujours relativement gros.

Ces résultats ont été confirmés par Mlle Stefanowska dans son étude sur les appendices piriformes des dendrites cérébraux chez la souris blanche et le cobaye. Sous l'influence des anesthésiants, ces appendices piriformes diminuent, ou même disparaissent complètement ; et, en même temps, les prolongements protoplasmiques se couvrent de nombreuses varicosités : cependant, la disparition des appendices piriformes peut se produire sans qu'il apparaisse de varicosités sur les dendrites. Or c'est par l'intermédiaire de ces appendices piriformes que s'effectuent les contacts entre les prolongements des neurônes cérébraux.

M. Manouélian a montré de son côté, dans un travail fait sous l'inspiration de M. Mathias-Duval, que les épines des ramifications dendritiques des cellules pyramidales disparaissent plus ou moins complètement et que ces ramifications présentent des renflements en boule chez la souris fatiguée, c'est-à-dire soumise à des excitations incessantes jusqu'à ce qu'elle tombe épuisée et succombe au sommeil, insensible à de nouvelles excitations. Souvent, le corps de la cellule lui-même est modifié; il est devenu ovoïde, globuleux; on a peine à reconnaître une cellule pyramidale. On constate des modifications semblables dans les prolongements de protoplasma des cellules de Martinotti (cellules à cylindre-axe ascendant de la couche des cellules polymorphes). Les cellules mitrales du bulbe olfactif, type parfait de néurône sensitif central, présentent aussi le même aspect; rétraction des pseudopodes et épaississement de la tige protoplasmique allant du corps de la cellule mitrale au glomérule, en même temps que cette tige présente de gros renflements olivaires presque continus : dans le glomérule correspondant, la ramification dendritique de la cellule mitrale s'est légèrement écartée de l'arborisation cylindraxile terminale de la cellule olfactive.

Voilà donc des faits expérimentaux prouvant ces mouvements dans les ramifications d'un neurône sensitif central, cellule mitrale olfactive, comme dans celles des neurônes psychiques, cellules pyramidales, et dans celles des neurônes moteurs centraux, cellules de Martinotti; et M. Robert Odier (de Genève) a étendu ces observations aux cellules nerveuses de la moelle épinière.

MM. Mathias-Duval, Deyber et Manouélian ont émis l'hypothèse que ces mouvements d'écarts et de rapprochements étaient sous la dépendance des *nervi-nervorum*, éléments nerveux modifiant le fonctionnement, c'est-à-dire le contact des prolongements protoplasmiques des neurônes, comme les vaso-moteurs ou les nerfs cardiaques modérateurs gouvernent l'activité d'autres éléments nerveux : cette fonction serait dévolue aux fibres centrifuges intra-glomérulaires, étudiées surtout dans ces derniers temps par M. Manouélian, fibres qui présideraient à la réception des excitations nerveuses en provoquant l'état de rétraction ou d'allongement des arborisations protoplasmiques, c'est-à-dire le passage plus ou moins facile du courant nerveux.

Ce seraient alors ces *nervi-nervorum* qui ressentiraient de la façon la plus exquise l'action des hypno-anesthésiques, celle des hypnotiques, aussi bien que celle des matériaux de déchet du fonctionnement normal des cellules amenant le sommeil naturel, comme, pour prendre un exemple, le pneumogastrique ressent, d'une façon particulièrement intense, l'action de l'atropine.

Dans tous les cas, il est évident que les articulations entre les prolongements cylindraxiles et protoplasmiques des neurônes ne sont pas absolument infranchissables, ce qui serait incompatible avec le maintien de la vie, mais que la conductibilité a seulement plus ou moins diminué. D'ailleurs, on peut fort bien admettre un isolement relatif des neurônes, d'autant plus accentué que l'hypnose est plus profonde, c'est-à-dire que l'action toxique de la substance hypnotique ou hypno-anesthésique agit avec plus d'efficacité sur le protoplasma des cellules nerveuses, ou sur les *nervi-nervorum* de M. Mathias-Duval.

Je vous rappellerai, en outre, que le sommeil n'est pas exclusivement une fonction du cerveau. Certainement le cerveau joue le principal rôle; mais une expérience très curieuse, due à Goltz et réalisée sur un chien qu'il a conservé pendant près de deux ans complètement privé de ses hémisphères cérébraux, a permis de constater chez cet animal des périodes alternatives de veille et de sommeil très remarquables, dans lesquelles par conséquent il ne pouvait plus être question de l'intervention du cerveau : il s'agit donc bien ici, au point de vue des influences nerveuses, d'un véritable sommeil de la moelle, rappelant dans une étroite mesure le sommeil du cerveau.

Il est fort intéressant, Messieurs, de faire ressortir encore plus que je ne l'ai fait dans quelques comparaisons précédentes l'analogie qui existe entre cette interprétation histologique du sommeil et les phénomènes de conductibilité électrique.

Un physicien fort distingué, M. Branly, a étudié la façon suivant laquelle se comportait un courant électrique traversant un tube rempli de limaille métallique : or, il existe, au point de vue de la conductibilité, une analogie étroite entre les neurônes et un tube à limaille. Vous savez que lorsqu'on remplit un tube de verre de grains de plomb ou de limaille métallique, ce tube ne conduit pas le courant d'un élément de pile, mais il devient conducteur pour ce même courant si on le place dans une zone d'ondes électriques, tel que le champ électrostatique d'une machine statique, ou bien le flux d'induction d'un solénoïde parcouru par un courant de haute fréquence, ou bien encore si on le place dans un cône de rayons cathodiques. Un simple choc suffit, en déterminant l'ébranlement moléculaire de ce système, pour anéantir la conductibilité; et, d'autre part, le passage, même éphémère, d'un courant alternatif rétablit la conductibilité primitive.

Vous voyez que nous avons là une image aussi parfaite qu'il est possible de ce qui se passe dans l'hypothèse que je viens de vous développer, hypothèse qui a bien des chances d'être proche de la réalité puisque, en plus d'une certaine sanction expérimentale, elle permet d'interpréter le plus grand nombre des phénomènes, et qu'en somme elle est en concordance très exacte avec les théories physico-chimiques que je vous ai exposées précédemment et qui, à elles seules, ne suffisaient pas à donner une interprétation complète.

Vous voyez que l'état de la circulation cérébrale, dont nous nous étions occupés d'abord, semble être devenu une condition bien secondaire dans les phénomènes de l'hypnose ou du sommeil. En effet, je vous ai déjà dit que la congestion ou l'anémie pouvaient se montrer successivement au cours de l'anesthésie. J'ai appelé votre attention sur ce fait de la coïncidence, qui s'observe en réalité assez fréquemment, presque toujours même au début dans la pratique, entre l'asphyxie et l'anesthésie; la disparition de la sensibilité peut se produire alors par deux mécanismes absolument opposés. Dans le cas où c'est l'hypérémie qui se manifeste d'abord, il se produit bientôt une paralysie succédant à l'exaltation des centres; s'il y a, au contraire, anémie dès le début, l'insensibilité résulte du fait de l'insuffisance dans l'apport des matériaux nutritifs.

Une expérience de Claude Bernard démontre le bien fondé de cette interprétation. Il prenait un lapin dans le crâne duquel il pratiquait au trépan une fenêtre de 15 millimètres de diamètre, de façon à pouvoir mettre à nu la masse cérébrale après incision de la dure-mère; et il remarquait, pendant l'hypno-anesthésie (à l'aide de l'éther pour accentuer la phase d'excitation) à laquelle cet animal était soumis, des phases successives d'hypérémie et d'anémie; l'hypérémie étant une phase du début à laquelle succédait bientôt l'anémie. Pendant la période d'hypno-anesthésie confirmée, toutes les excitations étrangères, quelles qu'elles fussent, excitation du toucher, excitation de la vue, etc., suffisaient à déterminer une hypérémie très visible du cerveau, mais aucune augmentation de l'activité circulatoire.

En résumé, à la période d'anesthésie confirmée, il y a une anémie notable et constante, en rapport, comme je vous l'ai déjà fait observer, avec le repos de l'organe. Alors cette anémie devient évidemment une condition importante du maintien de l'état d'hypno-anesthésie.

Mais on est en droit de se demander si c'est cette anémie cérébrale qui est la cause de l'anesthésie, ou bien si elle est simplement
la conséquence d'une influence exercée par l'anesthésique sur les
vaso-moteurs.

Je vous rappelle ce fait sur lequel j'ai déjà appelé votre attention à
propos de l'historique des hypno-anesthésiques, que l'ischémie cérébrale produit l'insensibilité dans une certaine mesure. Je vous ai dit
que la compression des vaisseaux carotidiens avait été utilisée autrefois dans ce but; mais, lorsqu'on répète cette expérience, on ne tarde
pas à s'apercevoir qu'il faut faire intervenir un autre facteur. Il est
évident que la compression intéresse tous les paquets vasculo-nerveux, et que l'action mécanique exercée sur le pneumogastrique
entre pour une très grande part dans la production des phénomènes
subséquents.

De plus, ainsi que l'ont établi les recherches de Claude Bernard,
chez l'individu ou chez l'animal en état d'hypno-anesthésie ou en état
de sommeil, l'affaiblissement circulatoire est faible, il ne dépasse
pas celui d'un organe simplement au repos. La quantité de sang
restant dans le cerveau est parfaitement suffisante pour entretenir
les fonctions nerveuses, le sang est assez riche en oxygène pour produire ses effets de stimulation; il faut donc faire intervenir ici un
autre facteur.

Il est indispensable de faire intervenir, dans l'interprétation des
phénomènes, non seulement l'anémie de la masse cérébrale, mais
encore, peut-être même surtout, la tension sanguine; de telle sorte
qu'on peut se dire que le cerveau, d'abord congestionné, s'anémie
par suite de l'abaissement de la pression générale et qu'à cette
période correspond la suspension de son activité. A ce moment le
cerveau reste inerte, sans conscience, sans volonté, non seulement
parce qu'il est directement atteint par la substance anesthésique,
mais encore parce qu'il ne reçoit plus sous une pression normale —
je vous ai cité des faits expérimentaux prouvant que la pression
diminuait dans une très notable proportion pendant l'hypnose et pendant l'anesthésie — le sang qui entretient son activité dans l'état de
veille. De sorte que la diminution de la tension doit jouer un rôle
au moins aussi important que celui de l'anémie relative, au point de
vue de l'interprétation des phénomènes.

Cette influence de la tension sur les combustions et sur les échanges intramoléculaires nous est prouvée d'une façon absolument certaine pour d'autres tissus que le tissu nerveux : pour le tissu musculaire, par exemple, vous savez combien est intense le fait de l'augmentation ou de la diminution de pression sur les échanges respiratoires.

Nous avons essayé de reproduire devant vous des expériences qui pourront vous donner une idée de ce fait. Vous savez que lorsque des tissus végétaux respirent, ils ont la propriété de dynamiser l'oxygène, c'est-à-dire de faire ce que produisent tous les éléments anatomiques qui respirent, de rendre active une partie de l'oxygène dont l'autre partie est consommée par eux. Cette suractivité de l'oxygène peut être mise en évidence par une réaction extrêmement simple, celle de la teinture de gayac. Vous savez qu'en présence de l'oxygène actif, de l'oxygène que j'appelle ici dynamisé, la teinture de gayac bleuit immédiatement. Si l'on met dans de l'eau un fragment d'un tissu végétal et qu'on expose ce liquide à la lumière, l'oxygène ainsi rendu actif par la respiration du tissu végétal bleuira la teinture de gayac ajoutée au mélange.

Dans l'un de ces vases on a mis un tissu végétal au contact d'eau pure, dans l'autre on a mis le même tissu végétal au contact de l'eau chargée de chloroforme. Vous pouvez voir que dans les deux cas il y a un bleuissement de la teinture de gayac; par conséquent il y a indication que de l'oxygène a été mis en œuvre par le tissu, qu'une partie de cet oxygène a été rendu actif. Mais si l'on fait cette expérience en diminuant la tension, c'est-à-dire en faisant le vide partiel dans le récipient servant à reproduire cette expérience, on observe que le bleuissement de la teinture de gayac ne se produit plus. Pour que les échanges gazeux s'effectuent utilement, il est donc nécessaire que la tension ait une valeur déterminée.

Cette observation au sujet de l'anémie relative et de la diminution de tension a été faite également, non seulement à propos du système nerveux cérébral, mais même à propos de la moelle. Les expériences de Frédéricq, réalisant l'interruption dans la circulation de l'aorte pour obtenir l'anémie de la moelle, ont abouti à des résultats identiques. Au début, il se produit des phénomènes d'excitation, à laquelle succède bientôt la paralysie motrice; au bout d'un certain temps, la sensibilité se trouve atteinte à son tour, elle est d'abord exaltée, puis enfin anéantie. Ici vous pourrez remarquer que la marche des phénomènes est précisément inverse de celle qu'on observe dans l'hypno-anesthésie.

En définitive, les modifications vasculaires qu'on peut observer pendant l'anesthésie paraissent ne pas être autre chose que des accidents qui accompagnent le phénomène sans constituer son essence. Claude Bernard, qui avait beaucoup insisté sur ce point, ajoutait que ramener l'anesthésie à une simple anémie du cerveau serait exactement la même chose que de considérer l'ivresse comme une conséquence des modifications dans la vascularisation générale qui se produit toujours pendant sa durée.

Il y a donc, dans l'action de l'anesthésique, quelque chose de plus que l'anémie cérébrale; c'est cette action spéciale produite par l'anesthésique qui circule dans le sang et qui vient s'exercer sur les éléments nerveux.

Il est facile d'ailleurs, par une série d'expériences que nous allons reproduire devant vous, de démontrer ce fait avec une entière évidence.

Vous vous rappelez sans doute que, dans notre précédente réunion, nous vous avons montré un certain nombre de grenouilles, une entre autres sur laquelle on avait pratiqué l'ablation du sacrum et fait une ligature en masse pour empêcher la circulation de continuer dans le train postérieur. On va faire exactement la même chose sur une autre grenouille, mais cette fois au lieu de plonger l'animal dans de l'eau chloroformée, on va lui injecter un centimètre cube d'eau chloroformée dans le train antérieur et vous verrez que le résultat sera exactement le même. La solution anesthésique sera en contact seulement avec l'origine des nerfs sensitifs dans la moelle et nous verrons se produire une anesthésie généralisée à tout l'animal, comme nous l'avons observé déjà chez la grenouille immergée dans l'eau chloroformée par son train antérieur.

Si nous changeons l'emplacement de la ligature, et si, au lieu de lier la grenouille à la partie inférieure du corps dans la région du sacrum, nous pratiquons cette ligature à peu près à la hauteur de la bifurcation de l'aorte, un peu en arrière des bras, de façon à ce que la substance anesthésique se trouve en contact seulement avec le cerveau et la partie antérieure de la moelle, nous verrons que l'anesthésie sera généralisée également à tout l'animal : c'était là ce que Claude Bernard avait appelé l'anesthésie par influence. En effet, dans ce cas, les régions postérieures de la moelle ne sont pas touchées par la substance anesthésique, la circulation ne pouvant pas y apporter cette substance ; il faut donc que l'anesthésie qui se produit dans le train postérieur de l'animal soit déterminée par une véritable influence exercée par le cerveau et par la région supérieure de la moelle : les centres nerveux supérieurs ont transmis, en quelque sorte, l'anesthésie à la partie inférieure. Il semble donc, dans ce cas, que le cerveau influence la moelle et les nerfs sensitifs qui en émergent, absolument comme le fait la volonté dans un autre ordre de phénomènes.

Cependant, avec toute la sagacité que Claude Bernard apportait toujours dans ses méthodes expérimentales, il avait indiqué lui-même que ces expériences étaient sujettes à deux critiques assez importantes.

La première, c'est que l'origine réelle des nerfs sensitifs pouvait se trouver dans une région de la moelle beaucoup plus élevée que celle préservée par la ligature, en d'autres termes, que l'origine réelle pouvait être assez éloignée de l'origine apparente. D'autre part, il disait qu'il fallait songer à la présence d'artères médullaires longeant la moelle, artères dans lesquelles il était absolument impossible d'interrompre la circulation ; et qu'on pouvait, à la rigueur, admettre la possibilité pour l'anesthésique de se trouver en contact avec les éléments nerveux de la moelle par suite de son apport, en faible proportion il est vrai, par l'intermédiaire de ces artères qu'il avait été impossible de lier.

Pour obvier à cette dernière objection, il faisait l'expérience que nous allons reproduire devant vous. Voici une grenouille à laquelle on va enlever le cœur et les gros vaisseaux et chez laquelle on va ensuite pratiquer une ligature à la hauteur à laquelle on avait pratiqué la ligature sur la grenouille précédente. Dans ce cas, il est évident que la circulation sera réduite à zéro ou à peu près, et que la pénétration des substances toxiques ne pourra plus se faire que par imbibition de proche en proche. Or, s'il est évident que la pénétration des substances toxiques peut avoir lieu par imbibition, nous savons d'autre part, soit par les expériences de Stilling, soit par celles d'un grand nombre d'autres physiologistes, que cette imbibition se fait d'une façon très lente et que sa rapidité est absolument incomparable à celle avec laquelle se fait la propagation d'une substance toxique lorsque la circulation est intacte, ou même lorsqu'elle est gênée dans une certaine mesure.

Pour mettre cela en évidence, on va répéter devant vous une expérience qui consiste à prendre deux grenouilles, aussi semblables que possible l'une à l'autre : à l'une, on pratiquera exactement la même opération que celle qu'on vient de pratiquer sur la grenouille à laquelle on injecte en ce moment du chloroforme, on lui enlèvera le cœur et les gros vaisseaux, puis on fera chez ces deux animaux une injection de la même quantité d'une solution de sulfate de strychnine. L'une des grenouilles aura sa circulation intacte, l'autre sera privée, autant qu'il est possible, de circulation.

Vous allez voir que, dans un espace variant de dix à vingt minutes au maximum, la grenouille dont la circulation est intacte aura une crise tétanique caractéristique de strychnisme, tandis qu'au bout d'un temps beaucoup plus considérable la grenouille dont la circulation a été réduite à zéro ne manifestera aucun symptôme, la crise tétanique pouvant mettre jusqu'à plusieurs heures avant de se montrer.

Dans le cas de cette grenouille chez laquelle on introduit une substance anesthésique, une solution de chloroforme, dans le train antérieur après lui avoir enlevé le cœur et les gros vaisseaux, l'anesthésie se produit quand même ; elle se produit au bout d'un temps un peu plus considérable que celui après lequel elle se montre chez la grenouille normale, mais l'anesthésie est complète et aussi marquée que celle qu'on peut observer chez l'animal intact.

D'autre part, si l'on répète la même expérience en pratiquant cette fois l'injection d'eau chloroformée non plus dans le train antérieur, mais dans le train postérieur de la grenouille, on constatera une anesthésie qui sera limitée exactement à la région dans laquelle la substance anesthésique aura pu se répandre par le fait de la circulation capillaire et de l'imbibition : la région inférieure de la moelle et les nerfs sensitifs qui en émergent subiront les effets de l'anesthésique, tandis que la tête et le train antérieur, à l'abri du contact direct grâce à la ligature, resteront indemnes.

Nous observons donc ici que le phénomène inverse de celui que je vous signalais tout à l'heure ne se produit pas, c'est-à-dire, pour employer l'expression dont se servait Claude Bernard, que la moelle n'influence pas le cerveau, que la partie inférieure de la moelle n'influence pas la partie supérieure. Tout à l'heure, nous voyions un animal anesthésié par son train antérieur subir l'anesthésie complète par suite de la transmission de cette anesthésie au train postérieur; l'inverse ne se produit pas : le cerveau est un centre principal capable d'influencer les centres secondaires de la moelle, mais il est incapable — je parle ici au point de vue restreint des anesthésiques, bien entendu — d'être influencé par eux.

Les résultats qu'on obtient dans les expériences qu'on est en train de pratiquer devant vous sont encore rendus beaucoup plus évidents par ce fait que des résultats absolument identiques peuvent être obtenus au moyen de procédés réalisant l'anesthésie chez les grenouilles; mais sans employer les substances anesthésiques. Vous vous rappelez que nous avons pu anesthésier des grenouilles en les plongeant dans de l'eau chauffée entre 37 et 38 degrés. Eh bien, l'anesthésie est réalisable exactement de la même manière que par injection d'eau chloroformée ou éthérée, lorsqu'après avoir fait subir à ces animaux la même mutilation que celle dont je viens de vous parler on les plonge dans de l'eau chauffée à 38°.

Vous vous rappelez certainement que la sensibilité des animaux à sang froid aux substances toxiques varie dans une limite assez restreinte, en somme, de température. Si par exemple, comme on va le faire dans un moment devant vous, on injecte à deux grenouilles, toujours aussi identiques que possible, une certaine quantité de solution de sulfate de strychnine et qu'on plonge l'une dans de l'eau maintenue à 0° et l'autre dans de l'eau chauffée à 30°, alors que la grenouille maintenue dans l'eau à 0° mettra un temps considérable avant de manifester le strychnisme par des crises tétaniques, au contraire, celle qui sera plongée dans l'eau à 30° manifestera son intoxication dans un temps beaucoup plus court que celle qui sera restée dans de l'eau à la température normale. Mais si on continue à élever la température, à partir de 35° les phénomènes changent absolument, et à la température de 37° ou 38°, comme nous vous l'avons déjà montré, la grenouille subit l'anesthésie; puis, si cette température est prolongée pendant un temps un peu considérable, ou si elle atteint seulement 40°, l'animal ne tarde pas à mourir. Chez la grenouille, les phénomènes dont la manifestation constitue la vie, ne peuvent se produire normalement qu'entre ces deux limites.

Si l'on réalise sur une grenouille la mutilation dont je vous parlais tout à l'heure, si l'on pratique une ligature au-dessous de la naissance des bras, à la bifurcation de l'aorte, de manière à ne laisser communiquer le train antérieur avec le train postérieur que par la moelle et les petits vaisseaux qui l'accompagnent, et si l'on plonge seulement la tête de cette grenouille dans de l'eau chauffée à 38°, on verra s'établir l'anesthésie généralisée, absolument comme nous l'avons vue s'établir dans les expériences que je vous ai montrées lorsque l'animal, absolument intact, était soumis simplement à l'action de l'eau chauffée.

Dans ces cas, il est évident que l'objection relative aux artères rampant le long de la moelle est absolument réduite à néant. Pour admettre que l'action du sang échauffé sur la substance nerveuse de la moelle puisse entrer ici en ligne de compte, il faudrait admettre en effet que l'échauffement se transmet à un degré suffisant malgré la température relativement basse de l'animal. C'est là un fait qui est absolument impossible à soutenir ; et d'ailleurs il est facile de vérifier, au moyen d'une pile thermo-électrique par exemple, que la température du train postérieur de l'animal ne s'élève pas et que, par conséquent, il est impossible d'admettre le transport de la chaleur par l'intermédiaire de cette circulation.

Dans tous les phénomènes dont je viens de vous parler, un fait avait frappé depuis longtemps déjà les observateurs : la perte de la sensibilité commence par l'extrémité périphérique des nerfs pour remonter ensuite jusqu'à la moelle et gagner enfin le cerveau. A une certaine période de l'anesthésie on observe l'abolition des réflexes alors que les mouvements volontaires sont encore possibles. A cette période, les centres réflexes ne peuvent plus être mis en jeu par des excitations périphériques ; mais le cerveau est encore capable de donner des ordres et de transmettre des incitations qui se traduisent par des mouvements volontaires. Ce phénomène rentre dans l'interprétation admise par Claude Bernard ; le cerveau constitue le grand centre sensitif, il réagit sur la moelle, centre secondaire, comme elle réagit à son tour sur les nerfs sensitifs.

Nous dirons, en admettant l'interprétation histologique que je vous exposais tout à l'heure, que, par suite de la contiguïté moins parfaite des prolongements protoplasmiques des neurônes, l'onde nerveuse parcourt une longueur de moins en moins considérable du conducteur nerveux en raison de l'accroissement des résistances ; et que, suivant que l'incitation sera plus ou moins considérable, l'onde nerveuse pourra se propager à une distance plus ou moins considérable elle-même de son point de départ.

Dans tous les cas, un fait ressort avec évidence de cette série d'expériences, c'est la nécessité absolue, pour que l'anesthésie se produise, que l'anesthésique touche un centre nerveux; alors toutes les parties du système sensitif qui sont placées sous la dépendance de ce centre sont atteintes, sauf les fonctions respiratoires et circulatoires, qui sont cependant atteintes à leur tour, *à la limite*, c'est-à-dire lorsque l'action toxique est trop prolongée.

Les anesthésiques exercent donc une action absolument élective sur les éléments sensitifs ; les éléments moteurs, au contraire, ont conservé leur excitabilité. Il est facile de vérifier expérimentalement cette assertion.

Voici une grenouille qui a été soumise à l'anesthésie et sur laquelle on a découvert le sciatique : ce sciatique a été mis en rapport avec un excitateur qui permet d'y faire passer un courant d'induction; vous allez voir que, malgré l'état d'hypno-anesthésie profond de l'animal, le passage de ce courant électrique suffira à déterminer la contraction musculaire par suite de l'excitation des nerfs moteurs. Ceci prouve bien le fait de l'électivité dont je vous parlais, parce que le sciatique, comme vous le savez, est un nerf mixte constitué à la fois par des fibres sensitives et motrices, sans parler des fibres à fonctions spéciales, sécrétoires, vaso-motrices, etc. ; et l'action de l'anesthésique paraît s'être portée *exclusivement* sur les éléments sensitifs dont les fonctions physiologiques sont abolies, alors qu'au contraire les éléments moteurs semblent tout à fait indemnes.

Il y a donc un moment de l'action anesthésique où les racines postérieures des nerfs mixtes, comme le sciatique, ont perdu leur action physiologique sous l'influence de l'anesthésique; les racines antérieures ayant, au contraire, sensiblement conservé toute la leur.

Une autre expérience qu'il est facile de répéter sur un chien est confirmative de celle qu'on vient de reproduire devant vous; elle consiste à exciter la corde du tympan alors que l'animal est soumis à l'anesthésie; la corde du tympan soumise à l'excitation électrique va déterminer dans ce cas un afflux salivaire, absolument comme si l'animal n'était soumis à aucune cause d'anesthésie.

Il y a donc, dans l'action exercée par les anesthésiques sur les nerfs mixtes, un moyen de dissocier les éléments sensitifs des éléments moteurs, au moins au point de vue physiologique. Toutes ces expériences et ces considérations nous permettent donc de conclure que les anesthésiques abolissent la sensibilité, non pas en altérant de façon quelconque les fibres nerveuses sensitives, mais en empêchant leur fonctionnement de produire son effet par suite des modifications qu'ils déterminent dans les centres nerveux.

Il est intéressant de se rendre compte de la façon dont l'anesthésie peut arriver à déterminer ces phénomènes. Claude Bernard a comparé les faits qui se produisent dans ce cas à ceux qui se produisent lors de la mort naturelle du nerf sensitif. En effet, la cessation des propriétés vitales, des propriétés fonctionnelles d'un nerf sensitif suit exactement la même marche que celle que nous venons de reconnaître sous l'influence de l'anesthésie. Claude Bernard ne manquait pas de faire ressortir à ce sujet combien les phénomènes physiologiques, les phénomènes pathologiques, les phénomènes toxiques ou thérapeutiques, se rattachent à des lois communes ; et il s'appuyait aussi bien sur les phénomènes produits par les anesthésiques que sur ceux dus au curare pour arriver à cette démonstration.

Deux conditions sont nécessaires pour la manifestation de la vie : l'organisme, le milieu. Il est évident que toucher à l'organisme, toucher au nerf sensitif, produirait une modification telle que la vie cesserait immédiatement. Il est bien plus intéressant de voir, pour nous expliquer les phénomènes observés, ce que peut déterminer la soustraction progressive ou seulement la modification du milieu normal et de chercher le rôle que jouent ces modifications dans la mort naturelle de l'organisme.

Le milieu normal d'un nerf sensitif est le sang, et ce liquide constitue une condition indispensable à l'entretien de sa vie : eh bien, si l'on soustrait le sang à un nerf sensitif, on peut le faire soit à l'extrémité périphérique, soit à l'extrémité centrale ; les phénomènes qu'on observe sont alors absolument différents.

Si l'on vient à effectuer cette soustraction du sang à l'extrémité périphérique du nerf sensitif, on voit se produire une modification locale ou même une coagulation de la substance nerveuse entraînant un certain ralentissement ou même une perte locale des propriétés fonctionnelles du nerf ; mais ce n'est pas la mort véritable, attendu que ce nerf sensitif garde ses propriétés pendant un temps plus ou moins long dépendant de conditions tout à fait accessoires. Nous ne verrons pas se produire ainsi la véritable mort du nerf sensitif, mort qui se propage rapidement et qui envahit rapidement le nerf dans sa totalité. Il se produira seulement ce que l'on observe à la suite de la ligature de l'artère d'un membre dont le nerf reste libre : on voit la sensibilité persister dans les tissus aussi bien au-dessus qu'au-dessous de la ligature, et cette sensibilité ne disparaît, à la longue, au-dessous de la ligature, qu'à la suite du progrès des phénomènes de putréfaction cadavérique, lorsque la décomposition envahit progressivement tous les milieux qui ont été ainsi privés de circulation par la ligature.

Mais si l'on empêche l'accès du sang à l'origine médullaire des nerfs sensitifs, alors les phénomènes qu'on observe sont très différents. On voit en effet survenir une perte rapide des propriétés fonctionnelles dans toute l'étendue du nerf sensitif ; et, fait remarquable, le nerf commence, absolument comme dans l'anesthésie, à perdre ses propriétés sensitives, à mourir si vous voulez, par l'extrémité périphérique.

C'est donc en réalité une véritable viciation du sang par l'agent anesthésique porté à l'origine médullaire du nerf sensitif qui détermine les phénomènes que nous avons observés. Que cette viciation soit le résultat, comme je vous le disais précédemment, d'un produit de déchet normalement accumulé dans l'organisme, qu'elle soit le fait d'un produit étranger à l'organisme comme une substance hypno-anesthésique ou hypnotique, peu importe, vous voyez que le mécanisme est toujours le même, les phénomènes sont identiques dans tous les cas. L'action élective de ces agents sur les neurônes sensitifs des centres nerveux s'effectue par l'intermédiaire des modifications physico-chimiques que je vous ai indiquées ; les modifications du protoplasma sont, elles-mêmes, la conséquence de ces modifications physico-chimiques ; et, en définitive, tout le système périphérique sensible est intéressé. Cette viciation, cette sorte de suppression du sang au point de vue d'un seul élément, tandis qu'il conserve intactes ses propriétés vis-à-vis des autres éléments de l'organisme, n'est d'ailleurs pas spéciale aux anesthésiques et aux hypnotiques.

L'anesthésie locale (si l'on peut employer cette expression, car en somme anesthésie et locale sont deux locutions qui ne vont guère ensemble), l'anesthésie locale n'est autre chose qu'un phénomène du même genre, mais dans ce cas particulier les nerfs sensitifs conservent leur sensibilité au fur et à mesure qu'on se rapproche des centres et, surtout, *l'excitabilité sensitive de la moelle est toujours intacte*, si longtemps qu'on puisse prolonger l'action de la substance qui détermine l'insensibilité ou l'anesthésie locale. Et, en effet, vous pouvez très bien, après avoir déterminé chez un animal une insensibilisation locale même très étendue dans une région, dans un membre par exemple, injecter dans le membre ainsi insensibilisé localement une solution de sulfate de strychnine et vous verrez toujours la strychnine déterminer ses phénomènes caractéristiques, c'est-à-dire la tétanisation, et par conséquent mettre en jeu l'excitabilité réflexe du nerf sensitif à son origine médullaire.

Dans le cas de l'anesthésie locale, les phénomènes d'insensibilité ne s'étendent pas au delà du point touché par la cause anesthésiante; et le résultat est absolument comparable avec l'arrêt de la circulation dans une région limitée du corps.

Par conséquent, tout aussi bien pour les phénomènes qui se passent dans la mort naturelle du nerf que pour les phénomènes déterminés soit par les hypno-anesthésiques, soit par les hypnotiques, l'action exercée sur l'extrémité périphérique du nerf sensitif diffère essentiellement de l'action exercée sur l'extrémité centrale.

RÉSUMÉ ET CONCLUSIONS. — Messieurs, j'ai terminé ici la physiologie générale de l'anesthésie. Nous avons consacré trois leçons à passer en revue les principaux phénomènes qui sont justiciables de cette physiologie générale; et je crois qu'il ne sera pas inutile de résumer les observations dont nous avons eu à nous occuper et de mettre en évidence les conclusions auxquelles nous avons pu arriver. L'expérimentation et la discussion des résultats expérimentaux nous ont enseigné un certain nombre de faits qu'il y a lieu de retenir.

I. — En premier lieu, une substance hypno-anesthésique (ou un anesthésique, si vous le voulez, puisque c'est une locution consacrée) doit être une substance volatile, éminement absorbable et qui, chez les animaux à sang chaud tout au moins, doit être introduite par les voies respiratoires pour exercer rapidement et utilement son action. Cette substance anesthésique, je vous l'ai montré expérimentalement, se trouve dès le début dans le sang; on peut, après une seule inhalation, en retrouver les traces. Elle agit au contact des centres nerveux et elle produit une anémie relative en même temps qu'une diminution notable de la tension artériclle.

II. — En second lieu, les centres nerveux sont atteints successivement. C'est d'abord le cerveau qui est le premier et le plus intéressé; puis la moelle, dont l'envahissement se traduit par différentes périodes : au commencement de l'action anesthésiante, les réflexes ayant leurs centres dans la moelle allongée et la moelle épinière, non seulement persistent, mais ils sont même plus énergiques et plus rapides, comme il arrive toujours lorsque la moelle est soustraite à l'influence cérébrale; ces mouvements réflexes disparaissent peu à peu lorsque la moelle vient à entrer dans la sphère d'action de l'anesthésique, mais, à ce moment, les mouvements de totalité, mouvements que l'on appellerait volontaires si l'animal ou l'individu n'avait pas perdu conscience de sa personnalité, persistent encore pendant quelque temps; bientôt ces mouvements eux-mêmes disparaissent et font place au collapsus, au relâchement musculaire complet. Les mouvements respiratoires et cardiaques persistent seuls pour permettre le maintien de la vie organique. L'anesthésie ne remonte pas vers les centres nerveux supérieurs.

III. — En troisième lieu, l'insensibilité commence par les extrémités périphériques, absolument comme dans la mort naturelle survenant par soustraction du sang. On peut trouver dans l'action des hypno-anesthésiques un caractère différentiel très marqué entre les éléments sensitifs et les éléments moteurs. Bien mieux, comme cela est déjà réalisable pour les nerfs moteurs avec le curare, on peut établir avec les hypno-anesthésiques une sorte de catégorisation, de graduation dans les nerfs sensitifs. Ce sont d'abord les nerfs des sens spéciaux qui sont affectés; puis viennent ensuite les nerfs des sensations extérieures moins nettement localisées, comme le toucher, la douleur, par exemple; puis les nerfs des actes réflexes inconscients, le réflexe rétinien, le réflexe de la déglutition ne disparaissent qu'après les réflexes du toucher et de la douleur; enfin, en dernier lieu, sont intéressés les nerfs sensitifs des actes réflexes tout à fait automatiques, sans l'accomplissement desquels la vie ne peut pas persister, les réflexes respiratoire et circulatoire, par exemple, ceux qu'il importe précisément dans l'anesthésie de ne pas anéantir.

On peut donc, comme vous le voyez, faire au moyen des anesthésiques un véritable classement des nerfs centripètes et du degré d'importance de leurs fonctions.

De plus, c'est la sensibilité récurrente qui est la première à disparaître des paires nerveuses rachidiennes; puis, à la fin, les racines postérieures elles-mêmes finissent par ne plus être excitables; et, cependant, comme je vous le disais il y a un moment, les cellules nerveuses des centres sont encore capables de sentir une excitation et de réagir sur les nerfs moteurs. On a traduit la succession de ces phénomènes en disant que la *réceptivité de la moelle* était abolie, mais non pas son *excitabilité*. Claude Bernard ne voyait là que la dernière expression de la marche ascendante de l'anesthésie dans le nerf.

D'ailleurs, pour le système nerveux en général comme pour chaque tube nerveux en particulier, tout est absolument relatif à la période de l'anesthésie que l'on considère.

IV. — Enfin, en quatrième lieu, vous avez pu voir que nous pouvions interpréter les phénomènes qui se produisent par des modifications physico-chimiques d'abord, d'où résultent ensuite des altérations structurales du protoplasma.

En ce qui regarde les modifications physico-chimiques, je vous rappelle le rôle important joué par la coagulation partielle du protoplasma, sa déshydratation passagère; et ce que vous me permettrez d'appeler l'*adynamisation* de l'oxygène intra-moléculaire — je fais ici allusion à la théorie de Pflüger — coïncidant avec l'abaissement de la tension sanguine et le ralentissement de la circulation.

Je vous ai montré, au moyen de quelques expériences, que certaines cellules — et le fait se vérifie pour les cellules musculaires, pour les tubes nerveux — perdent leur transparence et leur irritabilité sous l'influence du chloroforme. D'autres éléments cellulaires ou d'autres parties d'éléments cellulaires, tels que les cils vibratiles, les spermatozoïdes, perdent leurs mouvements, leur irritabilité, sous l'influence du chloroforme ou des anesthésiques en général; ils recouvrent facilement ces propriétés par un lavage suffisant pour entraîner la substance anesthésique.

Au point de vue des altérations structurales, nous avons vu aujourd'hui que soit la rétraction, soit la modification des mouvements des prolongements protoplasmiques des neurônes, pouvait permettre de rendre compte d'une suspension de la conductibilité, ou d'une difficulté plus ou moins considérable dans la conductibilité nerveuse; et que c'est, en somme, le résultat définitif de l'action physico-chimique, passagère ou durable, soit de l'agent étranger, soit du produit de déchet de la vie normale du tissu nerveux.

Comme vous le voyez, la théorie histologique vient en quelque sorte en aide aux théories dont je vous ai parlé dans notre dernière réunion : dans une certaine mesure, elle étaie ces théories, elle permet d'approfondir certains phénomènes. C'est une théorie hypothétique évidemment, au moins dans une grande partie de ce qui la concerne; mais comme toutes les théories de ce genre elle me paraît utile à conserver pour le moment, puisqu'elle permet d'interpréter les phénomènes, quitte, bien entendu, à l'abandonner pour une théorie meilleure lorsque de nouveaux faits permettront de mettre en avant des explications encore plus plausibles.

VIIe LEÇON

PHYSIOLOGIE SPÉCIALE DU CHLOROFORME

A présent que nous sommes aussi bien édifiés qu'il est possible, dans l'état actuel de nos connaissances, sur la physiologie générale des anesthésiques, nous allons pouvoir passer à l'étude de la physiologie spéciale de ceux qui sont plus particulièrement employés. Ainsi que je vous l'ai déjà dit, cette étude se bornera aux principaux anesthésiques, ceux qui sont à peu près exclusivement employés maintenant ou tout au moins ceux qui sont d'un usage courant. Nous allons débuter par l'étude de la physiologie spéciale du chloroforme. C'est en effet, de tous les anesthésiques, celui qui est encore le plus communément employé.

Lorsque nous aurons passé en revue les faits généraux concernant cette action physiologique spéciale, nous verrons ensuite en quoi l'action physiologique de l'éther et du bromure d'éthyle employés comme hypno-anesthésiques diffèrent de celle du chloroforme; il ne me restera plus guère à ce moment qu'à fixer quelques points de détail de l'action particulière exercée par ces deux derniers anesthésiques sur l'organisme vivant. Ensuite nous consacrerons un certain temps, le moins longtemps possible, à l'étude du protoxyde d'azote qui offre un intérêt assez considérable et qui pourrait, à la rigueur, comme vous le verrez, servir aux lieu et place d'un des anesthésiques dont je viens de parler.

Ce qu'il y a de plus frappant, de plus remarquable, et surtout de plus intéressant au point de vue médical dans l'application thérapeutique du chloroforme, c'est l'action exercée par cette substance anesthésique sur le système nerveux, sur la respiration et sur la circulation.

J'aurai nécessairement à vous rappeler dans cette étude certains phénomènes dont il a déjà été question à propos de la physiologie générale des anesthésiques; je me bornerai dans ce cas à vous remémorer les faits, sans insister sur ceux qui paraissent déjà suffisamment démontrés. Pour bien interpréter l'action du chloroforme sur l'économie, il faut avoir égard à trois ordres de phénomènes constants, trois lois physiologiques, en quelque sorte, qui ont été bien mises en évidence par les études de MM. Duret et Dastre sur les anesthésiques.

La première est la *loi des périodes*; c'est-à-dire, l'ordre suivant lequel le système nerveux est envahi. Ainsi que nous l'a déjà appris l'étude de la physiologie générale des anesthésiques, pour le chloroforme comme pour toutes les autres substances de ce groupe, ce sont d'abord les hémisphères cérébraux qui subissent en premier lieu l'action pharmacodynamique; ensuite, les voies sensitives sont intéressées en allant de la périphérie vers la moelle; puis, les voies motrices, les voies intramédullaires d'abord; et enfin, en dernier lieu, le bulbe. L'action sur le bulbe constitue un phénomène toxique, comme vous le savez, et qu'il faut se garder autant que possible d'atteindre.

La seconde, *loi de l'excitation préparalytique*, est relative à la période de surexcitation qui précède toujours la période de paralysie. Cette période de surexcitation — je parle ici exclusivement du chloroforme — est plus ou moins longue ou marquée, suivant les circonstances et suivant les individus. Il y a des faits de susceptibilité individuelle absolument remarquables et qui font que, tandis que la période de surexcitation, toutes choses égales d'ailleurs, est très marquée, assez longue et même intense avec certains individus; avec d'autres, au contraire, elle est extrêmement courte, fort peu marquée; mais, dans tous les cas, elle ne manque jamais.

Il y a, à ce sujet, une certaine difficulté dans l'interprétation des phénomènes attribuables à cette excitation ou à la paralysie qui en est la conséquence. On peut, en effet, incriminer aussi bien certains phénomènes physiologiques que d'autres qui sont absolument les contraires, les antagonistes des premiers. C'est ainsi, par exemple, qu'on peut aussi bien attribuer l'arrêt du cœur à une surexcitation du bulbe qu'à une paralysie de la région cervico-dorsale de la moelle.

En fait, dans beaucoup de circonstances, et surtout dans les circonstances où l'on pratique habituellement l'anesthésie chirurgicale, c'est-à-dire lorsqu'on se sert de méthodes se rapprochant plus ou moins de la méthode dite par sidération, ces périodes sont tellement subintrantes qu'il est véritablement bien difficile d'attribuer à l'un des phénomènes physiologiques dont je viens de parler plutôt qu'à l'autre les résultats qui se produisent.

La troisième loi est celle de la *prédominance des effets modérateurs* pour une égale excitation. C'est d'ailleurs là un fait absolument général en physiologie et qui a été démontré dans un grand nombre de circonstances fort différentes; pour l'électricité, par les travaux de Baxt et von Frey; pour le sang asphyxique, par les recherches de MM. Dastre et Morat; pour la digitaline, par les beaux travaux de M. François-Franck.

Toutes les fois que l'anesthésie sera conduite avec les ménagements voulus, nous verrons se succéder invariablement toute une série de phénomènes, suivant l'ordre réglé par ces trois principes.

Première période. Sommeil anesthésique. — A. *Phase de surexcitation.* — L'intoxication débute par les hémisphères cérébraux. C'est la phase de surexcitation qui ouvre la marche, phase qui, comme je vous l'ai déjà dit, se traduit par un désordre dans les idées; le délire, des rêves, des hallucinations de toutes sortes. Ces phénomènes sont particulièrement intenses chez les femmes, chez les enfants, chez les alcooliques. Au point de vue pratique, il en résulte la nécessité absolue pour l'opérateur de ne jamais pratiquer seul une anesthésie, et cela pour plusieurs raisons. La première, c'est que l'opérateur a bien assez à faire de s'occuper de son opération et qu'il ne doit pas en être dérangé par la surveillance constante qu'exige la pratique de l'anesthésie. En second lieu — j'ai déjà appelé votre attention sur ce fait — il arrive assez fréquemment, chez les femmes notamment, qu'il s'établit une confusion dans la mémoire, lors du retour à l'état normal, permettant d'accepter comme vrais des faits qui ne sont que les résultats d'illusions ou de rêves, et que la conservation de ce souvenir peut donner lieu à des accusations extrêmement désagréables, comme les annales médico-légales nous en ont rapporté maintes preuves.

Pendant cette période de surexcitation, il y a toujours des mouvements irréguliers, désordonnés ou convulsifs, plus ou moins intenses, que certains auteurs, comme M. Duret par exemple, ont attribués à l'excitation diffuse des centres psycho-moteurs, tandis que d'autres physiologistes, comme M. Dastre, les attribuent à l'excitation des nerfs sensitifs bulbo-médullaires.

B. *Phase de l'abolition du fonctionnement des hémisphères.* — Cette première phase ne tarde pas à être suivie d'une seconde, qui est la phase d'abolition du fonctionnement des hémisphères cérébraux. Comme vous le savez, c'est la disparition des phénomènes de conscience et de perception sensorielle qui ouvre la marche. Cette période constitue celle du sommeil et du repos; ce n'est pas encore la période d'anesthésie chirurgicale, mais c'est celle qui la précède immédiatement, qui indique en quelque sorte que cette période chirurgicale est imminente.

Cette période de sommeil et de repos résulte des modifications éprouvées par les éléments nerveux corticaux : elle résulte, pour une part, d'une anémie cérébrale, et pour une part également, des mutations physico-chimiques qui accompagnent cette anémie, mutations dont nous avons admis, jusqu'à plus ample informé, que les modifications des prolongements protoplasmiques des neurônes sont une conséquence.

C. *Disparition de la sensibilité.* — A cette phase succède très rapidement la disparition de la sensibilité : la moelle se trouve intéressée à son tour, après un intervalle plus ou moins accentué, et cette atteinte se traduit par la disparition de la sensibilité. Ici, la période de surexcitation qu'il faut évidemment admettre puisque tous les faits prouvent qu'elle doit exister, cette période de surexcitation est tellement réduite qu'on n'a véritablement aucun phénomène précis à lui rapporter; à moins qu'on ne veuille lui attribuer certains phénomènes d'hallucination, dont je vous parlais tout à l'heure, hallucinations qui auraient comme cause occasionnelle le contact, c'est-à-dire une origine périphérique.

Comme cela se produit avec tous les anesthésiques d'ailleurs, — il y a sous ce rapport quelques petites différences pour chacun d'eux, — les diverses sensations sont dissociées : la sensibilité générale à la douleur disparaît la première, puis ensuite les différentes sortes de sensibilité tactile. En ce qui concerne spécialement le chloroforme, le système sensoriel tégumentaire est affecté d'une façon spéciale suivant la marche envahissante de l'anesthésie : c'est d'abord la sensibilité des membres et du tronc qui disparaît la première, puis celle de la face, ensuite celle de la muqueuse nasale de la sous-cloison, puis celle des téguments de l'œil; après cela, les organes des sens sont frappés à leur tour, c'est d'abord l'œil qui est intéressé et en dernier lieu l'oreille.

Les sensations auditives sont les dernières à disparaître; l'oreille est, ainsi qu'on l'a dit, l'*ultimum moriens* avec le chloroforme. C'est ainsi qu'un sujet, peu de temps avant la période d'anesthésie chirurgicale, profonde, est encore capable d'entendre des sons, et même de répéter ou de prononcer certains lambeaux de phrases ou certains mots sans suite, par l'effet d'un réflexe purement automatique.

Comme je vous l'ai déjà dit, les organes splanchniques, à sensibilité sympathique, résistent le plus longtemps; par exemple, le tube digestif et les organes génitaux. Je n'insiste pas sur ce point, sur lequel j'ai déjà insisté à propos de la physiologie générale des anesthésiques.

Deuxième période. Anesthésie et résolution musculaire. — La seconde période constitue celle de l'anesthésie et de la résolution musculaire parfaite, la sensibilité est éteinte avant la motilité ou même avant le pouvoir excito-réflexe. Dans une première phase, la motilité réflexe est conservée et même exagérée par suite de cette excitation préparalytique dont je parlais tout à l'heure, d'une part, et, d'autre part, par suite de la suppression de l'activité des hémisphères cérébraux qui exercent une action inhibitrice très marquée sur les réflexes. Dans une deuxième phase, la motilité réflexe est complètement abolie.

Dans la première phase, celle où l'activité réflexe n'est pas complètement éteinte, on voit se produire très fréquemment, surtout du côté des muscles de l'appareil respiratoire, une excitation qui se traduit par une sorte de crise tétanique, par du trismus, par du tétanos du plancher de la bouche et même des membres. Mais ces phénomènes peuvent aussi bien être interprétés par cette sorte de combinaison de l'asphyxie avec l'anesthésie, sur laquelle j'ai déjà appelé votre attention; ou plutôt, ce qui me paraît beaucoup plus exact, ces phénomènes peuvent être attribués à une anoxyhémie qui détermine l'excitation du pouvoir automoteur des centres.

Ce qui tend à faire admettre cette dernière interprétation, c'est une expérience de Paul Bert qui consiste à déterminer l'asphyxie par immersion d'un animal complètement anesthésié : malgré l'état d'anesthésie profonde dans lequel se trouve l'animal en question, on peut voir des convulsions survenir au moment de la mort. Ces convulsions sont, il est vrai, moins intenses que celles qu'on voit se produire chez un animal normal, mais cependant elles existent, et elles sont évidemment une preuve de la conservation, dans une certaine mesure tout au moins, du pouvoir automoteur des centres.

Cette persistance du pouvoir automoteur et du pouvoir excito-réflexe est surtout remarquable dans les régions supérieures du névraxe. C'est l'œil pour lequel on voit cette conservation persister le plus longtemps. Au début de l'anesthésie, il est absolument de règle de voir se produire du nystagmus, des mouvements désordonnés des globes oculaires; plus tard, on voit, à une certaine période, le réflexe rétinien qui persiste, bien que l'individu n'ait plus aucune conscience; et enfin, à une période plus avancée, au moment où l'anesthésie va devenir efficace pour l'application chirurgicale, on observe une dissociation, une indépendance des mouvements des globes oculaires qui marque la terminaison imminente de la période que je vous retrace en ce moment.

La disparition des réflexes médullaires d'origine externe se produit à son tour; la résolution musculaire et la narcose sont profondes. C'est le summum de l'effet utile pour l'application chirurgicale; mais c'est également, comme je vous l'ai déjà dit, le point qu'il est important de ne pas dépasser.

A ce sujet je vous rappelle un fait sur lequel j'ai déjà appelé votre attention. Cette dissociation des propriétés du système nerveux, telle que je viens de vous la décrire, paraît caractéristique de l'action des substances hypno-anesthésiques. Je vous rappelle l'expérience de Frédéricq sur l'anémie artificielle de la moelle, expérience dans laquelle on voit la dissociation se faire d'une façon très différente : la sensibilité ne disparaît qu'après la motilité, alors qu'au contraire, sous l'influence des hypno-anesthésiques, c'est la sensibilité qui disparaît en premier lieu, puis ensuite la motilité.

Il est intéressant, aussi bien au point de vue de la physiologie spéciale du chloroforme qu'au point de vue des applications médicales, de dire quelques mots de l'ordre suivant lequel s'effectue la disparition des différents réflexes.

Le réflexe patellaire est un de ceux qui disparaît en dernier ; après lui le réflexe oculo-palpébral disparaît à son tour; et enfin M. Dastre a mentionné, tout au moins chez le chien, un réflexe qu'il a appelé l'*ultimum reflex*, c'est le réflexe labio-mentonnier : lorsqu'on excite avec un instrument à pointe mousse la muqueuse gingivale au niveau des incisives supérieures, il se produit une secousse brusque tirant en avant et en haut la lèvre inférieure de manière à lui faire recouvrir plus complètement la base des incisives inférieures. Ce réflexe, qui ne se produit que lorsque l'animal se trouve dans un état de complète anesthésie, est déterminé surtout par le muscle peaucier-mentonnier et accompagné du redressement des poils de la région. Sa voie centripète est le trijumeau, par le nerf dentaire antéro-supérieur du maxillaire supérieur; sa voie centrifuge est le facial, avec intervention de quelques fibres de l'hypoglosse qui se rendent au muscle génio-hyoïdien. Je ne sais pas si ce réflexe a été recherché sur l'homme; je n'ai pu trouver aucun renseignement à cet égard.

Les réflexes de la luette et de la muqueuse laryngée ont disparu un peu avant les réflexes de la sensibilité cornéenne.

En ce qui concerne les réflexes cardiaques et respiratoires on observe ceci. Dans les premiers temps de l'anesthésie, il existe — et ce point est très important — avec le chloroforme principalement, une exagération assez notable des réflexes modérateurs cardiaques. Je vous ai cité des expériences de Vulpian et de M. François-Franck qui montrent qu'en effet, à cette période, l'excitation du laryngé supérieur détermine un arrêt du cœur beaucoup plus facile qu'à l'état normal. C'est même cet arrêt du cœur que nous allons retrouver tout à l'heure sous le nom de syncope cardiaque primitive et dont nous allons étudier le mécanisme. Ce réflexe disparaît plus tard; et avec lui disparaît un des périls les plus sérieux de l'anesthésie sous l'influence du chloroforme.

Ce réflexe est dû spécialement à l'action irritante exercée par le chloroforme sur les muqueuses des premières voies ; et la preuve en est fournie expérimentalement par ce fait que, si l'on détermine l'anesthésie chez un animal en faisant pénétrer le chloroforme par la trachée, en mettant par conséquent les muqueuses laryngée, nasale et buccale à l'abri de ses vapeurs irritantes, l'excitation ne se produit plus, ces réflexes deviennent impossibles à réaliser.

L'arrêt qu'on peut observer dans la première phase de l'anesthésie chloroformique se trouve, à une période plus avancée, lorsque l'anesthésie progresse, remplacé d'abord par de simples ralentissements ;

puis, il n'y a plus aucune modification de rythme ; mais, à aucun moment, même au cours de l'anesthésie confirmée, le pneumo-gastrique ne perd son action sur le cœur et son excitation permet toujours d'en déterminer l'arrêt. On peut encore, soit par l'excitation du sciatique, ou mieux encore par l'excitation des branches du plexus brachial, déterminer un abaissement notable de la pression cardiaque ; et même, si l'excitation est suffisamment intense, déterminer l'arrêt du cœur.

Quant aux réflexes respiratoires ils persistent indéfiniment. Pendant l'anesthésie même la plus profonde, la section des deux pneumogastriques est capable de produire les troubles qu'elle produit habituellement chez l'animal normal. Par l'excitation du bout central, par exemple, on peut déterminer, jusqu'au moment de la mort, l'arrêt de la respiration, et cela avec des courants d'une intensité modérée. Il y a lieu de noter à cet égard une susceptibilité toute particulière du nerf d'arrêt chez certains animaux à système nerveux très sensible, d'où résulte une inhibition générale et la mort par conséquent. Chez ces animaux, sous l'influence de l'atropine, on voit l'arrêt respiratoire persister seul, parce que l'action propre de l'atropine est d'annihiler l'influence du pneumo-gastrique sur le cœur.

Voyons maintenant quelle est l'action du chloroforme sur la circulation centrale et sur la circulation périphérique. Au point de vue théorique on peut rapporter cette action à deux conditions.

Type normal. — Dans la première période, celle de l'anesthésie complète, c'est-à-dire celle où les voies sensitives sont encore seules intéressées, les téguments sont pâles et les vaisseaux périphériques contractés, les pulsations du cœur sont régulières, le pouls serré et plein, la pression élevée. Nous supposons le cas normal ; mais, en réalité, c'est une conception purement théorique qui ne se réalise pour ainsi dire jamais ; ce type régulier est une exception et une sorte de schéma idéal dont les causes occasionnelles de perturbation existent en nombre infini.

Dans la deuxième période, celle de la narcose profonde avec résolution musculaire absolue, c'est-à-dire celle pendant laquelle la moelle tout entière est sous l'influence de la substance anesthésique, celle où les voies motrices et les racines antérieures sont intéressées, on voit se produire l'envahissement des zones médullaires et des zones accélératrices ; il en résulte que les battements du cœur s'affaiblissent, le pouls devient mou, la pression s'abaisse de plusieurs centimètres, le tonus vasculaire est diminué ; on observe alors de la dilatation vasculaire, autant par suite de l'affaiblissement du myocarde que par suite de la paralysie, partielle tout au moins, des vasoconstricteurs. Et en effet, à la limite même, si l'on pousse l'expérimentation plus loin, on voit qu'il ne se produit plus de constriction vasculaire par l'excitation du sympathique, plus de réflexes vasoconstricteurs par l'excitation du sciatique, ou même par l'excitation du laryngé supérieur.

La succession des phénomènes que je viens d'indiquer constitue ce qu'on pourrait appeler le type régulier, dans lequel la vaso-constriction persiste continuellement. C'est là, comme je vous le disais tout à l'heure, une exception ; et presque jamais on ne voit les choses se passer de la sorte. De manière qu'il faut compter bien plus avec les irrégularités de ces deux types ; et que c'est précisément dans l'étude de ces irrégularités que réside l'intérêt de l'action physiologique spéciale exercée sur la circulation par le chloroforme.

Irrégularités. — Eh bien, la première des irrégularités qui peut frapper, c'est celle qui détermine la syncope cardiaque primitive, celle que M. Duret a appelée *syncope laryngo-réflexe*.

Syncope primaire. — Celle-là se produit au début de la chloroformisation, par suite de l'irritation des filets terminaux du trijumeau, ou mieux encore, du laryngé supérieur. Le réflexe se fait par le bulbe et la voie du pneumo-gastrique ; il peut en résulter, comme je vous l'ai dit, un arrêt du cœur.

Syncope secondaire. — Mais une autre syncope cardiaque peut se montrer à une période plus avancée de la chloroformisation, c'est celle que M. Duret a appelée *syncope secondaire ou bulbaire*. Si le chloroforme n'est pas administré avec une continuité graduée et très régulière, si, par exemple, une inhalation trop brusque aux premières périodes met tout à coup un flot de vapeurs de chloroforme en contact avec les muqueuses respiratoires, la moelle se trouve envahie par un afflux trop abondant de vapeur anesthésiante ; et l'excitation qui en résulte éclate brusquement à la suite de l'action exercée sur les accélérateurs cardiaques de la moelle cervico-dorsale.

On voit alors les pulsations cardiaques monter brusquement au chiffre de 150 à 160 ; la pression s'élève d'une façon correspondante dans les premiers moments, mais elle baisse bientôt. Suivant la loi de M. Marey, les battements du cœur sont nombreux et très petits, ils perdent en force ce qu'ils gagnent en vitesse. Puis, à ces pulsations extrêmement nombreuses succède bientôt un ralentissement considérable et une syncope précédée de trois ou quatre systoles lentes, allongées, qui sont en quelque sorte le signal de l'arrêt subit qui les suit.

Les phénomènes sont les mêmes, à la syncope près, que ceux qui succèdent à la section des pneumo-gastriques. Le ralentissement est dû à la paralysie des centres accélérateurs de la moelle succédant à une excitation exagérée. Quant à la syncope, elle est due à l'action des pneumo-gastriques sollicités dans le bulbe par l'action de la vapeur chloroformique qui envahit peu à peu les centres supérieurs pendant que la moelle se paralyse. De sorte qu'en réalité le ralentissement se trouve d'origine médullaire et la syncope d'origine bulbaire.

Si ce point n'est pas atteint, il faut penser à ce fait qui a été bien mis en évidence par les expériences de Vulpian : cette syncope est *imminente* et peut être déterminée par la plus faible irritation portée sur le nerf vague, que cette irritation soit directe, ou indirecte comme celle, par exemple, résultant de l'excitation du sciatique.

Syncope tertiaire. — Une troisième syncope cardiaque peut s'observer à une autre période de la chloroformisation, c'est la *syncope toxique ou tertiaire* de M. Duret. Lorsque l'administration du chloroforme est continuée trop longtemps, ou graduellement poussée trop loin, on voit bientôt survenir des phénomènes de paralysie. Ici intervient la loi que je vous ai énoncée relativement à la prédominance des effets modérateurs. Vous savez en effet que lorsqu'une action modératrice et une action accélératrice sont portées en même temps et au même degré sur deux systèmes, l'un modérateur, l'autre accélérateur, le système modérateur l'emporte; puis lorsque l'excitation cesse, c'est au contraire le système accélérateur qui prédomine.

Par conséquent, après une période de ralentissement accompagnée d'augmentation d'amplitude, les mouvements du cœur deviennent accélérés et de plus en plus petits, pendant que la pression baisse. Puis survient un arrêt de la respiration par paralysie du bulbe, arrêt qui précède de quelque temps, d'une ou deux minutes à peine, l'arrêt du cœur. C'est cette syncope, que l'on appelle syncope par intoxication, qui est de beaucoup la plus grave; elle est presque absolument irrémédiable, et cela se comprend, car elle résulte en réalité de la saturation de l'économie par les vapeurs du chloroforme. Cette saturation détermine dans tous les tissus de l'économie des modifications physico-chimiques et des modifications structurales telles, qu'il est absolument impossible à l'organisme de se débarrasser de la substance anesthésique et de revenir à l'état normal.

Modifications vasculaires. — On observe en même temps des modifications vasculaires très analogues aux modifications cardiaques dont je viens de vous tracer le tableau. Aux périodes d'excitation médullaire, lorsque les centres constricteurs et dilatateurs sont intéressés par le chloroforme, on peut observer la dilatation des vaisseaux et la turgescence de la face en vertu du principe de la prédominance des effets modérateurs. Avec une administration bien graduée et surtout avec l'administration par la méthode de Paul Bert, c'est-à-dire la méthode des mélanges titrés dont je vous parlerai bientôt, il n'y a pas d'excitation, la constriction vasculaire est généralisée : on observe la pâleur des téguments et il en résulte une diminution des hémorragies, une véritable économie du sang.

Action sur la respiration. — Sur la respiration, nous verrons le chloroforme déterminer le même ordre de phénomènes que celui que je viens de vous indiquer à propos de la circulation. Théoriquement, la respiration doit être calme, normale, à type parfaitement régulier et avec une légère diminution d'amplitude. Mais c'est là le point de vue théorique et, comme toujours, la pratique n'est pas exactement conforme à ce point de vue. Dans ses expériences, Paul Bert a déterminé très exactement chez le chien les modifications respiratoires; or, j'ai déjà appelé votre attention sur ce fait que les expériences pratiquées à l'aide des anesthésiques sur le chien donnaient des effets absolument identiques à ceux que l'on obtient sur l'homme, et qu'on pouvait conclure des unes aux autres. Chez le chien, on a observé des modifications du rythme et de la force en ce qui concerne les mouvements respiratoires. Ces modifications sont les suivantes : une diminution notable de l'amplitude se traduisant par une diminution de la respiration costale supérieure et surtout de la respiration costale inférieure. Le thorax est affaissé, on voit une prédominance très marquée de la respiration abdominale qui revêt en même temps le type dicrote, c'est-à-dire qui subit un ressaut au début de la période d'expiration.

S'il se produit pendant ce temps une phase d'agitation, on voit le nombre des mouvements respiratoires augmenter dans une large mesure; leur amplitude s'accroît, mais la respiration costale inférieure prédomine toujours. Si l'on pratique la section des phréniques, on constate l'arrêt de la respiration abdominale et la reprise des mouvements respiratoires du thorax.

Diminution de la force expansive du thorax. — Deux faits surtout sont extrêmement importants, en ce qui concerne la respiration sous l'influence du chloroforme. Le premier de ces deux faits concerne la diminution de la force expansive du thorax : on a pu, chez le chien, déterminer quel était le poids minimum suffisant à empêcher les mouvements d'expansion de la cage thoracique. Voici le résultat d'une expérience faite à ce sujet par Paul Bert : il s'agit d'un chien de 12^{kil},850 grammes chez lequel, avant l'anesthésie, il fallait un poids de 75 kilogr. pour empêcher le développement thoracique des mouvements respiratoires; après l'insensibilité déterminée par le chloroforme, en employant un mélange titré bien entendu, ce poids n'était plus que de 58 kilog. Plus tard, il ne fut plus que de 55 kilog.; et enfin, environ une heure après le début de l'anesthésie, un poids de 25 kilogr. suffisait pour empêcher absolument le mouvement d'expansion du thorax.

Faiblesse de l'effort expiratoire. — Mais ce n'est pas là, Messieurs, le point le plus important des modifications déterminées par le chloroforme sur la mécanique respiratoire. La faiblesse de l'effort expiratoire est en effet beaucoup plus importante à considérer, comme vous allez le voir. MM. Richet et Langlois ont déterminé cette faiblesse de l'effort expiratoire en faisant respirer un animal anesthésié à travers une colonne de mercure. Vous savez que l'homme ou un animal ne peut inspirer ou expirer à travers une colonne de mercure dont la hauteur dépasse une valeur déterminée : pour l'homme, par exemple, l'inspiration ou l'expiration est absolument impossible avec une colonne de mercure de 100 millimètres de hauteur. Eh bien, si l'on prend un chien et qu'on détermine chez lui l'anesthésie par la méthode des mélanges titrés, suivant le principe de Paul Bert, on voit que l'effort inspiratoire n'est pas très modifié et que l'animal peut effectuer des mouvements d'inspiration sous une pression de 15 à 25 millimètres de mercure ; mais l'effort expiratoire est très notablement diminué pendant cette même période : alors que le chien peut inspirer à travers une colonne de mercure de 15 à 25 millimètres, il lui est impossible d'expirer si la colonne de mercure s'élève seulement à 10 millimètres de hauteur.

Sous l'influence de l'anesthésie par le chloroforme, l'expiration devient purement passive ; et cela se comprend, puisque les réactions volontaires et les réflexes sont supprimés de par le fait même de l'anesthésie.

C'est donc du côté de l'expiration que se trouve le danger, au point de vue de l'asphyxie, pendant toute la période de l'anesthésie par le chloroforme ; aussi, dans la pratique, est-il indispensable d'éviter le plus léger obstacle qui pourrait s'opposer aux libres mouvements d'expiration.

Syncopes respiratoires. — Pour terminer ce qui a trait à l'action du chloroforme sur la respiration, je vous signalerai trois ordres de syncopes qui sont identiquement les mêmes que celles que je vous ai déjà signalées tout à l'heure à propos de l'action sur la circulation.

Syncope primaire. — Au début, on peut observer la syncope respiratoire laryngo-réflexe, due à l'irritation des premières voies. Le mécanisme est identiquement le même que celui que je vous indiquais tout à l'heure à propos de la syncope cardiaque.

Syncope secondaire. — On peut observer la syncope respiratoire secondaire qui se manifeste par des convulsions dues à l'excitation bulbaire ; la respiration s'arrête ordinairement après le cœur.

Syncope tertiaire. — Enfin, à la troisième période, lorsque l'économie est absolument saturée de chloroforme, on peut observer la syncope respiratoire toxique ou tertiaire, résultant de l'imprégnation profonde de l'économie : les mouvements respiratoires deviennent petits, superficiels, et cessent avant ceux du cœur. Dans ce cas, la mort se produit par asphyxie. C'est la syncope respiratoire qui est efficacement mortelle ; et elle est presque immédiatement suivie de la syncope cardiaque.

Action sur le système musculaire. — Le chloroforme exerce sur la puissance musculaire une action qu'il n'est pas sans intérêt de considérer. On observe en effet une diminution très notable de l'effort musculaire obtenu sous l'influence d'une même excitation. Chez les animaux, par exemple, on a pu voir qu'un poids d'un kilo

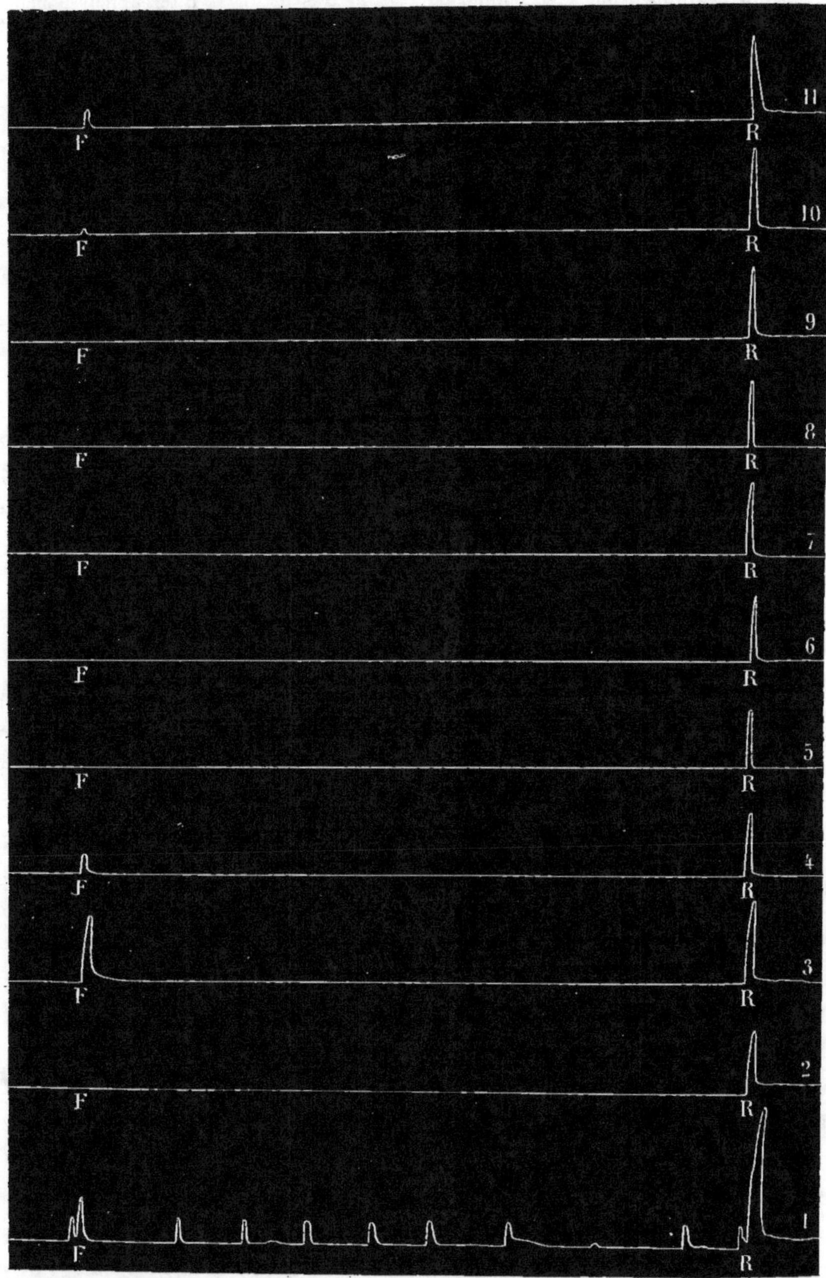

Fig. 1. — Tracé myographique d'un gastrocnémien de grenouille anesthésiée par injection sous-cutanée de 1 centimètre cube d'eau saturée de chloroforme. Injection à 9 h. 55; résolution à 10 h. 8; réveil et retour à la normale à 11 h. 15. Faradisa-

tion du sciatique isolé avec bobine de 1200 mètres fil fin et interrupteur Pouchet isolant l'excitation de fermeture de l'excitation de rupture. Intervalle entre chaque excitation 1 minute.

F Excitation de fermeture du courant.
R Excitation de rupture du courant.
1. Tracé normal. 9 h. 50. Bobine à la division 15.
2. Après résolution. 10 h. 10. Bobine à la division 15.
3. 10 h. 20. Bobine à la division 12.
4. 10 h. 35. Bobine à la division 12.
5. 10 h. 50. Bobine à la division 12.
6. 11 h. ». Bobine à la division 12.
7. 11 h. 5. Bobine à la division 10.
8. 11 h. 20. Bobine à la division 12.
9. 11 h. 30. Bobine à la division 12.
10. 11 h. 50. Bobine à la division 12.
11. 1 h. ». Bobine à la division 15.

soulevé à 15 millimètres de hauteur avant l'anesthésie, n'était plus soulevé qu'à 10 millimètres, cinq minutes après l'insensibilisation; à 6 millimètres après ving minutes ; et que la hauteur à laquelle ce poids était soulevé allait en diminuant au fur et à mesure que l'anesthésie se prolongeait.

Vous pouvez voir d'ailleurs sur ce tracé la représentation graphique de ces phénomènes obtenus sur une grenouille. Vous verrez qu'avant l'anesthésie une certaine excitation déterminait un tracé musculaire d'amplitude assez considérable. Puis, au fur et à mesure que l'anesthésie se prononce, cette amplitude diminue et il a même été nécessaire d'augmenter l'intensité du courant électrique pour déterminer l'excitation ; malgré cela, l'amplitude du tracé musculaire est devenue de plus en plus petite, au fur et à mesure que l'anesthésie a été plus profonde. Fig. 1.

Cette diminution dans le travail du muscle tient, d'une part, à la diminution d'excitabilité du nerf moteur, et, d'autre part, à la réaction du muscle. En ce qui concerne l'action du chloroforme sur le muscle même, indépendamment de ses éléments nerveux, cette action peut être démontrée par une expérience rappelant celle dont je vous ai parlé l'an dernier à propos de la digitaline, l'expérience de François-Franck sur la séparation physiologique de la pointe du cœur.

Il y aurait peut-être à faire à cette expérience la même objection que celle que nous avons faite à propos de la digitaline. Vous savez qu'on admettait que dans la pointe du cœur des animaux à sang froid il n'y avait pas d'éléments nerveux capables de jouer le rôle de centres; les recherches histologiques récentes semblent avoir montré qu'il n'y a pas de ganglions nerveux proprement dits, mais qu'il existe cependant, aux points d'entre-croisement des filets nerveux, de petites masses de cellules nerveuses qui pourraient, à la rigueur, jouer le rôle des ganglions. Toutefois, l'action du chloroforme sur les éléments cellulaires de tout ordre est trop évidente et trop bien démontrée pour refuser d'admettre la production de modifications physico-chimiques dans le protoplasma des éléments musculaires.

Quant à l'action du chloroforme sur les tissus nerveux, il serait superflu de la mettre encore en lumière. Tous les faits sur lesquels j'ai appelé votre attention à propos de la physiologie générale des anesthésiques en sont une preuve évidente; et cette action est démontrée par toutes les expériences que je vous ai citées, celles de François-Franck, de Vulpian, etc., sur l'excitation du bout périphérique du sciatique ou du laryngé supérieur.

Durée de la résistance du muscle. — Il est intéressant de rechercher quelle est la durée de la résistance du muscle à l'action du chloroforme. La mort de l'élément musculaire est la terminaison fatale de l'action du chloroforme exercée pendant un temps plus ou moins considérable; et cela s'observe même avec des mélanges titrés : avec le mélange à 12 p. 100, par exemple, on peut observer que la survie qui est d'environ deux heures en moyenne peut varier jusqu'à une durée de quatre ou cinq heures. Cette survie du muscle ne dépasse jamais cinq ou six heures. Dans tous les cas, on observe assez rapidement, au bout de la première heure en général, un abaissement de toutes les fonctions vitales, abaissement que l'on retrouve à peu près au même degré chez tous les animaux; la survie n'est plus qu'affaire de susceptibilité individuelle.

Variations pupillaires. — Vous savez', Messieurs, que comme miroir de l'anesthésie, ce sont surtout les variations pupillaires qu'il est important de considérer. Les recherches des physiologistes nous ont appris que toutes les fois qu'on exerce une action excitante sur un nerf sensitif, cette excitation est toujours accompagnée de la dilatation de la pupille; aussi la pupille constitue, à cause de cela, un anesthésiomètre extrêmement précieux.

A la période d'anesthésie profonde, on observe une immobilité absolue d'abord; puis, peu à peu, une contraction pupillaire. Cette contraction peut être tardive et d'un maintien difficile ; cela s'observe surtout chez les alcooliques.

La dilatation est la règle chez le chien ; et voici la première fois que nous voyons au cours de l'anesthésie, un phénomène différent se produire chez le chien ou chez l'homme. Cette dilatation chez le chien se produit même malgré la section du vago-sympathique. Par excitation du bout céphalique du vago-sympathique sectionné, on observe la dilatation de la pupille et la projection de l'œil en avant, absolument comme chez l'animal normal ; par conséquent, sous ce rapport, le chien diffère de l'homme. Je crois que c'est le seul rapport sous lequel on puisse établir une différence en ce qui concerne l'action des anesthésiques.

Chez l'homme, normalement et avec le chloroforme, on observe au début une dilatation légère de la pupille pendant la période d'excitation ; puis peu à peu une contraction progressive, enfin la disparition du réflexe rétinien à la période d'anesthésie complète. La dilatation progressive, avec réapparition du réflexe, indique le retour à l'état normal. Mais si, au lieu de cette dilatation progressive, on observe une dilatation brusque, *avec l'absence du réflexe rétinien*, c'est là le signe d'une syncope imminente, syncope qui presque toujours est mortelle. Il est donc important et intéressant de connaître ces variations de la pupille sous l'influence du chloroforme.

Intoxication aiguë et chronique. — Pour terminer ce qui a trait à la physiologie spéciale du chloroforme, j'arrive à un sujet dont le titre pourra tout d'abord vous paraître bizarre, c'est celui de l'intoxication aiguë et chronique par le chloroforme.

L'intoxication chronique par le chloroforme constitue, en somme, un chapitre assez court, parce que ce n'est guère avec cette substance que les individus qui recherchent des excitations artificielles se les procurent ; c'est bien plutôt avec l'éther, et vous savez que l'*éthéromanie* est fort répandue ; mais cependant la *chloroformomanie*, si vous voulez me permettre ce mot barbare, a pu être traitée par certains auteurs. En effet, on a trouvé des individus qui, ayant usé de l'excitation artificielle pouvant se produire soit sous l'influence de la morphine, soit sous celle de l'alcool, soit sous celle de l'éther, ont fini par chercher dans l'emploi du chloroforme l'excitation sensuelle qu'ils désiraient obtenir.

Ce n'est pas là, exclusivement, le seul cas dans lequel il puisse être question d'intoxication chronique par le chloroforme; il faut songer également aux individus qui sont soumis journellement, pendant une période de temps plus ou moins considérable, à l'action des vapeurs de chloroforme, par suite de leur profession, comme par exemple les ouvriers qui fabriquent ce produit, les chirurgiens, ceux qui emploient le chloroforme à titre de dissolvant, etc. On a observé chez ces individus de l'insomnie, des douleurs névralgiques et rhumatoïdes, des phénomènes de dépression physique et psychique qui cèdent très facilement à la suspension de l'inhalation de ces vapeurs anesthésiantes et qui n'offrent, par conséquent, qu'un intérêt assez restreint.

Cependant, l'inhalation continue ou assez fréquemment répétée de chloroforme, même en petite quantité, n'est certainement pas sans avoir des inconvénients; et, à ce sujet, Paul Bert a institué une expérience fort intéressante : il a soumis un chien de six kilos à une anesthésie régulière exécutée tous les jours et pendant le même temps, pendant 35 minutes, avec un mélange titré à 10 p. 100 de chloroforme. L'animal avait été soumis à un régime constant. Voici ce qu'il observa. Le temps nécessaire pour obtenir l'anesthésie n'a pas varié, il a été chaque fois de dix à douze minutes environ.

L'animal n'a pas tardé, au bout de quelques jours, à présenter une véritable accoutumance aux phénomènes d'excitation du début; l'anesthésie s'est produite d'une façon de plus en plus tranquille et facile. L'animal a seulement montré de la perte d'appétit, une soif très vive et de la somnolence à partir du douzième jour. La mort est survenue le trente-deuxième jour, pendant la chloroformisation. A ce moment, l'animal avait subi une perte de poids de 28 p. 100, le poids était en effet tombé de 6 kilos à 4 kilos 800; le tissu cellulaire était absolument dépourvu de graisse, les muscles étaient atrophiés et pâles, le foie était stéatosé; on trouva des pigments biliaires dans l'urine, on nota une augmentation de l'urée; mais, pendant toute la durée de l'expérimentation, on ne trouva ni sucre, ni albumine, ni chloroforme en nature dans l'urine. Cette expérience montre évidemment que l'introduction répétée dans l'organisme de quantités même assez faibles de chloroforme, quelle que soit la voie d'introduction, ne serait pas absolument dénuée de nocuité; et elle rend compte en même temps de certains phénomènes qui sont communs à l'éthéromanie, à la chloroformomanie et même à l'alcoolisme.

Mais, il est bien plus important pour nous d'envisager l'intoxication aiguë par le chloroforme, qui est de beaucoup la plus fréquente. Cette intoxication peut être accidentelle ou bien volontaire.

Lorsque le chloroforme est administré par la voie gastro-intestinale, par la voie buccale, on observe chez les individus qui en ont absorbé une dose suffisante des phénomènes d'ivresse, d'excitation, la perte de l'intelligence et des sens. Ici, comme lorsque le chloroforme est administré par les voies respiratoires, c'est le sens de l'ouïe qui persiste le dernier. Puis, survient le sommeil, la période de résolution musculaire, l'anesthésie complète avec ralentissement et embarras de la respiration et de la circulation, un abaissement notable de température.

Comme vous le voyez, ces phénomènes sont très comparables à ceux que produit l'administration du chloroforme par les voies respiratoires. On possède les observations d'un certain nombre de cas d'intoxication accidentelle ou volontaire déterminée par une ingestion de chloroforme. Dans la plupart des ouvrages de médecine légale et de toxicologie, vous trouverez relatées des observations d'individus qui ont essayé de s'empoisonner en absorbant une dose plus ou moins considérable de chloroforme.

Le cas le plus intéressant que je connaisse est celui qui a été relaté il y a quelques années par M. Marfan qui l'a observé dans le service de Peter à l'hôpital Necker. Il s'agissait d'un homme de quarante-neuf ans qui, voulant se suicider, absorba 60 grammes de chloroforme à huit heures du matin; il éprouva aussitôt une sensation extrêmement douloureuse au niveau du creux épigastrique; et, au bout de fort peu de temps, il tomba dans une sorte de sommeil comateux dont il ne se réveilla que vers neuf heures du soir. A ce moment, la douleur épigastrique était encore plus intense, il se coucha; et, dans la nuit, il fut pris de vomissements de sang pur. Le lendemain, le malade ressentait toujours une douleur atroce au creux épigatrisque et il continua d'avoir des vomissements alimentaires et sanglants, mais ne renfermant pas la moindre trace de bile; puis, il ne tarda pas à donner des signes de gastro-entérite ulcéreuse caractérisée par de la gastralgie, des hématémèses, des melœna. Au bout de peu de temps ces signes furent accompagnés de jaunisse, épistaxis, oligurie, albuminurie, état typhique rappelant la symptomatologie de l'ictère grave. Le foie était énorme, descendant au-dessous de l'ombilic; la rate, légèrement augmentée de volume; les selles, décolorées, blanchâtres, plâtreuses, demi-molles et mêlées à une petite quantité de sang noir. On provoquait très facilement l'apparition de la raie dite méningitique. Au bout de quatorze jours, l'individu, sans qu'il eût été pratiqué de lavages de l'estomac pour évacuer la substance toxique, entra en convalescence et guérit complètement sans garder la moindre trace des accidents qui étaient survenus.

Je vous disais que cette observation était particulièrement intéressante parce qu'en effet, dans toutes celles qui sont relatées par les différents auteurs, lorsque la dose de chloroforme ingérée par la voie buccale a atteint une proportion considérable, comme celle de 60 grammes que je vous citais tout à l'heure, les individus n'ont pu être sauvés que grâce au lavage de l'estomac. Or, dans le cas rapporté par M. Marfan, le lavage de l'estomac n'a pas été pratiqué et l'individu a guéri quand même; et cela sans présenter ces lésions des voies respiratoires (congestion, bronchite, broncho-pneumonie), témoins de l'élimination du chloroforme par le poumon.

Mais, Messieurs, c'est surtout dans les cas de mort déterminée à la suite de l'absorption du chloroforme par les voies respiratoires que l'intervention du médecin légiste trouve à s'exercer. Ici, il s'agit presque toujours des accidents de l'anesthésie. Ces accidents, comme vous le savez, ont donné un certain nombre de morts; nous reviendrons là-dessus lorsque nous aurons à nous occuper, incidemment, des statistiques de mort sous l'influence des anesthésiques et principalement du chloroforme. Les questions qui sont posées au point de vue médico-légal sont en somme très restreintes. Cependant, si elles sont restreintes, ce sont peut-être les plus difficiles de la médecine légale au point de vue de la conciliation des devoirs du médecin expert avec les sentiments de bonne confraternité.

Vous savez qu'on a voulu voir dans certains états particuliers, dans certains états cardiaques, rénaux, des contre-indications formelles à l'administration du chloroforme. Comme vous le savez, il faut toujours se méfier de la façon parfois ambiguë dont les questions sont posées aux médecins par les juges d'instruction; mais vous pourrez aussi bien avoir à répondre à une question très nettement posée, si nettement posée même que lorsque vous y répondez par oui ou par non, il est rare que vous n'engagiez pas gravement votre responsabilité.

Dans le cas particulier, je ne veux pas refaire ici devant vous un enseignement qui a été magistralement traité par M. Brouardel à propos de l'asphyxie par les anesthésiques, les gaz et les vapeurs toxiques; il a donné à ce sujet des indications qui sont absolument sages et qu'il faut toujours prendre pour règle de conduite.

Les contre-indications sont, pour lui, rien moins que formelles; et s'il est vrai que, dans une certaine mesure, il peut être imprudent d'anesthésier un cardiaque, un rénal, un bègue (comme l'a indiqué M. Lacassagne) ou bien un individu dans un état de cachexie plus ou moins avancé, il n'en est pas moins vrai que, d'un autre côté, les exemples sont très nombreux de cardiaques, de rénaux, de bègues, de cachectiques qui ont été soumis à l'anesthésie chloroformique, à l'anesthésie éthérique, et qui n'ont pas succombé pour cela.

Il faut donc toujours être extrêmement réservé sur ces faits et songer encore à une chose, c'est que la mort, comme nous le verrons lorsque nous nous occuperons de la mort sous le chloroforme, est beaucoup plus fréquente dans certaines opérations que dans d'autres. A ce point de vue les réductions de fracture présentent certainement la mortalité la plus élevée. Dans presque toutes les affaires médico-légales auxquelles ont donné lieu les morts par le chloroforme, lorsqu'il s'est agi de morts survenant à la suite de réductions de fractures, on a toujours trouvé soit des thromboses, soit des embolies. Dans certains cas, on a accusé le chloroforme d'avoir déterminé ces thromboses et ces embolies; eh bien, il faut se rappeler qu'elles peuvent être toujours des complications possibles de la réduction des fractures, et il faut se garder de leur attribuer la mort de l'individu sous l'influence du chloroforme; je veux dire qu'il faut se garder d'incriminer le chloroforme de la production de ces thromboses ou de ces embolies qui peuvent avoir une autre origine.

Un autre côté très intéressant et très utile à considérer au point de vue médico-légal, c'est la possibilité d'attentats avec l'aide du chloroforme. En plus de ce que je vous ai dit à ce sujet en étudiant la physiologie générale des anesthésiques, je vous citerai des expériences de Dolbeau et de M. Berger qui ont été faites avec le chloroforme spécialement, et c'est pour cela que j'en parle ici. Ces expérimentateurs ont essayé de déterminer l'anesthésie chez certains individus, sans qu'ils en eussent conscience, de façon à permettre de réaliser un attentat. Eh bien, sur 29 individus, 10 fois seulement ils ont pu arriver à obtenir le sommeil. Un auteur italien qui a repris ces expériences, M. Raffaele Gurrieri, a obtenu 4 fois le sommeil sur 9 individus chez lesquels il avait essayé d'obtenir l'anesthésie sans qu'ils s'en doutassent.

Dans tous les cas, ainsi que je vous l'ai fait pressentir, la réussite n'a pu s'obtenir que chez des individus nerveux, affaiblis, des malades ou des enfants. Il y a, fort heureusement d'ailleurs, d'extrêmement grandes difficultés dans la pratique de cette anesthésie sans la participation volontaire de l'individu. Il faut, en effet, que les premières inhalations soient extrêmement faibles et très lentement progressives pour que le sujet sur lequel elles sont pratiquées passe, sans transition sensible, de la veille à l'état d'anesthésie et pour qu'on puisse éviter la période d'excitation et la révolte de l'individu et, par conséquent, la perception pour lui qu'il est l'objet d'un attentat de la part de celui qui essaie de l'endormir. C'est là fort heureusement ce qui, pour moi comme pour beaucoup de médecins légistes d'ailleurs, rend la détermination de l'anesthésie dans ces conditions presque irréalisable. Le sentiment de défense contre l'action agressive des vapeurs de chloroforme qui menacent de l'asphyxie est instinctif et irraisonné, même chez les sujets qui consentent à subir l'anesthésie.

Un mot, pour terminer, sur les lésions anatomiques qu'on peut relever à la suite de la mort par le chloroforme. Tantôt on observe des lésions d'asphyxie, c'est-à-dire que le cerveau, les sinus de la dure-mère, les poumons, les viscères abdominaux, sont gorgés de sang, parsemés de noyaux hémorragiques; tantôt, au contraire, ce sont des phénomènes de syncope, les mêmes organes sont pâles, exsangues, et le cœur est rempli de caillots noirâtres.

Ce qu'on observe le plus souvent, c'est ce qu'on a appelé les lésions caractéristiques de la syncope cardio-pulmonaire : cela consiste en petites ecchymoses sous-pleurales simulant très souvent des foyers apoplectiques; les poumons sont très congestionnés, à la coupe ils apparaissent hérissés de petits caillots rouges comme si les alvéoles étaient gorgées de sang; on trouve des taches ecchymotiques sur les plèvres, de la spume rosée dans la trachée et les bronches.

Tout cela est caractéristique d'une excitation très violente du bulbe
et des noyaux d'origine du pneumo-grastrique; ou bien encore, d'une
excitation modérée de ces mêmes organes chez un individu déjà
affaibli.

On peut observer encore des lésions rénales, des lésions cardiaques, des lésions péri-encéphaliques : ces faits se rencontrent
principalement lorsque la mort est survenue chez des individus en
puissance, antérieurement à l'anesthésie chloroformique, d'affections
rénales, d'affections cardiaques, ou chez les alcooliques. Je ne vous
signale ces lésions que pour vous mettre en garde précisément contre
l'interprétation excessive que vous pourriez être tentés de leur donner,
c'est-à-dire d'admettre que le chloroforme a été la cause occasionnelle
de la mort chez un individu ayant une affection cardiaque ou une
affection des reins, ou présentant des symptômes plus ou moins
marqués de péri-encéphalite, à la suite d'alcoolisme, par exemple.

Il faut d'autant plus se rappeler qu'il est extrêmement difficile
d'interpréter ces lésions, qu'autrefois Trousseau traitait l'éclampsie
des femmes enceintes non pas au moyen de l'anesthésie par le chloroforme, ce serait trop dire, mais par le chloroforme administré à
des doses subanesthésiques, et cela pendant des périodes de vingt-
quatre et même quarante-huit heures. Ce fait seul, chez des femmes
qui sont albuminuriques, tendrait à prouver que des lésions rénales
avec albuminurie ne seraient pas suffisantes pour que le chloroforme
détermine fatalement la mort. C'est là une des raisons pour lesquelles il faut, comme vous le voyez, être très sobre dans ses interprétations; et songer toujours que la mort, sous l'influence du chloroforme, est un accident qu'on ne peut parfois prévoir et qu'il est
alors absolument impossible d'éviter malgré l'attention et les précautions les plus minutieuses.

Dans les cas d'intoxications subaiguë ou lente, on a signalé des
altérations de la cellule hépatique rendant parfaitement compte des
phénomènes mis en lumière par l'observation de M. Marfan dont je
vous parlais tout à l'heure, ainsi que de certains accidents post-
anesthésiques. La cirrhose atrophique s'est montrée, d'après M. H.
Mertens, la lésion la plus habituelle de l'intoxication subaiguë;
tandis que la cirrhose granuleuse était la manifestation de l'intoxication lente. La dégénérescence graisseuse, la dégénérescence trouble,
la dégénérescence vacuolaire, puis la destruction du noyau par chro-

matolyse, enfin l'atrophie; telles seraient les altérations successives de la cellule hépatique.

A l'intérieur du parenchyme hépatique, on remarque des travées constituées par du tissu conjonctif, par des canalicules biliaires, par des cellules hépatiques en voie de dégénérescence. Ces travées débutent dans le voisinage des espaces portes, finissent par les réunir et par établir une communication directe entre le système de la veine porte et celui des veines hépatiques.

Ces observations, faites chez le lapin, à la suite d'intoxications expérimentales, sont fort intéressantes; mais elles demandent à être vérifiées chez l'homme.

VIII⁰ LEÇON

MODES D'ADMINISTRATION DU CHLOROFORME.
DANGERS. — CAUSES. — SIGNES PRÉCURSEURS

Nous allons entrer aujourd'hui dans l'application des données précédemment acquises, en commençant par l'étude de l'emploi chirurgical du chloroforme au point de vue de l'anesthésie. Cette étude débutera nécessairement par des considérations sur l'administration de la substance anesthésique.

Je crois qu'il est utile d'entrer ici dans certains détails qui pourront, au premier abord, paraître un peu terre à terre, mais qui cependant sont d'une importance considérable, et voici pourquoi.

Dans les services chirurgicaux où vous voyez employer les anesthésiques, il est évident que le chirurgien n'a guère le temps de se préoccuper de vous donner les indications nécessaires à l'administration, au mode d'emploi de cet anesthésique; d'autre part, son attention est fortement sollicitée par l'opération qu'il a en vue. L'anesthésie est reléguée, pour ainsi dire, au second plan et confiée à un aide qui est, en quelque sorte, l'accessoire du chirurgien. Il ne faut cependant pas perdre de vue que la mission de cet aide est extrèmement importante. Du moment où vous avez accepté d'administrer le chloroforme ou un anesthésique quelconque à un individu, il faut bien vous persuader que vous tenez entre vos mains la vie de cet individu; et que, de quelques instants de distraction, ou de la méconnaissance d'un des faits que nous allons avoir à passer en revue, peut très bien résulter la mort de l'individu dont l'anesthésie vous est confiée.

Le manuel opératoire qui consiste à administrer le chloroforme est extrèmement variable et on peut dire qu'il diffère avec chaque chirurgien. Il en est de cela comme de tous les procédés opératoires d'ailleurs; et vous avez certainement été frappés de ce fait que, dans les différents services de chirurgie, ce qui pour les uns constitue une faute monstrueuse est une conduite que d'autres regardent comme parfaitement rationnelle et de laquelle il ne faut même pas s'écarter.

C'est qu'en effet on peut dire du chloroforme, aussi bien d'ailleurs que de tous les autres anesthésiques, que l'habitude qu'on acquiert par une administration continue finit par vous donner une telle habileté dans le maniement de l'anesthésique, qu'on peut trouver des individus qui, avec des connaissances très rudimentaires, comme j'aurai à vous en citer des exemples pour le protoxyde d'azote en particulier, peuvent faire d'excellents anesthésistes au bout d'un certain temps.

Je vais vous montrer quelques-uns des appareils qui sont utilisés pour pratiquer l'anesthésie à l'aide du chloroforme et vous indiquer quels sont les avantages ou les inconvénients de ces appareils. Il existe un certain nombre d'inhalateurs spéciaux qui tous présentent certains avantages et certains inconvénients. Ce sont d'abord les masques [1].

Voici un masque de ce genre qui, comme vous le voyez, est constitué par une carcasse de fil de fer recouverte par une flanelle. Il existe à l'intérieur du masque plusieurs épaisseurs de tissu qui s'imbibent du chloroforme qu'on verse à la surface, ce qui détermine une volatisation rapide et assez considérable de la substance anesthésique. L'individu sur la figure duquel on placera ce masque respirera donc nécessairement un mélange d'air et de vapeur de chloroforme, mélange plus ou moins riche suivant la quantité de chloroforme qu'on versera à la surface de ce masque. Ce masque s'appelle le masque de Julliard, du nom de son inventeur.

Une modification avantageuse de ce masque consiste dans la mobilité de la compresse de flanelle permettant son changement fréquent. Dans le modèle de Kirchow, par exemple, un anneau mobile sur la carcasse de fil de fer permet de maintenir et de changer à volonté le tissu que l'on arrose d'anesthésique.

---

1. Je dois les clichés des instruments qui figurent ici à l'obligeance de M. Raoul Mathieu, fabricant d'instruments de chirurgie à Paris; et je saisis avec empressement l'occasion de le remercier de l'extrême obligeance avec laquelle il a toujours bien voulu mettre ses instruments et appareils à ma disposition pour les démonstrations du cours.

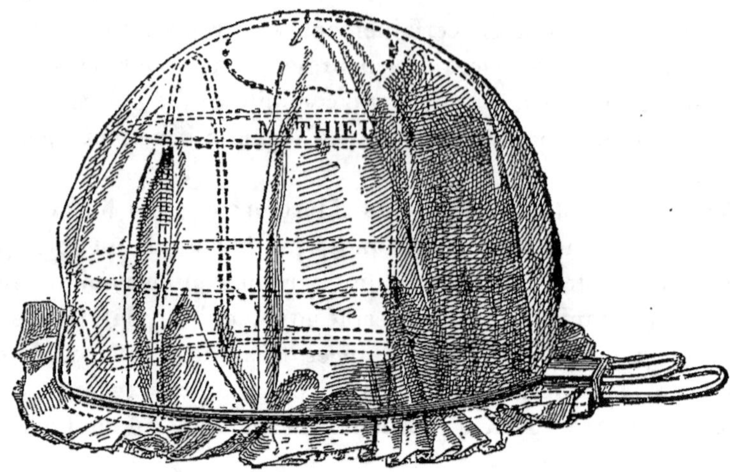

Fig. 2. — Masque de M. Julliard (de Genève).

Cet appareil est plus particulièrement destiné à l'emploi de l'éther et il offre dans ce cas de réels
avantages. J'y insisterai en étudiant l'éther au point de vue de son emploi comme hypnoanes-
thésique.

Voici le masque de M. Budin. Il est moins étendu en surface que
le précédent, il enferme moins par conséquent la face de l'individu,
et il offre cet avantage de restreindre le contact des vapeurs du
chloroforme à la bouche et au nez, c'est-à-dire exclusivement à
l'appareil respiratoire.

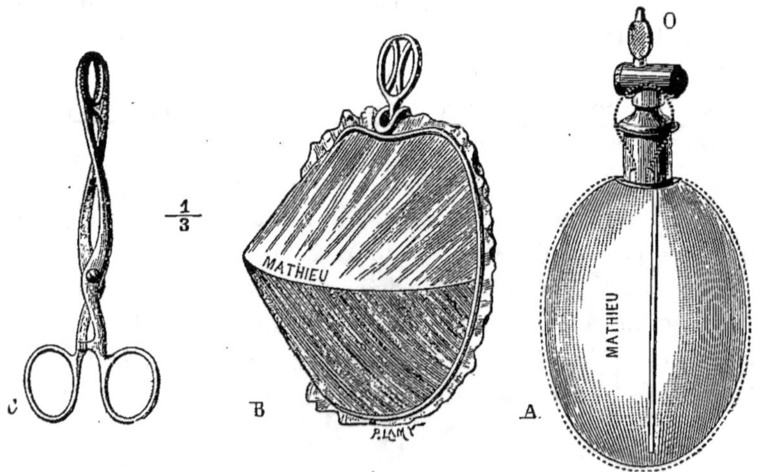

Fig. 3. — Appareil à chloroforme de M. Budin.

A flacon compte-gouttes dont le stilligoutte O, mobile autour d'un axe', permet de réaliser
l'obturation parfaite.
B masque formé d'une carcasse métallique recouverte d'étoffe poreuse.
C pince à langue.

Voici le masque de Demarquay, qui est à peu près du même genre que celui de Budin que je viens de vous montrer, et qui se rapproche beaucoup du simple morceau de fil de fer recourbé qui est utilisé le plus fréquemment dans les hôpitaux, et sur lequel on vient tout simplement placer une compresse qu'on arrose de chloroforme.

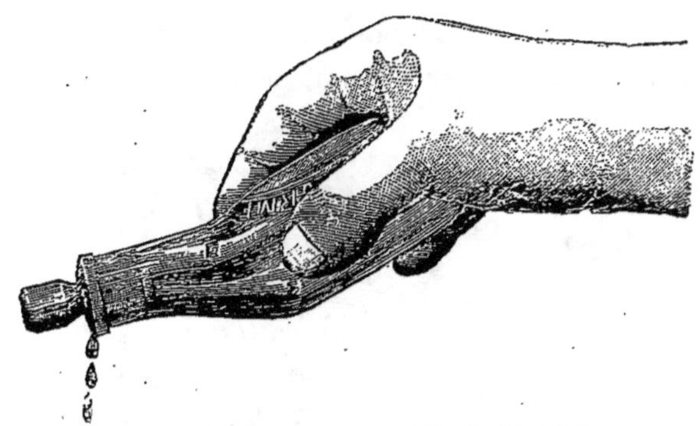

Flacon compte-gouttes, modèle de M. Adrian.

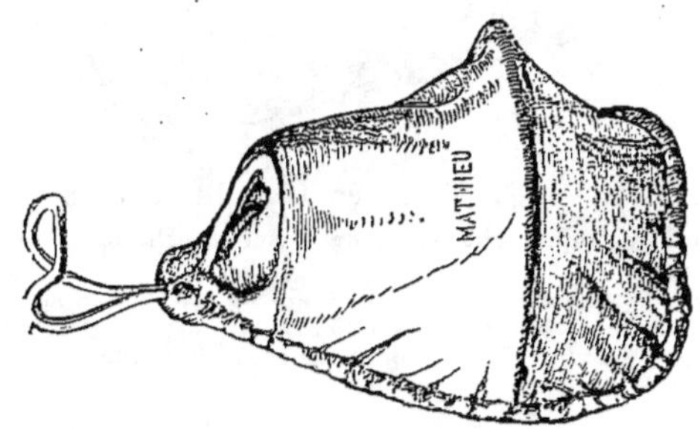

Fig. 4. — Appareil de Demarquay.

Carcasse métallique supportant un tissu perméable sur lequel le chloroforme est versé au moyen d'un flacon compte-gouttes comme celui représenté au-dessus du masque.

Enfin voici le cornet de la marine, qui est constitué soit par une enveloppe de métal, soit par une enveloppe de carton. Cette enveloppe porte, en son milieu, une flanelle maintenue par des fils de fer; c'est sur cette flanelle qu'on verse le chloroforme ou toute autre substance anesthésique. Cet appareil est placé sur le nez et la bouche de l'individu de façon à lui faire respirer le mélange d'air et de chloroforme. On remplace facilement ce cornet par deux manchettes que l'on emboîte télescopiquement l'une dans l'autre, en coiffant la partie supérieure de la première par une compresse ou une feuille de flanelle.

Le plus grand inconvénient de ces appareils, c'est la volatisation,

au moins en pure perte, parfois même préjudiciable à l'opérateur
et à ses aides, de la substance anesthésiante.

D'autres appareils se proposent une volatilisation plus exacte et
une utilisation parfaite. En voici un qui consiste, comme vous le
voyez, en un petit flacon renfermant du chloroforme dans lequel on
fait barboter un courant d'air au moyen d'une soufflerie en caoutchouc ; le flacon se porte à la boutonnière, puis le courant d'air
chargé de vapeurs anesthésiques vient pénétrer dans une sorte de

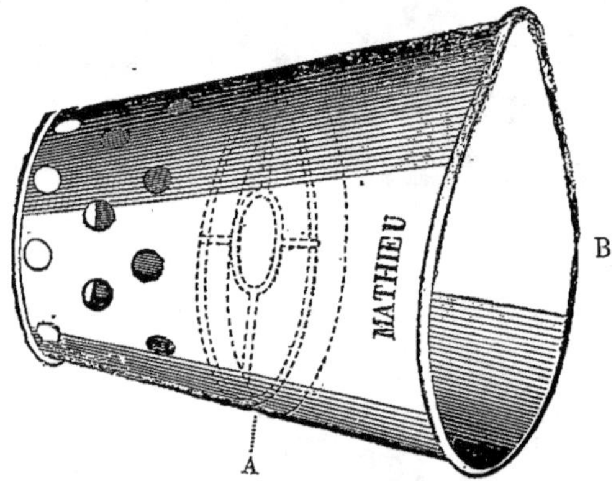

Fig. 5. — Cornet métallique de M. Fontant, dit cornet de la marine.

A diaphragme en fil métallique supportant la compresse sur laquelle on verse le chloroforme avec
un flacon compte-gouttes.
B portion de l'appareil qui s'applique sur la face du sujet, la grande courbure entourant la bouche
et la partie rétrécie en forme de bec embrassant la racine du nez. Un bourrelet garni de peau
et recouvrant le bord libre facilite l'obturation et empêche le contact direct du métal de léser
les tissus.

masque imperméable qui couvre le nez et la bouche de l'individu
qu'il s'agit d'anesthésier. Dans cet appareil, au lieu que le sujet
volatilise lui-même le chloroforme par le fait de son aspiration,
c'est au contraire de l'air, plus ou moins chargé de chloroforme
quand il a traversé le flacon, qui est offert à la respiration de l'individu. Le flacon est gradué et cette graduation permet de juger de
la dépense du chloroforme et, par conséquent, dans une certaine
mesure assez éloignée du reste, de la quantité de substance anesthésique qui a pu être utilisée.

Voici un autre appareil, c'est celui de Trendelenburg qui est utilisé pour faire l'administration par voie trachéale. Il consiste, comme
vous le voyez, en une canule qu'on introduit dans la trachée de
l'individu. A cette canule se trouve relié un appareil formé par une

sorte d'entonnoir sur l'ouverture duquel est tendue une flanelle; à
la surface de la flanelle on verse du chloroforme qui se volatilise
et qui produit dans l'intérieur de l'entonnoir un mélange d'air plus
ou moins chargé de chloroforme. A l'aide de cette poire en caoutchouc
ou d'une petite pompe, on insuffle dans la trachée, en quantité plus
ou moins considérable suivant le nombre de pressions qu'on exerce
sur la poire, de l'air plus ou moins saturé de chloroforme.

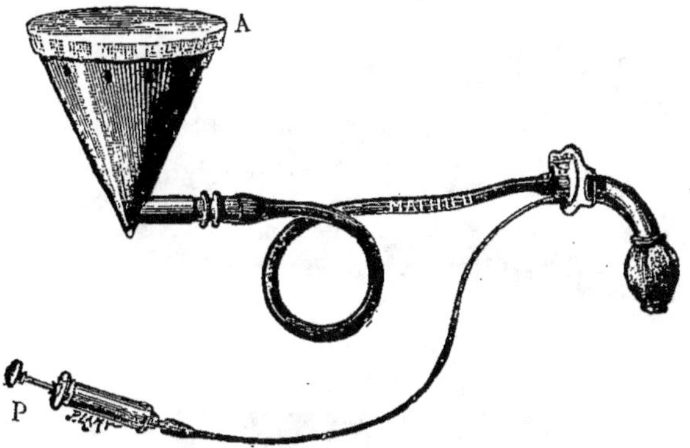

Fig. 6. — Appareil de Trendelenburg avec canule trachéale pour la chloroformisation
directe par la trachée.

A tissu poreux recouvrant l'entonnoir et sur lequel on verse le chloroforme à l'aide d'un flacon
  compte-gouttes : le mélange d'air et de vapeurs de chloroforme se fait dans l'entonnoir pour
  se rendre de là au tube trachéal.
P pompe destinée à faire pénétrer le mélange d'air et de vapeur anesthésique dans le tube
  trachéal en établissant un courant.

Tous ces appareils, comme vous le voyez, visent à peu près au
même but; ils consistent tout simplement à introduire dans les voies
respiratoires une quantité plus ou moins considérable d'air chargé de
vapeurs de chloroforme.

Enfin voici l'appareil qui est utilisé dans les laboratoires de physiologie pour l'anesthésie des animaux; c'est l'appareil qui sert principalement à anesthésier les chiens. Il se compose d'un cône tronqué
destiné à recevoir la gueule de l'animal; au pourtour de la base se
trouve une garniture en caoutchouc qu'on insuffle d'air de façon à
lui faire encastrer exactement la gueule du chien. Une armature
métallique se place sur le cou de l'animal et se replie de façon à
obtenir l'immobilité et la fixation exacte de l'appareil. Au sommet
du cône, se trouve une cage en fil de fer dans laquelle on introduit
une éponge chargée de chloroforme ou d'éther : l'air inspiré par

l'animal est obligé de traverser cette partie de l'appareil et de s'y
charger de vapeurs anesthésiques.

Le plus simple de tous les appareils, celui que vous voyez probablement employé le plus souvent, car dans ces sortes de choses les
appareils les plus simples sont encore, dans une certaine mesure,
ceux qui sont préférables, l'appareil le plus simple consiste tout
bonnement en une armature de métal qu'on pose sur le front de
l'individu, armature qui a une forme incurvée comme un des appa-

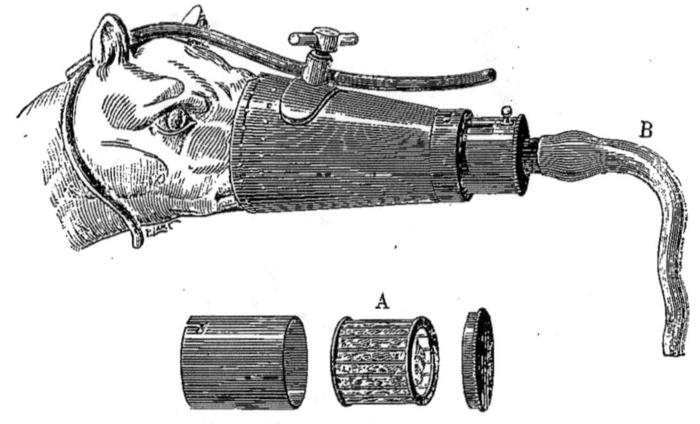

Fig. 7. — Appareil pour anesthésier le chien.
A cage métallique renfermant l'éponge imbibée de chloroforme (ou d'éther).
B emboîtage métallique muni d'un tube de caoutchouc pour relier la muselière à l'appareil à
mélanges titrés de Raphaël Dubois, et permettant de supprimer l'éponge.

reils que je vous montrais tout à l'heure, et qui permet d'envelopper
le visage du patient d'une étoffe tombant librement tout autour, en
l'isolant du contact direct du liquide anesthésique. Sur cette armature, on place une compresse fine et bien perméable ; et, à l'aide d'un
flacon muni d'un stilligoutte, ou bien à l'aide d'un flacon de Budin,
on verse à la surface de la compresse un certain nombre de gouttes
de chloroforme, de manière à obtenir une saturation plus ou moins
complète de l'air qui est inhalé par l'individu.

Quel que soit le procédé qu'on emploie, il ne faut pas perdre de
vue que la pénétration de la substance anesthésique est réglée par sa
tension partielle de vapeur. J'ai déjà insisté sur ce point, et il est
extrêmement important, parce qu'il permet d'interpréter les premiers phénomènes de l'anesthésie, et même les accidents possibles
du début, et en même temps de les éviter.

Une foule de conditions, en effet, peuvent faire varier dans des proportions énormes la richesse en vapeur anesthésique du mélange d'air et d'anesthésique que le sujet inspire.

Deux conditions, surtout, sont particulièrement importantes à ce point de vue : la première est la température de l'atmosphère. Le chloroforme, puisque nous nous occupons de lui en ce moment, bout à une température de 61 degrés; et, par conséquent, plus la température du local dans lequel se pratiquera l'anesthésie sera élevée, plus rapide sera la vaporisation du chloroforme et plus considérable sera la quantité de vapeur anesthésiante qui se mêlera, dans un temps donné, à une certaine quantité d'air. Une autre condition, beaucoup plus importante encore au point de vue de la pratique, est celle qui concerne la vitesse du courant d'air qui traverse la substance poreuse sur laquelle on verse le chloroforme.

Voici qui pourra fixer vos idées à cet égard. Une goutte de chloroforme, obtenue à l'aide du compte-gouttes normal, pèse environ 66 milligrammes. Cette goutte de chloroforme, volatilisée dans un litre d'air, donne un mélange qui est environ à 6 ou 7 p. 100, mélange absolument incapable de provoquer une syncope primitive, ou la toux, ou l'éternûment; en un mot, de provoquer les phénomènes dangereux ou désagréables de la première période de l'anesthésie. Mais si vous venez à supposer que cette même goutte de chloroforme, au lieu de se diluer dans un litre d'air, ne se dilue plus que dans un quart de litre, vous allez alors avoir un mélange à 24 p. 100 au lieu d'un mélange à 6 ou 7 p. 100; et l'expérience sur les animaux nous apprend que ce mélange à 24 p. 100 tue un chien dans l'espace de cinq minutes, et peut provoquer des syncopes primitives foudroyantes.

Vous voyez donc combien il est indispensable de faire attention à ces choses qui ont, en apparence, si peu d'importance et desquelles cependant peut résulter un accident souvent mortel.

En définitive, deux procédés sont utilisés dans l'administration du chloroforme, aussi bien que des autres anesthésiques qui lui sont homologues, l'éther ordinaire et le bromure d'éthyle.

La méthode que je crois le plus judicieux d'employer, celle qui est certainement conforme à ce que nous apprend la physiologie, est la méthode des petites doses; c'est celle qui consiste à se rapprocher autant que possible des conditions que je vais vous énumérer.

D'abord, administrer à la fois le plus d'air et le moins de chloroforme
possible; d'autre part, s'arranger de façon à ce que le chloroforme
soit aussi exactement que possible mélangé à l'air, en d'autres termes
que la répartition soit aussi parfaite qu'il est possible. Une fois que
l'anesthésie est obtenue, diminuer dans une très notable proportion
la quantité de chloroforme de manière à réaliser ce qu'on appelle *la
ration d'entretien*, c'est-à-dire à ne plus administrer au sujet que la
quantité strictement nécessaire de chloroforme pour maintenir
l'anesthésie et empêcher le retour de la sensibilité. Enfin, faire que
ces inhalations soient effectuées d'une façon régulière et continue.

Les différents appareils que je viens de vous présenter n'offrent
pas tous les mêmes avantages à cet égard. Il est incontestable que
les masques présentent certains inconvénients : le masque de Julliard, par exemple, fait respirer l'individu dans une atmosphère qui
ne tarde pas à être une atmosphère confinée; tandis que le procédé de la compresse, le procédé du cornet, ou le procédé qui consiste à administrer d'une manière quelconque un mélange renouvelé
d'air et de chloroforme n'a pas ces inconvénients. Il importe donc
de verser le chloroforme goutte à goutte sur la compresse ou sur l'un
de ces appareils, de façon à ce qu'une goutte, deux gouttes au
maximum, de chloroforme tombent sur le tissu poreux et soient
aussitôt volatilisées au moment où l'individu fait une inspiration; de
cette façon la volatilisation est aussi rapide, aussi complète, et le
mélange aussi parfait que possible.

Il faut choisir une compresse de toile très perméable ou de flanelle
bien poreuse, la maintenir de façon à ce qu'elle forme un pont s'éten-
dant de l'extrémité du nez au menton : le chloroforme sera versé
goutte à goutte, et régulièrement, à la hauteur de la bouche. L'affusion du chloroforme devra coïncider avec les mouvements d'inspiration, de manière à bien assurer la volatilisation, le mélange avec l'air,
et la pénétration de la substance anesthésique. Enfin, après que
l'anesthésie est obtenue, c'est-à-dire après un intervalle de temps qui
peut varier de sept à huit ou dix minutes, quelquefois même un
quart d'heure, on réduira la proportion de chloroforme à trois gouttes
par minute. C'est là ce qui constitue la ration d'entretien, celle qui
est suffisante pour maintenir l'anesthésie une fois qu'elle est déterminée.

Un autre procédé est celui qu'on appelle le procédé par sidéra-

tion ou procédé des doses massives. Il consiste à donner immédiatement au sujet, dès les premières inspirations, une quantité considérable de chloroforme ; ou, pour employer un langage plus scientifique, lui offrir un mélange dans lequel la vapeur de l'anesthésique
soit à une tension partielle considérable. Cela revient, par exemple,
à inhaler pendant un temps très court, mettons une demi-minute au
maximum, un mélange dont le titre peut osciller entre 20 et 30
p. 100 de chloroforme.

Eh bien, Messieurs, après l'exemple que je vous citais tout à
l'heure, exemple démontré par l'expérimentation sur les animaux et
duquel il résulte qu'un mélange à 20 p. 100 est capable de tuer un
chien en quelques minutes, il est évident que c'est là un procédé
avantageux quand il réussit, mais par l'emploi duquel l'individu
court des risques extrêmement graves. Certainement, lorsque ce
procédé réussit, il escamote, si vous voulez me permettre cette
expression, les stades intermédiaires de l'anesthésie ; il supprime dans
une certaine mesure la période d'excitation et les phénomènes désagréables ou gênants qui en sont la conséquence ; mais il ne faut pas
perdre de vue que l'expérimentation physiologique enseigne, et que
l'expérience sur les malades montre très souvent, que ce procédé est
dangereux ; et, si ce n'est pas à lui qu'il faut attribuer la presque
totalité des cas mortels, c'est certainement à lui qu'il faut attribuer
ces anesthésies émotionnantes en présence desquelles on se trouve
quelquefois, et au cours desquelles se trouvent réalisés des accidents
dont je vais avoir à vous entretenir dans un moment.

Sous l'influence de ce procédé par les doses massives, on est en
effet toujours menacé de syncope respiratoire secondaire ou de syncope cardiaque. Ces accidents sont constamment imminents ; et,
dans bien des cas, le moins qui résulte de l'emploi de cette méthode,
c'est une excitation violente qui s'oppose absolument à l'anesthésie
subséquente et qui fait qu'on est obligé instantanément de renoncer
à ce procédé pour revenir à celui beaucoup plus logique, je le répète,
des petites doses administrées comme je vous le disais tout à l'heure.

Par le procédé des doses massives le sujet, comme le fait justement remarquer M. Dastre, est continuellement sur une marge
étroite entre une agitation violente et une syncope qui peut être
mortelle.

Eh bien, Messieurs, tous ces phénomènes fâcheux peuvent être évités à l'aide de la méthode par les mélanges titrés. A ce sujet les travaux de Paul Bert ont donné une certitude complète; et il est regrettable, au point de vue des résultats, que cette méthode par les mélanges titrés ne soit pas plus fréquemment employée dans la pratique. En effet, toutes les irrégularités, toutes les incertitudes dans les résultats qu'on peut obtenir, n'importe avec quelle substance anesthésique, mais surtout avec le chloroforme, qui est certainement de beaucoup la plus dangereuse, tiennent, pour la majeure partie, à des irrégularités dans la pénétration de la substance anesthésique, dans la richesse du mélange d'air et de vapeur anesthésique inhalé.

Le premier appareil qui ait été imaginé à ce sujet est le gazomètre de Saint-Martin. Je vais vous indiquer d'une façon rapide et très succincte en quoi il consiste. Un gazomètre, comme celui que je trace ici en coupe, porte un double fond ou plutôt une double enveloppe annulaire dans laquelle vient plonger une cloche qui est maintenue extérieurement par des contre-poids lui permettant de monter ou de descendre à volonté le long d'une règle divisée. Ce gazomètre porte latéralement un support sur lequel se trouve placé un flacon dans lequel est contenu le chloroforme. Ce flacon est lui-même plongé dans un bain qu'on maintient à une certaine température pour favoriser la volatilisation.

La double paroi annulaire n'a d'autre objet que celui-ci : vous savez que le chloroforme se dissout d'une façon assez sensible dans l'eau; et, si l'on employait, au lieu de ce gazomètre à forme particulière, le gazomètre ordinaire, on dissoudrait dans l'eau la majeure partie de la substance anesthésiante. Ici, au contraire, il n'y a d'eau que dans la portion annulaire de l'appareil, et par conséquent la quantité d'eau qui se trouve en contact avec la vapeur de chloroforme est réduite au minimum.

Cet appareil étant jaugé de façon à ce que le volume de la cloche représente 100 litres par exemple, on le remplit d'air en mettant des poids extérieurement à l'appareil, la cloche se soulève et la rentrée d'air se fait en barbotant à travers le chloroforme contenu dans le flacon et en le volatilisant : si l'on a soin de placer dans le flacon une quantité connue de chloroforme, 10 grammes par exemple, s'il s'agit d'un gazomètre de 100 litres de capacité, lorsque l'appareil est plein, les 10 grammes de chloroforme sont volatilisés complètement et on a un mélange à 10 p. 100, c'est-à-dire de 10 grammes de chloroforme volatilisés dans 100 litres d'air.

Pour éviter les a-coups, on couple deux gazomètres ensemble; on remplit l'un des gazomètres pendant que le contenu de l'autre sert à l'anesthésie : un simple dispositif de tuyauterie permet de substituer alternativement celui qui est plein à celui qui est vide.

C'est à l'aide de cet appareil que les premiers essais d'anesthésie par la méthode des mélanges titrés ont été réalisés. Ces premiers essais ont été faits par Paul Bert, comme j'ai eu l'occasion de vous le dire déjà, et les résultats qu'il a obtenus sur les animaux sont extrêmement intéressants : les voici.

Un mélange à 4 p. 100 ne produit pas d'insensibilité, mais il détermine la mort après neuf ou dix heures de respiration continue. La température est notablement abaissée.

Avec le mélange à 6 p. 100, on observe une diminution considérable de la sensibilité, mais sans arriver jusqu'à l'anesthésie; et la mort survient dans une période de temps qui varie de six à sept heures.

Avec le mélange à 8 p. 100, on observe une insensibilisation lente; et la mort survient en quatre heures.

Avec le mélange à 10 p. 100, on observe l'anesthésie au bout de quelques minutes, et la mort survient dans un espace de temps qui varie généralement entre deux et trois heures, mais qui peut quelquefois atteindre quatre et cinq heures, au maximum, pour les animaux les plus résistants.

A titre plus élevé, l'insensibilisation est très rapide, mais l'emploi de semblables mélanges donne des résultats irréguliers et absolument dangereux. La prolongation de l'anesthésie est possible seulement en diminuant le titre et, dans la pratique, vous allez voir ce à quoi on est obligé d'arriver.

Avec le mélange à 12 p. 100, l'animal résiste environ deux heures : avec un mélange à 15 p. 100, la survie est d'environ quarante minutes : avec un mélange à 20 p. 100, la survie n'est plus que de trente minutes; et enfin avec un mélange à 30 p. 100, l'anesthésie est presque instantanée, mais la mort survient au bout de trois ou cinq minutes au maximum.

Comme vous le voyez, Messieurs, il y a là de quoi donner à réfléchir, en pensant à la quantité de substance anesthésiante qu'on s'expose à introduire dans l'appareil respiratoire d'un individu lorsque, sans y faire grande attention, on verse une quantité plus ou moins considérable de chloroforme sur la compresse, et si cette affusion de chloroforme coïncide précisément avec le moment où le sujet fait une grande et large inspiration.

Ce qu'il y a de remarquable chez les animaux, c'est que les doses faibles semblent atteindre la vie de nutrition tout en respectant la sensibilité. Il y aurait là quelque chose de précisément opposé à ce que font les doses un peu élevées.

Mais ce qu'on observe toujours avec les mélanges suffisants pour déterminer l'anesthésie, c'est-à-dire au minimum 8 et au maximum 12 — bien que le mélange à 12 p. 100 soit exagéré comme richesse — c'est la régularité parfaite de l'anesthésie, l'absence de complications (et cela chez le chien qui, comme vous le savez, est un animal extrêmement sensible à certaines substances anesthésiques, notamment au chloroforme), l'absence d'excitation, l'absence des accidents que nous avons appris à caractériser des noms de syncopes primaires et de syncopes secondaires.

Mais ce n'était pas tout que de faire des expériences sur les animaux, il était intéressant de voir ce que donneraient ces expériences effectuées sur l'homme. C'est ce qui a été réalisé il y a quelques années par Péan à l'hôpital Saint-Louis.

Du résultat de 115 anesthésies pratiquées avec la méthode des mélanges titrés et avec le mélange à 10 p. 100, Péan avait conclu que les sujets soumis à l'anesthésie par ce procédé ne manifestaient aucune répulsion, contrairement à ce qui est éprouvé lorsque l'anesthésie a lieu par le procédé habituel de la compresse, qui produit toujours une sensation pénible d'étouffement au moment de l'affusion des premières gouttes de chloroforme. Une seule fois sur ces 115 cas, il a observé de la toux et de la salivation. La période d'excitation lorsqu'elle s'est montrée, ce qui a été en somme assez rare, s'est toujours trouvée réduite à quelques secousses et à quelques marmottements. Bien entendu ces résultats ne sont pas applicables aux alcooliques, qui, eux, quel que soit le procédé qu'on emploie, montrent toujours une période de surexcitation plus ou moins violente; tellement violente, quelquefois, qu'on est presque obligé de soutenir une véritable lutte avec eux dans les premiers moments de l'anesthésie.

Enfin l'anesthésie a toujours été obtenue dans un espace de temps variant entre sept et huit minutes; elle a été régulière, calme, continue, profonde; elle a présenté une sécurité considérable. Jamais de ces accidents qui arrivent fréquemment, on doit bien le reconnaître, dans l'anesthésie pratiquée par d'autres procédés; et elle a été suivie d'une période qu'on a appelée l'*anesthésie de retour*, période de calme, de tranquillité, succédant à l'hypno-anesthésie profonde et suivant de très près le moment où l'individu vient à inhaler l'air pur à la suite du mélange chargé de vapeur anesthésiante, période pendant laquelle on a le temps d'achever le pansement tandis que le malade est dans un état de tranquillité et de calme parfaits.

Dans tous ces cas, on avait commencé l'anesthésie avec un mélange à 10 p. 100 et on l'avait entretenue, soit avec un mélange à 8 p. 100 lorsque la nature de l'opération exigeait une anesthésie très profonde, soit avec un mélange à 6 p. 100 lorsque l'anesthésie ne devait pas être trop prolongée.

L'appareil que je vous indiquais tout à l'heure n'est certainement pas un appareil maniable; un gazomètre de 100 litres ne se transporte pas comme on veut. M. Raphaël Dubois a imaginé l'appareil que vous voyez ici et qui permet de réaliser l'anesthésie à l'aide des mélanges titrés. On obtient avec cet appareil des mélanges à 10 p. 100, à 8 p. 100 et à 6 p. 100, les seuls qui soient utiles dans la pratique.

La machine à anesthésier se compose : 1° d'un corps de pompe; 2° d'un verseur automatique; 3° d'un vase évaporatoire. Le corps de pompe renferme un piston d'un modèle spécial qui est mis en mouvement par une manivelle.

A la fin de chaque course de ce piston, un volume d'air déterminé a pénétré dans le corps de pompe, entraînant avec lui une quantité, exactement mesurée, de chloroforme déversée dans le vase évaporatoire au moyen de la descente d'un piston plongeur dans le récipient contenant le chloroforme. Ce mélange sera chassé du corps de pompe dans la course inverse du piston, pendant qu'une nouvelle quantité de mélange titré s'accumulera dans l'appareil; le débit du mélange titré sera donc continu. Le déplacement du chloroforme a lieu par l'intermédiaire d'un excentrique qui fait plonger dans le récipient contenant le chloroforme une tige métallique qui

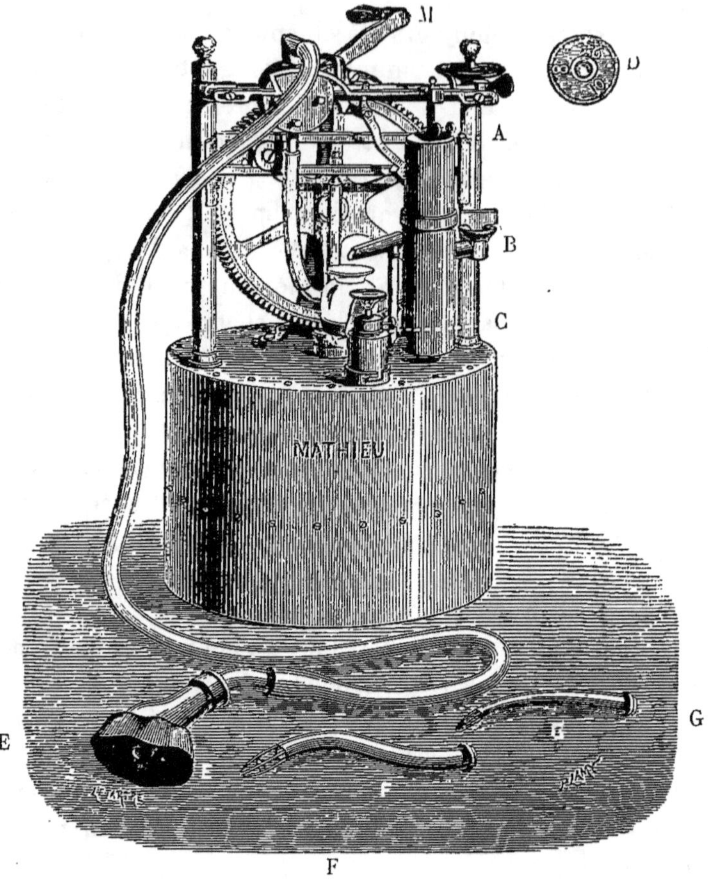

Fig. 8. — Appareil à anesthésier de M. Raphaël Dubois.
(Appareil à mélanges titrés.)

Cette machine peut être appliquée non seulement à la fabrication des mélanges titrés d'air et de chloroforme ou d'éther, mais encore à tout autre mélange d'un liquide vaporisable à différentes températures, et d'un volume de gaz déterminé.

Pour la faire fonctionner, il faut commencer par remonter le piston plongeur au moyen du papillon A qui se trouve à la partie supérieure et que l'on relève en le serrant entre les doigts. — Le récipient qui doit contenir le chloroforme est ainsi dégagé : on y verse le chloroforme par l'entonnoir B jusqu'à ce que le récipient soit plein ; puis, en tournant la manivelle M, on amène la surface inférieure du piston en contact avec le chloroforme. On allume alors la petite lampe à alcool C qui a pour but d'activer l'évaporation du chloroforme et d'empêcher la réfrigération. — Le cadran régulateur D est amené sur l'index 10 pour assurer le mélange de 10 parties de chloroforme pour 100 parties d'air. — On applique alors le masque inhalateur E et l'on tourne la manivelle, toujours dans le même sens, de droite à gauche, par un mouvement lent et régulier qui fait descendre progressivement le piston plongeur dans le récipient d'où il chasse la quantité voulue de chloroforme dans le vase barboteur. — Suivant les cas, une fois l'anesthésie produite, on peut, pour la facilité des opérations sur la face, substituer au masque, soit le tube buccal F, soit le tube nasal G, soit la canule trachéale par l'intermédiaire d'un tube à trois branches.

Dès que la résolution complète est obtenue, on fait tourner le cadran du régulateur sur le n° 8 (mélange à 8 p. 100) sans interrompre le jeu de la manivelle. Si l'opération doit être de longue durée, on substitue, après cinq minutes environ, le n° 6 (mélange à 6 p. 100) avec lequel l'anesthésie est maintenue sans danger pendant toute la durée de l'opération. — Il est possible que, pendant l'opération, la provision de chloroforme s'épuise, ce qui sera indiqué par la pénétration totale du plongeur dans le récipient. Il suffit alors de le relever, comme il a été indiqué au début, et de remplir à nouveau le récipient par l'entonnoir B.

s'enfoncera d'autant plus profondément que l'on veut obtenir un mélange plus riche en chloroforme, c'est-à-dire déplacera une plus grande quantité d'anesthésique.

Pour faire fonctionner la machine, il faut commencer par remonter le piston plongeur au moyen du papillon qui se trouve à la partie supérieure. Le récipient qui doit contenir le chloroforme est ainsi dégagé ; on y verse le chloroforme par l'entonnoir qui le surmonte jusqu'à ce que le récipient soit plein ; puis, en tournant la manivelle, on amène la surface inférieure du piston en contact avec le chloroforme : on allume alors la petite lampe à alcool destinée à chauffer le grillage métallique entourant le flacon dans lequel le chloroforme se déverse : son évaporation est ainsi activée; et, en même temps, on empêche le refroidissement dû à cette évaporation.

Le cadran régulateur est amené sur l'index 10, 8 ou 6, suivant le titre du mélange que l'on veut obtenir ; on applique alors le masque inhalateur sur le visage du sujet, on tourne la manivelle par un mouvement lent et régulier qui fait descendre à chaque tour le piston plongeur dans le récipient, d'où il chasse la quantité voulue de chloroforme dans le flacon évaporatoire.

Une fois l'anesthésie produite, suivant les cas, par exemple pour faciliter les opérations sur la face, on peut substituer au masque, soit le tube buccal, soit le tube nasal que je vous présente.

Dès que la résolution complète est obtenue, ce qui a lieu au bout de sept à dix minutes, au maximum, d'inhalation du mélange à 10 p. 100, on amène, sans interrompre le jeu de la manivelle, le cadran du régulateur sur l'index 8 ; si l'opération doit être de longue durée, après cinq à dix minutes d'inhalation du mélange à 8 p. 100, on substitue le mélange à 6 p. 100 en amenant l'index 6 du cadran sous le cran d'arrêt, et l'anesthésie est maintenue sans danger avec ce mélange pendant toute la durée de l'opération. Si la provision de chloroforme vient à s'épuiser, ce que révèle la pénétration totale du plongeur dans le récipient, il suffit de le relever, comme au début, et de remplir à nouveau le récipient avec du chloroforme à la surface duquel on fera ensuite affleurer la face inférieure du piston.

Le masque inhalateur n'est muni d'aucune soupape, et le patient respire librement dans un courant d'air anesthésique. Si l'appareil cessait de fonctionner, le seul inconvénient serait le réveil du sujet,

qui inhalerait alors de l'air pur. La main qui présente le masque au
sujet est relativement libre ; et l'on peut facilement, avec les deux
derniers doigts, soulever le plancher buccal et le menton, si cela
est nécessaire, tout en continuant l'inhalation. Pour les opérations
sur la face, la bouche, le larynx, on endort avec le masque, et on
entretient l'anesthésie au moyen du tube nasal introduit dans l'une
des narines. Ce tube présente encore cet avantage de permettre
d'effectuer la respiration artificielle, en cas de besoin. Le tube
buccal permet de conduire jusqu'à l'orifice de la trachée le courant
d'air anesthésique ; et il constitue, en même temps, un excellent
écarteur des mâchoires et un abaisse-langue parfait.

La machine n'est ni compliquée, ni encombrante, comme on l'a
prétendu ; elle est facilement transportable ; et, placée sur un
tabouret ou un guéridon, elle ne gêne en aucune façon l'opérateur
ou ses aides. Une salle d'opérations d'hôpital ou de maison de santé
bien organisée devrait posséder cet appareil, destiné à compléter
l'outillage scientifiquement pratique. Le maniement de l'appareil
peut être confié à un aide même inexpérimenté, car il importe peu
pour la sécurité du malade que l'on tourne vite ou lentement,
attendu que ça n'est pas alors le titre du mélange qui varie, mais
seulement son débit.

Je partage complètement, à cet égard, l'avis du professeur Tripier,
de Lyon, qui disait que le chirurgien doit dégager sa responsabilité
et recourir, par conséquent, à la méthode la plus rationnelle,
même si elle présente de grandes difficultés pratiques, ce qui n'est
pas le cas ici.

A l'aide de cet appareil, on peut réaliser l'anesthésie par les
mélanges titrés avec une sécurité aussi grande que celle que comporte
l'appareil de M. de Saint-Martin dont je vous ai esquissé le principe
tout à l'heure. Ce procédé d'administration du chloroforme est, sinon
le plus simple, le plus pratique, du moins celui qui donne le maximum de certitude et de sécurité. On ne peut que regretter vivement
que son usage ne soit pas plus répandu.

Pour terminer ce qui a trait aux procédés permettant d'administrer
le chloroforme à un état de faible tension, je vous citerai d'autres
procédés qui sont, je crois, à peu près abandonnés maintenant, et
qui consistent à dissoudre le chloroforme dans un liquide qui en
laisse échapper la vapeur à une tension partielle, faible et fixe, tant

que le titre du mélange se maintiendra. C'est ainsi que Quinquaud avait proposé un mélange d'alcool et de chloroforme; et que Spencer-Wells a utilisé ce mélange appelé en Angleterre chlorure de méthylène, mélange que Regnauld et Villejean ont reconnu n'être autre chose qu'une solution de chloroforme dans de l'alcool méthylique.

Ces procédés sont loin de présenter la rigueur des procédés par mélange titré et, bien que l'appareil de M. Raphaël Dubois vienne ajouter un impedimentum de plus à l'arsenal chirurgical, je crois que dans une foule de circonstances, notamment quand il s'agirait d'obtenir l'anesthésie chez des individus présentant quelque tare, il serait prudent de se servir de cet appareil plutôt que de courir des risques infiniment plus grands avec les méthodes habituelles.

Dangers. Causes. Signes précurseurs. — Maintenant que nous connaissons les procédés à l'aide desquels on administre le chloroforme, voyons un peu quels sont les dangers qui peuvent résulter de cette administration, quelles sont les causes de ces dangers, et quels sont les signes précurseurs qui peuvent avertir l'opérateur de l'imminence de ces dangers.

Et d'abord, n'y a-t-il pas lieu de prendre, avant l'anesthésie, quelques précautions préliminaires? On a indiqué d'abord qu'il était utile de relever les forces du malade dans la mesure du possible; mais un point beaucoup plus important consiste à débarrasser le tube digestif et, pour cela, il faut éviter d'employer les purgatifs drastiques ou les substances émétiques. Je n'ai pas besoin d'insister sur ce point, vous savez que les substances drastiques, aussi bien que celles qui déterminent le vomissement, exercent sur le système nerveux une action dépressive qui viendrait s'ajouter à celle de la substance anesthésique et dont on n'a pas besoin. On a même recommandé de pratiquer, dans la mesure du possible, l'antisepsie intestinale; cela peut avoir sa raison d'être dans certaines circonstances, pour certaines opérations; pour d'autres, cela me semble à peu près superflu.

Il est de règle de soumettre le sujet à un jeûne rigoureux pendant les six heures précédant l'anesthésie; et la suppression de tous les aliments solides doit être appliquée pendant une période de vingt-quatre heures avant celle qui précède l'anesthésie. En effet, l'estomac doit être vide pour beaucoup de raisons dont les deux plus importantes sont les suivantes : s'il existe des aliments solides dans l'estomac et que les vomissements se montrent comme accident de l'anesthésie, il peut y avoir une obstruction plus ou moins partielle des voies respiratoires par ces aliments solides. D'autre part, vous savez que la plénitude de l'estomac gêne dans une très notable mesure les mouvements respiratoires, et nous avons vu combien il est important que ces mouvements respiratoires restent aussi libres que possible. Enfin, il faut que la vessie ne soit ni trop vide ni trop pleine, je veux dire qu'il faut éviter un sondage, ou du moins un sondage aussi parfait que possible, avant d'administrer la substance anesthésique.

Il y a lieu également de tenir compte de la température ambiante et de la température de l'opéré. Pour la température de l'opéré, cela est très facile à obtenir : vous savez qu'on enveloppe les patients dans des bandes d'ouate qu'on fixe ensuite avec des bandes de toile; on leur fait en réalité une véritable cuirasse qui les défend contre la perte de froid par rayonnement. Quant à la température ambiante, elle a une importance assez considérable; d'une part, comme je vous le faisais remarquer précédemment, à cause de la volatilisation du chloroforme, qui peut être plus ou moins parfaite; d'autre part, en ce sens qu'elle peut, dans une certaine mesure, éviter ou favoriser le refroidissement de l'opéré.

Enfin, il est indispensable de faire une aération aussi grande que possible pour éviter l'accumulation des vapeurs anesthésiques, accumulation qui peut être gênante à un moment donné pour l'opérateur. De plus, il faut de toute nécessité proscrire absolument tout foyer de combustion lorsqu'on pratique une anesthésie. En voici la raison : s'il s'agit d'éther, vous savez que le mélange des vapeurs d'éther avec l'air produit un mélange détonant. C'est la meilleure raison. S'il s'agit du chloroforme, ses vapeurs n'ont pas le même inconvénient; seulement, lorsque le chloroforme vient au contact d'une flamme, d'un corps en ignition, il se décompose; et, parmi ses produits de décomposition, figure l'acide chloroxycarbonique, produit extrêmement irritant et capable de déterminer des accidents graves chez l'individu soumis à l'anesthésie, et constituant de plus une gêne souvent considérable pour l'opérateur et les aides.

Enfin, Messieurs, il faut absolument, avant de pratiquer une anesthésie, songer à examiner très soigneusement le sujet. Je vous ai parlé dans la dernière leçon des recherches médico-légales que pouvait susciter la mort par les anesthésiques : je vous ai rappelé les contre-indications fournies par le cœur, l'appareil respiratoire, les reins; je vous ai indiqué que ce n'était pas là des contre-indications absolues, mais qu'il fallait cependant se mettre en garde contre des accusations possibles de légèreté à ce sujet.

Dans ses leçons sur les *Asphyxies par les gaz, les vapeurs et les anesthésiques*, M. le professeur Brouardel recommande ceci : lorsque vous vous trouverez en présence d'un individu ayant une affection cardiaque, une affection rénale, une affection respiratoire, affection qui semblerait être une contre-indication à l'anesthésie, examinez toujours avec le plus grand soin le malade; et, si vous jugez l'anesthésie nécessaire, adjoignez-vous un confrère, rédigez une consultaton écrite disant ce que vous avez vu et les raisons. qui vous font passer par-dessus ces contre-indications et trouver que l'anesthésie est absolument indispensable, que, par suite, malgré ces contre-indications, vous croyez devoir la pratiquer. De cette façon, vous êtes absolument à couvert; on ne peut pas vous reprocher une négligence, puisque vous avez apprécié le fait qui pourrait vous être reproché et que vous avez cru trouver, dans les circonstances de ce fait particulier, une indication impérieuse qui vous a déterminé à pratiquer l'anesthésie malgré ces apparentes contre-indications.

On ne saurait entrer ici dans de trop minutieux détails : cela semble d'abord de peu d'importance, mais c'est de la pratique que nous faisons aujourd'hui, et tous ces détails sont très utiles. Un autre point très important encore : s'assurer que le malade n'a pas de pièce artificielle dans la bouche, parce qu'une pièce d'un dentier, ou une dent seulement, qui tombe pendant l'anesthésie suffit à asphyxier complètement un individu sans même qu'on ait le temps de s'apercevoir de la cause de cette asphyxie. D'autre part, les vêtements doivent être absolument libres sur toutes les parties du corps; et, s'il est absolument rationnel d'envelopper les jambes, les cuisses, les pieds du patient avec de la ouate maintenue par des bandes, il faut que tout le reste du corps soit absolument libre et simplement protégé par un peignoir de flanelle. Enfin, le malade doit être placé dans le décubitus dorsal et la face inclinée sur un côté pour permettre l'évacuation des substances rejetées de l'estomac ou des mucosités pharyngiennes qui pourraient se produire sous l'influence de l'anesthésie.

Il ne faut pas oublier les accessoires de l'anesthésie, accessoires devenant quelquefois chose absolument indispensable : des compresses, des pinces à forcipressure garnies soit d'éponges stérilisées, soit d'un bourrelet de coton hydrophile, ce qui est beaucoup plus simple ; des pinces à langue dont vous verrez ici plusieurs modèles, qui ont toutes pour but de maintenir en prolapsus la langue de l'individu anesthésié et de l'empêcher d'aller obturer l'orifice des voies respiratoires, mais qui ont encore un autre avantage sur lequel j'insisterai quand nous étudierons les moyens de remédier aux accidents de l'anesthésie, c'est que cette pince tendant la langue en avant, par son poids, réalise, dans une certaine mesure, la traction rythmée de la langue à laquelle on est quelquefois obligé d'avoir recours pour éviter l'asphyxie. Des seringues, seringues à injection hypodermique et seringues à lavements,

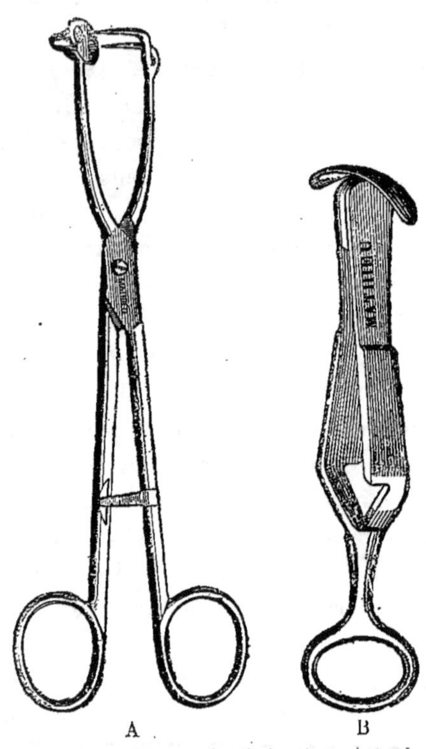

A   B

Fig. 9. — Pinces destinées à maintenir la langue au cours de l'anesthésie.

A pince à érignes de M. Lucas-Championnière.
B pince de M. Laborde, servant également aux tractions rythmées de la langue pour remplacer les manœuvres de respiration artificielle.

car on est quelquefois bien heureux de faire une révulsion sur le tube digestif à l'aide de lavements stimulants, et d'obtenir par là un retour de la respiration. Certains disent même les instruments nécessaires pour pratiquer la trachéotomie. C'est là un point qui ne doit pas être négligé, car c'est parfois le seul moyen d'empêcher une asphyxie imminente. Enfin, un appareil faradique et un tube à insufflation nasale.

Messieurs, il est absolument nécessaire que l'individu qui va être

13

soumis à l'anesthésie soit confiant dans cette anesthésie. Il faut, je vous l'ai déjà indiqué, je crois, du calme, du silence, et autant que possible des idées, sinon gaies, du moins pas effrayantes, chez ce malade. Eh bien, à ce point de vue, le rôle du médecin est considérable : vous savez tous combien la confiance joue un rôle influent au point de vue de la guérison; c'est dans ce cas que se montre, dans toute son importance, le rôle moral considérable exercé par le médecin près de son malade, et il dépend de vous seuls de bien diriger ce début. L'individu que vous allez soumettre à l'anesthésie, s'il a grande confiance en vous, si vous arrivez à le persuader et à lui inspirer confiance, vous le mettrez dans un état moral, dans un état psychique tel que vous aurez déjà fait la moitié de la besogne, vous aurez gagné la moitié de la bataille, et vous obtiendrez une anesthésie tranquille chez un sujet calme et rassuré. En effet, le plus souvent, l'agitation subite qu'on voit survenir dans la première période de l'anesthésie n'est pas autre chose qu'une conséquence des illusions ou des interprétations erronées qui se produisent au début de la narcose. Je vous ai déjà indiqué ce fait quand nous avons fait la physiologie générale des anesthésiques. Vous savez qu'à un certain moment un lavage prématuré des téguments ou d'une plaie, l'usage prématuré du rasoir, le pincemeut explorateur de la sensibilité, les paroles mêmes de l'entourage, paroles que l'anesthésié entend encore alors que vous le croyez privé de sentiment; tout cela constitue autant de causes d'excitation pouvant se traduire par des réflexes qui, eux, sont capables de déterminer des syncopes primitives, ces syncopes que nous allons étudier tout à l'heure sous le nom de syncopes psychiques.

Souvent, vous le savez, une période d'excitation musculaire marque le début de l'anesthésie. On est obligé assez fréquemment de lutter, dans une certaine mesure, contre l'individu qui se débat : il faut le maintenir avec fermeté, mais sans brusquerie, sans brutalité, de façon précisément à ne pas provoquer chez lui l'idée de lutte, et à ne pas déterminer une réaction qui irait précisément à l'encontre du but qu'on se propose. Aucune pression ne doit être exercée sur l'abdomen, sur le thorax, sur le cou. Il m'est arrivé parfois, en assistant à des anesthésies dans les hôpitaux, de voir un aide, ayant absolument oublié ces préceptes, placer une cuvette sur l'abdomen ou sur le thorax d'un individu anesthésié. Eh bien, vous savez combien il est important que les mouvements d'expiration puissent se faire, le moindre obstacle devient un obstacle énorme dans ce cas. Il faut exercer une surveillance continuelle du cœur et de la respiration de l'individu anesthésié; et cela non seulement par la vue, mais encore par l'oreille, c'est-à-dire en écoutant les bruits respiratoires sur lesquels nous allons revenir dans un moment.

Signes précurseurs des accidents. — Plusieurs signes sont capables, au cours de l'anesthésie, de vous révéler l'imminence d'un danger menaçant.

A. **État de la face**. — C'est d'abord l'état de la face. Lorsque l'anesthésie est bien établie, la face, comme vous le savez, est pâle par suite de la constriction des petits vaisseaux. Lorsque l'anesthésie est profonde et qu'il y a une menace d'intoxication imminente, le visage devient blême, les traits sont immobiles; on constate une froideur marmoréenne des pommettes, des narines, du lobule de l'oreille, la teinte plombée des paupières. Cet état de la face est particulièrement important parce qu'il est l'indice d'une syncope secondaire menaçante.

B. **Globes oculaires**. — Je vous ai déjà indiqué à plusieurs reprises l'état des globes oculaires, je n'y insisterai pas; je vous rappelle seulement que, dans les premières périodes, les yeux sont renversés en haut et en arrière sous la paupière supérieure. On observe souvent, lorsqu'on présente à ce moment, une lumière à l'individu endormi, du nystagmus déterminé par les mouvements convulsifs des muscles autour de l'axe antéro-postérieur de l'œil. Lorsque l'anesthésie est profonde, les axes rétroversés reviennent à l'horizontalité, et on observe alors ce phénomène remarquable de la perte des mouvements associés des deux yeux, chacun des globes oculaires étant capable de suivre, indépendamment de l'autre, une lumière qui lui est présentée.

C. **Sensibilité de la cornée**. — L'état de sensibilité de la cornée permet de reconnaître la période de l'anesthésie confirmée. Cette période est caractérisée par la disparition du réflexe oculo-palpébral. Cela indique, d'une façon impérieuse, le moment de restreindre l'inhalation de la substance anesthésique, et de mettre le sujet à ce que nous avons appelé la ration d'entretien, c'est-à-dire la petite ration strictement suffisante pour maintenir pendant un certain temps cet état d'anesthésie. Lorsque l'anesthésie est prolongée, on observe de l'astigmatisme irrégulier avec diminution de la tension du globe oculaire. C'est là un signe que le sujet se fatigue, mais ce n'est pas encore un signe de péril.

D. **Variations pupillaires.** — Quant aux variations de la pupille, j'y ai insisté suffisamment dans notre dernière réunion pour ne pas avoir à y revenir ici. Dans l'anesthésie profonde, je vous rappelle qu'il y a constriction et immobilité pupillaires ; et, qu'à cette période, la dilatation brusque, qui n'est jamais accompagnée du retour du réflexe rétinien, est un indice très grave ; c'est l'indice de l'apnée toxique, qui est presque toujours irrémédiable.

E. **Bruits respiratoires.** — Les bruits respiratoires sont des plus importants. Ils sont dus à l'accumulation des sécrétions salivaires et pharyngées ; la toux est fréquente, surtout avec l'éther, ce qui peut paraître un peu paradoxal au premier abord, puisque l'éther est moins irritant que le chloroforme. D'ailleurs, quelle que soit la substance anesthésique qu'on emploie, il y a toujours une irritation plus ou moins considérable des muqueuses des premières voies ; et cette irritation se traduit par une exagération des sécrétions. Cette exagération des sécrétions détermine, naturellement, des crachotements, des mouvements de déglutition plus ou moins considérables, du râle trachéal, qui peuvent constituer un obstacle sérieux à l'expiration. Le ronchus est un signe d'anesthésie complète, il est un indice de la paralysie du voile du palais, mis en mouvement comme un corps inerte par l'air inspiré et expiré.

F. **Tremblement général.** — Un phénomène qu'on observe souvent, et qui quelquefois même vient gêner énormément le chirurgien, consiste dans un tremblement général qui survient presque toujours en pleine période de sommeil anesthésique. Il est utile de savoir que ce tremblement peut être suspendu, et quelquefois même complètement supprimé, par la simple flexion forcée du gros orteil vers la plante du pied. On a attibué ce tremblement généralisé, les uns au refroidissement, les autres, comme M. Dastre, à une réaction automotrice médullaire qui serait facilitée par l'anémie périphérique existant à ce moment.

Irrégularités. Accidents non mortels. — Ce qu'il est important de considérer, ce sont les irrégularités qu'on peut observer à cette période de l'anesthésie, c'est-à-dire les accidents. Commençons, si vous le voulez bien, par examiner les accidents non mortels.

L'anesthésie continue, régulière, paisible, sans à-coups, est véritablement une chose absolument idéale, au moins avec les méthodes qui sont employées la plupart du temps, c'est-à-dire avec les méthodes qui ne comportent pas l'application des mélanges titrés. Un certain nombre de phénomènes peuvent s'observer qui constituent des inconvénients plus ou moins graves suivant l'époque à laquelle ils se montrent, et, surtout, suivant l'intensité avec laquelle ils se produisent.

C'est d'abord l'excitation initiale, l'excitation du début. Elle peut avoir pour cause la répulsion instinctive du patient pour cette respiration dans un espace restreint, pour l'inhalation d'une substance fortement odorante, plutôt désagréable à inhaler, en somme, comme le chloroforme. Le résultat du contact des vapeurs de chloroforme avec les muqueuses des premières voies cause une sensation pénible, désagréable, qui est la plupart du temps la cause de cette excitation. Il faut tenir compte aussi de l'état nerveux du sujet; et même des influences morales sous lesquelles il peut se trouver, influences morales dont je vous parlais tout à l'heure et qui jouent un rôle considérable, rôle dans lequel, je ne saurais trop le répéter, vous pouvez intervenir de la façon la plus efficace.

A côté de cette excitation initiale, il y a lieu de tenir compte de l'excitation que nous appellerons secondaire, qui est caractérisée par des contractions convulsives des muscles laryngiens et pharyngiens, par des spasmes, des suffocations, des réactions de toux violente, des vomissements. A cette période de l'anesthésie, le patient pousse des cris incohérents, se livre à des mouvements désordonnés, est en proie à des contractures plus ou moins intenses. C'est, comme je vous l'ai dit déjà plusieurs fois, la règle chez les alcooliques. Il importe autant que possible d'arriver à éviter ces phénomènes; et, comme nous le verrons, ils sont évitables, dans une certaine mesure, au moyen de méthodes spéciales que nous étudierons sous le nom de *méthodes mixtes*, et dont l'une des principales consiste à pratiquer une injection de chlorhydrate de morphine et de sulfate d'atropine avant de commencer l'inhalation du chloroforme. C'est la méthode de MM. Dastre et Morat; elle supprime la plupart de ces inconvénients, notamment les hypersécrétions qui sont parfois si gênantes et qui menacent d'entraîner l'asphyxie de l'individu.

L'arrêt des contractions cardiaques est un des graves accidents qui peuvent se présenter au cours de l'anesthésie. Cet arrêt se produit, en général, brusquement; il est parfois précédé de modifications du rythme, et l'on observe que tantôt le pouls est tremblant, hésitant, irrégulier, d'autres fois intermittent, et parfois même déprimé. Lorsqu'au cours de l'anesthésie la face vient à pâlir brusquement, ou bien lorsque le sang s'accumule dans les veines, c'est une menace de syncope. Si le sang cesse subitement de couler à la surface d'une plaie, la syncope cardiaque s'est déjà produite, et on a à peine le temps d'y remédier.

Les syncopes respiratoires sont plus faciles à éviter que les syncopes cardiaques. Comme je vous l'ai déjà dit, elles s'annoncent par la dilatation de la pupille avec absence du réflexe rétinien. On observe alors de la pâleur de la face avec une respiration superficielle, indice d'apnée toxique.

L'accélération respiratoire se produisant en même temps que la respiration devient laborieuse, intermittente, irrégulière, stertoreuse ou convulsive, est un indice de troubles du côté du bulbe; autrement dit, cela prouve que l'intoxication du bulbe commence, que la pénétration de la substance anesthésique se fait trop profondément. La suspension de la respiration par suite de la raideur des muscles n'est pas inquiétante, tant que ne vient pas s'y joindre la lividité de la face avec l'irrégularité et la défaillance du pouls.

La respiration convulsive avec bruit à l'inspiration indique un obstacle du côté des cordes vocales, sans troubles profonds la plupart du temps; c'est un obstacle qu'il est très facile de vaincre en allant chercher, à l'aide d'un tampon de coton hydrophile, les mucosités qui, la plupart du temps, obstruent les voies respiratoires. Lorsque la respiration est stertoreuse, cela coïncide avec le relâchement musculaire, avec la chute de la base de la langue; le voile du palais ou les muscles buccinateurs sont paralysés. C'est là un fait beaucoup plus grave dans ses conséquences, beaucoup plus important, et contre lequel il est bien difficile de lutter.

Si l'on entend se produire un bruit laryngo-stertoreux, cela indique la transmission, par la colonne d'air, des vibrations à la muqueuse qui recouvre les cornes des cartilages aryténoïdes et à celle des replis aryténo-épiglottiques. Il ne faut pas oublier que ces cartilages peuvent obstruer complètement la glotte; et, en effet, ce bruit est souvent l'indice d'une occlusion presque complète de la glotte contre laquelle il n'y a d'autres ressources que de pratiquer l'intubation.

Enfin, un dernier point sur lequel il convient d'attirer l'attention est celui des mouvements illusoires de la poitrine, ce qu'on a appelé la *respiration bégayante*. Par suite d'un défaut de coordination dans les mouvements des muscles inspirateurs et expirateurs, on peut voir se produire encore des mouvements de la cage thoracique et du diaphragme, mouvements très faibles, très peu amples, il est vrai, bien que la respiration soit complètement arrêtée. C'est là, vous disais-je, un défaut de coordination dans les mouvements des muscles inspirateurs et expirateurs, et non pas un obstacle laryngo-trachéal ; la meilleure preuve que l'on en puisse fournir, c'est que cela se produit chez les animaux trachéotomisés tout aussi bien que chez les animaux n'ayant pas subi cette opération. C'est là un symptôme extrêmement grave, surtout si on le néglige dès sa première manifestation, parce qu'il mène fatalement à l'apnée toxique ; c'est-à-dire cette syncope toxique ou tertiaire que nous savons être le plus grave de tous les accidents qui peuvent se présenter au cours de l'anesthésie.

IXe LEÇON

ACCIDENTS DE L'ANESTHÉSIE. — MOYENS D'Y REMÉDIER. — STATISTIQUES DES CAS MORTELS. — MÉCANISMES DES ACCIDENTS.

Nous avons étudié dans notre dernière réunion les accidents non mortels qui sont dus à l'anesthésie chloroformique, ces accidents qu'on a si justement appelés les irrégularités de l'anesthésie. Il me reste à vous dire à ce sujet quelques mots encore, relativement à l'influence de l'état physiologique des individus qui sont soumis à l'anesthésie; puis nous passerons à l'étude des accidents mortels, et nous essayerons de trouver dans leur mécanisme le moyen, la possibilité de remédier à ces accidents.

Influence de l'état physiologique. — Au point de vue de l'influence de l'état physiologique, il y a à tenir compte de l'âge, du sexe et du tempérament des individus.

En ce qui regarde l'âge, les enfants supportent avec une merveilleuse facilité l'anesthésie par tous les agents possibles, même le chloroforme. Chez les enfants, les tissus sont plus riches en eau, et, conformément à son interprétation que je vous ai exposée, M. Raphaël Dubois veut voir, dans ce fait, une déshydratation beaucoup moins facile des tissus, par conséquent, une action moins intense de la substance anesthésique. Cette explication est valable pour une part certainement, mais il y a lieu de tenir compte d'autres facteurs : chez les enfants, la tonicité musculaire, l'élasticité musculaire, le jeu des valvules du cœur sont plus parfaits, la nutrition est plus active; et tous ces phénomènes vont évidemment dans le même sens que celui de la déshydratation moins profonde auquel il ne faut pas, je crois, accorder une influence prépondérante.

Il en est tout autrement chez les vieillards. Chez eux la nutrition est lente, beaucoup moins active, les tissus tendent à se déshydrater, et, de ce fait, la théorie de M. Raphaël Dubois trouve là une application plus étroite.

Chez les hommes jeunes et robustes, l'anesthésie se produit plus difficilement que chez les femmes et chez les individus peu vigoureux, mais ils résistent beaucoup plus longtemps à l'action de l'anesthésique. Quant aux femmes, elles sont plus sujettes, en raison de leur constitution nerveuse, aux accidents d'origine psychique ou d'origine sensitivo-réflexe, ces accidents qui sont si particulièrement graves dans la première période de l'anesthésie.

Relativement au tempérament, l'expérience clinique a appris un certain nombre de faits intéressants. Les individus qu'on appelle vulgairement à tempérament sanguin, c'est-à-dire les individus qui sont caractérisés par un visage coloré, un cou court et épais, sont assez fréquemment en proie, au cours de l'anesthésie, à des accidents convulsifs : on voit survenir chez eux de la rigidité tétanique des muscles, avec supension plus ou moins prolongée de la respiration. Toutefois on n'a pas remarqué que, chez ces individus, ces accidents fussent plus graves qu'ils ne le sont dans la moyenne des cas où on peut les observer. Les individus nerveux sont, tout naturellement, plus sujets à ces accidents d'origine réflexe qui caractérisent les symptômes de la période primitive. Enfin les gens à tempérament lymphatique résistent beaucoup moins longtemps à une anesthésie prolongée par le chloroforme, c'est-à-dire à l'intoxication progressive. M. Raphaël Dubois veut encore voir là une preuve de l'action déshydratante exercée chez ces individus par les anesthésiques. Il admet — et cela me paraît être avec un nombre de preuves insuffisant — que chez les lymphatiques, la déshydratation des tissus est plus facile que chez les individus normaux.

Enfin, il y aurait à tenir compte de la réceptivité individuelle, de cette idiosyncrasie qu'on peut observer avec toutes les substances médicamenteuses d'ailleurs; mais, cependant, il y a lieu de faire cette observation, au sujet du chloroforme tout au moins, que les idiosyncrasies sont d'autant plus marquées qu'on fait usage de procédés empiriques, et qu'elles s'effacent au fur et à mesure qu'on substitue à ces procédés empiriques des procédés plus rationnels, plus précis, plus certains : par l'emploi des mélanges titrés, par exemple, cette susceptibilité individuelle semble avoir complètement disparu.

Accidents mortels. — Arrivons maintenant aux accidents mortels. Nécessairement, nous allons être obligé de faire un peu de statistique, bien que je n'attache pas aux statistiques une importance considérable; mais s'il ne faut pas établir sur elles des conclusions fermes, je crois qu'il faut, d'autre part, en tenir compte dans la mesure de ce qu'elles peuvent donner; c'est-à-dire que les statistiques nous viendront en aide pour reconnaître les circonstances dans lesquelles arrivent les accidents et surtout quelle est la gravité relative de ces accidents : à ce point de vue elles deviennent absolument précieuses. Je reviendrai d'ailleurs, avec plus de détails, et de détails intéressants, sur ce sujet, lorsque nous étudierons, comparativement, la nocuité des différents anesthésiques et que nous établirons, entre l'éther et le chloroforme, un parallèle que des discussions encore en suspens rendent plus important.

Les statistiques qui existent jusqu'ici des cas mortels déterminés par les différents anesthésiques ne sont pas extrêmement concordantes. Vous me direz que c'est un peu le défaut de toutes les statistiques, je le veux bien, mais cette différence est peut-être plus considérable encore en ce qui regarde les statistiques de mort sous les différents anesthésiques que pour toute autre.

D'un travail très considérable que M. Duret a fait en collaboration avec Regnauld, il résulte que, dans une période de trente-trois ans, de 1847 à 1879, on a pu relever 241 cas de mort par les différents anesthésiques, le chloroforme entrant là dedans pour la majeure partie. Kappeler en a compté 300 dans la même période.

Les statistiques anglaises et américaines effectuées avec soin sont beaucoup moins favorables encore pour l'anesthésie par le chloroforme. C'est ainsi qu'Andrews donne une statistique dans laquelle il relève un cas de mort pour 2723 anesthésies par le chloroforme. Coles relève dans sa statistique un cas de mort pour 2783 cas et Richardson note un cas de mort pour 3196 anesthésies.

A côté de ces statistiques qui sont les plus favorables de celles qu'on connaisse jusqu'à présent, il en est d'autres dans lesquelles le nombre de cas de mort est infiniment plus faible. C'est ainsi que Baudens, dans la statistique effectuée à propos de la guerre de Crimée, ne relève qu'un cas de mort pour 10 000 anesthésies par le chloroforme; et, dans la guerre de Sécession, les chirurgiens américains ont donné un cas de mort pour 11 448 opérations.

En moyenne, on admet en général le chiffre qui a été adopté par M. Dastre et qui est d'environ 1 mort pour 2 000 opérés. Je crois que ce chiffre est encore notablement au-dessous de la réalité; et j'en veux tirer la preuve de la communication qui a été faite par Léon Le Fort, en 1890, lors de la discussion qui a eu lieu à l'Académie de médecine sur les anesthésiques et notamment sur le chloroforme, discussion qu'il y aura intérêt pour nous à résumer, dans ses points principaux tout au moins. Le Fort signalait, à Paris seulement, dans l'année 1890, 12 cas avoués de mort par le chloroforme. Étant donné le total des anesthésies pratiquées à Paris dans l'espace d'une année, si nous voulions rapporter ces douze cas de mort aux statistiques de la guerre de sécession et aux statistiques de Baudens nous arriverions à des chiffres notablement supérieurs à celui de 1 pour 2 000 que je vous indiquais tout à l'heure.

D'autre part, et j'appelle votre attention, à ce sujet, sur les applications médico-légales dont ces chiffres sont susceptibles, il y a intérêt à savoir comment se répartissent les cas de mort, relativement à la gravité des accidents qui leur ont donné naissance. La statistique de Julliard, pour 243 cas de mort, relève le chiffre de 127 morts dues à des accidents du début, c'est-à-dire aux syncopes primitives, respiratoire ou cardiaque. Samson, sur 51 cas graves, relève 19 cas dans lesquels on a observé l'arrêt primitif du cœur.

Comme vous le voyez, Messieurs, il résulte de ces quelques chiffres, que je ne veux pas étendre plus qu'il n'est nécessaire, que les cas de mort ont résulté le plus souvent des accidents du début de l'anesthésie, c'est-à-dire de ces accidents que nous avons appelés, à l'exemple de M. Duret, les syncopes laryngo-réflexes primitives, qu'elles soient d'origine respiratoire ou d'origine cardiaque. Les cas de mort sont, certainement, plus nombreux que la statistique ne peut l'indiquer, parce que, dans une foule de circonstances, on cherche à cacher, autant que possible, les accidents qui arrivent sous l'influence du chloroforme.

D'autre part, il faut reconnaître que, depuis quelques années — et c'est là une opinion qui m'était encore confiée ces jours derniers par un des Maîtres les plus distingués de notre Faculté — depuis quelques années, on ne prend pas avec assez de minutie toutes les précautions voulues, on n'envisage plus l'anesthésie comme une véritable opération chirurgicale; et on se décharge de ce soin sur

des aides qui, parfois, ne sont pas à la hauteur du rôle qui leur
est dévolu dans ce cas.

Pas plus tard qu'hier soir, dans un des grands hôpitaux de Paris,
un accident mortel par le chloroforme est survenu, précisément dans
des conditions rappelant celles que je vous indiquais dans notre précédente réunion : on voulut pratiquer sur une malade une anesthésie
exploratrice ; on soumit cette malade à l'action du chloroforme à
dose sidérante ; très peu de temps, deux ou trois minutes à peine,
après l'inhalation des premières vapeurs de chloroforme la malade
eut une syncope ; il se produisit des vomissements, les matières
rejetées affluèrent dans la trachée et elle périt par asphyxie quelques
minutes après le début des inhalations. Je ne sais pas si cette mort
sera portée au passif des statistiques de mort par le chloroforme ;
mais ce dont je suis absolument sûr, d'après l'avis des chirurgiens
que j'ai pu consulter, c'est que les statistiques qui donnent un cas
de mort pour 2 000 chloroformisations sont incontestablement des
statistiques péchant en moins, le nombre de morts est certainement
plus considérable que cela : je n'en veux pour preuve que le chiffre
que je citais tout à l'heure et qui a été rapporté par Léon Le Fort.

On a espéré pendant un moment qu'au chloroforme, à l'éther, aux
différentes substances anesthésiques utilisées actuellement, on pourrait substituer un produit chimique nouveau dont on n'avait pas
encore le soupçon et qui épargnerait ces accidents. Eh bien, il faut
reconnaître que c'est là une illusion absolue. Une substance ne sera
anesthésique — et cela est bien évident — qu'à la condition d'exercer,
comme le chloroforme, comme l'éther, comme le bromure d'éthyle,
comme le protoxyde d'azote, comme tous les anesthésiques en un
mot, une action intense sur le système nerveux ; et cette action
intense sur le système nerveux est nécessairement inséparable des
risques à courir par suite de son efficacité.

Cherchons donc plutôt quelles peuvent être les causes de ces accidents mortels sous l'influence du chloroforme.

Causes des accidents. — On a tout d'abord incriminé les impuretés du chloroforme. Je ne m'étendrai pas aujourd'hui sur ce sujet,
parce que j'estime qu'il viendra plus à sa place lorsque nous ferons,
très rapidement, l'histoire chimique du chloroforme ; lorsque nous
nous occuperons des moyens de reconnaître sa pureté et par conséquent de reconnaître en même temps les substances étrangères qu'il

peut contenir et qui peuvent exercer une action plus ou moins intense sur l'organisme. Disons tout de suite, cependant, que, du travail très consciencieux qui a été fait par M. Duret à ce sujet, travail qui porte sur une statistique de 132 observations mortelles de 1865 à 1879, il résulte que, dans tous les cas analysés par lui avec un soin absolu, les circonstances ont varié avec chaque cas et avec chaque individu; il n'y avait pas plus lieu d'accuser le mode d'administration que les impuretés contenues dans le chloroforme, que la durée de l'inhalation; toutes ces circonstances ont été essentiellement variables. De la discussion très serrée de ces 132 accidents il résultait avec la plus entière évidence ce fait, qu'aucune des circonstances que je viens d'énumérer, mode d'administration, impureté, durée d'inhalation, etc., ne pouvait être incriminée de préférence à une autre.

Bien plus, il ressort de la discussion de cette statistique que le chloroforme le plus pur, préparé par des procédés que je vous indiquerai et qui permettent d'obtenir une substance aussi parfaite que la chimie est capable de nous la fournir actuellement, le chloroforme le plus pur est encore capable de déterminer, à lui seul, tous les accidents qu'on a attribués aux impuretés qu'il pouvait contenir. C'est donc bien plus aux circonstances dans lesquelles le chloroforme est administré, à l'état de l'individu sur lequel le chloroforme vient à exercer son action, qu'il faut attribuer les accidents, plutôt qu'à des impuretés, à des modes d'administration, ou à toute autre circonstance particulière.

Mécanisme physiologique des accidents. — Voyons, en cherchant à pénétrer le mécanisme physiologique des accidents déterminés dans ces circonstances, si nous n'allons pas pouvoir y trouver une indication qui nous permettra de remédier, dans une certaine mesure, à ces accidents lorsqu'ils se seront produits; ou bien, ce qui serait encore préférable, de les éviter par suite d'une modification quelconque dans l'administration de la substance anesthésique.

Quelles que soient les circonstances dans lesquelles la mort se produit sous l'influence du chloroforme, on voit toujours l'individu succomber, soit dans l'excitation, soit dans l'adynamie, alors que le cœur et la respiration s'arrêtent, ou bien lentement, ou bien brusquement. En définitive, c'est toujours une des trois bases du fameux *trépied vital* de Bichat, le cœur, les poumons ou le système nerveux général, qui est intéressée et par laquelle l'individu meurt.

Mais, comme l'a fort bien fait remarquer M. Duret dans son travail, il y a lieu d'établir ici trois catégories distinctes : d'abord les morts qui ont été produites après le chloroforme, celles qui ont été produites sous l'influence du chloroforme, et enfin celles qui sont produites par le chloroforme. Ces dernières sont les seules pour lesquelles nous puissions avoir chance de trouver un remède.

Les morts produites *après* l'action du chloroforme sont les morts qui surviennent par syncope tardive ; dans les heures suivant la chloroformisation, par exemple, ou bien encore dans les jours suivants, comme conséquence d'une congestion pulmonaire ou d'une congestion cérébrale dont l'anesthésie par le chloroforme aura été seulement la cause occasionnelle. Les observations qui ont été fournies à ce sujet par Richet et Depaul sont très instructives, et montrent qu'il ne faut pas incriminer le chloroforme pour ces accidents qui sont arrivés à des moments aussi tardifs après son administration.

La seconde catégorie c'est celle des cas de mort *sous* le chloroforme. Les faits sont assez nombreux de choc traumatique mortel déterminé au moment où le chloroforme commence à être administré, ou mieux, lorsqu'il est administré depuis un certain temps. C'est ainsi que la simple incision de la peau, l'introduction d'une sonde dans un trajet fistuleux, le cathétérisme de l'urèthre, l'emploi des écarteurs placés entre les paupières, par exemple, suffisent pour déterminer chez certains individus une syncope qui peut être mortelle. Il s'agit dans ce cas d'un arrêt réflexe, soit du cœur, soit de la respiration, par excitation des nerfs sensitifs ; ou bien d'une syncope facilitée, chez un individu déjà affaibli, par une hémorragie nouvelle.

La troisième catégorie, celle qui est véritablement intéressante pour nous, c'est celle des cas de mort *par* le chloroforme. Ici nous retrouvons les cinq accidents que nous avons appris à reconnaître : les deux syncopes primitives, syncope respiratoire et syncope cardiaque ; les deux syncopes secondaires, également respiratoire et cardiaque ; enfin, l'apnée toxique, qui est l'indice de la saturation de l'organisme par le chloroforme.

Lorsque la mort est produite par les premières inhalations de chloroforme, c'est-à-dire lorsqu'on voit se produire ce qu'on a appelé le *choc initial*, il s'agit presque toujours d'une syncope cardiaque réflexe. Elle se produit de préférence chez des sujets nerveux, impressionnables, affaiblis par des suppurations ou des hémorragies ; ou bien encore chez des sujets à irrégularités cardiaques, des sujets dont le myocarde n'est pas en parfait état, ou bien encore des sujets chez lesquels l'arythmie cardiaque est la règle : le chien, par exemple, est tout à fait remarquable à cet égard. Pour ce qui est de l'apnée réflexe, de la syncope respiratoire, son mécanisme est à peu près le même ; mais il est bien rare de voir l'apnée réflexe primitive à cette période de l'anesthésie. Dans toutes ces circonstances, l'anesthésie joue simplement le rôle de cause prédisposante. Comme nous l'avons appris par l'expérience, aussi bien sur les animaux que sur l'homme, au moment où l'anesthésie se produit, la pression est diminuée ; les muscles cardiaques, les ganglions et les nerfs accélérateurs, les centres cérébros-pinaux sont affaiblis par suite de l'action toxique générale exercée par la substance anesthésique. Le pouls est déprimé, ralenti, hésitant ; et la moindre action exercée sur le pneumo-gastrique est suffisante pour déterminer, dans ces conditions, un arrêt réflexe ; la puissance du pneumo-gastrique étant encore accrue, à ce moment, de la diminution de puissance des antagonistes, tous plus ou moins affaiblis. Il en résulte que toutes causes, quelles qu'elles soient, capables, à ce moment, de solliciter les nerfs d'arrêt, ou d'augmenter la résistance au travail du cœur, vont favoriser dans une large mesure la syncope cardiaque.

Causes occasionnelles. — Ces causes occasionnelles, on peut les ranger sous trois chefs. Elles peuvent être psychiques, réflexes ou mécaniques.

Des causes psychiques sont justiciables les syncopes émotives, ces syncopes qui se produisent sous l'influence d'une émotion vive, d'une peur éprouvée par l'indivividu, émotion accrue encore par les illusions, les hallucinations, les rêves de la période des erreurs de jugement.

L'état mental du sujet est également à tenir en considération dans ce cas. Lorsqu'avant de se soumettre à l'influence de l'anesthésique un individu a la conviction de ne pas souffrir, de voir l'opération réussir et lui rendre la vie normale, il est évident que l'état de ce patient est aussi parfait qu'il est possible de le désirer. Aussi lorsqu'on a affaire à des individus courageux, se soumettant résolument à une opération chirurgicale, ayant confiance dans l'anesthésie et dans leur opérateur, voit-on rarement survenir des accidents. Il en est tout autrement si l'individu est préoccupé, quelle que soit d'ailleurs la nature de cette préoccupation, que ce soit une préoccupation morale ou de la pure sensibilité. Ces sujets sont en état d'éprouver très facilement une syncope réflexe par les causes dont il a été question tout à l'heure.

J'ai déjà appelé votre attention sur les masques qui sont employés pour déterminer l'anesthésie, en vous signalant la claustrophobie comme une condition qui peut favoriser la production des syncopes cardiaques. C'est ainsi que l'emploi des masques à soupapes et des bonnets fermés est certainement très préjudiciable au bon fonctionnement de l'appareil respiratoire du patient; et, de plus, chez certains individus qui ont la peur de respirer dans un petit espace, cela favorise certainement la syncope qu'il s'agit d'éviter.

La cause occasionnelle d'ordre réflexe produit ce que l'on peut appeler la vraie syncope réflexe; c'est celle qui se produit par suite de l'irritation d'un nerf sensitif, irritation qui est particulièrement à craindre chez les individus nerveux, chez les hystériques et surtout chez les alcooliques.

Enfin la cause occasionnelle d'origine mécanique peut se produire par suite d'un changement subit dans l'état statique de l'individu. C'est ainsi qu'on voit fréquemment, lorsque l'opération chirurgicale à exécuter exige cette manœuvre, un individu être pris d'une syncope brusque lorsqu'on le fait passer rapidement de la station horizontale à la station verticale. Un obstacle à la circulation cérébrale est encore une cause mécanique du même genre. La constriction du cou est à cet égard tout à fait remarquable. Lorsque l'individu est en état d'anesthésie, le système vasculaire est en effet absolument comparable à un tube mou et flasque, incomplètement rempli de liquide, et dans lequel ce liquide se précipite dans tous les sens suivant la position qu'on fait occuper au malade.

A une période plus avancée de l'anesthésie, on peut observer l'arrêt du cœur; brusque, ou lent. L'arrêt respiratoire lui-même peut être lent et progressif, ou bien survenir brusquement à la suite d'un spasme tétanique de la glotte. Ce sont ces deux syncopes que M. Dastre a qualifiées de *syncopes automatiques* par opposition, précisément, aux syncopes primitives qui sont d'origine réflexe. Dans ce cas, l'action de la substance anesthésique se produit par suite de l'extension de l'excitation au bulbe.

Lorsque l'intoxication chloroformique est complète, c'est-à-dire lorsque l'anesthésie est absolue, l'apnée toxique peut se produire par suite de la pénétration de tous les éléments anatomiques par le chloroforme. Tous les éléments anatomiques, mais les éléments nerveux surtout, parce que ce sont les plus impressionnables, sont atteints dans leur vitalité. Ici, l'action de la substance anesthésique est successive et profonde; mais, dans cette action, il y a un mécanisme qui supporte presque à lui seul tout le premier choc de la substance toxique, c'est le mécanisme de la respiration.

En effet, dans cette période de l'anesthésie on a très rarement vu le cœur s'arrêter d'emblée; jamais une observation de ce genre n'a pu être relevée dans les essais d'anesthésie mortelle qui ont été effectués sur les animaux par la méthode des mélanges titrés. C'est toujours la syncope respiratoire qui ouvre la scène; mais la syncope cardiaque, si elle ne la précède pas, la suit de très près; et c'est précisément là ce qui rend cette apnée toxique si particulièrement dangereuse, si particulièment irrémédiable; c'est parce qu'elle est suivie à quelques minutes, et souvent même à quelques secondes, de la syncope cardiaque contre laquelle il est absolument impossible de rien faire.

Cette apnée qu'on observe dans la période toxique de l'action du chloroforme peut revêtir diverses formes; elle peut revêtir le type physiologique, qui est caractérisé par des inspirations de plus en plus lentes, de plus en plus superficielles, qui deviennent à la fin purement diaphragmatiques. Elle peut être favorisée, bien entendu, par des complications du côté de l'appareil respiratoire, comme de la gêne mécanique déterminée par l'accumulation des mucosités dans le pharynx, par la chute de la base de la langue à la suite du relâchement des muscles suspenseurs de l'appareil hyoïdien, par des adhérences pleurales limitant plus ou moins l'expansion des parois thoraciques. Elle peut être facilitée encore par des lésions pathologiques comme de la congestion pulmonaire, congestion pulmonaire qui elle-même peut être aggravée dans une large mesure lorsque le chloroforme ne sera pas absolument pur et renfermera seulement des traces infinitésimales de substances irritantes comme de l'acide

14

chlorhydrique par exemple, mais surtout de l'oxychlorure de carbone dont l'action nocive viendra s'ajouter à l'action déjà irritante
par elle-même du chloroforme.

J'ai suffisamment appelé votre attention sur la diminution considérable de la puissance expiratoire pour n'avoir pas besoin d'y revenir
ici. Je vous rappelle seulement que, dans la période d'anesthésie confirmée, l'expiration est purement passive et due uniquement à l'élasticité pulmonaire. C'est précisément à cette période que le moindre
obstacle à l'expiration se traduit par des bruits respiratoires qui ont
une importance considérable; ce sont des râles, des ronchus, des
ronflements, la respiration sifflante ou striduleuse qu'on voit ordinairement accompagnée d'agitation, de convulsion, de congestion qui
indiquent précisément l'imminence de l'asphyxie.

On peut, au point de vue pratique, diviser comme l'ont fait certains auteurs, les syncopes respiratoires en syncopes blanches qui
s'accompagnent de pâleur de la face — ce sont surtout les syncopes
laryngo-réflexes, bulbaires et toxiques qui présentent cette particularité — et en syncopes rouges ou congestives qui sont plutôt des
syncopes dues à des arrêts mécaniques. J'insiste sur ce point : quel
que soit le soin avec lequel l'anesthésie soit dirigée, même si l'on
emploie, comme je vous l'ai dit maintes fois, des mélanges titrés, la
mort se produit toujours par arrêt primitif de la respiration et jamais
par arrêt primitif du cœur.

De sorte qu'à première vue il semble que le grand danger de
l'anesthésie soit la syncope respiratoire. En effet, vous verrez adopter
par certains auteurs une division un peu différente de celle que je
viens de vous retracer pour l'étude des divers accidents de l'anesthésie. Ces auteurs ne reconnaissent que deux divisions : l'une
constituée par la syncope respiratoire convulsive, l'autre par la
syncope respiratoire parésique ou adynamique : seulement, ils sont
obligés de faire, dans la première, une subdivision qui revient précisément à la division que j'établissais tout à l'heure.

C'est ainsi que M. Aubeau dont la compétence en matière d'anesthésie est indiscutable et justifiée par sa collaboration avec Péan et
ses travaux dans le laboratoire de Paul Bert où il l'a assisté dans un
grand nombre de ses expériences, M. Aubeau ne reconnaît que deux
syncopes : la syncope respiratoire convulsive, qui se produit au
début, lorsqu'à la suite d'une ou deux inhalations de chloroforme

l'individu éprouve tout d'un coup de la suffocation, se raidit dans une secousse musculaire convulsive et tombe comme foudroyé. C'est la syncope primitive, la syncope laryngo-réflexe de M. Dastre et de M. Duret.

Mais M. Aubeau est obligé de faire ici une subdivision et de reconnaître que, dans certains cas, quelques minutes après le début des inhalations chloroformiques, et alors que l'individu est dans la période d'excitation, période caractérisée par des cris, des chants, des mouvements convulsifs, on voit tout d'un coup la respiration se faire par saccades ; plusieurs inspirations, profondes et précipitées, suivies d'une expiration tellement prolongée qu'on se demande si elle n'est pas la dernière, puis, tout d'un coup, la respiration est brusquement suspendue, le malade tombe inerte et le cœur cesse de battre. Comme vous le voyez, voilà bien la copie exacte de ce que nous appelions tout à l'heure la syncope respiratoire automatique, c'est-à-dire la syncope secondaire.

La seconde division, comprenant la syncope respiratoire parésique ou adynamique, reproduit exactement le tableau que je vous faisais tout à l'heure de l'apnée toxique : la respiration devient lente, paresseuse, superficielle, sans déplacement appréciable des côtes ; et tout d'un coup, elle se suspend définitivement. Cette syncope survient, quelquefois, pendant que le patient entend encore et est capable d'obéir aux injonctions du chirurgien : cela s'observe chez les sujets épuisés, cachectiques, pusillanimes, impressionnables. L'abus est, ici, relatif à l'état du sujet ; mais c'est bien toujours à la dépression continue et progressive du système nerveux que l'on doit attribuer la production de cet accident.

En somme, il est, je crois, très rationnel et utile pour l'étude, de conserver les cinq divisions établies par M. Dastre et M. Duret : deux syncopes primitives, l'une respiratoire, l'autre cardiaque ; deux syncopes secondaires, l'une cardiaque, l'autre respiratoire, et enfin l'apnée toxique.

Mais ce serait une erreur de croire que la syncope respiratoire soit réellement la plus dangereuse : elle est plus tapageuse et sollicite davantage l'attention par ses manifestations, mais, en réalité, ce sont les syncopes cardiaques qui constituent le vrai danger. *Le danger vient du cœur et non de la respiration.* En effet, l'état du cœur, comme nous le verrons bientôt, fournit les principales contre-indications ; l'arrêt du cœur est à peu près sans ressources alors que l'arrêt respiratoire peut être plus ou moins facilement enrayé par la pratique de la respiration artificielle. En réalité, il est rigoureusement exact de reconnaître, avec M. Dastre, que le danger résultant de la syncope respiratoire serait à peu près nul sans l'imminence de la syncope cardiaque qui suit de si près la syncope respiratoire.

L'arrêt du cœur est toujours dû à un phénomène d'excitation, au moins dans quatre des accidents sur les cinq que nous avons étudiés. En effet, lorsqu'il s'agit de syncope respiratoire primaire ou du début, cette syncope est due à l'excitation, réfléchie sur le bulbe, des nerfs sensitifs des premières voies aériennes ; c'est le trijumeau ou le laryngé supérieur qui conduisent l'action réflexe, et la preuve, c'est qu'il ne se produit pas d'accidents de ce genre chez les animaux chez lesquels on fait pénétrer la substance anesthésiante par la trachée, au-dessous du larynx. C'est là, d'ailleurs, un des dangers, peut-être le plus grand danger, de la méthode par sidération.

Quant à la syncope respiratoire secondaire ou automatique, elle est due à l'excitation du centre bulbaire qui se trouve directement intéressé par les progrès de la substance anesthésique, soit que les vapeurs anesthésiques pénètrent tout d'un coup en trop grande abondance, soit que l'excitabilité se trouve accrue par des conditions particulières. La preuve, ou plutôt les preuves, c'est, d'abord, le moment où le phénomène se produit, c'est lors de la période d'excitation, alors que la moelle vient à être excitée à son tour par la pénétration de la substance anesthésique, c'est à ce moment qu'on voit se produire ces accidents ; d'autre part, le type de l'arrêt, car, dans ce cas, l'expiration est beaucoup moins entravée que l'inspiration, ce qui est précisément le contraire de ce qui se produit à la troisième période dans l'apnée toxique.

Ces syncopes respiratoires, comme je vous le disais à l'instant, ne sont pas mortelles par elles-mêmes, mais elles sont mortelles par les syncopes cardiaques qui les suivent de très près. L'inhibition cardiaque se produit par excitation automatique du noyau des vagues et non par un arrêt parésique du cœur. Une preuve de ce fait nous est fournie par une très jolie expérience de MM. Dastre et Morat relativement à l'action du sang asphyxique sur les animaux : lorsqu'on vient à déterminer par ce moyen chez un animal l'arrêt primitif du cœur, on peut, au moment où l'animal est sur le point de

succomber à l'asphyxie, sectionner les deux pneumo-gastriques et
on voit alors le cœur, qui était en imminence d'arrêt, repartir avec
un rythme accéléré, ce qui retarde considérablement l'issue mortelle.

Les preuves que les syncopes cardiaques sont dues à des phénomènes d'excitation sont bien faciles à fournir. En effet, une syncope
primitive, comme nous l'avons vu, est toujours déterminée par une
excitation douloureuse d'un nerf de la sensibilité générale. Vous vous
rappelez cette expérience de Vulpian et de François-Franck qui
montre combien l'excitabilité du modérateur cardiaque est accrue
au début de l'anesthésie : les syncopes qui se produisent au moment
de la première incision, ou bien lorsque l'individu, en état d'anesthésie insuffisamment profonde, s'imagine éprouver une douleur
considérable lorsqu'on vient à toucher la surface de son tégument
cutané avec une éponge mouillée ou un rasoir, sont encore des preuves
de cet ordre. J'ai insisté également sur ce fait que cette hyperexcitabilité des vagues diminue très lentement pour ne disparaître qu'à
une période très éloignée et après un temps très long d'anesthésie
confirmée. Nous savons même que cette excitabilité exagérée ne disparaît jamais complètement; et que, quelle que soit la période de
l'anesthésie à laquelle on considère l'animal ou l'individu, le pneumo-
gastrique n'a jamais perdu entièrement son pouvoir d'arrêt sur le
cœur.

Quant à la syncope cardiaque bulbaire ou secondaire, comme elle
ne se produit que par l'excitation du noyau bulbaire modérateur du
cœur, le fait se trouve vérifié par là même.

Il résulte de ces considérations que tous ces arrêts sont actifs,
qu'ils sont déterminés par l'action du pneumo-gastrique et qu'ils sont
de nature à être entravés dans une certaine mesure par la suppression de l'activité de ce pneumo-gastrique. De telle sorte que deux
moyens se présentent à nous pour remédier aux dangers des syncopes
cardiaques et des syncopes respiratoires : l'une consiste à supprimer
l'activité du pneumo-gastrique, l'autre à réaliser une économie de
chloroforme, c'est-à-dire à faire une moindre consommation de chloroforme, pour obtenir les mêmes effets anesthésiques. Nous nous
occuperons plus en détail des procédés qui peuvent permettre d'arriver à ce résultat lorsque nous étudierons les méthodes d'anesthésie
mixtes; mais je puis vous dire immédiatement que les travaux de

MM. Dastre et Morat, auxquels j'ai déjà fait allusion, ont montré qu'on pouvait compter sur de bons effets par l'emploi de l'atropine, dont l'action sur les vagues devient alors précieuse et permet de remédier, dans une ètr large mesure, à cette excitabilité exagérée du pneumogastrique : en même temps, cette méthode de MM. Dastre et Morat, que nous étudierons plus tard parmi les méthodes d'anesthésie mixte, d'anesthésie combinée, permet d'employer une bien moins grande quantité de chloroforme pour arriver à l'anesthésie.

Pour aujourd'hui, je voudrais terminer ce qui a trait à ces accidents de la chloroformisation en envisageant leur traitement, c'est-à-dire les procédés à l'aide desquels on peut arriver à lutter contre ces acci_ dents lorsqu'on les voit se produire.

Tout d'abord, cela va sans dire, la première de toutes les indications consiste à susprendre les inhalations de chloroforme et à aérer le plus possible le local, à faire inspirer le plus possible d'air pur au malade. Mais les indications qu'il s'agit de remplir, en plus, sont de trois ordres. D'abord, il faut ranimer les contractions cardiaques; ensuite il faut entretenir artificiellement la respiration; et, enfin, il faut écarter toutes les causes mécaniques d'asphyxie.

La respiration artificielle, comme je vous l'ai fait pressentir tout à l'heure, pare au danger de l'anesthésie profonde pouvant entraîner la mort par apnée; mais il faut bien reconnaître qu'elle est absolument impuissante lorsque la syncope cardiaque est primitive et qu'elle précède, ou suit immédiatement, l'arrêt respiratoire, comme dans le choc chloroformique (ce que l'on a appelé encore le choc initial), la syncope laryngo-réflexe, et même la syncope secondaire. Il ne faudrait pas croire, comme on l'a dit, que c'est là un procédé infidèle, capricieux; ce n'est pas exact du tout, c'est simplement un procédé adéquat à certaines conditions déterminées, seulement capable de remédier efficacement à l'arrêt respiratoire et qui ne peut en rien remédier à l'arrêt cardiaque.

Les procédés à l'aide desquels on peut pratiquer la respiration artificielle sont très nombreux; vous les connaissez sans doute tous, je ne vous les décrirai donc pas en détail; je me bornerai à vous les rappeler en passant. On a proposé d'abord l'insufflation buccale et pharyngienne. Ce sont des procédés à peu près illusoires, par cette raison que l'individu qui est en état de syncope imminente, ou chez lequel la syncope s'est déjà produite, a besoin de respirer de l'air pur et non pas de l'air plus ou moins souillé déjà par des produits de l'expiration. L'insufflation trachéale, insufflation qu'on peut déterminer avec les sondes de Chaussier, de Depaul, de Tarnier, de Marcet, etc., est un procédé supérieur au précédent, mais qui n'est pas encore parfait. Il en est de même des manœuvres thoraciques de Marshall ou du procédé de Pacini, du soulèvement rythmique du moignon des épaules. Tous ces procédés sont moins inefficaces que l'insufflation buccale et pharyngienne, mais ils sont inférieurs soit à l'insufflation nasale, soit aux tractions rythmées de la langue par le procédé de Laborde.

Lorsqu'on essaye de pratiquer la respiration artificielle à l'aide de l'insufflation nasale, ce que l'on peut très bien réaliser avec la machine de M. Raphaël Dubois, comme je vous l'ai indiqué en vous décrivant cet appareil, ou plus simplement avec un soufflet ou une poire en caoutchouc, il faut faire une quinzaine d'insufflations nasales par minute. Lorsqu'on procède à des tractions rythmées de la langue, on doit faire également une quinzaine de tractions rythmées par minute pour se rapprocher, autant que possible, des conditions normales de la respiration.

Un procédé qui donne d'excellents résultats, mais qui doit être employé pour cela d'une façon particulièrement délicate et judicieuse, c'est celui de Howard, ou le procédé de faradisation des phréniques. Il faut, pour que ce procédé réussisse, qu'il soit employé dans des conditions tout à fait particulières. On doit d'abord ne pas placer les deux électrodes du côté gauche, parce qu'on risque alors une syncope cardiaque. Une des électrodes sera placée dans la région du cou, à gauche par exemple, et l'autre électrode sera placée sur le thorax, à droite. Il faut avoir soin que les deux électrodes de l'appareil soient petites et bien imbibées d'eau salée. Il faut choisir, pour la région du cou sur laquelle on met l'une des électrodes, le point de croisement du phrénique avec le paquet musculaire du scalène, point que l'on dégage en refoulant, avec l'électrode, vers la ligne médiane le bord interne du sterno-cléido-mastoïdien ; on placera la deuxième électrode vers le sixième ou le septième espace intercostal. De plus, il faut avoir soin de ne faire passer le courant que pendant l'inspiration ; le rappel des mouvements respiratoires peut être facilité en même temps, l'inspiration, par des manœuvres externes en soulevant le thorax avec les deux mains pour mobiliser les côtes, et l'expiration, lorsque le diaphragme s'abaisse, par une légère pression sur le thorax. C'est, en réalité, la combinaison d'une partie des mouvements de Marshall pour la respiration artificielle avec la faradisation. Enfin il ne faut pas faire plus de sept à dix excitations par minute et employer un courant modéré pour éviter précisément un spasme qui amènerait une raideur tétanique des muscles qu'on veut faire manœuvrer.

On a proposé d'employer la faradisation superficielle, pratiquée à l'aide du pinceau métallique, comme moyen de stimulation : il ne faut jamais perdre de vue que cette faradisation superficielle expose toujours à une répercussion sur le bulbe; et, par conséquent, expose à une syncope cardiaque beaucoup plus grave que l'arrêt respiratoire contre lequel on cherche à lutter.

Quant à la syncope cardiaque qui viendrait à précéder l'apnée, le seul procédé rationnel pour son traitement consisterait dans la faradisation du segment cervico-dorsal de la moelle pour ranimer l'action des accélérateurs cardiaques. Mais on se heurte ici à un très grave danger qu'il est presque impossible d'éviter, c'est celui d'une excitation du bulbe qui vient précisément à l'encontre du but qu'on cherche à obtenir. On a proposé de remédier à ce danger par l'emploi des inhalations du nitrite d'amyle. Les inhalations de nitrite d'amyle exposent encore à peu près au même danger et, en réalité, je ne sais trop lequel des deux procédés présente le moins de risques. Je développerai plus tard, en vous parlant du nitrite d'amyle, le mécanisme de l'action physiologique de cet éther; et je vous détaillerai les raisons qui me paraissent devoir le faire repousser dans cette circonstance.

Dans ces derniers temps, on a proposé de lutter contre l'arrêt des contractions cardiaques en ouvrant le thorax et en pratiquant le massage manuel du ventricule gauche du cœur. Sur les animaux, le procédé réussit assez bien; et l'on a montré que des excitations rythmées déterminées par compression manuelle sur le ventricule gauche étaient capables, après 40 ou 50 contractions artificielles, de ramener la contraction spontanée du cœur, et cela jusqu'à une période de cinq minutes au maximum après que l'arrêt s'est produit; toutes les tentatives sont absolument inutiles lorsqu'on attend un espace de temps plus long que cinq minutes.

Des chirurgiens — dernièrement M. Tuffier faisait à la Société de chirurgie une communication à ce sujet — ont proposé, comme dernière ressource, d'inciser le troisième espace intercostal gauche, de saisir entre le pouce et l'index la paroi du ventricule gauche et de pratiquer une sorte de massage, de pression rythmée, de façon à ranimer les contractions cardiaques. M. Michaux et M. Tuffier ont eu recours à ces manœuvres désespérées. Il est évident que ce sont là des ressources utiles, pouvant, dans certains cas, donner des résultats; mais qui, en somme, sont plutôt des procédés de laboratoire que des procédés à employer dans la pratique humaine.

Un procédé très apprécié autrefois et qui est dû à Nélaton, est celui de l'inversion totale; il consiste à mettre le malade la tête en bas, ainsi que son nom l'indique, et à le laisser pendant un certain temps dans cette position.

Marion Sims, d'une part, et un chirurgien russe, Sporer, d'autre part, ont insisté tous deux sur ce procédé et ont apporté à l'appui de son emploi un certain nombre d'observations desquelles il résulte que la persistance dans l'emploi de ce procédé a pu, dans certaines circonstances, donner des résultats tout à fait heureux. En effet, ce moyen peut ramener le sang dans les parties déclives, combattre dans une certaine mesure l'anémie cérébrale. Sous son influence, on voit se ranimer la respiration et le cœur; mais, en définitive, les accidents auxquels il remédie ne sont pas spéciaux à l'anesthésie; et c'est un procédé qui peut, dans certaines circonstances, dans le cas de syncope blanche, par exemple, donner de bons résultats en luttant contre l'anémie cérébrale. Mais, d'autre part, si des symptômes d'asphyxie, si la congestion du cerveau et du bulbe se manifestent en même temps que la syncope, l'inversion ne peut qu'aggraver les phénomènes. Elle doit être réservée par conséquent pour ce que nous appelions tout à l'heure les syncopes blanches.

Il faut également songer à déterminer une stimulation générale, et si le procédé de stimulation que je vous indiquais tout à l'heure par la faradisation à l'aide du pinceau métallique peut présenter des inconvénients, il en est d'autres qui ne peuvent présenter que des avantages. C'est ainsi que des frictions à l'aide d'une brosse rude, d'un gant de crin, d'une couverture de laine; la sinapisation, l'enveloppement dans des linges chauds, ou même le marteau de Mayor, peuvent donner dans ce cas d'excellents résultats. Ces moyens de stimulation, surtout lorsqu'il s'agit de la sinapisation ou du marteau de Mayor, demandent seulement une surveillance continuelle et très étroite, à cause de l'insensibilité dans laquelle se trouve l'individu; insensibilité qui peut permettre à la sinapisation ou à l'action de la chaleur d'aller beaucoup plus loin qu'on ne le voudrait.

On peut également retirer de très grands avantages de l'emploi des lavements stimulants, en utilisant précisément cette persistance des réflexes de la sensibilité sympathique que je vous ai déjà signalée à plusieurs reprises. Un lavement ainsi composé :

$$\left\{ \begin{array}{l} \text{Eau tiède} \dots \dots \dots \dots \dots \dots \quad 150 \text{ grammes.} \\ \text{Essence de térébentine} \dots \dots \dots \dots \quad 20 \text{ à } 30 \text{ grammes.} \\ \text{Jaune d'œuf.} \dots \dots \dots \dots \dots \quad n^o \ 1. \end{array} \right.$$

peut rendre dans ce cas de très grands services.

L'ingestion de substances destinées à déterminer une stimulation générale est absolument inutile. D'abord, à cause de l'absence des mouvements de déglutition, cette ingestion peut amener des accidents d'asphyxie par suite de la pénétration dans le larynx, accidents qui sont précisément parmi ceux contre lesquels on cherche à lutter. D'autre part, à cette période de l'anesthésie, la lenteur de l'absorption est telle qu'il n'y a guère à compter sur l'action utile de ces substances stimulantes; de plus, la circulation est réduite au minimum. Ça n'est donc qu'au bout d'un temps assez considérable que l'action stimulante pourrait commencer à se produire.

Il en est autrement des inhalations de vapeurs qui peuvent, lorsque les mouvements respiratoires commencent à reparaître, rendre quelques services. Cependant, ces inhalations de vapeurs sont impossibles à régler; et on risque encore ici une nouvelle syncope, par suite d'une excitation immodérée, si l'individu, venant à faire tout d'un coup une large inspiration, introduisait brusquement dans son appareil respiratoire une quantité un peu considérable de substance irritante. On a proposé, par exemple, les vapeurs d'ammoniaque ou le nitrite d'amyle : c'est précisément dans ces circonstances qu'on peut voir se produire les accidents que je vous signale.

Enfin, on a pensé à recourir à des injections sous-cutanées de médicaments capables d'agir comme stimulants généraux; telles sont les injections sous-cutanées d'éther, de caféine, de substances antispasmodiques, etc. Dans ces circonstances, la stimulation qu'on peut obtenir est très passagère et bientôt suivie d'une aggravation dans l'état de prostration de l'individu. Dans tous les cas, une pratique qu'il faut absolument rejeter, c'est celle qui consiste dans l'injection d'excitants tétaniques, comme la strychnine, la picrotoxine, et les autres substances de ce genre dont on avait proposé l'emploi pour remédier à ces accidents de l'anesthésie.

La seule injection sous-cutanée qu'il serait logique de pratiquer, c'est celle du sérum artificiel, parce que l'injection du sérum artificiel augmente la tension sanguine et stimule l'activité cardiaque.

Bien entendu, il faut supprimer les causes d'origine mécanique ; tirer la langue du malade en prolapsus, et vous avez pour cela des pinces dont je vous ai montré les différents modèles.

Il faut débarrasser le pharynx des mucosités et des corps étrangers, au besoin en allant à leur recherche avec un morceau de ouate hydrophile fixé à l'extrémité d'une pince, en ayant soin de se servir d'une pince à griffes afin de ne pas être exposé à lâcher le morceau de ouate dans le pharynx.

Il faut encore songer à quelques accidents tardifs. Ces accidents tardifs consistent surtout en céphalalgies, nausées, vomissements, toux, attaques d'hystérie, algidité. Ces phénomènes peuvent être combattus efficacement par la médication générale qui leur convient. Pour ce qui regarde, par exemple, les nausées et les vomissements, l'emploi de la glace, les injections d'atropine et de morphine, les inhalations d'oxygène, les frictions cutanées, le champagne glacé, donnent d'excellents résultats. En ce qui concerne les attaques d'hystérie, l'emploi des bromures. En ce qui concerne la toux, lorsqu'elle est produite par la congestion pulmonaire, la digitale peut donner d'excellents résultats : si elle est due à une irritation des bronches, la révulsion cutanée, les inhalations de vapeur d'eau saturée de balsamiques, amèneront la sédation. Enfin l'algidité sera très facilement combattue par les frictions stimulantes ou par l'emploi de la chaleur.

Je ne puis terminer ce sujet sans vous signaler, tout au moins, les *paralysies post-anesthésiques*. On a donné cette dénomination à des paralysies qui apparaissent au cours ou à la suite de l'hypnoanesthésie, n'ayant aucun rapport avec la région opérée, et pour la détermination desquelles l'opération elle-même ne paraît jouer aucun rôle pathogénique direct. Quelques auteurs proposent même de les désigner par la dénomination de *paralysies post-opératoires*, pour bien montrer qu'il ne faut attribuer à l'hypnoanesthésie d'autre rôle que celui d'une cause occasionnelle, si tant est que ce ne soit pas encore lui attribuer ainsi une importance trop considérable. Dans tous les cas, l'intervention de l'anesthésique est un *facteur étiologique constant* dans la production de ces accidents, ce qui me paraît justifier l'appellation de paralysies post-anesthésiques.

Ces paralysies peuvent être de cause mécanique et dues à des compressions nerveuses provoquées par des attitudes anormales prolongées : ce sont les paralysies d'origine périphérique, à la suite d'anesthésies de longue durée. Elles ne se manifestent pas pendant l'anesthésie, mais apparaissent au réveil, soit brusquement, soit progressivement. Elles affectent le plus souvent un seul, parfois deux membres ; quelquefois même seulement un segment de membre, un ou plusieurs muscles.

Les paralysies d'origine centrale ne sont pas justiciables de causes mécaniques. Elles sont beaucoup plus rares que les précédentes et se montrent presque exclusivement sur des sujets affectés de tares : artério-scléreux, cardiaques, hystériques. Elles n'affectent pas exclusivement un seul groupe musculaire ou un seul membre et portent, le plus généralement, sur un nerf crânien : elles se manifestent parfois sous forme d'hémiplégie, complète ou incomplète. C'est à elles que pourrait s'appliquer le plus exactement la dénomination de paralysies post-anesthésiques. Pour expliquer ces paralysies, l'action toxique exercée sur les centres par la substance anesthésique est parfaitement acceptable ; et l'influence exercée par certains hypnoanesthésiques et hypnotiques sur les dendrites des ramifications protoplasmiques des neurônes, influence constatée expérimentalement par M. Demoor et Mlle Stefanowska, comme j'ai eu déjà l'occasion de vous le dire en vous exposant la théorie histologique du sommeil, cette influence me paraît permettre d'accepter cette interprétation et de rapprocher ces paralysies des paralysies alcooliques et de celles provoquées par un certain nombre d'autres substances toxiques. Seulement, il est nécessaire, pour qu'elles se produisent, que le sujet présente une prédisposition telle que celle susceptible d'être réalisée par une tare nerveuse ou un état constitutionnel particulier comme celui des cardiaques.

Tels sont les accidents qui peuvent résulter de l'emploi du chloroforme aussi bien que de toutes les substances anesthésiques. L'étude que nous venons d'en faire nous évitera la peine d'y revenir à propos des autres substances anesthésiques ; et nous n'aurons plus maintenant à envisager que certains inconvénients que présente encore plus spécialement l'emploi du chloroforme ; puis nous passerons à son étude chimique, qui sera pour nous l'occasion de voir quelles sont ces impuretés dont je vous ai dit quelques mots et d'apprécier le rôle qu'elles sont capables de jouer dans les accidents de l'anesthésie.

Xᵉ LEÇON

CONTRE-INDICATIONS. — ÉTUDES DE LA COMMISSION ANGLAISE. — DISCUSSION A L'ACADÉMIE DE MÉDECINE. — RÉSUMÉ.

Nous allons terminer aujourd'hui l'étude de l'action physiologique exercée par le chloroforme en jetant un coup d'œil sur les contre-indications qui ont été signalées, relativement à l'administration de cet agent anesthésique ; et, en même temps, ce qui nous servira en quelque sorte de terme de transition, en étudiant les résultats de la Commission Anglaise qui fut instituée en 1877 à l'occasion du Congrès de Manchester pour examiner les conditions dans lesquelles devaient s'employer les anesthésiques ou, pour mieux dire, afin de rechercher quels étaient les meilleurs anesthésiques et les meilleurs modes d'anesthésie.

En même temps, je crois qu'il sera fort utile de résumer ce que nous aurons appris jusqu'à présent au sujet de l'action du chloroforme ; et je crois que je ne puis mieux faire pour cela que de vous exposer, très succinctement, la mémorable discussion qui a eu lieu en 1882, à l'Académie de médecine, sur les différents procédés d'anesthésie.

Occupons-nous tout d'abord des contre-indications. D'après ce que nous avons vu, les causes des accidents qu'on peut relever à la charge des anesthésiques résident dans l'action même de ces anesthésiques et, dans le cas particulier, il s'agit du chloroforme. Mais ces accidents trouvent des conditions adjuvantes, soit dans le sujet plus particulièrement, soit quelquefois dans la nature même de l'opération. Ainsi que nous avons pu nous en rendre compte par les faits que j'ai eu l'occasion de vous exposer, la valeur de ces contre-indications est d'autant moins importante que le procédé de chloroformisation qu'on

emploie est plus réglé et plus sûr, qu'il s'agisse du procédé de Paul
Bert par l'emploi des mélanges titrés, ou bien qu'il s'agisse du procédé par inhalation continue et lente. C'est là ce que j'entends par
modes d'administration mieux réglés; ce sont ces modes d'administration qui exposent le moins, ainsi que nous l'avons vu, aux accidents par le chloroforme.

État constitutionnel. — Il y a lieu, pour ces contre-indications,
de tenir compte d'un certain nombre de circonstances particulières.
Tout d'abord l'état constitutionnel du sujet, c'est-à-dire les causes
relatives à l'âge, au sexe, au tempérament de l'individu. Une sorte
d'axiome émis par les chirurgiens anglais au moment de la découverte de l'anesthésie est absolument juste et doit être pris à la lettre :
trop de prostration ou trop d'excitation sont des conditions éminemment nuisibles qui doivent faire regarder à deux fois avant d'employer l'anesthésie, si l'on est obligé, pour pratiquer une opération
grave, d'avoir recours à une anesthésie profonde et assez longtemps
prolongée.

En ce qui concerne les enfants, j'ai déjà appelé votre attention sur
ce fait qu'ils supportent admirablement l'anesthésie; et, en effet, en
Allemagne, des chirurgiens, comme Kallenthaler, relatent un assez
grand nombre d'opérations chloroformiques pratiquées chez des
enfants de cinq à trente jours; Nordmann et Heyfelden rapportent
des anesthésies pratiquées chez des enfants depuis l'âge d'un mois
jusqu'à l'âge de dix mois; en France, Giraldès, Saint-Germain, Lan-
nelongue, disent n'avoir jamais observé d'accident; enfin M. Ber-
geron considère l'emploi de l'anesthésie chez les enfants comme
étant d'une innocuité absolue.

En ce qui concerne le sexe, je vous ai dit que les femmes présentent une prédisposition particulière aux accidents nerveux en raison
de leur nature même; mais ce sont principalement les individus
nerveux et anémiques qui, ainsi que nous l'avons vu, sont les plus
prédisposés aux accidents de syncopes. Les individus à tendance
syncopale habituelle, les gens impressionnables, ceux qui sont dans
de mauvaises conditions psychiques au moment de l'opération, les
peureux, les craintifs, les gens faciles à déprimer par le fait même
d'une souffrance antérieure assez longue, sont exposés surtout aux
accidents de syncopes, mais principalement à ces syncopes du début
qui sont, comme nous l'avons reconnu, l'un des accidents les plus

graves de l'anesthésie chloroformique. Une anémie constitutionnelle profonde expose aux accidents encore plus graves de la syncope toxique.

Quant aux alcooliques, il ne faut pas perdre de vue que ce sont des sujets prédisposés aux phénomènes d'excitation exagérée : c'est chez eux qu'on a observé, pendant les premiers moments de l'anesthésie, et même à la période d'anesthésie confirmée, des attaques convulsives, épileptiformes, tétaniques, du delirium tremens; on a même signalé des accidents de manie aiguë. Pour beaucoup de chirurgiens — Gosselin et Verneuil étaient de cet avis et en faisaient une contre-indication absolue, — l'ivresse, le delirium tremens, l'alcoolisme confirmé et ancien, constituent une contre-indication pressante à l'emploi de l'anesthésie chloroformique.

Les différents états pathologiques qui peuvent se présenter doivent être également pris en considération. Les travaux de Baillarger et de Charcot ont montré que les névroses ne constituaient en aucune façon des contre-indications à l'emploi de l'anesthésie chloroformique. Il en est autrement des troubles dynamiques, qu'ils soient constitués par des palpitations nerveuses, mieux encore par de l'angine de poitrine ou par des affections vasculaires. Dans ces cas, on se trouve en présence d'une augmentation notable des chances de syncope, sans compter la possibilité d'accidents post-anesthésiques.

Une véritable contre-indication, celle-là, mais qui, malheureusement, est d'un diagnostic extrêmement difficile, pour ne pas dire souvent impossible, c'est la dégénérescence graisseuse du cœur. En raison précisément de l'action exercée par le chloroforme sur le système nerveux cardiaque, et même sur le myocarde, la dégénérescence graisseuse prédispose à des accidents graves; et, dans un certain nombre de cas où l'issue de l'anesthésie chloroformique a été mortelle, lorsqu'on a fait l'autopsie de l'individu, on a vu, dans la grande majorité de ces cas, une dégénérescence graisseuse accusée du myocarde. Malheureusement, je le répète, les signes de cette dégénérescence pendant la vie ne sont quelquefois pas tellement accentués qu'ils puissent permettre de se prononcer en toute connaissance de cause.

Enfin, l'état congestif des poumons expose à l'apnée initiale ou à l'apnée finale; et il impose, ainsi que le faisaient remarquer Richet et Verneuil, une très grande réserve dans l'emploi de l'anesthésie chloroformique. Il en est de même de la tuberculose et des adhérences pleurales, en raison des troubles qu'elles apportent au fonctionnement de l'appareil respiratoire, troubles qui peuvent mener également à cette apnée initiale ou finale.

Enfin, les affections rénales et hépatiques ont été considérées par certains comme des contre-indications à l'emploi de l'anesthésie chloroformique. On a voulu se baser pour cela sur un certain nombre de considérations, sur ce fait, qu'assez fréquemment, à la suite de l'anesthésie chloroformique on voyait apparaître de l'albumine dans les urines, d'où l'on pouvait conclure que le système rénal était plus ou moins intéressé par l'anesthésie. On a également mis en avant des preuves à peu près de même ordre en ce qui concerne le foie et, dans ce dernier cas, je crois que ces preuves sont plus importantes que celles qui concernent les reins ; je vais d'ailleurs avoir l'occasion d'y revenir dans un moment. Dans tous les cas, lorsqu'il s'agit d'affections rénales ou hépatiques nettement confirmées, ainsi que je vous l'ai dit, M. Brouardel a posé comme règle, au point de vue médico-légal et en vue des accidents qui peuvent se produire, de ne pratiquer l'anesthésie qu'après s'être consulté avec un ou plusieurs confrères et avoir discuté les chances que peut présenter le malade d'offrir ou de ne pas offrir d'accidents. C'est là une question de circonstances pour lesquelles il est impossible de tracer des règles générales. Cela est d'autant plus important, qu'il y a un point qu'il ne faut pas perdre de vue, c'est celui qui concerne la susceptibilité variable de chaque individu. Et, en effet, cette susceptibilité est variable, non seulement avec chaque sujet, mais encore avec l'état momentané de l'individu. On a vu, par exemple, parmi les faits de syncopes mortelles ayant succédé à l'anesthésie chloroformique, ces accidents se produire chez des individus sur lesquels une fois, plusieurs même, on avait eu l'occasion de pratiquer l'anesthésie chloroformique sans qu'il y eût seulement la moindre alerte, puis un jour, subitement et sans cause apparente, — évidemment les conditions du sujet étaient alors changées, — l'anesthésie a été accompagnée d'une syncope mortelle.

Il faut donc bien se persuader de ce fait que lorsqu'on pratique une anesthésie, quel que soit le soin avec lequel on opère et en raison de circonstances qu'on ne peut prévoir, il y a toujours à compter avec des accidents qui peuvent être graves, parfois même mortels.

Messieurs, un certain nombre de contre-indications sont d'ordre chirurgical, et je dois tout au moins vous les citer, car il est absolument hors de ma compétence de les discuter; mais je vous citerai les faits qui sont admis, au moins jusqu'à présent, par la majorité des chirurgiens et qui forment en quelque sorte une règle, un code dans l'administration des anesthésiques.

Il est d'usage, dans les traumatismes graves, de ne pas exposer le malade aux dangers du choc ou de la dépression chloroformiques. Dans ces manifestations qui ont été appelées par Travers *choc traumatique grave à forme éréthique*, dans celles que Dupuytren appelait le *délire nerveux traumatique*, il est de règle de s'abstenir des anesthésiques et de recourir aux hypnotiques et aux analgésiques locaux, si l'on veut pratiquer une opération. Dans les cas où on se trouve en présence d'une hypothermie accusée, que cette hypothermie soit la suite d'hémorragies, par exemple, ou bien s'il s'agit d'un individu affecté d'une algidité traumatique intense, algidité qui peut être la suite de plaies par une arme à feu, ou d'une hernie étranglée, ou encore de plaies pénétrantes de la poitrine ou de l'abdomen, il faut s'abstenir également des hypno-anesthésiques, au moins tant que le malade est dans cet état d'algidité.

Il y a également des contre-indications, importantes celles-là, relatives au siège et à la nature de l'opération. En ce qui concerne le siège, les opérations qu'on peut pratiquer sur la face, par exemple, permettent une pénétration trop facile du sang dans les voies respiratoires pour qu'on puisse, dans cette circonstance, songer à faire de l'hypno-anesthésie généralisée. De plus, il faut se rappeler que le pharynx n'expulse plus les mucosités qui peuvent venir en contact avec lui, lorsque l'anesthésie est profonde; et l'on trouve là une autre contre-indication non moins formelle, non moins grave que la précédente, parce que l'individu se trouve exposé à une asphyxie par suite de cette paralysie du pharynx. Cet inconvénient est peut-être moindre avec le chloroforme, qui réalise une économie du sang par constriction des petits vaisseaux; mais il doit néanmoins être pris en très sérieuse considération. Il faut alors avoir recours, soit aux hypnotiques, soit aux analgésiques locaux de préférence, pour les opérations sur le larynx et sur la trachée.

Il en est de même en ce qui concerne la chirurgie oculaire. Je vous ai signalé la cornée comme étant l'*ultimum moriens*; il faut donc que l'anesthésie soit poussée extrêmement loin pour une opération sur les différents milieux de l'œil; mais, fort heureusement, on a dans l'emploi des anesthésiques locaux, et surtout dans l'emploi de la cocaïne, le moyen de remédier absolument à l'impossibilité dans laquelle on se trouverait d'utiliser les anesthésiques généraux.

Enfin, certaines opérations chirurgicales, la réduction des luxations, et notamment de la luxation de l'épaule, la rupture des ankyloses, la hernie étranglée depuis plusieurs jours, prédisposent aux syncopes; et, parmi les cas, malheureusement assez nombreux, qui sont dus à la syncope mortelle sous l'influence du chloroforme, la statistique en relève un certain nombre dus précisément à des opérations effectuées dans les circonstances que je viens de vous indiquer. Il en est de même encore des opérations pratiquées à la marge de l'anus, — pour les fissures et les fistules à l'anus par exemple, — qui sont fréquemment le sujet de syncopes mortelles de nature réflexe. J'ai appelé, à plusieurs reprises déjà, votre attention sur ce fait de la persistance de la sensibilité sympathique et de la possibilité de syncopes réflexes, lorsque cette sensibilité sympathique venait à être excitée brusquement.

Mais, quelles que soient les circonstances, qu'on se trouve en présence de contre-indications, ou bien qu'aucune des contre-indications que je viens d'indiquer n'existe, il faut toujours se rappeler ceci : *l'anesthésie à elle toute seule constitue véritablement une grande opération* et met l'organisme dans un état de moindre résistance, dans un état d'infériorité tel, qu'à elle toute seule elle peut compter comme une grande opération chirurgicale. En effet, après les grands traumatismes, comme après les grandes opérations, la nutrition est plus ou moins languissante; on peut dire que le sujet vit d'une façon amoindrie et devient un milieu de culture se rapprochant de la matière morte, si éminemment favorable à la pullulation des bactéries. A la suite de ces grands traumatismes, l'individu se trouve livré, presque sans défense, à l'invasion du parasitisme, de ce que Verneuil appelait le parasitisme microbien latent, par une sorte d'arrêt inhibitoire des métamorphoses de la matière vivante; et, dans ces conditions, il lui est très facile de devenir la proie d'infections auxquelles il est tout naturel, il est de règle de résister lorsque l'individu est à l'état normal.

Je vous peindrai mieux encore ce que je viens de vous dire par

quelques mots qui me paraissent plus suggestifs et plus capables de
bien rendre ma pensée : ce qui vit se défend, ce qui ne se défend
pas est fatalement voué à une mort prochaine.

Eh bien, il importe beaucoup au chirurgien de se préoccuper
d'épargner, autant que possible, l'ébranlement nerveux au moyen
de l'insensibilisation, d'une part, et par le choix des méthodes opératoires les plus rapides, d'autre part. Mais, comme je vous le disais
à l'instant, l'anesthésie elle-même exerce une influence inhibitrice
des plus remarquables sur les phénomènes physico-chimiques de
l'organisme. Je vous ai fourni un certain nombre de preuves expérimentales de cet ordre en vous montrant l'action que les hypno-
anesthésiques exerçaient sur le protoplasma vivant, qu'il s'agisse
du protoplasma animal ou du protoplasma végétal. Mais, en ce
moment, je veux retenir un instant votre attention sur des phénomènes d'ordre physiologique qui prouvent que cette action altérante
pour le protaplasma s'exerce avec une intensité considérable sur
l'individu vivant, par le fait seul de l'administration et de la présence
dans son organisme des hypno-anesthésiques.

Action du chloroforme sur la nutrition. — Certains des faits
que je vais avoir à vous retracer étaient connus depuis longtemps,
mais ils n'avaient pas été réunis, interprétés, discutés, rassemblés
en corps de doctrine; et cela a été fait l'année dernière dans une
excellente thèse exécutée au laboratoire du professeur Charles Richet
et sous sa direction, par M. Étienne Vidal. Des documents qui ont
été rassemblés dans ce travail et coordonnés d'une façon très judicieuse, il ressort les faits suivants parmi lesquels vous allez en
retrouver quelques-uns que j'ai eu déjà l'occasion de vous citer.

A la suite de l'anesthésie, et quel que soit l'agent anesthésique,
mais surtout lorsqu'il s'agit du chloroforme, lorsqu'on vient, pendant les quelques jours qui suivent, à analyser rigoureusement
l'urine de l'individu qui a été soumis à l'anesthésie, on observe un
certain nombre de faits dont l'interprétation physiologique explique
péremptoirement la moindre résistance de l'économie dont je viens
de vous parler, par suite d'une influence inhibitrice sur les phénomènes physico-chimiques de l'organisme.

Je ne parle pas ici de ce qui se passe sous l'influence immédiate
du chloroforme, je parle de ce qui se passe dans les jours qui ont
suivi l'anesthésie, alors que l'anesthésie ayant duré un temps plus ou

moins considérable et l'individu étant revenu à l'existence normale, son organisme éprouve le contre-coup de cette anesthésie et manifeste qu'il éprouve ce contre-coup par une suite de phénomènes dont voici les principaux.

C'est, d'abord, l'augmentation de l'azote total des urines; et l'augmentation de cet azote total est d'autant plus remarquable, qu'ainsi que l'avaient déjà observé un certain nombre d'expérimentateurs, la quantité d'urée est diminuée. Par conséquent, si l'on s'en tenait à ce seul et dernier fait, il semblerait que l'élimination d'azote fût moins considérable.

Je retiens un moment votre attention sur ce point, Messieurs, parce que, à maintes reprises déjà, j'ai eu l'occasion de vous faire observer combien il était peu rationnel de prendre le chiffre de l'élimination de l'urée par l'urine comme représentant le coefficient de l'élimination azotée de l'individu : pour beaucoup de substances médicamenteuses, nous voyons, en effet, le chiffre de l'azote uréique diminuer dans l'urine alors qu'en réalité le chiffre total de l'azote éliminé augmente.

Eh bien, dans le cas particulier du chloroforme, nous voyons une diminution notable de l'urée, mais cependant le chiffre de l'azote total augmente; il faut donc que cette augmentation soit due à l'augmentation de l'acide urique d'une part, des bases xanthiniques d'autre part, et, surtout, de ce que j'ai appelé les matières extractives, c'est-à-dire de ce résidu incristallisable qui n'a pas d'appellation définie au point de vue chimique, au moins jusqu'à présent, et qui est constitué, pour la majeure partie, par un mélange complexe dans lequel paraissent prédominer les substances du groupe des leucéïnes $C\,H^{2n-1}AzO^2$. C'est là le point sur lequel porte cette augmentation d'azote urinaire. Cette augmentation témoigne, par conséquent, de modifications profondes des albuminoïdes qui se dissocient alors avec une certaine facilité.

D'autre part, on a noté l'augmentation des sels ammoniacaux dans l'urine. Si l'on rapproche cette augmentation des sels amoniacaux de la stéatose du foie, qu'on observe toujours dans l'intoxication chronique expérimentale par le chloroforme, on peut trouver là une preuve de l'altération des propriétés physiologiques de la cellule hépatique; altération que je vous signalais tout à l'heure en vous faisant observer que, parmi les contre-indications à l'emploi de l'anesthésie chloroformique, certains auteurs avaient depuis longtemps signalé les affections d'origine hépatique. Le foie est donc touché, puisque vous savez que la fonction de la cellule hépatique consiste à fabriquer des uréïdes par synthèse et en utilisant pour cela les sels ammoniacaux; le foie ne remplit plus son office, il laisse cet azote s'échapper à l'état d'azote ammoniacal et ne le transforme pas en urée. Une autre preuve de même ordre venant à l'appui de la précédente, c'est celle relative à l'augmentation du soufre neutre qu'on observe également dans l'urine. Pour cette augmentation du soufre neutre, le rôle du foie est encore absolument évident et vient confirmer ce que je vous disais à l'instant à propos de l'altération de la cellule hépatique.

On trouve aussi dans l'urine une augmentation de phosphore. de calcium, de magnésium; témoins de la désintégration de la substance nerveuse. Ce fait n'a rien qui puisse nous surprendre, parce que nous savons que c'est principalement sur la substance nerveuse que s'exerce l'action des anesthésiques, et du chloroforme en particulier.

D'autre part, on observe encore dans l'urine une augmentation du chlore éliminé à l'état minéral, c'est-à-dire éliminé à l'état de chlorure de sodium. Mais, le fait le plus important est celui de l'apparition dans cette urine d'une combinaison organique chlorée, à laquelle est due précisément la réduction par la liqueur de Fehling qu'on observe à la suite de l'administration du chloroforme. J'ai eu déjà l'occasion de vous faire remarquer que le chloroforme ne se montrait pas en nature dans l'urine. Dans l'expérience de Paul Bert où la mort d'un chien a été déterminée par suite de l'anesthésie répétée tous les jours pendant trois quarts d'heure, le chien mourut au trente-deuxième jour de l'expérience, et à aucun moment de cette expérience, cependant fort longue, on n'a pu déceler la présence de chloroforme en nature dans l'urine du chien; cependant cette urine réduisait la liqueur de Fehling et ne renfermait pas de glucose. Eh bien, cette action réductrice exercée sur la liqueur cupro-potassique est due précisément à cette combinaison organique chlorée qui s'élimine sous l'influence de l'anesthésie chloroformique.

On a noté aussi, mais ce fait est moins constant, moins net, que ceux dont je viens de vous parler précédemment, une augmentation des pigments urinaires. On a observé également, ainsi que je vous le disais tout à l'heure, une albuminurie qui n'est pas la règle, loin de là; qui paraît être, au contraire, une exception.

Mais, un fait qui marche bien d'accord avec tous ceux que je viens de vous indiquer, c'est l'augmentation de la toxicité urinaire : à quantité égale, et à égalité de densité, c'est-à-dire de richesse en principes dissous, l'urine éliminée après la période d'anesthésie est certainement plus toxique que l'urine émise avant la période d'anesthésie.

Enfin, du travail de M. Étienne Vidal, il ressort également qu'à la suite de l'anesthésie, dans les premiers moments qui la suivent, il y a disparition momentanée de la régulation thermique et de la régulation des échanges. C'est là un fait physiologique qui vient encore corroborer les points que je viens de faire ressortir précédemment.

Comment interpréter ce phénomène? Il me paraît assez simple, et j'adopterai très volontiers l'interprétation suivante. Sous l'influence de l'anesthésie chloroformique, les phénomènes dits vitaux, c'est-à-dire ces phénomènes d'échanges, de mutations physico-chimiques qui caractérisent la vie, sont tous plus ou moins complètement arrêtés, ou tout au moins entravés. Lorsque l'anesthésie cesse, une partie des réserves rentre immédiatement en circulation et se trouve maladroitement utilisée par un organisme qui est encore sous le coup de l'impression profonde produite sur le système nerveux par l'action de l'anesthésie chloroformique. L'interruption momentanée, ou la diminution notable de conductibilité nerveuse entre les prolongements protoplasmiques et cylindraxiles des neurônes, semble avoir occasionné un bouleversement du courant régulier de l'influx nerveux, comparable à celui que déterminerait l'établissement brusque d'un barrage dans un cours d'eau; et, comme dans ce cours d'eau, à la suite de la suppression de ce barrage, c'est-à-dire lorsque la conductibilité nerveuse normale se trouve restituée, le courant se rétablit avec une impétuosité d'autant plus violente et durable que le trouble apporté dans l'écoulement régulier et continu aura été plus profond et plus prolongé : de là, une influence trophique plus intense exercée par le système nerveux sur tous les tissus. Il y a, à ce moment, une suractivité déréglée de tous les tissus succédant à la phase d'inactivité passagère dans laquelle les a mis l'emploi de la substance anesthésique. Eh bien, à cette période,

il est tout naturel de voir se produire un encombrement de l'organisme par les matériaux de déchet qui, en outre de leur action
toxique directe sur les éléments cellulaires, influencent cet organisme au point qu'il arrive à constituer un terrain de moindre résistance pour l'évolution d'une maladie quelconque.

Je crois avoir suffisamment prouvé par ces quelques considérations le fait sur lequel j'appelais tout à l'heure votre attention, à
savoir, que la pratique seule de l'anesthésie met l'organisme dans un
état de moindre résistance qui va venir s'ajouter au choc opératoire
toujours inévitable, et qu'elle constitue, à elle seule, une grande
opération.

Un mot, pour terminer, sur les inconvénients de l'emploi du chloroforme dans une pièce où il y a une lumière artificielle, si cette
lumière est produite par un corps en combustion, c'est-à-dire si elle
est produite par du gaz, du pétrole, une lampe, une bougie, etc. Ainsi
que je crois vous l'avoir déjà signalé, il se forme, dans ces conditions, de l'oxychlorure de carbone, substance éminemment dangereuse. Les vapeurs du chloroforme ne brûlent pas à l'air ; leur diffusion dans l'air ne forme pas un mélange détonant ; elles ne sont
donc pas dangereuses à ce point de vue et ne peuvent causer ni un
incendie, ni une explosion ; mais, par suite de leur mise en présence
d'un foyer en ignition, les vapeurs de chloroforme donnent naissance
à de l'oxychlorure de carbone que nous verrons être une des substances les plus toxiques parmi les produits de décomposition du chloroforme. Cette présence de l'oxychlorure de carbone se manifeste
par l'apparition de quintes de toux, de céphalalgies et d'étourdissements, de nausées, qui non seulement peuvent affecter l'opéré, mais
même l'opérateur et les aides : ce sont même, assez fréquemment,
l'opérateur et les aides qui montrent les premiers indices de la gêne
causée par la présence de cet oxychlorure de carbone. Chez les
opérés, c'est bien plus grave, parce que la présence de l'oxychlorure
de carbone respiré depuis un certain temps déjà par le sujet anesthésié, sans que rien ait révélé jusque-là son action nocive, s'annonce
par des symptômes brusques d'asphyxie et que, fréquemment, il en
résulte une syncope, cette syncope toujours imminente, comme vous
le savez, pendant l'anesthésie chloroformique et pour la détermination de laquelle l'action violemment irritante de l'acide chloroxycarbonique joue seulement le rôle de cause occasionnelle ; ou bien, s'il

n'en résulte pas une syncope immédiate, on voit survenir à la suite de l'anesthésie, lorsque l'opéré se réveille, une toux opiniâtre, quelquefois même une pneumonie catarrhale, qui sont des accidents consécutifs toujours menaçants et avec lesquels il faut compter.

Valeur comparative de divers anesthésiques. — J'arrive maintenant, Messieurs, aux études de la Commission Anglaise dont je vous ai déjà parlé relativement à la valeur comparative des divers anesthésiques.

Études de la Commission Anglaise. — En 1877, au Congrès de Manchester, la question de l'anesthésie chloroformique fut mise à l'étude. Une commission composée de M. Mac-Kendrick, professeur de physiologie à Greenwich, de M. Joseph Coats, professeur de pathologie, de M. Newmann, professeur de chimie pathologique à Glascow, fut constituée pour étudier dans quelles circonstances se produisait le mieux l'anesthésie et s'il n'y aurait pas, à côté du chloroforme et de l'éther, les deux seuls anesthésiques à peu près couramment employés à cette époque, d'autres substances capables de réaliser l'anesthésie mieux que les précédentes : cette commission devait en même temps rechercher dans quelles conditions il convenait d'employer les nouvelles substances. Les travaux de cette commission durèrent trois ans, ils ont marqué certainement un progrès considérable dans nos connaissances relatives à l'action des anesthésiques. C'est pourquoi je crois devoir les analyser très rapidement devant vous; et vous verrez que nous allons trouver dans leurs conclusions les preuves de faits dont nous avons déjà acquis la connaissance ainsi que des indications qui ne seront certainement pas inutiles.

La commission s'occupa d'abord de déterminer en quoi consistent les dangers spéciaux de l'anesthésie par le chloroforme; puis, s'il n'y avait pas quelque autre anesthésique, égal ou supérieur dans son action au chloroforme, sans offrir les mêmes dangers.

Les premières recherches de la commission, aussi bien que les faits connus jusqu'à cette époque, l'amenèrent à conclure que le chloroforme exerce son action délétère sur les centres respiratoires et cardiaques, que le danger le plus considérable est celui de la syncope cardiaque, tandis que c'est la syncope respiratoire qui se montre en apparence la plus à craindre. Contre cette syncope respiratoire, on est très bien armé, tandis que contre la syncope cardiaque on est, au contraire, à peu près complètement désarmé. Ce sont préci-

sément les conclusions auxquelles nous sommes arrivés précédemment.

Tout d'abord, les expérimentateurs trouvèrent qu'il était indispensable d'essayer l'action des substances anesthésiques qu'on devait
comparer sur des animaux dont la solidarité des appareils respiratoire et cardiaque fût moins intime que chez l'homme. En effet,
chez l'homme ou chez les animaux à sang chaud, le grand écueil de
ces expériences est la solidarité étroite entre l'appareil respiratoire
et l'appareil cardiaque qui fait que, fort peu de temps, deux minutes
au plus tard après que la syncope respiratoire s'est produite, la syncope cardiaque se produit à son tour, si l'on ne prend pas le plus
rapidement possible toutes les précautions pour remédier au premier
accident. Ce fut la grenouille que la commission anglaise choisit
pour réaliser ses expériences.

Nous allons reproduire devant vous ces expériences fort intéressantes. Lorsqu'on anesthésie deux grenouilles, l'une par les vapeurs
de chloroforme, l'autre par les vapeurs d'éther, en les plaçant,
comme nous le faisons, sous une cloche renfermant un morceau de
coton hydrophile imbibé, dans l'une des cloches de chloroforme, dans
l'autre d'éther, l'anesthésie ne tarde pas à se produire. Lorsque
l'animal est arrivé à un état de résolution musculaire et d'insensibilité complètes, si l'on met alors le cœur à nu, en laissant l'animal un
moment à l'air libre en dehors de la cloche et qu'on le replace ensuite
sous la cloche, on constate un fait qui est au désavantage du chloroforme : le cœur de la grenouille replacée sous la cloche où se trouve
le chloroforme ne tarde pas à s'arrêter, il bat de plus en plus faiblement et finit par suspendre tout à fait ses contractions au bout d'un
temps assez court; au contraire, le cœur de la grenouille placée sous
la cloche qui renferme l'éther continue à battre pendant un temps
considérable, pendant une heure au moins, sans que l'animal soit
soustrait à l'influence des vapeurs d'éther.

Les membres de la commission répétèrent cette expérience sur
des lapins et sur des chiens : ils pratiquèrent l'anesthésie en faisant
la trachéotomie et en effectuant la respiration artificielle au moyen
d'une pompe aspirante et foulante à l'aide de laquelle, par un mécanisme qu'il est facile de se représenter, on pouvait injecter, en même
temps que l'air servant à la respiration, les vapeurs des substances
anesthésiques qu'il s'agissait d'étudier. L'anesthésie ayant été ainsi

déterminée, le thorax était incisé, les côtes sectionnées, le cœur mis
à nu, et l'on pouvait observer l'action exercée par les différentes
substances anesthésiantes. Avec le chloroforme, on nota un affaiblissement progressif des contractions cardiaques, une distension très
notable du ventricule droit et l'arrêt avec flaccidité, au moins chez
les lapins, des cavités droites. Avec l'éther, au contraire, l'anesthésie ayant même persisté pendant plus d'une heure, il ne se produisit pas de modifications sensibles dans les contractions cardiaques.

Comme conclusion, il en découlait que, tandis que le chloroforme
se montrait toxique pour le cœur, l'éther était à peu près inoffensif;
mais l'éther présentait sur le chloroforme ce désavantage que l'anesthésie s'obtenait au bout d'un temps notablement plus long : dans
la moyenne des expériences de la Commission Anglaise, il fallut de
quinze à vingt minutes avec l'éther pour obtenir l'anesthésie chez les
animaux, tandis qu'avec le chloroforme, l'anesthésie était obtenue
dans un espace de trois à cinq minutes.

Essais d'autres substances anesthésiques. — Ces expériences
préliminaires une fois établies, la commission recherca en opérant,
soit sur des grenouilles, soit sur des chiens, soit sur des lapins, s'il
n'existait pas d'autres substances anesthésiques qu'on pût substituer
à l'éther ou au chloroforme.

Benzine. — La première des substances que la commission essaya
fut la benzine. L'anesthésie déterminée par cette substance se montra
aussi lente à survenir que celle déterminée par l'éther; mais, de plus,
cette anesthésie fut accompagnée d'agitation et d'affaiblissement des
contractions cardiaques, moins intenses cependant que celles qu'on
peut observer sous l'influence du chloroforme.

Acétone. Pyrrol. — L'acétone et le pyrrol se montrèrent, parmi
toutes les substances essayées, celles qui réalisèrent l'action minima
au point de vue de l'anesthésie. De plus, avec le pyrrol, on observa
du trismus et des convulsions. Aucune de ces substances ne pouvait
donc être proposable pour remplacer le chloroforme ou l'éther.

Bichlorure de méthylène. — Le bichlorure de méthylène se
montra comme une substance faiblement anesthésique, mais cependant moins active sur le cœur et sur la respiration que ne l'était le
chloroforme. Nous verrons, plus tard, que cette assertion est tout à
fait erronée et que ce produit est bien plus toxique que le chloroforme.

Amylène. — L'amylène fut absolument sans effet.

Chlorure de butyle. — Le chlorure de butyle normal anéantit rapidement les mouvements respiratoires et cardiaques, avant même que l'anesthésie soit profonde. Il y a là un fait d'autant plus intéressant, que, dans un moment, je vais avoir à vous parler d'un isomère de ce chlorure de butyle, le chlorure d'isobutyle, qui réaliserait, si l'on n'avait pas le chloroforme ou l'éther, un anesthésique presque aussi parfait. Lorsque je vous dirai quelques mots de la chimie du chloroforme et des réactions qu'il faut exécuter pour reconnaître sa pureté, j'appellerai votre attention sur ce que peut avoir d'intéressant le fait de l'isomérie, et l'application que ce fait d'isomérie peut recevoir. Actuellement, je me borne à vous le signaler.

Bichlorure d'éthylène. — Le bichlorure d'éthylène se montre capable d'amener l'anesthésie, mais au prix de convulsions durant jusqu'à la mort.

Chlorure de méthyle. — Le chlorure de méthyle se montre comme une substance très faiblement anesthésique ; nous aurons à nous en occuper bientôt comme substance analgésique, et nous verrons que c'est un des meilleurs analgésiques locaux que l'on puisse employer.

Chlorure d'éthyle. — Le chlorure d'éthyle, qu'on espérait devoir produire facilement l'anesthésie, en raison de son point d'ébullition fort peu élevé (le chlorure d'éthyle bout, en effet, à une température de 11°), et il aurait été alors un anesthésique parfait, le chlorure d'éthyle détermine une anesthésie rapide, mais elle est accompagnée de convulsions et d'arrêt de la respiration. C'est, par conséquent, un produit à rejeter.

Nitrite d'éthyle. — Le nitrite d'éthyle détermine, dès le début de son administration, de l'excitation et des convulsions précoces rapidement suivies d'arrêt respiratoire.

Chlorure d'isobutyle. — Il en fut autrement du chlorure d'isobutyle, cet isomère du chlorure de butyle dont je vous parlais tout à l'heure. Sous son influence, l'anesthésie se montra aussi rapide qu'avec le chloroforme et presque aussi inoffensive qu'avec l'éther : pas de modification des mouvements du cœur mis à nu chez les grenouilles ; pas de troubles respiratoires chez les lapins et chez les chiens.

Chlorure d'éthylidène. — Enfin, le chlorure d'éthylidène, un isomère de l'un des corps dont je vous ai parlé tout à l'heure, du bichlorure d'éthylène, donna à peu près les mêmes résultats que le chlorure d'isobutyle, c'est-à-dire qu'il se révéla comme un excellent anesthésique.

Il semblait donc, comme conclusion des travaux de cette commission, que la substitution du chlorure d'éthylidène ou du chlorure d'isobutyle au chloroforme ou à l'éther fût possible. Eh bien, en poussant plus loin les recherches, on s'aperçut bien vite que les avantages que ces substances pouvaient présenter d'un côté étaient, d'un autre côté, compensés par des inconvénients. C'est ainsi qu'après ces premières expériences sur les animaux, la commission réalisa des expériences sur l'homme. On essaya le chlorure d'éthylidène, on essaya le chlorure d'isobutyle, et on ne retint que le chlorure d'éthylidène.

Les observations faites furent les suivantes : la dose de chlorure d'éthylidène nécessaire pour amener l'anesthésie est plus forte que celle du chloroforme, mais l'anesthésie est obtenue plus rapidement. On observa sous son influence des nausées et des vomissements, indépendamment de la dose employée et de la durée de l'emploi, mais ces accidents sont beaucoup moins intenses et durables que ceux déterminés par le chloroforme. Les rapports du pouls et de la respiration furent troublés, beaucoup moins, il est vrai, qu'avec le chloroforme, mais plus cependant, dans la majorité des cas, qu'avec l'éther. Enfin, on observa une tendance du pouls au ralentissement et au dicrotisme beaucoup moins accentuée qu'avec le chloroforme.

La tension artérielle, étudiée au moyen de tracés pris chez les animaux, fut trouvée abaissée d'une façon remarquable, mais d'une manière plus lente et plus régulière qu'avec le chloroforme. On ne remarqua pas, par exemple, de ces à-coups comme ceux que montrent tous les tracés de pression artérielle enregistrée pendant l'anesthésie chloroformique, de ces dépressions soudaines et inattendues, indices de syncope imminente; enfin, on n'observa pas d'arrêt complet du cœur ou de la respiration chez les mammifères.

En étudiant la circulation pulmonaire chez les grenouilles, à l'aide d'un appareil très ingénieux imaginé par les membres de la commission, on vit cette circulation ralentie, puis arrêtée successivement, d'abord dans les capillaires puis dans les artérioles, enfin dans les gros vaisseaux. Le temps nécessaire pour déterminer l'anesthésie varia également : le temps le plus court fut observé sous l'influence du chloroforme, les animaux mettant, par exemple, 75 secondes à être anesthésiés complètement avec le chloroforme, tandis qu'il fallait 180 secondes avec le chlorure d'éthylidène, 270 secondes avec l'éther. La quantité d'anesthésique employée fut : 50 pour le chloroforme, 250 pour le chlorure d'éthylidène et 500 pour l'éther. La quantité d'air nécessaire pour ramener la vie après l'apparition des premières menaces de syncope, après le premier arrêt respiratoire, fut respectivement, de 720 centimètres cubes pour le chloroforme, 240 centimètres cubes pour le chlorure d'éthylidène et 180 centimètres cubes pour l'éther. Enfin, les chocs du cœur, après l'arrêt de la circulation pulmonaire, étaient tombés à 4 pour le chloroforme, à 7 pour le chlorure d'éthylidène et à 6 1/2 pour l'éther.

En résumé, avec le chloroforme, on observait surtout un ralentissement des mouvements du cœur, qui se montrait même avec l'emploi de la respiration artificielle ; on observait également des contractions auriculaires alors que les contractions ventriculaires ne se produisaient pas. Il y a là un fait intéressant à rapprocher de celui qui a déjà été signalé par Vulpian au sujet de l'action exercée par le chloroforme sur les animaux préalablement traités par le curare ; on voit alors le chloroforme se révéler comme un véritable poison du cœur et donner, au point de vue de l'expérimentation physiologique chez ces animaux préalablement curarisés, des résultats absolument identiques à ceux qu'on peut obtenir avec la digitale, l'extrait d'inée, l'upas antiar, qui ne produisent plus que très difficilement, quelquefois même plus du tout, l'arrêt du cœur chez les animaux curarisés soumis à la respiration artificielle.

La résistance éprouvée par le courant sanguin dans les vaisseaux de l'appareil respiratoire prend une part efficace à l'arrêt du cœur ; car, si les modifications de l'action du cœur sont en grande partie responsables des changements survenus dans la circulation et le tissu des poumons, le ralentissement de la circulation pulmonaire et la diminution du calibre des artérioles et des capillaires des poumons correspondent exactement à l'affaiblissement de l'impulsion cardiaque ; et, à leur tour, ces modifications de la circulation pulmo-

naire augmentent l'obstacle que doivent surmonter les contractions
cardiaques. Les changements qui surviennent dans les rapports
existant entre le sang et le calibre des vaisseaux exigeraient une
augmentation de la force d'impulsion du cœur, qui est, au contraire,
considérablement diminuée. La suspension des contractions cardiaques se trouve donc ainsi facilitée.

Eh bien, Messieurs, de tous ces travaux que je viens de résumer
très rapidement devant vous, il résulte qu'en somme le chlorure
d'éthylidène ne présente pas, vis-à-vis de l'éther, des avantages tels
qu'il doive être substitué à ce dernier. Il prendrait une place intermédiaire entre le chloroforme et l'éther, et son emploi serait certainement plus répandu si la possibilité de l'obtenir d'une façon régulière avait permis d'introduire couramment cette substance dans la
thérapeutique; mais lorsqu'on essaya l'application du chlorure
d'éthylidène, on ne tarda pas y renoncer, parce que, d'une part, on
avait dans le chloroforme un anesthésique beaucoup plus rapide, et
que, d'autre part, on avait dans l'éther un anesthésique encore plus
inoffensif.

Mais, les conséquences du travail de cette Commission Anglaise
furent très importantes au point de vue de l'emploi des anesthésiques ;
ces conséquences furent un discrédit considérable du chloroforme.
Il y a quelques années, vers 1880, au moment où les travaux de la
Commission Anglaise étaient encore assez récents, la terreur du
chloroforme était poussée à un si haut point en Amérique, que les
plus éminents des chirurgiens américains disaient que celui de leurs
compatriotes qui aurait employé le chloroforme pour pratiquer une
anesthésie et entre les mains duquel se serait produit un accident,
aurait encouru une très grave responsabilité, et certainement une
responsabilité pécuniaire. Sous l'influence des travaux de cette commission, le chloroforme fut donc complètement, ou à peu près complètement, abandonné en Amérique; et il en fut de même dans un
certain nombre de pays d'Europe : en Angleterre l'emploi du chloroforme subit une grande diminution à la suite de ces conclusions;
et, en France, l'emploi de l'éther se généralisa de préférence à celui
du chloroforme, ainsi que j'aurai l'occasion de vous le signaler
encore quand nous en arriverons à l'anesthésie par l'éther. Actuellement, dans un très grand nombre de services chirurgicaux de Paris,
l'anesthésie est pratiquée avec de l'éther de préférence au chloro-

forme. Il y a, en effet, un certain nombre de cas dans lesquels les accidents résultant de l'anesthésie sont beaucoup moins à redouter avec l'éther qu'avec le chloroforme.

DISCUSSION A L'ACADÉMIE DE MÉDECINE. — Pour jeter un dernier coup d'œil d'ensemble sur l'anesthésie chloroformique, je crois ne pouvoir mieux faire que de résumer, aussi brièvement que possible, la grande discussion qui eut lieu en 1882 à l'Académie de médecine. En effet, par le nombre des orateurs qui prirent part à cette discussion, par leur valeur scientifique, par l'importance des opinions qui ont été exposées, cette discussion est bien faite pour représenter, même encore actuellement, le tableau exact des dangers de l'anesthésie par le chloroforme.

Cette discussion eut pour origine une communication de Regnauld relativement à la difficulté que présentait l'emploi des procédés chimiques pour reconnaître la pureté du chloroforme : je reviendrai sur ce sujet prochainement, je n'y insiste donc pas aujourd'hui.

A la suite de cette communication, Gosselin chercha à déterminer exactement quelles étaient les conditions dans lesquelles devait se pratiquer l'anesthésie chloroformique pour donner le maximum de tranquillité et de sécurité au chirurgien et à l'opéré. Pour lui, ce qu'il fallait incriminer, ce n'était pas tant les impuretés du chloroforme, car il ne niait pas leur importance, que la manière de se servir du chloroforme; et il donna à cet égard sa pratique personnelle, qui consistait dans le manuel opératoire suivant, qualifié par lui d'*administration intermittente* : il employait une quantité d'environ 2 grammes de chloroforme, qu'il versait sur la compresse; il faisait faire au malade six inspirations de cet air chloroformé; il retirait la compresse, et faisait exécuter sept inhalations d'air pur; puis, il reprenait en faisant faire sept inspirations d'air chloroformé, deux inhalations d'air pur, huit inspirations d'air chloroformé, etc. De telle sorte qu'après environ 120 à 130 inspirations, chiffre qu'il avait reconnu comme moyennement suffisant pour obtenir l'anesthésie, l'individu soumis à l'action du chloroforme avait fait 90 à 100 inhalations d'air chargé de chloroforme et environ 20 à 30 inhalations d'air pur. Il insistait beaucoup sur l'importance, considérable à son avis, de l'inhalation de la petite quantité d'air pur qu'il intercalait parmi les inhalations de chloroforme. Il reprit, pour ainsi dire, l'opinion qui avait été émise avant lui par Sédillot, prétendant qu'on

pouvait administrer le chloroforme, même impur, pourvu qu'on sût
le donner et qu'on surveillât attentivement le malade.

Cette déclaration faite à la tribune de l'Académie de médecine par
un homme jouissant de la renommée, ayant la grande expérience de
Gosselin, suscita naturellement une grande émotion; et c'est cette
communication qui donna naissance à la discussion qui s'établit plus
tard. A cette discussion prit part la majeure partie des chirurgiens :
Verneuil, Labbé, Perrin, Panas, Rochard, Trélat, Le Fort, etc. C'est
Verneuil qui, le premier, attaqua la façon de voir de Gosselin.

Verneuil démontra, en effet, avec preuves à l'appui, qu'avec le
même chloroforme, qu'avec la même façon de l'administrer, en pratiquant les inhalations de la même manière, l'anesthésie était variable
avec chaque individu. En effet, Messieurs, ce que nous avons
appris jusqu'à présent autorise parfaitement à dire qu'un individu
fait une anesthésie avec son système nerveux, exactement comme on
peut dire qu'un individu fait une syphilis, une fièvre typhoïde, etc.,
avec son propre organisme, c'est-à-dire suivant une direction
imprimée par cet organisme, un mode de réaction que l'on a qualifié d'*idiosyncrasie* et qui varie avec chaque organisme.

Perrin et Regnauld accusaient surtout les impuretés; ils se sont
ingéniés, bien à tort je crois, pour faire remarquer que depuis
l'augmentation des droits sur l'alcool, la pureté du chloroforme
était devenue moindre qu'autrefois et que le nombre des accidents
augmentait. Je ne crois pas qu'il y ait là une étroite relation de cause
à effet.

Trélat intervint dans la discussion et montra qu'il pouvait se produire des cas de mort avec le chloroforme parfaitement pur, aussi
pur qu'il était possible de l'avoir.

Ce fut Le Fort, surtout, qui mit en relief les diverses conditions
dans lesquelles on pouvait observer des accidents. Il démontra, toujours avec des preuves, choisies tant dans son expérience personnelle que dans la pratique de ses confrères, que la mort, chez un
individu soumis à l'anesthésie par le chloroforme, était absolument
en dehors de toute prévision, absolument indépendante du mode
d'administration et de la dose employée. Il insista sur ce fait que la
mortalité était absolument irrégulière; que, dans certaines statistiques, on trouvait une mort sur 17 000 anesthésies, tandis que,
dans une autre, on trouvait une mort sur 1 950 anesthésies; il citait

le fait de chirurgiens, tant français qu'étrangers, qui avaient eu leur premier accident lorsqu'ils en étaient à 12 ou 15 000 anesthésies. Il rappelait également ces faits si remarquables de mort déterminée, avant même que l'anesthésie fût obtenue, sous l'influence de la syncope émotive; il citait, par exemple, le fait de Dussault qui, traçant simplement avec le doigt, sur la poitrine d'un homme qu'il allait opérer, pour indiquer la ligne où il voulait pratiquer une incision, détermina, par le fait d'une syncope réflexe, la mort de l'individu; il citait encore le cas d'un chirurgien de Bordeaux qui fit semblant de verser du chloroforme sur un mouchoir et passa ce mouchoir sur la figure d'un malade, ce qui détermina une syncope suivie de mort; or, on avait versé trois gouttes d'eau sur la compresse et non pas trois gouttes de chloroforme.

Je vous ai cité des effets analogues observés chez des individus qui ont la peur du chloroforme, qui sont sous une impression morale pénible, ou dans un état de faiblesse considérable, ou qui ont de l'adipose cardiaque. De même pour les cas de mort par asphyxie déterminée par l'obstruction des voies respiratoires au moyen de matières alimentaires rejetées par vomissement, ou par des pièces de prothèse, telles que dentiers, etc. D'après lui, les alcooliques seuls fournissaient 20 p. 100 des morts. Le Fort faisait remarquer que la mort déterminée dans ces circonstances ne devait pas être mise au passif du chloroforme, que c'étaient des cas tout à fait exceptionnels, en dehors de ceux qui peuvent être relevés à la charge du chloroforme.

D'ailleurs, il faisait remarquer que, dans les cas de mort déterminée expérimentalement, ou bien dans les cas de suicide, car on a vu des gens se suicider à l'aide du chloroforme, les lésions qui suivaient la mort révélaient de l'asphyxie. Or ce n'est pas là le mécanisme de la mort chez les anesthésiés; nous savons que ce mécanisme n'est guère que d'ordre réflexe, c'est une syncope cardiaque déterminée par choc traumatique, mais ce n'est pas de l'asphyxie; l'asphyxie peut venir ultérieurement s'ajouter à ces phénomènes. La syncope cardiaque par choc traumatique est encore capable de se produire même chez un individu en état d'anesthésie; le souvenir, en effet, est plus ou moins éteint, mais l'organisme est encore capable de sentir. Si la syncope survient chez un individu susceptible de ressentir les effets de la stimulation, elle ne sera pas mortelle, et on pourra arriver à triompher même de la syncope cardiaque, si cette stimulation est encore capable d'être ressentie par l'individu. Si, au contraire, la syncope se produit chez un individu parfaitement anesthésié, à système nerveux affaibli, insensible aux excitations, alors la mort réelle lui succédera rapidement et d'une façon absolument inévitable.

Le Fort n'accepte pas l'imprégnation bulbaire; je crois, quant à moi, qu'il a tort parce qu'en somme les faits expérimentaux sont là, on ne peut pas les nier, et ils sont absolument probants. Au sujet de cette imprégnation bulbaire dont il ne voulait pas accepter l'interprétation, il demandait pourquoi, dans une chloroformisation prudente, on n'observait rien dans certains cas et des accidents dans d'autres cas; eh bien, je crois qu'il est facile de répondre à cette demande par ce fait que je vous ai indiqué tout à l'heure, que l'individu réagit à l'anesthésique avec son système nerveux à lui. Tel individu possède un système nerveux capable de résister à l'anesthésique, il y résistera; tel autre a un système nerveux incapable de faire les frais de cette résistance, il succombera : et c'est là que réside l'impossibilité de savoir à l'avance, même après l'examen le plus minutieux, si l'individu est capable de résister ou non à l'anesthésie.

Dans ce mémorable débat, Vulpian vint apporter non seulement l'autorité de son savoir, mais encore l'autorité de sa science expérimentale : il fit remarquer qu'il fallait distinguer ce qui se passe dans les accidents, d'abord au début, ensuite au cours de l'administration du chloroforme, en troisième lieu au moment et pendant l'opération. Il insista le premier sur ce fait, sur lequel j'ai appelé à maintes reprises votre attention, qu'à l'égard des anesthésiques en général, mais surtout du chloroforme, la sensibilité des animaux est absolument identique à celle de l'homme. Au début, la syncope se produit par arrêt respiratoire réflexe; j'ai suffisamment insisté sur ce point pour qu'il soit inutile d'y revenir maintenant. En ce qui concerne les accidents qui peuvent s'observer pendant l'administration du chloroforme, il montra que si le centre respiratoire bulbaire présente en réalité une résistance considérable à l'action du chloroforme, il n'en est pas moins touché dès le début; mais qu'en somme c'est, de tous les centres nerveux, celui qui surnage pendant un temps plus ou moins long au milieu du naufrage de tous les autres.

Je vous ai cité l'expérience qu'il avait donnée pour preuve à cet égard, cette expérience relative à l'électrisation du bout central du pneumo-gastrique : vous savez que, chez les animaux, la respiration s'arrête, dans ces conditions, pour reprendre spontanément au bout d'un certain temps. Il montra, par un très grand nombre d'expériences, que si l'animal est soumis au préalable à l'action du chloroforme, la faradisation du bout central du pneumo-gastrique arrête la respiration, mais la reprise spontanée des mouvements respiratoires est devenue impossible. Il rappela également que, de ces expériences, il résultait encore que les centres respiratoire et cardiaque ne sont pas dans l'état normal chez l'individu placé sous l'influence de l'anesthésie. Le bulbe rachidien, les ganglions cardiaques qui sont atteints dès le début de l'anesthésie, achèvent de se paralyser peu à peu par l'afflux de la substance anesthésique et la continuité de l'influence toxique. Il montra que ces accidents se présentent chez les animaux comme chez l'homme, de préférence sur certains animaux plus nerveux, à système nerveux plus sensitif, plus développé que les autres, chez le chien de chasse par exemple, chez les jeunes animaux ou chez les femelles.

Enfin, en ce qui regarde les accidents pouvant survenir au cours de l'opération, il rappela qu'à la période où l'anesthésie est absolument confirmée, c'est-à-dire à la période d'anesthésie complète, alors que le pouls est ralenti, la respiration diminuée et régulière, la résolution musculaire complète, la pupille contractée, le réflexe palpébral disparu, à ce moment même, tout réflexe n'est pas absolument aboli; et la preuve c'est que l'individu respire, donc le bulbe a conservé encore à ce moment un certain pouvoir réflexe : la conductibilité centripète de la moelle n'est pas abolie; et si alors une circonstance fortuite, même dans cette période d'anesthésie parfaite, vient d'une façon quelconque mettre en jeu l'excitabilité sensitive, il peut en résulter une syncope réflexe qui, si elle se produit à un moment très avancé de l'anesthésie, est presque irrémédiablement mortelle. C'est ce que prouve l'arrêt de la respiration, à la suite de la faradisation du bout central du sciatique, chez les animaux profondément anesthésiés. Donc les syncopes respiratoire et cardiaque sont toujours possibles, quel que soit le moment de l'anesthésie que l'on envisage; elles ne sont en somme autre chose que la conséquence de l'épuisement nerveux, déterminé par une excitation accessoire.

achevant la paralysie du bulbe commencée déjà par le chloroforme. La syncope cardiaque est la plus grave, en raison de l'impuissance de nos moyens pour lutter contre elle.

M. Panas résuma la discussion et établit, en définitive, les règles à observer dans l'administration du chloroforme. Il se demanda d'abord si le chloroforme est un poison. Si c'est un poison, étant donnée la compréhension vulgaire de ce terme, il doit exercer une action délétère en rapport avec la dose et en raison inverse de la masse du sujet. Or, vous savez que c'est précisément le contraire qui s'observe le plus souvent. Son innocuité chez les enfants est en contradiction absolue avec cette interprétation. Il est vrai que nous connaissons des exemples de substances toxiques relativement moins actives chez l'enfant que chez l'adulte. Agit-il comme une substance asphyxiante? Non, évidemment; nous le savons pertinemment par un grand nombre d'expériences dont je vous ai parlé : l'asphyxie peut venir se surajouter à l'anesthésie, mais elle en est absolument distincte.

Il faut donc admettre que, dans la mort par le chloroforme, les accidents se produisent par suite de réflexes dont la conséquence est l'arrêt du cœur ou de la respiration. En effet, dès les premières inspirations des individus soumis à l'influence du chloroforme, on voit survenir de la toux, un resserrement plus ou moins pénible de la glotte, démontrant une action évidemment irritante de la substance sur les muqueuses des premières voies. Si, à ce moment-là, on excite les nerfs sensitifs, l'individu n'étant pas encore anesthésié, cette excitation, si faible qu'elle soit, se traduira par des phénomènes plus accentués que ceux dont je viens de vous parler, par la constriction de la glotte, par l'arrêt des muscles inspirateurs, surtout des muscles intercostaux, le diaphragme faisant encore des efforts infructueux par suite du spasme de la glotte; pendant ce temps, le pouls bat régulièrement : la syncope respiratoire est produite, et la syncope cardiaque est imminente. De même pour toutes les autres périodes de la narcose chloroformique; une excitation, si faible qu'elle soit, peut déterminer l'explosion de la syncope.

Donc, en définitive, dit M. Panas, on n'a de sécurité absolue ni par tel ou tel appareil réglant la proportion d'air et de chloroforme inhalés, ni par tel ou tel rythme respiratoire; mais, en réalité, par l'emploi modulé de l'agent anesthésique s'appliquant à chaque cas particulier. Cela revient à ce dont je vous parle si souvent à propos de l'application des médicaments : cela constitue *l'art d'utiliser les agents médicamenteux.*

En raison même de la variabilité des réflexes avec les individus, il n'y a véritablement aucune méthode invariable et sûre d'administrer une substance anesthésique, chaque méthode variant avec chaque individu.

Une fois la tolérance respiratoire établie, un flot brusque de vapeurs anesthésiques, de vapeurs de chloroforme, peut être sans danger; il faut cependant avoir toujours présent à l'esprit qu'il peut y avoir intoxication possible du bulbe sous l'influence d'une inspiration plus profonde. L'expérience ayant appris qu'il se produit de fréquents cas de mort par influence du choc traumatique (réduction des luxations, fistules anales, avulsion de dents), M. Panas en conclut qu'il faut pousser l'anesthésie aussi loin que possible.

Enfin, le point délicat du manuel opératoire consiste à ne pas faire absorber une trop grande quantité de chloroforme *d'un seul coup*, aux premières inhalations, parce que c'est à ce moment que les réflexes sont particulièrement susceptibles, c'est là que les syncopes peuvent se produire : il faut que ces inhalations soient continues, prudemment dirigées, ou bien encore intermittentes, à la rigueur, suivant la méthode de Gosselin et si c'est la façon de l'opérateur d'administrer le chloroforme, et qu'il y ait toujours de l'air mélangé en assez forte proportion aux vapeurs anesthésiques. A mon avis, il semble évident que, dans ces conditions, la méthode des mélanges titrés réalise encore, dans la plus grande mesure, l'optimum de ces desiderata; mais il n'en est pas moins vrai qu'avec les indications que je viens de vous exposer en terminant et qui me paraissent très bien résumer la discussion qui s'est élevée, il y a seize ans maintenant, à l'Académie de médecine, vous pourrez vous faire une idée très nette des dangers et des avantages des différents procédés d'administration du chloroforme.

XIᵉ LEÇON

PROPRIÉTÉS PHYSIQUES ET CHIMIQUES DU CHLORO-
FORME. — ALTÉRATIONS. — CONSERVATION. — CONSOM-
MATION. — CARACTÈRES DE PURETÉ.

Il nous reste, pour terminer l'étude du chloroforme, à envisager quelques-uns de ses caractères physiques et chimiques ; à voir, d'une façon très générale et sans nous y appesantir, quels sont ses différents modes de préparation, parce que, de ces modes de préparation, nous déduirons les impuretés qu'il peut contenir ; et enfin à examiner quels sont les moyens à l'aide desquels on peut reconnaître le chloroforme et y constater l'existence d'impuretés.

D'après les renseignements que j'ai eu déjà l'occasion de vous donner à propos de l'action physiologique du chloroforme, vous pouvez prévoir que cette étude a une grande importance, et je vous répéterai à ce sujet ce que je vous ai déjà dit bien des fois : il y a certaines choses qui, si elles ne font pas partie de la pratique ordinaire, doivent avoir été vues au moins une fois, et au sujet desquelles il faut posséder des connaissances générales.

C'est de cette façon seulement que je traiterai la chimie du chloroforme, comme d'ailleurs la chimie de toutes les substances médicamenteuses que nous aurons à envisager.

Je ne saurais mieux faire, pour entrer dans la question qui nous occupe actuellement, que de reproduire le passage suivant de l'éloge prononcé par Würtz en 1856, au sujet de la biographie de Soubeiran, il représente admirablement ce qu'on peut dire relativement au chloroforme :

« Pendant de longues années, le chloroforme, découvert par Soubeiran en 1831, a figuré dans les collections comme un rare objet de curiosité et d'intérêt purement scientifique.

« Les service que, depuis 1847, ce composé a rendus à l'humanité, ne démontrent-ils pas d'une façon éclatante que rien n'est inutile dans la science et que la recherche du vrai conduit tôt ou tard à la découverte de l'utile ? »

Comme vous le voyez, Messieurs, il est impossible de mieux représenter l'intérêt qui s'attache à l'histoire chimique du chloroforme depuis le moment de sa découverte, jusqu'au moment de ses applications ; et, depuis cette époque, le nombre de ses applications n'a fait qu'augmenter.

C'est en 1831 que Soubeiran, étudiant les dérivés chlorés du formène, arriva à préparer le chloroforme. Presque à la même époque, Liebig, en Allemagne, et Samuel Guthrie, en Amérique, obtenaient le chloroforme en suivant des procédés différents de préparation.

En effet, au point de vue chimique, les procédés à l'aide desquels il est possible d'obtenir le chloroforme sont très nombreux : l'action du chlore sur le gaz des marais, sur l'acétone, sur des essences hydro-carburées, sur les acétates alcalins et alcalino-terreux, sur nombre d'hydrocarbures, toutes ces réactions donneront naissance, sinon comme produit principal, au moins comme produit accessoire, à une plus ou moins forte proportion de chloroforme. Il en est encore de même de l'action du chlore ou des hypochlorites alcalins sur une solution alcoolique de potasse. Enfin l'action des alcalis sur le chloral ou sur l'acide trichloracétique donnera également naissance à du chloroforme. De tous ces procédés il n'y en a guère qu'un ou deux principaux à retenir.

La composition chimique du chloroforme fut fixée en 1835 par Dumas, peu d'années après sa découverte par Soubeiran. Il déduisit cette composition chimique et la constitution de ce corps d'une réaction que je vais répéter devant vous parce qu'elle sert à reconnaître, au point de vue chimique, la composition du chloroforme, je veux parler de l'action qu'exerce sur le chloroforme à l'ébullition une solution alcoolique de potasse. Le chloroforme se dédouble intégralement en formiate et en chlorure alcalins.

Je vous rappelle, sans y insister, car je me suis suffisamment étendu sur ce fait, que c'est en 1847, au mois de mars, que Flourens fit les premiers essais physiologiques relatifs à l'action du chloroforme ; que ces essais furent repris au mois de novembre de la même année 1847 par Simpson, qui appliqua le chloroforme à l'anesthésie chez les femmes en couches.

Autrefois — c'était le procédé de préparation qui a été étudié avec beaucoup de soin par Soubeiran — on préparait le chloroforme en faisant réagir l'hypochlorite de calcium mélangé à de la chaux vive sur de l'alcool. Il s'établit d'abord une réaction très violente entre l'alcool et l'hypochlorite. Voici un mélange sur lequel on verse de l'alcool : vous allez voir que dans un moment, et sans même qu'il soit nécessaire de chauffer, la réaction va se produire avec une brusquerie extrême, la masse va se mettre à mousser d'une façon considérable, tandis que l'on percevra l'odeur caractéristique des produits chlorés du formène.

Dans cette réaction, deux phases successives se produisent : dans la première phase l'alcool est oxydé d'abord, puis chloruré, sous l'influence de l'hypochlorite alcalin ; dans cette première phase il se produit de l'aldéhyde, et ensuite cette aldéhyde donne du chloral. Ce chloral lui-même se dédouble ensuite, en présence de l'excès d'alcali, en donnant du chloroforme et un formiate alcalin.

Cette réaction donne nécessairement naissance à des produits autres que le chloroforme. En effet, lorsqu'après avoir convenablement conduit l'opération, comme il est indiqué dans le mémoire de Soubeiran, on distille le chloroforme qui s'est formé, on voit que le produit n'est pas homogène ; il se dissocie en effet en deux couches : la couche inférieure est constituée par un liquide dense, de couleur jaunâtre, renfermant, pour la majeure partie, du chloroforme souillé d'un peu de chlore et de produits chlorés. Quant à la couche supérieure, qui est plus abondante et qui est quelquefois opalescente, elle est constituée par l'eau tenant en dissolution du chloroforme, un peu d'aldéhyde, de l'acétone et d'autres produits de transformation de l'alcool.

Actuellement c'est à l'aide de l'acétone, sur laquelle on fait réagir le chlore, que l'on prépare le chloroforme. Ce procédé de préparation à l'acétone est celui qui, au point de vue industriel, donne les meilleurs résultats. Au point de vue théorique le rendement est considérable : 100 parties d'acétone devraient fournir 206 parties de chloroforme et l'on obtient en réalité un rendement de 180 à 200 parties. De plus, ce procédé permet d'éviter la formation des dérivés chlorés d'alcools et d'hydrocarbures, dérivés qu'il est relativement facile d'éliminer, c'est vrai, mais qui constituent une perte dans la préparation du chloroforme.

Enfin, un autre procédé qui a été également recommandé pour obtenir du chloroforme parfaitement pur consiste dans la décomposition du chloral. Si l'on traite le chloral par les alcalis, il se décompose en chloroforme et en formiate alcalin.

Quels que soient les procédés à l'aide desquels on ait préparé le chloroforme, il est indispensable de le purifier.

Quand le chloroforme est destiné aux usages anesthésiques — et c'est du reste l'appellation sous laquelle ce chloroforme est connu dans la droguerie; on appelle *chloroforme anesthésique* le chloroforme qni est exclusivement, en raison de sa purification parfaite, destiné à produire l'anesthésie, — quand le chloroforme est destiné aux usages anesthésiques, il doit avoir subi des opérations particulières de purification. Ces opérations de purification, quelle que soit l'origine du chloroforme, sont les suivantes.

Le chloroforme est d'abord lavé avec son volume d'eau, puis avec une solution alcaline de carbonate de soude, solution à 100 grammes de carbonate de soude neutre par litre d'eau. On le dessèche ensuite au moyen du chlorure de calcium fondu qui va absorber l'eau en formant une couche sirupeuse surnageant le chloroforme. Au bout d'un certain temps de contact, lorsque la couche liquide surnageant le chloroforme renferme des fragments de chlorure de calcium solide, ce qui indique une déshydratation complète, on distille le liquide en ayant soin de recueillir seulement les 9/10 de sa totalité, parce que, dans le dixième qui reste, se concentrent des produits chlorés particulièrement offensifs, bouillant à une température un peu supérieure à celle du chloroforme, et auxquels on a reconnu la propriété de causer des nausées et de l'irritation et, par conséquent, capables de provoquer cette syncope du début que je vous ai décrite sous le nom de syncope primitive.

Le chloroforme ainsi distillé est alors agité avec le dixième de son poids d'acide sulfurique pur marquant 66 degrés Baumé, c'est-à-dire de densité 1,842, et on laisse en digestion pendant quelques heures. Comme vous le voyez dans cette fiole, l'acide sulfurique qui a entraîné les impuretés du chloroforme et qui se trouve à la partie inférieure du flacon, en raison de sa densité encore supérieure à celle du chloroforme, cet acide se colore en brun plus ou moins foncé suivant la quantité des impuretés qui ont été enlevées, et le chloroforme surnage débarrassé ainsi des impuretés que l'acide sulfurique a entraînées. On laisse ce mélange en digestion pendant quelques heures et en agitant à plusieurs reprises : on renouvelle l'acide sulfurique jusqu'à ce qu'il ne se colore plus que faiblement; puis on décante le chloroforme. Pour enlever l'acide sulfurique en excès, on ajoute au chloroforme décanté une solution de lessive des savonniers, c'est-à-dire de la lessive alcaline de soude de densité 1,334, c'est-à-dire marquant 36 degrés Baumé. On laisse le chloroforme en contact pendant quatre ou cinq jours avec cette lessive en l'agitant de temps à autre, puis on décante une dernière fois le chloroforme et on le mélange avec 5 p. 100 de son poids d'huile d'œillette. On distille en ayant soin de recueillir seulement les 8/10 de la totalité et en abandonnant le premier et le dernier dixièmes. Dans ces deux dixièmes, en effet, se trouvent encore des produits qui pourraient amener des accidents lors de l'emploi du chloroforme. Les opérations nécessitées par ce procédé de purification sont longues et minutieuses, mais donnent un produit d'une pureté parfaite.

Un autre procédé de purification a été proposé dans ces dernières années : il donne un chloroforme d'une pureté moins grande que le procédé que je viens de décrire et qui est dû à Regnauld. Ce procédé consiste à obtenir le chloroforme à l'état cristallisé; c'est le procédé Raoul Pictet, qui permet de purifier non seulement le chloroforme, mais encore un certain nombre d'autres produits, et puisque j'en parle, je citerai l'éther, qu'on peut également obtenir cristallisé par ce moyen.

Le principe de ce procédé est extrêmement simple : il consiste à déterminer d'abord la liquéfaction d'un mélange de gaz facilement liquéfiables : dans l'espèce, c'est un mélange d'acide carbonique et d'acide sulfureux qu'on liquéfie sous la pression de deux atmosphères à une température voisine de zéro. L'évaporation spontanée du liquide ainsi obtenu donne un abaissement de température d'environ — 80° à — 90°. Comme le chloroforme cristallise vers — 70° vous concevez que si l'on expose à — 90° du chloroforme impur il va cristalliser alors que les impuretés pourront rester à l'état liquide. En utilisant le refroidissement, voisin de 100 degrés, produit par l'évaporation de ce mélange d'acides carbonique et sulfureux liquides, on peut obtenir la condensation d'un liquide plus volatil, par

exemple celle du protoxyde d'azote, en le comprimant à 10 atmosphères. L'évaporation de ce protoxyde d'azote va permettre, à son
tour, d'obtenir une température d'environ — 150°. Si le chloroforme que nous avions fait cristalliser vers — 70° est exposé à cette
température de — 150°, il va cristalliser une seconde fois, et on
obtiendra un produit encore plus pur, les impuretés étant encore
abandonnées à l'état liquide. Enfin, en ce qui concerne l'éther, cette
température de — 150 degrés obtenue par l'évaporation spontanée
du protoxyde d'azote permet de liquéfier l'air préalablement com-
primé à 200 atmosphères; et l'évaporation de cet air liquide donne
de — 215° à — 220°, température à laquelle l'éther est susceptible
de cristalliser et de se purifier.

Tel est le principe du procédé de Raoul Pictet; et il est facile de
concevoir qu'on puisse, à son aide, obtenir à l'état très pur des substances telles que l'alcool, l'éther, le chloroforme, etc., dont on peut
réaliser la purification par voie de cristallisations successives, comme
pour un sel minéral.

Les propriétés physiques du chloroforme permettent de juger dans
une certaine mesure de son état de pureté.

Comme vous le savez, le chloroforme, lorsqu'il est complètement
pur, est un liquide incolore, mobile, quoique très dense, car il a une
densité de 1,50 à la température de 15°, soit 1,523 à 0°. Il bout à
60°8 à la pression de 760 millimètres. Il est assez soluble dans
l'eau, qui en dissout à peu près 1 p. 100 (exactement 0,9); de sorte
que la solution aqueuse saturée de chloroforme renferme neuf mil-
lièmes de son poids de chloroforme en dissolution. Il est au contraire
soluble en toutes proportions dans l'alcool et l'éther. Il est très
facilement miscible aux huiles grasses et nous trouverons là, plus
tard, une application de son emploi. Il est insoluble dans la glycérine.

Sa saveur, que vous connaissez tous pour avoir assisté à des opérations chirurgicales dans lesquelles on pratiquait l'anesthésie au
moyen du chloroforme, est d'abord douceâtre, puis piquante, enfin
fraîche et sucrée. Son odeur est particulière et tout à fait caractéristique.

Ainsi que je vous l'ai déjà dit, la vapeur de chloroforme n'est pas
inflammable, mais décomposable à une température relativement
élevée. Parmi les produits de cette décomposition figure l'acide chlor-

oxycarbonique, dont nous nous occuperons tout à l'heure; c'est, de beaucoup, la substance la plus dangereuse de tous les produits de transformation du chloroforme.

Le chloroforme cristallise à une température suffisamment basse, et son point de fusion est à — 70°, je viens de le dire tout à l'heure en parlant des procédés de purification.

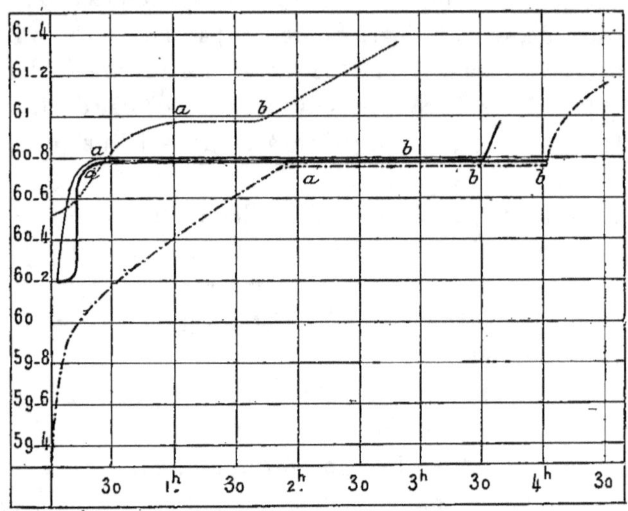

Fig. 10.

Chloroforme chimiquement pur. . . . .
Chloroforme Pictet pur. . . . .
Chloroforme Pictet mélangé d'alcool. . . . .
Chloroforme dit pur du commerce. . . . .

Les temps sont portés en abscisses et les températures en ordonnées.

C'est un excellent dissolvant d'un grand nombre de substances minérales ou organiques : du phosphore, de l'iode, du soufre, des graisses, des résines, des cires et d'un grand nombre d'alcaloïdes.

Très souvent, en chimie, on a recours à ce qu'on appelle les *constantes physiques* d'un corps, surtout quand il s'agit des liquides, pour déterminer son degré de pureté. Eh bien, dans ce cas particulier, les constantes physiques, comme vous pouvez le voir d'après ce tableau, ne sont pas suffisantes en ce qui concerne la détermination du degré de pureté du chloroforme. Pour les produits les plus purs, le point d'ébullition varie dans une latitude 0°6 à 1°.

Dans ce tableau reproduisant les courbes d'ébullition de chloroformes de diverses provenances, on suppose que toutes les courbes sont ramenées à des distillations faites dans le même temps, sous la même pression et sur les mêmes quantités de liquide. Ces distillations concernent d'abord du chloroforme Pictet pur, c'est-à-dire du chloroforme purifié par la cristallisation; en second lieu, du chloroforme Pictet mélangé avec de l'alcool (nous allons voir tout à l'heure l'importance de ce mélange); en troisième lieu, du chloroforme pur du commerce; enfin du chloroforme chimiquement pur, c'est-à-dire purifié par le procédé de Regnauld et rectification ultime sur du sodium.

Les échantillons des chloroformes utilisés pour dresser ces courbes d'ébullition présentaient les caractères suivants :

Chloroforme Pictet pur : rapidement décomposable par la radiation solaire; inaltérable, pendant plus d'un mois, à la lumière diffuse.

Chloroforme Pictet mélangé de 5 p. 100 d'alcool : indécomposable par une exposition de vingt-quatre heures à la radiation solaire directe; complètement inaltérable à la lumière diffuse.

Chloroforme, dit pur, du commerce : extrêmement altérable à la lumière solaire; facilement altérable à la lumière diffuse.

Chloroforme chimiquement pur : altérable à la lumière solaire; lentement altérable à la lumière diffuse; inaltérable à l'obscurité : donnant toutes les réactions chimiques du chloroforme absolument et rigoureusement pur.

Tous ces chloroformes étaient altérables sous l'influence de la chaleur.

Comme vous le voyez, le chloroforme chimiquement pur, le seul auquel on pourrait appliquer en réalité l'éphitète de pur, commence à bouillir à 60°2, puis atteint assez rapidement 60°8. A partir de cette température l'ébullition est constante, régulière.

Au contraire, avec le chloroforme Pictet dit pur, vous voyez qu'il y a au début une ascension plus lente, puis un temps pendant lequel la distillation est très régulière, et enfin une petite surélévation de température à la fin de la distillation.

Avec le chloroforme Pictet mélangé d'alcool, chose extrêmement curieuse, puisque le chloroforme bout à 60°8 et l'alcool à 79° seulement, le mélange qui semblerait devoir bouillir à une température d'au moins 61°, peut-être même supérieure, commence à distiller à 59°4, monte par une courbe assez lente et graduée jusqu'à 60°8, température à laquelle passe la majeure partie du produit; puis, à la fin

de la distillation, il y a une légère surélévation de température jusqu'au-dessus de 61°.

Le chloroforme dit pur, du commerce, est incontestablement de
ces quatre variétés de chloroforme celui qui se conduit de la façon la
plus irrégulière à la distillation. Il commence à bouillir vers 60°4,
atteint 61°, reste peu de temps à cette température, et monte rapidement jusqu'à 61°4.

Par conséquent le chloroforme chimiquement pur est celui qui
présente le point d'ébullition le plus régulier, la constance la plus
remarquable de la courbe.

Voilà donc une preuve que la détermination du point d'ébullition
n'est pas suffisante pour démontrer la parfaite pureté d'un chloroforme. Il faudra donc avoir recours à d'autres procédés que nous
allons étudier tout à l'heure. Voyons d'abord en peu de mots quelles
sont les propriétés chimiques du chloroforme.

Une propriété importante du chloroforme c'est celle d'être inaltérable, à froid, en présence des acides ou des alcalis, mais cela à une
condition : l'absence de lumière. Quand on fait agir les alcalis à
chaud sur le chloroforme, il est décomposé; et les produits de décomposition varient suivant que les alcalis agissent en solution aqueuse
ou en solution alcoolique.

Sous l'influence du chlore, le chloroforme donne naissance à des
produits chlorés qui sont, comme vous le pressentez, du perchlorure
de carbone et de l'acide chlorhydrique. Ces produits s'obtiennent facilement, soit sous l'influence d'une élévation de température, soit
sous l'influence des radiations solaires.

L'acide azotique attaque faiblement le chloroforme.

L'action de la chaleur donne naissance soit à du chlore, soit à
de l'acide chlorhydrique; ou bien à du sesquichlorure de carbone,
ou même à du chlorure de Julin, C^6Cl^6, qui est susceptible de cristalliser. J'appelle votre attention sur ce point parce que cette action
de la chaleur est importante au point de vue de la recherche du
chloroforme dans une expertise médico-légale. Si, dans une expertise
de ce genre, quand il s'agit de déterminer la présence du chloroforme
dans le sang, par exemple, on n'a pas la précaution de faire passer
le courant d'air chargé d'entraîner le chloroforme dans un tube de
porcelaine chauffé suffisamment, il arrive que ce chloroforme peut
donner naissance, comme produits de décomposition, soit à du chlo-

rure d'éthylène, soit au chlorure de Julin, qui cristallise, ainsi que je viens de le dire; et ces produits échappent complètemeent à la réaction du nitrate d'argent. Il pourrait alors en résulter que l'on conclurait à l'absence du chloroforme là où il y en a en réalité. Il est donc indispensable dans les recherches de ce genre de faire passer les vapeurs de chloroforme dans un tube suffisamment chauffé, de manière à obtenir, comme produits de décomposition, le chlore ou l'acide chlorhydrique, qui viendront réagir sur le nitrate d'argent, et révéler leur présence par la précipitation de chlorure d'argent.

Quant à l'action combinée de la chaleur et des alcalis, elle donne naissance à un mélange de chlorure et de carbonate. Mais si la température est suffisamment basse — c'est encore un point important au point de vue des applications médico-légales, — cette action combinée de la chaleur et des alcalis donne naissance à de l'oxyde de carbone.

Je vous disais tout à l'heure, à propos du chloroforme chimiquement pur, que ce produit peut être distillé sans altération sur le sodium; c'est le seul procédé qui permette d'obtenir du chloroforme rigoureusement pur, le sodium étant absolument inattaquable quand le chloroforme est complètement privé d'eau et d'alcool.

Quels sont les moyens à l'aide desquels on peut reconnaître du chloroforme? Je vous ai montré le procédé qui permettait de retrouver sa présence dans le sang à l'aide de la chaleur; mais ce procédé n'est pas suffisant pour entraîner la certitude; il montre simplement que, parmi les produits qui ont été entraînés par le courant d'air et ont traversé le tube chauffé au rouge, existent des produits chlorés, mais il reste à démontrer que ces produits chlorés sont constitués par du chloroforme.

Un certain nombre de réactions, très nettes, comme vous allez le voir, permettent de reconnaître la présence du chloroforme.

Je vous ai signalé tout à l'heure l'action exercée par la potasse en solution alcoolique bouillante. Si l'on soumet à l'ébullition un mélange de potasse alcoolique et de chloroforme, le chloroforme va être décomposé et transformé en formiate et en chlorure alcalins. Il sera très facile de déceler la présence, d'une part du formiate, d'autre part du chlorure alcalins, dans le produit de la décomposition : le chlorure alcalin sera décelé par l'addition d'azotate d'argent; on obtiendra le précipité que vous connaissez, le précipité blanc caillebotté du chlorure d'argent. Quant au formiate, il est non moins facile à déceler par la réduction du nitrate d'argent, d'une part, et, d'autre part, au moyen de la production du formiate d'éthyle, qui possède l'odeur particulière du rhum. Il suffit de rajouter un peu d'alcool au produit de la réaction et de chauffer, en présence de l'acide sulfurique, pour percevoir cette odeur spéciale.

D'autres réactions permettent également de reconnaître la présence du chloroforme.

Quand on chauffe des ammoniaques composées en solution alcoolique, l'éthylamine, par exemple, avec du chloroforme, on obtient la formation de carbylamines qui se reconnaissent facilement en raison de leur odeur particulière et caractéristique.

Si, au lieu de prendre de l'éthylamine qui n'est pas une substance très commune, on chauffe une solution alcoolique d'aniline avec du chloroforme, on détermine par distillation la production de cyanure de phényle, isomère du benzonitrile, produit dont l'odeur est tout à fait caractéristique et permet de diagnostiquer avec certitude le chloroforme.

Enfin le chloroforme réduit la liqueur de Fehling. Si j'insiste sur ce point, c'est pour bien vous persuader que ce n'est pas une réaction suffisante du chloroforme, puisque vous savez qu'il existe un certain nombre d'autres substances capables de réduire cette liqueur. Je vous rappelle que l'urine de l'homme ou des animaux soumis à l'action du chloroforme réduit la liqueur de Fehling et que, cependant, elle ne renferme ni glucose ni chloroforme en nature.

Il en est autrement des colorations obtenues avec les phénols. Ces colorations sont très intenses, extrêmement nettes ; elles sont passagères, mais leur intensité est suffisante pour permettre de reconnaître facilement la présence du chloroforme : voici ces colorations, dues très probablement à la formation de matières colorantes du groupe des aurines, et qui s'obtiennent en chauffant très légèrement un mélange de chloroforme et du phénol en présence d'une pastille de potasse caustique.

Avec le crésylol ou avec le phénol ordinaire, on obtient une coloration jaune ; avec la résorcine, une coloration rouge groseille, et la coloration persistera pendant un temps plus ou moins court pour disparaître peu à peu. Le naphtol va donner une coloration bleue-violacée : voici cette coloration, qui rappelle le violet de méthyle ou, pour mieux dire, celle d'un mélange de bleu de méthylène et de violet de méthyle. C'est une réaction facile à produire et qui est d'une netteté remarquable.

Vous voyez que nous avons dans le nombre des réactions que je viens de vous montrer le moyen de reconnaître avec une absolue certitude la présence du chloroforme. Toutes ces réactions doivent être obtenues simultanément et concorder pour qu'on puisse affirmer la présence du chloroforme.

Action de la lumière et de l'air sur le chloroforme. — J'arrive maintenant, Messieurs, à un point très important au point de vue de la pratique, c'est l'action exercée par la lumière et par l'air sur le chloroforme.

En effet, on n'avait pas tardé à remarquer, peu de temps après le début de l'emploi du chloroforme pour l'anesthésie, que certains échantillons de chloroforme acquéraient rapidement une odeur chlorée particulière, vive et pénétrante; et que les bouchons de liège qui fermaient les flacons dans lesquels était renfermé ce chloroforme ne tardaient pas à être rongés, attaqués, en même temps que le liquide prenait une teinte jaunâtre. Dans ces conditions, ce chloroforme, essayé sur des animaux, produisait presque immédiatement des accidents très graves, même des accidents mortels si l'on tentait quelque peu de prolonger son emploi pour l'anesthésie. Les recherches des pharmacologistes ont démontré qu'il s'agissait tout simplement de la formation d'acide chlorhydrique et d'acide chloroxycarbonique, produits de la transformation du chloroforme.

On remarqua que la présence ou l'absence de l'eau dans le chloroforme ainsi décomposé était indifférente; mais restait à chercher sous quelle influence ces produits de transformation prenaient naissance dans le chloroforme. Tout d'abord, la preuve qu'il s'agissait bien d'acide chloroxycarbonique, c'est qu'en dirigeant les vapeurs de ce chloroforme, ou un courant d'air ayant barboté dans ce chloroforme, à travers de l'eau de baryte, on obtenait immédiatement un mélange de carbonate et de chlorure de baryum. Or rien de semblable ne se produit avec les vapeurs du chloroforme pur; il fallait donc qu'il y eût un produit de transformation : ce produit de transformation était précisément l'acide chloroxycarbonique, dont la caractéristique est de se décomposer immédiatement en présence de l'eau de baryte en donnant naissance aux produits que je viens de signaler.

Personne, qui s'occupa le premier de cette étude, émit deux hypothèses pour expliquer ces phénomènes. Il accusa d'abord la formation d'éther chloroxycarbonique qui, décomposé sous l'influence de la lumière, donnerait naissance à de l'acide chloroxycarbonique; il remarqua ensuite que les échantillons les plus purs de chloral donnaient naissance, au contact de l'air et de la lumière, à de l'acide chloroxycarbonique, et il abandonna sa première hypothèse pour admettre que c'était une trace de chloral qui donnait naissance à cet acide, par suite de sa décomposition. Aucune de ces interprétations n'est acceptable maintenant; et, pour le prouver, il me suffira de vous rappeler les procédés à l'aide desquels on purifie aujourd'hui le chloroforme. Quand on a purifié le chloroforme par épuisements successifs et convenablement exécutés avec de l'eau, de l'acide sulfurique, puis des alcalis, sans parler de la suite des opérations que je vous ai décrites précédemment, il est impossible que de l'alcool, un éther quelconque ou même du chloral restent mélangés à ce chloroforme.

Les travaux de Soubeiran, et de Regnauld ensuite, ont démontré que c'était la seule action exercée par l'oxygène de l'air, et sous l'influence des radiations lumineuses, qui était la cause de cette transformation du chloroforme et de la production de l'acide chloroxycarbonique.

En effet Regnauld a montré, en préparant du chloroforme rigoureusement pur, en le distillant avec toutes les précautions voulues sur du sodium, que le chloroforme préparé dans une chambre noire, en l'absence complète de toute radiation lumineuse, était capable de se décomposer, sous l'influence des rayons solaires, avec une rapidité considérable, puisque ces échantillons de chloroforme rigoureusement pur ne résistaient pas plus de deux jours en été et de cinq jours en hiver à l'action de la radiation lumineuse.

Dans un mémoire très important, il a indiqué les conditions dans lesquelles cette décomposition se fait : il a constaté que la vitesse de la décomposition varie suivant que la lumière est directe ou diffuse; il n'y a pas de décomposition par soustraction absolue de la lumière, tandis qu'au contraire cette décomposition est rapide lorsque le chloroforme est exposé directement à la radiation solaire, si court que soit le temps de cette insolation. Il démontra encore que l'impression actinique se prolonge dans l'obscurité; et que deux échantillons du même chloroforme parfaitement pur, conservés l'un à l'abri de la lumière, et l'autre exposé à l'action du soleil pendant quelques secondes seulement, puis conservé ensuite à l'abri de la lumière, donnaient les résultats suivants : celui qui avait reçu pendant quelques secondes seulement la radiation solaire, subissait la décomposition et donnait naissance à de l'acide chloroxycarbonique, alors que celui qui avait été conservé absolument à l'abri de la lumière ne subissait aucune décomposition.

Il chercha de quelle manière on pouvait interpréter ces résultats, et il montra que les vapeurs de chloroforme mélangées à de l'air se décomposaient presque instantanément quand on les soumettait à l'action de l'effluve électrique, en donnant comme produit de cette décomposition de l'acide chloroxycarbonique et de l'acide chlorhydrique. Il y a là un effet instantané identique à l'effet produit au bout d'un temps plus ou moins considérable sous l'influence des radiations lumineuses, qu'il s'agisse de lumière directe ou diffuse. En même temps il constata par l'expérience que, sous l'influence de l'effluve électrique, mais en l'absence d'oxygène, les vapeurs de chloroforme mélangées à un corps inerte comme l'azote étaient capables de se décomposer encore en donnant naissance à du sesquichlorure et à du tétrachlorure de carbone.

C'était donc démontrer, d'une part, l'efficacité de l'impression actinique, de la lumière ; et, d'autre part, l'efficacité de l'action exercée par l'oxygène de l'air. Cela prouvait, de plus, qu'en l'absence d'oxygène, la radiation solaire était incapable de déterminer, à elle seule, la décomposition du chloroforme, et qu'il fallait absolument le concours de l'impression actinique avec l'oxygène de l'air pour que cette décomposition se produisît.

Enfin, Regnauld démontra, ce qui était pour ainsi dire le corollaire de ses recherches, qu'on obtenait les mêmes résultats avec le chloroforme très pur, et avec du chloroforme additionné d'eau ou de chloral.

Conservation du chloroforme. — Étant donné qu'il ne restait plus maintenant d'incertitude sur les conditions dans lesquelles le chloroforme se décomposait, il restait à chercher si l'on pouvait obvier à cette décomposition.

Les travaux de Regnauld sont encore venus montrer que cette décomposition était très facile à éviter. Il mélangea une quantité de ce chloroforme parfaitement pur, rectifié à plusieurs reprises sur le sodium et préparé dans l'obscurité, avec des proportions de 1 p. 100, 1 p. 500, 1 p. 1000, d'alcool éthylique parfaitement pur; il exposa ce mélange à la radiation solaire directe ou indirecte pendant quinze mois; bien plus, il fit, pendant cet espace de quinze mois, quarante essais de différents échantillons de ce chloroforme, après débouchage, rentrée d'air, par conséquent en réunissant toutes les conditions possibles pour que, si elle avait pu se produire, l'altération se réalisât : il ne put observer aucune altération de ce même chloroforme, qui était altérable par exposition à la radiation solaire au bout de deux jours en été et au bout de cinq jours en hiver.

Il rechercha si d'autres substances que l'alcool éthylique avaient la propriété d'empêcher cette altération, et il reconnut qu'un certain nombre d'alcools, d'éthers, ou même d'hydrocarbures, comme l'alcool allylique, l'éther ordinaire, le toluène, étaient capables par leur addition à du chloroforme d'en assurer la conservation.

En mélangeant à du chloroforme chimiquement pur 1 p. 1000 d'alcool éthylique, ou d'alcool allylique, ou d'éther ou de toluène, on empêche à coup sûr toute altération subséquente. L'alcool méthylique exerce une action moins efficace : à 1 p. 1000, le chloroforme commence à s'altérer après quinze jours; il résiste deux mois avec 1 p. 200; et il faut arriver à la proportion de 1 p. 100 pour le trouver inaltéré après quinze mois. L'alcool amylique se comporte à peu près de même : le mélange à 1 p. 100 était intact après quinze mois; celui à 1 p. 1000, altéré après deux mois. Un fait intéressant, curieux au point de vue chimique, c'est qu'à côté du toluène, la benzine, qui, comme vous le savez, est l'homologue inférieur de ce carbure, n'exerce aucune action sur la décomposition du chloroforme. L'effet de préservation semble donc provenir de la substitution du groupe CH^3 à un atome d'hydrogène de la benzine.

En même temps, Regnauld montra que cette action préservatrice pouvait être exercée par les alcalis. C'est ainsi que les alcalis caustiques, les carbonates alcalins, la chaux vive, le bi-carbonate de soude, sont capables d'empêcher cette altération du chloroforme.

Au point de vue pratique, les conclusions à tirer de ces recherches sont les suivantes : d'abord, quand on veut conserver du chloroforme anesthésique, il est utile de le conserver par petites quantités à la fois, car si par hasard le chloroforme subit une altération, il vaut mieux que cette altération porte sur une petite quantité que

sur une grande. Il faut donc diviser la masse de chloroforme à conserver en fractions de 100 à 125 grammes, et conserver ce chloroforme dans des flacons en verre bleu ou jaune, après y avoir ajouté,
pour 1000 centimètres cubes de chloroforme, 10 centimètres cubes
d'alcool éthylique absolu parfaitement pur.

Dans ces conditions, comme l'a montré M. Marty pour le chloroforme des hôpitaux militaires, on peut avoir un produit qui se conserve indéfiniment. On peut dire indéfiniment, puisque les travaux
de Regnauld ont montré qu'on pouvait conserver ce chloroforme
exposé pendant quinze mois à l'action directe de la lumière et qu'il
est rare de le conserver aussi longtemps sans l'utiliser.

Messieurs, vous avez pu voir que dans un assez grand nombre de
cas des accidents gastriques persistants succédaient à l'administration du chloroforme; on a pensé — et le fait a été démontré vrai
pour le chloral — qu'il pouvait exister dans le chloroforme des
traces de substances échappant à l'analyse et auxquelles seraient dus
ces accidents. Ce que je vous disais précédemment des effets du
chloroforme sur les phénomènes de la nutrition autorise cette hypothèse; et, ce qui vient lui donner un appui, c'est ce fait que, lorsqu'avant de pratiquer l'anesthésie on pratique l'antisepsie intestinale, on voit les accidents sinon disparaître complètement, au moins
être moins intenses et beaucoup moins durables. Aussi un grand
nombre de chirurgiens se font-ils une règle maintenant de faire précéder l'emploi du chloroforme de l'administration, pendant quelques
jours avant celui réservé pour l'opération, de cachets de poudre de
cascara et de naphtol, avec lesquels on réalise, dans une certaine
mesure, l'antisepsie du tube intestinal et l'évacuation des substances
qui y sont contenues.

Un mot sur la consommation du chloroforme. Les chiffres que je
vais montrer vont vous donner en même temps une idée de la quantité énorme de chloroforme qui se consomme actuellement et de
l'importance des détails dans lesquels je viens d'entrer ici.

En 1855 la consommation du chloroforme dans les hôpitaux de
Paris était de 140 kilos; en 1875 elle a atteint 310 kilos, et en 1890,
elle a atteint 900 kilos; actuellement, elle dépasse 1 500 kilos : je
ne parle ici que du chloroforme destiné à l'anesthésie.

Cette quantité devrait être augmentée d'au moins 500 kilos pour
y faire figurer le chloroforme qui n'est pas utilisé pour l'anesthésie,

mais qui sert au nettoyage des instruments, aux usages de la médication externe, etc.

En raison des difficultés que l'on rencontre dans la préparation et
la purification du chloroforme, de la masse des corps qu'il faut faire
entrer en réaction et de la complexité de ces réactions, la Pharmacie
centrale des Hôpitaux de Paris a été obligée, depuis 1862, pour raisons d'économie, de ne plus fabriquer elle-même le chloroforme et
de se contenter de l'acheter à l'industrie pour le purifier ensuite par
les procédés que j'indiquais tout à l'heure. Cela vous montre combien
il est important d'étudier ces procédés de purification et de conservation et m'excusera auprès de vous d'être entré dans certains détails
qu'il est indispensable de ne pas ignorer.

Dans ces dernières années, on a proposé encore un nouveau procédé de conservation du chloroforme basé sur une propriété particulière. Le chloroforme, en effet, lorsqu'on le met en présence de
certains anhydrides internes d'acides organiques, par exemple le
salycide, a la propriété de donner naissance à des combinaisons
cristallisées assez facilement séparables du chloroforme en excès,
c'est-à-dire qui cristallisent assez facilement dans le chloroforme, et
ces combinaisons peuvent renfermer jusqu'à 30 p. 100 de chloroforme. Elles sont peu stables et offrent l'avantage de se dédoubler
sous l'influence d'une légère élévation de température; tandis
qu'elles sont inaltérables lorsqu'on les conserve en vases clos et au
sec. On a proposé en Allemagne, dans ces dernières années, ce moyen
d'obtenir ainsi, extemporanément, du chloroforme parfaitement pur.
Les formules suivantes permettent de se rendre compte du mode de
formation et de la constitution de ces composés.

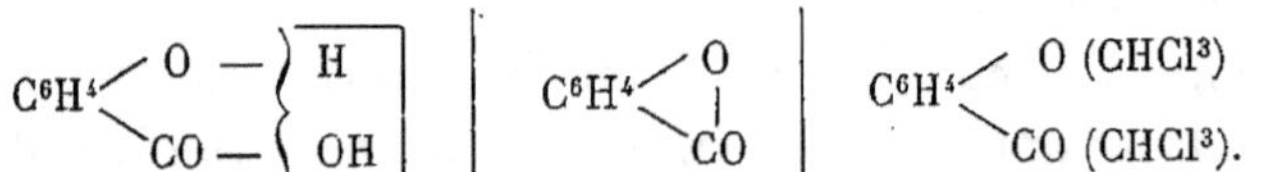

$$
C^6H^4 {\textstyle <}{\begin{matrix} O - \\ CO - \end{matrix}} \Big\} {\begin{matrix} H \\ OH \end{matrix}} \qquad\Big|\qquad C^6H^4 {\textstyle <}{\begin{matrix} O \\ | \\ CO \end{matrix}} \qquad\Big|\qquad C^6H^4 {\textstyle <}{\begin{matrix} O\ (CHCl^3) \\ CO\ (CHCl^3). \end{matrix}}
$$

Acide salicylique.   Salicyde.   Salicyde-chloroforme.

En passant, je vous ferai remarquer l'analogie qui existe entre
cette combinaison et une combinaison du même genre que je vous
ai signalée en parlant de la colchicine. On avait cru obtenir de la
colchicine cristallisée alors qu'on avait seulement une combinaison
cristallisée de la colchicine avec le chloroforme.

On a proposé encore de conserver le chloroforme en le saturant de soufre : on a observé, en effet, que le chloroforme ainsi saturé de soufre peut se conserver inaltéré en présence de la lumière et pourrait, sans inconvénient, être employé pour l'anesthésie. Le soufre abandonné par l'évaporation d'un pareil chloroforme ne serait pas sans occasionner au moins quelque gêne; et, pour ma part, je crois que la sécurité complète réalisable par le mélange d'un millième seulement d'alcool éthylique au chloroforme, suivant le procédé de Regnauld, donne des résultats de beaucoup supérieurs à ces derniers moyens de conservation.

Essai du chloroforme. — Le chloroforme peut renfermer un assez grand nombre de substances étrangères ; et cela ne vous étonnera pas, en raison tant des procédés à l'aide desquels on peut l'obtenir que des produits possibles de son altération. Ces substances peuvent provenir, en effet, soit des alcools ou des acétones industriels employés pour sa préparation ; soit des produits de décomposition tels que ceux réalisés sous l'influence de l'air et de la lumière et que je vous signalais tout à l'heure. Il est donc important de connaître un certain nombre de réactions qui vous permettent immédiatement de savoir si vous avez affaire à un chloroforme rigoureusement pur, c'est-à-dire anesthésique; je veux dire — j'y insiste à dessein — un chloroforme que vous puissiez, sans danger, utiliser pour l'anesthésie, l'expression *sans danger* employée, bien entendu, avec cette restriction qu'il peut toujours arriver des accidents avec le chloroforme le plus pur.

Je n'insiste pas sur les constantes physiques, je vous ai montré tout à l'heure qu'elles étaient insuffisantes. Un certain nombre de réactions chimiques peuvent permettre de reconnaître le degré de pureté du chloroforme. Le chloroforme parfaitement pur, lorsqu'on l'agite avec de l'eau, donne un mélange qui se sépare, immédiatement ou au bout d'un temps très court, en deux couches de liquides parfaitement limpides. Si le chloroforme est mélangé à certaines substances, à de l'alcool entre autres, la séparation ne se fera plus de cette façon, et au lieu d'avoir deux couches superposées et parfaitement limpides de chaque liquide, on aura une couche aqueuse supérieure opalescente et dont le degré d'opalescence sera d'autant plus accentué que la substance mélangée au chloroforme sera en quantité plus considérable.

Un procédé qui permet de vérifier, dans une certaine mesure, le degré de pureté du chloroforme est l'essai au papier; il est très simple et donne vraiment de très bons résultats. Il consiste à prendre une feuille de papier à filtrer ordinaire et à verser à sa surface quelques gouttes de chloroforme; si le chloroforme est pur, il se volatilise rapidement sans laisser la moindre trace sur le papier et en donnant l'odeur suave, agréable, particulière au chloroforme pur. Si, au contraire, il est impur, il laisse une sorte de sillon coloré à la périphérie de la tache formée par son évaporation; et en même temps on perçoit une odeur plus ou moins marquée, différente de l'odeur suave du chloroforme pur et indice de la présence de produits étrangers.

Le chloroforme pur doit être également absolument neutre à la teinture de tournesol sensible. Cette neutralité montre qu'il est exempt d'hypochlorites ainsi que de substances acides ou alcalines. Vous voyez que ce chloroforme pur auquel on ajoute une goutte de teinture de tournesol sensible ne change pas sa couleur. En voici un au contraire qui contient des traces d'acide, la teinture de tournesol rougit.

Un chloroforme pur doit être inactif sur une solution de nitrate d'argent au dixième; il ne doit pas la réduire à l'ébullition, ni produire à froid un trouble, ou une opalescence qui seraient l'indice d'un composé chloré minéral.

Le chloroforme anesthésique ne doit pas donner de coloration quand on le mélange avec de l'acide sulfurique pur à 66 degrés Baumé, ni quand on le laisse en contact pendant quelque temps avec cet acide, en agitant énergiquement de temps à autre le mélange, ce qui indiquerait la présence de matières organiques diverses.

Il ne doit pas non plus donner une coloration brune quand on le chauffe à l'ébullition avec une solution aqueuse de potasse, ce qui indiquerait la présence de l'aldéhyde.

Enfin, la réaction la plus importante de toutes, de beaucoup, est celle qui permet de reconnaître la présence de l'acide chloroxycarbonique : j'insiste là-dessus parce que, comme je l'ai déjà dit, la présence de cet acide est particulièrement dangereuse dans le chloroforme; à elle seule, elle peut déterminer, d'une façon brusque, une syncope mortelle.

A côté de la réaction chimique que je vais vous indiquer, il est une réaction physiologique qui, comme presque toujours, est plus sensible, mais cette réaction physiologique se fait aux dépens du malade, et par conséquent sa sensibilité est un grand écueil. Lorsque le chloroforme impur renferme une proportion, même très minime, d'acide chloroxycarbonique, vous pouvez en être avertis, dès la première inhalation, par ce fait que le malade est pris de hoquet : je ne parle pas de toux, mais de hoquet; d'un hoquet particulier, inextinguible en quelque sorte, et qui est certainement le meilleur de tous les réactifs pour déceler la présence de l'acide chloroxycarbonique. Mais lorsque ce hoquet se produit, le danger est déjà très grave, et par conséquent le réactif laisse à désirer.

Au point de vue chimique, la présence de l'acide chloroxycarbonique est décelée à l'aide de l'un des pigments biliaires, par la bilirubine. Lorsqu'elle est dissoute dans du chloroforme pur, la bilirubine donne une coloration d'un jaune-brunâtre; si, au contraire, le chloroforme renferme la moindre trace d'acide chloroxycarbonique, à cette coloration brunâtre fait place une coloration verte, d'autant plus intense que la proportion de l'acide chloroxycarbonique est plus considérable.

Un certain nombre d'autres réactions sont intéressantes, mais n'ont qu'une importance secondaire, voici pourquoi : c'est qu'elles servent surtout à reconnaître la présence des alcools, quelle que soit leur provenance. Or, comme je l'ai dit tout à l'heure, on conserve et on doit conserver le chloroforme en y mélangeant de l'alcool, il ne faut donc pas vous étonner si le chloroforme le plus pur, le meilleur chloroforme anesthésique, donne ces réactions. Ces réactions ne seraient applicables qu'à du chloroforme préalablement purifié et devant être mélangé plus tard à une certaine quantité d'alcool destiné à le conserver.

Ces réactions sont les suivantes. La fuchsine, lorsqu'on la mélange à du chloroforme complètement exempt d'eau et d'alcool, ne donne absolument aucune coloration. Si, au contraire, le chloroforme renferme des traces d'eau ou d'alcool, la fuchsine donne une coloration rose. Cette réaction est même tellement sensible qu'il est presque impossible d'obtenir du chloroforme avec lequel elle ne se produise pas, au moins faiblement.

L'acide chromique cristallisé donne une coloration verte, par suite de sa réduction, si le chloroforme renferme de l'alcool. Le dinitrosulfure de fer solide donne une coloration jaune. Enfin le violet d'aniline donne une coloration pourpre en présence du chloroforme renfermant de l'alcool.

Un dernier mot, Messieurs, sur un procédé qui avait été proposé autrefois et sur lequel Regnauld a attiré l'attention. En 1882, lors de la fameuse discussion sur le chloroforme anesthésique, on avait proposé, comme substance capable de déceler la pureté ou l'impureté du chloroforme, le permanganate de potasse : on avait dit que le chloroforme parfaitement pur ne verdissait pas un mélange de permanganate de potasse et de potasse caustique. Eh bien, c'est vrai, le chloroforme pur ne verdit pas un pareil mélange ; mais le chloroforme renfermant de l'acide chloroxycarbonique ne le verdit pas davantage ; et il en résulte que ce mélange de permanganate de potasse et de potasse caustique est tout au plus bon à déceler la présence d'un alcool, c'est-à-dire d'un produit relativement inoffensif.

J'ai tenu à vous signaler cette réaction, car vous pourriez la voir encore donnée dans certains ouvrages comme étant capable de fournir d'excellents renseignements sur la pureté du chloroforme. C'est au contraire une réaction qu'il faut absolument rejeter, car elle vous exposerait à considérer comme pur un chloroforme renfermant de l'acide chloroxycarbonique.

En fait de réactions susceptibles de déceler les impuretés du chloroforme il n'y a que celles que je viens de vous montrer qui soient capables de donner de bons résultats.

Il nous reste maintenant, pour terminer l'étude du chloroforme, à voir quels sont ses usages en dehors de l'anesthésie ; et à lui comparer, au point de vue de leur action sur l'organisme, les autres dérivés chlorés du formène et de l'éthane.

XIIe LEÇON

EMPLOI DU CHLOROFORME POUR LES USAGES INTERNES ET EXTERNES. — ACTION PHYSIOLOGIQUE DES DERIVÉS CHLORÉS DU FORMÈNE ET DE L'ÉTHANE.

Dans les précédentes leçons, je vous ai longuement exposé les propriétés anesthésiques du chloroforme et l'emploi de cette substance pour l'anesthésie générale. Administré autrement que par voie d'inhalations, le chloroforme est encore utilisé dans d'autres circonstances, et on peut en tirer, au point de vue de son application thérapeutique, d'excellents avantages.

En 1844, deux ans avant l'apparition de l'anesthésie et trois ans avant l'application du chloroforme à l'anesthésie, un Maître de cette Faculté, Natalis Guillot, avait été le premier à attirer l'attention des thérapeutes sur les bons effets de l'eau chloroformée. Il montra que cette eau chloroformée était capable de se conduire comme un analgésique puissant des voies digestives, et il indiqua les conditions dans lesquelles il fallait la préparer pour donner le maximum d'effet utile.

Cette eau chloroformée est en effet d'une préparation très simple. J'ai eu déjà l'occasion de vous montrer que la solubilité du chloroforme dans l'eau n'est pas négligeable. On admet couramment que l'eau chloroformée saturée est une solution renfermant 1 p. 100 de chloroforme; ce chiffre n'est pas tout à fait exact; en réalité, l'eau saturée de chloroforme n'en renferme que 0,9 p. 100. C'est cette solution saturée de chloroforme qu'on appelle l'eau chloroformée. On l'obtient facilement en agitant pendant quelques minutes, à plusieurs reprises, de l'eau mélangée à du chloroforme, et en abandonnant le mélange au repos durant un certain temps, afin de permettre à tout le chloroforme en excès de se déposer au fond du récipient, en vertu de sa densité plus considérable. On décante lorsque la séparation des liquides en deux couches parfaitement limpides s'est effectuée.

Il y a un point important à observer dans cette préparation, c'est de ne pas laisser l'eau chloroformée surnager sur une couche plus ou moins épaisse de chloroforme pur. J'ai, en effet, appelé votre attention sur ce fait que l'eau ne jouait vis-à-vis du chloroforme aucun rôle conservateur; par conséquent la couche de chloroforme, si mince soit-elle au fond du flacon contenant l'eau chloroformée, pourrait se décomposer en donnant lieu à de l'oxychlorure de carbone, et fournir, par conséquent, une eau chloroformée plus ou moins mélangée d'acide chlorhydrique, produit de sa décomposition. Il importe donc de laisser la séparation se faire aussi exactement que possible, de décanter la couche supérieure, et de faire attention à ce qu'elle ne soit pas mélangée de chloroforme en excès.

D'autre part, une eau rendue opalescente par la présence de petites bulles extrêmement fines de chloroforme en suspension, en émulsion en quelque sorte dans l'eau, constitue un mélange irritant, qui peut dans certaines circonstances être nécrogène vis-à-vis de la muqueuse gastro-intestinale.

A ces deux conditions, la première que la solution ne séjourne pas sur une couche de chloroforme, la seconde qu'elle soit limpide et ne tienne pas en suspension de petites bulles de chloroforme, l'eau chloroformée donne d'excellents résultats. C'est un excipient agréable, un adjuvant utile pour un assez grand nombre de potions, notamment des potions somnifères; de plus c'est un antiseptique et un agent conservateur pour un certain nombre d'alcaloïdes. Dans maintes circonstances, l'eau chloroformée peut être substituée avantageusement à l'eau distillée de laurier-cerise pour préparer les solutions d'alcaloïdes qui doivent être introduites dans l'économie par voie d'injections sous-cutanées.

J'insiste sur l'action analgésique de l'eau chloroformée employée par la voie gastro-intestinale. Cette action analgésique puissante s'exerce sur tout le parcours du tractus gastro-intestinal; et l'action antiseptique intense de cette eau chloroformée constitue certainement un des meilleurs modes de l'antisepsie intestinale qu'on puisse réaliser. Vous aurez souvent l'occasion de tirer parti de cette double propriété analgésiante et antiseptique.

Voici maintenant quelques formules que je vous recommande pour l'administration de l'eau chloroformée dans les diverses circonstances que je viens de vous indiquer.

Chlorhydrate de morphine. . . . . Deux centigrammes.
Eau chloroformée saturée. . . . . 60 grammes.
Eau de fleurs d'oranger. 60   —
Sirop simple 30   —

F. S. A. pour une potion somnifère.

On a ainsi une solution fort peu altérable, qui peut se conserver pendant un temps assez long et dans laquelle l'action du chloroforme vient s'ajouter à l'action de la morphine; au point de vue thérapeutique, c'est un somnifère et un calmant analgésique.

De même, une potion de bromure de potassium peut être formulée de la façon suivante :

Bromure de potassium. . . . . 2 à 4 grammes.
Eau chloroformée diluée. 100   —
Eau de fleurs d'oranger. 30   —
Sirop simple 20   —

Ici l'action sédative du bromure de potassium s'associe à l'action analgésiante de l'eau chloroformée.

L'eau chloroformée diluée s'obtient en ajoutant son volume d'eau distillée à de l'eau chloroformée saturée : elle renferme par conséquent 0,45 p. 100 de chloroforme.

Dans une formule qui a été préconisée par M. de Beurmann, on associe l'eau chloroformée au perchlorure de fer pour réaliser à la fois une action analgésiante et hémostatique gastro-intestinale.

Solution officinale de perchlorure de fer . . X à XX gouttes.
Eau chloroformée diluée . . . . 130 grammes.
Eau de fleurs d'oranger. 20   —

Dans cette association de l'eau chloroformée au perchlorure de fer, non seulement l'eau chloroformée vient apporter son action analgésiante, mais elle semble encore neutraliser l'action irritante de la solution de perchlorure de fer.

On a également proposé pour l'administration du chloroforme par la voie buccale de le mettre en suspension ou en émulsion dans de l'huile. Je vous ai signalé, à propos des propriétés physiques du chloroforme, qu'il était susceptible de se mêler en toute proportion aux huiles; mais il faut se rappeler un point qui est fort important au sujet de la pratique, c'est que cette dissolution du chloroforme dans les huiles ne lui enlève en aucune façon ses propriétés irritantes. Une solution huileuse de chloroforme introduite dans l'estomac et les intestins exercera une action irritante, aussi bien que du chloroforme mis directement au contact de la muqueuse gastrique ou intestinale.

Il y a cependant un procédé qui permet d'administrer le chloroforme à l'intérieur, en quantité assez considérable, sans provoquer d'action nocive sur la muqueuse gastro-intestinale. C'est ce que réalise cette potion qui est connue sous le nom de *Potion huileuse émulsionnée de Dannecy*. Voici sa composition :

Chloroforme.	5 grammes.
Huile d'amandes douces.	15 —
Gomme arabique pulvérisée.	15 —
Sirop de gomme.	30 —
Eau de fleurs d'oranger.	15 —
Eau distillée.	100 —

Si l'on a la précaution — car tout le succès dans l'emploi de cette potion dépend du mode de préparation, — si l'on a la précaution de faire d'abord avec la gomme arabique et le double de son poids d'eau une émulsion à laquelle on ajoute, par petites portions successives et en triturant soigneusement, la solution de chloroforme dans l'huile, puis qu'on ajoute ensuite au mélange parfaitement malaxé le reste du sirop de gomme, de l'eau de fleurs d'oranger et d'eau distillée, on obtient une masse émulsionnée très stable dans laquelle le chloroforme est dans un état physique particulier et très différent de celui dans lequel il se trouve lorsqu'il est émulsionné dans de l'huile ou un jaune d'œuf. A maintes reprises, les thérapeutes ont signalé les inconvénients pouvant résulter de l'emploi du chloroforme en lavements lorsqu'il est simplement émulsionné avec des jaunes d'œufs ou de l'huile. Il en est autrement lorsque l'émulsion est pratiquée comme je viens de l'indiquer, suivant la formule de Dannecy.

Regnauld a fourni du reste la preuve que le chloroforme était dans un état moléculaire particulier; en effet, si l'on filtre cette potion huileuse sur un papier à filtrer préalablement mouillé, de façon à empêcher le passage, à travers le papier, de l'huile et des substances émulsionnées, l'eau qui s'écoule est dépourvue d'odeur de chloroforme et n'en renferme pas trace ; il reste donc incorporé dans la masse restée sur le filtre. Vous concevez que, dans ces conditions, on puisse employer des quantités considérables de chloroforme, c'est-à-dire mettre au contact de la muqueuse intestinale une quantité de chloroforme dont l'action se produira peu à peu, au fur et à mesure que le médicament se dégagera de l'émulsion, sans avoir les inconvénients d'une masse de chloroforme mis tout d'un coup en contact avec la muqueuse gastro-intestinale.

Une autre préparation de chloroforme qui a obtenu une vogue considérable est la *chlorodyne*. C'est un médicament qui a vu le jour dans les Indes anglaises et qui est encore aujourd'hui très répandu en Angleterre : il est préconisé comme antispasmodique, mais surtout comme antidiarrhéique. C'est un médecin anglais, Collis-Brown, qui le premier, en 1856, a utilisé ce mélange particulier. On a donné un nombre assez considérable de formules de cette chlorodyne, qui est, somme toute, un remède secret : mais il existe dans la pharmacopée anglaise une formule de *liqueur de chloroforme composée* qui se rapproche dans une certaine mesuré de celle de la chlorodyne. Cette formule est la suivante :

Chloroforme.	100 grammes.
Ether	25 —
Alcool.	100 —
Acide cyanhydrique au dixième.	Trente —
Chlorhydrate de morphine.	Cinquante centigrammes.
Extrait de réglisse.	60 grammes.
Thériaque.	100 —
Essence de menthe aromatisée.	XX gouttes.
Sirop simple.	450 grammes.

C'est, comme vous le voyez, une formule un peu compliquée, dans laquelle cependant on comprend très bien l'intervention et le rôle de certaines substances médicamenteuses, comme le chlorhydrate de morphine, le chloroforme, l'éther, l'alcool et même l'acide cyanhydrique.

Cette formule a été principalement recommandée comme antispasmodique, mais surtout comme antidiarrhéique : on en ajoute de X à XX gouttes à une potion cordiale ou antispasmodique. Nos médecins coloniaux disent en avoir tiré d'excellents résultats, notamment pour le traitement de la diarrhée de Cochinchine.

Enfin le chloroforme peut encore être utilisé très avantageusement à titre de topique externe dans un certain nombre de circonstances. Les dentistes en font un emploi très fréquent pour anesthésier la pulpe dentaire dans les cas de carie : ils utilisent pour cela un mélange composé de : 10 grammes de teinture de benjoin, avec laudanum, créosote et chloroforme, de chacun deux grammes. Outre qu'il possède des propriétés analgésiques et antispasmodiques, ce mélange possède encore la propriété de détruire, dans une certaine mesure, la vitalité de la pulpe, ce qui amène l'affaiblissement de la douleur déterminée par la carie dentaire.

Le chloroforme est, au point de vue de son application comme topique externe, un révulsif analgésique de premier ordre. Il a cependant des inconvénients, surtout quand il est employé sur de larges surfaces. Son évaporation assez rapide, l'action refroidissante qu'il exerce en vertu de cette évaporation, la pénétration des vapeurs de chloroforme par les voies respiratoires en quantité relativement considérable, peuvent entraîner des inconvénients plus ou moins sérieux.

Enfin il exerce, quand son emploi est assez prolongé, une action irritante très intense ; et cette action irritante est poussée au maximum quand on empêche son évaporation en recouvrant la surface imprégnée de chloroforme avec un tissu imperméable comme de la toile gommée, par exemple. Dans ce cas l'action irritante va jusqu'à la vésication ; et c'est là un excellent moyen de remplacer le vésicatoire à la cantharide chez les sujets chez lesquels ce vésicatoire peut causer des accidents, ou lorsqu'il existe une contre-indication à ce mode de révulsion.

Les effets révulsifs des applications de chloroforme sont rendus encore plus énergiques si, au préalable, on fait macérer l'épiderme au lieu d'application, au moyen d'une affusion chaude, d'un bain, d'une sudation obtenue par un procédé quelconque, ou simplement au moyen d'un cataplasme émollient. En appliquant ensuite une compresse imbibée de quelques gouttes de chloroforme et en la recouvrant avec une étoffe imperméable, on a une vésication très intense qui peut même aller jusqu'à l'escharification.

Inversement, cette action irritante peut être atténuée dans une large mesure en mélangeant le chloroforme aux corps gras. C'est ainsi, par exemple, qu'on fait des liniments et des pommades chloroformés qui sont composés : pour les pommades, de 85 parties d'axonge mélangée avec 5 parties de cire blanche, pour 10 parties de chloroforme; pour les liniments, de 90 parties d'huile d'amandes douces pour 10 parties de chloroforme.

On emploie encore, pour l'usage externe, un baume opodeldoch chloroformé, c'est-à-dire un produit dans lequel l'action irritante du baume opodeldoch est rendue encore plus énergique. Ce baume opodeldoch chloroformé se prépare en ajoutant 10 p. 100 de chloroforme à du baume opodeldoch fondu au bain-marie et à température aussi basse que possible. Son emploi donne d'excellents résultats analgésiants, surtout au point de vue du traitement du rhumatisme articulaire.

DÉRIVÉS CHLORÉS DU FORMÈNE. — Telles sont, Messieurs, les principales applications du chloroforme, en dehors de la principale de toutes, l'anesthésie générale. Mais le chloroforme, comme vous le savez, n'est qu'un des dérivés du formène; et, en raison précisément de l'importance de son application, on a cherché s'il n'existait pas, parmi les autres dérivés du formène, des dérivés chlorés capables de remplacer le chloroforme, de lui être substitués avec avantage, sinon au point de vue de l'anesthésie généralisée, au moins au point de vue de l'anesthésie localisée.

Cela nous engage à faire très rapidement une étude de l'action physiologique, non seulement des dérivés chlorés du formène, mais encore du formène lui-même. J'ai déjà appelé votre attention sur ce point lorsque, parlant des expériences de la Commission anglaise instituée pour l'étude des anesthésiques, j'ai indiqué quelques résultats obtenus par cette Commission, résultats qui s'appliquaient précisément à quelques-uns des produits dérivés du formène.

Je vous rappelle tout d'abord que le formène est constitué par du carbone dont les quatre atomicités sont saturées par de l'hydrogène : ces atomes d'hydrogène peuvent être remplacés par des atomes de chlore, de sorte qu'on a successivement la série de produits :

CH^3Cl, ou formène monochloré,
CH^2Cl^2, ou formène bichloré,
$CHCl^3$, formène trichloré qui est le chloroforme.
Enfin le composé CCl^4 ou formène tétrachloré.

Formène. — Partant de cette assertion formulée par certains pharmacologistes, et notamment par Richardson, que le formène

était capable de déterminer, à lui seul, un certain degré d'anesthésie, Regnauld et Villejean ont fait à ce sujet, il y a quelques
années, des études très importantes et fertiles en résultats, comme
vous l'allez voir. C'est le résultat de ces études que je vais vous
exposer.

Tout d'abord, un point très important dans ces recherches était
celui consistant à se procurer dans un grand état de pureté les produits sur lesquels on opérait. Vos souvenirs de chimie sont encore
assez présents à la mémoire pour vous rappeler combien il est difficile d'isoler les uns des autres ces dérivés chlorés ; ce sont des
détails de manipulation très délicats, très pénibles même, auxquels
il est indispensable de se livrer si l'on veut avoir une certitude quant
aux résultats de l'action physiologique de ces produits. Je ne m'étendrai en aucune façon sur les procédés chimiques de purification qui
n'ont ici qu'un intérêt secondaire, vous les trouverez dans tous les
traités de chimie ; je vous exposerai simplement les résultats de l'expérimentation physiologique, ce sont ceux qui nous intéressent le plus.

Occupons-nous d'abord du formène, puisqu'il avait été regardé
comme anesthésique par quelques auteurs.

Regnauld et Villejean ont commencé par préparer du formène
absolument pur et ils ont essayé l'action physiologique de ce gaz,
soit seul, soit mélangé à de l'air, soit mélangé à de l'oxygène. Les
animaux sur lesquels l'expérimentation était effectuée respiraient
sous une cloche renfermant le mélange gazeux. Dans certains cas,
on pouvait augmenter la pression à l'intérieur de la cloche ou bien
on utilisait deux gazomètres dans l'un desquels il y avait du formène
et dans l'autre de l'air ou de l'oxygène.

Par le réglage des robinets, on arrivait à évaluer la quantité des
deux gaz qui, dans un temps déterminé, étaient offerts à l'animal
comme mélange respiratoire : le rapport des volumes gazeux était
apprécié d'après le nombre des bulles de gaz comptées dans le même
temps ; et l'acide carbonique expiré était absorbé par la potasse. En
raison de l'importance des résultats et de l'ingénieuse simplicité des
dispositifs, je crois utile de reproduire ici la description complète
de ces appareils.

Appareil inhalateur pour les gaz à la pression normale. — A notre gazomètre (fig. 11) chargé de formène et que nous désignons par la lettre F,
est juxtaposé un second gazomètre à eau O gradué également en litres

et contenant de l'oxygène pur préparé au moment du besoin par des
procédés trop connus pour que nous les rapportions ici.

La plupart de ces expériences portant sur des animaux de petite taille,
cobayes, souris et oiseaux, ont été exécutées dans une cloche d'une capacité telle que l'animal pût être facilement observé et trouvât un espace
suffisant pour se mouvoir librement.

Cette cloche C est mise en relation avec les gazomètres par un système
peu compliqué permettant l'accès simultané des deux gaz et la mesure
respective des quantités de formène et d'oxygène fournies à l'animal, pendant la durée de l'expérimentation. Les robinets de dégagement rr de

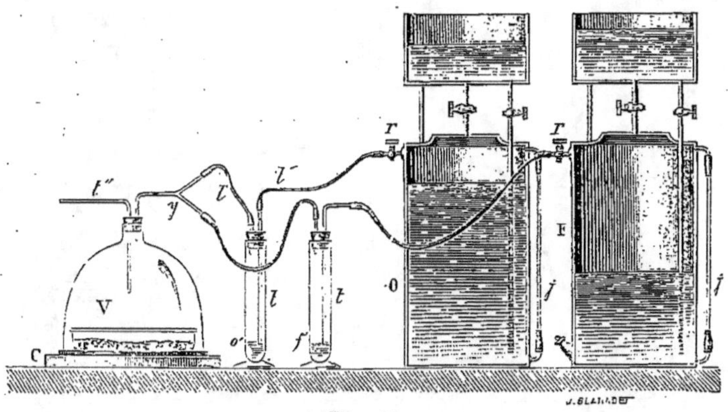

Fig. 11.

chacun des gazomètres portent un tube de caoutchouc qui s'adapte à deux
éprouvettes semblables o' et f' contenant une couche d'eau de quelques
centimètres et fermées hermétiquement à leur partie supérieure au moyen
d'un liège traversé par deux tubes : le premier, tt, plongeant d'un demi-
centimètre environ dans l'eau et relié au robinet de dégagement; le
second, $t't'$, traversant seulement le bouchon pour pénétrer dans la
chambre supérieure de l'éprouvette.

La cloche C, destinée à recevoir l'animal, s'adapte à frottement sur une
plaque de verre dépolie : elle est munie à sa partie supérieure d'une large
tubulure fermée par un bouchon de liège que traversent deux tubes de
verre. Le premier, t'', s'enfonçant jusque vers le tiers inférieur de la
cloche, est destiné à mettre l'appareil en communication avec l'atmosphère
extérieure; le second, y, présente la forme d'un Y dont la branche unique
est recourbée à angle droit. Cette branche pénètre de quelques centimètres
dans l'intérieur de la cloche; les deux branches de l'Y sont mises en relation par les tubes t', t'', l'une avec le gazomètre à oxygène, l'autre avec le
gazomètre contenant le formène.

Ce dispositif permet à la fois le mélange des gaz destinés à l'inhalation
et la détermination du rapport des volumes de chacun d'eux. En effet, si
l'on ouvre plus ou moins les robinets de dégagement rr des gazomètres,

il est facile de compter le nombre de bulles sortant dans le même temps.
Si le nombre des bulles arrivant des gazomètres F et O est égal dans une
minute, le rapport des volumes est égal à l'unité; s'il est double du côté
du formène, le rapport de ce dernier à l'oxygène sera de 2 à 1, etc. Il
convient, d'ailleurs, de contrôler la marche de l'appareil de dégagement
par l'évaluation en litres et fractions de litres, des volumes de gaz restant
après chaque expérience dans les deux gazomètres, grâce aux tubes de
jaugeage *jj*.

La cloche étant en communication avec l'atmosphère, le mélange
gazeux se renouvelle sans cesse sous l'influence du léger excès de pression

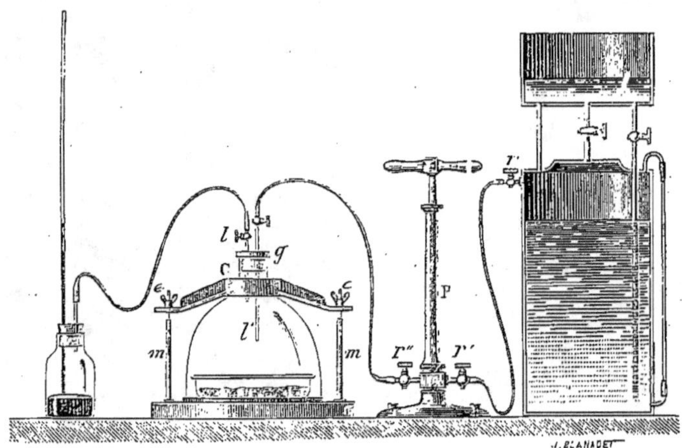

Fig. 12.

des gazomètres et les produits expirés sortent de l'appareil avec la portion des gaz qui n'a pas été inhalée.

Bien que des expériences préliminaires nous aient permis de reconnaître que la quantité d'acide carbonique restant dans la cloche par le
fait de l'expiration est insuffisante pour produire les troubles nerveux
afférents à l'asphyxie, nous avons cru prudent, dans des expériences dont
la durée était longue, de débarrasser l'air de la cloche de l'acide carbonique. A cet effet, nous avons placé sur la table de verre supportant la
cloche un vase plat V, à large surface, dont le fond est tapissé d'une
couche de pierre ponce imprégnée d'une solution d'hydrate alcalin. Sur
les bords de ce vase repose une toile métallique débordant jusqu'aux
parois de la cloche; c'est sur cette toile que l'animal est placé et se meut
librement.

Appareil inhalateur pour les pressions supérieures à une atmosphère. —
Le robinet *r* (fig. 12) de dégagement du gazomètre est mis en communication avec le robinet *r'* de la pompe aspirante et foulante P par l'intermédiaire d'un tube de caoutchouc à parois épaisses; le second robinet *r"*
de cette pompe est rattaché par un caoutchouc de même espèce à la cloche
de verre C, sous laquelle est placé l'animal.

Malgré le faible excès de pression exigé par ces expériences, la disposition de cette cloche exige une courte description. Sur sa tubulure est fixée une garniture de cuivre g solidement ajustée, et portant deux tubes munis de robinets; l'un de ces tubes t' pénètre dans la cloche jusque vers son tiers inférieur, l'autre t s'arrête à la partie supérieure de la tubulure. Le bord de la cloche est rodé exactement sur une plaque de verre épaisse et dépolie. Afin de maintenir l'adhérence entre la cloche et la plaque, celle-ci est fixée sur un support de bois, dans lequel sont établis trois montants m équidistants, et se terminant par des pas de vis situés au niveau de la convexité de la cloche. Trois écrous e permettent de serrer un fort collier de laiton s'appuyant sur cette surface bombée. La pression exercée par ce collier doit être répartie uniformément, d'une part au moyen des écrous, et d'autre part à l'aide d'une forte plaque annulaire de caoutchouc placée entre le collier et le verre. L'intermédiaire de ce caoutchouc est indispensable, car, malgré le faible excès de pression qu'il s'agit d'obtenir, un accident est à redouter si le collier métallique repose directement sur le verre.

Afin d'évaluer la pression, le tube t est en relation avec un tube de verre plongé dans un flacon contenant une couche profonde de mercure fermé par un bouchon solidement fixé et portant un tube droit de 40 centimètres de longueur, immergé par son extrémité dans le mercure et fonctionnant comme manomètre à air libre.

Les gaz expirés par l'animal pendant la durée d'une expérience n'étant pas évacués au dehors sont débarrassés d'acide carbonique au moyen de la cuve à hydrate alcalin dont nous avons parlé plus haut. La diminution de pression provenant de cette absorption permet de renouveler, à l'aide de la pompe, le mélange respirable sur lequel on expérimente.

Disposition pour l'inhalation simultanée de chlorure de méthyle et d'air. — Pour les animaux de grande taille, sur la face desquels les masques à inhalation en caoutchouc s'adaptent facilement, nous avons employé l'appareil suivant (fig. 13) :

Le tube r du gazomètre est mis en communication avec une éprouvette cylindrique à pied, dont la partie supérieure est fermée par un liège traversé par trois tubes, et contenant une couche d'eau distillée de quelques centimètres de hauteur. Un premier tube t droit plonge de 1 centimètre environ dans la couche d'eau et est mis en communication par un caoutchouc avec le robinet r du gazomètre; un second tube droit t' s'ouvre par sa partie supérieure dans l'atmosphère et plonge comme le premier dans l'eau de l'éprouvette. Le troisième tube t'', recourbé à angle droit, pénètre seulement de 1 à 2 millimètres dans la partie libre de l'éprouvette; l'autre extrémité du tube t'' est mise en communication avec le masque inhalateur dont nous allons maintenant parler. La partie effilée de ce masque est munie d'un tube en verre à trois branches ayant la forme d'un Y; la branche droite d est fixée sur le masque M, tandis que la branche b est en relation, par un tube de caoutchouc, avec le tube t'' de l'éprouvette. La seconde branche b' porte un caoutchouc ajusté à un tube droit d', qui traverse le bouchon d'un flacon et plonge de 1 centimètre environ dans la

couche d'eau qu'il contient. Le liège qui ferme ce flacon supporte le tube
droit et un second tube court *c*, faisant communiquer la partie vide du
flacon avec l'atmosphère. Lorsque l'orifice du masque est soigneusement
appliquée sur la bouche et les narines de l'animal en expérience et qu'on
ouvre le robinet *r* du gazomètre de façon à régler convenablement le dégagement de chlorure de méthyle, voici comment fonctionne l'appareil :

A chaque inspiration, l'air atmosphérique et le chlorure de méthyle
pénètrent dans l'éprouvette et sont inspirés par l'animal en traversant la

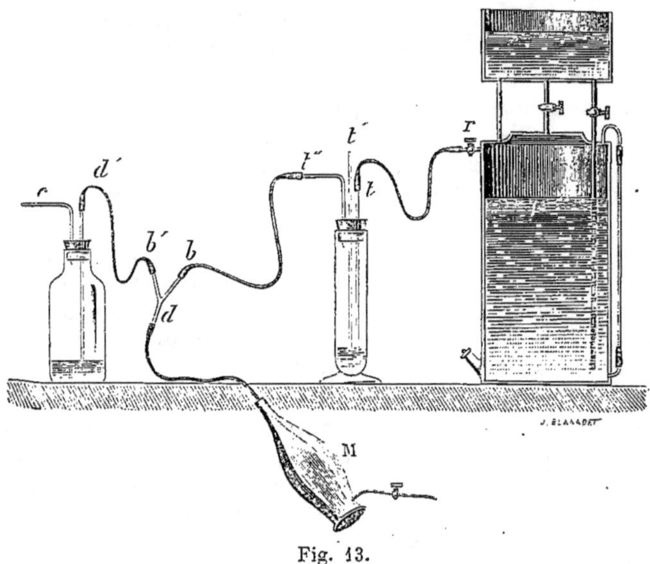

Fig. 13.

couche d'eau de l'éprouvette et le tube de caoutchouc qui relie *t″* à Y.
Lors du mouvement d'expiration, la pression augmente dans tout le système, l'eau monte à la fois dans les tubes *t* et *t′* et aucune communication
ne peut se faire entre les gaz expirés et le gazomètre. Cette augmentation
de pression se traduit par un courant de gaz dans le tube *b′d′* à chacune
des expirations.

Dans le cas même où les mouvements respiratoires sont difficiles à
constater chez l'animal, les bulles de gaz qui, alternativement, traversent
l'éprouvette ou le flacon, constituent un utile avertissement pour les expérimentateurs, et nous ont très souvent déterminés à cesser d'une façon
opportune l'inhalation de cet agent anesthésique.

Disposition pour l'inhalation simultanée de chlorure de méthyle et d'oxy-
gène. — Dans le cas de grands animaux, il suffit, pour l'inhalation du
mélange, de supprimer la communication du tube *t′* avec l'atmosphère et
de le relier par un caoutchouc avec le gazomètre renfermant de l'oxygène.

Pour faire respirer simultanément l'oxygène et le chlorure de méthyle à de petits animaux placés sous une cloche, nous avons fait usage d'un appareil identique à celui qui a été précédemment décrit à propos des expériences sur le formène, auquel nous renvoyons, pour éviter les longueurs d'une nouvelle description (fig. 11).

Disposition pour l'inhalation du chlorure de méthylène. — Après des expériences préliminaires (au cours desquelles nous nous étions servis de l'appareil de Juncker), nous avons reconnu l'inutilité du propulseur d'air annexé à cet appareil, et nous avons disposé un système spécial, qui permet le dosage du chlorure de méthylène et ne présente pas les inconvénients des inhalateurs munis de soupapes mobiles.

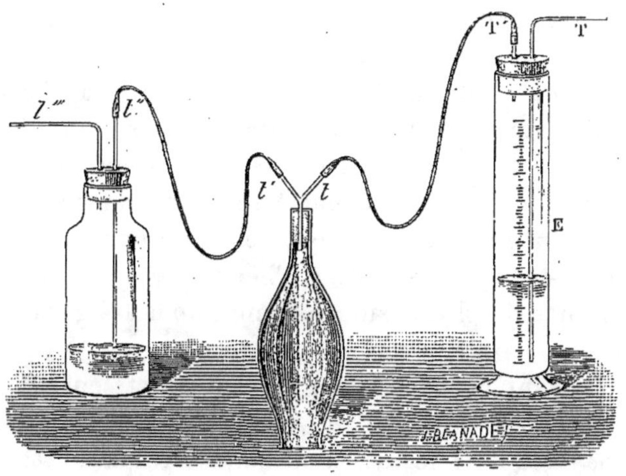

Fig. 14.

Notre appareil (fig. 14) se compose d'une éprouvette E à pied, graduée latéralement en centimètres cubes, dans laquelle on introduit le chlorure de méthylène. Cette éprouvette est fermée par un bouchon portant deux tubes, l'un T, plongeant dans le liquide jusqu'au fond du vase et ouvert dans l'atmosphère; l'autre T', arrivant à la face inférieure du bouchon et portant un tube en caoutchouc qui le met en communication avec le masque.

Ce dernier porte à son extrémité effilée un tube en Y dont la branche simple traverse le bouchon, tandis que les branches tt' de la bifurcation sont en communication, l'une avec T', l'autre avec le tube t'' d'un flacon contenant une couche d'eau distillée dans laquelle il plonge de quelques millimètres; le liège de ce flacon porte également un tube t''' faisant communiquer la partie vide du flacon, avec l'atmosphère.

Le masque étant fixé sur la bouche et les narines de l'animal, à chaque inspiration la pression diminue dans l'air de l'éprouvette et une quantité d'air suffisante pour la rétablir pénètre à travers le chlorure de méthylène et arrive saturée dans le poumon. Lors de l'expiration, l'excès de pression fait monter une certaine quantité de chlorure de méthylène dans le tube T et l'air expiré traverse le tube $t't''$ en déprimant la faible couche d'eau qui ferme l'extrémité du tube t''; les gaz expirés se dégagent dans l'atmosphère par le tube t'''. Le changement de niveau du liquide contenu dans l'éprouvette donne, en centimètres cubes, la quantité de chlorure de méthylène correspondant à chaque phase de l'inhalation.

En opérant de la sorte, MM. Regnauld et Villejean ont acquis la preuve que le formène inhalé seul est absolument incapable de déterminer l'anesthésie. Bien mieux, le formène inhalé en même temps que l'oxygène, et dans des proportions variant de 3 1/2 à 5 de formène pour une partie d'oxygène, en volumes, et pendant un temps variant de 3 heures 48 minutes à 1 heure, a été incapable de déterminer chez les animaux la moindre trace d'anesthésie, la moindre perturbation dans les fonctions du système nerveux moteur ou sensitif. Le formène s'est révélé comme étant d'une innocuité absolue, à la condition, bien entendu, qu'il soit mélangé à une quantité d'air ou d'oxygène suffisante pour entretenir l'hématose : quand il est respiré seul, il détermine l'asphyxie simple comme tous les gaz inertes, tels que l'hydrogène, l'azote, etc.

Il y a cependant un phénomène particulier et constant dont les auteurs ne tardèrent pas à se rendre compte : ils constatèrent des accélérations assez notables des mouvements respiratoires, quel que fût le rapport des gaz, même si l'oxygène était en excès. On peut interpréter ce fait par l'observation que la solubilité du formène dans le plasma sanguin étant notablement supérieure à celle de l'azote, cette solubilité doit être capable d'influencer, et influence en fait, soit la vitesse de fixation de l'oxygène sur les hématies, soit même la quantité d'oxygène capable de se fixer sur les hématies. Ce n'était donc pas au formène qu'il fallait attribuer cette accélération mais à un phénomène indépendant du formène lui-même. Quand on essayait d'augmenter le volume du formène comme je l'indiquais tout à l'heure, c'est-à-dire quand on essayait, pour un volume d'oxygène, de mélanger six volumes de formène, il y avait danger d'asphyxie, mais pas la moindre anesthésie.

Regnauld et Villejean pensèrent alors qu'il pouvait y avoir, pour le formène, quelque chose d'analogue à ce que je vous montrerai plus tard pour le protoxyde d'azote. Quand le protoxyde d'azote est inhalé à la pression normale, il est asphyxiant parce qu'il supprime au sang l'oxygène nécessaire à l'hématose; mais si l'on augmente la pression de façon à ce que le mélange de protoxyde d'azote et d'air soit inhalé par l'animal à la pression de 910 à 920 millimètres de mercure, l'oxygène se trouvant alors en proportion capable d'entretenir l'hématose, l'action anesthésiante du protoxyde d'azote se produit sans asphyxie.

Eh bien, en faisant inhaler le formène sous pression, en mélangeant quatre volumes de formène et un volume d'oxygène et en augmentant la pression de 155 millimètres de mercure, la tension du formène dans le mélange est égale à une atmosphère. Dans ces conditions, le formène ne s'est pas montré plus anesthésique que dans le mélange de 5 ou 6 parties de formène avec une partie d'oxygène dont je parlais tout à l'heure. Bien plus, en augmentant dans une forte proportion la tension du mélange, en élevant la pression de 250 et même 280 millimètres de mercure au-dessus de la pression normale, et en faisant inhaler le mélange gazeux pendant une heure et demie, on ne peut arriver à déceler le moindre effet anesthésique.

Il en résulte donc que les recherches de Richardson avaient dû être faites avec un gaz incomplètement purifié, le formène pur étant dépourvu de toute action anesthésique.

Formène monochloré. — Passons maintenant au premier dérivé chloré du formène, c'est-à-dire au formène monochloré CH^3Cl, qui s'appelle communément le chlorure de méthyle.

J'ai déjà insisté sur la nécessité de préparer ces produits dans un état absolu de pureté. Le chlorure de méthyle de MM. Regnauld et Villejean avait été obtenu par éthérification de l'alcool méthylique pur et purifications, jusqu'à ce que le gaz obtenu fût soluble, intégralement et sans aucun résidu, dans l'acide acétique cristallisable. Ce chlorure de méthyle est un gaz à la température ordinaire; en effet, il bout à — 23°7; il a une densité de 0,991. Nous verrons plus tard combien ce produit est précieux, précisément en raison de ce point d'ébullition extrêmement bas, pour réaliser l'analgésie locale par réfrigération, mais pour le moment nous ne nous occupons que de son action hypno-anesthésique générale.

Tout d'abord, un fait important à remarquer est celui-ci : la substitution d'un atome de chlore à un atome d'hydrogène fait apparaître dans le formène des propriétés anesthésiques. Ce n'est pas que ces propriétés anesthésiques soient très marquées; mais cependant on peut arriver, avec le chlorure de méthyle, à déterminer une anesthésie plus ou moins profonde chez les animaux ; et cette anesthésie présente une très remarquable analogie, dans les effets obtenus, avec ceux offerts par l'inhalation du chloroforme.

On voit, au début, de la dilatation pupillaire, bientôt suivie d'une période d'agitation généralisée pendant laquelle l'animal pousse souvent de légers cris ; parfois même, on peut observer quelques mouvements convulsifs. Puis, après un temps plus ou moins long, suivant la durée pendant laquelle se fait l'inhalation et l'énergie des mouvements respiratoires, on voit disparaître le réflexe cornéen et le réflexe palpébral. La résolution musculaire s'établit d'une façon moins marquée que cela ne se produit avec le chloroforme ; et elle ne se montre qu'après un temps plus ou moins long, suivant la quantité de gaz inspiré, mais elle peut être suffisante pour réaliser une opération chirurgicale.

Très rarement, on voit des contractures passagères des membres comme celles qu'on observe quelquefois avec le chloroforme et comme celles qu'on rencontre d'une façon constante avec les autres produits dont il me reste à vous parler. Jamais de contracture persistante des membres ou des muscles du cou, jamais de nystagmus, comme cela se produit toujours avec les autres dérivés chlorés que nous allons étudier tout à l'heure.

On peut dire que le chlorure de méthyle est un anesthésique moins efficace, moins intense que le chloroforme : l'hypno-anesthésie déterminée par le chlorure de méthyle est moins profonde que celle déterminée par le chloroforme ; et, d'autre part, le poids de chlorure de méthyle nécessaire pour déterminer une anesthésie est, de beaucoup, plus considérable que le poids de chloroforme suffisant pour déterminer une hypno-anesthésie égale.

En prenant comme termes de comparaison les mélanges à 10 p. 100 tels que ceux utilisés dans la méthode de Paul Bert dont je vous ai parlé, on voit que, dans un pareil mélange, le rapport en poids du chloroforme à l'oxygène est de 0,312, la consommation par minute 1 gr. 15 de chloroforme pour un animal donné ; pour le même animal, avec le chlorure de méthyle, le rapport en poids est de 4,11 et la quantité de chlorure de méthyle inhalé est de 2 gr. 70 par minute : les proportions sont donc notablement différentes.

Pour le chlorure de méthyle, comme pour le chloroforme, il y a une limite inférieure au-dessous de laquelle l'anesthésie ne se produit plus ; on voit seulement quelquefois des accidents quand l'inhalation de ce mélange est effectuée pendant un temps suffisamment considérable, de même que cela a lieu, mais avec une beaucoup plus grande facilité, pour le chloroforme. Dans une expérience de Regnauld et Villejean le rapport en poids du chlorure de méthyle à l'oxygène n'étant que de 1,56, et l'inhalation représentant une consommation de 1 gr. 27 par minute, on ne vit pas la moindre anesthésie après 44 minutes d'expérience, bien que l'animal eût inhalé pendant ce temps 56 grammes de chlorure de méthyle. Une proportion semblable de chloroforme aurait été toxique ; je vous rappelle que, même dans les expériences à l'aide des mélanges titrés, l'inhalation détermine toujours la mort de l'animal quand elle dure un certain temps.

L'anesthésie est peu profonde sous l'influence du chlorure de méthyle, la période de retour est très courte et l'animal revient rapidement à son état normal ; ce qui est une conséquence inévitable de cette faible intensité de l'anesthésie. Chez le chien, une période de 2 à 3 minutes, au plus, sépare l'anesthésie et la résolution musculaire du moment où les fonctions physiologiques reprennent leur cours normal. L'élimination du chlorure de méthyle s'accomplit beaucoup plus facilement et plus rapidement que celle des autres anesthésiques.

Formène bichloré. — Le dérivé chloré du formène qui vient immédiatement après le chlorure de méthyle est celui qui a pour formule CH^2Cl^2 et qui porte le nom de *chlorure de méthylène* ou *chlorure de méthyle chloré*.

Vous vous rappelez sans doute que je vous ai cité, à propos de la Commission anglaise, des faits établis par Richardson et Spencer-Wells en 1867, desquels il résultait que, par l'emploi d'une substance appelée chlorure de méthylène, ils avaient obtenu une anesthésie intense ; ils avaient trouvé, dans l'emploi de ce corps, un anesthésique aussi puissant, plus actif même, disaient-ils, que le chloroforme.

Il faut faire ici une distinction entre le chlorure de méthylène vrai et le produit employé par Richardson et Spencer-Wells, produit qu'on a appelé *pseudo-chlorure de méthylène*. En effet les recherches de Regnauld et Villejean ont démontré que ce produit n'était rien autre chose qu'un mélange de 70 parties de chloroforme et de 30 parties d'alcool méthylique, ou, ce qui revient au même, un mélange de quatre volumes de chloroforme et d'un volume d'alcool méthylique. La bonne foi de Richardson et de Spencer-Wells était au-dessus de tout soupçon; ils avaient été trompés par le préparateur de ce mélange, qui le leur avait donné comme constituant un composé spécial défini.

Ce mélange, vous vous le rappelez sans doute d'après les résultats de la Commission anglaise, est un bon mélange anesthésique; il est capable d'exercer une influence graduelle sur les centres nerveux, influence qui s'exerce sans complications : pas de suspension des fonctions respiratoires et circulatoires; l'élimination est rapide, plus rapide que celle du chloroforme. Il y a des accidents seulement à dose exagérée, et ils sont naturellement imputables au chloroforme, qui, à dose exagérée, détermine toujours des accidents; on voit quelquefois des vomissements comme on en voit presque toujours avec le chloroforme.

Mais, ce n'est pas de ce corps que je veux vous entretenir pour le moment; il est normal de voir ce mélange déterminer une action anesthésique, puisqu'il renferme du chloroforme.

Le formène bichloré sur lequel ont expérimenté MM. Regnauld et Villejean était préparé par réduction du chloroforme au moyen de la tournure de zinc en présence d'une solution étendue de sulfate de cuivre. La purification du produit de la réaction était réalisée à l'aide de distillations fractionnées et de la série des traitements applicables au chloroforme et que je vous ai précédemment décrits. Il constitue un liquide bouillant à 41°6 et d'une densité de 1,36 à 0°.

Le véritable chlorure de méthylène, le composé CH^2Cl^2, se conduit autrement quand on l'expérimente sur les animaux. En effet ce chlorure de méthylène détermine une action tellement intense, tellement toxique sur les animaux, qu'il est absolument certain, comme le font remarquer Regnauld et Villejean dans leur travail, que jamais les auteurs anglais n'ont opéré avec du vrai chlorure de méthylène.

En effet, au bout d'une demi-minute d'inspiration de ce chlorure de méthylène, l'action physiologique se traduit chez l'animal par de l'agitation et de légers cris; au bout d'une minute et demie, on voit de la dilatation pupillaire, un commencement d'insensibilité cornéenne, du *nystagmus*. Au bout de deux minutes, les réflexes cornéens et palpébraux sont abolis complètement, l'insensibilité est généralisée, le nystagmus persiste. Au bout de trois minutes, on voit survenir chez l'animal des mouvements cloniques simulant la natation : en général ils affectent surtout les membres et la queue chez le chien; et, même lorsque les mouvements respiratoires restent normaux, ces mouvements cloniques sont constants chez tous les animaux. Au bout de quatre minutes, persistance des mêmes phénomènes auxquels viennent se joindre des contractures musculaires tellement intenses qu'il est nécessaire de suspendre rapidement l'inhalation si l'on ne veut pas amener, dans un bref délai, la mort de l'animal.

La période de retour ne s'établit qu'au bout de six à dix minutes. On voit réapparaître le réflexe cornéen, mais persister la contracture musculaire et surtout la contracture des mâchoires, qui est un des phénomènes les plus remarquables pendant toute la durée de l'opération. De plus, lors du retour à l'état normal, il est extrêmement fréquent de voir l'animal sur lequel l'expérimentation s'effectue passer par une période d'attaque choréiforme, ou épileptiforme. Mais ce que l'on observe d'une façon constante, alors que les phénomènes de la période de retour diminuent d'intensité, ce sont des contractures, des convulsions; des hallucinations terrifiantes, si l'on en juge par l'aspect effrayé et craintif de l'animal.

Souvent même, ces attaques se produisent dès les premières inhalations de chlorure de méthylène; et l'on voit s'établir ces contractures rappelant le tétanos strychnique, accompagnées de trismus, de strabisme, d'hallucinations, qui persistent pendant toute la durée de l'inhalation. Ces contractures, permanentes ou temporaires, peuvent alterner avec des crises choréiques ou épileptiformes. On ne voit cesser ces mouvements désordonnés et survenir la résolution musculaire qu'au moment où se produit la syncope respiratoire mortelle à laquelle on ne peut soustraire l'animal.

Il y a donc de la part du chlorure de méthylène, comme résultat de son action physiologique, une excitation extrêmement intense de la moelle qui ne fait place à la paralysie que lorsque le bulbe est atteint à son tour ainsi que les centres respiratoire et circulatoire. C'est la syncope respiratoire secondaire qui est ici la plus importante, la syncope cardiaque la suivant presque immédiatement.

Formène trichloré. — Le troisième dérivé chloré du formène, c'est le *chloroforme*, dont je vous ai retracé avec détails l'action physiologique.

Formène tétrachloré. — Reste à voir ce que donne, au point de vue de l'expérimentation physiologique, le quatrième dérivé chloré du formène, le *formène tétrachloré*; c'est le composé qui a pour formule CCl^4 et qu'on appelle aussi *formène perchloré, perchlorure de carbone, méthane tétrachloré*.

Le formène tétrachloré que MM. Regnauld et Villejean ont utilisé pour leurs expériences avait été obtenu soit au moyen de l'influence exercée par la radiation solaire sur un mélange de chlore et de chloroforme, soit par la réaction du chlore sur le sulfure de carbone en présence d'une petite quantité d'iode. Dans tous les cas, le produit de la réaction était soumis à une purification rigoureuse, de façon à éliminer tous les produits sulfurés ou chlorés étrangers au formène tétrachloré; et ce dernier était considéré comme pur lorsqu'il ne produisait ni précipité ni coloration par ébullition prolongée avec une solution alcoolique d'azotate d'argent ammoniacal, lorsqu'il distillait intégralement à 78^b et que sa densité à $0°$ était de 1,63.

Celui-là se conduit comme un anesthésique extrêmement dangereux, quelles que soient les circonstances dans lesquelles on l'administre, c'est-à-dire quelle que soit la quantité d'air ou d'oxygène avec laquelle on le mélange. La phase d'agitation qui signale le début de l'action anesthésique présente une remarquable durée; on voit les réflexes oculaires et tendineux persister pendant toute la durée de l'opération, alors qu'ils sont abolis d'une façon constante avec les autres dérivés chlorés du formène; et, à cela viennent se joindre des contractures, des mouvements cloniques ou choréiques moins prononcés et moins persistants peut-être qu'avec le chlorure de méthylène, mais dans tous les cas bien appréciables.

La phase d'agitation présente une très remarquable durée ; elle est accompagnée de mouvements saccadés de tous les membres : quelquefois, ces mouvements sont localisés aux muscles du cou, des mâchoires, des yeux. Ces différentes manifestations rendent difficile la constatation de l'anesthésie et de l'analgésie, les contractures du diaphragme faisant craindre continuellement une apnée mortelle.

L'analgésie n'apparaît qu'après une période très prolongée d'agitation; mais la persistance des réflexes oculaires et l'hyperesthésie de certaines régions, chez tous les animaux, rendent douteuse la généralisation de l'anesthésie.

Quand l'action du perchlorure de carbone est poussée jusqu'à la cessation des mouvements désordonnés et de l'agitation, et que la résolution musculaire se produit, on obtient en même temps l'abolition des réflexes oculaires, mais cela au prix de syncopes respiratoire et cardiaque qui amènent fatalement la mort, malgré tous les moyens employés pour les conjurer. La zone maniable de cet agent est nulle, ou tout au moins inutilisable en raison de son extrême brièveté.

D'ailleurs Simpson, qui avait commencé à étudier le produit dont je viens de parler, avait noté la facilité extrême avec laquelle se produit la mort du cœur sous l'influence du perchlorure de carbone.

Messieurs, si je me suis un peu étendu sur cette étude des dérivés chlorés du formène, c'est parce que nous allons en tirer, au point de vue de notre enseignement, des résultats très intéressants. En effet, vous pouvez voir que l'action physiologique des substances dont nous venons de parler est très variable, suivant que la substitution du chlore aux atomes d'hydrogène se fait par nombre pair ou par nombre impair. Nous pouvons établir deux types dans les quatre dérivés successifs que le formène peut donner avec le chlore.

D'une part le type chloroforme, auquel vient s'ajouter le chlorure de méthyle. C'est le type dans lequel la substitution des atomes de chlore aux atomes d'hydrogène se fait en nombre impair, un ou trois. D'autre part le type perchlorure de carbone, dont les deux représentants sont le chlorure de méthylène et le perchlorure de carbone, dans lequel la substitution des atomes de chlore aux atomes d'hydrogène se fait en nombre pair, deux et quatre.

Dans le premier cas, dans la substitution des atomes en nombre impair, nous avons des agents médicamenteux, des anesthésiques, d'une très grande puissance en ce qui concerne le chloroforme, d'une puissance encore assez intense en ce qui concerne le chlorure de méthyle. Dans le second cas, dans la substitution des atomes en nombre pair, nous avons affaire à des agents toxiques, d'une toxicité d'autant plus considérable que la substitution des atomes de chlore est elle-même plus considérable.

La même analogie se retrouve, non seulement dans les dérivés chlorés du formène, mais encore dans la série des dérivés chlorés de l'éthane et même dans les dérivés chlorés de l'alcool butylique. Je vous ai signalé ce fait que deux des chlorures de butyle avaient été mis en expérience par les membres de la commission anglaise : de ces deux composés, l'un, le chlorure de butyle normal, c'est-à-dire correspondant à l'alcool butylique normal, est dangereux, ne possède pas de propriétés anesthésiques, et ne se fait guère remarquer que par des propriétés toxiques ; l'autre, au contraire, le chlorure d'isobutyle, c'est-à-dire correspondant à l'alcool butylique de fermentation, est doué de propriétés anesthésiques au moins égales, sinon supérieures comme activité, comme intensité d'action, aux propriétés anesthésiques du chloroforme, au dire des membres de la Commission anglaise.

Un fait encore est à observer avec tous ces corps, et je vais vous en montrer d'autres exemples ; c'est qu'il y a à tenir compte du degré de symétrie des atomes de chlore qui se substituent à l'hydrogène.

Considérons les deux noyaux carbonés dont je trace ici la figure :

<pre>
        2   2   3
        | | |
  1 — C — 3   1 — C — C — 4
        | | |
        4   6   5
    Méthane.   Éthane.
</pre>

L'un représente le noyau carboné du méthane, l'autre celui de l'éthane. Désignons par les chiffres 1, 2, 3 et 4 les atomicités libres du carbone qui, saturées, par de l'hydrogène, donneront naissance au méthane ou formène. Suivant que la substitution du chlore à l'hydrogène se fera par nombre pair ou impair, nous aurons une molécule symétrique ou dissymétrique.

Désignons de même par les chiffres 1, 2, 3, 4, 5 et 6 les atomicités libres du groupe C—C qui, saturées par de l'hydrogène, donneront naissance à l'éthane : comme précédemment, suivant que la substitution du chlore à l'hydrogène portera sur un nombre pair ou impair d'atomes d'hydrogène, la molécule sera symétrique ou dissymétrique.

Toutefois, en ce qui regarde l'éthane, la dissymétrie est, dans certains cas, moins franchement accusée que pour le formène : c'est ce que l'on observe dans les isomères, possibles avec l'éthane, irréalisables avec le méthane ; mais nous pourrons, néanmoins, arriver à saisir des différences sensibles dans l'action physiologique exercée par ces isomères.

Je n'attache ici aux mots *symétrique* et *dissymétrique* qu'une valeur relative à la comparaison de deux composés isomériques et d'autre signification que celle de bien montrer une différence dans la structure moléculaire, différence que je crois en rapport avec l'action exercée par les dérivés chlorés sur l'organisme animal. La symétrie parfaite de la molécule autour du carbone considéré comme noyau est évidente lorsque chacune des atomicités libres est saturée par de l'hydrogène.

$$H - \overset{\displaystyle H}{\underset{\displaystyle H}{\overset{|}{\underset{|}{C}}}} - H \qquad\qquad Cl - \overset{\displaystyle H}{\underset{\displaystyle H}{\overset{|}{\underset{|}{C}}}} - H$$

Formène.   Formène monochloré
(chorure de méthyle).

Quand la substitution se fait en 1, ce que montre le schéma ci-contre, c'est-à-dire quand nous opérons la substitution d'un seul atome de chlore à l'hydrogène, il y aura dissymétrie en même temps que changement de structure dans l'édifice moléculaire.

Quand nous substituerons deux atomes de chlore à l'hydrogène, la symétrie reparaîtra quelle que soit, pour le formène, la place de cette substitution (nous allons voir qu'il n'en sera pas de même pour l'éthane) ; quand nous en substituerons trois, il y aura de nouveau dissymétrie ; et enfin lorsque nous en substituerons quatre, la symétrie primitive se trouvera reproduite.

Or, comme je le faisais remarquer tout à l'heure, en ce qui concerne les dérivés chlorés du formène, toutes les fois qu'il y a substitution symétrique, nous avons affaire à une substance toxique ; toutes les fois au contraire qu'il y a substitution dissymétrique, nous avons affaire à une substance anesthésique, médicamenteuse.

DÉRIVÉS CHLORÉS DE L'ÉTHANE. — Ces faits se vérifient pour les divers dérivés chlorés de l'éthane. L'éthane est l'hydrocarbure C^2H^6 ; c'est lui dont certains dérivés constituent l'éther ordinaire et l'alcool ordinaire.

Pour plus de simplicité, le schéma que je traçais tout à l'heure

comparativement avec celui du formène peut se représenter par la
figure :

$$H^3C — CH^3,$$
Éthane,

qui permet de comprendre et d'interpréter aussi facilement ce que je
veux vous faire saisir.

Quand il y a substitution d'un seul atome de chlore à un atome
d'hydrogène, on a le chlorure d'éthyle :

$$ClH^2C — CH^3,$$
Chlorure d'éthyle,

c'est-à-dire l'éther chlorhydrique; et, comme vous le savez, il est
utilisé surtout en raison de sa basse température d'ébullition (il bout
à 11°). Il est employé comme analgésique local au même titre, quoique avec un succès moindre, que le chlorure de méthyle, qui bout
à une température encore plus basse.

Ce chlorure d'éthyle jouit de propriétés faiblement anesthésiques
et, dans tous les cas, ce n'est pas une substance énergiquement
toxique. Il y a ici substitution d'un seul atome de chlore à un atome
d'hydrogène; il y a donc dissymétrie de la molécule, cette substitution ne pouvant se faire que dans une seule des chaînes CH^3.

Le produit chloré qui vient après est celui qui a pour formule
$C^2H^4Cl^2$; elle représente deux isomères : l'un sera dissymétrique, la
substitution des deux atomes de chlore se faisant dans une seule des
chaînes CH^3 : c'est le *chlorure d'éthylidène*; l'autre sera symétrique,
la substitution se faisant également dans chacune des chaînes : c'est
le *chlorure d'éthylène*.

$Cl^2HC — CH^3$ $ClH^2C — CH^2Cl$
Chlorure d'éthylidène.   Chlorure d'éthylène.

Eh bien, Messieurs, c'est ici que le résultat que je vous indiquais
tout à l'heure reçoit une confirmation absolument remarquable.

Le premier de ces corps, celui qui est dissymétrique puisque les
deux atomes de chlore ont été substitués à deux atomes d'hydrogène
dans une des chaînes seulement, s'appelle le chlorure d'éthylidène.
J'ai eu déjà l'occasion de vous en parler à propos des travaux de la
Commission anglaise. C'est un anesthésique presque égal comme
valeur au chloroforme. Il bout à 58°; le chloroforme bout à 61°;

nous avons par conséquent des éléments de comparaison extrêmement faciles, extrêmement importants, car, si ces deux produits n'avaient pas été à peu près également anesthésiants, on aurait
pu dire que cela était dû à une différence du point d'ébullition entraînant une volatilité moindre et, par conséquent, une richesse
moindre de l'air inspiré en vapeurs anesthésiques.

Son isomère, le chlorure d'éthylène, est très toxique; sa toxicité
est comparable à celle du chlorure de méthylène et se traduit par des
convulsions, des syncopes respiratoire et cardiaque, et l'opacité de
la cornée. Or vous voyez qu'ici la symétrie est complète, puisque la
substitution se fait par un atome de chlore remplaçant un atome
d'hydrogène dans chacune des chaînes CH^3.

L'homologue qui vient immédiatement après comprend également
deux isomères. Leur formule brute est $C^2H^3Cl^3$. Leurs formules de
constitution sont représentées par les schémas suivants :

$$Cl^3C — CH^3 \qquad\qquad Cl^2HC.— CH^2Cl.$$

Méthylchloroforme.   Chlorure d'éthylidène monochloré.

Le premier de ces isomères s'appelle le *Méthylchloroforme*. Ici
encore, il y a dissymétrie dans la substitution des atomes de chlore
aux atomes d'hydrogène, car les trois atomes de chlore ont été substitués aux trois atomes d'hydrogène dans une seule des chaînes CH^3.
Eh bien, le méthylchloroforme, d'après les résultats fournis par
l'expérience, est une substance douée de propriétés anesthésiques
puissantes, et qui serait capable de remplacer le chloroforme.
Cependant sa température d'ébullition est plus élevée que celle du
chloroforme, puisqu'il bout à 75°, tandis que le chloroforme bout
à 64°. Je vous rappelle combien il est important de tenir compte
de ces considérations, puisque nous savons que c'est la tension partielle de vapeur du chloroforme dans un mélange déterminé qui produit le pouvoir anesthésiant de ce mélange; plus la substance aura son
point d'ébullition à une température inférieure, plus la diffusion de
la vapeur sera facile. Par conséquent, à ce point de vue le méthylchloroforme doit être inférieur au chloroforme, et cependant c'est
encore un très puissant anesthésique.

Pour son isomère, le *chlorure d'éthylidène monochloré*, la dissymétrie est beaucoup moins considérable; il y a tendance au retour à la
symétrie, puisqu'il y a eu substitution dans chacune des deux chaînes :

dans l'une de deux atomes, dans l'autre d'un atome de chlore. Eh bien, cet isomère du méthylchloroforme est bien anesthésique, mais au prix d'accidents, de syncopes respiratoires et cardiaques et même de convulsions.

Par conséquent, cette tendance à la symétrie dans la substitution des atomes de chlore aux atomes d'hydrogène s'accompagne également d'une tendance à la manifestation de l'action toxique. En même temps, le point d'ébullition s'élève, il est de 114°5. Il est probable (c'est une supposition qui n'a rien d'illogique) que si le point d'ébullition de ce composé était situé à un degré inférieur, son action toxique serait encore plus énergique parce que, dans un espace déterminé, la tension de sa vapeur serait plus considérable.

Pour les autres dérivés chlorés de l'éthane, nous ne devons pas nous attendre à voir des phénomènes d'anesthésie se produire avec une grande intensité. Il suffit, en effet, de considérer la température d'ébullition de ces corps, dont le degré s'élève de plus en plus; par conséquent, la tension de vapeur dans un espace déterminé deviendra de plus en plus faible.

Deux isomères correspondent au tétrachloréthane : $C^2H^2Cl^4$; le premier est le *tétrachloréthane dissymétrique* ou *chloréthylène-chloroforme*, le second est le *tétrachloréthane symétrique*.

$$Cl^3C — CH^2Cl \qquad\qquad Cl^2HC — CHCl^2.$$

Tétrachloréthane   Tétrachloréthane
dissymétrique.   symétrique.

Pour ce qui concerne le tétrachloréthane dissymétrique, on n'a pas d'expériences décisives au point de vue de son action anesthésique, on sait simplement que c'est une substance toxique; mais je ne crois pas qu'il ait été fait d'expériences bien nettes à l'aide de ce corps de préparation pénible et difficile.

Il en est autrement du tétrachloréthane symétrique. Quand on cherche à préparer ces deux isomères, c'est le tétrachloréthane symétrique qui s'obtient avec la plus grande facilité; par conséquent, l'obtenant en plus grande quantité que son isomère, il a été plus facile de faire des expériences avec ce corps. Ce tétrachloréthane symétrique, dans lequel la substitution des atomes de chlore se fait également dans chacune des deux chaînes CH^3, est extrêmement toxique et dépourvu de propriétés anesthésiques. Il n'y a pas à s'en étonner, en raison de son point d'ébullition qui est très élevé, 148°5.

Le *pentachloréthane* $Cl^3C — CHCl^2$, qui vient ensuite, ne peut pas exister à l'état symétrique, puisque la substitution des atomes de chlore aux atomes d'hydrogène est de 3 dans une des chaînes et de 2 dans l'autre. Ce pentachloréthane est lui-même une substance toxique. Il constitue, pour la majeure partie tout au moins, les produits désignés par les dénominations de *chlorure d'éthyle tétrachloré, éther d'Aran, Æther anestheticus* des Allemands : c'est un analgésique local ; mais, en même temps, un composé irritant, toxique, déterminant rapidement la production des syncopes respiratoire et cardiaque.

Quant au *perchloréthane* C^2Cl^6, qui résulte du remplacement dans l'éthane des six atomes d'hydrogène par six atomes de chlore, c'est un composé solide qui fond à 187° et bout à 188°. C'est une substance très toxique, dont la toxicité rappelle dans une certaine mesure celle du formène tétrachloré dont j'ai parlé tout à l'heure. On peut ajouter qu'il est dépourvu de propriétés anesthésiques et qu'il détermine rapidement des convulsions et des syncopes mortelles.

Comme vous le voyez, Messieurs, il n'est pas sans intérêt de remarquer de quelle façon se fait la substitution du chlore à l'hydrogène dans ces différents hydrocarbures, afin de pouvoir prévoir en quelque sorte quelle sera, au point de vue physiologique, l'action plus ou moins anesthésique du dérivé qu'on veut obtenir.

Mais les dérivés chlorés du formène et de l'éthane ne sont pas les seuls à manifester des propriétés anesthésiques, et c'est ce qui va augmenter, dans une certaine mesure au moins, l'intérêt des substances qui nous restent à passer en revue pour achever l'étude des hypno-anesthésiques et arriver aux hypnotiques, qui doivent clore la série des leçons de cette année.

Le groupe C^2H^5, c'est-à-dire le groupement éthyle, ce résidu mono-atomique qui résulte de l'enlèvement d'un atome d'hydrogène à l'éthane, ce groupement éthyle est hypnotique par lui-même ; et cette action hypnotique nous la verrons se manifester toutes les fois que, dans une combinaison quelconque, nous trouverons ce groupement C^2H^5 fonctionnant à titre de groupement éthyle.

Bien mieux, les combinaisons de ce groupement soit avec le chlore, soit avec le brome, soit avec l'oxygène, soit avec le soufre, soit, encore mieux, avec ce résidu S^2O^4 qu'on appelle *sulfone*, sa combinaison avec ces différents éléments ou groupements exalte cette action hypnotique au point de la porter au maximum, c'est-à-

dire qu'elle peut réaliser la production d'une substance hypno-anesthésique. Je m'explique. Vous venez de voir le chlorure d'éthyle
manifester des propriétés hypno-anesthésiques; à la vérité, c'est un
anesthésique faible, mais c'est une substance hypno-anesthésique
indéniable. Eh bien, à côté de lui, le bromure d'éthyle, dont nous nous
occuperons dans quelque temps, est un véritable hypno-anesthésique
comparable au chloroforme. Comme je vous le disais à l'instant, le
brome, en se combinant avec le radical éthyle, a exalté l'action
hypnotique de ce radical jusqu'à l'amener à l'action hypno-anesthésique. Sous ce rapport, il semble doué de propriétés plus énergiques
que celles du chlore.

De même pour l'oxygène : l'oxygène, en se combinant à deux
radicaux C^2H^5, et je n'ai pas besoin de vous rappeler que cette
combinaison constitue l'éther ordinaire, donnera naissance à un
anesthésique très puissant, comparable, sinon supérieur au chloroforme. Vous voyez donc que le fait que je signalais tout à l'heure
se trouve vérifié.

Pour ce qui est des dérivés sulfonés, je me bornerai à vous citer le
sulfonal, le trional, le tétronal, dont nous ferons l'étude plus tard
avec les hypnotiques, et dont l'action hypno-anesthésique est révélée
par les accidents qui se manifestent lorsque ces médicaments sont
administrés à doses trop considérables.

Enfin les éthers composés, c'est-à-dire les produits qui résultent
de la combinaison des radicaux alcooliques avec les acides, possèdent
à peu près tous des propriétés plus ou moins énergiquement
hypno-anesthésiques. Cela est d'autant plus important à considérer
que le radical alcool combiné dans les éthers est un radical plus
simple, c'est-à-dire se rapprochant le plus du méthyle et surtout de
l'éthyle; et c'est, en effet, parmi les éthers et les dérivés chlorés et
bromés soit du formène, soit de l'éthane, que nous trouvons les substances hypno-anesthésiques les plus intéressantes et les plus intenses
que nous connaissions.

Je ne m'étendrai pas sur le côté chimique de la préparation des
éthers, cela n'a pour nous qu'un intérêt secondaire; et il nous
restera alors, pour terminer l'étude des hypno-anesthésiques, à voir
en quoi l'action de l'éther ordinaire et l'action du bromure d'éthyle,
les deux hypno-anesthésiques qui peuvent rivaliser avec le chloroforme, diffèrent de l'action de ce chloroforme. En raison des détails

que je vous ai donnés relativement à l'action du chloroforme, j'aurai peu de chose à dire de l'action de ces deux éthers.

J'ai résumé dans le tableau ci-après les formules et les propriétés générales des dérivés chlorés de l'éthane que nous venons de passer en revue.

Tableau des dérivés chlorés de l'éthane.

$\left\{\begin{array}{c} CH_3 \\ | \\ CH_2Cl \end{array}\right\}$ C_2H_5Cl. [Densité : 0,92 à 0°. Point d'ébullition : 11°.] **Chlorure d'éthyle**. Très faiblement anesthésique. Analgésique.

$\left\{\begin{array}{c} CH_3 \\ | \\ CHCl_2 \end{array}\right\}$ $C_2H_4Cl_2$. [Densité : 1,212 à 0°. Point d'ébullition : 58°.] **Chlorure d'éthylidène**. Excellent anesthésique.

$\left\{\begin{array}{c} CH_2Cl \\ | \\ CH_2Cl \end{array}\right\}$ $C_2H_4Cl_2$. [Densité : 1,281 à 0°. Point d'ébullition : 85°.] **Chlorure d'éthylène**. Toxique. Convulsions. Syncopes.

$\left\{\begin{array}{c} CH_3 \\ | \\ CCl_3 \end{array}\right\}$ $C_2H_3Cl_3$. [Densité : 1,366 à 0°. Point d'ébullition : 75°.] **Méthylchloroforme**. Excellent anesthésique.

$\left\{\begin{array}{c} CH_2Cl \\ | \\ CHCl_2 \end{array}\right\}$ $C_2H_3Cl_3$. [Densité : 1,478 à 0°. Point d'ébullition : 115°.] **Chlorure d'éthylidène monochloré**. Anesthésique, toxique. Syncopes.

$\left\{\begin{array}{c} CH_2Cl \\ | \\ CCl_3 \end{array}\right\}$ $C_2H_2Cl_4$. [Densité 1,582 à 0°. Point d'ébullition : 130°5.] **Chloréthylène-chloroforme**. Anesthésique douteux. Syncopes.

$\left\{\begin{array}{c} CHCl_2 \\ | \\ CHCl_2 \end{array}\right\}$ $C_2H_2Cl_4$. [Densité : 1,626 à 0°. Point d'ébullition : 148°5.] **Tétrachloréthane**. Très toxique. Convulsions. Syncopes.

$\left\{\begin{array}{c} CHCl_2 \\ | \\ CCl_3 \end{array}\right\}$ C_2HCl_5. [Densité : 1,709 à 0°. Point d'ébullition : 159°.] **Pentachloréthane**. Toxique, irritant. Syncopes. Analgésique.

$\left\{\begin{array}{c} CCl_3 \\ | \\ CCl_3 \end{array}\right\}$ C_2Cl_6. [Densité : 2,011 à 0°. Point d'ébullition : 188°.] **Perchloréthane**. Très toxique, non anesthésique. Convulsions. Syncopes.

XIIIe LEÇON

ANESTHÉSIE PAR L'ÉTHER.
ANALOGIES ET DIFFÉRENCES AVEC LE CHLOROFORME

L'anesthésie par l'éther, dont nous allons nous occuper aujour-
d'hui, est, dans ses grandes lignes tout au moins, comparable, par
son déterminisme physiologique, à l'anesthésie par le chloroforme
dont nous venons d'achever l'étude. Les détails dans lesquels je suis
entré à propos de l'action physiologique du chloroforme me dispen-
seront d'entrer, relativement à l'éther, dans des détails de même
ordre; mais, comme vous allez le voir cependant, il est nécessaire
d'étudier d'une façon particulière quelques points de l'action anesthésique de l'éther parce que si, dans les grandes lignes, ces deux
anesthésies se ressemblent, il y a certains côtés de détail par
lesquels l'anesthésie obtenue au moyen de l'éther diffère de l'anesthésie réalisée à l'aide du chloroforme, et on doit trouver là des
données, relativement à l'indication à saisir au point de vue de l'emploi chirurgical de chacun de ces anesthésiques.

Nous allons passer en revue d'abord, très rapidement, les phénomènes généraux de l'anesthésie par l'éther pour nous étendre ensuite
un peu plus sur les phénomènes de discordance qui existent entre
l'action physiologique de l'éther et celle du chloroforme.

On peut distinguer trois périodes dans l'anesthésie par l'éther : la
période cérébrale, la période médullaire et la période bulbaire,
exactement comme nous avons vu que cela était possible à faire en
ce qui regardait le chloroforme.

Cependant, l'éther étant incontestablement un agent hypno-anesthésique beaucoup moins intense, beaucoup moins énergique que le
chloroforme, la dissociation des phénomènes est plus accentuée; et
l'on peut, en menant une éthérisation lentement, mettre en relief

des phénomènes qu'on ne peut saisir avec le chloroforme parce que, ainsi que j'ai déjà eu l'occasion de vous l'indiquer, les périodes sont alors subintrantes et qu'on passe très rapidement d'une de ces périodes à la suivante.

Période cérébrale. — Dans la période cérébrale de l'hypno-anesthésie par l'éther, on peut distinguer quatre degrés : d'abord une simple action ébrieuse; ensuite un degré plus intense dans lequel survient le sommeil normal avec persistance des mouvements instinctifs de défense; une troisième phase, dans laquelle le sommeil presque normal persiste, mais avec disparition de ces mouvements instinctifs de défense; enfin, une quatrième phase, toujours de sommeil à peu près normal, avec disparition de la sensibilité consciente, mais persistance des réflexes.

Période médullaire. — La seconde période ou période médullaire est caractérisée par un sommeil profond avec disparition des réflexes.

Période bulbaire. — Et la troisième période, celle qu'il faut se garder d'atteindre, c'est la période bulbaire ou toxique, c'est-à-dire la période de paralysie des appareils nerveux de la respiration et du cœur.

Quelques détails sur chacune de ces périodes en particulier.

Action ébrieuse. — Tout d'abord, dans la première période, l'action ébrieuse de l'éther est extrêmement facile à mettre en évidence, et ce serait ici le cas d'ouvrir un chapitre en particulier qui n'avait, pour ainsi dire, pas de raison d'être avec le chloroforme; je veux parler de l'emploi de l'éther à titre de substance enivrante, de l'*éthéromanie*, si vous voulez, car je vous ai signalé, je crois, le mot de chloroformomanie.

Il y a des régions où l'emploi de l'éther comme stimulant du système nerveux est tellement répandu que la consommation qui s'en fait pour cet usage est très considérable. Ainsi, dans le nord de l'Irlande on consomme de l'éther en boisson en quantité au moins aussi considérable, sinon plus, qu'on ne consomme de l'alcool. Cette éthéromanie est assez répandue en Angleterre pour que dans les squares et parcs de Londres qui sont fréquentés par les amazones, on trouve dans les buissons des fioles vides ayant renfermé de l'éther et dont le contenu a été absorbé. Aux courses d'Epsom, il est, paraît-il, de tradition de trouver sur le sol de la pelouse des courses

une quantité assez considérable de fioles vides ayant contenu de
l'éther. D'ailleurs, des physiologistes anglais, Richardson et Draper,
disaient qu'il était possible, en Irlande, de reconnaître *a priori* la
religion d'un individu par le fait seul de l'odeur exhalée par sa respiration : si l'individu exhalait l'odeur d'éther, c'était un catholique ;
si, au contraire, il exhalait l'odeur du gin ou du wisky, c'était un
protestant. Il est vrai que Normann Kerr, auquel on doit une étude
approfondie de ce genre d'intoxication, assure que les protestants
sont tout aussi nombreux que les catholiques parmi les éthéromanes. Mais, ce n'est pas là le seul procédé par lequel l'éther
est utilisé pour obtenir cette action ébrieuse ; il semble même,
d'après les observations de ceux qui font usage de cette substance
dans ce but, que l'inhalation de l'éther est infiniment plus agréable
pour se procurer cette sensation ébrieuse que son introduction par la
voie stomacale. Les individus qui se livrent à ces inhalations arrivent
ainsi à une accoutumance extraordinaire, car Ewald a cité le fait
d'un individu qui ne consommait pas moins de quinze à dix-huit cents
grammes d'éther par jour, en inhalation. En raison d'ailleurs de
son élimination extrêmement rapide et facile par l'appareil respiratoire, l'éther est certainement, de tous les agents d'ébriation, celui
qui est le moins dangereux et qui laisse le moins de traces. Cependant, chez les individus affectés de tares nerveuses, il s'est révélé
capable de déterminer l'explosion de névroses latentes : c'est ainsi
que l'on a signalé l'hystérie, l'automatisme ambulatoire, certaines
psychoses, comme ayant été, chez des individus prédisposés, la
conséquence de l'abus de l'éther.

A ce sujet, il est une remarque importante mise en évidence par
l'observation journalière : c'est que l'introduction de l'éther par la voie
stomacale cause des troubles nerveux beaucoup plus graves et plus
constants que ceux que l'on peut observer à la suite de l'inhalation.
C'est ainsi que les vomissements du matin, le tremblement, la
parésie des membres, l'incertitude de la marche, la céphalalgie, les
troubles des sens, sont très fréquents chez les individus qui ont
l'habitude d'ingurgiter de l'éther. Ces troubles sont, au contraire,
extrêmement rares et à peine marqués chez les individus qui font
même abus de l'éther en inhalations.

Il faut tenir compte ici d'une influence particulière que viennent
exercer les troubles dyspeptiques dans l'ingestion stomacale de

l'éther; et il y a lieu de se rappeler à ce sujet une expérience de Claude Bernard dans laquelle il montrait que l'ingestion d'éther, chez un animal, déterminait une sécrétion intestinale abondante, une vaso-dilatation énorme de la muqueuse stomacale, en même temps que la sécrétion du suc pancréatique et la distension de tous les vaisseaux de l'intestin et de l'estomac.

Chez les individus qui absorbent l'éther en inhalations, on observe que l'intelligence reste à peu près intacte, même chez ces individus qui, à l'exemple de celui que je vous citais tout à l'heure, consomment plus d'un litre d'éther en inhalations journalières ; la mémoire chez eux reste normale ; on observe un léger tremblement musculaire, et encore n'est-il pas toujours constant ; mais un phénomène qui se produit d'une façon constante est l'hypertrophie du foie.

On a signalé, chez ces individus, une augmentation très remarquable de l'acuité de l'ouïe ; et c'est là une observation utile à retenir parce qu'elle emporte avec elle cet enseignement que, dans l'éthérisation, il convient, et nous verrons d'ailleurs tout à l'heure que c'est là un point essentiel dans l'emploi de l'éther comme hypno-anesthésique, il convient d'être très sobre d'appréciations, même émises à voix basse, autour des individus que l'on soumet à l'éthérisation, en raison de cette acuité particulière du sens de l'ouïe.

Lorsque l'inhalation d'éther est suffisante pour amener le sommeil, ou tout au moins une sédation très voisine du sommeil, la venue de ce dernier est annoncée par un bruit assez comparable à celui du roulement d'un train de chemin de fer, qui précède de très près le trouble des idées et l'envahissement de l'individu par le sommeil.

Bien entendu, et comme toujours, une période d'excitation cérébrale, plus ou moins accentuée, précède cette période de repos, de sédation ; mais cette période d'excitation cérébrale est très loin de cette excitation à grand fracas, dont je vais avoir à vous entretenir tout à l'heure, et qui est si commune au début de l'éthérisation chirurgicale. Dans cette période d'excitation, tout ce qu'on observe, c'est une sorte d'augmentation des facultés de l'individu qui se trouve en proie à des idées ingénieuses, qui se sent disposé à faire des travaux considérables sans en éprouver la moindre fatigue et sans être entravé par quelque difficulté que ce soit, et qui se promet bien d'utiliser à son réveil les idées remarquables qui lui viennent à l'esprit à ce moment. Il n'y a à cela qu'un inconvénient, c'est qu'au réveil, la mémoire étant complètement perdue, l'individu ne se souvient que très vaguement, ou même pas du tout, de toute cette phase pendant laquelle il a été envahi par le sommeil.

Dans l'excitation qui caractérise le début de la période chirurgicale, nous verrons qu'il faut faire intervenir très certainement les phénomènes d'asphyxie, qui sont seuls capables de rendre compte de l'excitation violente et des mouvements désordonnés, dus très certainement à la suffocation éprouvée par le sujet.

Sommeil. — Le second degré, comme je vous le disais tout à l'heure, est caractérisé par le sommeil avec persistance des mouvements instinctifs de défense. Ce sommeil se produit lorsque l'inhalation de l'éther est faite à la pression ambiante et dans les conditions ordinaires, c'est-à-dire sans que la masse des vapeurs d'éther soit enclose dans un espace restreint; il se produit au bout d'environ dix à vingt minutes. Ce sommeil ainsi obtenu est aussi peu différent que possible du sommeil normal; cependant des expériences de Hitzig et d'Albertoni ont montré qu'il existait une différence certaine entre le sommeil normal et ce sommeil éthérique; cette différence consiste dans le fait expérimental suivant que des courants d'induction traversant la substance grise et déterminant des mouvements des membres dans le sommeil normal, sont incapables, chez un animal soumis au sommeil éthérique, de déterminer ces mêmes mouvements.

Si l'on voulait interpréter ce phénomène au moyen de l'hypothèse qui nous a servi pour expliquer les phénomènes de narcose et d'hypnose avec les anesthésiques, nous dirions que, sous l'influence de l'action de l'éther, la contiguïté entre les prolongements cylindraxiles et les ramifications protoplasmiques des neurônes est encore moins étroite qu'elle ne l'est sous l'influence du sommeil naturel et que la propagation des ondulations nerveuses rencontre une résistance plus considérable que celle qui existe dans l'état de sommeil normal; de même qu'un courant électrique d'intensité déterminée traverse plus ou moins facilement, ou même pas du tout, deux conducteurs entre lesquels le contact est plus ou moins parfait.

Un fait dont il est important de tenir compte, et sur lequel je viens d'ailleurs d'appeler votre attention il n'y a qu'un instant, c'est celui de la perte complète du souvenir : il n'y a pas d'exemple qu'un individu soumis à l'hypno-anesthésie confirmée par l'éther ait conservé le moindre souvenir, même des illusions qu'il a pu avoir pendant cette période de l'anesthésie. Nous avons vu qu'avec le chloroforme cette perte complète du souvenir avait lieu le plus fréquemment; mais, cependant, dans quelques cas, certains individus étaient capables de se souvenir de phénomènes vrais ou d'illusions dont ils avaient été la proie pendant leur sommeil.

Disparition de la sensibilité instinctive. — Bientôt, ce sommeil restant aussi voisin que possible du sommeil normal, est accompagné de la disparition de la sensibilité instinctive; les excitations, les pincements de la peau, les piqûres, qui, jusque-là, produisaient des mouvements de défense démontrés par le retrait des membres, ne produisent plus rien à ce moment. On pourrait caractériser cette phase de sommeil en disant qu'au degré précédent c'était l'homme qui dormait, et qu'à présent c'est l'animal; c'est presque la vie organique qui est en train de s'endormir.

Disparition de la sensibilité consciente. — Puis arrive bientôt la phase de disparition de la sensibilité consciente. On est averti de la venue de cette phase par ce fait que les réflexes sont, non seulement conservés, mais même assez fortement exagérés.

PÉRIODE MÉDULLAIRE. — On entre alors, presque sans transition, ou tout au moins par une transition insensible, dans la période médullaire, qui est caractérisée par la disparition des réflexes. En même temps, cette invasion de la période médullaire est marquée par un degré plus ou moins accentué d'excitation; l'éther, comme toutes les substances qui agissent en déterminant, à la fin, la paralysie du système nerveux, commençant d'abord par l'exciter. Cette excitation de la sensibilité du système nerveux médullaire est même telle, qu'un certain nombre d'observateurs ont signalé, comme conséquence de cette excitation de la moelle, des éjaculations assez fréquentes chez les individus qu'on endort au moyen de l'éther. C'est encore pour la même raison que, chez un certain nombre d'individus qui ont fini par devenir éthéromanes, l'usage de l'éther n'avait, au début, d'autre objet que celui de faciliter et d'exalter les jouissances vénériennes. Les hallucinations érotiques sont, en effet, extrèmement fréquentes et intenses sous l'influence des inhalations éthériques.

PÉRIODE BULBAIRE. — Enfin, si l'hypno-anesthésie est poussée

plus loin que cette phase, qui est la vraie phase chirurgicale, celle
à laquelle il convient de s'arrêter, on entre alors dans la période
bulbaire, c'est-à-dire dans la période toxique, celle qui se caractérise
par la paralysie des centres de substance grise de la moelle allongée;
et cette paralysie frappe d'abord le centre respiratoire, puis les
centres vaso-moteur et cardiaque.

On a noté, à propos de l'emploi de l'éther comme hypno-anesthésique, une exagération quelquefois excessive de certains réflexes, les
réflexes tendineux et périostiques par exemple, pouvant se prolonger
au-delà de la période d'anesthésie. Le réflexe cornéen est affaibli à
une période relativement tardive, et rarement aboli. Quand je vous
parlerai tout à l'heure de la comparaison qu'on peut établir entre
l'hypno-anesthésie par l'éther et celle par le chloroforme, nous
verrons que c'est là un signe différentiel de ces deux anesthésies.
L'ordre de disparition des réflexes est le même que celui que nous
avons constaté dans l'anesthésie par le chloroforme et le même
encore que celui qu'on observe dans l'asphyxie. Ce sont les réflexes
des membres qui disparaissent les premiers; puis le réflexe rotulien,
ensuite le réflexe cornéen, enfin le réflexe nasal; et, chez les animaux, chez le chien tout au moins, avec l'éther comme avec le
chloroforme, le dernier réflexe qui disparaît est celui que nous a
révélé M. Dastre, c'est le réflexe labio-mentonnier.

Le plus souvent, au cours de l'éthérisation, on observe du myosis
avec fixité de la pupille; cependant, au cours de cette anesthésie,
comme au cours de l'anesthésie chloroformique, une mydriase,
surtout persistante et survenant brusquement, peut être un signe
d'asphyxie; mais, en général, il ne faut pas accorder à cette mydriase
la même importance qu'à celle qui peut survenir au cours de l'anesthésie chloroformique; car, très fréquemment, au cours de l'éthérisation, la mydriase est tout simplement un signe d'excitation du
sympathique abdominal.

Comment se comporte la respiration? Nous allons voir tout à
l'heure combien ce point est important. La respiration est d'abord
diminuée au début, et cela se comprend parfaitement par suite de
l'inhibition qui est due à l'irritation périphérique déterminée par
l'éther. On observe un stertor très accentué, qui est porté au plus
haut point à la période d'anesthésie confirmée; mais, même malgré
ce stertor, la régularité des mouvements respiratoires est conservée;

on note aussi des ronchus et l'apparition de mucosités, sur lesquelles je vais avoir à revenir dans un moment.

Action modératrice et toni-cardiaque. — L'action toxique de l'éther se porte surtout sur les centres respiratoires, le cœur est plutôt tonifié; et c'est en cela que consiste la différence essentielle, au point de vue de l'action physiologique, entre le chloroforme et l'éther. Vous savez que le chloroforme produit sur le myocarde une action paralysante; vous vous rappelez sans doute que je vous ai montré, dans une de nos dernières réunions, une grenouille dont le cœur persistait à battre malgré la présence des vapeurs d'éther sous une cloche dans laquelle on l'avait mise, tandis qu'au contraire une autre grenouille avait eu son cœur arrêté très rapidement par les vapeurs de chloroforme. A la période toxique, il est certain que l'arrêt respiratoire précède toujours l'arrêt du cœur; et lorsque par hasard — je dis par hasard et j'y insiste — l'arrêt du cœur coïncide avec l'arrêt de la respiration, cet arrêt du cœur n'est en quelque sorte qu'un corollaire de l'arrêt respiratoire, et la preuve, c'est que si l'on vient à pratiquer la moindre tentative de respiration artificielle, le cœur reprend ses pulsations, alors qu'avec le chloroforme, lorsque le cœur est arrêté, toutes les tentatives sont absolument inutiles.

En résumé, l'éther est un modérateur et un tonique du cœur; et, sous son influence, on peut constater que les contractions cardiaques sont plus effectives, que leur amplitude est plus considérable, sans que leur accélération ait rien d'appréciable. Ce phénomène se produit exactement comme si les centres cardiaques directs et les centres des vagues étaient tous deux hypersthénisés sous l'influence de l'éther.

Action vaso-dilatatrice. — Un autre point par lequel l'action de l'éther diffère de celle du chloroforme, c'est celui de l'action vaso-dilatatrice exercée par l'éther, en complète opposition avec l'action vaso-constrictive exercée par le chloroforme. Il est vrai que cette action vaso-dilatatrice est surtout périphérique; et nous verrons que cette action périphérique est surtout à considérer au point de vue du refroidissement de l'individu. L'abaissement de température dans l'éthérisation est dû, en effet, non seulement à la diminution de l'absorption de l'oxygène et, par suite, à la diminution des combustions organiques, mais encore à une augmentation considérable du rayonnement cutané et du rayonnement pulmonaire, causées précisément par cette vaso-dilatation dont je viens de vous parler.

Enfin, un dernier point par lequel l'éther diffère encore du chloroforme est celui-ci : l'éther n'accroît pas les pertes d'azote, comme nous avons vu que le faisait le chloroforme, comme le font encore le chloral ou d'autres susbstances narcotiques telles que la paraldéhyde.

Quant à l'élimination, elle se fait surtout par la voie broncho-pulmonaire. Elle est en général rapide; elle est cependant quelquefois durable; on a même signalé des circonstances dans lesquelles de l'éther inhalé pour obtenir une hypno-anesthésie avait mis plusieurs jours à s'éliminer complètement par la voie respiratoire. De plus, et sur ce point l'éther diffère encore du chloroforme, on a constaté la présence de l'éther dans certaines sécrétions, dans l'urine et dans le lait, par exemple.

En raison, précisément, de sa lenteur d'action, sur laquelle j'insistais précédemment, l'éther est plus propre que le chloroforme à réaliser certaines expériences de physiologie générale dans lesquelles il est nécessaire de voir s'établir graduellement l'action hypno-anesthésique exercée par une substance médicamenteuse : c'est ainsi, par exemple, que l'arrêt du mouvement des cils vibratiles ou l'arrêt des contractions cardiaques (car, sous l'influence d'une éthérisation à outrance, l'arrêt du cœur finit par se réaliser) se produisent plus lentement avec l'éther qu'avec le chloroforme. Il en est de même pour l'anesthésie des plantes, ou pour la suspension des phénomènes de fermentation dont on peut mieux saisir les différentes phases, et les observer de cette façon beaucoup plus longtemps.

Différences qu'on peut observer entre les accidents dus à l'éther et ceux dus au chloroforme. — Cette question présente, au point de vue de la pratique de l'anesthésie, le plus grand intérêt. Tout d'abord, et comme nous allons le voir dans un moment en faisant le parallèle entre le chloroforme et l'éther, la période des syncopes primitives est franchie avec une extrême rapidité avec l'éther; si l'on voulait même, je crois qu'on pourrait dire qu'elle n'existe pas. Quant à la période des syncopes secondaires, elle est beaucoup moins à craindre avec l'éther qu'avec le chloroforme, et la raison en est facile à saisir : avec le chloroforme, ainsi que j'y ai déjà insisté, il n'y a presque pas d'intervalle entre l'arrêt de la respiration et l'arrêt du cœur; au contraire, avec l'éther on observe un intervalle très appréciable et, comme je le disais tout à l'heure, au cas où les deux arrêts coïncideraient l'un avec l'autre, la simple mise en œuvre de la respiration artificielle suffit, dans le cas de l'éther, pour faire reprendre immédiatement aux contractions cardiaques leur allure primitive.

La période des syncopes tertiaires est, au contraire, plus dangereuse avec l'éther qu'avec le chloroforme. Dans cette période, l'arrêt du cœur est plus inopiné, et l'épuisement physiologique est d'un pronostic tout aussi grave que celui déterminé par le chloroforme.

Quelquefois, au cours de l'éthérisation, on peut voir survenir assez brusquement une baisse de la pression sanguine et le pouls devenir alterne ou dicrote. C'est là un phénomène dont il ne faut pas s'effrayer outre mesure et dont l'explication est facile à donner. En effet, en raison de la dilatation des vaisseaux pulmonaires, la déplétion du cœur droit est facilitée dans une large mesure, et celle du cœur gauche se trouve également facilitée par la dilatation des capillaires généraux. Vous voyez qu'on s'explique fort bien cette baisse de pression qui peut survenir et qui n'a pas, je le répète, la même importance, la même gravité, que celle qui peut survenir au cours de l'hypno-anesthésie par le chloroforme.

Enfin, un avantage cette fois du chloroforme sur l'éther, c'est l'économie du sang déterminée par l'action vaso-constrictive du chloroforme; l'éther étant au contraire vaso-dilatateur et tendant à augmenter l'effusion du sang.

Parallèle entre le chloroforme et l'éther. — Maintenant que nous avons vu, dans ses grandes lignes, en quoi l'action physiologique de l'éther diffère de celle du chloroforme, il me reste à remplir une tâche assez difficile actuellement, c'est celle d'établir un parallèle entre le chloroforme et l'éther. Pour peu que vous soyiez au courant des discussions qui, il y a peu de temps encore, avaient lieu au sein de la Société de Chirurgie relativement à l'hypno-anesthésie par l'éther ou le chloroforme, vous devez comprendre combien il m'est impossible de vous donner une opinion ferme, puisque les chirurgiens n'en ont pas eux-mêmes; je vais vous le prouver d'ailleurs avec leurs propres statistiques.

Malgré les travaux de Simpson, beaucoup de chirurgiens sont restés fidèles à l'éther et, dans un très grand nombre de grands centres chirurgicaux, à Lyon, à Montpellier, en Amérique notamment, jamais le chloroforme n'est parvenu à se substituer complètement à l'éther. Il en a été autrement dans un très grand nombre d'autres centres où, bientôt après la découverte du chloroforme et ses applications à l'hypno-anesthésie par Simpson, les chirurgiens ont eu recours de préférence au chloroforme qui leur permettait d'obtenir une anesthésie plus rapide, plus intense, plus facilement utilisable au point de vue chirurgical que celle obtenue par l'éther. Les choses marchèrent ainsi depuis 1847, date de l'application du chloroforme, jusque vers 1865, époque à laquelle une véritable campagne contre l'emploi du chloroforme fut ouverte, notamment par l'école de Lyon. C'est, en effet, un représentant de cette école, Pétrequin, qui, en 1865, incrimina violemment le chloroforme dans une note très importante présentée par Velpeau à l'Académie des sciences, et au sujet de laquelle l'Institut, dérogeant à sa coutume habituelle, ouvrit une discussion, bien que cette communication ne fût cependant pas faite par un membre de la Compagnie. C'est la première communication qui ait été faite dans laquelle le chloroforme soit nettement et vigoureusement accusé d'un très grand nombre d'accidents qu'on aurait pu éviter, assure l'auteur, en ne l'employant pas. Je vous cite, en effet, la phrase de Pétrequin, qui, dans son exorde, disait n'avoir fait cette note que :

« Afin de rendre aux malades le service de préserver ceux dont un agent dangereux menace l'existence, et à mes confrères, celui de leur épargner d'avoir, par une pratique mauvaise, porté atteinte à la vie de leurs clients. »

Comme vous le voyez, il était impossible d'accuser d'une façon moins détournée le chloroforme et, par le même coup, ceux qui l'employaient.

Le mémoire de Pétrequin est encore intéressant à lire aujourd'hui parce qu'il expose nettement certaines choses importantes à considérer. Ainsi, parmi les causes ayant nui à l'éthérisation, il cite d'abord l'insuffisance des procédés de préparation et les impuretés de l'éther; il fait remarquer que jusqu'à cette époque, de 1850 à 1865, l'éther à 56° qu'on trouvait dans le commerce était trop faible en éther pur, en éther anhydre, pour déterminer facilement l'hypno-anesthésie, qu'il renfermait de l'acide sulfureux, de l'alcool, de l'huile de vin, c'est-à-dire des substances empyreumatiques auxquelles, d'après lui, il fallait attribuer la toux, les éternûments, les nausées, l'agitation nerveuse, l'ivresse même, qu'on avait vue se produire chez un certain nombre d'individus. Puis il accusait également l'imperfection des instruments et l'impéritie des opérateurs. Tout, disait-il, était à créer pour les procédés opératoires relatifs à l'emploi de l'éther lorsque celui-ci fit son apparition comme anesthésique, tandis que quand le chloroforme parut tout était préparé, la technique opératoire était déjà parvenue à un certain degré de perfection dont le chloroforme profita et qui rendit, à son début, son emploi très heureux.

Enfin, il fit ressortir les faits sur lesquels j'ai insisté tout à l'heure, et desquels il résulte que les syncopes secondaires sont infiniment moins graves avec l'éther qu'avec le chloroforme; et il concluait en disant que si le chloroforme endort plus vite, ce n'est pas là un avantage, mais au contraire un inconvénient, à raison même de l'action plus intense qu'il exerçait sur l'organisme, ce qui était en même temps une preuve de sa nocuité : pour lui, il n'y a aucune garantie à employer le chloroforme, tandis qu'en employant l'éther on est à peu près certain d'agir à coup sûr et de ne pas avoir d'accident.

Des réserves expresses furent formulées par Velpeau à la suite de cette très intéressante étude; il estimait qu'il y avait dans la communication de Pétrequin un enthousiasme peut-être exagéré en faveur de l'éther; que, s'il était indéniable que le chloroforme avait produit un certain nombre d'accidents, il n'était pas prouvé tout au moins que l'éther n'en produirait pas; et l'avenir devait, en effet, se charger de justifier ces réserves.

Mais le mémoire le plus important, aussi bien par l'étude physiologique que par le nombre des faits, qui ait été publié au sujet de la comparaison à établir entre le chloroforme et l'éther, est un mémoire de Julliard, de Genève, mémoire qui a été publié en 1891 dans les Archives médicales de la Suisse Romande et qui a fait l'objet quelques années après, en 1894, d'une publication spéciale.

Julliard, après avoir eu quelques accidents mortels à la suite de l'emploi du chloroforme, en était arrivé, comme il le dit lui-même au début de son mémoire, à être plus préoccupé, dans les opérations, de l'anesthésie que de son opération elle-même; et, après avoir remarqué combien les chirurgiens américains, qui étaient restés fidèles à l'éther, combien les chirurgiens lyonnais, qui ne

l'avaient pas tous délaissé non plus depuis la découverte du chloroforme, avaient de succès grâce à son emploi, il n'hésita pas à abandonner complètement le chloroforme pour l'éther après avoir, en
quelque sorte, justifié cet abandon par le travail que je vais résumer
devant vous, parce qu'il est véritablement sérieux d'une part, et que
Julliard n'est pas, comme beaucoup d'autres, un apologiste quand
même de l'éther.

L'anesthésie n'est autre chose, ainsi que nous l'avons reconnu,
qu'un empoisonnement partiel, passager et successif du système
nerveux. Entre l'anesthésie et la mort il n'y a qu'une simple différence de dose; et la dose mortelle peut être atteinte involontaire-
ment lorsque, comme le dit Julliard dans son mémoire, l'anesthésie
est poussée à outrance. En effet, on appelle la mort un accident de
l'anesthésie; cela est vrai lorsque la mort est due à une syncope
primitive ou à une syncope secondaire; cela n'est plus exact lorsque
cette mort est due à une syncope tertiaire qui est le résultat fatal de
l'anesthésique, quel qu'il soit, quand il est employé en trop grande
quantité; et, reprenant un argument que je vous citais tout à l'heure,
Julliard fait voir que la syncope déterminée par le chloroforme est
subite, tandis qu'au contraire avec l'éther l'arrêt est graduel, qu'il y
a, par conséquent, moyen de remédier à cet accident. Dans tous les
cas, le premier fait qui ressort de sa statistique, — et il s'agit ici
d'une statistique sur laquelle on peut compter, parce que tous les
éléments en sont comparables, j'insiste là-dessus, parce que tout à
l'heure je vais vous montrer des statistiques dont les éléments ne
sont pas comparables, — il insiste sur ce fait que les syncopes primitives sont d'une fréquence telle qu'il faut leur attribuer sans hésiter
la moitié des morts déterminées par le chloroforme. En effet, l'action
de l'éther sur le cœur est une action *tonique*, à la condition, bien
entendu, qu'elle ne s'exerce pas pendant un temps par trop considérable; tandis qu'au contraire, dès le début, l'action exercée par le
chloroforme est une action *toxique* avec laquelle il faut compter, par
conséquent dont il faut se méfier.

Eh bien, Messieurs, des statistiques relevées avec un très grand
soin par Julliard, — et, je ne saurais assez le répéter, de statistiques
comparables entre elles, parce que celles dont il s'agit maintenant
sont relatives non seulement à des morts obtenues dans des conditions aussi semblables que possible, mais aux périodes, aux moments

de l'anesthésie auxquels ces morts ont été obtenues, — il résulte que, d'après Perrin et Lallemand, sur 74 cas mortels dus au chloroforme, 43 sont attribuables à une syncope primitive : la Société Royale de Londres établit une statistique de 102 cas mortels sous l'influence du chloroforme, sur lesquels 50 morts sont dues à une syncope primitive; Sabarth relève 63 cas mortels sur lesquels 18 sont dus également à une syncope primitive; Kappeler, 90 cas mortels, toujours avec le chloroforme, dont 43 cas de morts occasionnés par une syncope primitive; Duret, 123 cas mortels, dont 55 dus à une syncope primitive; Comte, 224 cas mortels, dont 112 dus à une syncope primitive; enfin, d'un relevé fait par Julliard à cette époque, en 1890, il résulte que sur 243 cas mortels analysés avec beaucoup de soin par lui, la syncope primitive s'est montrée 127 fois, c'est-à-dire dans plus de la moitié des cas.

Mais cette comparaison est encore bien plus intéressante lorsque, comme l'a fait un auteur anglais, M. Georges Hewitt, on relève dans le même milieu, dans le même hôpital, les accidents mortels causés par le chloroforme et ceux causés par l'éther. Cette dernière statistique donne les résultats suivants. Sur 130 morts causées par le chloroforme, il y en a 54 déterminées par des syncopes primitives; et, sur ces 54, 43 sont relatives à des sujets en bonne santé, c'est-à-dire à des sujets en bon état au moment où on a pratiqué chez eux l'hypno-anesthésie : sur 60 morts déterminées par l'éther, aucune n'est due à une syncope primitive; dans quatre cas seulement la mort eut lieu avant l'opération, c'est-à-dire par syncope secondaire, et dans deux de ces cas seulement les sujets étaient en bonne santé.

Il en résulte, pour Julliard, que le danger de la syncope primitive n'existe pour ainsi dire pas avec l'éther et que cet anesthésique expose beaucoup moins que le chloroforme à des syncopes secondaires. Et en effet, nous savons que la réalisation de cette syncope secondaire est déterminée par l'irritation du noyau modérateur, irritation qui a pour conséquence, d'abord un ralentissement, puis un arrêt si l'excitation s'accroît rapidement. Or, entre le ralentissement précurseur et l'arrêt syncopal, l'intervalle est à peu près nul, comme j'y insistais tout à l'heure, avec le chloroforme; l'accident éclate, dit Julliard, presque en même temps que se produit l'avertissement caractérisé par le ralentissement du pouls. Avec l'éther, au contraire, il existe un écart sensible entre les deux phénomènes; l'action excitante sur les noyaux bulbaires est successive et graduée; et il faudrait prolonger pendant plusieurs minutes, quatre à cinq, dit Julliard, l'irruption exagérée d'éther pour arriver à produire, chez l'homme ou chez l'animal, une syncope mortelle.

Avec le chloroforme, l'arrêt du cœur est subit, foudroyant en ce qui concerne la syncope primitive; et, en ce qui concerne la syncope secondaire, il est presque aussi subit; quelquefois même l'arrêt du cœur est antérieur à celui de la respiration ou le suit de tellement près que, comme je vous l'ai dit maintes fois, l'emploi du procédé de la respiration artificielle est absolument incapable de faire réapparaître les contractions cardiaques.

Avec l'éther, au contraire, c'est l'arrêt respiratoire qui est à considérer; et ici nous sommes à peu près, je crois même qu'on peut dire complètement, armés contre un arrêt syncopal du cœur, car la respiration artificielle peut facilement triompher de l'arrêt respiratoire et nous mettre ainsi à même de remédier à cette syncope cardiaque. Il faut cependant faire une exception en ce qui concerne les enfants, chez lesquels la syncope secondaire respiratoire est aussi grave, pour ne pas dire plus grave peut-être, que la syncope primitive chez l'adulte et chez lesquels l'arrêt du cœur se produit brusquement, sans signes prémonitoires.

Julliard ajoute que les effets mortels du chloroforme dépendent en partie de prédispositions individuelles qu'il est impossible de prévoir ou de reconnaître à l'avance, ce qui est rigoureusement exact et laisse toujours place à l'imprévu dans toute opération d'anesthésie.

D'après Julliard, l'innocuité presque complète de l'éther résulte de trois ordres distincts de preuves : d'abord de l'opinion des vivisecteurs; ensuite des données fournies par les statistiques, et enfin des expériences de Paul Bert.

Pour ce qui regarde l'opinion des vivisecteurs, c'est surtout à Schiff et à Vulpian que Julliard emprunte son argument. Schiff, en effet, l'un des premiers, avait attiré l'attention sur ce fait que, chez beaucoup d'animaux à système nerveux extrêmement impressionnable, l'emploi du chloroforme amenait presque toujours une syncope mortelle. Vulpian avait confirmé cette observation de Schiff; et, pour ma part, j'ai été bien des fois témoin, dans son laboratoire, de la mort subite d'animaux très impressionnables, de chiens de chasse notamment, à système nerveux très délicat, chez lesquels on administrait du chloroforme et qui succombaient très rapidement à une syncope primitive. Au moment où Vulpian faisait ses travaux sur les localisations cérébrales, il avait besoin d'employer des animaux à système nerveux très sensible, très développé; et il en était arrivé à proscrire, dans son laboratoire, l'emploi du chloroforme, parce qu'on était presque sûr qu'en employant le chloroforme, chez un animal sensible comme ceux-là, on arrivait inévitablement à une syncope mortelle. L'éther permettait, au contraire, de réaliser l'anesthésie d'une façon beaucoup plus tranquille chez les animaux et permettait d'entretenir cette anesthésie pendant un temps assez considérable. Voilà donc bien établi ce premier point que la vivisection démontre l'innocuité relative de l'éther.

Son second argument me paraît infiniment moins probant que le premier; il est relatif aux statistiques. Et pour vous faire bien saisir, Messieurs, l'importance des statistiques, c'est-à-dire le degré de confiance qu'on peut leur accorder, lorsqu'elles ne sont pas dressées dans certaines conditions étroites et toutes particulières à chaque point qu'il s'agit de mettre en évidence, je vous ai fait reproduire dans ces deux tableaux les statistiques qui m'ont paru les plus sérieuses et les plus certaines, tirées tant de l'ouvrage de Julliard que des travaux qui ont été publiés plus tard. Voici dans ce premier tableau un relevé des statistiques les plus importantes et les plus certaines : ce tableau est emprunté, pour une partie à Julliard, et, pour l'autre partie, à Kappeler, qui a publié un très important travail à propos de l'emploi des anesthésiques.

CHLOROFORME			ÉTHER			OBSERVATEURS
ANES-THÉSIES	MORTS	1 MORT POUR	ANES-THÉSIES	MORTS	1 MORT POUR	
117 078	43	2 723	83 815	3	27 938	Andrews (Chicago).
152 260	53	2 873	92 815	4	23 204	Coles.
35 165	11	3 196	»	»	»	Richardson.
3 058	21	145	»	»	»	Anstie.
»	»	»	10 791	6	1 798	Gerster.
5 860	1	5 860	16 542	1	16 542	Lyman.
12 368	10	1 236	14 581	3	4 860	Roger Williams, Saint-Bartholo-mew hospital, 10 ans.
208	1	208	1 050	1	1 050	Roger Williams, Middlesex hospital, 10 ans.
524 507	161	3 258	314 748	21	14 988	Julliard (relevé total en 1890).
»	»	»	20 000	0	—	Warren (Boston).
»	»	»	13 000	0	—	Marcus Gunn.
»	»	»	15 000	0	—	Bigelow (Hôpital Massachusetts).
»	»	»	29 500	0	—	Ollier.
»	»	»	6 500	0	—	Tripier.
»	»	»	4 921	0	—	Julliard.
»	»	»	8 000	0	—	Schweigger.
?	450	?	?	175	?	Turnbull (États-Unis en 1887).

PÉRIODES (1)	CHLOROFORME			ÉTHER			BROMURE D'ÉTHYLE		
	ANES-THÉSIES	MORTS	1 MORT POUR	ANES-THÉSIES	MORTS	1 MORT POUR	ANES-THÉSIES	MORTS	1 MORT POUR
1890-1891	22 656	6	3 776	470	0	—	27	0	—
1891-1892	72 593	31	2 341	7 968	0	—	2 433	1	2 433
1892-1893	38 480	9	4 278	6 312	0	—	2 095	0	—
1893-1894	33 038	17	1 946	11 669	2	5 834	2 986	1	2 986
1894-1895	34 412	25	1 376	15 821	5	3 164	1 426	0	—
1895-1896	19 377	13	1 482	7 141	3	2 380	886	0	—
1896-1897	20 250	15	1 350	6 951	1	6 951	940	0	—
TOTAL.	240 806	116	2 075	56 332	11	5 112	10 793	2	5 396

Eh bien, en jetant les yeux sur ce tableau on est immédiatement frappé par le désaccord remarquable qu'il y a dans ces statistiques.

1. Gurlt, *Archiv. für klinische chirurgie* (archives de Langenbeck).

Voici, par exemple, la statistique d'Andrews, de Chicago, qui donne, pour un total de 117 078 anesthésies par le chloroforme, 43 morts, c'est-à-dire 1 mort pour 2 723. Je passe sur les autres chiffres et j'arrive à celui-ci : voici une statistique d'Anstie qui, sur un total de 3 058 anesthésies par le chloroforme, a eu 21 morts, ce qui fait 1 mort pour 145. Vous voyez comme les deux chiffres sont comparables. Les statistiques par l'éther sont justiciables exactement des mêmes reproches. Mais voici où la comparaison devient encore beaucoup plus intéressante : un médecin anglais, Roger Williams, a relevé dans un espace de dix années, d'une part dans l'hôpital de Saint-Bartholomew et, d'autre part, dans l'hôpital de Middlesex, les anesthésies pratiquées d'une part avec le chloroforme et d'autre part avec l'éther; et il a dressé la statistique suivante : pour le chloroforme 12 368 anesthésies qui ont occasionné 10 cas de mort, soit 1 mort pour 1 236, à l'hôpital de Saint-Bartholomew; tandis que pour l'hôpital de Middlesex sur 208 anesthésies il y a eu un cas de mort. Maintenant pour l'éther, dans le premier hôpital, sur 14 581 anesthésies il s'est produit 3 cas de mort, c'est-à-dire 1 mort pour 4 860; et, dans l'hôpital de Middlesex, sur 1 050 anesthésies il a encore été relevé un cas mortel. On se demande comment il se fait que la proportion soit si différente dans ces deux hôpitaux; il est évident que l'habileté des chirurgiens ne peut pas être mise en cause et qu'il doit y avoir là des éléments de comparaison qui nous manquent absolument.

Voici maintenant le relevé donné par Julliard en 1890, relevé qui établit la somme de toutes les statistiques publiées jusqu'à lui : sur un total de 524 507 chloroformisations, il y a eu 161 cas de mort, c'est-à-dire 1 mort pour 3 258; sur un total de 314 748 éthérisations il y a eu 21 cas de mort, c'est-à-dire 1 mort pour 14 988. A s'en tenir à ces chiffres, il est évident que l'éthérisation est infiniment préférable à la chloroformisation et que, comme le dit Julliard, le nombre des morts est environ cinq à six fois plus considérable lorsque l'anesthésie est faite au moyen du chloroforme que lorsqu'elle est faite par l'éther. Mais, où la comparaison acquiert des proportions qui sont véritablement fantastiques, c'est lorsqu'on voit certaines statistiques ayant trait, exclusivement, à l'anesthésie par l'éther. Voici d'abord la statistique de Warren, de Boston, qui, avec 20 000 anesthésies par l'éther n'a pas un seul cas de mort; en voici une autre de Marcus Gunn, de 13 000, également sans un seul cas de mort. Puis enfin Turnbull fait une statistique des morts dans laquelle il relève, pour une seule année, en 1887, aux États-Unis, 450 morts par le chloroforme et 175 par l'éther. Ce sont là des chiffres absolument discordants avec les précédents.

Mais voici où l'inanité de ces statistiques se révèle dans toute sa splendeur : c'est lorsqu'on considère le tableau de Gurlt. Il a été dressé année par année, depuis 1890, à l'aide de tous les documents qui lui ont été fournis obligeamment par tous les confrères qui ont bien voulu lui communiquer ces documents relatifs aux anesthésiques. J'ai fait figurer dans ce tableau le chloroforme, l'éther et le bromure d'éthyle, parce que cela m'évitera de vous parler encore des statistiques lorsque nous nous occuperons du bromure d'éthyle. Un fait qui frappe tout d'abord, c'est que cette statistique est faite pour une année; or, le pourcentage des décès augmente, comme vous pouvez le voir, d'année en année; il est au début de 1 pour 3 776; et, dans l'année 1896-1897, il est de 1 pour 1 350. Pour l'éther c'est la même chose : au début, il n'y a pas de mort par l'éther, et puis on arrive à 1 mort pour 6 951, après avoir passé par 1 mort pour 2 380. Je laisse le bromure d'éthyle. Mais voilà où se montre surtout ce que l'on peut obtenir avec les statistiques; c'est lorsqu'on fait la somme de tout cela : on arrive à 1 mort pour 2 075 chloroformisations et à 1 mort pour 5 112 éthérisations.

Eh bien, je soutiens que ces statistiques ne sont pas comparables. En effet, pour que des statistiques de cette nature puissent être comparables, il faudrait qu'on pût dire, comme l'on dit dans les sciences exactes lorsqu'on veut comparer deux résultats : *toutes choses égales d'ailleurs*. Or, cela ne sera jamais vrai quand il s'agira d'une anesthésie, parce qu'il est inutile de faire ressortir devant vous que jamais on n'a deux sujets identiques, seulement même semblables l'un à l'autre.

Par conséquent, vouloir faire de la statistique dans ce cas particulier, c'est absolument perdre son temps; cela ne peut prouver qu'une chose, qui ressort avec la dernière évidence. de ces chiffres comparatifs, c'est que le nombre des cas de mort est certainement moindre avec l'éther qu'avec le chloroforme. Mais quand on veut pousser les choses plus loin, quand on veut dire par exemple que le chloroforme fait tant de morts pour cent, que l'éther en fait tant, je prétends que ce sont là des conclusions absolument inexactes.

S'il restait, Messieurs, le moindre doute dans votre esprit à cet égard, j'invoquerais le fait suivant : Billroth avait pratiqué 12 500 anesthésies sans avoir un seul cas mortel; puis, dans l'espace de dix-huit mois, sous l'influence de conditions absolument indépendantes de sa volonté, cela va sans dire, sa statistique lui a donné une mort pour 3 000 chloroformisations. Bien mieux, un fait encore plus topique que celui-ci : depuis le moment où le protoxyde d'azote fut découvert par Davy, où il fut appliqué à l'anesthésie dentaire et à l'anesthésie chirurgicale, on était arrivé au chiffre presque fantastique de 180 000 anesthésies par le protoxyde d'azote, avant d'avoir une seule mort; actuellement la statistique donne un chiffre moyen de 1 mort pour près de 100 000 anesthésies. Ainsi, jusqu'à la 179 999ᵉ anesthésie par le protoxyde d'azote, s'il fallait en croire la statistique, on avait le droit de dire que cet anesthésique était absolument inoffensif.

J'ai tenu beaucoup à appeler votre attention sur ces statistiques, parce que quelques chirurgiens font de ces éléments d'appréciation des éléments indiscutables. Eh bien, vous voyez combien ils sont au contraire discutables. Les statistiques sont utiles toujours, et certainement il faut être très reconnaissant à Gurlt et à ceux qui veulent bien consacrer une partie de leur temps à ces recherches qui sont toujours instructives; mais je leur dénie le titre d'éléments certains de preuve qu'on a voulu leur donner; et je crois que Julliard, en basant son opinion sur ces statistiques, a basé cette opinion, au moins pour ce fait, sur une chose absolument douteuse.

J'arrive maintenant à la troisième preuve, sur laquelle s'est basé Julliard pour maintenir ses affirmations, c'est à l'expérience de Paul Bert. Ah! cela, c'est un fait de laboratoire, c'est autre chose; c'est plus certain que la statistique. Les expériences de Paul Bert nous ont appris en effet que ce qu'il a appelé la *zone maniable* du chloroforme est trois à quatre fois plus étroite que celle de l'éther; vous savez que cette *zone maniable* doit s'entendre de la différence entre la quantité suffisante pour produire l'anesthésie et la quantité suffisante pour amener la mort. Eh bien, tandis que cet écart n'est que de 12 grammes pour le chloroforme, — et vous savez que le chloroforme est un liquide lourd et que, par conséquent, 12 grammes ne font pas un volume bien considérable, — tandis que cet écart est de 12 grammes avec le chloroforme, il est de 40 grammes avec l'éther; c'est-à-dire qu'il est, en volume, au moins dix fois plus considérable.

Julliard termine son mémoire par quelques citations d'un certain nombre d'auteurs, citations que je crois devoir reproduire, parce qu'elles me paraissent très intéressantes. En voici une de Maurice Perrin :

« La mort subite par le chloroforme est le résultat d'une syncope accidentelle. Il n'existe et il n'existera jamais de procédé qui en mette sûrement à l'abri. »

Rottenstein, dans son *Traité de l'anesthésie*, dit :

« Le chloroforme est le plus dangereux de tous les anesthésiques. — L'éther employé pour l'anesthésie chirurgicale est moins dangereux que le chloroforme. — L'anesthésie s'obtient aussi constamment et aussi complètement par l'éther que par le chloroforme. En conséquence, l'éther doit être préféré au chloroforme. »

Enfin, Julliard termine par cette phrase de Flourens :

« Si l'éther sulfurique est un agent merveilleux et terrible, le chloroforme est plus merveilleux et plus terrible encore. »

De tout cela, Messieurs, il résulte certainement ce fait, que je crois actuellement à peu près incontesté, c'est que l'éther est infiniment moins dangereux; mais ce qui fait justement le grand mérite du travail de Julliard, c'est qu'il ne veut pas, comme beaucoup de chirurgiens, faire de l'éther un agent absolument inoffensif. Il insiste sur ce point que l'éther est infiniment moins dangereux que le chloroforme, mais il n'est pas complètement dépourvu de nocuité. Tout individu qui se soumet à l'hypno-anesthésie par l'éther risque sa vie presque autant qu'avec le chloroforme. L'éther a, en effet, un certain nombre d'inconvénients, parmi lesquels : une excitation violente de l'individu, des vomissements, de la toux, de la salivation, de l'exagération des sécrétions bronchiques, des tremblements; mais, dit-il, en fin de compte, ces inconvénients de l'éther ne peuvent être comparés aux dangers du chloroforme.

Il a raison dans une certaine mesure, et dans une mesure d'autant plus importante à considérer, qu'actuellement, la pratique de l'éthérisation est telle qu'on a pu réduire au minimum les dangers inhérents à son emploi. Mais ces dangers ne sont pas nuls et c'est là, à mon avis, le caractère tout à fait remarquable du travail de Julliard, c'est de ne pas avoir voulu innocenter complètement l'éther; et, en somme, de s'être borné à montrer que l'éther était un agent infiniment moins dangereux que le chloroforme, mais avec lequel il fallait néanmoins prendre un certain nombre de précautions; nous verrons en effet, dans notre prochaine réunion, quels sont les procédés qu'il faut mettre en œuvre pour utiliser l'éther comme anesthésique, et quels sont les accidents imputables à l'éther, accidents qu'il est presque impossible d'éviter, si rigoureuses que soient les précautions que l'on prenne.

XIVe LEÇON

PRATIQUE DE L'ÉTHÉRISATION. — AVANTAGES ET INCON-
VÉNIENTS. — PURIFICATION DE L'ÉTHER ET CARAC-
TÈRES DE PURETÉ. — EMPLOI DE L'ÉTHER POUR LES
USAGES AUTRES QUE CEUX DE L'ANESTHÉSIE.

Pour que l'emploi de l'éther donne le maximum d'effet dont il est susceptible, il est nécessaire que son administration soit effectuée suivant certaines règles. Si je vous en parle à présent, c'est précisément parce que ces règles sont en quelque sorte la conséquence, la conclusion du mémoire de Julliard que j'ai analysé devant vous dans notre dernière réunion.

Je vais vous montrer les instruments qui servent le plus généralement à l'administration de l'éther pour obtenir l'hypno-anesthésie. Je vous ai déjà montré, à propos de l'administration du chloroforme, le masque de Julliard. Son emploi pour l'anesthésie par le chloroforme est plutôt mauvais; parce qu'il fait jouer à l'asphyxie un rôle assez considérable en ne laissant pas parvenir à l'appareil respiratoire une quantité suffisante d'air. Lorsqu'il s'agit d'éther, c'est au contraire un avantage, la quantité d'air qui doit être inhalée en même temps que les vapeurs éthériques devant être beaucoup moins considérable que la quantité d'air qui doit être inhalée en même temps que les vapeurs de chloroforme. Comme vous le voyez, ce masque consiste alors en une garniture métallique sur laquelle se trouve une enveloppe de flanelle recouverte par du taffetas imperméable; à l'intérieur se trouvent plusieurs épaisseurs de flanelle sur lesquelles on verse l'éther, qui se vaporise ensuite.

La marche que Julliard recommande comme la meilleure est la suivante. Il conseille de verser à l'intérieur du masque une vingtaine de grammes d'éther, puis de ménager au début les inspirations, parce qu'il arrive fréquemment que les malades, étant surpris par les premières inhalations des vapeurs d'éther, éprouvent de ce fait une surexcitation déterminée chez eux par un sentiment de défense que provoque la sensation d'asphyxie; c'est un combat en quelque sorte, une répugnance au moins, dans tous les cas, à respirer ces vapeurs d'éther; on arrive alors difficilement à leur faire accepter l'inhalation franche des vapeurs d'éther, et l'anesthésie peut ne pas se produire. Lorsqu'au contraire on accoutume l'individu à respirer un mélange progressivement plus riche en vapeurs d'éther, l'inhalation franche des vapeurs d'éther en masse se fait plus facilement; et c'est la raison pour laquelle Julliard conseille d'habituer d'abord le malade à l'odeur d'éther en tenant le masque à une certaine distance de la figure. Puis, au bout de quelques secondes, lorsque l'opérateur voit que le sujet paraît être assez accoutumé à cette odeur, on applique brusquement le masque en totalité sur le visage du malade et on lui fait respirer une atmosphère constituée, presque exclusivement, par des vapeurs anesthésiques.

En même temps, il est nécessaire de conseiller à l'individu qu'on anesthésie de respirer par le nez, parce qu'ainsi les vapeurs d'éther sont plus intimement mélangées à l'air, en quelque sorte tamisées à travers l'appareil olfactif, et offensent moins les voies respiratoires.

Au bout d'une ou deux minutes, on verse une seconde dose de 20 grammes d'éther et on recouvre le masque, extérieurement, d'une serviette, pour empêcher les vapeurs de se répandre trop facilement dans l'atmosphère ambiante, pour condenser en quelque sorte autour de la figure du malade l'atmosphère éthérée qu'il doit respirer. De temps en temps, on soulève le masque pour apprécier la marche de l'hypno-anesthésie par l'aspect que présente le visage du patient, pour examiner le réflexe palpébral; et, souvent, ajoute Julliard, le sommeil survient à la seconde affusion de 20 grammes d'éther : il est rarement nécessaire de faire intervenir une troisième dose de 20 ou 30 grammes d'éther pour avoir une anesthésie suffisante.

Julliard recommande également, dans certains cas, l'emploi préalable d'une injection de morphine ou de l'injection atropo-morphinique sur laquelle nous reviendrons plus tard, lorsque nous étudierons les procédés dits « mixtes »; je ne fais en ce moment que vous indiquer ce point.

De plus, ainsi que je vous l'ai déjà signalé, mais il n'est pas inutile d'y revenir, il faut observer un calme parfait auprès du malade dès les premières vapeurs d'éther qu'on lui fait inhaler. J'ai appelé votre attention sur ce fait de la suracuité extrême de l'ouïe chez ces sujets ; il faut donc s'abstenir de toute réflexion sur leur état, car cela pourrait avoir, au point de vue moral, une répercussion extrêmement fâcheuse sur l'individu. Il faut encore observer un calme et un silence parfaits, afin d'éviter justement les causes extérieures qui pourraient provoquer chez le malade l'apparition de cette agitation dont nous nous occuperons tout à l'heure, agitation qui est quelquefois telle, quand on a eu la malchance de la voir s'établir, qu'il est impossible d'en venir à bout et que l'on doit renoncer à l'anesthésie, au moins à l'aide de l'éther.

Enfin Julliard recommande de ne pas employer le procédé d'anesthésie étouffante, c'est-à-dire le procédé qui consiste à saturer brusquement le malade, au début, par une quantité énorme de vapeur d'éther et dans lequel l'asphyxie joue le principal rôle.

A côté de cet appareil, un autre qui est fréquemment employé maintenant, depuis quelques années surtout, est dû au danois Wanscher. Voici cet appareil, d'une extrême simplicité, et qui présente des avantages et des inconvénients sur le masque de Julliard. Cet appareil est, comme vous le voyez, constitué par une vessie de caoutchouc qui cube environ deux litres, laquelle est reliée au masque inhalateur par un tube d'une largeur de 2 centimètres environ. Ce masque, en caoutchouc à demi rigide, vient s'appliquer sur la bouche et le nez, qu'il enferme complètement, ce qui oblige le patient à respirer le mélange d'air et de vapeurs d'éther contenu dans l'espace vide ; de sorte qu'après avoir versé dans le réservoir 200 à 250 centimètres cubes d'éther, quantité suffisante pour obtenir l'anesthésie et l'entretenir pendant une heure ou une heure et demie, on n'a plus besoin de renouveler la provision d'éther. C'est là un des avantages de ce dispositif : on a du premier coup dans l'appareil la totalité de l'éther qui va servir pendant toute l'opération.

Il faut commencer, comme je le disais tout à l'heure à propos du masque de Julliard, par habituer l'individu que l'on doit anesthésier à l'odeur de l'éther : pour cela on lui promène pendant quelque temps devant les orifices respiratoires l'embouchure de l'appareil ; puis quand on voit que le sujet s'accoutume à cette odeur de l'éther, un peu désagréable au premier abord, on lui applique sur la bouche et le nez l'appareil d'inhalation; et, si l'on veut augmenter la quantité de vapeur d'éther qui vient s'offrir à l'entrée de l'appareil respiratoire, il suffit d'agiter le sac contenant l'éther liquide. Par suite de la vaporisation de l'éther, dont les vapeurs denses chassent, au fur et à mesure de leur production, l'air contenu dans l'appareil, on voit que le patient respire des vapeurs de plus en plus riches en substance anesthésique; et, à un moment même, des vapeurs d'éther presque pur. Aussi, convient-il, afin d'éviter l'asphyxie, de retirer de temps à autre l'embouchure du masque de Wanscher, pour permettre l'inhalation d'air pur.

Les désagréments de ce masque de Wanscher consistent dans ce fait que le caoutchouc est un peu soluble, en tout cas assez facilement attaquable par l'éther. De sorte qu'au bout de trois ou quatre opérations, d'abord le caoutchouc est en partie ramolli, puis il a contracté une odeur particulière, assez désagréable, qu'il communique aux vapeurs d'éther et qui n'est pas sans nuire quelquefois au succès de l'opération. Enfin, autre désagrément qui a bien son importance, cet appareil coûte relativement cher et fait un médiocre service, en raison précisément de ce fait que l'éther attaque le caoutchouc.

Dans tous les cas, l'anesthésie par l'éther peut s'obtenir facilement quand on a soin d'employer les précautions que je viens d'indiquer : elle s'établit très vite, en général au bout de 4 ou 6 minutes.

La période d'anesthésie confirmée se produit ainsi plus rapidement avec l'éther qu'avec le chloroforme.

Une discussion a été soulevée, en 1895, à la Société de chirurgie, relativement aux avantages que présentaient pour l'anesthésie l'éther et le chloroforme, et elle n'est pas encore close. Dans cette discussion, à laquelle ont pris part à peu près tous les chirurgiens qui exercent actuellement, notamment les Maîtres des hôpitaux de Paris, on a repris tous les arguments que je vous ai exposés, arguments mis en avant soit par Pétrequin, soit par Julliard, et on n'en a guère ajouté d'autres.

Cependant, quelque chose se dégage de cette discussion, qui, très probablement, sera reprise d'ici peu, car les opinions sont loin d'être fixées définitivement sur la valeur comparative de l'éther et du chloroforme. Mais, cette discussion a servi à ceci : elle a permis d'établir — je ne voudrais pas dire un terrain d'entente, l'expression serait exagérée, le terrain d'entente était établi depuis longtemps — mais elle a permis de reconnaître d'un avis unanime certaines conditions constituant, d'une part, des avantages bien certains de l'emploi de l'éther sur le chloroforme; d'autre part, des inconvénients non moins certains de cet emploi.

Cette discussion s'est élevée à l'occasion d'un mémoire très intéressant présenté à la Société de chirurgie par MM. Chaput, Angelesco et Lenoble. Il s'agissait d'une statistique, très intéressante celle-là, faite sur 135 cas et d'une façon minutieusement suivie; dans lesquels on avait relevé depuis le commencement jusqu'à la fin tous les incidents qui s'étaient produits à propos de l'anesthésie pratiquée avec l'appareil de Wanscher. Il en ressort un certain nombre de faits que je vais résumer et qui vont terminer ce que j'avais à vous dire à propos de l'anesthésie par l'éther.

D'abord, Messieurs, un fait sur lequel j'ai déjà appelé votre attention, c'est que le phénomène de la dilatation pupillaire, que nous avons vu être si grave quand il se produit brusquement au milieu de l'anesthésie par le chloroforme, n'a pas la même valeur avec l'éther.

Dans les 135 observations, si minutieusement analysées dans le mémoire que je viens de citer, on a vu en effet la dilatation de la pupille se produire d'une façon assez constante dans près de la moitié des cas. D'autre part, M. Lenoble a fait le sujet d'une communication spéciale à la Société de biologie de l'apparition du nystagmus qui, pour lui, est un phénomène très fréquent dans les hypno-anesthésies réalisées au moyen de l'éther, et qui est même un phénomène signalant le début de la résolution musculaire. Par conséquent vous le voyez, et on ne saurait trop insister sur ce point, il ne faut pas attacher, dans l'hypno-anesthésie par l'éther, soit à la dilatation pupillaire, soit au nystagmus, la même importance que dans l'hypno-anesthésie par le chloroforme.

La respiration est accélérée; dans la majorité des cas, presque toujours même, il n'est pas rare de voir le nombre des inspirations atteindre 30 et même 50, et cette respiration est bruyante, stertoreuse, avec ronchus trachéal. Les partisans quand même de l'éther trouvent, dans le fait de cette respiration très bruyante, un signe qui les aide, qui permet, disent-ils, une surveillance assez efficace de l'individu endormi, surveillance qui fait que le chirurgien sait toujours à peu près le point où en est le malade; de sorte que, lorsqu'il entend cette respiration bruyante s'affaiblir, son attention est attirée sur l'état du patient; et que cette diminution du bruit respiratoire est un indice qu'il est nécessaire de faire respirer une certaine quantité d'air pur afin de ranimer la respiration.

Le pouls est toujours fort, large, vibrant, très fréquent; et, dans leurs observations, les auteurs que je vous ai cités l'ont vu monter fréquemment à 120 et plus par minute.

Passons maintenant en revue un certain nombre d'incidents : ce serait trop de dire des accidents de l'éthérisation, mais enfin ces incidents constituent tout au moins des causes de gêne, parfois même de tracas, dans l'éthérisation, tout en ne méritant pas le nom d'accidents.

Je vous ai parlé à plusieurs reprises de l'agitation qu'on observe au début de l'éthérisation. Sous l'influence de l'action, plus lente et plus graduée que celle du chloroforme, exercée sur les centres nerveux par l'éther, action sur laquelle j'ai insisté en son temps, les phénomènes successifs qui peuvent se présenter pendant l'hypno-anesthésie ont tout le temps de se développer. De sorte que l'agitation qui, comme nous l'avons vu, ne manque presque jamais avec le chloroforme, est ici plus marquée; elle est même parfois si marquée qu'elle devient absolument irréductible, et que, chez certains individus, les nerveux, les alcooliques, par exemple, il se produit une agitation telle, dès le début, dès les premières bouffées d'éther inspiré, qu'on est absolument obligé de renoncer à l'anesthésie par l'éther et qu'il faut recourir à une autre substance anesthésique : dans ce cas on choisit de préférence le chloroforme.

Cette agitation du début est plus précoce que celle qui se produit avec le chloroforme et qui ne se montre, en général, qu'un peu avant la résolution musculaire. Elle est assez fréquente, puisqu'elle se montre dans un peu plus du dixième des cas; et elle se manifeste dès le début, surtout quand on fait usage, je ne veux pas dire de doses sidérantes, mais seulement de doses massives d'éther. Elle s'accompagne en même temps d'une congestion de la face, fort intense parfois, et qui peut aller jusqu'à la cyanose. D'après les observations de tous ceux qui ont employé l'éther, cette congestion de la face est sans danger tant que la respiration reste régulière.

Il en est de même de la toux, qui se montre assez souvent comme phénomène du début de l'administration de l'éther, toux qui s'arrète souvent, de même que la congestion de la face dont je viens de parler, lorsqu'au lieu d'administrer des doses massives de vapeur d'éther on a recours à l'inhalation progressive. Cette toux cependant, disons-le tout de suite, constitue un danger sérieux pour les bronchitiques et pour les individus dont l'appareil pulmonaire est en mauvais état.

Un inconvénient, grave cette fois, de l'emploi de l'éther, consiste dans la salivation, qui est parfois tellement exagérée que le nettoyage incessant de la bouche et du pharynx avec des éponges montées est insuffisant et qu'il faut renoncer à employer l'éther pour obtenir l'hypno-anesthésie. En même temps que cette salivation, on observe une très abondante sécrétion trachéo-bronchique, cause de ce râle trachéal et de ces gros ronchus dont je parlais tout à l'heure, et qui ont été donnés par certains partisans de l'éther comme constituant une sorte de sécurité, un moyen de surveiller plus facilement l'anesthésie.

Il va de soi qu'une affection des voies respiratoires est une contre-indication formelle à l'emploi de l'éther comme hypno-anesthésique, tant en raison de cette augmentation des sécrétions trachéo-bronchiques que de la production de la toux.

A la période d'anesthésie confirmée on peut voir survenir avec l'éther, comme avec le chloroforme d'ailleurs, des vomissements et des hoquets.

Les partisans quand même de l'éthérisation vont jusqu'à dire, au moins quelques-uns d'entre eux, que ces vomissements et ces hoquets sont extrêmement rares. Mais dans la discussion à la Société de chirurgie dont je parlais tout à l'heure, les choses ont été remises au point, sinon par les adversaires de l'éthérisation, au moins par les partisans mitigés, si je puis ainsi dire, de l'éthérisation, c'est-à-dire par ceux qui, paraissant être dans le vrai, jugent que l'emploi de telle ou telle substance anesthésique est question d'espèce, et que si chez l'un il convient d'employer l'éther, chez l'autre il conviendra d'employer le chloroforme, ou le bromure d'éthyle, ou telle autre substance anesthésique.

Dans tous les cas, on est à peu près d'accord actuellement pour reconnaître que ces vomissements et ces hoquets sont plutôt plus rares avec l'éther qu'avec le chloroforme. On a même cru — et il y a quelques probabilités en faveur de cette opinion — que ces vomis-

sements et ces hoquets étaient dus à des impuretés de l'éther. En
effet, dans leurs expériences, MM. Chaput, Angelesco et Lenoble les
ont vus se produire par séries et ne plus se montrer quand ils changeaient la provenance de l'éther qu'ils employaient. Nous trouverons
donc là une justification des quelques détails dans lesquels j'aurai à
entrer tout à l'heure pour indiquer les moyens qu'on doit employer
pour purifier l'éther.

Quelquefois le hoquet se présente seul, sans les vomissements, et
il est assez intense pour gêner absolument l'opération; mais ce
hoquet, comme le hoquet spasmodique, cède assez facilement à la
compression simultanée du phrénique et du pneumogastrique pratiquée, avec le pouce, sur le trajet de ces organes au-dessus de la cla-
vicule.

Un inconvénient qui se produit assez fréquemment avec l'éther
consiste dans des tremblements et de la raideur musculaire. Ces phénomènes sont, en général, très rares chez les individus normaux; ils
sont, au contraire, assez fréquents chez trois groupes d'individus où
ils ont été relevés presque constamment sans que l'on puisse jusqu'ici en donner une raison plausible : les alcooliques d'abord, les
syphilitiques ensuite, enfin les individus peureux, les craintifs.

Quant aux syncopes, je vous ai longuement indiqué en quoi et
comment, au point de vue physiologique, l'éther se différenciait du
chloroforme. Je vous rappellerai seulement que la syncope primitive
est très rare, je crois même qu'on pourrait dire qu'elle ne s'est pas
montrée jusqu'à présent, en tant que syncope primitive laryngo-
réflexe; je n'entends pas dire par là que, si l'on porte le couteau, par
exemple, sur un individu insuffisamment anesthésié avec l'éther, on
ne pourra pas avoir une syncope laryngo-réflexe; mais ce ne sera
pas alors la véritable syncope primitive, je veux parler de la syncope
primitive qui se produit, sans autre excitation adjuvante, dès les
premières inhalations de la substance anesthésique.

La syncope secondaire a donné lieu à quelques accidents. Généralement, à la suite des cas de mort dus à cette syncope secondaire,
on a découvert à l'autopsie des lésions cardio-vasculaires qu'on ne
soupçonnait pas pendant l'existence et qui pourraient permettre d'interpréter, jusqu'à un certain point, cette action nocive de l'éther. Je
vous rappelle que la syncope secondaire — et j'ai suffisamment insisté
pour montrer que c'était presque exclusivement de syncopes respira-

toires qu'il s'agissait — se produit avec plus de lenteur avec l'éther qu'avec le chloroforme. La respiration s'arrête graduellement parce que la fonction va s'affaiblissant peu à peu : on en est averti par ce fait que la face se congestionne dé plus en plus; elle peut devenir violette et quelquefois même bleue. Les yeux sont injectés; la pupille, qui devrait être dilatée, est contractée au maximum; le sang de la plaie devient noir, quand il s'agit d'une opération sanglante.

Tous ces phénomènes attirent l'attention de l'opérateur vers la respiration de l'individu anesthésié, respiration que l'on voit devenir lente, pénible et superficielle, au lieu d'être bruyante, avec les ronchus que je signalais tout à l'heure.

Quant au pouls, je vous ai déjà signalé ce fait et il est fort important, il ne s'arrête qu'une ou deux minutes, au plus tôt, après la respiration, souvent même après un laps de temps plus considérable. Cela donne tout le temps de pratiquer la respiration artificielle et de lutter efficacement contre les accidents qui peuvent se produire dans le cas de syncope secondaire. Cette syncope secondaire est donc le plus souvent remédiable au lieu d'être, comme avec le chloroforme, assez fréquemment irrémédiable.

J'ai déjà indiqué également que la syncope tertiaire était plus grave avec l'éther qu'avec le chloroforme. Elle met plus de temps à se produire, mais elle survient d'une façon plus inopinée : cela s'explique en raison de l'action plus lente de l'éther qui se caractérise par une prédominance, encore plus marquée que dans les cas d'anesthésie par le chloroforme, des effets modérateurs; d'où, une action paralysante graduée, mais intense, sur les centres bulbo-médullaires. De plus, cette imprégnation étant plus longue à se réaliser qu'avec le chloroforme, elle est aussi plus profonde, les éléments anatomiques sont plus intimement imprégnés; et je crois qu'il faut chercher aussi dans ce fait une explication de la gravité plus considérable de cette syncope tertiaire.

Un point très important encore, c'est que cette syncope se produit surtout chez les enfants; chez eux, en effet, l'appareil modérateur cardiaque est peu développé; et l'imprégnation des éléments anatomiques s'effectue d'une façon plus facile et plus profonde. C'est la raison pour laquelle certains chirurgiens ont voulu voir dans l'âge de l'enfance une contre-indication à l'emploi de l'éther pour obtenir l'hypno-anesthésie : cette contre-indication est d'autant plus importante que je vous ai fait ressortir en son temps l'innocuité de l'emploi du chloroforme chez les enfants.

En plus de ces accidents qui peuvent se produire au cours de l'anesthésie on peut observer encore, avec l'éther, des accidents post-anesthésiques.

On n'observe pas, comme avec le chloroforme, de ces paralysies tardives comme celles que je vous ai signalées à plusieurs reprises et qui sont attribuées à des névrites périphériques; mais on observe d'autres accidents qui peuvent être les uns assez graves, d'autres, au contraire, d'une gravité peu considérable comme vous l'allez voir.

C'est d'abord, à la période de retour, après l'anesthésie, une agitation violente, qu'on observe surtout chez les individus nerveux et chez les alcooliques. Cette période d'agitation présente quelquefois une intensité extraordinaire. Chez les femmes, par exemple, elle se traduit fréquemment par des éclats de rire, des chants, des pleurs, un flux de paroles, des révélations indiscrètes, des démonstrations bruyantes de haine ou de tendresse. Chez les alcooliques, on voit l'individu qui sort d'une opération grave et qui se réveille, jeter sur l'assistance qui l'environne des regards étonnés; puis, être pris de fureur, adresser à tout le monde des injures, des apostrophes grossières; il lutte avec les assistants et on a quelquefois beaucoup de peine à le contenir pendant les quelques minutes que dure, le plus souvent, cette agitation de la période de retour. Mais cette agitation peut aussi durer plusieurs heures; et on l'a vue aboutir, chez les femmes, à des crises d'hystérie, chez les alcooliques à de l'agitation maniaque.

Les partisans irréductibles de l'éther voient dans cette période d'agitation, pas dans celle, exagérée, que je viens de décrire à l'instant, mais dans l'excitation qui accompagne toujours la période de retour, un phénomène utile en raison de la stimulation qui en résulte pour le sujet, au lieu de l'état d'abattement, de collapsus même, dans lequel se trouvent parfois, à la période de retour, les individus anesthésiés à l'aide du chloroforme.

A la période de retour, les vomissements sont également, a-t-on dit, moins fréquents, moins abondants et moins persistants avec l'éther qu'avec le chloroforme. C'est là un point qui a été soumis à une discussion approfondie et il semble résulter des faits qui ont été apportés par les chirurgiens qui ont pris part à cette discussion, qu'en réalité les vomissements étaient moins violents et moins fréquents à la suite de l'emploi de l'éther qu'à la suite de l'emploi du chloroforme. Dans tous les cas, on est d'accord pour reconnaître que l'emploi de l'éther présente un avantage notable lorsqu'il s'agit d'opérations intéressant la région abdominale et surtout les intestins, par exemple, parce qu'alors on court moins de risques de voir rompre les sutures à la suite d'efforts de vomissement.

Enfin on a signalé un certain nombre d'accidents plus rares tels que les thromboses, l'ictère, les érythèmes, des douleurs lombaires, une sensation de froid persistante, une soif intense ; mais, pour tous ces phénomènes, il y a véritablement, je crois, à faire une part plus considérable à des causes autres que celles relevant de l'hypno-anesthésique, de l'éther en particulier.

J'en arrive, Messieurs, à un point qui a été également le sujet de discussions, et non seulement de discussions basées sur des faits cliniques et sur la théorie, mais même d'expérimentations physiologiques, je veux parler de l'état des reins. Vous vous rappelez que lorsque nous avons envisagé l'hypno-anesthésie par le chloroforme j'ai appelé votre attention sur ce fait que l'état des reins et du foie pouvait être, dans certaines circonstances, une contre-indication à l'emploi du chloroforme. Je vous ai cité, je crois, l'opinion de certains physiologistes qui pensent que le chloroforme et l'éther agissent sur les hématies comme le font les acides biliaires, l'acide arsénieux, l'acide sulfurique, le phosphore, et déterminent ainsi un trouble de nutrition d'où dérive la dégénérescence graisseuse.

Eh bien, il est certain qu'à la suite d'éthérisation on a pu observer chez certains individus de la congestion rénale, et même, chez quelques-uns, la desquamation des cellules épithéliales des tubuli. Chez les urémiques même on a pu voir la mort subite, fait qui n'a rien d'extraordinaire, car tout autre anesthésique l'aurait produite également dans ce cas. C'est précisément pour tâcher de déterminer, par l'expérience, la façon dont le tissu rénal est affecté par l'éther que Selbach fit, il y a quelques années, des expériences sur des animaux chez lesquels il produisit à plusieurs reprises l'éthérisation, soit faible, soit forte, soit prolongée, soit de courte durée, et chez tous les animaux qu'il sacrifia ainsi il ne put, dit-il, constater aucune altération rénale. Ces accidents paraissent donc devoir être moins à craindre avec l'éther qu'avec le chloroforme, où leur existence est absolument indiscutable; et il semble qu'il faille une prédisposition spéciale, une susceptibilité individuelle particulière, pour qu'ils se montrent à la suite de l'éthérisation.

Il y a certains accidents qui, avec l'emploi de l'éther, présentent une gravité considérable. Ces accidents tardifs consistent surtout en bronchites, en pneumonies et en œdème pulmonaire. En raison de ce que je disais tout à l'heure de l'action exercée par l'éther sur les sécrétions, on comprend, jusqu'à un certain point, que cette exagération des sécrétions soit due à une action irritante exercée par l'éther sur les muqueuses respiratoires et on s'explique, par conséquent, la production consécutive de pneumonies, de bronchites. La congestion est favorisée d'ailleurs par plusieurs circonstances : d'abord par l'abaissement de température, qui est plus considérable avec l'éther qu'avec le chloroforme, et qui diminue notablement la résistance organique des cellules pulmonaires; en second lieu, on a pensé qu'il fallait faire intervenir la présence, dans les alvéoles pulmonaires, d'abondantes sécrétions qui constituent un bon milieu de culture : en effet, au cours de l'éthérisation, les capillaires pulmonaires subissent une dilatation paralytique qui leur permet de laisser exsuder leur sérum et de répandre ce flot de liquide, qui est quelquefois tellement intense que, comme je le disais précédemment, on est obligé ap renoncer à l'éthérisation pour recourir à un autre mode d'anesthésie.

Il y a, disais-je à l'instant, un abaissement de température plus considérable avec l'éther qu'avec le chloroforme; cet abaissement de température est, en effet, favorisé par l'action vaso-dilatatrice que j'ai déjà signalée. Cet abaissement de température est assez considérable pour que, dans certaines circonstances, lorsque le malade est déjà en état d'hypothermie, en cas d'obstruction intestinale, de hernie étranglée, on doive préférer l'emploi du chloroforme à celui de l'éther.

La vaso-dilatation est particulièrement accentuée dans certaines régions : il se produit, par exemple, une congestion tellement intense des vaisseaux du crâne, des méninges et de l'encéphale, qu'il peut en résulter, pour la chirurgie de la face et du crâne, de graves inconvénients, et que, dans ces circonstances, la réalisation de l'hypno-anesthésie au moyen de l'éther est contre-indiquée.

En définitive, nous devons conclure que l'éther possède incontes-

tablement certains avantages. C'est, comme nous l'avons vu, un
tonique du cœur; à la condition, bien entendu, que son action ne
s'exerce pas d'une façon par trop prolongée sur les éléments anatomiques. Jamais, sous l'influence de l'éther, on ne trouve le pouls
ralenti et affaibli; au contraire, nous avons vu que l'action première
de l'éther consiste dans le renforcement et la régularisation des
contractions cardiaques. Enfin on ne voit pas avec l'éther ces
shocks qu'on observe toujours, à un degré plus ou moins considérable, avec le chloroforme. Nous avons même vu tout à l'heure que,
loin de rencontrer les effets déprimants du shock, on trouve au
contraire de l'agitation. Il n'y aurait pas de nausées, ou peu de nausées, peu de malaise et de vomissements consécutifs; et enfin une
action à peu près nulle sur le foie et les reins.

Mais, Messieurs, et c'est ce qui résulte de la discussion à la
Société de chirurgie dont je parlais tout à l'heure, la vérité est que
l'emploi de tel anesthésique est relatif à tel cas particulier. Si nous
prenons, par exemple, l'anesthésie par l'éther, il vous est facile de
voir, d'après ce que je viens de vous en dire, que, dans cette anesthésie, l'asphyxie joue un certain rôle, parce qu'on ne peut attendre
que le malade s'endorme doucement, tranquillement, régulièrement;
cela aurait des inconvénients certains, entre autres celui d'obliger
à administrer une beaucoup trop grande quantité d'éther; il faut
provoquer en quelque sorte l'asphyxie comme début de l'hypno-anesthésie avec l'éther. Mais l'action exercée par cet anesthésique sur
l'appareil respiratoire nous permet de prévoir, je dirai même plus,
d'assurer, *à priori*, que les individus dont l'hématose se fait mal supporteront mal l'éther, d'autant plus mal que les doses employées
seront plus considérables.

D'autre part on n'est pas à l'abri, comme je l'ai déjà indiqué, des
syncopes réflexes primitives, d'origine périphérique, quand on n'attend pas un temps suffisant, c'est-à-dire quand on n'attend pas jusqu'à
la disparition complète du pouvoir excito-réflexe de la moelle. Cette
disparition est quelquefois assez longue et assez difficile à obtenir,
elle ne peut l'être qu'au prix de l'emploi d'une certaine quantité
d'éther; et nous savons que l'emploi de ces grandes quantités d'éther
rend subintrante la succession des phases.

Il en résulte que, pas plus avec l'éther qu'avec le chloroforme ou
les autres anesthésiques, on n'est à l'abri de certains inconvénients,

de certains dangers; et la conclusion de tout cela est déjà dans cette opinion émise par Julliard que tout individu qu'on anesthésie, même avec l'éther, expose toujours sa vie — peut-être moins qu'avec le chloroforme, je crois que c'est un fait reconnu; mais, cela n'est pas contestable, une anesthésie expose toujours la vie de celui qui s'y soumet.

D'ailleurs, les contre-indications sont variables à l'infini; et c'est en raison de cette variabilité des accidents et des conditions physiologiques des individus sur lesquels porte l'anesthésie, que, dans notre dernière réunion, je vous signalais l'inanité des statistiques faites en rapportant simplement le nombre des morts au nombre total des anesthésies.

Si nous avons affaire à des individus ayant des lésions organiques du poumon, du rein, du myocarde, toute substance anesthésique est dangereuse; et il est presque puéril d'aller rechercher alors quelle sera, de toutes les substances anesthésiques, celle qui aura présenté le moins de danger.

En réalité, chaque anesthésique aura, certainement, à un moment donné, ses indications spéciales; et c'est à bien préciser ces indications que doivent tendre tous les efforts.

Un fait surtout a fait dire que l'éther était beaucoup moins dangereux que le chloroforme : on a prétendu que l'anesthésie par l'éther pouvait être confiée à une personne absolument inexpérimentée. Dans la discussion qui a eu lieu à la Société de chirurgie, on s'est élevé, avec raison, contre cette interprétation; et les orateurs qui y ont pris part ont montré — même les partisans de l'anesthésie par l'éther — qu'il était toujours imprudent, pour ne pas dire plus, de confier l'anesthésie à quelqu'un d'inexpérimenté. S'il est vrai que l'éther demande beaucoup moins de soin, de surveillance, de précautions que le chloroforme, il n'en est pas moins vrai que des précautions minutieuses, et dont la mise en œuvre implique des connaissances physiologiques étendues, doivent toujours être prises par celui qui manie une substance anesthésique.

Enfin, pour terminer ce qui a trait à l'anesthésie par l'éther, je vous dirai un mot d'une méthode d'anesthésie par l'éther qui a été proposée il y a quelques années. C'est Daniel Mollière, de Lyon, qui avait proposé l'éthérisation par la voie rectale. La température à laquelle bout l'éther (34°5) en faisait une substance propre à cet emploi; et cependant on a toujours observé, à la suite de l'injection rectale d'éther, des accidents assez graves pour être amené à renoncer complètement à cette méthode d'emploi. Il ne faut pas oublier en effet que la muqueuse intestinale n'absorbe les gaz et les vapeurs qu'à la condition qu'ils soient en dissolution dans les liquides intestinaux, sinon ils ne sont pas absorbés; on arrive seulement à une vaporisation formidable déterminant le météorisme des tissus, comme celle à laquelle s'était exposé l'individu qui, il y a quelque temps, avait absorbé l'air liquéfié par M. d'Arsonval. L'emploi de l'éther par la voie rectale doit donc être proscrit.

MOYENS DE RECONNAITRE LA PURETÉ DE L'ÉTHER. — Quelques mots maintenant sur les moyens de reconnaître la pureté de l'éther. Il y a déjà de longues années que l'application thérapeutique de l'éther a été proposée pour la première fois. On suppose que l'éther peut avoir été connu depuis un temps très long; et on a cru trouver dans les œuvres de Raymond Lulle, de Majorque, dans celles de son maître Arnauld de Villeneuve, et même dans les écrits de Geber, des indices probants d'applications de l'éther. Mais en réalité c'est au xvi⁰ siècle seulement qu'un médecin, Valerius Cordus, donna un mode de préparation de l'éther dans un écrit intitulé *Dispensatorium pharmacorum omnium quæ in usu potissimum sunt*, ouvrage très souvent réimprimé et traduit en français, par Coudemberg, sous le titre de *Guidon des Apothicaires* ; et c'est au xvii⁰ siècle que Basile Valentin, le premier, dans son ouvrage sur la préparation des médicaments, attira l'attention des médecins sur l'emploi d'une substance qu'il obtenait en mélangeant de l'huile de vitriol, de l'esprit-de-vin et de l'esprit blanc de térébenthine, c'est-à-dire l'essence de térébenthine. Basile Valentin observa qu'il se produisait, en soumettant ce mélange à la distillation, une substance d'odeur très agréable constituant un excellent remède contre l'épilepsie et la folie.

Il faut aller jusqu'au milieu du xviii⁰ siècle pour trouver les procédés d'obtention établis d'une manière définitive. Frobenius en 1729, Stahl en 1731, mais surtout Grosse en 1734, et Baumé en 1735, déterminèrent nettement les conditions de sa préparation.

Son mode de formation et ses propriétés ont été définitivement fixés par Boullay dans la première moitié de notre siècle.

Dans tous les cas, l'éther ordinaire dont nous nous occupons aujourd'hui n'est autre chose que le produit de la déshydratation de l'alcool, de la condensation de deux molécules d'alcool en une seule avec élimination d'une molécule d'eau.

Quel que soit le procédé par lequel l'éther est obtenu, il peut renfermer, et renferme en général, des produits de décomposition qui sont très variables suivant la période à laquelle on recueille l'éther. Ces produits de décomposition peuvent être représentés par de l'alcool ordinaire, ou bien par des produits de décomposition de l'alcool lui-même; et ce sont ces derniers qui sont les plus dangereux. Au début, on distille un mélange d'éther et d'alcool peu hydraté; dans les portions moyennes, la quantité d'eau augmente; et, vers la fin de la distillation, apparaissent de l'acide sulfureux, des carbures d'hydrogène, les produits désignés par l'appellation d'huiles de vin douce et pesante.

Par conséquent, pour avoir de l'éther utilement employable pour l'anesthsie, il est nécessaire de le purifier, et les procédés de purification sont assez semblables à ceux que j'ai décrits pour le chloroforme. C'est ainsi qu'il faut obtenir la disparition complète de toute trace d'acide en lavant l'éther au moyen d'une solution alcaline, puis en le rectifiant à plusieurs reprises; mais cette rectification, pour être utile, doit être faite en présence d'une substance qui ne passe pas à la distillation; et on y arrive en mélangeant l'éther de 6 p. 100 de son poids d'huile d'œillette et en recueillant seulement les 4/5 du mélange. On obtient ainsi un liquide que Soubeiran a montré être encore assez impur et pour lequel il a proposé un procédé de purification qui n'est véritablement pas praticable à moins de l'employer industriellement; ce procédé consiste à faire passer les vapeurs d'éther redistillées à travers un diaphragme contenant de la braise humectée de soude caustique.

Actuellement, après la distillation de l'éther en présence de l'huile d'œillette, distillation qui a pour but de retenir dans l'huile les produits moins volatils, on se borne à laver, à plusieurs reprises, le produit de la distillation avec d'abord la moitié, puis deux fois son volume d'eau pure pour enlever l'alcool, ensuite on dessèche l'éther décanté en le laissant en digestion avec un mélange à parties égales de chaux vive et de chlorure de calcium fondu; et enfin on distille, en recueillant seulement les 9/10 du liquide soumis à la rectification.

On obtient ainsi un liquide incolore, d'une mobilité extrême; d'une odeur vive et suave, agréable quand on le respire en petite quantité; d'une densité de 0,736 à 0°; et qui peut être purifié aussi par le procédé de Pictet que je vous ai indiqué pour le chloroforme : en effet l'éther cristallise à — 129°, fond à — 117°4 et bout à 34°5. Sa densité de vapeur est de 2,565. C'est là, sinon un chiffre à retenir, du moins une propriété à retenir, car cette densité des vapeurs d'éther fait que ces vapeurs, très mobiles, suivent, en cheminant, la périphérie des objets solides avec lesquels elles se trouvent en contact, et vous savez que les vapeurs d'éther mélangées à l'air font des mélanges qui détonent et produisent des explosions violentes. Eh bien, ces explosions se produisent très facilement même lorsqu'un foyer se trouve à une grande distance de l'éther. La raison en est que ces vapeurs, par suite de leur grande densité, se répandent comme un liquide en glissant à la surface des corps solides qui leur font obstacle, gagnent le sol et arrivent ainsi, à une assez grande distance, jusqu'à une lumière ou à une substance en ignition qui détermine l'explosion du mélange détonant.

L'éther constitue un excellent dissolvant des graisses, des cires, des résines, d'un grand nombre d'alcaloïdes, de glucosides, et d'autres substances d'origine organique, ainsi que de certains métalloïdes tels que : iode, brome, soufre, etc. — Il dissout également fort bien le bichlorure de mercure, qu'il enlève même à sa solution aqueuse.

L'éther est très soluble dans l'alcool, et fort peu soluble dans l'eau; et cette solubilité diminue, chose remarquable, avec l'élévation de la température : il faut 9 parties d'eau pour dissoudre une partie d'éther. Cette solution aqueuse saturée d'éther peut être employée comme antispasmodique, comme sédatif, au même titre que la préparation d'éther dont je vous parlerai tout à l'heure.

Et à ce sujet je vous signalerai une incompatibilité qui est assez importante à connaître parce qu'elle pourrait donner lieu à quelques accidents. Les circonstances dans lesquelles il y aurait lieu de prescrire d'employer l'eau saturée d'éther sont, à peu de chose près, les conditions dans lesquelles on aurait à employer l'eau saturée de chloroforme; on pourrait donc être tenté, pour obtenir un effet plus considérable, de mélanger la solution saturée d'éther d'une part, et d'autre part la solution saturée de chloroforme.

Eh bien, ces mélanges sont incompatibles quand ils sont faits volume à volume : quand on mélange des volumes égaux d'eau saturée d'éther et d'eau saturée de chloroforme, le mélange louchit parce que le chloroforme est moins soluble dans l'eau saturée d'éther que dans l'eau pure, et qu'il se précipite à l'état de fines vésicules qui, au bout d'un instant, finissent par se rassembler au fond du tube. Or je vous ai signalé l'action irritante du chloroforme dans ces conditions; sur la muqueuse gastro-intestinale, par exemple.

Si vous voulez réaliser un mélange de ce genre, vous pouvez le faire en mélangeant deux parties d'eau chloroformée avec une partie d'eau éthérée; vous avez alors un liquide parfaitement limpide. Si vous mélangez au contraire une partie d'eau chloroformée avec deux parties d'eau éthérée il se produit un très léger louche au début, mais bientôt la solution s'éclaircit; et vous avez finalement une solution très limpide dans laquelle le chloroforme est complètement en dissolution, n'est plus précipité à l'état vésiculaire, et par conséquent n'a plus l'action irritante dont je parlais tout à l'heure.

La pharmacopée française mentionne plusieurs espèces d'éthers; et il y a un intérêt à savoir certaines choses relatives à ces différentes espèces d'éther.

L'éther qui sert de véhicule pour les teintures éthérées est un éther qui marque 56° Baumé; ces 56° Baumé correspondent à une densité de 0,758 à 15°. A côté de cet éther à 56°, on trouve dans le commerce de l'éther dit éther à 62, parce qu'il marque 62° à l'aréomètre de Baumé, ce qui correspond à une densité de 0,734 à 15°. Enfin l'éther pur, préparé avec tous les soins de purification que j'indiquais tout à l'heure, marque 65° Baumé, ce qui correspond à une densité de 0,720 à 15° et de 0,736 à 0°.

Il y a entre ces différents éthers des différences de composition assez considérables; ces différences de composition sont telles qu'il peut être absolument indispensable de déterminer, dans un mélange, la valeur en éther absolu, c'est-à-dire chimiquement pur, d'un mélange marquant un degré donné à l'aréomètre de Baumé.

L'éther qu'on emploie actuellement pour l'anesthésie est un éther à 65°, et un éther qui a été super-purifié, si vous voulez me pardonner ce néologisme, par la distillation sur du sodium. Ce procédé de purification, je l'avoue, me paraît un peu luxueux; et si j'avais à employer l'éther comme substance anesthésique, je me contenterais fort bien d'éther purifié par les procédés que j'indiquais tout à l'heure; mais enfin comme on est plus sûr encore lorsque l'éther a été purifié sur du sodium et qu'en somme on n'est jamais à l'abri d'un accident d'hypno-anesthésie, il ne faut pas négliger toutes les précautions, même quand elles sont exagérées, et il vaut mieux purifier l'éther à l'aide du sodium.

Pour connaître l'état de pureté parfaite de l'éther on peut y ajouter un cristal de fuchsine, qui donne une coloration rose lorsque l'éther contient de l'alcool. Voici de l'éther chimiquement pur, exempt, par conséquent, d'eau et d'alcool : le cristal de fuchsine qu'on y ajoute ne donne aucune coloration, la fuchsine étant insoluble dans l'éther absolu. Si au contraire l'éther renferme même une trace d'alcool ou d'eau, on voit se manifester une coloration rose qui est d'autant plus accentuée que l'éther est moins pur, c'est-à-dire moins absolu.

A la suite de très longs travaux, que je ne vous retracerai pas parce qu'ils n'ont pour nous qu'un intérêt secondaire, Regnauld et Adrian sont arrivés à dresser une table à double entrée dont l'emploi permet de reconnaître, à la suite de deux essais aréométriques exécutés avant et après l'action du carbonate de potasse sec, la quantité d'éther absolu existant dans un mélange déterminé : ils ont démontré qu'à l'aide d'un procédé facile à employer, c'est-à-dire en mettant en présence de mélanges constitués par de l'éther, de l'alcool et de l'eau, du carbonate de potasse fondu et laissant quelque temps en digestion, on arrivait, quel que fût le titre du mélange, à faire absorber la totalité de l'eau par le carbonate de potasse; l'alcool atteignait la richesse de 98 p. 100, et on avait l'éther à l'état d'éther absolu.

L'expérience prouve, en effet, que la densité des mélanges renfermant 95 d'éther absolu et 5 d'alcool à 98 p. 100, 65 d'éther absolu et 35 d'alcool à 98 p. 100, reste invariable après un contact suffisamment prolongé avec le carbonate de potasse fondu. Ce sont les deux termes extrêmes des mélanges qui intéressent la pratique et ceux qui ont servi de point de départ pour l'établissement de la table.

Mélange effectué à la température de 15°.

| Éther absolu. . . . 95 } D 0,725. | Éther absolu. . . . 65 } D 0,755. |
| Alcool à 98 p. 100. 5 } | Alcool à 98 p. 100. 35 } |

Dans les mélanges pour lesquels la proportion d'éther est plus de deux fois supérieure à celle de l'alcool, le carbonate de potasse exerce une influence déshydratante marquée tant que l'alcool n'a pas atteint le titre de 98° centésimaux. La densité d'un mélange d'éther absolu et d'alcool à 98° centésimaux, quelle que soit la proportion relative des deux liquides, ne subit aucun changement appréciable sous l'influence du carbonate de potasse.

Il en résulte que la détermination, bien facile à réaliser avec une très grande exactitude, des deux degrés aréométriques, l'un avant la déshydratation, l'autre après la déshydratation par le carbonate de potasse, permet de connaître immédiatement, à l'aide de la table de Regnauld, la quantité d'alcool, d'éther et d'eau existant dans un mélange. La densité d'un pareil mélange est, en effet, fonction de trois variables, représentées par : D éther 0,720 ; D alcool 0,809 ; D eau 1,0. En raison de la facilité avec laquelle on se procure, dans le commerce de la droguerie, de l'éther pur (mélange d'éther absolu, d'alcool et d'eau) à 60° Baumé, Regnauld a également construit une table indiquant le volume et le poids d'alcool à 90° centésimaux qu'il est nécessaire d'ajouter à l'éther marquant 60° Baumé pour obtenir de l'éther à des titres inférieurs, notamment l'éther à 56° Baumé.

Cela revêt une certaine importance et les recherches de Regnauld ont amené, relativement à l'éther à 56° dont je parlais tout à l'heure, au résultat suivant : cet éther à 56°, qui est celui utilisé pour la préparation des teintures et des extraits éthérés du Codex, possède la composition suivante :

$$\left\{\begin{array}{ll} \text{Éther absolu} & 71,394 \\ \text{Alcool absolu} & 25,746 \\ \text{Eau} & 2,860. \end{array}\right.$$

Comme vous le voyez, la quantité d'alcool existant dans ce mélange n'est pas à dédaigner. On peut réaliser cet éther officinal à 56° Baumé, c'est-à-dire de D 0,758 à 15°, beaucoup plus simplement et avec une approximation suffisante, en faisant un mélange de 720 parties d'éther pur, préparé par les procédés que j'indiquais tout à l'heure, avec 280 parties d'alcool à 90° centésimaux, également pur.

De même, l'éther à 62° Baumé, qui est le plus fréquemment fourni par l'industrie, possède la composition suivante :

$$\left\{\begin{array}{ll} \text{Éther absolu} & 90,896 \\ \text{Alcool absolu} & 7,746 \\ \text{Eau} & 1,358. \end{array}\right.$$

Cet éther à 62° Baumé possède une densité de 0,734 avant l'action du carbonate de potasse et de 0,728 après avoir subi la déshydratation.

Si j'insiste sur ce point, Messieurs, c'est qu'il est facile de comprendre que les variations de richesse, soit de l'éther, soit de l'alcool, donnent des résultats très différents relativement à la teneur en principes actifs contenus dans les teintures et extraits éthérés. Vous savez que ces teintures et extraits sont préparés avec des composés organiques pour lesquels l'alcool et l'éther sont des dissolvants de valeur inégale; par conséquent, suivant la teneur en alcool et en éther du mélange servant à l'obtention des extraits, on a une préparation dont la richesse peut être fort différente en principes actifs.

EMPLOIS DE L'ÉTHER EN DEHORS DE L'ANESTHÉSIE. — L'éther est employé, en outre des cas dont nous venons de nous occuper, dans un certain nombre de circonstances.

J'appellerai d'abord votre attention sur l'emploi de l'éther en injection sous-cutanée. On a trouvé, en effet, dans cet emploi de l'éther un moyen puissant et absolument inoffensif de stimuler énergiquement un organisme en état de collapsus profond, après une hémorragie abondante, ou bien dans un état d'adynamie grave. Vous savez que les injections sous-cutanées d'éther, pratiquées à reprises assez rapprochées les unes des autres et en petite quantité, avec la seringue de Pravaz, par exemple, ont donné de très bons résultats dans le traitement de certains empoisonnements, du choléra; dans tous les cas en un mot où l'on a besoin d'exercer une action stimulante rapide et énergique.

Cette injection sous-cutanée agit de deux façons : d'abord par une excitation des centres, du myélencéphale, identique à celle qui s'exerce dans l'hypno-anesthésie; d'autre part, en raison d'une action particulière exercée par l'éther sur les extrémités périphériques sensitives, d'où résulte une action dynamogénique propulsive, analogue à celle obtenue par la stimulation des organes périphériques, ou même par la faradisation dans certains cas.

Je ne veux pas abandonner ce point sans signaler des accidents qui peuvent se produire et qu'on a eus à constater plusieurs fois. Ces accidents consistent en névrites, et même en paralysies persistantes, lorsque l'injection est faite trop près d'un filet nerveux ou bien lorsque l'aiguille de la seringue de Pravaz a piqué dans son trajet un filet nerveux.

L'éther est encore utilisé à titre d'antispasmodique et d'excitant local. On emploie pour cela l'éther en nature ; et on peut l'administrer sous forme de perles d'éther, ce qui est très commode, ou bien encore sous forme du liquide appelé liqueur d'Hoffmann, résultant du mélange à parties égales d'éther officinal et d'alcool à 90° centésimaux. L'éther, en raison de sa grande volatilité, de son point d'ébullition peu élevé, est difficilement maniable à la température ambiante ; on diminue cette volatilité en lui ajoutant un volume égal d'alcool à 90°. On peut, dans une potion antispasmodique, mettre 4 à 10 grammes de ce mélange pour 150 grammes de potion à employer en vingt-quatre heures. Assez fréquemment on emploie une potion opiacée à laquelle on ajoute 4 à 10 grammes de liqueur d'Hoffmann, ce qui constitue la potion antispasmodique opiacée.

Une préparation d'éther qui est encore assez bonne, et surtout d'un fréquent usage, c'est le sirop d'éther, mais le sirop d'éther préparé suivant une formule particulière donnée par Regnauld. — J'ai déjà appelé votre attention sur ce fait que l'éther était assez peu soluble dans l'eau, et que cette solubilité de l'éther dans l'eau diminuait avec la température ; de sorte que, lorsque la température s'élève, une certaine quantité de l'éther en dissolution se précipite. Eh bien, Regnauld a cherché à éviter cette précipitation et il a donné la formule ci-après pour préparer ce médicament : le sirop d'éther préparé en hiver, suivant les anciennes formules, laissait, lorsqu'arrivaient les chaleurs de l'été, précipiter une certaine quantité de l'éther. La formule de Regnauld donne un produit qui n'offre pas cet inconvénient : on prépare un sirop avec

$\left\{\begin{array}{l}\text{Sucre blanc.} \\ \text{Eau distillée}\end{array}\right.$ . . . . 410 grammes.
. . . . 490   —

Et l'on ajoute à ce sirop refroidi une dissolution de 20 grammes d'éther ordinaire, d'éther officinal, dans 50 grammes d'alcool à 90°. On a ainsi une solution parfaitement limpide, et dans laquelle, grâce à la présence de la petite quantité d'alcool, les variations de température n'amènent pas la moindre précipitation.

Ce sirop d'éther présente l'inconvénient de tous les sirops ; il doit être préparé depuis peu pour avoir son maximum d'action ; mais il est important au point de vue pratique, parce qu'il est très facile à employer chez les enfants.

Enfin, j'indiquerai encore, comme application de l'éther, le *Remède de Durande*, qui est un mélange d'éther et d'essence de térébenthine utilisé, parfois avec succès, dans les cas de concrétions biliaires ; le remède de Durande est formé de deux parties d'éther et d'une partie d'essence de térébenthine. Le meilleur mode d'administration consiste à prescrire ce mélange, à l'état d'émulsion avec un jaune d'œuf, dans une potion appropriée.

On a cherché à simplifier ce mode d'administration et à faire des perles d'éther et d'essence de térébenthine ; c'est un mauvais procédé. En effet, à moins que ces perles ne soient enfermées dans une enveloppe de gluten, auquel cas elles pourraient traverser l'estomac sans s'y dissoudre et ne se dissoudraient que dans l'intestin, elles éclatent dans l'estomac, et l'individu qui les ingère est exposé à une action irritante ou, tout au moins, gênante. La vraie méthode d'administration est celle préconisée par Durande, c'est-à-dire la mise en suspension de ce mélange d'éther et d'essence de térébenthine dans une potion, grâce à son émulsion à l'aide d'un jaune d'œuf ou de gomme adragante.

XVᵉ LEÇON

ÉTUDE DES ÉTHERS SIMPLES ET COMPOSÉS UTILISÉS EN THÉRAPEUTIQUE. — ACTION PHYSIOLOGIQUE ET APPLICATIONS.

Pour terminer ce qui a trait à l'étude des substances hypno-anes-thésiques, il nous reste à nous occuper de quelques éthers, dont deux principalement sont utilisés, l'un d'entre eux pour l'hypno-anesthésie, l'autre à titre de médicament sédatif. Je ferai ici, bien que cela ne soit pas logiquement sa place, l'étude du nitrite d'amyle pour vous montrer précisément comment un éther peut, tout en ayant des pro-priétés hypno-anesthésiques évidentes, posséder en même temps d'autres propriétés thérapeutiques qui le détachent, en quelque sorte complètement, du groupe des hypno-anesthésiques, propriétés dont l'utilisation est des plus importantes.

Nous étudierons aussi chemin faisant, d'une façon très sommaire, quelques éthers dont la prise en considération est utile, soit au point de vue de l'hygiène, soit au point de vue de la médecine légale, et nous aurons alors passé en revue, aussi complètement que possible, les substances du groupe des hypno-anesthésiques le plus généralement employées. Il ne nous restera alors qu'à jeter un coup d'œil sur le protoxyde d'azote.

Pour l'étude de ces éthers, nous suivrons l'ordre chimique, c'est celui qui semble le plus logique; c'est-à-dire que nous allons com-mencer par nous occuper des éthers simples, pour passer ensuite à l'étude des éthers composés.

Les premiers de tous les éthers simples sont le chlorure de méthyle et le chlorure d'éthyle dont je vous ai déjà dit quelques mots lorsque nous avons étudié l'action physiologique des dérivés chlorés du formène et de l'éthane. Je reviendrai, à propos de l'analgésie localisée, sur ces deux éthers, et plus particulièrement sur le chlorure de méthyle : je ne vous parlerai aujourd'hui du chlorure d'éthyle que pour le mettre en parallèle avec son isologue, le bromure d'éthyle, dont l'importance au point de vue de la réalisation de l'hypno-anesthésie, nous arrêtera plus longtemps.

CHLORURE D'ÉTHYLE. — Le chlorure d'éthyle ou éther chlorhydrique est un liquide incolore, extrêmement mobile, qui possède une odeur forte et aromatique, une saveur sucrée et légèrement alliacée, qui est très soluble dans l'alcool, peu soluble dans l'eau; d'une densité de 0,924 à 0°; il bout à la température de 11°. Aussi, est-ce une substance des plus recommandables pour effectuer l'analgésie, c'est-à-dire l'anesthésie localisée, pour servir en pulvérisations; et c'est précisément à ce point de vue qu'il se rapproche de son homologue inférieur le chlorure de méthyle. Nous avons vu que ses propriétés anesthésiques, tout en n'étant pas discutables, ne possédaient qu'une valeur très secondaire; aussi n'est-il pas utilisé pour produire l'hypno-anesthésie.

Sa volatilité extrême en fait, au contraire, un excellent anesthésique local. De plus, il est utilisé d'une autre façon encore : lorsqu'il est mélangé à son poids d'alcool, il forme alors l'*éther muriatique alcoolisé* de la pharmacopée ancienne, dont les propriétés, à la fois stimulantes et anodynes, étaient fréquemment utilisées.

BROMURE D'ÉTHYLE. — Comme je vous l'ai fait remarquer précédemment, la substitution du brome au chlore a imprimé au bromure d'éthyle des propriétés hypno-anesthésiques tout à fait remarquables, et cet éther a pris dans ces dernières années une extension assez considérable : actuellement les procédés d'hypno-anesthésie empruntent presque tous, au moins au début, le concours du bromure d'éthyle.

Je ne m'étendrai pas sur le mode de préparation de ce corps ; je vous signalerai seulement ce fait, sur lequel je crois avoir déjà suffisamment insisté, de l'utilité absolue d'avoir ce produit dans un état de pureté parfaite; pour tous ces éthers, ce sont les procédés de purification qui sont, de beaucoup, les plus importants. Comme moyen de purification du bromure d'éthyle, on emploie un procédé qui se rapproche très étroitement de celui que j'ai eu à vous décrire à propos de l'éther et sur lequel, par conséquent, il n'est pas utile d'insister.

Lorsque le bromure d'éthyle a été convenablement purifié par les procédés que je vous ai indiqués, il constitue un liquide incolore, très mobile, d'une odeur agréable, fortement réfringent, mais qui possède une propriété désavantageuse, celle de s'altérer sous l'influence de la lumière. Aussi est-il absolument indispensable de conserver le bromure d'éthyle qu'on réserve pour l'anesthésie dans des flacons de petite capacité et en verre coloré, afin de porter à son minimum cette action nocive exercée par la lumière. Sa densité est de 1,473 à 15° et 1,495 à 0° ; il bout à la température de 38°5. C'est donc, au point de vue de l'anesthésie, un produit très avantageux à cause de sa volatilisation facile. De plus, il possède une propriété qui le rend encore extrêmement utile au point de vue de l'analgésie locale, qu'il peut réaliser facilement, précisément à cause de son point d'ébullition fort peu élevé; il possède sur l'éther l'avantage de n'être point inflammable. Je vous rappelle que les vapeurs d'éther mélangées avec l'air constituent des mélanges détonants extrêmement violents; il n'en est pas ainsi des vapeurs de bromure d'éthyle; on peut, par exemple, employer le thermocautère sous un jet de vapeur de bromure d'éthyle, ce qui serait absolument impossible à réaliser, sans danger d'explosion et d'incendie, avec l'éther ordinaire.

A côté de ce bromure d'éthyle on a signalé comme étant une substance anesthésique le *bromure d'éthylène*. J'insiste sur ce point, parce que c'est une erreur capitale qui pourrait entraîner à des résultats fort graves. Le bromure d'éthylène est, en effet, exclusivement, une substance toxique, énergiquement toxique, et qui ne jouit en aucune façon de propriétés hypno-anesthésiques : il se comporte en cela comme le chlorure d'éthylène dont je vous ai parlé. J'insiste d'autant plus sur ce point qu'on a donné, comme procédé de purification du bromure d'éthyle altéré sous l'influence de la lumière, un manuel opératoire qui, à mon avis, n'est pas sans danger.

Voici du bromure d'éthyle qui, comme vous le voyez, est assez fortement coloré par suite de sa décomposition sous l'influence de la lumière. La couleur jaune, tirant sur le rouge-brun, est un indice de la présence de brome à l'état libre et de dérivés bromés d'hydrocarbures. On a proposé, pour ramener à son état ordinaire, c'est-à-dire pour purifier, le mot est très exact, ce bromure d'éthyle ainsi altéré par l'action de la lumière, on a proposé de l'agiter avec de la tournure d'argent. Vous voyez en effet que la simple agitation en présence de la tournure d'argent décolore immédiatement ce bromure d'éthyle tout à l'heure si fortement coloré; en décantant le produit vous voyez qu'il est absolument incolore.

Cette purification semble, au premier abord, donner des résultats absolument parfaits; elle n'a pour moi qu'un inconvénient, mais il est grave, c'est qu'elle peut donner naissance à du bromure d'éthylène et, à cause de la toxicité du bromure d'éthylène, je crois qu'il faut absolument repousser pour la pratique de l'anesthésie le bromure d'éthyle purifié par ce procédé.

Le bromure d'éthyle est un excellent anesthésique local; je vous en reparlerai quand nous traiterons des procédés d'analgésie localisée. Il a l'avantage de ne pas être inflammable, et, en outre, d'être beaucoup moins irritant que l'éther.

Occupons-nous, pour le moment, de son action comme hypno-anesthésique général, c'est beaucoup plus important. Cette action hypno-anesthésique avait déjà été reconnue par Nunneley, de Leeds, en 1849. Il avait remarqué que, sous l'influence du bromure d'éthyle, on obtenait, chez les animaux tout au moins, une anesthésie intense et prompte; peu ou même pas d'excitation; une congestion assez notable de la face et du cou; des pulsations cardiaques rapides; une accélération de la respiration qui devenait bruyante, stertoreuse; de la dilatation pupillaire; ce qui rapprochait, comme vous le voyez, dans une assez large mesure, l'action du bromure d'éthyle de celle exercée par l'éther. De plus, il avait noté que son action hypno-anesthésique était courte, qu'elle ne se prolongeait pas, que le réveil était facile et beaucoup plus rapide qu'avec les autres substances employées dans le même but.

Depuis, l'étude de ce produit a été reprise; et, actuellement, je me bornerai à vous signaler, comme je l'ai fait pour l'éther, les points par lesquels l'influence exercée par le bromure d'éthyle sur l'organisme humain diffère de celle que nous avons reconnue au chloroforme et à l'éther.

Voyons, pour commencer, quelle est son action sur le système nerveux. L'action anesthésique exercée par le bromure d'éthyle est très puissante et elle est surtout remarquable, comme l'a reconnu Nunneley, par la rapidité de sa production et une très grande brusquerie dans sa cessation; de plus, elle disparaît sans laisser de traces, ce qui ne se réalise pas avec l'éther, et à plus forte raison encore avec le chloroforme. La plupart du temps, la période d'agitation est à peu près nulle ; l'action irritante est réduite, on peut le dire, absolument au minimum et, par conséquent, tout danger de syncope primitive, de syncope laryngo-réflexe se trouve par le fait écarté.

On peut synthétiser ces résultats en disant que le bromure d'éthyle produit une atténuation immédiate de la sensibilité périphérique des muqueuses laryngées, nasales et même de la muqueuse bronchique et que, grâce à cette propriété, il n'y a pas à redouter les irritations à la suite desquelles peuvent se produire les syncopes primitives d'origine réflexe. D'autre part, la moelle, le bulbe et les hémisphères cérébraux sont certainement plus sensibles encore à l'action du bromure d'éthyle qu'ils ne le sont à l'action de l'éther ou à celle du chloroforme. Cela explique que la phase d'agitation soit si brève, et quelquefois même qu'elle ne se présente pas du tout. On observe une atténuation considérable de l'excitabilité nerveuse centrale, avec diminution non moins marquée de la réflectivité bulbo-médullaire.

Un point qui, par certains côtés, réalise des avantages et, par d'autres, des inconvénients, est celui-ci : il y a un écart notable entre l'impressionnabilité de la moelle et celle des hémisphères cérébraux, écart beaucoup plus considérable que celui qu'on peut observer sous l'influence de l'éther ou sous l'influence du chloroforme. La perte de la connaissance, de la conscience de soi, est très rapide sous l'influence du bromure d'éthyle et ne demande, en général, pas plus de une à trois minutes ; mais l'anesthésie vraie, c'est-à-dire l'anesthésie utilisable pour les opérations, est beaucoup moins rapide ; et, en général, il s'écoule toujours une période de trois à cinq minutes entre le moment de la perte de la conscience et celui de l'anesthésie confirmée. De sorte qu'il s'écoule ainsi un temps relativement assez long entre le moment où le bromure d'ethyle vient frapper le cerveau et celui où il vient toucher la moelle. C'est là, si l'on veut, une condition avantageuse, favorable, au point de vue de certains accidents qui peuvent être évités ; mais c'est une condition désavantageuse au point de vue de l'opération chirurgicale en elle-même, parce que, grâce à cette période de temps assez considérable, la persistance des réflexes moteurs dure jusqu'à ce que l'insensibilité soit parfaite, parfois même au delà ; c'est-à-dire, en d'autres termes, que la résolution musculaire est tout au moins tardive, quelquefois même insuffisante, incomplète.

Sur le cœur et les vaisseaux, le bromure d'éthyle exerce une action assez différente de celle que nous avons reconnue au chloroforme et qui se rapproche davantage de l'action exercée par l'éther. C'est d'abord la vaso-dilatation, au lieu de la vaso-constriction que nous savons être exercée par le chloroforme; puis, comme conséquence de cette vaso-dilatation, une diminution de la pression sanguine. Le bromure d'éthyle exerce également une action directe sur le cœur, aussi bien sur le muscle que sur les ganglions cardiaques. C'est en définitive, à la limite, si vous voulez, un poison du myocarde; bien que d'une intensité moindre que le chloroforme. Je vous en donnerai tout à l'heure une preuve manifeste en plaçant des grenouilles, dont le cœur sera mis à découvert, sous des cloches dont l'atmosphère sera saturée, repectivement, avec du chloroforme, avec de l'éther et avec du bromure d'éthyle. Vous verrez se reproduire cette expérience que je vous ai déjà montrée : tandis que l'arrêt du cœur de la grenouille est assez rapide sous l'influence du chloroforme, cet arrêt est au contraire fort lent à se produire sous l'influence de l'éther ; et, sous l'influence du bromure d'éthyle, le temps nécessaire pour la réalisation de cet arrêt est intermédiaire entre celui nécessité par l'éther et celui nécessité par le chloroforme. De plus, et c'est là un point à l'avantage du bromure d'éthyle, lorsque le cœur de la grenouille s'est une fois arrêté sous l'influence des vapeurs d'éther bromhydrique, si l'on soustrait l'animal à cette atmosphère, au bout d'un certain temps le cœur peut revenir à son état normal et reprendre ses contractions, ce qui n'arrive pas, vous le savez, avec le chloroforme.

Quant à la respiration, sous l'influence du bromure d'éthyle, elle augmente de fréquence au début, puis elle ne tarde pas à se régulariser, pour se ralentir ensuite. Lorsque l'inhalation est poussée trop loin, c'est-à-dire lorsqu'on fait ce que nous avons appelé l'*anesthésie à outrance* par le bromure d'éthyle, on observe que l'arrêt respiratoire précède l'arrêt du cœur : c'est ce que nous avons vu avec l'éther, et c'est en même temps ce qui permet, jusqu'à un certain point, de concevoir la possibilité, au moyen de la respiration artificielle, d'arriver à parer aux inconvénients de la syncope respiratoire qui peut se produire sous l'influence du bromure d'éthyle.

L'excitation glandulaire, sous l'influence du bromure d'éthyle, est extrêmement vive ; on observe toujours de la sudation, du ptyalisme, du larmoiement : parfois même, quelques-unes de ces manifestations sont assez exagérées pour constituer une gêne intense et pour obliger de suspendre rapidement l'action de l'éther bromhydrique.

Sous l'influence de cet hypno-anesthésique la syncope tertiaire, c'est-à-dire l'apnée toxique, revêt une gravité extrême : lorsque l'économie est saturée de vapeurs de bromure d'éthyle, la mort de l'élément anatomique se produit avec une extrême rapidité, ainsi que nous l'avons vu d'ailleurs pour le chloroforme et, quoique à un degré moindre, pour l'éther. Lorsque cette saturation est arrivée, les accidents qui en résultent sont d'une gravité extrême ; et il est à peu près impossible d'y remédier par quelque procédé que ce soit.

En définitive, le bromure d'éthyle est surtout recommandable, de l'avis de tous les chirurgiens, pour les petites opérations, c'est-à-dire celles qui ne demandent qu'une très courte durée, notamment pour les opérations dentaires, ou bien pour obtenir une anesthésie rapide qu'on peut continuer ensuite, sans inconvénients, avec le chloroforme. C'est, en effet, ce procédé qui, dans beaucoup de circonstances, est adopté maintenant par un très grand nombre de chirurgiens afin d'éviter les accidents du début de l'anesthésie. On commence l'anesthésie à l'aide du bromure d'éthyle, puis lorsque la période de résolution musculaire est, sinon complètement apparue, du moins sur le point d'apparaître, on substitue le chloroforme au bromure d'éthyle ; et l'on peut ainsi faire persister une anesthésie pendant un temps assez considérable, après avoir évité, d'une part, les dangers assez graves de la première période de l'hypno-anesthésie, d'autre part, le danger non moins sérieux de l'apnée toxique qui apparaît d'une façon relativement précoce avec le bromure d'éthyle employé seul.

Je résumerai de la façon suivante les avantages et les inconvénients de l'emploi de cet anesthésique. Ses avantages consistent dans la rapidité d'action, l'absence d'agitation, la facile production de l'analgésie, c'est-à-dire que, fréquemment, bien avant que l'individu soit en état de résolution musculaire utile pour pratiquer une opération chirurgicale, il est insensible à la douleur ; puis, la sécurité que cet hypno-anesthésique présente relativement aux syncopes primitives, et même aux syncopes secondaires, puisque nous avons vu que l'accident à redouter pour les syncopes secondaires était surtout la syncope respiratoire, contre laquelle nous sommes efficacement armés.

Quant à ses inconvénients, c'est d'abord l'excitation glandulaire intense, déterminant une hypersécrétion qui se traduit le plus souvent du côté de l'appareil respiratoire par des râles, et qui peut aller jusqu'à la possibilité de l'obstruction des voies respiratoires par le liquide; une action nauséeuse qui est encore la conséquence de cette hypersécrétion : son action vaso-dilatatrice est aussi un inconvénient, au moins en ce qui regarde l'économie du sang; il en est de même de la résolution musculaire incomplète ou tardive, et celui-là est peut-être plus grave que d'autres. Mais le plus grave de tous les inconvénients, c'est l'impossibilité d'utiliser le bromure d'éthyle pour les opérations de quelque durée; il est vrai que cet inconvénient peut être facilement annihilé en substituant, comme je vous le disais tout à l'heure, le chloroforme au bromure d'éthyle pour la continuation de l'anesthésie.

Les alcooliques, les nerveux, les cardiaques, les brightiques, présentent vis-à-vis du bromure d'éthyle la même susceptibilité, c'est-à-dire qu'on rencontre chez eux avec le bromure d'éthyle les mêmes dangers qu'avec le chloroforme. Enfin, il faut songer à ce fait que si le bromure d'éthyle n'est pas rigoureusement pur, comme je vous le disais tout à l'heure, il peut exagérer le danger des syncopes primitives. Si l'on se servait, par exemple, de bromure d'éthyle ayant subi une légère décomposition, la présence d'acide bromhydrique ou de brome en liberté est suffisante pour constituer des produits irritants, capables de déterminer, tout au moins, des affections bronchiques plus ou moins graves.

Le bromure d'éthyle s'élimine par les poumons principalement et par les reins. On a reconnu l'existence d'albumine dans l'urine des individus anesthésiés à l'aide de ce produit lorsqu'il était employé à doses élevées; et enfin, au point de vue de la modification de la composition des urines, on observe, sous son influence, une augmentation de l'acidité urinaire due sans doute à l'influence du brome, car ce même phénomène se remarque sous l'influence du bromure de potassium.

On a reconnu également, au point de vue de la pratique, qu'il y avait plus d'inconvénients à administrer au début des doses faibles que des doses un peu considérables. Sous l'influence de l'administration de doses faibles, on peut voir, en effet, se produire plus ou moins énergiquement la période d'agitation qu'on peut si facilement éviter par l'administration de doses plus considérables.

Le manuel opératoire qui est recommandé actuellement par les chirurgiens qui prônent l'emploi du bromure d'éthyle est celui-ci : commencer par déterminer l'accoutumance, ainsi que je vous l'ai dit à propos de l'éther, en faisant inhaler d'abord de petites quantités de bromure d'éthyle; puis, verser tout d'un coup sur l'appareil servant à l'inhalation une dose de 15 à 20 grammes qui amène très rapidement une anesthésie marquée : à ce moment, on substitue alors, si l'on veut faire une opération de longue durée, l'inhalation du chloroforme aux inhalations du bromure d'éthyle.

L'hypno-anesthésie n'est pas le seul mode d'emploi du bromure d'éthyle, au point de vue de ses applications thérapeutiques; il possède, en effet, comme tous les éthers, une action antispasmodique, une action de stimulant diffusible, que nous avons vue également exercée par l'éther ordinaire. De plus, on lui reconnaît, en général, une action calmante, très énergique dans la gastralgie. On a également essayé les inhalations de bromure d'éthyle pour déterminer l'arrêt des accès d'épilepsie, des attaques d'hystérie; et on prétend être arrivé à quelques résultats lorsque ces inhalations ont pu être faites à un moment précédant d'assez près celui où l'attaque allait se manifester. On en aurait obtenu également de bons résultats pour la sédation des névralgies et des migraines, ainsi que des manifestations neurasthéniques et de l'exaltation psychique : la toux convulsive, la dyspnée sont aussi, fréquemment, améliorées par les inhalations ou par l'ingestion de bromure d'éthyle.

Dans les cas d'administration du bromure d'éthyle par voie d'ingestion stomacale, il est alors indispensable, à raison de sa faible solubilité dans l'eau, de l'incorporer à une potion assez fortement alcoolique.

Iodure d'éthyle. — A côté du bromure d'éthyle, je vous indiquerai un autre produit, dont je ne vous dirai que quelques mots, c'est l'éther iodhydrique. C'est un liquide incolore lorsqu'il est convenablement purifié, mobile, d'une odeur douce, éthérée et un peu alliacée; sa densité est de 1,975 à 15°; il bout à 72°. Il est peu soluble dans l'eau; très soluble, au contraire, dans l'alcool et l'éther. Il est très altérable, beaucoup plus que ne l'est l'éther bromhydrique; et, en raison de cette très facile altérabilité, il est impossible à utiliser pour l'anesthésie chez l'homme : il possède cependant des propriétés anesthésiques très marquées, qu'on peut facilement vérifier en l'expérimentant sur les animaux. Le véritable intérêt de l'éther iodhydrique consiste surtout dans son emploi comme médicament iodé, et cela en raison précisément de sa facile altérabilité, d'où, par conséquent, la mise en liberté d'iode dans l'organisme. Il a été préconisé pour le traitement d'un certain nombre d'affections spasmodiques, entre autres l'asthme, où Germain Sée le recommandait beaucoup; il a été préconisé également à titre de médicament iodé très efficace dans le traitement de la tuberculose, de la scrofule, de la syphilis et même du rhumatisme. Enfin, on l'a préconisé encore, toujours à titre de médicament iodé, et en raison de sa facile décomposition dans l'organisme, comme antidote des alcaloïdes, dans le but de les transformer en composés iodés insolubles. J'avoue qu'à ce dernier point de vue, je n'ajouterais pas la moindre confiance à l'emploi de l'éther iodhydrique; sa décomposition dans l'organisme mettant à se produire un temps qui me paraît beaucoup trop considérable et permettant, par conséquent, aux alcaloïdes, contre l'action desquels on voudrait lutter, d'avoir développé leur action toxique avant que l'iode mis en liberté puisse les précipiter à l'état insoluble. Cela me paraît être encore une de ces applications fausses, à la pratique thérapeutique, des données fournies par la chimie : elle entraîne en effet une foule d'hypothèses absolument erronées, telles que la persistance de l'alcaloïde, d'une part, de l'iode, d'autre part, à l'état isolé, sans qu'ils subissent la moindre modification de la part des liquides de l'organisme avec lesquels ils se trouvent en contact, sans qu'ils soient absorbés et circulent dans l'économie, etc., etc. Les prétendues applications des sciences exactes basées sur de pareilles conceptions sont plutôt faites pour nuire à ces sciences que pour montrer leur utilité.

Éther nitreux. — Un autre éther, dont je ne vous dirai également que quelques mots, c'est l'éther nitreux. Il constitue, lorsqu'il est parfaitement pur, un liquide incolore qui se décompose avec une très grande facilité et qui se colore, dans ce cas, en jaune. C'est un liquide légèrement jaunâtre, mobile, d'une saveur âcre et brûlante, d'une òdeur de pomme de reinette, d'une densité de 0,94 à 15°, bouillant à 17°5 : il est inflammable, facilement décomposable, si facilement même que sa simple agitation avec de l'eau suffit pour déterminer la décomposition de la majeure partie (un quart se dissout, les trois autres quarts se décomposent) et à mettre en liberté de l'acide hypo-azotique. Cet éther est peu, et on pourrait dire même pas, anesthésique ; son action sa rapproche beaucoup plus de celle de la nitro-glycérine ou des nitrites, ou encore de celle du nitrite d'amyle, que de celle des hypno-anesthésiques ; c'est-à-dire que c'est surtout un vaso-moteur à action dilatatrice ; et, au point de vue hypno-anesthésique, on pourrait dire de lui ce que je vous disais tout à l'heure de l'éther iodhydrique : il est beaucoup trop facilement décomposable pour trouver son application à l'hypno-anesthésie.

Je vous signale seulement son utilisation, qui est très fréquente en Angleterre et en Amérique, où on l'emploie, mélangé à de l'alcool, comme excitant et comme diurétique, sous le nom d'*éther nitreux alcoolisé* ou *liqueur anodine nitreuse*.

On connaît différents mélanges éthéro-alcooliques et provenant de la réaction exercée par l'acide nitrique sur l'alcool : tous ces mélanges renferment des proportions variables de nitrite d'éthyle, de nitrate d'éthyle et d'alcool, ainsi que de quelques produits accessoires de la préparation ; notamment, de l'aldéhyde et du bioxyde d'azote. La réaction qui se passe entre l'acide nitrique du commerce, l'acide à 36° Baumé et l'alcool à 90° est extrêmement violente : on recueille dans 2 parties d'alcool à 90° centésimaux les gaz qui se dégagent au début de la réaction de 3 parties d'acide azotique sur 6 parties d'alcool ; puis, lorsque l'effervescence s'est calmée, on chauffe, de façon à distiller le résidu jusqu'à ce que l'on ait obtenu 6 parties de liquide : il en résulte cette liqueur connue sous le nom de *Liqueur anodine nitreuse*. Sous le nom d'*Esprit de nitre dulcifié* ou d'acide azotique alcoolisé, on désigne un mélange de 300 grammes d'alcool à 90°, 78 grammes d'acide nitrique officinal et 22 grammes d'eau distillée : on en administre de 2 à 4 grammes en potion ou en tisane ; on s'en sert encore pour faire de la limonade, assez agréable au goût, en ajoutant 20 ou 30 grammes de ce mélange à 1000 grammes de sirop de sucre.

Éther acétique. — A côté de ce produit, un mot seulement de l'éther acétique. Celui-là est anesthésique lorsqu'on l'emploie dans

certaines conditions. Les recherches de Rabuteau ont montré, en
effet, que chez les animaux à sang chaud, la décomposition de l'acétate d'éthyle était assez rapide, lorsque cet éther était introduit par
voie d'inhalation, pour qu'il ne se produisît aucun effet anesthésique ;
mais que l'action hypno-anesthésique pouvait être réalisée si l'on
saturait en quelque sorte l'économie de cet éther acétique, d'une
part en le faisant inhaler, d'autre part en l'introduisant par voie
d'injections sous-cutanées. C'est vous dire qu'il n'est pas acceptable
de réaliser l'anesthésie chez l'homme par de semblables procédés.

   Chez les animaux à sang froid, comme je vais vous le montrer
tout à l'heure, l'action anesthésique se produit très facilement,
parce que ce dédoublement de l'éther acétique, dédoublement que
nous allons voir s'opérer également avec d'autres éthers et qui met
en liberté l'alcool d'une part, et, d'autre part, l'acide auquel cet
alcool était combiné, cette saponification, pour employer l'expression consacrée par la chimie, ne s'effectue que dans l'organisme
des animaux à sang chaud.

   L'éther acétique, lorsqu'il est anhydre, est complètement inaltérable ; et il se décompose, au contraire, avec facilité en présence de
l'eau : c'est un anesthésique local qu'on a recommandé pour l'analgésie des voies aériennes ; il diminuerait, a-t-on dit, les sécrétions
et aurait une action analgésique appréciable dans les névralgies.
Pour l'usage interne, on le substitue parfois à l'éther ordinaire, soit
comme sédatif dans la bronchite chronique, soit comme modificateur des sécrétions dans la bronchorrée : on en prescrit de XXX à
L gouttes dans une potion de 120 grammes.

   Je reviendrai plus tard, en quelques mots, sur cet éther acétique,
parce que, comme vous allez le voir, il est à considérer, ainsi que
quelques autres, au point de vue de l'hygiène.

   NITRITE D'AMYLE. — Je m'étendrai plus longuement, Messieurs,
comme je vous l'avais dit, sur un produit beaucoup plus important
que ceux dont je viens de vous faire l'énumération, je veux parler
du nitrite d'amyle.

   Le nitrite d'amyle est, à la rigueur, une substance hypno-anesthésique ; mais c'est bien plutôt une substance qui se rapproche de
la nitro-glycérine ou des nitrites, comme l'éther nitreux dont je
viens de vous parler à l'instant.

   Ici, le caractère d'*éther* cède absolument le pas, en effet, au caractère *nitrite*; et cela est dû à ce que, comme je viens de vous le dire pour l'éther acétique, dès que le nitrite d'amyle est introduit dans l'économie, il est presque immédiatement décomposé, sous l'influence des actions physico-chimiques qui se produisent dans l'organisme, en alcool d'une part, et, d'autre part, en acide nitreux qui, lui, intervient pour son compte, et produit exactement les mêmes effets que ceux déterminés par la nitro-glycérine, par les nitrites, par l'éther nitreux : dans tous ces produits, en effet, c'est l'action pharmacodynamique de l'acide nitreux qui est seule à envisager.

Le nitrite d'amyle est un liquide presque complètement incolore, d'une odeur suave, pénétrante, tout à fait caractéristique : il possède une densité de 0,877 à 0°, il bout à la température de 95° à 96°. Il a été découvert en 1844 par Balard : c'est seulement quinze ans après, en 1859, que Guthrie, ayant eu par hasard l'occasion de se servir du nitrite d'amyle, remarqua, à la suite de l'inhalation involontaire qu'il avait faite d'une certaine quantité de vapeur de cet éther, une coloration très intense du visage et une augmentation notable d'amplitude des pulsations cardiaques. Quelques années après, Richardson, dans le laboratoire de Ludwig, reprit l'étude de cette substance au point de vue physiologique; et, en opérant sur des grenouilles, il constata la dilatation des capillaires et un renforcement notable des contractions cardiaques, suivis d'un affaiblissement de ces contractions et de la constriction des capillaires. Enfin Gamgee et Lauder-Brunton observèrent une diminution, très notable, de la pression sanguine.

Ainsi que je vous le disais tout à l'heure, ce qui caractérise le nitrite d'amyle, lorsqu'il est introduit dans l'économie, c'est sa très rapide décomposition : il met en liberté de l'acide nitreux; et c'est par suite de l'action exercée par cet acide nitreux sur l'organisme que se déroulent tous les phénomènes physiologiques dont je vais avoir à vous entretenir dans un moment. J'ajouterai que la présence à l'état naissant de cet acide nitreux doit encore exalter ses propriétés physiologiques.

On a noté ce fait que tous les tissus à réaction acide — et, à ce point de vue, je vous citerai particulièrement les centres gris du cerveau et de la moelle — exercent une action particulièrement intense sur la décomposition du nitrite d'amyle : il en est de même des muqueuses riches en glandes. Au point de vue de son action de contact, il agit simplement comme substance irritante; et les conséquences de cette action sont les mêmes que celles de l'action d'une substance irritante quelle qu'elle soit.

Sa rapidité de diffusion dans l'organisme est extrêmement considérable. De plus, en raison précisément de la facilité avec laquelle l'acide nitreux s'oxyde dans l'organisme, sous l'influence de l'oxygène rendu actif par les hématies, et de la facilité, presque aussi marquée, avec laquelle l'acide azotique, produit de cette oxydation, se réduit au contact des substances organiques, on trouve, dans l'influence exercée par le nitrite d'amyle, une mobilité, une rapidité et une persistance d'action qui s'expliquent fort bien par suite des transformations successives que je viens de vous indiquer.

En effet, sous l'influence de l'inhalation d'une quantité un peu considérable de nitrite d'amyle, le sang présente très rapidement tous les phénomènes de l'asphyxie; on voit sa coloration devenir brunâtre, se rapprocher d'une coloration chocolat, et cela, par suite de la métamorphose de la matière colorante du sang, l'oxyhémoglobine, qui se transforme, non pas en hémoglobine réduite, comme on l'a dit au début, mais bien en méthémoglobine. Cette transformation se fait *in situ*, dans les hématies même, tandis que les propriétés physiologiques du sang se trouvent atteintes en raison de cette transformation; et, comme conséquence inévitable de cette transformation de l'hémoglobine en méthémoglobine, on observe une diminution notable de la capacité respiratoire du sang. A cela succède tout naturellement l'asphyxie, par arrêt des échanges; c'est aussi une conséquence de l'action exercée sur la matière colorante des globules : on ne trouve pas d'altération structurale apparente des hématies.

Cette action exercée par le nitrite d'amyle sur le sang est parfois assez lente à se produire, fait sur lequel Rabuteau, le premier, a attiré l'attention; et c'est un point à retenir, parce qu'il permet de prévoir et d'expliquer certains accidents tardifs pouvant résulter de l'emploi de ce médicament. Rabuteau, tout le premier, je crois, a été victime de ces accidents tardifs, au cours des expériences qu'il a réalisées en étudiant l'action physiologique de l'éther amylnitreux.

On observe, en effet, assez souvent, que l'action du nitrite d'amyle inhalé en quantité un peu considérable semble ne pas produire d'effets physiologiques très intenses; puis, au bout d'un temps assez considérable, plusieurs heures même après ces inhalations, on voit tout à coup éclater des phénomènes graves qui, d'après ce que je viens de vous dire tout à l'heure, sembleraient devoir se produire tout de suite, ou au moins très promptement, après l'inhalation. Eh bien, c'est contre ces phénomènes tardifs qu'il faut se mettre en garde; c'est une des raisons pour lesquelles il faut toujours être extrêmement prudent dans l'inhalation du nitrite d'amyle, en ce qui regarde tout au moins la quantité des vapeurs de cette substance que l'on fait inhaler.

Action sur la circulation. — Le premier de tous les appareils, celui qui est le plus intéressé en quelque sorte dans l'action du nitrite d'amyle, c'est l'appareil circulatoire; c'est par celui-là que nous allons commencer l'étude de l'action physiologique exercée par cette substance.

Ce qui frappe immédiatement du côté de l'appareil circulatoire, c'est une accélération du rythme cardiaque coïncidant avec une baisse considérable de la pression et une dilatation très notable des dernières ramifications artérielles. Cette accélération n'est pas, comme on pourrait le croire au premier abord, la cause de l'abaissement de la tension sanguine; et, en effet, si l'on évalue, par la méthode de François-Franck, les changements de volume du cœur, en mesurant les variations du péricarde sous l'influence de ce changement de volume, on s'aperçoit que la quantité de sang envoyée par les systoles cardiaques, qui sont cependant beaucoup plus nombreuses, est exactement la même avant l'inhalation du nitrite d'amyle qu'après cette inhalation.

A forte dose, on constate que l'effet excitant du début est remplacé par un effet dépresseur extrêmement intense; si l'on opère sur des animaux, on peut voir que l'action accélératrice du début est remplacée par une action ralentissante de plus en plus accentuée; et que, chez les animaux à sang froid, chez les grenouilles par exemple, le cœur s'arrête en diastole. Cet arrêt diastolique se produit quelles que soient les conditions expérimentales dans lesquelles on se place; c'est-à-dire qu'il se produit aussi bien après la section préalable des pneumo-gastriques qu'après qu'on a mis l'animal sous l'influence de l'atropine. Par conséquent, on peut conclure de ces deux expériences que l'action du nitrite d'amyle n'est pas d'origine centrale, puisqu'elle se produit quand même on a sectionné préalablement les pneumo-gastriques; qu'elle n'est pas non plus d'origine périphérique, par les extrémités intracardiaques des vagues, puisque, sous l'influence de l'atropine, l'animal présente le même arrêt diastolique.

Il en résulte donc qu'il faut attribuer cet arrêt diastolique du cœur à l'action exercée par les vapeurs du nitrite d'amyle sur le myocarde lui-même qu'elles irriteraient et pourraient même tétaniser. Nous savons, en effet, que toutes les fois qu'une substance active quelconque exerce son activité sur un élément anatomique, elle commence d'abord par l'exciter, puis elle finit par le paralyser; c'est bien précisément ce que nous voyons, quant au myocarde, sous l'influence du nitrite d'amyle.

Chez tous les animaux, d'ailleurs, les phénomènes se passent de la même manière que chez les animaux à sang froid; et l'on peut voir par l'expérimentation qu'il n'y a pas de rapport nécessaire entre l'abaissement de la pression artérielle, abaissement qui est le corollaire d'une augmentation de la pression veineuse, et le rythme du cœur : en d'autres termes, les changements de rythme ne sont pas subordonnés aux variations de pression, de même que la chute de pression est indépendante des modifications de la fonction cardiaque.

L'accélération cardiaque qu'on peut observer comme phénomène de début sous l'influence du nitrite d'amyle ne se montre d'ailleurs que dans certaines conditions bien déterminées; on peut avoir toutes les modifications du rythme compatibles avec des variations de pression. Mais, cette accélération exercée par le nitrite d'amyle ne se produit que sur un cœur normal comme rythme, c'est-à-dire lorsque le cœur n'est déjà pas accéléré au préalable. Par exemple, vous savez qu'à la suite de la section des pneumogastriques on constate une accélération notable des contractions cardiaques; si, à ce moment, on fait inhaler du nitrite d'amyle à l'animal, le nombre des contractions cardiaques, étant déjà supérieur à la normale, ne se trouve pas accéléré de nouveau; mais, si l'on attend un certain temps que les contractions cardiaques soient revenues à leur rythme primitif, et qu'alors à ce moment on fasse inhaler du nitrite d'amyle, on voit augmenter le nombre des contractions cardiaques. Il faut, par conséquent, que le cœur possède un rythme très voisin du rythme normal pour que l'accélération exercée par le nitrite d'amyle puisse se produire.

D'autre part, des expériences dues à MM. François-Franck et

Dugau montrent que le nitrite d'amyle n'agit pas sur le système nerveux extrinsèque pour accélérer les contractions cardiaques; en effet, si l'on pratique, comme l'a fait François-Franck, la section des filets sympathiques provenant des ganglions premier thoracique et cervical inférieur, ainsi que la section des deux pneumo-gastriques qui, vous le savez, renferment des fibres accélératrices pour le cœur, on peut voir qu'après cette opération la fréquence des contractions cardiaques peut être encore augmentée sous l'influence des inhalations de nitrite d'amyle. Cette accélération résulte donc nécessairement d'une action périphérique sur les appareils nerveux intra-cardiaques, puisqu'elle ne peut pas, dans ce cas, résulter d'une action centrale.

Lorsqu'on prolonge l'action du nitrite d'amyle en inhalations, on peut voir alors survenir des accidents qui sont dus, surtout, à l'état asphyxique que présente le sang par suite de la transformation d'une quantité notable de l'oxyhémoglobine en méthémoglobine. Ces accidents sont caractérisés par des troubles cardiaques qui peuvent, comme je vous le disais, se montrer un temps assez considérable après les inhalations du nitrite d'amyle : ces troubles cardiaques consistent surtout en palpitations, irrégularités, intermittences, et s'accompagnent de faiblesses, de vertiges, de pâleur, d'inappétence, tous phénomènes qui durent parfois un temps assez considérable après l'emploi du nitrite d'amyle en inhalations.

Action vaso-dilatatrice. — Un point particulièrement intéressant et remarquable de l'action du nitrite d'amyle est l'action vaso-dilatatrice intense que cette substance exerce. C'est, en effet, de toutes les actions physiologiques, la plus évidente, celle qui saute aux yeux immédiatement. Cette action vaso-dilatatrice est surtout intense dans la face, le cou et les parties supérieures du tronc; elle se traduit par une rougeur intense du visage succédant aux premières inhalations de nitrite d'amyle, rougeur qui s'accompagne du gonflement des branches des artères temporales et souvent même de la dilatation des vaisseaux pupillaires. Si l'expérience est faite sur le lapin, par exemple, on peut voir cette action se traduire par une dilatation intense des vaisseaux de l'oreille; et si, comme l'a fait François-Franck, on pratique au trépan une fenêtre dans la paroi crânienne d'un lapin, on peut voir une injection considérable des vaisseaux de la pie-mère succéder aux premières inhalations de nitrite d'amyle.

Il s'agit ici d'une action vaso-dilatatrice due à l'excitation des vaso-dilatateurs, c'est une dilatation vasculaire active.

Lauder-Brunton avait déjà fait autrefois une expérience qui permet d'arriver à cette conclusion. Cette expérience consiste à pratiquer sur un animal la section de la moelle au-dessous de l'atlas et à montrer qu'après cette section les inhalations de nitrite d'amyle déterminent aussi bien qu'auparavant une action vaso-dilatatrice intense; il n'y avait donc pas lieu de faire intervenir ici l'action du principal centre vaso-moteur, qui est situé, comme vous le savez, dans le bulbe. Mais cette expérience n'était pas encore suffisamment probante parce que, comme l'ont montré les travaux de Vulpian et d'autres expérimentateurs, il y a un assez grand nombre d'autres centres vaso-moteurs que le centre bulbaire et qu'il faut même tenir compte, comme centres vaso-moteurs, des ganglions qui se trouvent dans l'épaisseur de la tunique vasculaire.

D'ailleurs, la preuve de cette interprétation a été fournie par la méthode expérimentale. Vous savez que les travaux des physiologistes auxquels je faisais allusion tout à l'heure ont démontré qu'il y avait certains nerfs qui constituaient des voies actives de vaso-dilatation : Claude Bernard l'a démontré pour la corde du tympan; les recherches de Vulpian pour le glosso-pharyngien; celles de Jolyet et Laffont, pour le maxillaire supérieur. Cette action s'exerce, par la voie des nerfs que je viens de citer, au moyen des actions périphériques qui retentissent sur les masses ganglionnaires situées dans l'épaisseur des parois vasculaires, actions provoquant, par leur intermédiaire, une vaso-dilatation active, sans qu'il y ait à faire intervenir la paralysie des vaso-constricteurs. Ce sont en quelque sorte des nerfs d'arrêt, comme l'avait dit Vulpian, à la manière des pneumogastriques sur le cœur et des splanchniques sur les intestins.

Et en effet, chez un animal soumis à l'influence du nitrite d'amyle, l'excitation du bout périphérique du sympathique, ou bien du bout central d'un nerf sensitif quelconque, détermine constamment la constriction qu'elle produit d'habitude sur les vaisseaux, ainsi que l'augmentation de tension du réseau périphérique. Par conséquent, il est évident qu'il n'y a pas à faire intervenir ici une action paralysante sur les vaso-constricteurs : il n'y a pas non plus la possibilité de faire intervenir, comme on l'avait voulu à un moment donné, une paralysie musculaire, parce que s'il y avait paralysie des muscles constricteurs des artères, ces muscles ne pourraient plus obéir à l'action excitante.

L'action directe sur la paroi vasculaire a d'ailleurs été prouvée par une très jolie expérience de François-Franck et Dugau. Ils ont mis à nu les deux glandes sous-maxillaires chez un animal et ont pratiqué, d'un seul côté, la section de la corde du tympan : si le nitrite d'amyle agissait exclusivement sur les centres, son action vaso-dilatatrice ne pourrait se manifester que du côté où la section de la corde du tympan n'a pas été pratiquée; eh bien, si l'on fait inhaler du nitrite d'amyle à un animal placé dans ces conditions, on voit que la vaso-dilatation se produit également des deux côtés et qu'il n'y a qu'un point par lequel cette expérience diffère de l'expérience classique de Claude Bernard, c'est la rutilance du sang. Cela est facilement explicable, parce que, sous l'influence de nitrite d'amyle, la coloration du sang devient brune, presque noire; nous savons que cette coloration est due à la transformation de l'oxyhémoglobine en méthémoglobine, et on ne peut, par conséquent, observer la coloration rutilante du sang qu'on remarque d'une façon régulière dans l'expérience classique de Claude Bernard.

D'autre part, la section du sympathique est, vous le savez, insuffisante pour énerver l'oreille du lapin au point de vue vaso-moteur; mais, si l'on joint à la section du sympathique celle du nerf auriculaire, ces deux sections réunies sont capables d'énerver complètement l'oreille du lapin au point de vue vaso-moteur. Si l'on pratique ces deux sections d'un seul côté sur un lapin, on peut voir que, sous l'influence du nitrite d'amyle, la vaso-dilatation ne se produit pas identiquement et avec la même intensité dans l'oreille énervée et dans l'oreille intacte; cette différence consiste surtout dans la quantité et le synchronisme de l'action vaso-dilatatrice.

Ce fait démontre que, s'il faut dire que l'action vaso-dilatatrice active est surtout d'origine périphérique, par le mécanisme que je viens de vous indiquer, il y a lieu de faire une réserve en ce qui concerne l'action vaso-motrice d'origine centrale, comme le prouve cette dernière expérience. On est donc amené à conclure que cette action vaso-dilatatrice est active, d'origine *surtout périphérique*, c'est-à-dire s'exerçant plutôt sur les éléments vaso-moteurs propres des vaisseaux que sur les centres vaso-dilatateurs bulbo-médullaires.

Cette action vaso-dilatatrice s'observe, comme je vous le disais

tout à l'heure, avec une certaine intensité chez l'homme dès les premières inhalations. La rougeur s'étend d'abord sur la face, puis elle
gagne ensuite le cou, la poitrine, et, en général, elle ne dépasse pas
le tronc. D'ailleurs, on observe dans les cas où cette action vaso-
dilatatrice est poussée à son maximum, comme dans les accidents
d'intoxication fortuite, par exemple, qu'elle atteint sa plus grande
intensité dans la partie supérieure du corps et qu'elle diminue progressivement jusqu'à disparaître aux extrémités inférieures. Cette
coloration est uniforme jusqu'à la ceinture, elle est marbrée sur l'abdomen ; elle disparaît très rapidement et il lui succède bientôt une
pâleur relative due précisément à une action vaso-constrictive, action
de retour en quelque sorte par rapport à l'action vaso-dilatatrice
du début.

Action sur la respiration. — La respiration, sous l'influence du
nitrite d'amyle, est affectée également dans une mesure très appréciable ; elle est accélérée et augmentée d'amplitude au début et sous
l'influence de petites doses. Au contraire, sous l'influence de doses
fortes, *ou bien si l'on continue l'inhalation à faible dose*, on voit
bientôt survenir de l'irrégularité des mouvements respiratoires ; la
respiration devient dyspnéique, ralentie, superficielle. Parfois même
on observe de violents accès de toux dus à l'excitation de la muqueuse
laryngée : cela s'observe principalement lorsqu'on fait inhaler des
quantités un peu considérables de vapeurs de nitrite d'amyle ; alors
la substance agit surtout à titre de substance irritante.

La mort, lorsqu'elle se produit chez les animaux, est toujours due
à un arrêt respiratoire ; et cet arrêt est dû à la paralysie des centres
respiratoires, par suite de l'action exercée par le nitrite d'amyle sur
le sang. Cette action sur le sang est, en effet, la plus importante,
celle de laquelle dépendent en quelque sorte presque toutes les conséquences physiologiques.

A ce point de vue, Messieurs, je vous signalerai ce fait, sur lequel
je crois déjà avoir appelé votre attention : on a recommandé, pour
lutter contre les accidents du chloroforme, contre les syncopes
secondaires notamment, l'emploi du nitrite d'amyle. A mon avis,
c'est là une faute grave, en raison précisément de l'action intense
exercée par ce nitrite d'amyle sur les centres respiratoires. On a
voulu voir dans une expérience faite par un auteur anglais, Lehman-
Lane, qui, l'un des premiers, s'était occupé de l'action physiologique

du nitrite d'amyle, la confirmation de son emploi pour lutter contre les accidents du chloroforme. En effet, dans son travail Lehman-Lane insiste bien sur ce fait que le nitrite d'amyle, absorbé en petite quantité par un animal soumis à l'influence hypno-anesthésique du chloroforme, dissipe l'anesthésie produite par ce chloroforme, et cela, d'abord en provoquant une distension des artérioles du cerveau, mais surtout en réveillant l'action du cœur. Seulement, une autre conclusion que les partisans de cet emploi ne citent pas, et qui vient immédiatement combattre la précédente, c'est celle dans laquelle il dit que le nitrite d'amyle, *en grande quantité* ou EN QUANTITÉ UN PEU TROP CONSIDÉRABLE, *au lieu de dissiper l'anesthésie chloroformique, la prolonge et amène la mort presque fatalement, par suite d'une distension exagérée, d'une vaso-dilatation exagérée du système veineux.* Cette vaso-dilatation du système veineux, il me semble qu'elle est tout à fait prête à se produire : le terrain est admirablement préparé, l'expérience est toute prête en quelque sorte pour que cette vaso-dilatation et cette action nocive du nitrite d'amyle se produisent lorsqu'on vient à en faire inhaler des quantités un peu trop considérables à un individu qui est déjà sous le coup d'une syncope chloroformique. Il ne faut pas oublier non plus, qu'à ce moment, l'amplitude des inhalations effectuées par le sujet est impossible à régler, ce qui vient encore ajouter au danger en permettant l'invasion, dans une inspiration profonde comme celles que font les individus sortant d'une syncope, d'un flot de vapeurs du nitrite d'amyle. C'est précisément en raison de ce fait que j'ai tenu à attirer particulièrement votre attention sur ce *très mauvais emploi*, à mon avis, du nitrite d'amyle pour lutter contre les accidents d'hypno-anesthésie par le chloroforme.

Action sur le système nerveux. — Il me restera bien peu de chose à vous dire, Messieurs, de l'action du nitrite d'amyle sur le système nerveux. Cette action se déduit en quelque sorte des faits que nous venons de passer en revue; c'est une action essentiellement dépressive, et, à ce point de vue encore, l'intervention du nitrite d'amyle pour lutter contre les accidents du chloroforme n'est rien moins que justifiée.

Cette action dépressive se traduit par une diminution des mouvements volontaires et de l'activité réflexe. On observe, chez les animaux, que la sensibilité persiste, alors que les réflexes moteurs sont complètement abolis dans le tronc et dans les membres.

Chez l'homme, les accidents du côté du système nerveux se traduisent par des vertiges qui sont dus à des troubles de la circulation cérébrale, et ces vertiges peuvent même aller jusqu'à l'ivresse; par de la céphalalgie persistante, de la paresse intellectuelle, phénomènes qui doivent être attribués aux altérations du sang dont je vous ai parlé. Enfin, on a signalé, dans certains cas d'intoxication par le nitrite d'amyle, des crampes et des secousses musculaires qui doivent être rapportées à l'asphyxie qui se produit dans ce cas et à l'accumulation de l'acide carbonique dans le sang.

Le muscle, d'ailleurs, lorsqu'on fait agir sur lui le nitrite d'amyle, se conduit d'une façon très différente suivant que l'action est exercée par contact direct ou par l'influence du sang chargé de nitrite d'amyle. Lorsque le muscle est mis en contact direct avec du nitrite d'amyle liquide, cette substance agit comme toute substance irritante et produit une irritation violente qui se traduit par du tétanos et une mort assez rapide. Si, au contraire, le muscle est soumis seulement à l'action des vapeurs du nitrite d'amyle, on voit sa propriété physiologique de contractibilité se trouver d'abord exaltée, puis bientôt le muscle est complètement paralysé; mais il est capable de revenir à l'état normal et de recouvrer son excitabilité si le contact avec la vapeur de nitrite d'amyle n'a pas été trop longtemps prolongé.

Action sur la température. — Quelle est l'action du nitrite d'amyle sur la température? Elle est une conséquence logique de l'action que je viens de vous signaler sur le cœur, sur la circulation et la respiration : au début, sous l'influence de petites inhalations de nitrite d'amyle, la température s'élève à la périphérie, c'est-à-dire aux endroits où s'établit la vaso-dilatation, à la face, au cou et dans les parties supérieures du tronc : cela s'explique facilement par suite de l'afflux sanguin brusque. Cette élévation de température ne tarde pas à s'arrêter et à être remplacée par une diminution notable de la température centrale, diminution qui peut atteindre de 1 à 3 degrés. Cette diminution de température est une conséquence du refroidissement dû à la diminution des échanges, et aussi une conséquence du rayonnement exagéré favorisé par la vaso-dilatation périphérique.

Enfin, Messieurs, un point qu'il est important de retenir, surtout relativement à l'emploi thérapeutique du nitrite d'amyle, c'est celui de l'accoutumance qui s'établit pour ce médicament : cette accoutumance est telle qu'au début il est imprudent de faire usage pour l'inhalation d'une quantité plus considérable que V ou VI gouttes de nitrite d'amyle ; eh bien, très rapidement, au bout de quelques jours à peine, on est obligé, pour produire les mêmes effets, d'arriver à employer X, XX et même jusqu'à L gouttes de nitrite d'amyle. L'action de cette substance est extrêmement rapide ; elle commence 15 secondes à peine après le début des inhalations, mais elle cesse également avec une très grande rapidité ; dans l'espace d'une minute et demie, environ, l'action vaso-dilatatrice cesse et le retour à l'état normal se produit.

En terminant ce qui a trait au nitrite d'amyle, je vous signalerai l'emploi d'un produit pour lequel il me paraîtrait nécessaire de faire de nouvelles recherches. Le nitrite d'amyle dont je vous ai parlé jusqu'ici est celui qu'on pourrait appeler nitrite d'amyle normal, c'est-à-dire le nitrite de l'alcool amylique normal. Or, vos souvenirs en chimie doivent être suffisamment précis pour que vous vous rappeliez qu'il existe trois alcools amyliques ; l'un d'eux constitue l'alcool amylique tertiaire, et on a préparé à l'aide de cet alcool amylique tertiaire un éther nitreux qu'on a appelé *nitrite d'amyle tertiaire*. On a prétendu que ce nitrite d'amyle tertiaire possédait une action physiologique plus marquée, plus durable que celle du nitrite d'amyle normal ; mais surtout qu'il aurait l'avantage, sur ce dernier, de ne pas produire les sensations désagréables de chaleur, de tension de la face, et de battement des artères temporales qui sont parfois si désagréables dans l'emploi du nitrite d'amyle ordinaire. On a dit également qu'il était moins toxique et plus hypnotique ; mais, je le répète, jusqu'alors ces faits ne me paraissent pas appuyés d'un nombre suffisant d'expériences ; et je crois qu'il serait absolument nécessaire de se livrer à une étude plus approfondie de ce nitrite d'amyle tertiaire, avant de considérer comme absolument acquis les avantages que je viens de vous énumérer.

XVIᵉ LEÇON

ACTION HYPNO-ANESTHÉSIANTE DE CERTAINS ÉTHERS COMPOSÉS. — LES ÉTHERS COMPOSÉS AU POINT DE VUE DE L'HYGIÈNE ET DE LA MÉDECINE LÉGALE. — PROTOXYDE D'AZOTE.

Ainsi que nous l'avons vu par l'étude des anesthésiques que nous venons de faire, aucun d'eux n'est, en somme, absolument exempt d'inconvénients; et c'est la raison pour laquelle on a cru devoir chercher si d'autres substances que celles que nous avons étudiées jusqu'à présent, d'autres éthers notamment, n'étaient pas doués de propriétés suffisamment hypno-anesthésiques pour pouvoir être substitués avantageusement au chloroforme et à l'éther ordinaire.

J'ai déjà appelé votre attention sur ce fait que quelques substances, très certainement hypno-anesthésiques chez certains animaux, les animaux à sang froid par exemple, ne possèdent pas la même propriété chez les animaux à sang chaud. Je fais répéter aujourd'hui devant vous une expérience dont je vous ai déjà parlé et qui consiste à mettre sous une cloche dans laquelle se trouve un tampon de ouate imprégné d'acétate d'éthyle, c'est-à-dire dont l'atmosphère est saturée de vapeurs d'éther acétique, un cobaye et une grenouille; vous allez voir que tandis que la grenouille va, au bout d'un temps très court, subir les effets hypno-anesthésiques de l'acétate d'éthyle, effets qui se traduiront par la résolution musculaire et tous les autres phénomènes que vous connaissez, exactement comme si elle avait été soumise à l'action des vapeurs d'éther ordinaire, le cobaye, au contraire, va pouvoir rester pendant toute la durée de notre réunion sous cette cloche dont l'atmosphère est saturée d'acétate d'éthyle, sans en éprouver le moindre effet anesthésique. Il en serait de même avec une autre substance dont j'aurai à vous entretenir dans un instant, le valérianate d'amyle.

Eh bien, ce phénomène tient, comme je vous l'ai déjà dit, à ce que chez les animaux à sang chaud, grâce à la température du corps et à l'activité des réactions physico-chimiques qui s'accomplissent dans l'organisme, les éthers en question sont saponifiés, décomposés; et il en résulte que, si nous considérons l'acétate d'éthyle, l'action se réduira à celle de l'acétate de soude et de l'alcool. Bien entendu, l'alcool, si ce dernier se trouve en quantité suffisante dans l'organisme, pourra produire son action ébrieuse ordinaire; mais, en aucun cas, nous ne verrons se produire d'effets hypno-anesthésiques analogues à ceux que détermine l'éther ordinaire.

Au contraire, chez les animaux à sang froid, l'activité des combustions, les phénomènes physico-chimiques moins intenses, sont insuffisants pour déterminer la saponification des éthers; ces éthers peuvent alors circuler dans l'organisme en quantité assez considérable pour influencer les éléments nerveux et déterminer, comme conséquence, une action hypno-anesthésique plus ou moins étroitement analogue à celle que nous avons vue se manifester sous l'influence du chloroforme ou de l'éther ordinaire.

La preuve qu'il en est ainsi peut nous être fournie par l'expérimentation sur les animaux à sang chaud. En utilisant l'acétate d'éthyle, on peut arriver à déterminer une action hypno-anesthésiante chez ces animaux, en soumettant, par exemple, un cobaye, un chat ou un chien à l'action des vapeurs d'acétate d'éthyle en même temps qu'on pratique sur lui des injections hypodermiques d'acétate d'éthyle; l'organisme se trouve alors sursaturé pour ainsi dire d'acétate d'éthyle et l'action hypno-anesthésique arrive à se produire, tardive il est vrai, incomplète c'est encore exact, mais enfin c'est une action hypno-anesthésique marquée, incontestable, et qui montre, par conséquent, que l'interprétation que je viens de vous donner est absolument admissible.

Quant à l'action ébrieuse de la plupart des éthers dont nous allons parler, elle est intéressante à considérer au point de vue de l'hygiène d'une part, au point de vue médico-légal ensuite, comme vous allez le voir tout à l'heure. C'est, en effet, à la présence de l'acétate d'éthyle dans le vin blanc, par exemple, qu'est due l'action ébriante particulière de certains vins blancs dits secs, assez riches en éthers; et, dans ces vins blancs, l'action ébrieuse, l'action excitante est encore augmentée, parce qu'à côté de l'acétate d'éthyle se trouvent d'autres éthers de l'alcool éthylique ou de l'alcool méthylique qui constituent ces produits odoriférants qu'on a appelés le bouquet des vins.

L'acétate d'éthyle n'est pas le seul à produire des phénomènes de ce genre ; on pourrait reproduire avec le benzoate d'éthyle les expériences que vous voyez ici. Le benzoate d'éthyle est un anesthésique très puissant pour les animaux à sang froid ; au contraire, il est décomposé encore plus facilement chez les animaux à sang chaud que l'acétate d'éthyle. En passant, je vous signale simplement ici un rapprochement intéressant entre la stabilité physico-chimique des éthers et leur pouvoir anesthésique : cette décomposition des éthers est d'autant plus facile que leur chaleur de formation, la chaleur développée par la combinaison de l'acide et de l'alcool est plus faible, c'est-à-dire qu'il s'agit d'éthers constitués par des acides à poids moléculaire plus élevé. Les éthers de ce genre qui se décomposent facilement ne jouissent pas de propriétés anesthésiques. Les éthers dont la décomposition est plus difficile jouiront de propriétés d'autant plus énergiquement hypno-anesthésiques que cette décomposition exigera une quantité de chaleur plus considérable pour se réaliser.

A côté de ces produits, un certain nombre d'autres éthers qu'on rencontre dans des boissons usuelles doivent être envisagés à un certain point de vue qui ne manque pas d'intérêt. Il en est ainsi des acétates de méthyle et d'éthyle, du formiate d'éthyle, du valérianate d'éthyle (qu'on appelle vulgairement dans le commerce essence de pommes), du butyrate d'éthyle (qui constitue l'essence d'ananas), de l'œnanthate d'éthyle, des acétates de propyle et d'isopropyle, des acétates de butyle et d'isobutyle, de l'acétate d'amyle (qui s'appelle dans le commerce essence de poires), et du valérianate d'amyle (connu également sous le nom d'essence de poires et de pommes) qui est susceptible, comme nous allons le voir, d'un emploi thérapeutique sur lequel je m'étendrai autant que son importance le méritera.

Les produits que je viens de vous citer ont été employés, il y a déjà un certain nombre d'années, pour préparer artificiellement des substances destinées à fabriquer — c'est le véritable mot — soit des vins, soit des liqueurs. C'est ainsi qu'on trouve dans le commerce la série de substances dont voici des échantillons, produits qui sont composés d'alcool tenant en dissolution des proportions plus ou moins considérables de l'un ou de plusieurs des éthers que je viens d'énumérer; comme vous pourrez le voir en parcourant les étiquettes qui revêtent les flacons, ces produits sont vendus sous le nom d'essence de rhum, d'essence de kirsch, d'essence de cognac, bouquet des vins, bouquet des eaux-de-vie, sève de Médoc, sève de toutes sortes de crus des plus renommés.

On a recherché, naturellement, s'il était inoffensif, au point de vue de la consommation journalière, de faire usage de vins ou de liqueurs renfermant de semblables produits. D'après les détails que je vous ai donnés précédemment et ceux que je viens d'ajouter aujourd'hui sur l'action physiologique de ces différents éthers, on est porté à admettre que l'ingestion journalière de pareilles substances, pourvu que ce soit en quantités modérées, est évidemment à peu près inoffensive, étant donnée surtout la très faible proportion de ces essences odoriférantes qu'il est nécessaire d'ajouter pour réaliser les soi-disant vins, eaux-de-vie ou liqueurs dont les étiquettes reproduisent la qualité.

Mais, au point de vue de l'hygiène, il y a cependant à insister sur un fait que j'ai été, je crois, l'un des premiers à mettre en évidence, au moins en ce qui concerne les liqueurs; c'est que la fabrication des liqueurs artificielles avec ces éthers, si elle n'est pas offensive par elle-même, l'est indirectement en ce sens qu'elle permet à l'industrie, qui ne s'en fait pas faute, d'écouler des alcools mauvais goût, des alcools éminemment toxiques, dont la présence, qui serait révélée facilement par leur mauvaise odeur, est cachée par le bouquet, par l'odeur suave des éthers qu'on y ajoute. C'est ainsi, par exemple, que des rhums, des eaux-de-vie, des kirschs de très basse qualité, obtenus avec des alcools mauvais goût, dénaturés, si je puis ainsi dire, par l'addition de ces bouquets, sont des substances véritablement toxiques en raison des alcools plus particulièrement dangereux qu'on peut employer pour faire ces liqueurs, en masquant leur mauvais goût par une addition suffisante d'un ou de plusieurs des éthers dont je viens de parler.

Je le répète, ce qui est dangereux dans l'absorption continue de ces substances, ce n'est pas l'éther qui y est ajouté, qui par lui-même est à peu près inoffensif, étant donnée surtout sa petite dose; ce qui est offensif, c'est l'alcool mauvais goût, la substance nuisible autre que ces éthers et dont la présence peut être masquée à l'aide de ces mêmes éthers. J'ajouterai d'ailleurs que les produits dont je viens de parler, qui sont en général très fortement aromatisés par les éthers en question, possèdent encore la propriété de stimuler d'une façon notable la muqueuse olfactive et la muqueuse gustative; et que le résultat de cette stimulation est une propension à l'ingestion accompagnée d'une sensation de soif qui, chez beaucoup d'individus, devient l'origine et l'occasion d'une consommation plus considérable de la substance qui se montre alors de plus en plus nocive.

Je vous citais tout à l'heure le valérianate d'amyle comme susceptible d'une application thérapeutique, en dehors de son application industrielle qui consiste surtout à utiliser son pouvoir odoriférant pour aromatiser les bonbons dits anglais. Cette application thérapeutique résulte d'une propriété particulière que possède le valérianate d'amyle de constituer un excellent dissolvant de la cholestérine : il en dissout une quantité plus considérable que la plupart des autres dissolvants, et il n'y a guère que l'éther ordinaire qui lui soit supérieur à ce point de vue. Seulement le valérianate d'amyle présente cet avantage considérable sur l'éther, c'est que tandis que l'éther bout à 34°5, le valérianate d'amyle bout à 196 degrés. Il en résulte que lorsqu'on l'introduit dans l'économie par la voie stomacale, on peut, jusqu'à un certain point, espérer que son action dissolvante sur la cholestérine pourra s'exercer dans les cas de lithiase biliaire; et c'est en effet dans cette circonstance qu'on a recommandé l'administration, en capsules ou en émulsion avec un jaune d'œuf, du valérianate d'amyle : 1 gramme de cholestérine à la température du corps, c'est-à-dire à 37°5, se dissout dans 4^{gr}, 50 de valérianate d'amyle.

Ce qui fait encore l'intérêt du valérianate d'amyle, en dehors de cette facilité à dissoudre la cholestérine, c'est que la cholestérine, lorsque la proportion en est trop considérable pour que l'éther amylvalérianique en effectue la dissolution complète, prend sous son influence un état physique qui ressemble beaucoup à celui de la gélatine ramollie par l'eau. Vous voyez ce tube dans lequel se trouve une quantité assez considérable de cholestérine en suspension dans du valérianate d'amyle, en le chauffant sur la flamme d'une lampe à gaz, vous pouvez constater que la dissolution vient de se faire avec une grande rapidité : en refroidissant le tube on va produire cet état gélatineux de la dissolution, la quantité de cholestérine

étant notablement supérieure à celle que peut dissoudre le valérianate d'amyle. On peut alors espérer arriver, par l'administration
de ce médicament, à mettre les calculs de cholestérine dans un état
tel qu'ils offensent peu ou pas les canaux à travers lesquels ils
seront obligés de passer pour être éliminés. Je me hâte cependant
de faire une restriction : il est incontestable qu'il ne faut pas considérer, d'une façon étroite, l'organisme comme un tube à expériences
dans lequel se produisent les phénomènes tels que nous venons de
le voir ici; mais enfin, cette application de l'emploi du valérianate
d'amyle est logique, et elle paraît avoir donné, entre les mains d'un
certain nombre de thérapeutes, de très bons résultats.

Le valérianate d'amyle s'administre, sous forme de perles, dont
l'enveloppe est formée de gélatine ou de gluten, à la dose de 20 à
80 centigrammes par jour : on peut encore le mettre en émulsion.
La formule ci-dessous donne de très bons résultats; le mélange
qu'elle représente est assez agréable au goût et facile à ingérer.

Valérianate d'amyle.	Soixante centigrammes.
Huile d'amandes douces	8 grammes.
Gomme arabique pulvérisée.	5 —
Sirop de coings	30 —
Eau distillée.	60 —

M. S. A.

A prendre en une seule fois dans un demi-verre d'eau ou de lait.

Je vous disais tout à l'heure que les éthers dont je viens de vous
faire l'énumération intéressaient également la médecine légale. En
effet, en dehors de formes, de modalités particulières de l'alcoolisme
que l'action surajoutée de ces éthers pourrait fort bien déterminer,
mais au sujet desquelles nous n'avons pas, pour le moment, de documents expérimentaux ou cliniques suffisamment précis et nombreux,
vous pouvez être appelés un jour ou l'autre à donner votre avis au
sujet d'accidents plus ou moins graves, parfois mortels, dus à
l'asphyxie par des éthers de ce genre.

Non seulement les substances que je vous ai énumérées tout à
l'heure font partie de ce qui constitue le bouquet des vins, des eaux-
de-vie et des liqueurs, mais les essences des fleurs et des fruits,
celles des plantes odoriférantes, sont constituées, pour une certaine
partie, par les éthers que je vous ai cités ou par des composés homologues. Or, il n'est pas rare de voir survenir des accidents plus ou

moins graves à la suite de séjours prolongés dans une atmosphère
plus ou moins confinée, dans laquelle des éthers de ce genre pourraient se répandre en assez grande quantité. Il y a longtemps déjà
qu'on a cité des phénomènes de ce genre; et le premier observateur
qui ait attiré l'attention sur ces accidents est Chevallier qui, en 1865,
publia dans les *Annales d'hygiène publique et de médecine légale* un
certain nombre de faits rassemblés par lui et desquels il résultait
qu'on pouvait se trouver quelquefois en présence d'accidents assez
graves, voire de cas de mort, nécessitant l'intervention des médecins légistes. Il cite, entre autres, un cas de mort déterminée chez
un officier d'Afrique, à Millianah, qui avait eu l'idée de faire garnir
l'alcôve de la chambre dans laquelle il couchait de branches de
laurier-rose en fleurs; cet officier fut trouvé mort le lendemain :
il avait succombé à une asphyxie déterminée par l'état d'anesthésie
profonde dans lequel l'avait plongé la substance odoriférante émise
par le laurier-rose.

Un médecin, le docteur Larue de Barry, rapporte une auto-obser-
vation de laquelle il résulte qu'ayant laissé dans la chambre où il
couchait un bouquet de jasmin qui n'était cependant pas très gros, il
fut pris tout à coup, au milieu de la nuit, d'accidents assez graves;
et il n'eut que le temps d'aller ouvrir rapidement une fenêtre pour
échapper à une syncope qu'il sentait tout à fait imminente et qui
aurait pu, comme celle du cas précédent, se terminer par la mort.

On connaît encore un certain nombre de faits, relatifs à des syncopes plus ou moins graves dues à la présence de bouquets de différentes fleurs conservés dans les chambres dans lesquelles on couchait. On cite une syncope, qui faillit être mortelle, survenue chez
un garçon épicier ayant séjourné quelques heures seulement dans
une chambre renfermant une caisse pleine d'oranges et de citrons :
ce garçon avait couché accidentellement dans cette pièce et le lendemain il fut trouvé par un camarade absolument privé de connaissance, dans un état d'asphyxie intense; et on eut beaucoup de peine
à le rappeler à la vie.

Enfin Chevallier citait encore une syncope qui avait été très grave,
survenue chez une femme ayant couché dans un fruitier, et pour
laquelle, par conséquent, l'intervention du valérianate d'amyle, dont
je parlais tout à l'heure, devait avoir joué le rôle prépondérant relativement à la production de la syncope.

Comme vous le voyez, Messieurs, tous ces faits sont assez importants pour qu'on en dise quelques mots. C'est à ce point de vue que j'ai attiré votre attention sur eux. Le mécanisme de la mort dans ces cas est celui de l'asphyxie simple, parce que c'est une syncope déterminée par l'inhalation continue des éthers en question; et cette syncope se termine par asphyxie si l'on n'intervient pas à plus ou moins rapide échéance.

Protoxyde d'azote. — Pour terminer tout à fait la question des hypno-anesthésiques, il me reste à vous dire quelques mots d'une substance qui n'est peut-être pas très employée au point de vue médical, mais qui a cependant un grand intérêt au point de vue expérimental et à cause de son emploi dans l'art dentaire, je veux parler du protoxyde d'azote.

Comme vous le savez, c'est en 1776 que Priestley découvrit et isola le protoxyde d'azote qu'il appela *gaz nitreux déphlogistiqué*, parce qu'à cette époque il était encore question du phlogistique. Il avait remarqué que ce gaz était capable de réaliser des combustions vives comme celles de l'oxygène lui-même qu'on appelait l'air déphlogistiqué.

C'est Davy qui, en 1799, fixa la composition du protoxyde d'azote et attira le premier l'attention sur les propriétés enivrantes et anesthésiques que possédait cette substance.

Voici un point qui intéresse encore la médecine légale et sur lequel j'appelle toute votre attention; il est très important que le protoxyde d'azote dont on se sert soit d'une pureté parfaite. Il est très facile et commun que ce protoxyde d'azote soit impur; et les impuretés qu'il peut renfermer sont capables d'amener des accidents graves. On connaît en effet un certain nombre de cas de mort dont, très probablement, l'issue fatale doit être attribuée à la présence de certaines impuretés contenues dans le protoxyde d'azote. De par son mode de préparation, ce protoxyde d'azote peut renfermer, soit du bioxyde d'azote, soit des vapeurs nitreuses, de l'hypoazotide, soit des dérivés chlorés. Je n'ai pas besoin de faire ressortir l'action énergiquement nocive de ces divers composés. Dans une expertise médico-légale relative à des accidents occasionnés par le protoxyde d'azote, la recherche de ces impuretés doit toujours être effectuée avec le plus grand soin.

Le protoxyde d'azote se dissout dans l'eau, volume pour volume, et il est encore plus soluble dans l'alcool et l'éther. Il se liquéfie facilement; et on l'emploie beaucoup maintenant sous forme de liquide contenu dans des récipients métalliques en forme d'obus, comme l'acide carbonique. Nous verrons que son emploi sous cette forme nécessite certaines précautions pour être inoffensif.

Le protoxyde d'azote est capable de réaliser des combustions vives dans le genre de l'oxygène. Vous allez voir, par exemple, un morceau de fil de cuivre chauffé au rouge sur une lampe à gaz continuer à brûler dans le protoxyde d'azote, exactement comme il le ferait dans l'oxygène; et c'est précisément cette propriété d'entretenir activement la combustion qui avait attiré, sur la possibilité de son emploi pour réaliser l'anesthésie, l'attention des chirurgiens et des dentistes. Eh bien, loin d'être capable d'entretenir la respiration, comme il entretient les combustions vives, le protoxyde d'azote est au contraire absolument asphyxiant, comme un gaz inerte, quand il est respiré seul.

Comme je viens de le dire, c'était précisément cette propriété qui avait fait espérer aux premiers expérimentateurs que ce gaz, capable d'entretenir la combustion vive, pourrait également entretenir l'hématose. Je vous ai indiqué déjà, en faisant l'historique de l'anesthésie, dans quelles conditions le protoxyde d'azote avait été employé au début, et quelle avait été la différence des résultats obtenus par les premiers expérimentateurs en Angleterre et ceux obtenus en France à peu près à la même époque. Eh bien, cette différence de résultats tenait à l'état de pureté du gaz employé. Dans ses premières observations, Davy se servait de ballonnets de soie gommée pour renfermer le protoxyde d'azote, et ces récipients, comme vous le savez, ont la propriété de laisser diffuser le gaz qui est remplacé par une quantité proportionnelle d'oxygène; de sorte qu'au lieu de respirer du protoxyde d'azote pur, le sujet respirait un mélange d'air et de protoxyde d'azote. Les expériences faites en France par Proust, par Vauquelin, par Thénard, par Orfila, furent effectuées avec du protoxyde d'azote pur; et ces expérimentateurs obtinrent les résultats qu'on obtient maintenant quand on veut répéter la même expérience à l'aide du gaz pur, en d'autres termes, ils constatèrent que l'action asphyxique de ce gaz est très intense, et ce fut là une des raisons les plus importantes des divergences qui furent observées à cette époque. Cependant, il semble qu'il devait y avoir encore, dans le gaz de Davy, une impureté que nous ne connaissons pas; car, depuis cette époque, aucun des essais pratiqués à l'aide du protoxyde d'azote n'a permis de justifier l'appellation de *gaz hilarant* que lui avait donnée Davy, encore moins celle de *gaz du paradis* à laquelle s'était élevé l'enthousiasme des expérimentateurs, et surtout de ceux qui en usaient dans le but de se procurer des jouissances jusqu'alors inconnues. De plus, il est certain qu'au moment où Davy préparait son protoxyde d'azote, il préparait un gaz encore mélangé, soit de bioxyde d'azote, soit de vapeurs nitreuses, ce qui devait influer sur les résultats de son action physiologique.

Je vous ai dit comment cet emploi du protoxyde d'azote, après avoir été mis en évidence pour l'art dentaire par Horace Wells, fut abandonné ensuite; et il se passa un assez grand nombre d'années avant qu'on en revînt au protoxyde d'azote. Il fallut que Colton, à New-York, dans sa pratique dentaire, eût fait, de 1864 à 1877, une quantité de près de 100 000 anesthésies par le protoxyde d'azote pour qu'on se décidât à revenir enfin à l'emploi de ce gaz; et qu'à l'hôpital dentaire de Londres, en 1868, époque à laquelle on reprit l'usage du protoxyde d'azote, il fût employé d'une façon régulière pour les opérations d'anesthésie dentaire.

Action physiologique. — Quelle est l'action physiologique exercée par le protoxyde d'azote? Tout d'abord, on peut observer une très remarquable stabilité du protoxyde d'azote en présence de tous les composés organiques, quels qu'ils soient, à la température ambiante.

L'action de contact est absolument nulle; c'est un corps complètement dénué de toute action irritante quand il est parfaitement pur, et cependant c'est un composé qui renferme une quantité beaucoup plus considérable d'oxygène que n'en renferme l'air. L'air, comme vous le savez, renferme en moyenne 21 pour 100, c'est-à-dire le 1/5 de son volume, d'oxygène; le protoxyde d'azote au contraire en renferme plus de 1/3, exactement 36,36 pour 100. Eh bien, malgré cela, il n'est pas capable d'entretenir l'hématose, et il est absolument impossible d'utiliser le protoxyde d'azote pour arriver à maintenir les propriétés vitales des hématies, comme il est incapable d'entretenir la germination et les réactions physico-chimiques qui se passent dans les plantes elles-mêmes. Il est absolument impossible, par conséquent, de l'utiliser pour entretenir la vie des éléments, soit végétaux, soit animaux. Les graines ne germent pas en sa présence, et même, dans le cas où on viendrait à mettre des graines dont la germination est déjà en cours en présence du protoxyde d'azote, cette germination s'arrêterait. Dans l'air, l'oxygène est simplement mélangé à l'azote, tandis que dans le protoxyde d'azote, cet oxygène est en combinaison avec l'azote : il n'y a pas, à côté du protoxyde d'azote, d'oxygène, non engagé dans une combinaison, qui puisse être employé pour l'hématose et les divers échanges chimiques, et fournir ainsi l'équivalent de ce mélange d'air respirable et de vapeurs anesthésiques à l'aide duquel l'hypno-anesthésie était obtenue dans les procédés que nous avons étudiés antérieurement.

D'autre part, contrairement à ce qu'avaient dit quelques observateurs, notamment Berzélius, on n'observe aucun changement dans les propriétés organoleptiques du sang quand on le met en contact avec le protoxyde d'azote pur. Il est évident que ces changements signalés par Berzélius dans la coloration du sang, changements qu'il avait dû voir, puisqu'il les a indiqués, doivent être attribués à la présence, dans le protoxyde d'azote dont il s'était servi, soit d'oxygène, soit d'hypoazotide ou de bioxyde d'azote. Le sang veineux est absolument incapable de s'artérialiser au contact du protoxyde d'azote ; et les phénomènes qu'on peut voir chez les animaux consistent dans une asphyxie simple sans la moindre modification dans les éléments du sang imputable à l'action du gaz, et cela au bout d'un temps quelque prolongé qu'il soit.

De plus, les hématies sont absolument incapables de se charger de protoxyde d'azote, et ce gaz se conduit vis-à-vis du sang en se dissolvant simplement dans le plasma en suivant en cela les lois de Dalton, les lois ordinaires de la solubilité. Si l'on connaît, d'autre part, une combinaison d'hémoglobine avec le protoxyde d'azote, combinaison qui est stable, cristallisable, isomorphe avec l'oxyhémoglobine et la carboxyhémoglobine, c'est une combinaison qui ne peut s'obtenir que par des artifices de préparation et qu'il est absolument impossible de réaliser par le simple contact du sang avec le protoxyde d'azote, même du sang vivant, c'est-à-dire circulant dans ses vaisseaux, librement et normalement.

Cependant sous l'influence de ce gaz on observe que les éléments anatomiques, soit végétaux, soit animaux, subissent une action momentanément suspensive ; la vitalité est en quelque sorte endormie, mais sans qu'il y ait tendance à une combinaison quelconque : l'élimination du gaz est extrêmement rapide et se produit avec la plus grande facilité dès que la pression est insuffisante à maintenir la dissolution, ou bien dès que l'afflux du protoxyde d'azote est suspendu.

On n'a pas observé non plus d'anesthésie locale appréciable au contact, même prolongé, du protoxyde d'azote; on a observé simplement une absorption et une élimination très rapides par les voies respiratoires.

C'est donc seulement des phénomènes d'asphyxie simple qu'on peut observer sous l'influence de l'inhalation continue du protoxyde d'azote. Les animaux sont tués assez rapidement et présentent les convulsions qu'on voit toujours survenir sous l'influence de l'asphyxie, convulsions qui sont dues simplement à des phénomènes d'accumulation de l'acide carbonique dans le sang.

Cependant le protoxyde d'azote est à cet égard beaucoup plus dangereux encore qu'un gaz complètement inerte, comme l'azote seul ou l'hydrogène; et cela, parce qu'en raison de l'état d'inconscience, de demi-ébriété déterminé par l'action qu'il exerce sur le système nerveux et dont nous allons nous occuper tout à l'heure, il produit une sensation, sinon de bien-être, tout au moins de laisser-aller, d'indifférence béate, qui ne met pas l'individu en garde contre l'action asphyxique possible. A ce point de vue, son action se rapproche dans une certaine mesure, au moins quant aux sensations qu'elle détermine et à son effet final, l'asphyxie, son action se rapproche de celle qui se produit sous l'influence de l'oxyde de carbone; mais le mécanisme en est différent. Vous savez que sous l'influence de l'oxyde de carbone, ce qui est cause que l'individu en puissance d'intoxication, tout en ayant bien conscience de l'état anormal dans lequel il se trouve, ne peut se soustraire à cette action toxique, c'est une impotence musculaire, une impuissance absolue qui ne lui permet pas de faire le moindre mouvement pour échapper à cette intoxication. Ici, au contraire, il existe bien un certain degré d'impotence fonctionnelle, mais c'est surtout une sensation, sinon de bien-être, au moins de tranquillité, qui fait que l'individu ne songe pas un seul instant qu'il est en danger d'asphyxie imminente.

Quant à l'action hypno-anesthésiante propre du protoxyde d'azote, elle a été prouvée par Paul Bert au moyen d'expériences dans lesquelles il a montré que cette action hypno-anesthésiante était marquée seulement lorsque la tension du protoxyde d'azote était égale à une atmosphère.

Le protoxyde d'azote peut être utilisé par trois procédés différents, et ces trois procédés donnent chacun des résultats variables suivant la manière dont ils sont employés.

Le premier des procédés consiste à employer un mélange d'air et de protoxyde d'azote; c'est le procédé de Davy, qui consiste à inhaler un mélange de quatre parties de protoxyde d'azote et d'une partie d'oxygène. Sous l'influence de ces inhalations, on éprouve une sensation de saveur sucrée, on observe la production de bourdonnements d'oreilles, une impression de chaleur, des troubles de la vision, des fourmillements des extrémités, une sensation d'allègement qui est, paraît-il, très curieuse et particulièrement agréable, de l'incoordination motrice plus ou moins accentuée, une analgésie en général fort légère; et, suivant les individus, je dirais volontiers suivant la qualité de leurs cellules cérébrales, rarement une tendance à la tristesse, le plus souvent une satisfaction de vivre, une emphase plus ou moins grande des idées, une tendance à la gaieté qui se manifeste quelquefois même par des rires bruyants; et, en même temps, une mydriase légère pendant que la face et la conjonctive sont légèrement injectées. Mais, dans ces conditions, il n'y a ni perte de connaissance, ni anesthésie complète.

C'est précisément cette particularité du protoxyde d'azote de manifester ses propriétés sur certains individus par une tendance à la joie et même une hilarité excessive qui lui avait fait donner par Davy le nom de gaz hilarant.

Rarement, on observe un peu de somnolence; et il en résulte cette conclusion que le protoxyde d'azote anesthésie à la tension ordinaire, mais alors tue par asphyxie; tandis que le mélange d'oxygène et de protoxyde d'azote, à plus forte raison le mélange d'air et de protoxyde d'azote, ne tue pas, mais n'anesthésie pas davantage.

Cette propriété anesthésique, mise en évidence avec la plus entière certitude par les belles expériences de Paul Bert, avait été presque démontrée quelques années auparavant, en 1876, par les travaux de Goltstein, qui avait étudié la sensibilité et les réflexes chez des animaux mis, d'une part, sous l'influence d'un gaz inerte déterminant chez eux l'asphyxie simple, et, d'autre part, sous l'influence du protoxyde d'azote. En étudiant la façon dont se conduisaient les réflexes chez les animaux dans ces deux conditions, il avait pu conclure que le protoxyde d'azote devait posséder une action hypno-anesthésiante assez énergique.

Mais c'est Paul Bert qui a mis indiscutablement ces faits en évidence, en montrant que lorsqu'on faisait inhaler le protoxyde d'azote mélangé à l'air sous une pression telle que la tension du protoxyde d'azote dans le sang fût égale à une atmosphère, le mélange gazeux renfermant d'autre part une quantité d'oxygène suffisante pour entretenir l'hématose, le protoxyde d'azote possédait alors des propriétés véritablement anesthésiques : il influençait les cellules nerveuses d'une façon moins profonde que l'éther et les autres substances anesthésiques, mais de la même façon; comme pour les autres anesthésiques, la nature de l'action exercée sur les centres nerveux était indéterminée dans son essence, mais l'on pouvait obtenir à son aide une anesthésie assez intense pour pratiquer n'importe quelle opération chirurgicale de quelque gravité qu'elle soit. L'action asphyxique et l'action anesthésiante étaient ainsi complètement dissociées, et l'on s'expliquait pourquoi, à la pression normale, le protoxyde d'azote avait pu être regardé par les uns comme un anesthésique, par les autres comme un gaz purement asphyxiant.

Cette action fugitive du protoxyde d'azote sur les cellules nerveuses était encore mise en évidence par un retour extrêmement rapide à l'état normal; et cela sans qu'on observât les accidents qui sont souvent la conséquence d'une hypno-anesthésie obtenue à l'aide du chloroforme ou de l'éther.

On a ensuite cherché à utiliser le gaz à la pression normale, en l'employant pur, sans mélange d'oxygène. C'est la méthode de Wells, la méthode utilisée le plus fréquemment actuellement, dans l'exercice de l'art dentaire tout au moins, parce qu'elle permet d'obtenir une anesthésie suffisante, assez prolongée pour pratiquer rapidement une avulsion dentaire. En effet, au bout de 10 à 15 secondes d'inhalation de protoxyde d'azote pur à la pression ambiante, on constate que la respiration restant paisible, il se produit des sensations variables qui consistent le plus souvent en troubles de l'ouïe, vertiges légers, et sommeil en général calme. Puis, 30 ou 40 secondes après le début de l'inhalation, il se produit un commencement d'asphyxie, contemporaine de l'action anesthésique vraie déterminée par le pro-

toxyde d'azote. Il s'écoule à peine quelques secondes entre le moment
où s'établit l'anesthésie vraie et celui où débute l'asphyxie. C'est
précisément en utilisant cette période, transitoire en quelque sorte,
d'anesthésie confirmée et d'asphyxie commençante qu'on peut arriver
à faire des opérations sans que le patient éprouve la moindre sensation douloureuse.

A ce moment, lorsque cette action anesthésique vraie se produit,
les sensations éprouvées consistent en général en une sorte d'ivresse
avec sensation agréable d'allègement et de déplacement; il semble
que le sol se dérobe sous les pas, qu'on perd le point d'appui que
constitue le sol, et très souvent les individus qu'on anesthésie ainsi
disent se sentir enlevés et transportés rapidement, comme en ballon.
A ce moment, le pouls est petit et atteint 120 à 150 pulsations. Puis
le boursouflement de la face, l'aspect livide faisant bientôt place à
la cyanose, les lèvres violacées, les ongles noirs, l'oppression respiratoire s'accompagnant même quelquefois de spasmes toniques,
indiquent qu'il serait imprudent de pousser l'inhalation plus loin.
En effet, c'est cette période que les dentistes qualifient en disant que
LE SUJET VIRE; c'est-à-dire que c'est le moment où il faut cesser les
inhalations, pratiquer très rapidement l'opération que l'on doit faire,
et alors, à cette condition, l'anesthésie est inoffensive.

Beaucoup d'entre eux même prétendent que cette cyanose et l'aspect du patient sont des avantages de la méthode; et qu'en voyant
cette lividité, presque immédiatement suivie de la cyanose intense
qui se produit, on n'oserait pas administrer plus longtemps le protoxyde d'azote et que c'est pour cela qu'on voit si rarement se produire des accidents.

En effet, la Commission anglaise chargée d'étudier les différents
hypno-anesthésiques et qui avait fait les recherches dont je vous ai
déjà donné quelques résultats, est arrivée, relativement au protoxyde
d'azote, aux conclusions suivantes. Sur 1380 cas, le temps nécessaire pour obtenir l'anesthésie a été très court, puisqu'il a varié de
63 à 81 secondes; la durée du sommeil a été également faible, 22 à
28 secondes; mais elle permet néanmoins de pratiquer de petites
opérations. La sensibilité cornéenne persiste très longtemps, même
pendant toute la durée de l'anesthésie; et, presque toujours, quand
on a voulu rechercher le réflexe palpébral on a réveillé l'individu.
Au moment du réveil, les individus anesthésiés ressentent, dans la

presque totalité des cas, une sensation de choc sur la tête, latéralement, qui est assez désagréable et dont la généralité des patients
se plaint.

Quant à la dose nécessaire, elle est extrêmement variable. Les
chiffres extrêmes de la Commission anglaise vont de 8 à 120 litres;
mais en général, c'est une quantité de 30 à 40 litres qui suffit en
moyenne pour amener facilement l'anesthésie. On a observé cependant quelques sujets réfractaires à l'action du protoxyde d'azote,
employé de cette manière tout au moins.

Un résultat encore fort important des études de cette Commission
est celui-ci : il est absolument indispensable, pour que l'anesthésie
se produise fructueusement et dans de bonnes conditions par ce procédé, que le gaz ne soit pas fraîchement préparé, qu'il ait séjourné
depuis un certain temps dans le récipient qui le contient, qu'il soit
saturé de vapeur d'eau; lorsque ces conditions ne sont pas remplies,
il produit plus facilement l'excitation et la cyanose que je signalais
tout à l'heure.

A cette période où, suivant l'expression consacrée, *le malade vire*,
c'est-à-dire se cyanose, l'asphyxie confirmée se produirait si l'inhalation durait seulement UNE MINUTE de plus. Le retour est très rapide
et, au bout de quelques inspirations seulement à l'air libre, l'individu
est revenu complètement à l'état normal; sans garder cet état d'hébétude, de collapsus qu'on peut observer à la suite de l'emploi de
l'éther et surtout du chloroforme. C'est même ce retour rapide à
l'état normal qui avait engagé quelques chirurgiens à utiliser l'action
du protoxyde d'azote pour réaliser des opérations un peu plus compliquées que celles résultant simplement de l'ouverture d'un abcès,
de l'avulsion d'une dent, que toutes les petites opérations en un mot.
Le retour complet et rapide à l'état normal permet, en effet, de
renouveler immédiatement cette courte anesthésie. La méthode proposée par certains chirurgiens consiste à faire des inhalations successives de protoxyde d'azote pur pour déterminer l'anesthésie, puis
de protoxyde d'azote mélangé avec de l'oxygène, de façon à permettre un réveil presque complet de l'individu, tout en le laissant le
plus possible sous l'influence de l'anesthésique; en un mot, à faire
une série d'anesthésies successives pendant lesquelles on pouvait
arriver à réaliser une opération assez importante.

Il faut ajouter que pendant la période de réveil, la sensibilité est toujours plus ou moins obtuse, ce qui permet, dans une certaine mesure, la réalisation des opérations. Cette série d'anesthésies brèves et intermittentes, séparées par des phases de sensibilité plus ou moins obtuse coïncidant avec l'inhalation du mélange gazeux incapable de déterminer l'asphyxie, ont permis de pratiquer quelques opérations chirurgicales de longue haleine.

Mais l'emploi du protoxyde d'azote pour des opérations chirurgicales un peu importantes ne peut être vraiment et utilement réalisé qu'en employant l'artifice de Paul Bert, c'est-à-dire la compression. Vous vous rappelez sans doute ce fait que j'ai déjà eu à vous énoncer à propos de l'emploi des mélanges titrés de chloroforme pour l'anesthésie, cette loi physiologique qui a été démontrée par Paul Bert, que l'action d'un gaz ou d'une vapeur sur un être vivant est réglée par sa tension partielle. Eh bien, d'après ce que nous savons, pour que l'anesthésie se produise, il faut que le protoxyde d'azote soit employé pur et qu'il atteigne dans le sang la tension d'une atmosphère. D'autre part, quand on veut réaliser une atmosphère qui n'asphyxie pas, il est indispensable de mélanger le protoxyde d'azote à une quantité suffisante d'oxygène pour constituer un gaz respirable capable d'entretenir l'hématose; il devient alors nécessaire d'augmenter la pression de façon que ce mélange contienne, à la fois, suffisamment de protoxyde d'azote pour pouvoir déterminer l'anesthésie, et suffisamment d'oxygène pour entretenir l'hématose. Il suffit de faire un mélange à une pression supérieure à la normale et dans lequel la tension du protoxyde d'azote soit égale à une atmosphère; dans ces conditions, la quantité de protoxyde d'azote qui sera absorbée par le sang sera la même que si l'on employait le gaz pur à la pression normale et l'anesthésie sera identique, puisque nous savons qu'elle dépend de la tension partielle du protoxyde d'azote : la compression compensera la dilution du gaz; et, à la condition que nous ayions de l'oxygène à une tension partielle qui soit la même que celle existant dans l'air, nous aurons également un mélange capable d'entretenir l'hématose.

Cela est très facile à réaliser : nous savons que l'oxygène ne constitue que le cinquième de l'air, que, par conséquent, cet oxygène est à une tension représentée par le cinquième de la tension ou de la pression normale, c'est-à-dire qu'elle est représentée par 152 millimètres de mercure. La pression totale du mélange devra donc être d'une atmosphère plus 1/5 d'atmosphère, soit 760 + 152 millimètres de mercure. Ce but sera atteint très exactement en mélangeant 5 volumes de protoxyde d'azote avec 1 volume d'oxygène et en réduisant ces 6 volumes à 5 volumes par l'augmentation de la pression. Dans ces conditions, on obtient une hypno-anesthésie équivalant à celle qu'on obtient avec le chloroforme ou l'éther.

L'expérimentation non seulement sur les animaux, mais même sur l'homme, a montré que le meilleur moyen d'employer le protoxyde d'azote dans ces conditions consistait, pour éviter l'agitation, à faire un mélange renfermant seulement 12 p. 100 d'oxygène et à employer une compression plus forte que celle que j'indiquais tout à l'heure, c'est-à-dire à doubler l'augmentation nécessaire de pression et à l'élever à 300 millimètres de mercure en plus de l'atmosphère normale, au lieu des 152 millimètres indiqués par la théorie.

Dans ces conditions, l'anesthésie qu'on peut obtenir est absolument confirmée au bout de une à deux minutes. La pupille est dilatée; les principaux réflexes, cornéen, conjonctival, etc., sont abolis; la résolution musculaire est complète.

Un grand nombre d'expériences faites par Paul Bert ont montré que, chez les animaux, *on pouvait entretenir l'état d'anesthésie pendant soixante-douze heures sans inconvénients.* M. Martin, de Lyon, qui s'est beaucoup occupé de cette question du protoxyde d'azote, s'est soumis lui-même à une expérience de ce genre, et il a montré qu'on pouvait obtenir chez l'homme une hypno-anesthésie durant sept heures sans le moindre inconvénient au réveil. Comme vous le voyez, c'est là une durée d'hypno-anesthésie que nous n'avons pas pu obtenir, à beaucoup près, avec le chloroforme ou l'éther, puisque, même avec la méthode des mélanges titrés de Paul Bert, la plus longue durée de prolongation de l'anesthésie ne pouvait dépasser trois heures et demie ou quatre heures, chez le chien, sans entraîner la mort, lorsqu'on employait le mélange à 10 p. 100 de chloroforme.

Pendant toute la durée de cette anesthésie, la vie végétative persiste : la respiration et le cœur conservent leur rythme, la température conserve son degré normal sans variation sensible, la couleur du sang n'est pas modifiée. De plus, le retour à l'état normal est presque complet au bout de trois à quatre respirations à l'air libre. Le réveil, ici, n'est pas immédiat comme avec le gaz pur, parce qu'en raison de l'augmentation de pression, à laquelle on est obligé d'avoir recours dans l'emploi de ce procédé, l'élimination du protoxyde d'azote est légèrement retardée : elle est cependant encore fort rapide par la voie pulmonaire. Au réveil, le sujet présente un certain état d'ébriété et il ressent des fourmillements dans les membres : cela se dissipe très vite.

On a fait des applications à la chirurgie de ce procédé; et, en 1879, Péan et M. Labbé ont montré qu'on pouvait très bien faire de grandes opérations chirurgicales en déterminant l'hypno-anesthésie

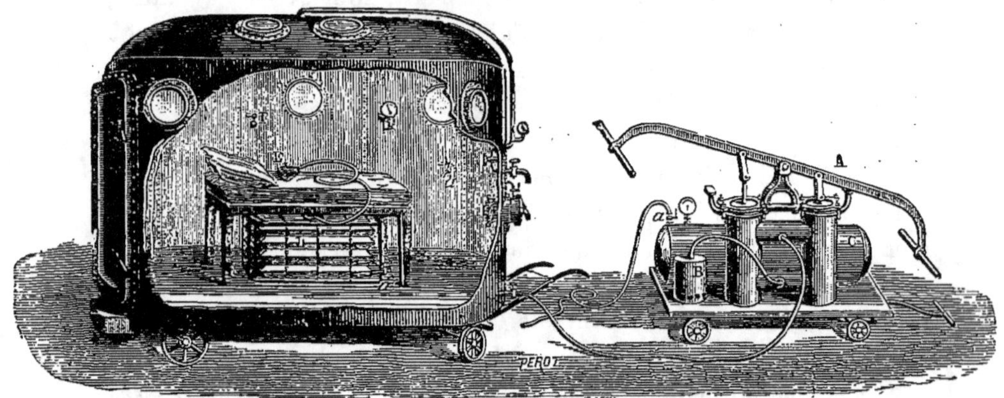

Fig. 15. — Chambre pour l'anesthésie par le protoxyde d'azote sous pression.

Sous la table d'opération se trouve un récipient contenant le mélange d'air et de protoxyde d'azote saturé de vapeur d'eau : ce récipient est relié par un tube de caoutchouc au masque servant à l'anesthésie. — L'opérateur et les aides s'introduisent dans la chambre dont les issues sont hermétiquement closes; et, à l'aide de la pompe extérieure, on comprime avec précaution l'atmosphère jusqu'à ce que la tension soit supérieure, de 300 millimètres de mercure, à la pression normale. Des manomètres permettent de surveiller et d'entretenir cette pression pendant toute la durée de l'opération.

à l'aide du protoxyde d'azote. Il est incontestable que, de tous les procédés hypno-anesthésiques, c'est celui qui présente le plus de garanties et le plus de sécurité. Malheureusement, disons-le tout de suite, le principal de ses inconvénients c'est qu'il nécessite une installation particulière, installation qu'il n'est pas donné de rencontrer partout, et qu'il n'est pas facile non plus de réaliser partout. Les essais faits par Péan et M. Labbé furent répétés en France par MM. Le Dentu et Périer, à Bruxelles par M. Deroubaix, qui obtinrent également les mêmes résultats et qui disent tous n'avoir qu'à se louer de ce procédé quand il est possible de le mettre en usage.

Ces avantages sont assez nombreux et consistent principalement dans une atténuation très notable de la phase d'excitation qui, très souvent même, passe complètement inaperçue; ils consistent encore dans l'indifférence chimique presque complète du protoxyde d'azote vis-à-vis de tous les tissus, dans la régularité dans l'administration et dans l'innocuité complète du procédé. Le malade est en général anesthésié après deux ou trois respirations seulement; les phénomènes d'excitation font, la plupart du temps, complètement défaut; et lorsqu'ils se produisent, ils se produisent surtout chez les individus peureux, craintifs; et ils sont, bien certainement, plutôt imputables à des phénomènes émotifs qu'à des accidents déterminés réellement par le mélange gazeux.

On a observé quelquefois des contractures qui disparaissent en augmentant légèrement la pression à laquelle le gaz est inhalé. Enfin, les chirurgiens dont je vous citais les noms tout à l'heure ont tous insisté sur ce fait que la dépression du système nerveux est beaucoup moindre avec le protoxyde d'azote, même quand les opérations avaient été de très longue durée, qu'elle ne l'était sous l'influence de l'éther ou du chloroforme.

Le retour presque instantané de la sensibilité, de la volonté et de l'intelligence, retour en rapport avec l'action chimique nulle ou éminemment transitoire du protoxyde d'azote, constitue encore un avantage très appréciable de ce moyen d'hypno-anesthésie.

Souvent même, on a noté un fait fort intéressant, c'est que l'intelligence reparaît avant la sensibilité; de même qu'au début de l'hypno-anesthésie par le protoxyde d'azote, on a pu observer le phénomène inverse : sous son influence, il y a une véritable dissociation des facultés cérébrales, dissociation que l'on ne peut observer au même degré avec le chloroforme et avec l'éther, parce que leur action est trop intense, trop rapide, et que l'asphyxie intervient toujours d'une façon plus ou moins accentuée. Avec le protoxyde d'azote, la faculté de ressentir la douleur est abolie avant l'intelligence; et, pendant une période de plusieurs minutes, jusqu'à cinq ou six parfois, le sujet voit, entend et converse avec les assistants sans ressentir la douleur. Cette sensibilité à la douleur abolie un temps appréciable avant l'intelligence reparaît après elle à la période de retour; et on voit des individus auxquels on pratique encore des pansements lorsque l'opération est terminée, qui vous disent, comme ils pouvaient déjà le faire au début, ce que l'on fait, les opérations qu'on pratique sur eux, sans éprouver la moindre sensation douloureuse.

C'est précisément en raison de l'action purement physique exercée sur les éléments anatomiques par le protoxyde d'azote, que le maintien prolongé de l'anesthésie est possible sans inconvénients pour l'organisme; et c'est encore là un fait en faveur des avantages du protoxyde d'azote.

Quant aux phénomènes particuliers qui, au temps de Davy, avaient pu donner lieu à ces faits que je vous ai rapportés et qui avaient conduit à donner au protoxyde d'azote le nom de *gaz hilarant*, de *gaz du paradis*, ils doivent être évidemment interprétés d'une autre façon. Les travaux de tous ceux qui se sont occupés du protoxyde d'azote, aussi bien des chirurgiens que des dentistes, ont montré que la façon dont les individus réagissaient sous l'influence de cet anesthésique dépendait surtout de l'état de leurs cellules cérébrales. Je m'explique : lorsqu'un individu se présente à l'anesthésie par le protoxyde d'azote avec une confiance complète, avec une absence de crainte, avec des idées plutôt gaies — et c'était évidemment l'état dans lequel se trouvaient Davy et les individus sur lesquels il opérait, après leur avoir si bien vanté le paradis dans lequel ils allaient être transportés à la suite de l'inhalation, — toujours on observe l'exhilaration qui a été si remarquée autrefois comme premier effet du protoxyde d'azote. Si, au contraire, on a affaire à des gens peureux, timides, craintifs, préoccupés, les phénomènes primitifs de l'hypno-anesthésie sont plutôt des phénomènes de dépression; et nous voyons alors le protoxyde d'azote donner lieu à peu près aux mêmes phénomènes que ceux qu'il est de règle d'observer au début de l'anesthésie par le chloroforme ou par l'éther. Seulement, comme je vous le disais tout à l'heure, l'action propre exercée par le protoxyde d'azote sur les cellules nerveuses est moins rapide, moins intense et moins durable que celle des autres anesthésiques; et, par conséquent, elle permet la dissociation de phénomènes qui sont au contraire masqués les uns par les autres quand on se sert de chloroforme ou d'éther. En d'autres termes, et cela est vrai d'ailleurs pour toutes les substances actives sur les cellules nerveuses du cerveau, la réaction de l'individu vis-à-vis de la substance active est, dans une certaine mesure, personnelle; et, comme je vous l'ai déjà fait remarquer à maintes reprises, le sujet fera, suivant une modalité qui lui est propre, *son empoisonnement* par la substance en question, comme il ferait *sa syphilis, sa fièvre typhoïde*, etc., sous l'influence des virus syphilitique, typhique, etc.

Enfin, le dosage du protoxyde d'azote est très facile, grâce au procédé mécanique de régulation de la pression ; et il présente une sécurité incomparable, puisque, actuellement où le nombre des hypno-anesthésies pratiquées à l'aide du protoxyde d'azote se chiffre par des centaines de mille, on en est encore au quatrième ou, au maximum, au cinquième cas de mort connu déterminé par l'emploi du protoxyde d'azote. Je vous rappelle d'ailleurs ce simple fait, sur lequel j'avais déjà appelé votre attention à propos des statistiques mortuaires des hypno-anesthésiques, qu'avant d'entendre parler d'un seul cas de mort causée par le protoxyde d'azote, on était arrivé à réaliser 180 000 anesthésies.

Eh bien, quels sont donc les inconvénients, car il semblerait qu'il faille renoncer à tout autre anesthésique que le protoxyde d'azote après ce que je viens de vous dire? Les inconvénients, ce sont les appareils et les dispositifs. Il est évident que, s'il était possible de trouver toujours à sa disposition un appareil comme celui indiqué par Paul Bert et comme celui qui doit exister encore à l'hôpital Saint-Louis, dans lequel ont été faites les expériences de Labbé et de Péan; si l'on pouvait toujours avoir à sa disposition un appareil de ce genre, on serait certainement inexcusable de risquer la production d'accidents toujours à redouter avec l'emploi de l'éther et surtout du chloroforme. Mais, à raison de la grande difficulté d'utiliser cet appareil, son emploi est presque impraticable. En effet, non seulement il faut que le malade soit dans la cloche dans laquelle on peut augmenter la pression; mais il faut encore que le chirurgien et ses aides y soient également; tout le monde est enfermé dans la cloche avec une augmentation de pression de 300 millimètres de mercure ; cette augmentation de pression est à peine perceptible, c'est vrai, c'est tout au plus si dans les premières minutes on éprouve quelques bourdonnements d'oreilles, quelques tintements qui cèdent bientôt et font place à l'état normal; mais il est difficile, dans un appareil un peu vaste de ce genre, d'équilibrer la pression, d'y être un nombre suffisant d'opérateurs et d'aides, sans compter le matériel souvent encombrant, et surtout d'y rester un temps suffisant pour ne pas être gêné, soit par l'exhalation pulmonaire des individus, soit pour toute autre cause. Aussi, en réalité, cette difficulté dans le manuel opératoire restera-t-elle toujours au passif du protoxyde d'azote, qui, si cela pouvait être évité, serait certainement de tous les hypno-anesthésiques, celui qui remplirait le mieux le but qu'on se propose.

Il nous restera maintenant, pour terminer cette étude, à passer en revue les procédés d'anesthésie mixte, c'est-à-dire d'anesthésie combinée; ce sera le sujet du début de notre prochaine réunion; et je la terminerai en vous montrant des tracés de respiration et de circulation cardiaque, sous l'influence des anesthésiques que nous avons étudiés. J'ai préféré réunir l'étude de ces tracés en une seule fois; je crois que cela vous sera plus profitable que de les avoir examinés au fur et à mesure de l'étude des propriétés physiologiques du chloroforme et de l'éther, en vous permettant d'établir des comparaisons qui ressortiront avec la plus grande évidence de l'examen de ces résultats expérimentaux et en résumant les grandes lignes de l'action physiologique.

XVIIe LEÇON

ANESTHÉSIES MIXTES OU COMBINÉES. — GRAPHIQUES DU CŒUR ET DE LA RESPIRATION

Nous allons terminer aujourd'hui l'étude des substances hypno-anesthésiques en passant en revue les procédés dits d'anesthésie mixte. Ces procédés consistent, comme vous allez le voir, dans l'association des hypno-anesthésiques que nous avons déjà étudiés, notamment du chloroforme et de l'éther, à des substances narcotiques ou bien à des modificateurs du système nerveux ; et cela, dans le but soit d'augmenter l'activité, l'intensité de la substance anesthésiante, soit, ce qui est préférable encore, d'en corriger les inconvénients.

Les débuts de ces essais d'anesthésie mixte remontent à une époque déjà assez éloignée ; ils remontent aux essais de Claude Bernard, faits en 1869, et relatifs à l'emploi de la morphine en même temps que les animaux étaient soumis à l'action du chloroforme. Sous l'influence de cette association, on peut voir un fait très curieux que je vous ai déjà signalé : c'est celui d'une coexistence de la paralysie pour la douleur avec la persistance de la sensibilité tactile. Vous vous souvenez sans doute de ce fait que je vous ai déjà cité d'une malade qui, ayant été soumise d'abord à une injection sous-cutanée de chlorhydrate de morphine, et ensuite à l'inhalation de vapeurs chloroformiques en quantité faible, était suffisamment anesthésiée pour qu'on ait pu pratiquer sur elle, à coups de ciseaux, l'ablation de condylômes de la région ano-vaginale sans qu'elle éprouvât une autre perception que celle de la sensation du coup de ciseaux sur chacune des végétations.

Ces faits permettaient de concevoir l'espérance de trouver un procédé susceptible de supprimer seulement la douleur sans arriver à déterminer le sommeil, sans paralyser tous les modes de sensibilité ; et en laissant en quelque sorte à l'individu opéré la possibilité de coopérer à l'action du chirurgien ; en l'aidant, par exemple, dans certaines opérations telles que celles pratiquées sur les voies respiratoires ou sur les voies buccales, en permettant à l'opéré de cracher, de rejeter le sang répandu dans la cavité buccale pendant l'opération.

Des chirurgiens de Lyon qui, comme vous le savez, préfèrent de beaucoup l'éther au chloroforme, ont essayé également d'administrer simultanément la morphine et l'éther pour réaliser l'hypno-anesthésie. Pour eux, ce qui semble tout naturel, étant donnée leur préférence relativement à l'éther, cette association de la morphine et de l'éther serait encore préférable à l'association de la morphine et du chloroforme : la morphine, injectée préalablement aux inhalations de l'éther, augmenterait dans une notable proportion la puissance et la rapidité d'action de la substance hypno-anesthésique et elle permettrait de diminuer la dose de cette substance nécessaire pour amener l'anesthésie confirmée, par conséquent de diminuer également dans une large mesure ses inconvénients. M. Aubert, de Lyon, qui a surtout beaucoup préconisé cette méthode, dit que l'hypno-anesthésie obtenue dans ces conditions est presque égale à celle obtenue par le chloroforme ; et qu'il n'est pas besoin d'attendre que le patient soit dans un état de résolution musculaire complète, précisément à raison du fait que la perception de la douleur est abolie sans que la perception consciente elle-même ait cédé à l'action de la substance hypno-anesthésique.

Je prends texte précisément de cette comparaison faite par M. Aubert (c'est un Lyonnais, celui-là ; il n'est pas suspect de partialité contre l'éther ; il serait plutôt, à la rigueur, suspect de partialité en sa faveur) pour vous faire remarquer que le chloroforme, de l'aveu implicite même de ceux qui tiennent comme beaucoup préférable l'emploi de l'éther, présente cependant certains avantages ; puisque dans le mémoire où il insistait sur les avantages de cette méthode mixte, M. Aubert ne peut s'empêcher de dire que le sommeil obtenu par ce moyen était *presque égal à celui obtenu par l'emploi du chloroforme* ; il y a donc, par ce fait, une reconnaissance implicite d'une certaine supériorité, au moins dans certains cas, du chloroforme sur l'éther.

Mais ce n'est pas le seul procédé qui ait été proposé ; et nous allons passer en revue les principaux d'entre eux, en attachant seulement quelque importance à ceux qui méritent qu'on s'y arrête. Un point qui a attiré surtout l'attention des chirurgiens, l'attention des expérimentateurs, est celui qui est relatif à la possibilité de conjurer les accidents dus soit au chloroformè, soit à l'éther. On a pu rationnellement espérer trouver dans l'emploi de l'atropine, dans la paralysie des extrémités cardiaques des vagues sous l'influence de l'atropine, le moyen de remédier, dans une certaine mesure, aux accidents que le chloroforme est capable d'amener. Je vous rappelle, sans insister, puisque je l'ai fait en temps voulu, les expériences de Vulpian qui démontrent que l'arrêt du cœur se produit beaucoup plus facilement sous l'influence d'une excitation périphérique chez un animal soumis à l'influence d'une substance hypno-anesthésique; j'ai suffisamment insisté aussi sur le mécanisme de la syncope primitive, mécanisme réflexe qui est la conséquence d'une excitation à point de départ en général trifacial; que cette excitation se produise sur l'orifice nasal, la pituitaire, ou les nerfs dentaires, le mécanisme est le même : c'est toujours un mécanisme réflexe.

On a proposé encore, surtout pour éviter ce mécanisme réflexe, cette syncope laryngo-réflexe primitive qui est si dangereuse lorsqu'elle se produit, on a proposé l'emploi de badigeonnages de cocaïne sur la muqueuse nasale, sur la muqueuse olfactive, sur la muqueuse pharyngienne.

En résumé, il y a un certain nombre de substances exerçant une action particulière sur le système nerveux dont l'association a été proposée pour marcher de pair avec l'administration des substances hypno-anesthésiques; et on peut ramener les différents procédés d'anesthésie mixtes qui ont été proposés aux suivants.

D'abord, le procédé dit de Claude Bernard ou de Nüssbaum, appliqué à la chirurgie par ce dernier en 1873; c'est le procédé qui utilise la morphine et le chloroforme.

En second lieu, le procédé dit procédé de Forné, dont M. Raphaël Dubois revendique la priorité; c'est le procédé qui utilise le chloroforme et le chloral.

Ensuite le procédé dit procédé de Trélat, qui consiste à employer simultanément le chloral, la morphine et le chloroforme.

Le procédé anglais de Clover, qui consiste à employer simultanément l'éther et le protoxyde d'azote.

Le procédé d'Obalinsky, qui, je crois, est à peu près complètement délaissé maintenant et qui consistait dans l'emploi simultané de la cocaïne et du chloroforme.

Le procédé de Stéfani et Vachetta, qui consiste dans l'emploi de l'alcool simultanément avec l'éther ou avec le chloroforme; ou encore le procédé de Billroth, qui consiste dans l'emploi simultané de ces trois substances, alcool, éther et chloroforme.

Et enfin le procédé qui me paraît, de beaucoup, le plus avantageux, le plus important de tous, le procédé de MM. Dastre et Morat, qui consiste dans l'emploi simultané de l'atropine, de la morphine et du chloroforme. En raison de son action énergiquement cardiotonique, M. Langlois a proposé de substituer la spartéine à l'atropine, mais les résultats obtenus ne me paraissent pas plaider en faveur de cette substitution.

Quelques mots, Messieurs, sur chacun de ces procédés, pour vous en signaler à la fois les avantages lorsqu'il y aura lieu, et les inconvénients dans beaucoup de cas, comme vous allez le voir.

Procédé de Claude Bernard ou de Nüssbaum. — C'est Claude Bernard qui, le premier, a eu l'idée de cette association médicamenteuse; il employait la morphine d'abord, puis le chloroforme; le procédé de Nüssbaum en diffère par ce qu'il emploie le choroforme d'abord et la morphine ensuite. A vrai dire, ces deux procédés sont sensiblement identiques, l'impression du système nerveux sous l'influence de l'hypno-anesthésique étant à peu près la même, avec une petite différence cependant, suivant que la morphine est injectée avant ou après.

En général, on adopte le procédé de Claude Bernard, on injecte la morphine d'abord, et on utilise l'action paralysante que la morphine exerce sur les hémisphères et, plus tard, sur la moelle. Pour que cette condition soit réalisée, il est nécessaire que la quantité de morphine qui sera introduite dans l'organisme, par voie d'injection sous-cutanée, réalise cette dose, à la fois ni trop faible ni trop élevée, qui détermine presque immédiatement une action stupéfiante, sans passer par la période d'excitation qui se produit, presque exclusivement, sous l'influence de doses trop faibles, ou qui se produit avec une intensité plus considérable, mais d'une façon très passagère, si les doses sont trop élevées; la susceptibilité individuelle à l'action de la morphine joue donc ici un rôle fort important, capital.

Le côté un peu délicat de l'emploi de cette méthode, c'est d'arriver du premier coup, chez un individu dont on ne connaît pas à l'avance la susceptibilité, à cette dose qui fait que le système nerveux du sujet sera stupéfié suffisamment par la morphine, sans passer au préalable par une période d'excitation prolongée et allant précisément à l'encontre des effets que l'on recherche. Lorsque ce point de stupéfaction sous l'influence de la morphine est atteint, il est évident que le système nerveux de l'individu sera préparé à ressentir beaucoup plus facilement les premiers effets de l'anesthésique ; les centres nerveux étant déjà déprimés, on n'aura plus à redouter alors, et en effet on ne verra plus se produire, la période d'excitation initiale qui caractérise toujours l'emploi du chloroforme : d'autre part, cette action stupéfiante de la morphine amènera également une atténuation de l'action irritante que le chloroforme peut exercer sur les premières voies, et par conséquent on évitera, par cela même, les dangers de la syncope laryngo-réflexe.

En outre, la quantité de chloroforme qu'on doit employer pour obtenir l'anesthésie et pour la maintenir pendant un temps suffisamment long est beaucoup moins considérable lorsque l'individu a été préalablement soumis à l'influence d'une quantité de morphine que nous allons déterminer tout à l'heure, et, par conséquent, le danger des doses massives de chloroforme se trouve, sinon supprimé complètement, du moins, fortement atténué.

Je vous signalais tout à l'heure la production très facile de l'analgésie sous l'influence de cette association morphine-chloroforme : en effet, lorsque l'individu est sous l'influence de cette quantité de morphine qui a suffi chez lui pour déterminer l'état de stupeur dont je viens de parler, une très faible quantité de chloroforme, en inhalations, est suffisante pour supprimer complètement la perception de la douleur, sans abolir cependant la conscience : le patient possède encore un certain degré de sensibilité tactile, de sensibilité auditive, de sensibilité visuelle : il sent, il perçoit ce qui se fait autour de lui, comme le prouve l'exemple que je vous citais précédemment, mais il ne souffre pas. La sensibilité générale est perdue : le sujet éprouve une sensation vague d'engourdissement et d'étourdissement ; mais la conscience et l'intelligence persistent, avec, il est vrai, un degré d'obnubilation plus ou moins accentué. Cette période, il faut le reconnaître, est en général assez courte ; et c'est là, en somme, un des désavantages de ce procédé, si l'on veut s'en tenir à cette dissociation des sensibilités dont je parle depuis un moment.

Cet état d'analgésie est très utile pour certaines opérations, parce que le malade entend, comprend, obéit aux injonctions que le chirurgien peut avoir à lui faire ; et cela, dans une certaine mesure, aide à la pratique de l'opération chirurgicale ; mais c'est là, on ne saurait trop le répéter, une condition essentiellement passagère, et réalisable seulement pour des opérations de courte durée.

Pour obtenir l'anesthésie chirurgicale complète, il est nécessaire de pratiquer, chez un individu normal, une injection de 15 à 20 milligrammes de chlorhydrate de morphine ; vous voyez, comme je vous le disais tout à l'heure, que la dose doit être relativement assez considérable : c'est en effet la dose qui est nécessaire pour passer en quelque sorte par-dessus la période d'excitation, sans qu'elle se manifeste d'une façon bien nette, et arriver presque tout de suite à la période de stupeur dont je parlais précédemment. Puis, au bout de 15 à 20 minutes, car il est extrêmement important d'attendre que le chlorhydrate de morphine soit absorbé, que le système nerveux soit suffisamment impressionné par la morphine, au bout de 15 à 20 minutes, ou d'un temps plus considérable s'il est nécessaire, on administre le chloroforme, et on l'administre par petites quantités, parce que, je le répète, de très petites proportions de vapeurs de chloroforme sont suffisantes dans ce cas pour transformer l'action stupéfiante de la morphine en une action hypno-anesthésique complète.

A côté des avantages que peut procurer l'action stimulante et tonique de la morphine sur les appareils respiratoire et surtout circulatoire, ce procédé, comme tous les procédés d'ailleurs, a des inconvénients. Ces inconvénients résultent tout naturellement des propriétés physiologiques, de l'action pharmacodynamique de la morphine. Lorsqu'elle est administrée en quantités un peu considérables, la morphine a la propriété d'imprimer un caractère tout particulier à la respiration ; la respiration devient très facilement périodique, elle est ralentie ; et, par conséquent, on peut dire sans crainte d'exagération que la morphine facilite les syncopes respiratoires, au lieu d'exercer l'action stimulante et tonique qui caractérise surtout les faibles doses. La preuve de ce résultat nous est encore fournie par le danger considérable que présente la chloroformisation chez les morphinomanes ; chez ces individus, en effet, il est presque impossible de se servir du chloroforme à cause du grave danger des syncopes respiratoires auquel sont exposés ces malades, grâce précisément à leur imprégnation par la morphine.

De plus, on a observé — c'est, je crois, Verneuil qui a attiré l'attention sur ce fait — que les syncopes respiratoires sont plus fréquentes, et plus inattendues surtout dans leur manifestation, qu'avec le chloroforme ou bien avec l'éther seul. Le cœur, il est vrai, ne s'arrête que quelque temps après la respiration, un temps en général assez notable; et cela permet justement d'utiliser les bons effets de la respiration artificielle, qui, s'il est vrai que la syncope respiratoire soit facilitée, donne toujours dans ce cas d'excellents résultats, attendu que toutes les fois qu'on a vu se produire de ces alertes par syncopes respiratoires, la pratique de la respiration artificielle a permis d'y parer.

D'autre part, la morphine exerce facilement, comme vous le savez, une action déprimante sur la température de l'individu : l'abaissement de température est donc encore plus considérable avec cette méthode d'anesthésie mixte qu'il ne l'est avec le chloroforme tout seul; et il s'ensuit qu'on trouve là une contre-indication absolue dans les cas de chocs traumatiques (dans la chirurgie de guerre, par exemple), dans les cas de stupeur générale ou dans le péritonisme. Il est vrai que c'est là une objection applicable à toute espèce d'anesthésie; sauf peut-être au procédé d'anesthésie par le protoxyde d'azote sous pression, par la méthode de Paul Bert, dont je vous parlais dans notre précédente réunion.

Procédé de Forné. — Ce procédé n'étant pas parfait — il n'en est d'ailleurs aucun qui le soit, — on a cherché à remplacer la morphine par une autre substance et Forné, médecin de la marine, a proposé de lui substituer le chloral. Cette substitution du chloral à la morphine est basée sur ce résultat expérimental que de petites doses de chloroforme, en inhalations, transforment très facilement l'action hypnotique du chloral en une action hypno-anesthésique. Ainsi que je vous le disais tout à l'heure, M. Raphaël Dubois a réclamé la priorité de ce mode d'anesthésie mixte; je ne sais, en réalité, lequel des deux a raison de Forné ou de R. Dubois.

Le mode opératoire est celui-ci : administrer par la voie buccale une potion renfermant de 2 à 5 grammes de chloral, suivant l'âge et suivant les cas; et, au bout d'une heure, alors que le patient commence à être sous l'influence soporifique du chloral, on fait inhaler le chloroforme; on peut même attendre que le sommeil chloralique soit plus ou moins complètement établi. Sous l'influence de cette association, on va diminuer évidemment le danger de l'excès du chloroforme, puisqu'il suffit de petites quantités de vapeurs chloroformiques pour amener et pour entretenir l'hypno-anesthésie. On supprime, comme tout à l'heure avec la morphine, la phase d'excitation et les accidents du début; surtout chez les gens craintifs, rebelles à l'emploi des vapeurs hypno-anesthésiques.

Mais ici, Messieurs, les inconvénients vont véritablement compenser largement les avantages. Et en effet, vous vous rappelez certainement que le véritable danger du chloroforme, c'est la syncope cardiaque; or, le chloral est lui-même un poison cardiaque : son influence cardiaque ne peut donc venir qu'accroître, exagérer les dangers de la syncope cardiaque déjà menaçante avec le chloroforme. Il est vrai que, comme compensation, si cela peut en être une, on pourrait dire qu'il favorise moins l'apnée que la morphine; mais, comme je vous l'ai dit maintes fois, on est très suffisamment armé contre la syncope respiratoire, on ne l'est pas du tout contre la syncope cardiaque.

De plus, la dilatation vasculaire considérable due au chloral — vous venez de voir qu'en effet il faut en employer des doses qui ne sont pas minimes — expose aux hémorragies diffuses; et enfin, dernier reproche qui a bien son importance, le chloral contribue, comme le chloroforme, à abaisser la température et, à la suite des anesthésies pratiquées par cette méthode mixte, on observe une somnolence prolongée avec tendance au refroidissement progressif, qui n'est pas un de ses moindres inconvénients.

Procédé de Trélat. — J'en arrive à la méthode qui a été préconisée par Trélat, Périer, et un certain nombre de chirurgiens, la méthode mixte : chloral-morphine-chloroforme.

Les premiers essais, faits par Trélat, ont montré qu'on pouvait obtenir l'analgésie sans résolution musculaire, mais une analgésie très suffisante pour pratiquer un certain nombre d'opérations, par l'emploi simultané du chloral et de la morphine; et que si, lorsque cet état d'analgésie était bien établi, on faisait intervenir l'inhalation chloroformique, on obtenait alors très facilement, avec de petites quantités de vapeurs de chloroforme, une hypno-anesthésie profonde avec résolution musculaire parfaite et qui pouvait se prolonger pendant un certain temps.

Le manuel opératoire, si l'on peut ainsi dire, de l'emploi du chloral, est le suivant : on administre, dans une potion de 120 grammes, en deux fois et à un quart d'heure d'intervalle, une quantité variant de 4 à 10 grammes de chloral et de 1 à 2 centigrammes de chlorhydrate de morphine, suivant les individus, et suivant la susceptibilité, qu'on a eu soin de tâter par des essais faits, au préalable, la veille ou l'avant-veille. *J'insiste sur ces doses qui sont relativement énormes.* L'ingestion de cette potion, qui doit se faire en deux fois et à un quart d'heure d'intervalle, détermine toujours une hypersécrétion salivaire et des nausées, quelquefois même des vomissements ; la face devient vultueuse, la pupille est dilatée et l'on observe une accélération notable du pouls et de la respiration. Après un intervalle de temps qui ne dépasse pas 40 à 60 minutes, l'individu est dans un état de somnolence complète, d'engourdissement ; la sensibilité générale et la sensibilité cornéenne sont fortement diminuées ; et il tombe dans une sorte de sommeil comateux, avec affaiblissement des sensibilités spéciales, qui disparaissent suivant l'ordre que nous avons appris à connaître pour le chloroforme : c'est d'abord le sens du goût qui disparaît, puis celui de l'olfaction, le sens du tact, celui de la vue, et enfin l'ouïe, qui persiste la dernière ; et cet état peut durer une heure et demie environ. C'est pendant cette période que Trélat propose d'utiliser cette méthode pour pratiquer des opérations sur les premières voies, sur la bouche notamment, et permettre ainsi d'avoir un malade comprenant ce qu'on lui demande et obéissant aux injonctions qu'on peut lui faire.

Si, à ce moment, on fait intervenir les vapeurs de chloroforme, on observe alors que, sans excitation préalable, de très faibles quantités de vapeurs de chloroforme sont suffisantes pour obtenir une hypno-anesthésie complète.

Je n'ai pas besoin de m'étendre sur les inconvénients de ce procédé puisque je viens de vous signaler, d'une part, ceux de la morphine, d'autre part, ceux du chloral, qui sont encore beaucoup plus considérables que les premiers : j'ajouterai, pour ce procédé mixte, une période de retour qui est extrêmement longue. En effet, la somnolence, l'état comateux dans lequel restent les individus, chez lesquels on s'est servi de ce procédé d'anesthésie, persiste quelquefois pendant

36 à 48 heures ; il est presque inutile de dire qu'il est absolument
contre-indiqué dans les états dépressifs. De plus, il semble qu'on
ajoute volontairement ici les inconvénients les uns aux autres :
inconvénients du chloral quant aux accidents cardiaques, et inconvénients de la morphine quant aux accidents respiratoires.

Procédé de Clover. — Un médecin anglais, Clover, a proposé
d'utiliser l'anesthésie très courte que produit l'inhalation du protoxyde d'azote, lorsqu'on le respire à la pression normale, pour
supprimer la phase d'excitation de l'éther. Vous vous souvenez que
nous avons reconnu, dans notre dernière réunion, que le protoxyde
d'azote pouvait déterminer une anesthésie très courte lorsqu'il est
inhalé à la pression normale, et que cette anesthésie se produisait
sans excitation ; eh bien, Clover propose de sidérer d'abord le patient
par l'inhalation de protoxyde d'azote et de continuer, sans transition,
l'anesthésie par l'éther.

C'est là un procédé qui a dû être abandonné pour plusieurs raisons : la première, parce qu'il nécessite une installation véritablement
par trop compliquée ; et puis, d'un autre côté, c'est l'anesthésie par
l'éther avec tous ses inconvénients habituels, et véritablement sans
aucun avantage.

Je vous rappelle que, pour l'emploi du protoxyde d'azote, il est
nécessaire d'utiliser un dispositif spécial ; et ce dispositif est encore
plus compliqué ici parce qu'il faut se servir d'un masque particulier,
masque muni de deux orifices d'arrivée, l'un pour le protoxyde
d'azote, l'autre pour les vapeurs d'éther. Pour le protoxyde d'azote,
il faut se servir de gaz liquéfié, contenu dans des obus où il est à
l'état liquide ; il faut le réchauffer et le saturer de vapeur d'eau si l'on
veut avoir un protoxyde d'azote qui ne détermine pas d'accidents,
puis le mettre en communication avec le masque ; enfin, la vapeur
d'éther doit arriver presque immédiatement, sans transition ni suspension des inhalations ; et le mélange de protoxyde d'azote et de
vapeurs d'éther constitue un mélange détonant extrêmement violent :
c'est donc un procédé à rejeter complètement.

Procédé d'Obalinsky. — Le procédé d'Obalinsky consiste dans
l'emploi de la cocaïne et du chloroforme ; c'est là une tentative
empirique justifiée, dans une certaine mesure, par l'action des deux
substances sur les éléments nerveux.

Après une chloroformisation légère, Obalinsky injectait à ses malades de 2 à 5 centigrammes de chlorhydrate de cocaïne en solution à 3 pour 100 : une dose moindre de chloroforme suffit pour amener l'anesthésie, et surtout pour l'entretenir; les vomissements sont plus rares; au réveil, certaines sensations, celle de courbature entre autres, qui est si pénible, sont supprimées : enfin, Obalinsky aurait observé une atténuation de l'excitation nerveuse : mais ses observations n'ont pas été vérifiées par tous les chirurgiens qui ont cherché à employer cette méthode, et je crois qu'elle est à peu près complètement abandonnée maintenant. Nous allons voir bientôt, d'ailleurs, qu'il peut n'être pas toujours sans danger d'employer, pour faire des injections hypodermiques, des solutions de chlorhydrate de cocaïne à 3 pour 100.

Procédés de Stefani et Vachetta, de Billroth. — Il en est à peu près de même de la méthode mixte de Stefani et Vachetta, consistant dans l'emploi de l'alcool et du chloroforme, ou bien de l'alcool et de l'éther. Il faut faire une exception pour le procédé de Billroth, qui consiste dans l'emploi d'un mélange d'alcool, de chloroforme et d'éther; ce mélange paraît être encore assez usuellement employé en Allemagne, et il est assez fréquent pour que Guthrie ait fait figurer les cas d'anesthésie obtenue par ce mélange dans son tableau des statistiques.

Le principe sur lequel repose cette méthode d'anesthésie mixte, c'est que la syncope et l'asphyxie seraient moins à craindre, d'après les auteurs italiens dont je parlais tout à l'heure, après ingestion d'alcool : de plus les phénomènes consécutifs, surtout les vomissements, la somnolence prolongée, l'abaissement de température, seraient, toujours d'après ces auteurs, moins accusés à la suite d'ingestion d'alcool; enfin, l'anesthésie serait plus rapide et obtenue avec une quantité moindre de chloroforme. Ce procédé n'est du reste pas sans présenter quelque analogie avec l'emploi du pseudo-chlorure de méthylène de Spencer-Wells (mélange de chloroforme et d'alcool méthylique), et il n'est autre chose que le procédé de Quinquaud (mélange de chloroforme et d'alcool éthylique) dont je vous ai déjà parlé à propos des mélanges titrés.

Les expériences faites sur les animaux, en poussant à outrance ce procédé d'anesthésie, n'ont pas du tout vérifié ces vues théoriques; et en effet, lorsqu'on met des animaux sous l'influence de l'alcool, dès que la quantité en est un peu considérable et qu'ensuite on essaie de faire absorber des vapeurs de chloroforme, on s'aperçoit que l'alcool favorise effectivement la rapidité de l'action du chloroforme, mais qu'il diminue dans une notable mesure la résistance vitale ; il semble, en quelque sorte, que l'action dystrophiante du chloroforme vienne s'ajouter à celle de l'alcool, et je crois que c'est là, en réalité, le seul avantage de cette méthode.

Procédé de Dastre et Morat. — J'en arrive maintenant à la dernière méthode, celle de MM. Dastre et Morat, qui consiste dans l'emploi simultané de l'atropine, de la morphine et du chloroforme. C'est à peu près, je crois, la seule qui soit employée maintenant comme méthode d'anesthésie mixte, ou tout au moins c'est de beaucoup la plus utilisée.

Je vous rappelais tout à l'heure que, dans les quatre formes principales d'accidents qu'on peut observer sous l'influence du chloroforme, c'est toujours l'excitation du système modérateur cardiaque, par la voie du pneumo-gastrique et du noyau bulbaire, qui constitue le péril de la chloroformisation chez l'animal aussi bien que chez l'homme : on peut en donner une démonstration très péremptoire en pratiquant sur un animal la section des vagues, ce qui est une opération inapplicable chez l'homme; mais on peut trouver dans l'emploi de l'atropine quelque chose qui équivaut à la section momentanée des vagues, car son emploi détruit l'excitabilité des filets cardiaques des pneumogastriques ainsi que de leur noyau bulbaire, et réalise, pendant une période de durée plus ou moins considérable, cette pseudo-section des vagues, comme nous verrons bientôt que la cocaïnisation réalise également en quelque sorte la section transitoire d'un nerf sensitif ou moteur.

Mais, pour présenter tous ses avantages, l'emploi de l'atropine doit être combiné avec celui de la morphine : en effet, lorsqu'on emploie l'atropine seule, loin d'amoindrir la période d'excitation du chloroforme, il semble qu'elle l'accroisse au moins en qualité, sinon en quantité. Cela peut s'expliquer par ce fait que la première action de l'atropine sur le système nerveux est de déterminer une excitabilité assez remarquable pour que les anciens aient cru devoir faire de la *folie de·la belladone* un chapitre en quelque sorte particulier de la nosologie; dans ce cas, l'action de la morphine viendra contrebalancer cette action excitante de l'atropine, et c'est la raison de cette triade : atropine-morphine-chloroforme.

Le bénéfice qu'on peut tirer de l'emploi de ce procédé est démontré surtout par la physiologie expérimentale : on en obtient constamment et régulièrement de bons résultats lorsqu'on l'emploie sur les animaux, tandis que sa mise en œuvre pour la chirurgie humaine n'est pas toujours et invariablement suivie du même succès. On emploie en physiologie opératoire une solution contenant 20 milligrammes de chlorhydrate de morphine et 2 milligrammes de sulfate neutre d'atropine par centimètre cube d'eau distillée, et on injecte un demi-centimètre cube de cette solution par kilogramme du poids de l'animal ; on administre ensuite le chloroforme, et lorsqu'on opère sur le chien — je vous ai signalé à plusieurs reprises la susceptibilité de ces animaux vis-à-vis du chloroforme — on n'observe jamais d'accident ; au lieu d'employer le chloroforme à la dose de 60 et parfois jusqu'à plus de 100 grammes, une dose de 2 à 3 grammes suffit pour obtenir une anesthésie parfaite d'une durée de deux heures.

Pour la chirurgie humaine, le mode opératoire auquel on s'est arrêté est le suivant : 15 à 30 minutes avant l'opération on pratique une injection sous-cutanée d'un centimètre cube et demi d'une solution ainsi composée :

Chlorhydrate de morphine.	Dix centigrammes.
Sulfate d'atropine.	Cinq milligrammes.
Eau distillée de laurier-cerise.	Q. S. pour 10 centi.-cubes.

On injecte donc un centigramme et demi de chlorhydrate de morphine et environ 7 dixièmes de milligramme de sulfate d'atropine : eh bien, sous l'influence de cette injection préalable aux inhalations chloroformiques, on évite les syncopes cardiaques, puisque le trajet des réflexes est en quelque sorte coupé pour les excitations périphériques ; on évite principalement les syncopes secondaires, qui, comme vous le savez, en ce qui concerne les syncopes cardiaques, sont particulièrement importantes. On supprime également l'agitation du début. Mais, un fait qui a une grande importance au point de vue de certaines opérations, c'est la suppression des moûvements de déglutition et de sputation, ainsi que des vomissements et du tremblement général qu'on observe souvent au cours de l'anesthésie.

En cela, d'ailleurs, ce procédé se rapproche du procédé de Claude Bernard et de Nüssbaum, c'est-à-dire du procédé morphine et chloroforme, mais il a sur ce dernier un certain nombre d'avantages ; et,

parmi eux, les plus importants sont incontestablement ceux-ci : l'atropine ne modifie pas comme le fait la morphine la puissance expiratoire ; et, surtout, elle supprime l'effet nauséeux ainsi que les vomissements. Vous savez, en effet, que, très souvent, on est obligé
d'avoir recours à l'injection simultanée d'une faible quantité de sulfate d'atropine en même temps que de chlorhydrate de morphine,
pour éviter chez un grand nombre d'individus l'action nauséeuse,
l'action émétique même, de l'injection sous-cutanée du chlorhydrate
de morphine. De plus, le sommeil chloroformique qui succède à cette
injection sous-cutanée se fait remarquer par le calme absolu du
sujet, on pourrait même dire par son inertie ; inertie qui est telle que
lorsqu'on a pratiqué pour les premières fois ces injections atropo-
morphinées les opérateurs ont été quelque peu effrayés par l'état que
l'on pourrait presque aller jusqu'à désigner par la qualification
de *mort apparente* dans lequel se trouvait le sujet, se deman-
dant s'il respirait, s'il n'était pas en imminence de syncope cardiaque.

Enfin, avantage non moins appréciable, c'est qu'il faut environ
de vingt à trente fois moins de chloroforme pour réaliser l'anesthésie et pour la maintenir ; par conséquent ce procédé n'expose pas
à l'apnée toxique, à la syncope par sidération, comme on l'a dit, à
moins qu'on n'observe pas les précautions nécessaires et qu'on administre le chloroforme à l'aveugle, sans régler convenablement la
quantité que l'on emploie.

A côté de ces avantages, ce procédé a des inconvénients, comme
tous les procédés possibles. Le premier, et certainement le plus
grave, consiste dans la susceptibilité exagérée de certains individus
pour l'atropine. C'est, en effet, une de ces substances avec lesquelles
on observe, vis-à-vis de la susceptibilité individuelle, les écarts les
plus considérables : tandis qu'on trouve des individus qui, sous l'influence d'un milligramme ou d'un demi-milligramme, quelquefois
même moins, de sulfate d'atropine en injection sous-cutanée, présentent des accidents toxiques graves, on en voit d'autres, au contraire,
qui supporteront 3, 4 et jusqu'à 6 milligrammes, en injection sous-
cutanée, sans éprouver le moindre accident.

Il faut se rappeler ici que 2 à 3 dixièmes de milligramme de sulfate d'atropine suffisent, en moyenne, à paralyser les filets modérateurs cardiaques des vagues, tout en laissant intacte l'excitabilité des

filets accélérateurs, tant cardiaques que viscéraux et pulmonaires. Par conséquent, la dose dont je parlais tout à l'heure, qui est de 7 dixièmes de milligramme, est plutôt une dose relativement élevée; mais c'est une dose, dans tous les cas, fort modérée, étant donné surtout qu'elle est injectée concurremment avec une dose de un centigramme et demi de chlorhydrate de morphine, qui possède, en ce qui concerne certaines actions physiologiques, une action antagonistique de celle du sulfate d'atropine.

Un des inconvénients que l'on a reprochés encore à cette méthode consiste en ce qu'elle facilite la syncope tertiaire en abaissant la résistance et, surtout, la réactivité de l'individu.

Ce reproche n'est peut-être pas aussi absolu que le veut M. Poncet, de Lyon, qui s'est déclaré hautement l'adversaire de ce procédé. D'après lui, la quantité de chloroforme administrée ne serait pas tellement différente de celle nécessaire lorsqu'on l'emploie seul pour que la syncope tertiaire, l'apnée toxique ne soit pas à craindre. Je répète ce que je disais tout à l'heure, que cela dépend beaucoup de la façon dont l'administration du chloroforme est dirigée, puisque l'expérience démontre que la quantité de chloroforme peut être de 20 à 30 fois moindre que la quantité nécessaire pour produire l'anesthésie quand il est employé seul.

On a encore reproché à ce procédé de laisser persister assez longtemps le sommeil post-opératoire. A cela, les partisans de la méthode répondent que ce sommeil post-opératoire ne doit pas être considéré comme un inconvénient, à la condition qu'il ne soit pas comateux, bien entendu; et le sommeil qui succède à l'injection atropo-morphinée ne présenterait pas ce caractère.

On lui a reproché encore de faciliter les accidents respiratoires en raison de la prédominance de l'action de la morphine. Mais ici, l'on peut répéter ce que je vous ai dit si souvent, que ces accidents peuvent être conjurés par la respiration artificielle, sauf l'apnée toxique qui doit être ici laissée de côté.

Enfin, j'ajouterai que c'est toujours une question d'espèce, de susceptibilité, de tolérance individuelle ; et il est vraiment impossible de pouvoir compter, toujours et invariablement, sur des avantages même justifiés par des considérations de toute sorte, si parfaitement précises qu'elles soient, comme celles que je viens de mettre en évidence devant vous, pas plus que de pouvoir compter sur une anesthésie se déroulant normalement et sans à-coups, avec le chloroforme ou l'éther employés exclusivement.

Il y a eu quelques cas de chloroformisation mortels, malgré l'emploi préalable des injections atropo-morphinées ; ces cas de chloroformisation mortels concernaient des individus dont la susceptibilité particulière, soit relativement au sulfate d'atropine, soit relativement à l'action que le chloroforme exerçait sur eux, n'était pas connue ; et il ne faut pas oublier une chose, c'est que le chloroforme produit toujours des troubles trophiques, troubles trophiques qui sont surtout caractérisés par son action hypothermisante, par la dégénérescence graisseuse qu'on voit survenir dans un grand nombre d'organes lorsque la chloroformisation est poussée trop loin, enfin par l'arrêt de tous les phénomènes physico-chimiques qui caractérisent la vie.

On n'est pas armé contre de pareils accidents, il n'y a pas d'alcaloïde au monde qui puisse lutter efficacement contre eux ; et il est probable que les accidents mortels dont je parlais tout à l'heure sont justiciables de faits de cet ordre, à propos desquels l'opérateur ne peut avoir aucun pressentiment, étant donnée surtout l'infinie variation de la modalité suivant laquelle la cellule nerveuse de chaque individu, en particulier, réagit vis-à-vis des substances capables d'impressionner, plus ou moins profondément, ces éléments anatomiques.

Autres procédés. — On a proposé d'autres associations que je ne ferai que vous citer, parce qu'elles ne valent pas la peine d'être discutées : c'est ainsi que von Mering a proposé le mélange du diméthylacétal avec le chloroforme, mélange dont il prétend avoir tiré de bons résultats. Rabuteau avait proposé de substituer la narcéine à la morphine et de faire la chloroformisation après injection sous-cutanée de narcéine : il évitait ainsi l'action nauséeuse et les vomissements, ainsi que l'action excitante que peut déterminer, à la rigueur, la morphine. Enfin, on a proposé d'utiliser un mélange d'oxygène et de chloroforme, mais c'est plutôt là une méthode qui relève de l'emploi des mélanges titrés dont je vous ai parlé à propos de la méthode de Paul Bert. On a proposé encore l'emploi de chloroforme dans lequel on aurait ajouté une goutte de nitrite d'amyle pour deux centimètres cubes de chloroforme. Lorsque, dernièrement, j'ai fait avec vous l'étude du nitrite d'amyle, je vous ai dit la raison pour laquelle ce procédé était peu recommandable et devait même être rejeté.

Je n'insisterai donc pas davantage sur les procédés d'anesthésie mixte. Le seul à retenir, à mon avis, d'après l'expérimentation physiologique confirmée par l'expérience de tous, est le procédé de MM. Dastre et Morat, c'est-à-dire l'injection atropo-morphinée précédant l'inhalation du chloroforme.

GRAPHIQUES. — Pour terminer ce qui regarde les anesthésiques, je vais mettre sous vos yeux quelques dessins représentant les modifications de la respiration et de la circulation, chez le chien, avec les hypno-anesthésiques que nous avons étudiés jusqu'ici. Vous pourrez, de la sorte, comparer l'action exercée sur les appareils circulatoire et respiratoire par l'éther, le chloroforme, le bromure d'éthyle, le protoxyde d'azote.

D'ailleurs ces tracés reproduisent dans leurs grandes lignes, synthétisent en quelque sorte les renseignements que je vous ai donnés à propos de l'action des différents anesthésiques sur l'appareil circulatoire et sur l'appareil respiratoire.

Vous allez pouvoir contrôler, de la sorte, les principales modifications que je vous ai signalées et constater, entre autres phénomènes remarquables, la régularité et le calme de l'hypno-anesthésie quand on emploie chez le chien, cet animal si susceptible d'éprouver les effets fâcheux du chloroforme, la méthode de MM. Dastre et Morat.

Chloroforme (1).

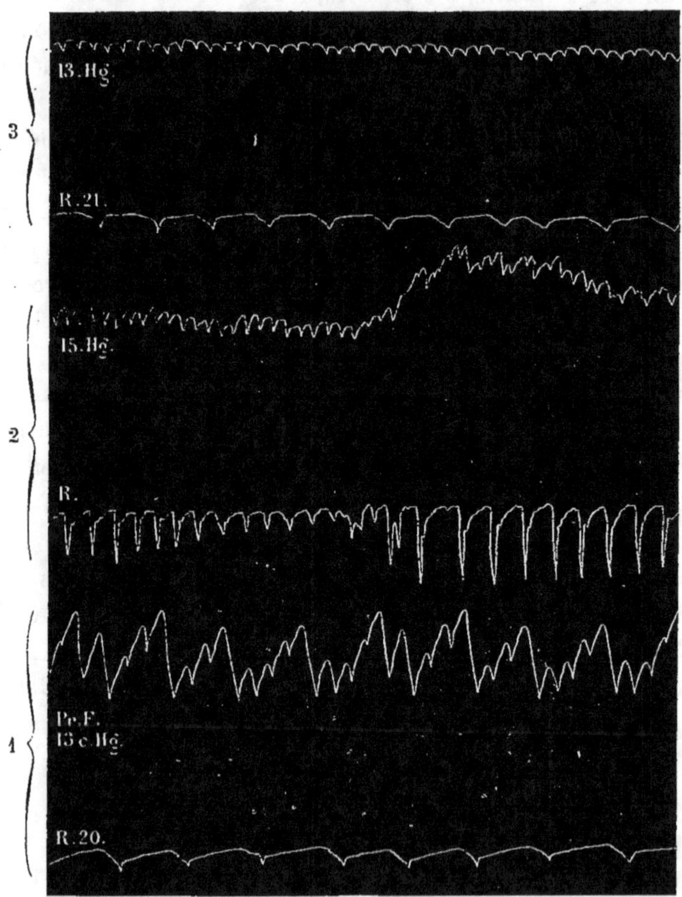

Fig. 16. — Modifications de la respiration et de la circulation chez le chien sous l'influence du chloroforme [Ire partie].

Chloroformisation à l'aide de l'appareil de Raphaël Dubois : mélange titré à 10 pour 100.

R tracé de la respiration.
Pr. F tension artérielle dans l'artère fémorale.

1. — Tracés normaux.
2. — Tracés cinq minutes après le début de la chloroformisation.
3. — Tracés à la période de sommeil anesthésique et de résolution musculaire.

(Voir figure 17.)

Chloroforme (2).

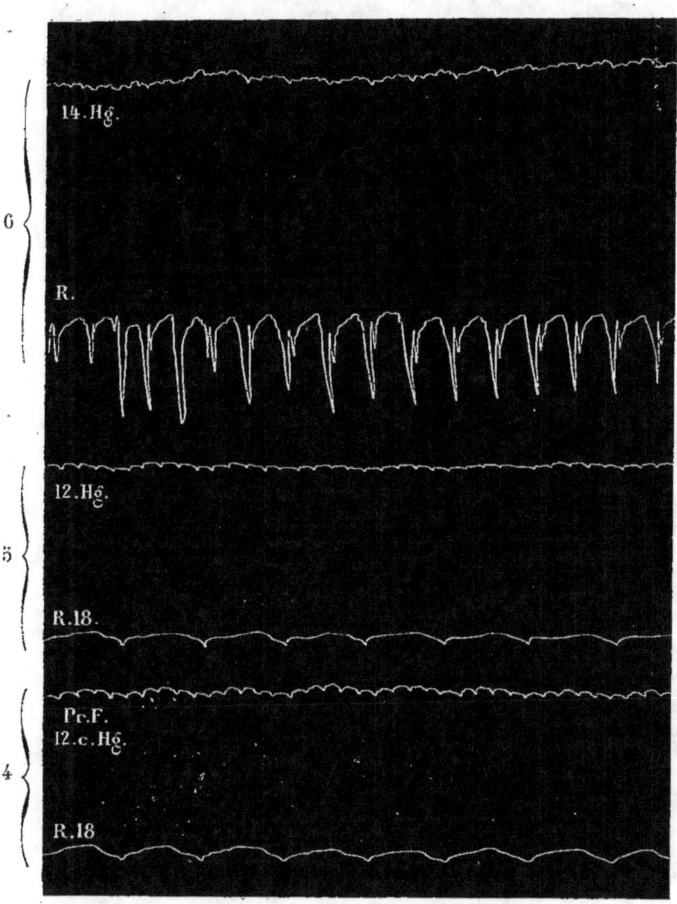

Fig. 17. — Modifications de la respiration et de la circulation chez le chien sous l'influence du chloroforme [II⁰ partie].

Chloroformisation à l'aide de l'appareil de Raphaël Dubois : mélange titré à 10 pour 100.

R tracé de la respiration.
Pr. F tension artérielle dans l'artère fémorale.
4 et 5. — Tracés à la période d'anesthésie confirmée.
6. — Tracés à la période de retour : réveil. Durée de l'anesthésie, 1 heure.

(Voir figure 16.)

Intoxication chloroformique (1).

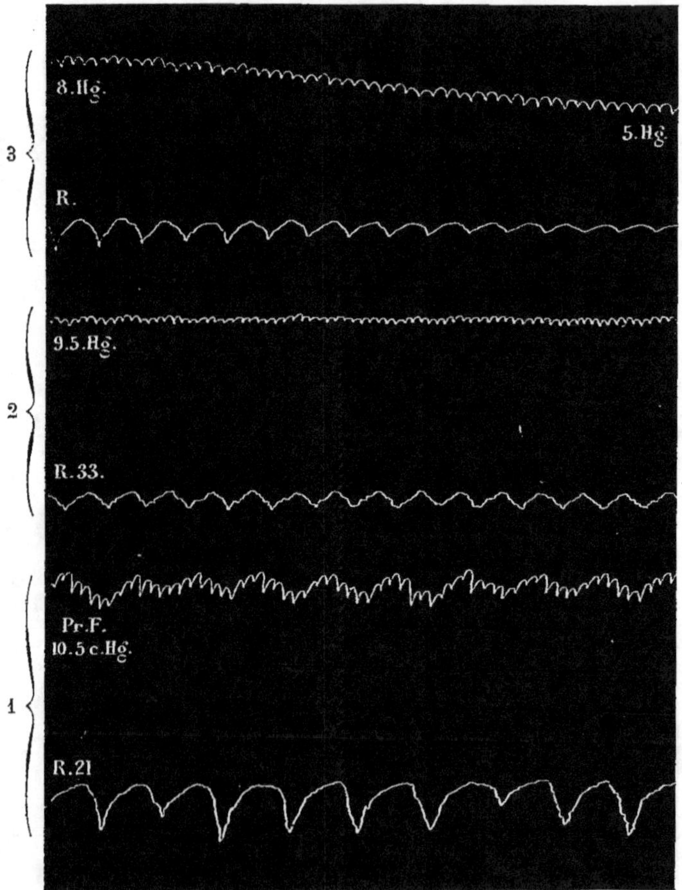

Fig. 18. — Modifications de la respiration et de la circulation chez le chien pendant l'intoxication chloroformique [Ire partie].

Détermination de l'anesthésie avec le mélange à 10 pour 100; puis, substitution immédiate du mélange à 30 pour 100.

R tracé respiratoire.

Pr. F tension artérielle dans l'artère fémorale.

1. — Tracés normaux.

2. — Tracés à la période de sommeil anesthésique et de résolution musculaire obtenue à l'aide du mélange titré à 10 pour 100.

3. — Début de l'intoxication par le mélange titré à 30 pour 100.

(Voir figure 19.)

Intoxication chloroformique (2).

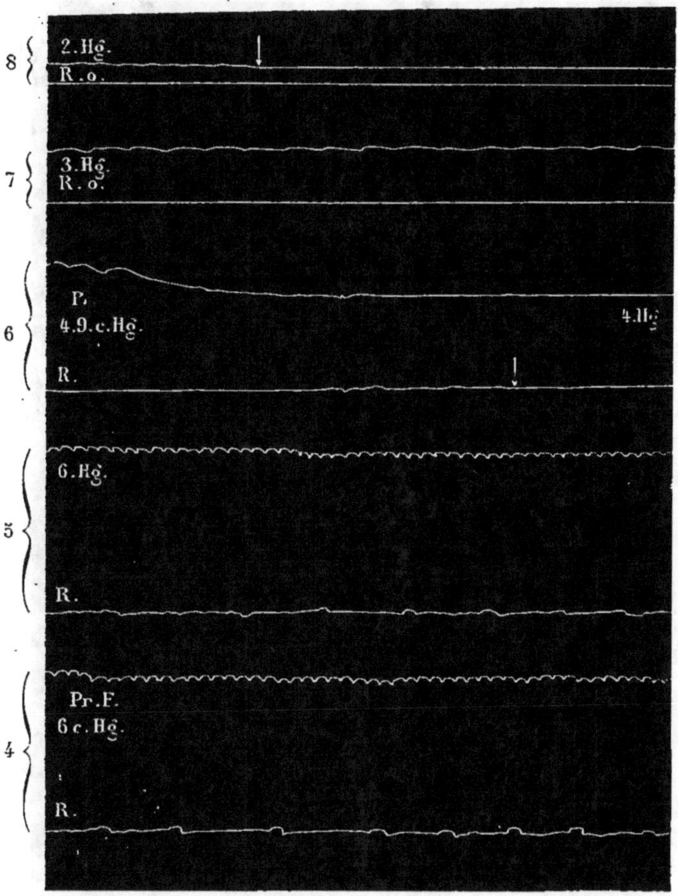

Fig. 19. — Modifications de la respiration et de la circulation chez le chien pendant l'intoxication chloroformique [IIᵉ partie].
Intoxication par le mélange titré à 30 pour 100.

R tracé respiratoire.
Pr. F tension artérielle dans l'artère fémorale.

4 et 5. — Tracés pris à la période d'état de l'intoxication : chute de la pression et diminution considérable de l'amplitude des mouvements respiratoires.

6. — Arrêt de la respiration (marqué par la flèche) au bout de 10 minutes après le début de l'inhalation du mélange titré à 30 pour 100.

8. — Arrêt du cœur (marqué par la flèche) au bout de 12 minutes après le début de l'inhalation.

(Voir figure 18.)

Méthode de Dastre et Morat.

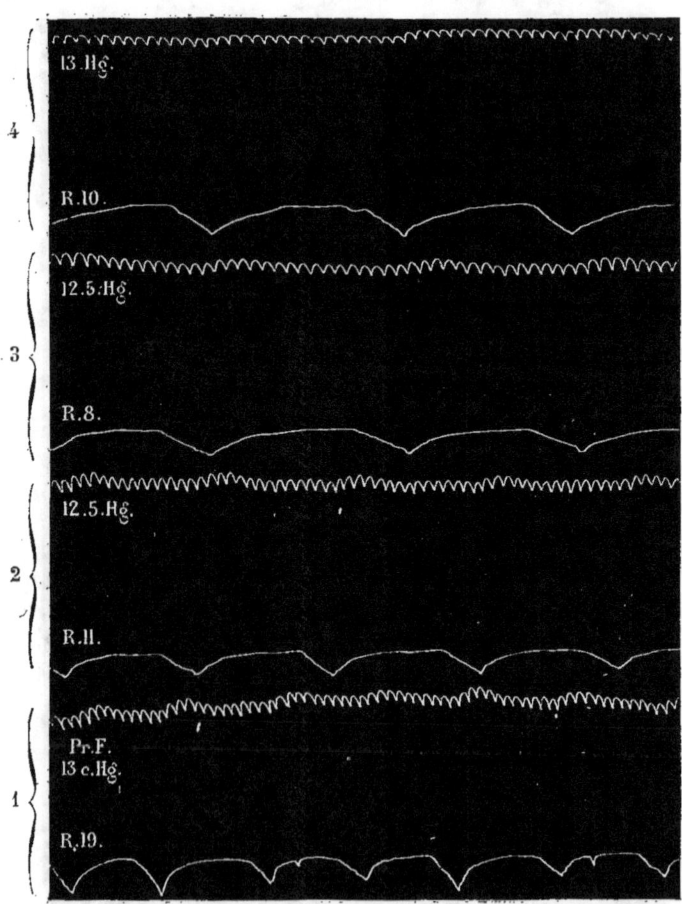

Fig. 20. — Modifications de la respiration et de la circulation chez le chien sous l'influence du chloroforme et après injection préalable de morphine-atropine (méthode de Dastre et Morat).

R tracé respiratoire.
Pr. F tension artérielle dans l'artère fémorale.
1. — Tracés après l'injection morphine-atropine.
2 et 3. — Tracés à la période de sommeil anesthésique et de résolution musculaire sous l'influence du chloroforme [durée 45 minutes].
4. — Tracés 7 minutes après la suppression de l'inhalation du chloroforme.
Régularité parfaite pendant toute la durée de l'anesthésie.

Éther (1).

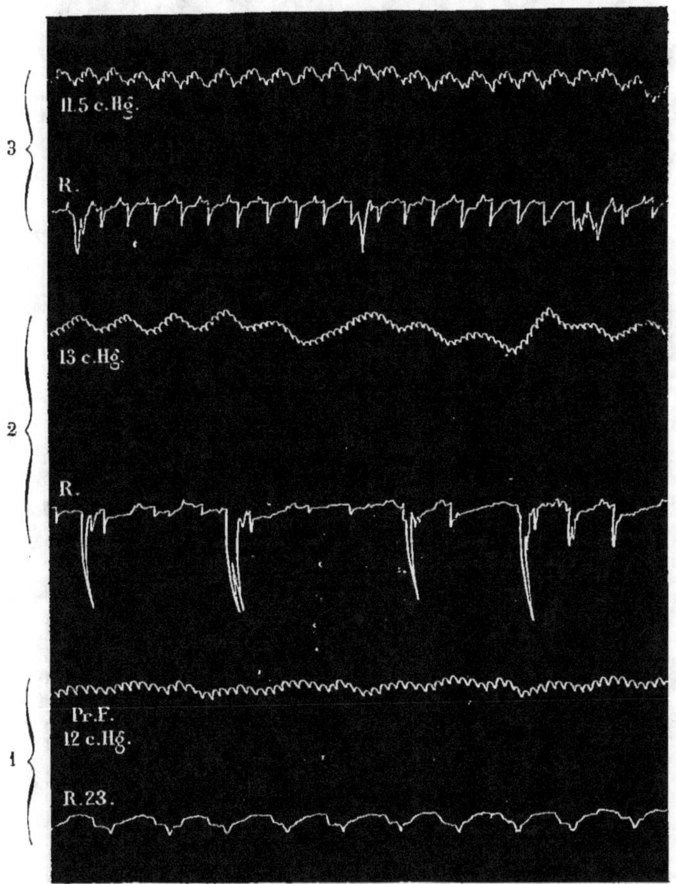

Fig. 21. — Modifications de la respiration et de la circulation chez le chien sous l'influence de l'éther [1ʳᵉ partie].

Inhalation d'un mélange titré à 20 pour 100.

R tracé respiratoire.

Pr. F tension artérielle dans l'artère fémorale.

1. — Tracés normaux.
2 et 3. — Période d'agitation du début.

(Voir figures 22 et 23.)

Éther (2).

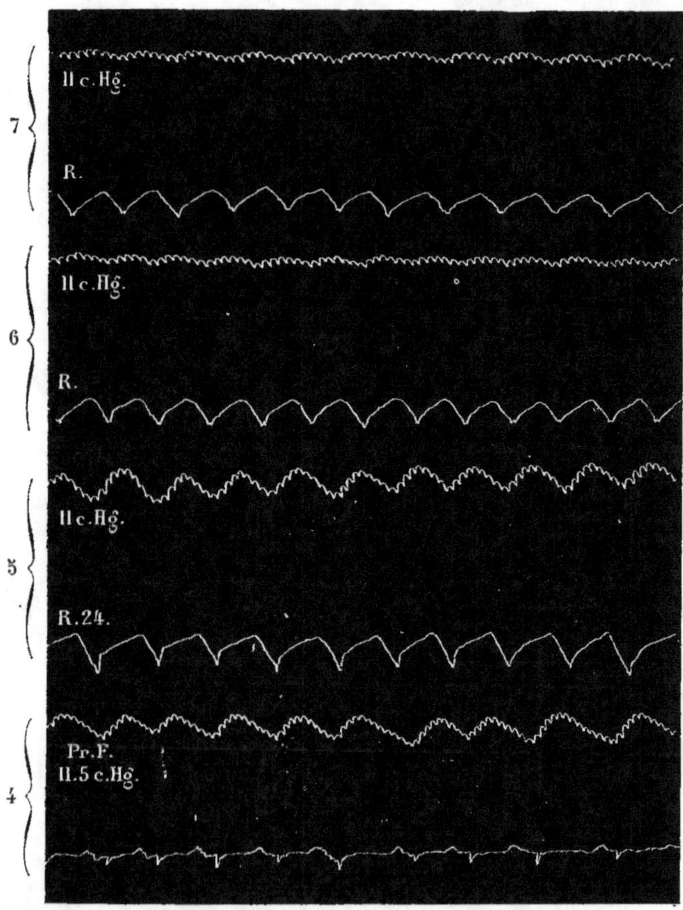

Fig. 22. — Modifications de la respiration et de la circulation chez le chien sous l'influence de l'éther [IIe partie].
Inhalation d'un mélange titré à 20 pour 100.

R tracé respiratoire.
Pr. F tension artérielle dans l'artère fémorale.
4, 5, 6 et 7. — Tracés à la période de sommeil anesthésique et de résolution musculaire. — Durée, 1 heure 25 minutes.
Régularité, maintien de la pression sanguine.

(Voir figures 21 et 23.)

Éther (3).

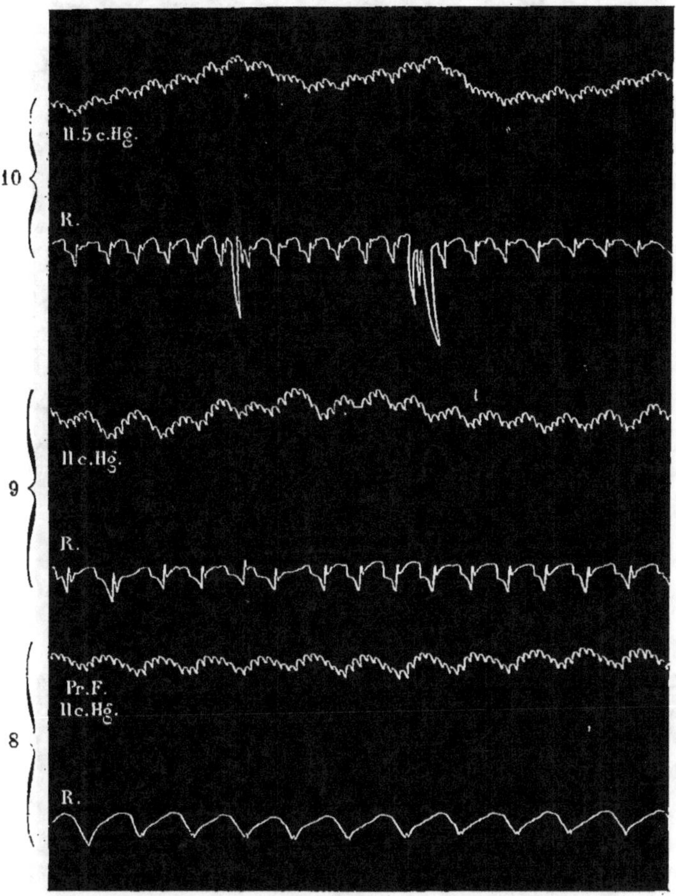

Fig. 23. — Modifications de la respiration et de la circulation chez le chien sous l'influence de l'éther [IIIe partie].
Inhalation d'un mélange titré à 20 pour 100.

R tracé respiratoire.
Pr. F tension artérielle dans l'artère fémorale.
8. — Tracés à la période de sommeil anesthésique et de résolution musculaire.
9 et 10. — Tracés pris à la période du réveil : agitation de retour.

(Voir figures 21 et 22.)

Bromure d'éthyle (1).

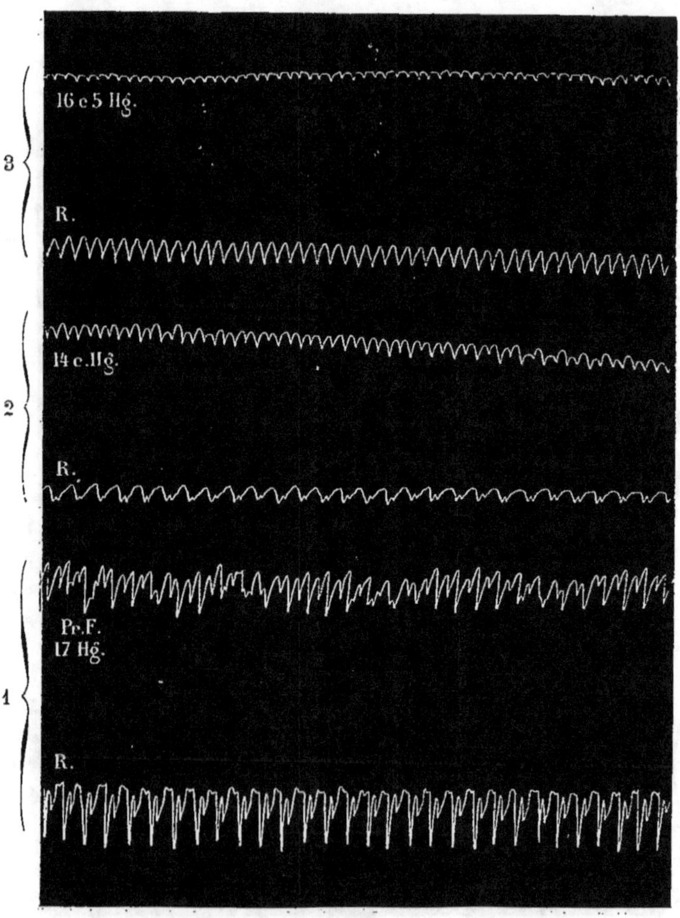

Fig. 24. — Modifications de la respiration et de la circulation chez le chien sous
l'influence du bromure d'éthyle [Iʳᵉ partie].
A. Première période d'hypno-anesthésie (durée 10 minutes).

R tracé respiratoire.
Pr. F tension artérielle dans l'artère fémorale.

1. — Tracés normaux.
2 et 3. — Tracés à la période de sommeil anesthésique et de résolution musculaire (obtenue en
4 minutes).
Après 10 minutes d'hypno-anesthésie, on laisse l'animal se réveiller et respirer librement à l'air.

(Voir figures 25 et 26.)

Bromure d'éthyle (2).

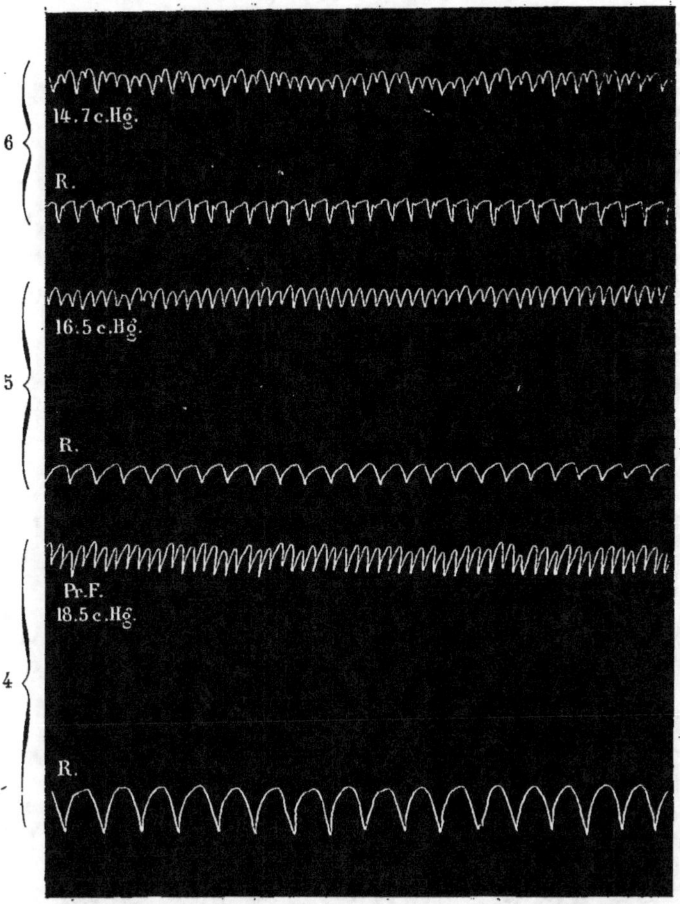

Fig. 25. — Modifications de la respiration et de la circulation chez le chien sous
l'influence du bromure d'éthyle [II° partie].
B. Deuxième période d'hypno-anesthésie, après réveil.

R tracé respiratoire.
Pr. F tension artérielle dans l'artère fémorale.
4. — Tracés pendant le réveil, à la suite de la première période d'hypno-anesthésie.
5 et 6. — Tracés à la seconde période de sommeil anesthésique et de résolution musculaire.
Après 12 minutes d'hypno-anesthésie, on laisse l'animal se réveiller et respirer librement à l'air.
(Voir figures 24 et 26.)

Bromure d'éthyle (3).

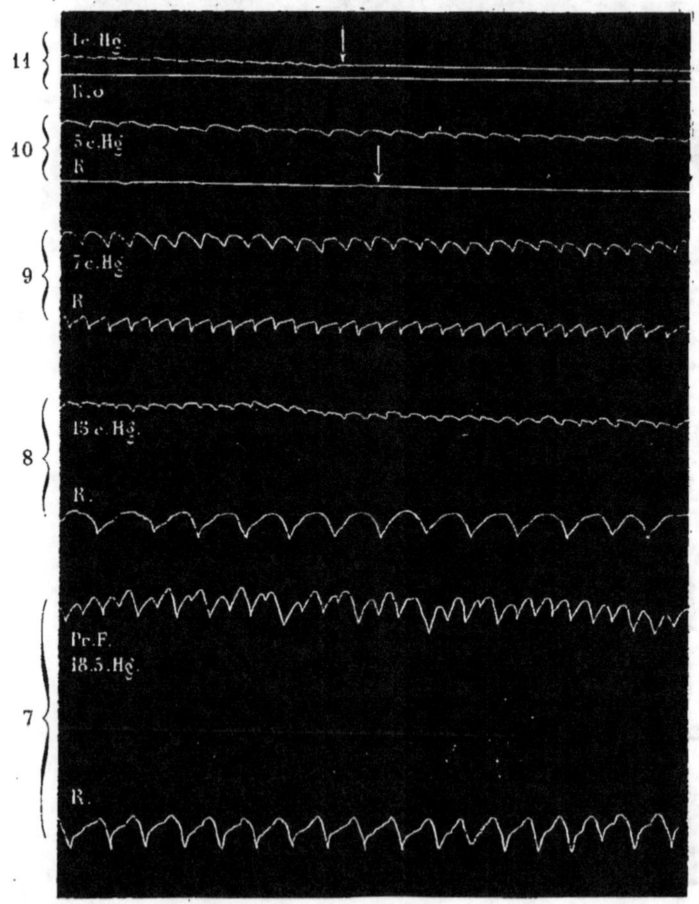

Fig. 26. — Modifications de la respiration et de la circulation chez le chien sous l'influence du bromure d'éthyle [IIIᵉ partie].

C. Troisième période : intoxication par inhalation prolongée d'éther bromhydrique après un second réveil.

R tracé respiratoire.
Pr. F tension artérielle dans l'artère fémorale.
7. — Tracés chez le chien réveillé.
8 et 9. — Tracés à la période d'état de l'intoxication.
10. — Arrêt de la respiration marquée par la flèche (après 23 minutes).
11. — Arrêt du cœur marquée par la flèche (après 23 minutes et demie).

(Voir figures 24 et 25.)

Protoxyde d'azote (1).

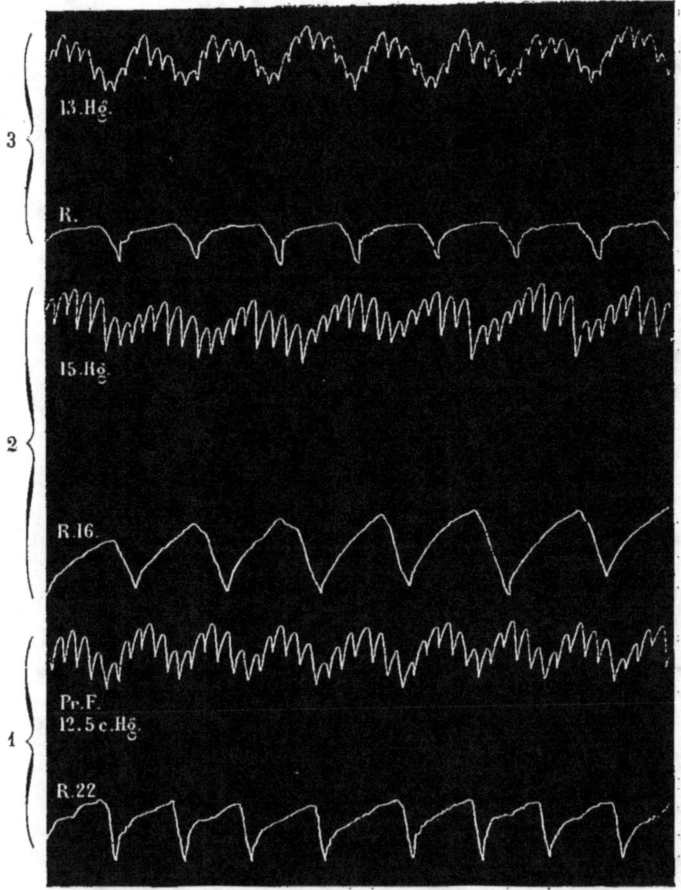

Fig. 27. — Modifications de la respiration et de la circulation chez le chien sous l'influence du protoxyde d'azote [1re partie].

A. Période d'hypno-anesthésie.

R tracé respiratoire.
Pr. F tension artérielle dans l'artère fémorale.

1. — Tracés normaux.

2 et 3. — Tracés à la période de sommeil anesthésique et de résolution musculaire (après 2 minutes d'inhalation de protoxyde d'azote pur à la pression normale).

(Voir figures 28 et 29.)

Protoxyde d'azote (2).

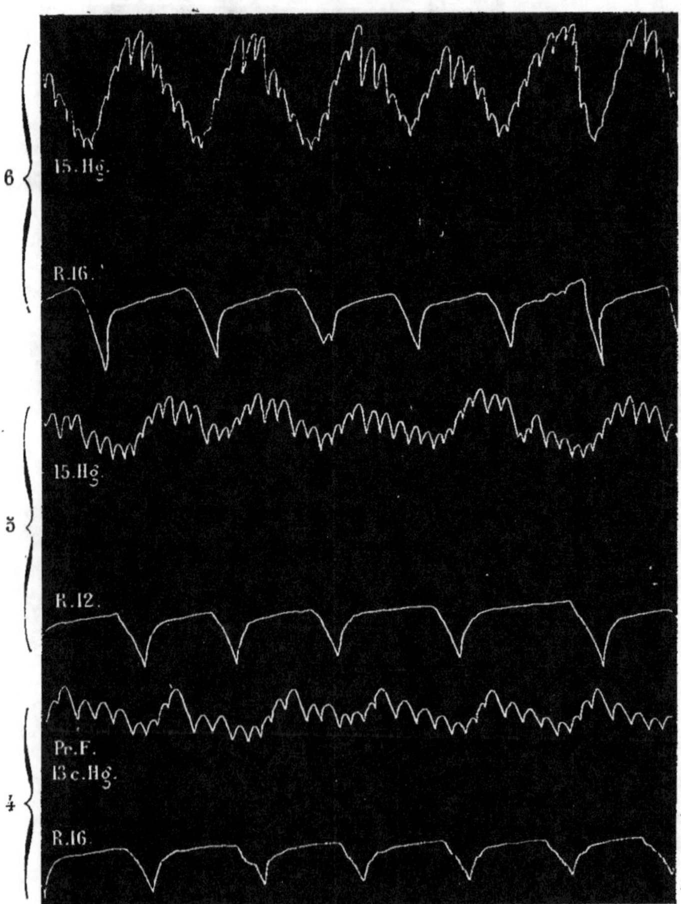

Fig. 28. — Modifications de la respiration et de la circulation chez le chien sous l'influence du protoxyde d'azote [IIe partie].

B. Intoxication (asphyxie) par inhalation prolongée.

R tracé respiratoire.
Pr. F tension artérielle dans l'artère fémorale.

4. — Tracés normaux (chien réveillé).
5 et 6. — Tracés au début de l'intoxication (après 3 et 4 minutes d'inhalation du protoxyde d'azote pur à la pression normale).

(Voir figures 27 et 29.)

Protoxyde d'azote (3).

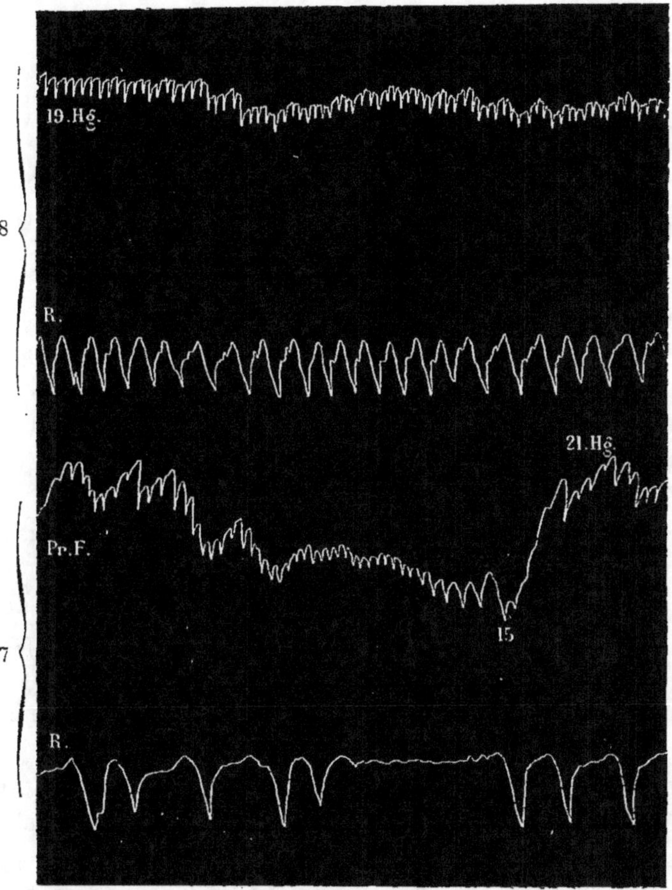

Fig. 29. — Modifications de la respiration et de la circulation chez le chien sous l'influence du protoxyde d'azote [IIIᵉ partie].

B. Intoxication (asphyxie) par inhalation prolongée.

R tracé respiratoire.
Pr. F tension artérielle dans l'artère fémorale.
7 et 8. — Tracés à la période d'état de l'intoxication.

(Voir figures 27 et 28.)

XVIIIe LEÇON

ANALGÉSIE LOCALISÉE. — PROCÉDÉS MÉCANIQUES. RÉFRIGÉRATION. — STYPAGE

A la suite de l'étude des substances capables d'amener l'hypno-anesthésie va se placer, tout naturellement, l'étude des substances capables cette fois, non plus d'amener cet état particulier d'insensibilité générale de l'individu, mais de déterminer localement une insensibilité telle qu'on puisse l'utiliser pour l'exécution d'une opération chirurgicale, en général de peu de durée et de peu d'importance. C'est cet état d'analgésie que Beau définissait en disant que c'était un état d'insensibilité à la douleur coïncidant avec une conservation plus ou moins complète des autres sensibilités tactiles.

L'analgésie profonde coïncide naturellement avec l'hypno-anesthésie; mais le mécanisme en vertu duquel se produit l'analgésie localisée est essentiellement différent de celui qui entraîne l'analgésie généralisée accompagnant l'hypno-anesthésie.

Cette analgésie, en ce qui nous intéresse maintenant, c'est-à-dire au point de vue local, peut être déterminée soit au moyen de substances toxiques ou médicamenteuses, soit au moyen de procédés physiques ou mécaniques. On a observé, j'ai à peine besoin de vous le dire, des faits d'analgésie d'origine pathologique. Dans tous les cas, on a pu rattacher cette analgésie à un trouble plus ou moins considérable du système nerveux. Mais ce serait sortir de notre sujet que d'envisager ce côté de la question ; nous ne nous occuperons que de l'analgésie déterminée par des procédés physiques ou mécaniques, ou bien par des substances toxiques ou médicamenteuses. La sensibilité peut être également affectée de différentes manières par ces procédés ; et l'on peut tenir compte d'une sensibilité normale et d'une sensibilité pathologique.

Au point de vue de la sensibilité à la douleur, la morphine est encore, bien certainement, un des meilleurs médicaments ; à cet égard, elle surpasse de beaucoup les médicaments hypnotiques proprement dits, qui ne peuvent pas être considérés comme des médicaments analgésiques dans le sens propre du mot, attendu que lorsqu'ils arrivent à déterminer une apparente diminution de la sensation douloureuse, ce n'est que grâce à leur action hypnotique. Il y a une différenciation très nette à faire entre cette action hypnotique et l'analgésie. L'action analgésique vraie n'est réalisée que par un nombre assez restreint de substances ; et l'on pourrait appeler, tout au plus, certains médicaments calmants des *hypo-algésiques*, c'est-à-dire capables de faire ressentir à un moindre degré l'impression de la douleur. Cette diminution de la perception douloureuse peut se produire soit par la création d'un obstacle à la transmission sensitive centripète, soit par diminution de la réceptivité, de l'impressionnabilité centrale.

Une véritable analgésie est réalisée par ce procédé qui consiste dans l'emploi simultané de la morphine et du chloroforme, par lequel on obtient une disparition complète de la perception douloureuse, alors que la sensibilité tactile et la sensibilité à la température ne sont pas abolies, et que l'individu reste encore capable d'obéir et même de converser avec l'opérateur.

Si l'on adopte cette manière de voir que l'intensité de la douleur peut être mesurée par l'amplitude et l'énergie des vibrations nerveuses correspondantes, on peut admettre que toute substance capable d'affecter le système nerveux en diminuant soit sa conductibilité, soit l'amplitude normale des vibrations constituant ce que l'on a appelé le courant, l'influx nerveux, sera capable de déterminer, comme résultat, une action plus ou moins énergiquement analgésique. A ce point de vue, il faudrait alors faire intervenir ici l'étude de ces substances dites antithermiques et qui sont bien plus effectivement analgésiques qu'antithermiques, je veux parler de l'antipyrine et des substances de ce genre. On les désigne d'ailleurs, assez communément, sous la dénomination d'*antithermiques-analgésiques*.

Mais, en réalité, ce qui serait rationnel si nous faisions une étude des médications et non pas des médicaments, c'est-à-dire si nous nous placions au point de vue exclusivement thérapeutique, ne l'est plus du moment que nous faisons l'étude des médicaments, c'est-à-dire puisque nous nous plaçons exclusivement au point de vue de la pharmacologie. Il me paraît donc plus logique de reporter l'étude de ces substances antithermiques-analgésiques avec celle de leurs principales propriétés pharmacodynamiques, c'est-à-dire de ranger l'étude de l'antipyrine à côté de celle de la quinine et des autres substances dites antithermiques, c'est-à-dire exerçant sur le système nerveux central une action dépressive, particulièrement remarquable sur les centres de la thermogénèse; leur analogie au point de vue pharmacodynamique étant extrêmement étroit.

Nous ne retiendrons donc, au point de vue qui nous intéresse de l'analgésie locale, que celles de ces substances qui sont capables de déterminer une véritable analgésie plus ou moins nettement localisée. Cette action peut être obtenue par la stupéfaction du système nerveux central, en réalisant un défaut de réceptivité et une transformation incomplète de l'impression, ou bien par une diminution d'excitabilité du système nerveux périphérique, c'est-à-dire par défaut de conductibilité. Cela amène à considérer deux sortes d'analgésie : l'analgésie générale, c'est-à-dire celle obtenue en s'attaquant au système nerveux central, et l'analgésie véritablement localisée, c'est-à-dire celle obtenue en s'attaquant au système nerveux périphérique. Dans tous les cas, et quel que soit le procédé par lequel cette analgésie est obtenue, on voit, en définitive, qu'elle n'est qu'une diminution de l'excitabilité nerveuse et, en quelque sorte, le stade de début de l'anesthésie.

Elle peut être obtenue par des procédés très divers, ayant toujours en somme pour but commun de diminuer, dans une plus ou moins notable mesure, la série des phénomènes physico-chimiques accompagnant la vie des éléments anatomiques.

Les procédés à l'aide desquels ces phénomènes peuvent être diminués plus ou moins, parfois même complètement anéantis, sont très différents. On pouvait espérer trouver des substances qui, appliquées localement, seraient capables de réaliser l'insensibilisation de la seule partie à opérer sans altérer ou sans modifier, d'une manière sensible ou prolongée, les tissus avec lesquels elles seraient en contact. C'est là, à vrai dire, l'analgésie localisée idéale; aussi, jusqu'à présent du moins, aucune substance ne réalise d'une façon parfaite ce desideratum.

D'ailleurs, il est presque inutile d'insister sur les difficultés qu'il y aurait à trouver un agent remplissant exactement et strictement ces conditions, attendu qu'il est impossible de trouver une substance qui, appliquée sur le tégument, puisse gagner de proche en proche, sans passer par la voie sanguine, et sans causer alors, par simple contact, des altérations plus ou moins considérables de structure des éléments anatomiques.

Il est cependant fort important, au point de vue des applications à la petite chirurgie, à la chirurgie oculaire, à la chirurgie du larynx et des oreilles, de trouver un procédé permettant d'obtenir une insensibilisation telle qu'on puisse, avec une sécurité plus ou moins considérable, réaliser des opérations telles que excision d'abcès, ouverture de phlegmons, d'anthrax, de panaris, etc.; en général toutes les opérations superficielles qui peuvent se faire rapidement, qui causent toujours une douleur intense, et à propos desquelles cette douleur même peut constituer une cause d'accidents plus ou moins graves.

Eh bien, Messieurs, à une époque déjà très éloignée, les chirurgiens insistaient beaucoup sur certaines règles de manuel opératoire qui étaient propres à diminuer, dans une large mesure, la douleur causée par ces opérations. Il faut bien reconnaître que tous les procédés qui étaient alors vantés ou recommandés étaient des procédés illusoires ou fantaisistes. C'est ainsi, par exemple, que dans les vieux traités de chirurgie on voit des chapitres tout entiers consacrés aux soins qu'il est nécessaire d'apporter relativement au graissage, au chauffage des instruments; d'autres vont même jusqu'à recommander d'employer des métaux précieux pour la fabrication des instruments coupants, s'imaginant que, par l'emploi de ces métaux précieux, la douleur de l'incision sera moins considérable : c'est là précisément le contraire de la vérité, puisqu'il est impossible de trouver, en dehors de l'acier, un métal capable de subir l'affûtage de façon à donner un tranchant aussi net et aussi vif que celui de l'acier. D'autre part, certains chirurgiens anciens recommandaient, pour éviter la souffrance causée par les amputations lorsqu'elles devaient porter sur des tissus sphacélés, de faire pénétrer le couteau dans l'épaisseur des tissus sphacélés. C'est là une hérésie chirurgicale, puisque, évidemment, c'est laisser en place une partie des tissus que l'opération a pour but de retrancher.

Il en est autrement de certaines pratiques, recommandées par des chirurgiens de la fin du siècle dernier et du commencement de

celui-ci, qui se basaient plutôt sur des considérations anatomiques.
C'est ainsi par exemple que Lisfranc écrit : « Dans le cas où des
incisions devront être pratiquées, elles commenceront du côté de
l'origine des nerfs au lieu de venir s'y terminer ; on conçoit aisément
qu'un cordon nerveux conservant ses communications avec le centre
commun, la douleur sera la même tant que l'instrument agira sur
lui ; que si, au contraire, ses communications sont détruites par une
section complète, d'autres sections consécutives seront moins douloureuses. »

On avait cherché également, en dehors de ces manières d'opérer,
s'il n'existait pas certaines substances capables de déterminer une
diminution de la douleur ou une disparition plus ou moins notable
de la sensibilité ; et les anciens connaissaient sous le nom de pierre
de Memphis la substance, décrite par Pline et Dioscoride, au sujet de
laquelle Pline écrivait : « Quant au marbre du Caire, qui est dit des
« Anciens *Memphitis*, il est de la nature des pierres précieuses : il se
« réduit en poudre qui est fort bonne, appliquée en liniment avec du
« vinaigre, pour endormir les parties qu'on veut couper ou cauté-
« riser, car elle amortit tellement la partie qu'on ne sent point de
« douleur ». Les renseignements donnés plus tard par Dioscoride au
sujet de cette pierre, ont permis de penser qu'il devait s'agir d'une
variété de carbonate de chaux. Il est en effet de connaissance vulgaire maintenant que le dégagement de gaz acide carbonique est
capable de déterminer, dans une certaine mesure, la sédation de la
douleur.

D'autre part, depuis Hippocrate jusqu'à Ambroise Paré, certaines
pratiques ont été mises en usage par les chirurgiens. Ils trouvaient
par exemple, dans l'emploi de la fumée d'herbes aromatiques ou de
certaines préparations, des procédés qui permettaient de diminuer la
sensibilité à la douleur dans une assez notable proportion. Les fumigations avec les produits aromatiques étaient utilisées couramment
pour diminuer la douleur causée par les ulcères ; et, dans d'autres
circonstances, on avait recours, pour déterminer une insensibilisation plus efficace, à la préparation de trochisques qu'on brûlait et qui
étaient composés d'un mélange d'encens, de mastic, de graines de
genièvre, de ladbanum, d'orpin rouge et de cinabre ; ces substances
étaient agglomérées avec de la térébenthine solide. En brûlant, ce
mélange donnait naissance à une fumée intense dans laquelle se

trouvaient certainement des vapeurs d'acide carbonique, peut-être même de l'oxyde de carbone; dans tous les cas, des vapeurs arsenicales et mercurielles dont la présence, avec celle de l'acide carbonique, ne devait pas être étrangère à l'action analgésiante déterminée par ces fumigations.

Plus tard, d'ailleurs, avant l'emploi des procédés que nous allons étudier dans un moment, Richardson avait essayé d'utiliser les procédés de fumigation en employant la fumée du lycoperdon, c'est-à-dire produite par la combustion de la poudre contenue dans ce champignon vulgairement appelé *vesse-loup*, fumée qui était utilisée déjà depuis longtemps, en Angleterre, pour déterminer l'engourdissement des abeilles quand on voulait les changer de ruche. Vous savez qu'autrefois on employait dans ce but l'acide sulfureux; mais ce procédé avait un inconvénient, c'est qu'il entraînait la mort d'un grand nombre d'abeilles; et on avait fait cette observation que la fumée du lycoperdon avait pour effet d'engourdir simplement les abeilles, sans déterminer d'accidents. Richardson avait appliqué cette action engourdissante à la chirurgie humaine; il en avait tiré, paraît-il, d'assez bons résultats.

C'est également sur des observations du même genre qu'était basé l'emploi, proposé par des chirurgiens du milieu du siècle dernier, de bains de levure de bière ou de marc de raisin. Vous savez que l'atmosphère qui surnage la levure de bière ou le marc de raisin est très riche en acide carbonique. Au milieu du xviiie siècle, les observateurs multiplièrent à l'envi les conditions expérimentales pour montrer et déterminer jusqu'à quel point l'air fixe, c'est-à-dire l'acide carbonique, était capable de produire l'insensibilisation. Collard de Martigny, qui a écrit à la fin du siècle dernier un mémoire très intéressant sur l'action de l'acide carbonique et les avantages qu'on en pouvait tirer au point de vue de ses applications à l'art médical, Collard de Martigny avait fait des expériences sur lui-même pour montrer jusqu'à quel point l'action de l'acide carbonique était une action sédative. De même Pilâtre du Rozier était descendu dans une cuve contenant du moût en fermentation; mais son expérience était moins probante que celle de Collard de Martigny, parce qu'il s'était exposé à l'inhalation par l'appareil respiratoire du gaz émis pendant la fermentation, alors que Collard de Martigny avait eu soin de mettre sa tête, et son appareil respiratoire par conséquent, en dehors de l'atteinte des vapeurs d'acide carbonique. Il avait remarqué qu'après avoir eu le corps tout entier plongé pendant un certain temps dans une cuve de levure de bière eu pleine activité, il avait éprouvé une sensation d'ébriété très nette, bientôt suivie d'une sensation d'engourdissement, de somnolence à laquelle il avait dû céder bientôt, et il avait fallu le soustraire à cette atmosphère au bout d'un certain temps.

D'ailleurs, dans ce même ouvrage, il rapportait l'observation d'un certain nombre d'individus qui, habitués à se passer complètement dans leur alimentation de toute liqueur alcoolique, éprouvaient, sous l'influence de l'ingestion d'eau de Seltz ou même d'une eau beaucoup moins chargée d'acide carbonique, voire d'une eau minérale naturelle, des phénomènes d'ébriété comparables à ceux éprouvés par les individus buvant de l'alcool. Vous savez du reste que les vins blancs mousseux, qui contiennent beaucoup d'acide carbonique, ont une action ébrieuse plus intense que celle des vins ordinaires.

Mais l'application de l'acide carbonique à la thérapeutique ne fut réalisée qu'en 1771 par Percival, médecin anglais, qui l'appliqua au traitement des ulcères et montra qu'en mettant des ulcères douloureux dans une atmosphère continue d'acide carbonique, on pouvait apaiser la douleur à tel point que les individus se trouvaient beaucoup mieux après ce traitement; et que même, paraît-il, les ulcères en éprouvaient, au bout d'un certain temps, une modification heureuse.

D'ailleurs, en 1794, à l'époque où l'Institut pneumatique de Beddœs florissait en Angleterre, Ingenhousz avait répété à l'aide de l'acide carbonique des expériences intéressantes : il avait montré, par exemple, qu'en enlevant l'épiderme à l'aide d'un vésicatoire et en mettant ainsi à nu la surface du derme, on éprouvait au bout d'un certain temps une douleur cuisante, que cette douleur disparaissait immédiatement lorsqu'on enfermait la partie dénudée dans une petite vessie dans laquelle on faisait passer un gaz inerte, comme l'hydrogène ou l'azote. Mais, ajoutait-il, le gaz qui donnait la sédation la plus remarquable de la douleur était l'acide carbonique. Enfin un autre médecin anglais, John Ewart, montra qu'on pouvait obtenir une analgésie très notable dans les cas de cancer du sein par ce même procédé des bains locaux d'acide carbonique.

Les expériences de Brown-Sequard ont montré d'autre part que

l'action d'un jet violent d'acide carbonique sur les muqueuses digestives et aériennes, par exemple, était capable de déterminer une
analgésie assez puissante. Ces observations ont été reprises et
utilisées par Gellé, qui obtenait une analgésie très profonde du canal
auditif et du tympan au moyen d'un jet d'acide carbonique. Enfin,
à une époque très récente aussi, Broca avait utilisé l'action analgésiante de l'acide carbonique pour déterminer une modification
très heureuse, mais surtout une sédation remarquable de la douleur,
chez les individus atteints d'affections vésicales. Il faisait des injections d'acide carbonique dans la vessie et il en tirait un excellent
résultat.

Compression des tissus et des nerfs. — A côté de ces procédés, d'autres ont été utilisés qui ont donné quelquefois d'assez bons
résultats, et auxquels on est encore bien heureux d'avoir recours
quand on se trouve démuni d'autres moyens d'action, je veux
parler de la compression des tissus et des nerfs.

Il était de règle, à un certain moment, lorsque les substances que
nous allons étudier maintenant étaient encore inconnues, de revêtir
le membre à amputer d'un lien circulaire au-dessus de la région à
inciser; on obtenait ainsi une diminution très notable de la sensation douloureuse; et, dans les traités de chirurgie des xve et
xvie siècles, l'usage du garrot est recommandé pour arriver à déterminer l'insensibilisation du membre qu'on devait retrancher. Seulement ce procédé exposait à des risques de sphacèle assez fréquents;
et Desault, à la fin du siècle dernier, avait fait remarquer que la
méthode du garrot est insuffisante pour remplir les vues de l'opérateur, c'est-à-dire pour obtenir une anesthésie efficace et, d'autre
part, qu'elle peut être funeste pour le malade à cause des accidents
de sphacèle qu'elle peut entraîner.

Un médecin anglais, Jacques Moore, cherchant à modifier cette
compression généralisée, exerçait la compression à peu près exclusivement sur le trajet du tronc nerveux. Au moyen du tourniquet de
Jean-Louis Petit, il pratiquait par exemple la compression du sciatique sous la tubérosité de l'ischion; et il voyait qu'au bout de quatorze minutes de compression, le pied était tout à fait engourdi et
pouvait subir des piqûres et des incisions assez profondes sans que
le sujet éprouvât de sensation douloureuse bien accentuée. Après
trente minutes de cette compression, le pied, la jambe, le côté

externe de la cuisse étaient complètement insensibles à la piqûre. Enfin, il obtenait l'insensibilité de tout le membre inférieur par la compression simultanée du sciatique et du crural. Seulement, cette compression était presque toujours accompagnée d'un obstacle plus ou moins considérable à la circulation veineuse; ce qui, dans une certaine mesure, rapprochait ce procédé, quant à ses inconvénients, du procédé du garrot.

D'ailleurs un certain nombre d'expériences, absolument empiriques celles-là, existaient déjà depuis longtemps, démontrant qu'il était possible, par la seule compression, ou même par certaines sections nerveuses, de faire disparaître complètement la douleur dans certaines régions. C'est ainsi que des empiriques savaient parfaitement faire disparaître instantanément les douleurs de dents par la compression, à son émergence, de la branche dentaire du nerf maxillaire inférieur. Le professeur Richet père citait, dans ses cliniques, ce fait qui lui était arrivé. Un rebouteux de la rue aux Fèves à Paris avait la réputation de guérir radicalement les maux de dents, les névralgies dentaires les plus rebelles, et il obtenait à cet égard un succès aussi certain que retentissant. Richet eut la curiosité de se rendre chez lui pour savoir quel était le procédé dont il se servait avec tant d'efficacité. Eh bien, ce procédé consistait tout simplement dans la section de la branche auriculo-temporale du maxillaire inférieur, section pratiquée entre le condyle et l'antitragus : cette opération, exécutée avec une dextérité dénotant une longue pratique, amenait une insensibilité complète de toute la région innervée par le maxillaire inférieur et, par conséquent, la guérison assurée de toutes les névralgies dentaires.

Une modification heureuse de ce procédé de compression consiste dans l'emploi de la bande d'Esmarch. On a fait des essais qui ont démontré qu'on obtenait l'anesthésie complète d'un membre au bout de deux ou trois minutes, mais que cette anesthésie était fort peu durable et promptement suivie d'hyperesthésie.

Emploi du froid. — Mais un procédé qui a donné de bien meilleurs résultats que les précédents, qui peuvent cependant encore être utilisés quand on est pris au dépourvu, réside dans l'emploi du froid.

Il est de connaissance extrêmement ancienne, presque vulgaire, que le froid engourdit dans une mesure très remarquable et que, sous l'influence de cet engourdissement, les sensations de contact et de douleur sont extrêmement obtuses et peuvent même disparaître complètement. Un chirurgien militaire du premier Empire, Larrey, qui a écrit la relation de ses campagnes et rapporté des observations si intéressantes à lire et si curieuses au point de vue de l'emploi de certains procédés, fait remarquer que le jour de la bataille d'Eylau, par un froid de — 10°, toutes les amputations avaient été pratiquées avec une grande facilité et sans que les opérés ressentissent des douleurs intenses comme d'habitude : il cite encore ce fait que, pendant la retraite de Russie, il put pratiquer une amputation de la cuisse sur un jeune soldat simplement adossé à un pan de mur et qui maintenait sa cuisse en lui servant d'aide, alors que deux camarades soutenaient un manteau au-dessus du chirurgien et de l'opéré pour les garantir de la neige. Larrey note également que pendant cette désastreuse retraite de Russie, il arrivait souvent que nos soldats, dont les mains étaient engourdies par le froid, ne pouvaient pas faire usage de leurs armes pour se défendre contre les cosaques.

Ces résultats sont dus, principalement, à la diminution considérable de conductibilité nerveuse qui se produit sous l'influence du froid. Lorsqu'en effet on soumet un nerf à l'action d'un mélange réfrigérant, comme dans les expériences dont je vais parler, on observe que lorsque le nerf est près de son point de congélation, il arrive à une indifférence complète, non seulement aux excitations de la volonté, mais même du galvanisme. Par conséquent, toute la région innervée par ce tronc nerveux et ses branches se trouve dans un état de paralysie plus ou moins accentuée. Si le point de congélation n'est pas atteint complètement, si l'élément anatomique n'a pas perdu ses propriétés fonctionnelles, on voit ensuite se produire une dilatation vasculaire assez considérable, accompagnée d'une congestion intense. Dans ces conditions, lorsque la température s'abaisse suffisamment, le tissu nerveux peut subir certaines altérations consistant en une augmentation de volume, avec coloration plus sombre des fibrilles; parfois même on peut trouver des ruptures vasculaires entre les fibres nerveuses, entraînant à la suite une dégénérescence dans le sens périphérique.

Des expériences ont été faites par divers expérimentateurs, notamment par Weir-Mitchell et Rosenthal, à l'effet de se rendre compte de la façon dont le tissu nerveux était influencé par le froid.

Weir-Mitchell s'était servi de glace, qu'il plaçait sur le trajet du cubital, au niveau du coude; il avait observé la production d'une douleur très vive dans le petit doigt et le côté interne du médius : après un certain temps, cette douleur cessait subitement, et, en même temps, il observait un engourdissement de toute la zone innervée par le cubital; la motilité disparaît la dernière au cours de ces modifications.

Puis, peu à peu, lorsque le réchauffement succède au refroidissement artificiel, on voit des phénomènes d'excitation succéder aux phénomènes initiaux de paralysie. A cette période de réchauffement, surtout lorsque le refroidissement a été un peu considérable, ou bien prolongé pendant un certain temps, on voit fréquemment survenir de l'affaiblissement des contractions cardiaques et même des syncopes.

Dans le cas où la réfrigération a été intense, par exemple si elle a été pratiquée en substituant à la glace un mélange réfrigérant — et ces phénomènes sont intéressants à connaître parce qu'ils vont nous fournir des règles à observer dans l'application de ces mélanges, — si la réfrigération a été intense, après plusieurs heures et même après plusieurs jours (Weir-Mitchell a noté des accidents douze ou treize jours après ses expériences), on voit persister de l'hyperesthésie superficielle, caractérisée surtout par un engourdissement, des picotements et une perte plus ou moins notable des propriétés fonctionnelles, accompagnée d'une légère tuméfaction des tissus dans toute la région innervée par le nerf qui a été soumis à ce refroidissement intense.

Rosenthal, qui a repris ces expériences, rapporte à trois catégories différentes, correspondant aux signes fournis par la sensibilité, la motilité et la température, les phénomènes qui se succèdent lorsqu'on met un nerf en contact avec un mélange réfrigérant.

Tout d'abord, au point de vue des modifications de la sensibilité, il note une exaltation douloureuse des fonctions des fibres nerveuses sensitives, exaltation bientôt suivie d'engourdissement.

Au point de vue de la motricité, c'est d'abord une augmentation très notable des propriétés fonctionnelles des fibres motrices du nerf, augmentation telle, par exemple, qu'un courant électrique absolument incapable à l'état normal de déterminer des contractions dans les muscles placés sous la dépendance de ce nerf, devient capable de produire des réactions musculaires sous l'influence de ce début du refroidissement. Puis, peu à peu, une diminution graduelle de la réaction musculaire fait place à cette exaltation du début.

Enfin, au point de vue de la température, il y a d'abord un faible abaissement thermique au début (la température baisse d'un degré au plus), et ensuite on observe une élévation de la température, qui devient d'autant plus considérable que la conductibilité nerveuse est plus profondément troublée. Cette élévation de température s'accompagne d'un degré notable de congestion.

Rosenthal insiste sur le fait de la paralysie réflexe des nerfs sympathiques qui donne naissance à cette élévation de température à la suite du refroidissement artificiel; et il note l'analogie des phénomènes observés avec ceux qui se produisent à la suite de la section du grand sympathique cervical. Voici, par exemple, des chiffres très intéressants qui résultent d'une de ses expériences, faites, comme celles de Weir-Mitchell, en plaçant un mélange réfrigérant sur le trajet du cubital : il constate que la température des derniers doigts de la main monte de 34°4, température initiale, à 35°6; et que, pendant ce même temps, la température des autres doigts tombe de 34°4 à 27°7. Quand on laisse le mélange réfrigérant en contact avec le nerf pendant un temps trop considérable, on peut voir survenir un état granuleux de la myéline, qui ne forme plus une gaine régulière autour du cylindraxe; mais ni le cylindraxe ni la gaine de Schwann ne sont jamais altérés, même quand la congélation est complète. Quand la congélation n'est pas suffisante pour détruire complètement le tissu nerveux et que la période de réaction peut encore se produire, on peut voir survenir des névrites et des périnévrites déterminées par des phénomènes inflammatoires qui ne sont que des manifestations de la période d'excitation précédant le retour de l'organe à l'état normal.

Sous l'influence du froid, on constate que l'irritabilité des vasomoteurs augmente dans une proportion notable; et il suffit, à un certain moment, quand cette irritabilité est très prononcée, de l'excitation déterminée par une incision superficielle pour produire une constriction vasculaire et une ischémie consécutive : c'est précisément ce moment qu'il est convenable de choisir pour commencer une opération, parce qu'à l'action anesthésiante déjà déterminée par

le froid, vient s'ajouter cette action vaso-constrictive et ischémiante
qui facilite l'opération et réalise l'économie du sang.

On a remarqué également ce fait, et l'observation en est due à
M. Horwath, que l'alcool ou la glycérine, refroidis à une température de — 5° ou — 10°, déterminaient l'analgésie sans occasionner
de douleur préalable, comme celle occasionnée par l'application du
mélange réfrigérant. Ce moyen de réfrigération laisserait intact le
sens du toucher, en supprimant simplement la perception douloureuse. Il y a évidemment à tenir compte, dans ce cas, soit d'une
action physique, de la part de l'alcool ou de la glycérine, action
déshydratante par exemple, soit même d'une action chimique,
qui vient encore s'ajouter à l'action physique déterminée par le
froid.

Les mélanges réfrigérants qu'on peut employer sont assez
variables; on les a recommandés surtout dans certaines petites opérations comme, par exemple, celle de l'ongle incarné. Ces mélanges
peuvent être obtenus dans un certain nombre de circonstances qu'il
est bon de connaître.

Un mélange de glace pulvérisée et de sel marin, à parties égales,
donne un abaissement de température de — 8° à — 10° : ce même
mélange additionné du cinquième de son poids de chlorhydrate d'ammoniaque, abaisse la température à — 16°.

Mais on peut obtenir des températures notablement inférieures à
celles-là, quoiqu'en général l'abaissement à — 10° soit suffisant pour
déterminer l'analgésie locale au moyen du froid. Cependant, comme
il peut être utile d'avoir des mélanges réfrigérants à une température plus basse, je vous indiquerai les mélanges suivants, qui sont
capables d'être mis en contact avec les organes sans exercer sur eux
d'action chimique particulière. Je fais seulement abstraction ici de
l'action, qu'on peut qualifier de caustique, exercée par les mélanges
à température très basse.

Un mélange à parties égales d'eau et d'azotate d'ammoniaque,
c'est-à-dire la simple dissolution d'une partie d'azotate dans une
partie d'eau, donne un abaissement de température qui descend
jusqu'à — 16°.

Un mélange de 5 parties d'azotate de potasse, 5 parties de chlorhydrate d'ammoniaque et 16 parties d'eau, donne un abaissement de
température de — 12°.

Un mélange de deux parties de neige ou de glace pilée et une partie de sel marin donne un abaissement de — 18°.

Enfin, comme température extrêmement basse, et permettant seulement de refroidir artificiellement certains objets ou certaines substances, un mélange de 2 parties de neige et de 3 parties de chlorure de calcium cristallisé et réduit en poudre donne un abaissement de température qui va jusqu'à — 51°.

C'est encore un médecin anglais, J. Arnott, de Brighton, qui recommanda le premier l'emploi des mélanges réfrigérants, surtout du mélange de glace et de sel marin. Ce mélange, bien que sa température ne dépasse pas — 10°, est presque impossible à régler dans son application; et, souvent, on observe, quand on l'emploie, une mortification plus ou moins profonde, plus ou moins considérable, des tissus avec lesquels il est mis en contact. C'est pourquoi on a cherché à remplacer ce mélange réfrigérant, dont l'action est en somme assez incertaine, par d'autres procédés permettant une réfrigération au moins aussi considérable, mais dont le maniement est plus facile : je veux parler de l'emploi des liquides volatils.

Mais auparavant, je vous dirai encore quelques mots d'un procédé recommandé dans ces dernières années par M. Marc Létang, procédé qui consiste à introduire dans l'intimité des tissus, au moyen d'injections intra-musculaires, des liquides fortement refroidis : il faut, bien entendu, choisir un liquide qui soit capable d'être fortement refroidi sans se congeler, qui n'ait pas d'action sur les tissus, qui soit aseptique, et enfin dont la chaleur spécifique soit élevée, de façon que son réchauffement se produise aussi lentement que possible. Ce liquide peut être réalisé par le mélange que voici : 1 partie d'éther, 3 parties d'alcool, 2 parties de glycérine et 4 parties d'eau phéniquée à 1 p. 100. Ce liquide peut être plongé dans un mélange réfrigérant quelconque, même un mélange qui ne pourrait pas être employé pour être mis au contact direct des tissus, tel qu'un mélange de sulfate de soude et d'acide chlorhydrique, qui donne un abaissement de température allant jusqu'à — 17°. Voilà une certaine quantité du liquide dont je viens de vous donner la composition que l'on a soumis au refroidissement produit par un mélange de 8 parties de sulfate de soude avec 5 parties d'acide chlorhydrique depuis plus d'une heure ; ce liquide a pris, comme vous voyez, une consistance légèrement visqueuse, mais il n'a pas perdu sa liquidité et il est possible de l'introduire, à l'aide d'une seringue, dans les tissus à cette température très basse.

On peut même préparer de cette façon des mélanges liquides à la température de — 20° ou — 25°, à l'aide desquels on peut obtenir, non seulement des refroidissements énergiques, mais encore une action caustique des plus intenses, et déterminer ainsi au sein des tissus la formation d'une escarre aseptique : on pourrait, à leur aide, réaliser la destruction, dans la profondeur des tissus, de néoplasmes ou de tumeurs, sans craindre à la suite la résorption du liquide caustique ou la production d'embolies. .

Un abaissement de température de — 10° suffit à réaliser des injections seulement analgésiantes ; et cette méthode permet de pratiquer ces injections au centre d'une région située plus ou moins profondément, alors que les procédés habituels de réfrigération ne produisent qu'une analgésie superficielle. La persistance du refroidissement dans la profondeur des tissus détermine la contraction des capillaires et l'arrêt de la circulation : le sang ne peut donc venir réchauffer ces tissus et leur rendre leur température normale en même temps que leur sensibilité.

Cependant, la pratique n'a pas encore suffisamment sanctionné ce manuel opératoire pour qu'il ne soit pas nécessaire de faire quelques restrictions sur le point de savoir, précisément, si les phénomènes consécutifs à cette action refroidissante, au sein des tissus, ne pourraient pas entraîner quelques inconvénients du genre de ceux que je vous signalais tout à l'heure à propos de l'action du froid sur le tissu nerveux.

Emploi des liquides volatils. — Lorsqu'on a cherché à substituer les liquides volatils aux mélanges réfrigérants dont je viens de vous parler, ce fut d'abord une simple immersion de la partie dolente dans un liquide volatil à laquelle on a songé. On a commencé par lotionner simplement la partie dolente avec de l'éther ou avec un liquide plus volatil que l'éther. Ensuite, on a activé la vaporisation de ce liquide au moyen d'un courant d'air; c'était la méthode de Richet. Enfin, on a amené ce procédé à son maximum de perfection au moyen du pulvérisateur de Richardson, qui permet de projeter, à l'aide d'un courant d'air et sur une surface plus ou moins considérable, un jet d'éther dont la vaporisation va amener un refroidissement assez intense. Il est nécessaire, quand on veut se servir du procédé de Richardson, d'employer de l'éther absolument pur, cet éther que j'ai appelé *éther officinal*. En effet, le mélange d'alcool, d'eau ou d'autres substances moins volatiles, retarde ou empêche même complètement l'action analgésiante locale exercée par la vaporisation de l'éther. De plus il faut que la pulvérisation soit faite sans ménagement, parce que si la pulvérisation est lente elle est beaucoup plus douloureuse, au moins au début, que lorsqu'elle est faite en quantité un peu considérable. Enfin, je vous rappelle ce point, sur lequel j'ai déjà appelé votre attention : l'explosion du mélange d'air et des vapeurs d'éther en présence d'un corps en ignition; ce qui rend impossible, en même temps que cette pulvérisation d'éther, l'emploi soit de la lumière artificielle, soit du fer rouge, soit du thermocautère.

On a cherché, pour parer à ces inconvénients ou pour agumenter l'intensité du refroidissement, à employer d'autres liquides que l'éther ordinaire.

L'influence de la température d'ébullition de ces liquides et de leur chaleur spécifique est très importante à considérer. Moins le point d'ébullition d'un liquide sera élevé, plus son évaporation sera facile, plus elle produira de froid et, par conséquent, d'effet analgésiant utile; de même, plus la chaleur spécifique du liquide sera faible, plus son évaporation sera rapide et, par conséquent, donnera un effet analgésiant marqué. C'est donc par l'emploi de liquides entrant en ébullition à basse température et possédant une chaleur spécifique faible qu'il faut chercher à réaliser cette analgésie locale.

Un des liquides qui ont été le plus avantageusement substitués à l'éther, c'est l'éther bromhydrique, ou bromure d'éthyle, dont nous avons déjà étudié les applications à l'hypno-anesthésie

Il ne bout qu'à 38°5, c'est-à-dire à peine 4° plus haut que l'éther ordinaire, ce qui est insignifiant; et il permet de réaliser, avec l'appareil de Richardson, une analgésie locale très efficace, à condition qu'on fasse une pulvérisation assez abondante et suffisamment près de la partie à analgésier, à dix ou quinze centimètres au plus de cette partie. Sous l'influence d'une pulvérisation ainsi conduite, en deux ou trois minutes on voit une plaque blanche se former aux points touchés par le jet de vapeur d'éther; cette plaque blanche est le témoin de l'insensibilité de la peau et même d'une couche mince du tissu sous-jacent. Le bromure d'éthyle présente encore cet avantage considérable que ses vapeurs ne sont pas inflammables et sont à peu près sans inconvénients, et pour l'opéré, et pour l'opérateur.

On a cherché également à utiliser des liquides beaucoup plus volatils que ceux dont je viens de parler. L'idéal dans ce genre est réalisé par le chlorure de méthyle, l'éther méthylchlorhydrique, qui bout à environ 24° au-dessous de zéro, exactement à — 23°7. Ce gaz doit être obtenu à l'état liquide par compression dans des siphons métalliques. L'augmentation de pression dans le siphon maintient le produit à l'état liquide, exactement comme la pression dans cet obus que vous voyez là maintient le protoxyde d'azote à l'état liquide à son intérieur.

Ce chlorure de méthyle a d'abord été utilisé pour obtenir une réaction congestive des parties sur lesquelles on le pulvérisait. En effet, comme je vous le disais tout à l'heure, lorsque la réfrigération est courte et rapide, la réaction est très intense. Or le chlorure de méthyle, grâce à sa prompte volatilisation, permet précisément de faire une réfrigération très intense pendant un espace de temps fort court et il lui succède alors une réaction non moins intense.

Les téguments deviennent pâles, tout de suite anémiés sous l'influence de l'action constrictive du froid ; puis, presque immédiatement, ils rougissent, deviennent hyperhémiés, congestionnés par suite de la dilatation vasculaire, réactionnelle.

C'est, comme vous le savez sans doute, M. le professeur Debove qui, le premier, a appliqué ce traitement des pulvérisations de chlorure de méthyle aux névralgies rebelles.

Le chlorure de méthyle avait déjà été employé en 1882 par Lailler à l'hôpital Saint-Louis pour obtenir l'insensibilisation locale et la destruction, par congélation, de certains tissus morbides. Il avait été appliqué également à l'analgésie locale par le professeur Le Dentu ; et on avait remarqué que son énergie, le refroidissement intense qu'il permettait d'obtenir, rendaient son emploi délicat et quelquefois même dangereux. Il est en effet difficile, pour ne pas dire impossible, de régler absolument l'emploi du jet de chlorure de méthyle obtenu avec un siphon de ce genre. Quel que soit l'appareil régulateur à l'aide duquel s'ouvrent les robinets qui donnent issue au jet de gaz, il est presque impossible de le maintenir assez modéré, au moins pendant un certain temps, et sans obtenir un refroidissement tel, qu'à sa suite il y a désorganisation des tissus et formation d'escarres.

A ce point de vue, une très heureuse modification a été réalisée grâce à l'emploi d'un procédé dû à M. le docteur Bailly et qui est appelé *stypage*.

Ce procédé consiste dans l'application du chlorure de méthyle à l'aide des appareils que je vous présente ici. Ces appareils sont formés, comme vous le voyez, par des tampons de différentes formes et de différentes grosseurs qui sont constitués par une masse de ouate sèche, non hydrophile, recouverte de bourre de soie. Ces tampons sont fixés dans des manches servant à les maintenir et à empêcher la main de celui qui les manie d'être gênée. On pulvérise à la surface de ces tampons du chlorure de méthyle contenu dans un récipient métallique. Lorsque l'abaissement de température de la masse de ouate est jugée suffisante et que son enveloppe extérieure s'est comme givrée par suite de ce refroidissement, l'évaporation du chlorure de méthyle qui s'est condensé à la surface du tampon et le réchauffement de ce tampon durent un temps suffisamment long pour que, pendant une période de quinze à quarante-cinq minutes suivant l'épaisseur des bourdonnets de coton, on ait un appareil très facilement maniable dont la température oscille entre — 20° et — 55°.

Le grand avantage de ces appareils c'est qu'on peut régler, beaucoup plus facilement qu'avec le jet de vapeur du chlorure de méthyle, l'application du froid en un point déterminé. Une petite pince permet de prendre solidement ces tampons, de manière qu'une fois imprégnés de chlorure de méthyle on puisse les diriger sur les points qu'on veut refroidir artificiellement. Voici le dispositif qui permet également de soumettre ces tampons à l'action du jet de vapeur de chlorure de méthyle pendant un temps suffisant pour imprégner la masse de coton, de manière que l'évaporation ne soit pas trop rapide et que la source de froid puisse être utilisée pendant un temps suffisamment considérable.

Lorsque ces appareils sont simplement promenés sur la peau, on obtient un refroidissement brusque et une stimulation consécutive intense.

Lorsque le contact persiste pendant quelques secondes, la sensibilité est émoussée; les parties qui ont été en contact avec les tampons prennent une pâleur cadavérique : mais cette insensibilité est encore suivie d'une période de congestion.

Si le contact est un peu plus prolongé l'analgésie est complète.

Enfin lorsque le contact est encore plus prolongé, c'est-à-dire lorsqu'il atteint 5, 6, 7, 10 secondes, au maximum, on voit se produire une coloration brune de l'épiderme, coloration qui persiste pendant plusieurs semaines sans qu'il y ait d'autres signes de désorganisation. Mais, c'est ici la limite extrème de l'application du stypage; au delà commence la désorganisation des tissus.

La gradation de ces phénomènes est d'ailleurs assez régulière et lente pour qu'on puisse très facilement, à volonté, obtenir les quatre stades que je viens de vous énoncer.

Outre ses usages pour la réalisation de l'analgésie locale, ce mode d'emploi du chlorure de méthyle, le stypage, a été appliqué au traitement des névralgies, au traitement du rhumatisme musculaire et de diverses autres affections.

Qu'on se serve du chlorure de méthyle en pulvérisations, ou du stypage, il est un point important à observer dans la pratique, c'est la siccité parfaite de la région sur laquelle on va porter le jet de chlorure de méthyle ou l'appareil de stypage; et cela afin d'éviter la formation de glaçons et les adhérences qui en résultent. Lorsqu'on veut faire du stypage sur une muqueuse, il est nécessaire, pour éviter la formation de ces glaçons et l'arrachement de l'épithélium de la muqueuse, d'interposer, sous la bourre de ouate, un morceau d'étoffe de soie fine qui permet cependant une réfrigération assez intense pour déterminer l'analgésie.

Enfin, on peut réaliser le mouillage du tampon, soit au moyen d'un jet de chlorure de méthyle, soit en versant directement le chlorure de méthyle sur le tampon : on peut encore faire usage d'un appareil que voici, le *Thermo-isolateur à vide sec de d'Arsonval*; cet appareil permet de conserver quelque temps le chlorure de méthyle liquéfié comme un liquide fixe à la température ambiante et de le manier facilement. Il se compose de deux tubes concentriques dans l'espace annulaire desquels on a fait le vide avec la machine à mercure. Les tubes ont été soudés après le vide fait, de sorte que le gaz liquéfié contenu dans le tube intérieur est séparé de l'atmosphère ambiante par un espace vide très mauvais conducteur de la chaleur. Si nous venons à mettre dans le tube central un liquide facilement volatil, comme du chlorure de méthyle, il restera liquide pendant un temps très suffisamment considérable pour permettre de mouiller de petits appareils comme ceux-ci, en les trempant simplement dans le tube, et d'arriver à en imprégner les bourres de coton, de manière à réaliser le stypage comme je l'indiquais tout à l'heure.

M. Galippe a proposé de saturer l'éther ordinaire par du chlorure de méthyle gazeux, de façon à augmenter dans une notable mesure sa volatilité. C'est un procédé qui serait, en quelque sorte, intermédiaire entre l'emploi de l'éther et celui du chlorure de méthyle et déterminerait une réfrigération plus considérable que celle produite par la simple volatilisation de l'éther ordinaire et moins intense que celle produite par la volatilisation du chlorure de méthyle.

Enfin un procédé, appelé *Procédé de réfrigération indirecte de Lesser*, consiste à refroidir, par l'emploi des mélanges réfrigérants ou par l'évaporation d'un liquide volatil, des plaques d'un métal bon conducteur qui sont ensuite mises au contact de la région à anesthésier.

Pour réaliser ce procédé, Lesser avait imaginé des récipients de nickel de formes différentes; il leur avait donné une surface convexe d'un côté, concave de l'autre, de façon à pouvoir leur faire épouser exactement la forme des doigts, des bras, de certaines tumeurs, des aisselles, des cavités, etc. Il recommande d'employer l'appareil préalablement refroidi, et après avoir fait usage de la bande d'Esmarch pour réduire la circulation au minimum. C'est là un procédé supérieur à celui de la réfrigération par pulvérisation directe, mais certainement bien inférieur au stypage.

Enfin, Messieurs, pour terminer ce qui a trait aux procédés physiques et mécaniques d'analgésie, je vous citerai un produit qui commence maintenant à être fort employé : c'est le chlorure d'éthyle.

Le chlorure d'éthyle bout à une température de beaucoup supérieure à celle du chlorure de méthyle; son point d'ébullition est à 11° au-dessus de zéro, alors que le chlorure de méthyle bout à 24° au-dessous de zéro. Par conséquent, au point de vue de la réfrigération, c'est un produit de beaucoup inférieur.

Mais si le chlorure d'éthyle est inférieur au chlorure de méthyle, quant à l'abaissement de température qu'il peut donner par volatilisation, il lui est supérieur, d'un autre côté, parce que son maniement est plus facile, et surtout parce qu'il est plus commode à régler, quant à l'abaissement de température obtenu, que le chlorure de méthyle.

Ce chlorure d'éthyle se prépare maintenant d'une façon courante. Son point d'ébullition de 11° fait que, pendant les chaleurs de l'été, il se volatilise; mais on le recueille dans des petites ampoules comme celles-ci, qui contiennent une dizaine de grammes de chlorure d'éthyle : une faible augmentation de pression suffit pour le maintenir à l'état liquide. La simple évaporation à l'air libre du chlorure d'éthyle peut déterminer un abaissement de température de — 25° à — 30°. C'est donc plus que suffisant pour obtenir des effets analgésiques. Il permet également de remplacer des instruments compliqués, à la condition de tenir l'orifice du jet de l'appareil dont on fait usage à une distance variant de 15 à 25 centimètres de la surface à analgésier, afin que le liquide soit entièrement vaporisé et ne mouille que le point à insensibiliser.

Pour le chlorure d'éthyle comme pour les autres jets de vapeur réfrigérante, si l'on craint de disséminer par trop la substance liquide et de déterminer la réfrigération ou l'analgésie en dehors des points sur lesquels on a intérêt à les faire porter, il suffit d'envelopper la partie qu'on veut analgésier d'une couronne protectrice de ouate non hydrophile, de manière à mettre à l'abri du jet de vapeur la partie sur laquelle on ne veut pas opérer.

Mais voici ce qui fait que l'emploi du chlorure d'éthyle est particulièrement commode; c'est qu'aux petites ampoules fermées à la lampe dont je parlais tout à l'heure, on a substitué des ampoules ayant une fermeture métallique, garnie par une lame de plomb qui fait une obturation suffisante pour empêcher la vaporisation continue du liquide et qui laisse, lorsque l'appareil est débouché, un orifice capillaire à travers lequel se fait très facilement la vaporisation de ce liquide. Voici une de ces ampoules ouvertes. En la plaçant horizontalement, la chaleur de la main suffit à déterminer la formation d'un jet de vapeur très visible et facile à diriger.

Ce jet, dirigé à une distance de 15 à 25 centimètres sur le point dont on veut obtenir l'analgésie, détermine d'abord l'apparition d'une tache blanche sur la peau ou les muqueuses : cette tache indique que l'analgésie est effective. Cette analgésie est superficielle; le plan sous-jacent y participe à peine : elle dure environ deux minutes et peut être prolongée à l'aide de pulvérisations intermittentes.

Ces petits appareils sont fermés par un bouchon en métal, garni d'une lamelle de plomb qu'un bouton relié à une tige à pas de vis fin, mobile dans un écrou, vient appliquer plus ou moins fortement sur l'orifice de l'ampoule, ce qui donne une fermeture suffisante pour qu'on puisse facilement les manier, les transporter. On a ainsi toujours sous la main une substance fortement réfrigérante et capable de permettre de réaliser l'analgésie locale.

Dans ces derniers temps, M. Bardet a eu l'idée de perfectionner, si l'on peut ainsi dire, l'action analgésiante de ce chlorure d'éthyle en y faisant dissoudre des substances analgésiantes par elles-mêmes, de la cocaïne ou de l'eucaïne, par exemple.

Le tube que voici est précisément un tube dans lequel une certaine quantité d'eucaïne est en dissolution dans le chlorure d'éthyle. En dissolvant dans le chlorure d'éthyle soit du chlorhydrate de cocaïne, soit du chlorhydrate d'eucaïne, on arrive à un résultat de beaucoup supérieur à celui obtenu par la simple vaporisation du jet de chlorure d'éthyle. En effet, dans ce cas, l'action de la cocaïne ou de l'eucaïne vient s'ajouter à l'action analgésiante du chlorure d'éthyle; et, de plus, le jet de chlorure d'éthyle, produisant en quelque sorte l'effraction de la partie sur laquelle on le fait porter et dissolvant la matière grasse à la surface de la peau, permet la pénétration de la cocaïne ou de l'eucaïne à une certaine profondeur : il est de fait qu'on obtient, avec la pulvérisation de ce chlorure d'éthyle cocaïné ou eucaïné, une analgésie plus intense et pénétrant à une plus grande profondeur que celle produite par la seule pulvérisation du jet de chlorure d'éthyle, ou même du chlorure de méthyle.

Enfin, j'ajouterai qu'on peut pratiquer le stypage à l'aide soit du chlorure d'éthyle seul, soit du chlorure d'éthyle cocaïné ou eucaïné. L'analgésie réalisée par ces moyens a donné d'excellents résultats dans le traitement des abcès cutanés, des furoncles, des kystes sébacés, des panaris, de toutes les affections cutanées nécessitant une intervention chirurgicale. L'analgésie superficielle peut, en outre, servir de préparation, ouvrir la voie aux injections profondes, pratiquées avec les analgésiques médicamenteux que nous étudierons prochainement.

Il y aurait peut-être, cependant, une restriction à faire au point de vue de ce chlorure d'éthyle additionné de chlorhydrate de cocaïne ou de chlorhydrate d'eucaïne, ce serait de savoir si l'absorption, par les voies circulatoires, de la cocaïne ou de l'eucaïne n'est pas favorisée dans une certaine mesure; cela me paraît assez probable.

Jusqu'ici, nous n'avons étudié que les analgésiques mécaniques ou physiques; nous allons maintenant aborder l'étude des analgésiques médicamenteux et nous allons avoir à nous occuper des accidents qui peuvent résulter de la mise en circulation dans l'organisme de la cocaïne et de l'eucaïne. Comme nous allons le voir, ces analgésiques médicamenteux permettent de réaliser des opérations qui seraient absolument impraticables avec les seuls moyens que nous venons de passer en revue.

XIXᵉ LEÇON

**EMPLOI DES SUBSTANCES MÉDICAMENTEUSES POUR RÉA-
LISER L'ANALGÉSIE LOCALISÉE. — TECHNIQUE DES PRO-
CÉDÉS UTILISANT LA COCAÏNE.**

En présence des résultats, sinon incertains, du moins fort inconstants, qu'on pouvait obtenir par les procédés d'insensibilisation
locale que nous avons étudiés dans notre dernière réunion, il était
tout naturel qu'on cherchât, par l'emploi de quelques substances
médicamenteuses, à réaliser une analgésie que les procédés de réfrigération divers que nous avons passés en revue, ou bien l'emploi de
gaz inertes, comme l'acide carbonique, ne permettaient pas d'amener
à un degré suffisant pour qu'on pût, à leur aide, pratiquer des opérations d'une certaine importance.

Depuis un certain temps déjà, on avait remarqué que plusieurs
substances actives de végétaux, alcaloïdes ou glucosides, étaient
capables de déterminer, par suite de leur action sur les terminaisons
nerveuses, une analgésie plus ou moins complète; et l'on songea à
utiliser cette propriété. C'est ainsi qu'un alcaloïde trouvé dans le
boldo, la boldine; la gelsémine, le principe actif du gelsemium
sempervirens; la piscidine, le principe actif du piscidia erythrina;
l'atropine et même toutes les tropéines, c'est-à-dire tous les alcaloïdes tirés des différentes solanées vireuses du genre Atropa, ont
été reconnues comme capables de déterminer, dans une certaine
mesure, une analgésie plus ou moins prolongée. Cette propriété
est encore beaucoup plus développée dans certaines substances, la
cocaïne entre autres, et dans certains produits artificiels qu'on a
obtenus dans ces dernières années et dont l'eucaïne est le plus
important. Certains glucosides comme, par exemple, l'ouabaïne, la
strophantine, la boldoglucine, ont été de même reconnus capables

de déterminer une analgésie plus ou moins intense; et, si les substances dont je viens de parler, notamment l'ouabaïne et la strophantine, dont l'action analgésiante est des plus évidentes, ont été laissées de côté, c'est parce que cette action analgésiante s'accompagne toujours d'une action toxique générale plus ou moins accentuée, et que leur activité toxique est telle qu'elle dépasse de beaucoup l'action analgésiante qu'on a intérêt à obtenir. On a été, par conséquent, obligé de laisser de côté ces substances, qui ne sont utilisées, vous le savez, qu'à titre de médicaments cardiaques.

Je ferai une remarque du même genre au sujet de ces substances que nous avons étudiées l'an dernier comme succédanés, dans une certaine mesure, des modificateurs de la circulation; je veux parler des différentes variétés de saponines [1], qui, elles, possèdent une action analgésiante extrêmement remarquable. Mais cette action analgésiante s'obtient au moyen d'un mécanisme particulier. C'est par suite d'une action chimique spéciale, exercée sur les éléments anatomiques par les différentes variétés de saponines, que cette analgésie s'obtient. L'action des saponines se rapproche, en effet, beaucoup de l'action d'un grand nombre de substances minérales ou organiques qui ne produisent l'insensibilisation qu'en déterminant une modification plus ou moins considérable, parfois très fâcheuse, des éléments anatomiques au contact desquels elles se trouvent. Sous ce rapport, je vous rappelle que nous avons trouvé aux différentes variétés de saponines une action nécrosante extrêmement intense qui permet, précisément, de se rendre compte de leur action analgésiante.

Un certain nombre de substances avaient encore été reconnues comme capables de déterminer l'analgésie par un mécanisme particulier; c'est ainsi que le chlore et le brome à l'état de gaz, le sulfate ou le bromure d'ammonium, le bromure de potassium, le perchlorure de fer, l'acétate de plomb, l'hydroquinone, la résorcine, l'antipyrine, la térébenthine, l'eucalyptol, l'huile essentielle de camomille, les différents phénols, produisent, lorsqu'on les injecte au sein d'un tissu, une analgésie plus ou moins intense, grâce précisément aux modifications physico-chimiques que les éléments anatomiques au contact desquels se trouvent ces substances arrivent à subir; et, au

---

1. Scille et Saponaires, leçon publiée dans le *Bulletin général de thérapeutique,* t. CXXXV, 1898, p. 193.

bout d'un certain temps, en général très court, la région dans laquelle a été injectée l'une de ces substances est devenue plus ou moins complètement insensible.

Mais tous ces composés produisent, en définitive, ce qu'on a appelé l'*analgésie douloureuse*, c'est-à-dire une analgésie plus ou moins durable, précédée d'abord d'une période de douleur, souvent extrêmement accentuée, à laquelle fait suite l'hyperhémie, lorsque l'action dont je parlais tout à l'heure sur les éléments anatomiques n'a pas été suffisamment intense pour déterminer leur destruction ou leur mortification.

A côté de ces substances, on avait remarqué également d'autres produits utilisés en thérapeutique, dont l'action permettait, dans une certaine mesure, d'arriver à une stupéfaction du système nerveux central, stupéfaction dont la narcotisation déterminée par les principes actifs de l'opium, et surtout la morphine, constitue l'exemple le plus frappant.

Lorsque j'ai retracé très rapidement devant vous l'histoire de l'anesthésie et des substances hypno-anesthésiques, je vous ai fait un tableau suffisant, quoique succinct, de l'emploi de ces narcotiques pour n'avoir pas à y revenir ici. Le type de ces médicaments serait la morphine, ou plutôt l'opium, et l'on pourrait y comprendre également les préparations de belladone et de ciguë. Mais dans tous ces cas, on arrive seulement à un engourdissement, à une stupéfaction du système nerveux central; la douleur n'est pas empêchée, c'est la réceptivité, la perception qui est abolie dans une certaine mesure; et encore n'arrive-t-on à ce résultat qu'à la condition de faire usage de doses véritablement énormes des substances médicamenteuses, et on s'expose presque sûrement à déterminer des accidents toxiques, la stupéfaction du système nerveux central n'étant autre chose qu'une des manifestations toxiques des substances dont je viens de parler.

D'autre part, les circonstances dans lesquelles on cherche à obtenir l'analgésie sont fort différentes. Autant il est logique d'avoir recours à un stupéfiant, à un narcotique, comme l'opium, la belladone ou la ciguë, lorsqu'il s'agit de faire supporter, en l'atténuant, à un individu qui souffre, une période de douleur plus ou moins intense, à mettre son système nerveux en état de moindre réceptivité pour cette douleur; autant il est illogique de commencer par là lorsque le chirurgien se trouve dans l'obligation de déterminer, pour exécuter une opération, une douleur qui sera nécessairement locale et dont il a le devoir, en quelque sorte, de chercher l'atténuation par un procédé également local.

Eh bien, Messieurs, à ce point de vue, aucune substance, incontestablement, ne possède des propriétés supérieures à l'alcaloïde de la coca, la cocaïne. C'est l'un des rares, peut-on dire, sinon le seul analgésique local spécifique qu'il soit rationnel d'employer maintenant. Nous verrons plus tard qu'il y a peut-être une restriction à faire en faveur d'un des succédanés de la cocaïne qui a été lancé dans la pratique médicale depuis deux ans à peine : je veux parler d'une eucaïne que nous étudierons en faisant l'histoire de ces succédanés de la cocaïne.

On connaît bien d'autres substances, comme le gaïacol par exemple, qui sont capables de déterminer des effets analgésiques plus ou moins intenses lorsqu'on les met au contact des tissus. Mais en même temps que ces effets analgésiques, on observe toujours des effets altérants, dans le sens grammatical et thérapeutique du mot, c'est-à-dire des effets d'action modifiante sur les éléments anatomiques, plus ou moins analogues à l'action nécrosante dont je vous parlais tout à l'heure à propos des saponines.

De plus, ces substances diffusant facilement dans les vaisseaux, circulent dans l'organisme, et alors on se trouve exposé à tous les accidents ou inconvénients qu'elles peuvent déterminer. D'autre part, on a signalé pour plusieurs d'entre elles une action tout à fait spéciale qu'elles exerceraient sur les leucocytes, et on a même voulu faire de cette action le point de départ d'une explication de leur action analgésiante en partant de ce fait que, sous l'influence de ces substances — je parle ici aussi bien des anesthésiques généraux que des analgésiques locaux, — les leucocytes devenaient sphériques, augmentaient de volume d'une façon assez sensible et déterminaient l'arrêt plus ou moins accentué de la circulation des hématies dans les capillaires, ce que viendrait encore aider l'influence vaso-constrictive déterminée par certaines de ces substances médicamenteuses. La production de l'action analgésique dériverait ainsi de cette ischémie d'origine mécanique. Cette interprétation, due à M. E. Maurel, me semble vraiment bien insuffisante et, dans tous les cas, difficilement applicable aux agents qui produisent de la vaso-dilatation. Toutefois, cette explication, si elle est valable dans certains cas, est, certainement, absolument impossible à accepter pour interpréter l'action analgésiante tout à fait spéciale que nous allons voir exercée par la cocaïne sur les différents tissus au contact desquels on peut la mettre.

Occupons-nous donc aujourd'hui de la façon dont il faut employer la cocaïne pour réaliser, au mieux des intérêts du malade et de l'opérateur, l'action analgésiante qu'on cherche à obtenir.

C'est aux observations de Koller (de Vienne), datant de 1884, que sont dues les premières applications de l'emploi de la cocaïne relativement à l'analgésie. Il s'agissait alors simplement de déterminer l'analgésie au point de vue de la chirurgie oculaire; et les premiers essais de Koller lui démontrèrent qu'on pouvait obtenir très facilement l'insensibilisation de la conjonctive et de la cornée à l'aide d'une solution simplement diluée de cocaïne, solution qui n'exerçait absolument aucune influence néfaste sur l'élément anatomique au contact duquel on la mettait, qui ne s'absorbait pas ou pour ainsi dire pas, et qui, par conséquent, était absolument incapable de déterminer les accidents, parfois très graves, que peut produire l'absorption de la cocaïne lorsqu'elle circule dans l'organisme tout entier.

D'ailleurs, ces observations de Koller n'étaient, en réalité, pas les premières qui aient été faites relativement à l'action insensibilisatrice de la cocaïne; et, dès les premières années où les feuilles de coca avaient été introduites en Europe, Samuel Percy, en 1857, avait déjà observé que, sous l'influence de la mastication de ces feuilles, on éprouvait assez rapidement un émoussement extrêmement remarquable de la sensibilité de la langue. Cette insensibilité de la langue était déjà très connue chez certaines peuplades de l'Amérique du Sud qui utilisaient les feuilles de coca comme masticatoire. C'est là, en réalité, le véritable point de départ de l'emploi de la cocaïne à titre de substance analgésiante.

A la suite des observations de Koller, des laryngologistes, Fauvel et Coupard, utilisèrent des instillations et des badigeonnages d'une solution de cocaïne pour analgésier le pharynx et le larynx et en obtinrent d'excellents résultats.

Les modes d'emploi des solutions de cocaïne sont différents, bien entendu, suivant les circonstances auxquelles on veut les adapter;

mais ces modes d'emploi se réduisent en réalité à trois grands procédés : celui des *instillations* (oculaires ou dans le conduit auditif, par exemple), celui des *badigeonnages* (auquel on peut rattacher le tamponnement et la pulvérisation), enfin celui des *injections* dermiques ou hypodermiques. Dans tous les cas, on cherche à réaliser ce fait d'une action *limitée* de la cocaïne; on s'efforce, par tous les artifices possibles — et nous verrons tout à l'heure qu'ils sont assez nombreux, — d'éviter la diffusion générale de la cocaïne dans l'organisme, parce que, je le répète, et je ne saurais trop attirer votre attention là-dessus, ce qu'on cherche à obtenir, c'est une *action locale* de la cocaïne, et il faut éviter, par tous les procédés possibles, la diffusion de la cocaïne dans l'organisme.

Comme nous le verrons quand nous étudierons l'action physiologique de la cocaïne, cet alcaloïde exerce sur le système nerveux une action que l'on cherche à éviter le plus possible, action qui va absolument à l'encontre de l'action analgésiante et qui, lorsqu'elle se produit, est un accident de la méthode. Or, cet accident peut parfois être accompagné de troubles considérables, d'autant que, dans toutes les circonstances où l'action locale de la cocaïne se produit, elle s'accompagne d'insensibilisation et d'anémie; c'est, en effet, un vaso-constricteur très énergique.

Occupons-nous d'abord du procédé des instillations, applicable surtout à la chirurgie oculaire. Ces instillations se font dans le cul-de-sac conjonctival en utilisant pour cela une solution diluée de chlorhydrate de cocaïne. — Et ici, disons tout de suite, pour n'y plus revenir, que lorsqu'il m'échappera de dire cocaïne, il est sous-entendu que je veux parler du chlorhydrate de cocaïne, de même que lorsqu'on dit morphine, il est sous-entendu que l'on veut parler du chlorhydrate de morphine, de même que lorsqu'on parle d'atropine, il est sous-entendu qu'il s'agit du sulfate d'atropine. — On se sert donc d'une solution de chlorhydrate de cocaïne à 1 p. 200, et quelquefois même on est obligé, lorsqu'on veut avoir une action analgésiante plus intense, ou bien lorsqu'une circonstance quelconque imposerait d'employer un volume un peu trop considérable de cette solution, on est obligé d'avoir recours à des solutions à 4, à 5 et même à 8 p. 100; mais ce sont des cas absolument exceptionnels. Souvent on instille de 7 à 8 gouttes de la solution au 1/200 dans l'espace de quelques minutes. Sous l'influence de ces instillations, et un temps en général très court après la première, de cinq à huit minutes en moyenne, on obtient une analgésie qui ne s'observe quelquefois cependant qu'au bout d'un quart d'heure et qui est capable de durer pendant une dizaine de minutes environ. On peut, si cela est nécessaire, entretenir l'analgésie en renouvelant les instillations, mais en les renouvelant à des intervalles suffisamment espacés, pour éviter précisément la diffusion générale dont je parlais tout à l'heure. Cette solution, versée dans le cul-de-sac conjonctival, rencontre là une facilité extrême de contact avec les éléments nerveux terminaux qui ne sont pas protégés par une gaine de myéline. C'est ce qui explique précisément comment l'action de la cocaïne est si intense et si rapide.

On peut, sous son influence, obtenir une insensibilité absolue de la conjonctive et de la cornée, même lorsqu'elles sont enflammées, et surtout lorsqu'elles sont enflammées. La sensibilité à la température est à peu près la seule qui persiste. Cette analgésie s'accompagne d'une dilatation pupillaire assez accentuée. Souvent, on observe que cette dilatation pupillaire est tardive et assez persistante. Comme phénomènes accessoires on a signalé la pâleur et l'ischémie des membranes de l'œil, l'écartement des paupières, la propulsion en avant et la fixité du globe oculaire. L'iris se trouve également légèrement analgésié, mais continue cependant à réagir aux impressions lumineuses. Quant à l'acuité visuelle et à la réfraction, elles sont complètement inaltérées sous l'influence de doses de cocaïne suffisantes à déterminer une analgésie profonde. On observe également une parésie légère de l'accommodation; la tension des milieux de l'œil est un peu diminuée, mais beaucoup moins toutefois que sous l'influence du chloroforme.

L'insensibilisation qu'on peut ainsi obtenir est peu durable et absolument superficielle. Elle est certainement insuffisante dans les cas d'opérations devant intéresser les tissus situés un peu profondément; et il est alors nécessaire, ou bien de renouveler les instillations oculaires pendant l'opération, ou bien de faire une injection de la solution cocaïnée dans les muscles, notamment dans le tendon du droit externe, ou bien, comme on l'a encore conseillé, de faire des instillations dans les replis de la conjonctive.

On a proposé également de substituer à cette solution l'emploi d'une pommade formée de 5 grammes de chlorhydrate de cocaïne pour 100 grammes de vaseline, dont on introduit une petite masse de la grosseur d'une tête d'épingle dans l'un des culs-de-sac palpébraux.

On a noté également qu'il était absolument contre-indiqué de se servir de ces instillations de cocaïne chez les individus affectés de glaucome. On a prétendu même que les instillations répétées de cocaïne étaient capables de déterminer des accidents glaucomateux, bien que cela soit contradictoire avec le fait de l'abaissement de pression intra-oculaire.

Parmi les accidents qui ont été signalés par différents opérateurs, il faut placer les infiltrations cornéennes, les kératites neuro-paralytiques. Enfin M. Javal insiste sur ce fait que l'usage prolongé de la cocaïne dans l'iritis, dans le but d'empêcher les synéchies, peut donner lieu à des accidents de glaucome.

A côté du procédé des instillations, le procédé des badigeonnages peut donner des résultats très satisfaisants pour la pratique d'un certain nombre d'opérations. Ces badigeonnages se font en général sur des muqueuses. On observe presque instantanément l'insensibilisation et la décongestion de la surface touchée avec la solution de cocaïne. Cela est surtout remarquable lorsque cette solution est portée sur les muqueuses du nez, de la bouche, du pharynx, du larynx, du rectum ou des voies génito-urinaires.

Sur les muqueuses, l'action de la solution de cocaïne est d'autant plus énergique que cette action s'exerce sur une muqueuse à éléments plus délicats et plus riches en terminaisons nerveuses superficielles, en terminaisons intra-épithéliales. C'est la raison pour laquelle la cornée et la conjonctive sont très sensibles à l'action d'une solution, même très diluée, de cocaïne. D'ailleurs, sous l'influence d'une solution diluée de cocaïne, c'est bien plutôt, comme on l'a fait observer, une diminution notable de l'élément douleur qu'une anesthésie vraie de la muqueuse qu'on peut observer. Il y a, en outre, une dissociation des différentes sensibilités; ainsi l'action d'une solution de 1 à 5 pour 100 sur la muqueuse linguale produit la disparition de la sensation à la douleur et l'abolition plus ou moins accentuée des perceptions gustatives, tandis que la sensibilité tactile persiste, au point que l'on distingue nettement les deux branches d'un esthésiomètre à 1 millimètre de distance. Si l'on prolonge l'action de contact de la cocaïne, l'ordre de disparition des diverses sensibilités est le suivant : sensibilité à la douleur, goût des substances amères, goût des substances sucrées, goût des substances salées, goût des substances acides, enfin perceptions tactiles. A ce moment, la sensibilité électrique acide et la sensibilité à la chaleur subsistent encore ; la sensibilité thermique est la plus persistante.

Les solutions dont on a proposé l'emploi pour arriver à ce résultat sont des solutions qui ont un titre de concentration assez élevé. On a recommandé au début les solutions à 5 et 10 pour 100.

Si, dans certains cas, par exemple lorsqu'il s'agit d'obtenir l'analgésie de la muqueuse du larynx ou des voies aériennes, ces solutions concentrées présentent un certain avantage en réduisant dans une notable mesure la quantité de liquide qui sera mis au contact de la muqueuse, d'autre part, elles ont un inconvénient beaucoup plus considérable que cet avantage ; c'est l'action presque nécrosante que ces solutions trop riches vont exercer sur les éléments anatomiques. Action nécrosante, est peut-être une expression un peu forte et dépassant la valeur de l'action à attribuer à une pareille solution ; mais, si l'expression est un peu exagérée, l'action exercée par la solution sur la vitalité des éléments est certainement suffisante pour entraver, dans une notable mesure, la guérison. Sous ce rapport, l'action de la cocaïne se rapproche de l'action que je vous signalais tout à l'heure et qui est exercée par les différentes variétés de saponines sur tous les éléments anatomiques.

En général, on se contente de solutions à 2 pour 100 et on y ajoute souvent 50 centigrammes à 1 gramme de phénol, c'est-à-dire qu'on formule la solution ainsi :

> (Chlorhydrate de cocaïne. . . . . deux grammes.
> { Phénol neigeux. . . . . de 50 centigr. à 1 gramme.
> (Eau distillée. . . . . 100 grammes.

Cette addition du phénol présente, disent les observateurs qui en ont fait usage, un certain nombre d'avantages. Entre autres, elle empêcherait la résorption de la cocaïne ; par conséquent, elle aurait pour effet d'arriver à empêcher sa diffusion dans l'économie. Il paraîtrait même que, sous l'influence des badigeonnages avec cette solution légèrement phéniquée, surtout avec la solution phéniquée à 1 pour 100, on obtiendrait la formation d'une sorte d'escarre très mince à la surface de la muqueuse, et que ce serait à l'intermédiaire

de cette escarre que serait due l'absence de résorption de la cocaïne
par la muqueuse.

Ces solutions phéniquées dont je viens de vous donner les titres
ont été employées à maintes reprises pour l'ablation des polypes des
cordes vocales ou des fosses nasales, pour la cautérisation des
amygdales. On les a utilisées également pour déterminer une analgésie de la muqueuse uréthrale pour pratiquer le sondage sans douleur et sans réactions de défense de la part du malade; et même,
pour faciliter les manœuvres de lithotritie. Sur la muqueuse vaginale,
l'analgésie qu'on obtient est suffisante pour permettre d'exécuter des
cautérisations, l'excision des végétations superficielles, pour pratiquer le curetage de l'utérus, et enfin, pour diminuer l'excitabilité
réflexe dans le cas de vaginisme.

On a proposé l'emploi de solutions plus concentrées (à 4 pour 100)
pour badigeonner le col de l'utérus pendant un accouchement douloureux. Sous l'influence de ces badigeonnages, la douleur serait
amoindrie dans une très notable mesure; il est évident qu'elle ne
peut pas être supprimée complètement, puisque le contact de la solution est superficiel, et qu'il faudrait, pour supprimer complètement
la douleur, pratiquer des injections profondes dans l'épaisseur du col
de l'utérus.

Pour analgésier la muqueuse gingivale, pour pratiquer des injections intra-gingivales dans les cas de périostite, le badigeonnage donne
également de bons résultats et permet de faire pénétrer sans douleur, sans difficultés de la part du malade, l'aiguille de la seringue
avec laquelle on pratiquera les injections intra-gingivales.

Enfin on a également recommandé l'emploi de cette solution à
2 pour 100 pour pratiquer le cathétérisme de la trompe d'Eustache.
On a encore proposé d'employer l'instillation dans le conduit auditif externe de quelques gouttes de cette solution pour calmer la douleur; et l'injection dans la caisse du tympan, au moyen d'une sonde,
dans le but de faire disparaître les bruits subjectifs qui s'observent
dans le cas de catarrhe chronique de l'oreille moyenne. Ce résultat
serait dû à l'action vaso-constrictive et antiphlogistique de la cocaïne.

Mais, il y a un point à retenir et sur lequel il est important d'insister; c'est celui-ci. On a observé des accidents extrêmement fréquents après l'introduction des solutions de cocaïne à 5 pour 100
dans l'oreille moyenne, même lorsque cette introduction est faite

seulement à la dose de quelques gouttes. Les accidents produits n'ont pas été graves; ils ont consisté simplement en ce que nous avons appelé des alertes lors de l'hypno-anesthésie par le chloroforme; mais enfin ces accidents ont été très nets et suffisants pour commander une grande réserve relativement à l'emploi de la cocaïne dans les circonstances que je viens d'indiquer.

Enfin on a proposé encore l'emploi de cette solution à 2 pour 100 en pulvérisation sur la muqueuse nasale dans le but de prévenir les troubles respiratoires et cardiaques que peut déterminer l'anesthésie par certaines substances, notamment par le chloroforme. Je vous ai parlé de cela lorsque nous nous sommes occupé des méthodes d'anesthésie mixte ou combinée. On a proposé de faire dans ce but des pulvérisations de solution cocaïnée dans chacune des deux narines, en ne dépassant pas la dose de 2 à 5 centigrammes par narine.

On a recommandé également l'emploi de cette solution pour lutter contre l'état nauséeux de la grossesse et contre le mal de mer. On aurait même obtenu, dans ce dernier cas, des résultats particulièrement remarquables en pratiquant des injections épigastriques par la méthode dermique dont nous allons nous occuper dans un moment.

Enfin on a proposé encore l'emploi des badigeonnages sur la muqueuse nasale dans le but de diminuer, par un mécanisme réflexe qui semble encore assez obscur, les douleurs menstruelles.

Quant à l'analgésie des muqueuses œsophagienne et stomacale, elle peut rendre de grands services dans un certain nombre de cas, dans les cas de spasmes œsophagiens, par exemple chez les gastralgiques et les cancéreux, et dans le cas de vomissements incoercibles.

Un point qu'il ne faut pas oublier, parce que, quelquefois, il excite l'émotion des malades lorsqu'ils s'en aperçoivent sans en avoir été prévenus, c'est celui d'une action anaphrodisiaque assez intense exercée par la cocaïne lorsque son emploi est répété pendant assez longtemps. Cette action anaphrodisiaque se produit d'une façon très brusque; elle est peu durable, mais il est bon d'en prévenir les malades afin qu'ils n'aient pas à cet égard une surprise désagréable et la crainte de voir durer cet état transitoire. J'ajouterai que cet effet anaphrodisiaque a été surtout constaté à la suite des badigeonnages sur les muqueuses nasale et pharyngienne.

J'en arrive maintenant aux injections dermiques ou interstitielles.

C'est de beaucoup le mode d'emploi le plus important de la cocaïne ; aussi est-ce celui qui va nous arrêter le plus longtemps.

Ces injections dermiques, comme vous le savez, ont, en France, un représentant des plus autorisés dans la personne de M. Reclus. C'est lui, on peut le dire, qui a institué la méthode, qui l'a mise absolument au point ; et les modifications qui y ont été apportées à l'étranger ne sont, en somme, que de bien petits perfectionnements de la méthode de ce chirurgien. Comme vous le verrez, on n'a pas encore fait mieux que ce qu'il avait fait, et pourtant les recherches, au point où elles en sont maintenant, donnent certainement lieu de concevoir l'espérance que, dans un temps peut-être pas très éloigné, l'emploi des anesthésiques généraux, du chloroforme, de l'éther, du bromure d'éthyle, etc., sera réduit à son minimum et consacré exclusivement à des opérations pour lesquelles il est presque impossible d'arriver à employer la cocaïne, attendu qu'il faudrait alors faire usage de quantités telles du médicament qu'on serait dans l'impossibilité d'échapper à l'intoxication générale.

Voyons d'abord ce qui se passe lorsqu'on met au contact de l'épiderme intact une solution de cocaïne. Ici l'épiderme forme une barrière à peu près infranchissable, quelque concentrée que soit la solution de cocaïne dans l'eau, et même dans l'eau alcoolisée. On ne peut observer une action à travers la peau que si la quantité d'alcool de la solution est suffisante pour déterminer une irritation superficielle, une effraction de l'épiderme, qui permette à la solution de chlorhydrate de cocaïne de s'introduire sous le tégument cutané.

C'est ainsi par exemple qu'on n'a pu obtenir aucun effet des solutions de cocaïne à 20 pour 100 placées sur un épiderme absolument intact.

Mais si l'on vient à dépouiller la peau de son épiderme, au moyen d'un vésicatoire par exemple, on s'aperçoit que l'action de la solution de cocaïne se produit dans une plus ou moins large mesure, mais seulement si la peau est enlevée complètement et, surtout, si l'inflammation qui a succédé à cette ablation du tégument externe est suffisamment intense. Quand la surface cutanée est incomplètement dépouillée de son épiderme, il n'est pas rare de voir, lorsqu'on met au contact de cette surface des solutions de cocaïne, des parties profondément anesthésiées à côté d'autres régions dans lesquelles l'anesthésie est à peu près nulle ou tout au moins fort incomplète, grâce précisément à la persistance de quelques plaques épidermiques. C'est pour cela que l'on a recommandé le pansement des panaris et des brûlures à l'aide des solutions de cocaïne; mais le fait de l'inflammation semble, dans ces circonstances, augmenter dans une très notable mesure l'absorption et par suite la diffusion générale de la solution de cocaïne.

Lorsqu'on veut utiliser la cocaïne pour faire de l'anesthésie à une certaine profondeur, il faut que la solution soit injectée, non pas dans le tissu cellulaire sous-cutané, parce qu'alors elle se diffuserait très rapidement dans l'organisme, ce qu'on ne cherche pas à obtenir, mais il faut qu'elle reste dans le derme, où elle sera mieux retenue là où elle doit exercer son action anesthésiante pendant un temps plus ou moins considérable.

Disons tout de suite, Messieurs, adoptant en cela les idées de M. Reclus, qui me paraissent absolument justifiées par les faits, que les solutions de cocaïne sont absolument inoffensives lorsqu'on sait les manier. Il en a d'ailleurs fourni les meilleures preuves. Pour M. Reclus les accidents qu'on peut constater sont dus à l'ignorance ou à l'imprudence de ceux qui se servent des solutions de cocaïne.

Il y a un certain nombre de points qu'il faut toujours avoir présents à l'esprit lorsqu'on veut faire usage d'une solution de cocaïne; ce sont les suivants : *dose faible, titre faible, injection traçante* et restriction de la circulation par un procédé quelconque, celui de la bande d'Esmarch, par exemple.

Le *titre de la solution* joue un rôle extrêmement important dans la production de l'analgésie, mais surtout dans la production des phénomènes toxiques qui peuvent se développer sous l'influence de la diffusion dans l'organisme. Ainsi, une solution concentrée à un titre déterminé est aussi toxique qu'une solution étendue qui introduirait dans le même temps cinq à six fois autant de cocaïne que la première sous l'épiderme. Il semble que la saturation exagérée d'une petite portion de l'organisme ait, par elle-même, des conséquences toxiques graves; et cela, tout à fait indépendamment de la saturation totale qui l'accompagne. Ce phénomène, fort curieux au point de vue physiologique, a été observé très nettement sous l'influence de la cocaïne, mais on l'a vu se reproduire aussi avec d'autres substances : cela n'est donc pas un fait isolé.

Les solutions de cocaïne qui doivent servir pour ces injections sont des solutions à 1 pour 100. Je répète qu'en ce moment je m'occupe exclusivement du procédé de M. Reclus; plus tard, quand nous nous occuperons d'autres procédés, vous verrez qu'on est arrivé à se servir de solutions de cocaïne à titre encore inférieur.

Pour cette solution à 1 pour 100, le nombre de seringues à employer, c'est-à-dire la quantité de liquide en centimètres cubes, et par conséquent de chlorhydrate de cocaïne en centigrammes, peut aller à 4, 6, 10, 15 seringues; il a même été poussé exceptionnellement jusqu'à 17 et même 19 seringues, c'est-à-dire 19 centigrammes. M. Reclus recommande de ne jamais atteindre 20 centigrammes, se basant sur ce fait qu'on a observé un cas de mort après une injection de 22 centigrammes; il faut dire que le titre de dilution était complètement inconnu. Dans l'esprit de M. Reclus le titre de la dilution a dû jouer dans cette circonstance un rôle considérable; cela semble très probable, d'après ses nombreuses observations.

Cependant, Messieurs, il ne faut pas oublier un point : c'est qu'on a eu ce que nous avons appelé tout à l'heure des alertes, c'est-à-dire des accidents marqués, sinon graves, avec des quantités de 11, de 10, de 7 et même de 4 centigrammes. Ces faits ont été mis en évidence par MM. Reynier, Hœnel, Schwartz, Comte. Schwabach a constaté un accident avec 12 milligrammes et Hallopeau avec 8 milligrammes. Hugenschmidt aurait même eu des alertes avec 3 et 2 milligrammes.

Cela prouve que la cocaïne, comme toutes les substances éminemment actives, est un médicament pour l'administration duquel il faut toujours déployer une grande attention; et cela ne fait que donner encore plus de poids aux restrictions qui ont été émises par M. Reclus, relativement à l'emploi de son procédé.

Eh bien, Messieurs, avec sa solution à 1 pour 100, M. Reclus a pu pratiquer des amputations du bras et de l'avant-bras, la suture de la rotule, l'extirpation d'une tumeur considérable qui avait 59 centimètres de circonférence, faire des laparotomies; sans dépasser la dose de 17 centigrammes que je signalais tout à l'heure comme une des doses extrêmes qu'il ait employées. Cette utilisation de la cocaïne a été appliquée par lui à l'opération du goitre, à la résection des côtes, à l'excision du sein, à la cure radicale des hernies, de l'hydrocèle, à la création d'un anus artificiel, à la dilatation anale, à l'extirpation d'hémorroïdes, à la castration ; enfin à un certain nombre d'autres opérations qui, comme vous le voyez, sont des opérations de grande chirurgie. Cela permet de concevoir, comme je le disais tout à l'heure, la possibilité de l'emploi de la cocaïne dans un nombre de circonstances beaucoup plus considérable que celles dans lesquelles on avait osé l'employer jusqu'ici.

Il est un certain nombre de conditions accessoires, si l'on peut ainsi dire, qu'il est indispensable d'observer lorsqu'on pratique ces injections intra-dermiques de cocaïne. Comme j'ai déjà eu bien des fois l'occasion de vous le faire remarquer, c'est souvent l'oubli de ces précautions, en apparence exagérées ou superflues, qui cause l'échec d'un procédé. Cela est peut-être encore plus vrai lorsqu'il s'agit d'analgésie par la cocaïne qu'en toute autre circonstance. Aussi, voyons-nous tous les auteurs insister particulièrement sur les détails de la technique.

Tout d'abord, c'est la position horizontale du malade. M. Reclus a fait ressortir avec une grande évidence que, presque toujours, lorsqu'il s'était produit des syncopes, — et ce fait s'est observé surtout chez les dentistes, — cela tenait à ce que l'introduction de la solution de cocaïne avait eu lieu sur des individus assis ; très fréquemment au moins, on observe, sinon une syncope véritable, de la pâleur subite de la face et une tendance à l'évanouissement avec un certain état lipothymique chez les individus chez lesquels l'injection de la cocaïne, même à très petite dose, est pratiquée alors qu'ils ne sont pas dans le décubitus horizontal.

En outre, il est préférable que le malade ne soit pas à jeun au moment où on lui fait l'injection de cocaïne.

L'aiguille de la seringue de Pravaz doit être introduite en plein derme ; on exerce une pression légère et continue sur le piston, de façon que, après la première piqûre, les tissus soient déjà sous l'influence de la cocaïne ; l'aiguille va cheminer ensuite, toujours dans l'épaisseur du derme ; et, au fur et à mesure de sa pénétration, la cocaïne va être déposée dans les mailles du tissu. Il faut faire, comme je vous l'ai dit, une injection traçante et continue, et non pas une injection par à-coups successifs ; cette pression continue a pour but, précisément, d'éviter l'introduction dans une veine et l'impression rapide des centres nerveux sous l'influence de la cocaïne. Il est évident que, sous l'influence de cette pression continue exercée sur le piston de la seringue, une très petite quantité de cocaïne peut être introduite dans une veine, si l'aiguille vient à en traverser une, mais la quantité de solution de cocaïne qui sera introduite ainsi dans le système vasculaire sera extrêmement minime, absolument négligeable, et très différente de celle qui pourrait y pénétrer si, la canule étant restée en place, la majeure partie de l'injection avait pu pénétrer par le vaisseau lésé.

Enfin, dans les tissus mous, M. Reclus conseille de faire une injection rétrograde, c'est-à-dire d'enfoncer tout d'abord la canule jusqu'à son extrémité, puis de presser doucement et régulièrement sur le piston en retirant lentement la seringue des tissus ; il donne ce conseil notamment pour faire des injections de cocaïne dans les lèvres, dans la langue, dans le col utérin, dans la région anale, dans les régions où se sont développés des angiômes. Par la mise en œuvre de ce procédé, on voit se former, après l'injection de cocaïne, une ligne blanchâtre proéminente qui est précisément la limite de la région analgésiée sous l'influence de la solution de cocaïne. Cette ligne de démarcation occupe une largeur d'un centimètre au plus et c'est dans cette région que doit porter l'incision que l'instrument tranchant doit venir faire plus tard. Cette zone d'analgésie peut être étendue dans une petite proportion en pratiquant un massage léger après l'introduction de la cocaïne : on facilite ainsi la diffusion de la solution dans un espace d'un centimètre et demi à deux centimètres au maximum.

Cette méthode de M. Reclus a été légèrement modifiée par Kummer, de Genève, qui a obtenu un renforcement et une prolongation de l'action locale en effectuant la constriction, avec la bande d'Esmarch, du membre dans lequel se pratiquait l'injection. De plus, on lui doit une remarque qui a été mise à profit par les auteurs de méthodes différentes de celle de M. Reclus ; cette remarque est la suivante : il recommande, lorsqu'on pratique une opération sanglante, de réaliser une élimination partielle de la cocaïne en laissant saigner pendant un certain temps la partie opérée avant de faire le pansement ; de cette façon il obtient une élimination assez notable d'une partie de la cocaïne qui a été injectée, et sa pratique se base sur cette observation que c'est surtout dans les cas d'injections perdues, c'est-à-dire dans les opérations non sanglantes, lorsque les injections restent *in situ* après le pansement, qu'on observe les phénomènes d'intoxication plus ou moins graves qui ont été relevés par un certain nombre d'auteurs.

Corning et Oberst avaient déjà signalé ce fait du renforcement et de la prolongation de l'effet local exercé par la cocaïne lorsqu'on pratiquait la constriction préalable; et ils l'ont mis à profit dans une méthode d'analgésie particulière que nous étudierons plus tard sous le nom de *méthode d'anesthésie régionale*.

Voyons maintenant quels sont les accidents qui peuvent survenir avec l'emploi de la cocaïne.

Pour M. Reclus, il n'y a pas de cas mortels si l'on fait abstraction des doses exagérées et des affections concomitantes. Dans ses cliniques chirurgicales, il a dressé une statistique très étudiée des cas de mort qui se sont produits sous l'influence de la cocaïne, et il élimine tous ces cas de mort les uns après les autres en faisant observer, ce qui est absolument juste, qu'il serait véritablement impardonnable maintenant de faire usage de solutions de cocaïne à un titre aussi élevé que celles qui ont été utilisées dans les cas où se sont produits les accidents mortels dont je parle et d'injecter une quantité aussi considérable de cocaïne, alors qu'on sait aujourd'hui qu'on peut obtenir une analgésie bien suffisante avec des proportions beaucoup moins considérables.

Je vous parlais tout à l'heure du décubitus horizontal, qui permet d'éviter à coup sûr la syncope; cette syncope serait produite par suite d'une anémie cérébrale provoquée, d'une part, par l'action vaso-constrictive de la cocaïne et, d'autre part, par l'émotion qu'il est presque absolument impossible d'éviter chez les malades, même les plus courageux. Cependant, on peut observer du vertige et des lipothymies qui peuvent ne paraître qu'un temps assez considérable après que les injections de cocaïne ont été pratiquées; ainsi l'on a pu voir un état vertigineux et un état lipothymique déterminés une heure, une heure et demie même, après qu'on eût pratiqué les injections de cocaïne : il est inutile d'ajouter que ce sont là des accidents sans la moindre importance, qui disparaissent très rapidement lorsqu'on a eu soin de n'employer que les doses minimes de cocaïne dont nous avons parlé.

Le titre trop élevé de la solution, la position verticale, sont donc les causes les plus fréquentes d'accidents; en effet, dans la discussion des statistiques dont je vous parlais tout à l'heure, M. Reclus a montré que les cas de mort étaient dus à l'emploi de doses véritablement énormes : dans un cas, par exemple, on avait injecté 1ᵉʳ 50 de cocaïne en solution dans un espace clos; il est évident, aujourd'hui, que l'injection d'une pareille quantité de substance est condamnable et absolument inutile. Dans la discussion de ces statistiques il est arrivé à prouver que tous les cas mortels, de même que les accidents un peu graves, étaient dus soit au titre trop élevé des solutions, soit à la position verticale du malade. Enfin il a noté ce fait, sur lequel j'ai déjà appelé votre attention à propos du badigeonnage des muqueuses, que l'inflammation des tissus détermine une absorption rapide à laquelle il faut songer lorsqu'on pratique des injections; de plus, certains phénomènes assez graves se sont produits à la suite de la pénétration de l'aiguille dans une veine dilatée et sans qu'on ait eu le soin de faire l'injection traçante, comme il le recommande, et parce que la presque totalité de la solution de cocaïne avait pu pénétrer dans la veine.

M. Reclus a noté aussi la production d'accidents graves à la suite de badigeonnages sur le pharynx enflammé, ou bien de pulvérisations, pratiquées dans l'arrière-gorge, avec une solution à 2 pour 100. Ici, il est évident que les conditions de résorption sont portées à leur maximum; et qu'il est presque impossible d'éviter que l'individu chez lequel on pratique ces badigeonnages ou ces pulvérisations n'absorbe une proportion de cocaïne très suffisante pour impressionner le système nerveux central. Enfin certaines muqueuses, l'urèthre, la muqueuse rectale, se font remarquer également par une absorption très rapide et très énergique; il en est de même pour certaines séreuses, pour la vaginale entre autres. Dans les cas d'anthrax, de phlegmons, d'adénites, on a toujours noté une absorption plus considérable des solutions de cocaïne.

M. Reclus termine cette discussion en faisant ressortir les avantages de l'analgésie localisée sur la méthode d'anesthésie générale au moyen du chloroforme. La cocaïne, en effet, donne la possibilité d'opérer des obèses, des gens à cœur graisseux, des emphysémateux, chez lesquels, presque à coup sûr, l'emploi du chloroforme aurait déterminé des accidents graves.

Mais les avantages de la cocaïne consistent encore dans l'absence de douleur dans la région opérée; cette région, lorsque l'injection est bien faite, étant absolument analgésiée pendant toute la durée de l'opération.

Enfin, il y a danger moindre que celui auquel on est exposé par l'emploi des hypno-anesthésiques, absence de vomissements pendant l'opération et après l'opération, absence de choc opératoire, et surtout atténuation et même disparition complète de la douleur post-opératoire. C'est là un phénomène d'autant plus remarquable que l'action analgésiante de la cocaïne, même lorsque l'injection est pratiquée avec des solutions à titre élevé, est une action absolument transitoire; et, cependant, cette action transitoire laisse toujours après elle une sorte de diminution de la réceptivité de l'individu pour la douleur, diminution qui a son importance à la suite des grandes opérations.

Chez les enfants, M. Reclus conseille de ne pas faire usage de la cocaïne, au-dessous de l'âge de dix ans, et de n'employer chez eux qu'une quantité de cocaïne atteignant au plus un centigramme. Il insiste sur ce fait, que je vous ai déjà signalé, de la tolérance très remarquable des enfants pour le chloroforme et, par conséquent, de l'utilité moindre d'avoir recours chez eux à une substance anesthésique différente du chloroforme.

M. Reclus conclut de ses observations que la cocaïne est le meilleur des analgésiques si l'on réussit à localiser strictement son action, à assurer son élimination. Son élimination peut être assurée lorsque l'état général de l'individu est bon, le rein et le foie possédant leur valeur dépurative normale, et, d'autre part, au moyen du procédé de Kummer, que je vous indiquais tout à l'heure.

Si ces conditions ne sont pas remplies, au lieu d'avoir des phénomènes d'analgésie localisée, on s'expose naturellement à tous les accidents de l'empoisonnement général que nous allons bientôt apprendre à connaître.

Il y a, cependant, un certain nombre de contre-indications à l'emploi du chlorhydrate de cocaïne; et ces contre-indications sont d'autant plus importantes à mettre en lumière qu'elles ont été spécifiées, précisément, par celui des chirurgiens actuels qui se sert le mieux de la solution de cocaïne. Tout d'abord, une contre-indication qui n'est pas due à Reclus, celle-là, mais que je crois cependant bon de vous signaler, c'est celle qui a été mise en avant par une commission de l'Académie de médecine, qui s'est occupée, en 1891, d'étudier les conditions dans lesquelles devait se pratiquer l'analgésie par la cocaïne. Cette contre-indication est relative à l'état névropathique

de l'individu, mais je dirais bien plus volontiers à la cocaïnophobie
de l'individu.

Il y a, vous le savez, des individus chez lesquels il est impossible
de faire usage de certains médicaments parce qu'ils ont, au sujet de
ces médicaments, une aversion, une terreur plus ou moins justifiée,
et que vous êtes à peu près sûrs de voir se développer chez eux
sous l'influence, non seulement d'une dose très minime, mais même
de pilules de mie de pain qu'ils croiraient être composées de ce
médicament, des accidents plus ou moins graves. Dans ce cas, il est
bon de s'abstenir de l'emploi de la cocaïne. Il y a, à ce propos, des faits
qui valent ceux que je vous ai rapportés à propos du chloroforme,
par exemple, celui d'un individu qui se trouva mal au moment où
on lui fit une piqûre avec un peu d'eau claire dans une gencive,
alors qu'il s'imaginait qu'on allait lui faire une piqûre de cocaïne.

Les contre-indications relèvent d'ordres d'idées assez différents.
On a d'abord dit qu'il était illogique de pratiquer des injections de
cocaïne dans des tissus sans vitalité, dans des tissus en état
d'asphyxie ou bien atteints de troubles trophiques ; cette manière de
voir me semble tout à fait en concordance avec l'action certainement
nécrosante de la cocaïne dans certaines circonstances, ou, si vous
ne voulez pas admettre cette locution, peut-être un peu exagérée,
d'action nécrosante, au moins lorsqu'il s'agit de solutions à titre
faible, avec l'action diminuant la valeur biologique du tissu sur
lequel agit la cocaïne.

D'autre part, M. Reclus insiste beaucoup sur ce fait que, dans ce
qu'il appelle les opérations non réglées, la cocaïne est plutôt nuisible qu'utile. Par opérations non réglées, il faut entendre celles
dans lesquelles on peut se trouver exposé à aller beaucoup plus loin
qu'on ne pensait ; il cite, par exemple, ce fait, que rien n'est plus
simple et plus facile que de réaliser l'extirpation d'un sein après
l'emploi de piqûres de cocaïne comme il l'a indiqué, mais on peut
être entraîné, à la suite de cette extirpation, à la poursuite de ganglions souvent très éloignés de la région dans laquelle l'analgésie a
été pratiquée et on peut arriver alors à faire des délabrements dont
l'étendue ne peut pas être soupçonnée à l'avance ; c'est cela qui pour
lui constitue le type des opérations non réglées, de celles dans
lesquelles il faut se méfier de la cocaïne.

Il est juste d'ajouter que, lorsqu'on se trouve aux prises avec une opération de ce genre, il est, dans la plupart des circonstances, très facile de substituer, immédiatement, l'anesthésie chloroformique à l'action de la cocaïne et de pouvoir continuer son opération.

Un autre inconvénient peut résulter de la trop grande étendue du champ opératoire, à moins que ce champ opératoire ne soit superficiel, qu'il n'y ait pas plusieurs plans de tissus à analgésier. Dans les grandes amputations, par exemple, il est arrivé à M. Reclus de se trouver dans la nécessité de faire l'analgésie de quatre plans différents de zones, et de plus, d'être obligé d'employer, en outre, une certaine quantité de chlorhydrate de cocaïne pour réaliser l'analgésie de petits foyers isolés au niveau de gros troncs nerveux : dans ces circonstances, on est amené à employer des quantités de cocaïne qui sont relativement considérables et on s'expose aux dangers de l'empoisonnement général.

Il est encore une circonstance à laquelle il faut songer, c'est celle qui a trait à la résection des exostoses; dans ce cas, on est amené à faire des injections sous-périostiques, pour analgésier le périoste, et on risque, par suite, une absorption beaucoup plus active de la solution de cocaïne.

Enfin, dans les tissus ulcérés, le liquide peut s'échapper sans servir utilement à l'analgésie, et cela se produit surtout lorsqu'on introduit des solutions de cocaïne chez les individus affectés de gingivo-périostite, ou bien d'adénites tuberculeuses suppurées, ou bien lorsqu'on veut se servir de cocaïne pour l'analgésie de fistules anales à trajets multiples; dans ces circonstances, on risque de ne produire qu'une analgésie insuffisante par suite de l'écoulement trop rapide, en dehors des tissus, de la solution de cocaïne; ou bien encore, on risque des accidents d'intoxication générale, à cause d'une absorption trop intense.

En résumé, les opérations irrégulières, telles que M. Reclus les définit, celles à foyer mal délimité, capables de déterminer des surprises pour l'opérateur; ou bien celles qui doivent se faire sur un champ opératoire trop étendu, à étages superposés, nécessitant l'emploi d'une trop grande quantité de cocaïne; ou bien l'emploi de cocaïne dans des tissus ulcérés, déjà enflammés; toutes ces circonstances sont autant de contre-indications à l'emploi de la cocaïne et mettent l'opérateur dans l'obligation d'avoir recours aux hypno-anesthésiques, à moins, cependant, que l'âge, la faiblesse du malade, l'état de déchéance organique ou des tares d'origine cardiaque ou pulmonaire ne viennent constituer des contre-indications encore plus impérieuses à l'emploi des hypno-anesthésiques.

Il nous restera à étudier les procédés dont je vous parlais tout à l'heure, ceux d'*anesthésie régionale*, et enfin une méthode qui a été préconisée dans ces dernières années, en Allemagne principalement, où il paraîtrait qu'elle donne d'extrêmement beaux résultats pour l'emploi de l'analgésie localisée, je veux parler de la méthode de Schleich, ou d'*anesthésie cocaïnique par infiltration*.

Je conserverai à ces procédés la dénomination d' « *anesthésie* » qui leur a été attribuée par leurs inventeurs; tout en vous faisant observer que, conformément aux conclusions auxquelles nous sommes précédemment arrivé, et comme le prouvent les phénomènes de dissociation des différentes sensibilités dont je vous parlais tout à l'heure, il serait beaucoup plus rationnel et conforme à l'expérience de se servir de la dénomination d'*analgésie*.

XXe LEÇON

ANÉSTHÉSIE RÉGIONALE. PROCÉDÉ DE CORNING ET
OBERST. — ANESTHÉSIE PAR INFILTRATION. PRO-
CÉDÉ DE SCHLEICH. — INTERPRÉTATION DE L'ANAL-
GÉSIE DÉTERMINÉE PAR LA COCAÏNE.

Je vous ai exposé dans notre dernière réunion la technique de
l'emploi de la solution de cocaïne par la méthode de M. Reclus, et
vous avez pu vous rendre compte qu'en suivant rigoureusement les
prescriptions qu'il a indiquées dans ce but on peut arriver à des
résultats extrêmement remarquables. Il nous reste à étudier aujour-
d'hui deux autres méthodes qui ne sont, comme vous l'allez voir,
que des modifications de celle qui a été proposée en premier lieu par
M. Reclus, modifications qui peuvent avoir une importance plus ou
moins considérable, mais sur lesquelles il est nécessaire que l'avenir
se prononce davantage.

Tout d'abord je vous parlerai de la *méthode d'anesthésie régionale*,
dite méthode de Corning et Oberst. Des observations faites déjà en
1886 par Feinberg, en 1887 par Corning, et à peu près vers la même
époque par François-Franck, avaient permis de remarquer que le
contact direct d'une solution de chlorhydrate de cocaïne avec un
tronc nerveux déterminait l'abolition des propriétés fonctionnelles du
nerf dans un espace de temps assez restreint : au bout d'un temps
variant de trois à dix minutes l'excitabilité du nerf était complètement annulée, la sensibilité disparaissant avant la motilité quand il
s'agit d'un nerf mixte. L'effet s'étend dans une zone d'environ 1 à
2 centimètres, au plus, à partir du point de contact de la solution
de cocaïne avec le nerf; et, au bout d'un certain temps, en général
d'une demi-heure à trois quarts d'heure, le retour complet à l'état
primitif, la *restitutio ad integrum*, se fait d'une façon absolument
parfaite. La durée de cette abolition de la conductibilité du tissu

nerveux est donc en somme assez courte; c'est seulement pendant une vingtaine de minutes qu'elle est suffisante pour qu'on puisse compter sur elle et pratiquer une opération.

Cette méthode a surtout été étudiée en France par François-Franck qui a publié en 1892, dans les *Archives de Physiologie*, une étude extrêmement intéressante et remarquable dans laquelle il a montré qu'on pouvait se servir de ce procédé comme moyen équivalant à une section temporaire du nerf pour l'étude physiologique. Nous reviendrons là-dessus, d'ailleurs, quand j'aurai à vous exposer en vertu de quel mécanisme l'analgésie, l'insensibilisation par la cocaïne, peut être obtenue par l'intermédiaire de son action sur le tissu nerveux.

Les observations de Feinberg et de Corning ont été reprises par des chirurgiens divers, entre autres par Oberst (de Halle), qui, le premier, a fait usage de cette méthode; puis ensuite par Krogius (de Helsingfors); enfin par Braun (de Leipzig) qui, dans ces dernières années, a publié une série très intéressante d'observations relatives à des opérations de diverse nature pratiquées à l'aide de ce procédé.

La solution qui sert dans ce cas est une solution faible dont le titre ne dépasse pas 1 pour 100. Il est important de faire cette injection après qu'on a pratiqué une ligature de la partie qu'on veut arriver à analgésier, et cette injection se fait, naturellement, en aval de la ligature. On injecte alors de un quart à une demi-seringue, à quatre reprises et en quatre points opposés du membre qu'on veut anesthésier, de manière à éliminer les anastomoses nerveuses périphériques. Dans ces cas, il s'agissait, en général, au moins au début, d'obtenir l'anesthésie d'un membre de petit volume, d'un doigt, d'un orteil, de la verge, par exemple : on circonscrivait, en quelque sorte, le membre sur lequel devait porter l'opération par une zone d'anesthésie ainsi délimitée; et, au bout de quelques minutes l'analgésie était suffisante pour qu'on pût pratiquer une opération, l'amputation d'un doigt, d'un orteil, une opération d'ongle incarné, par exemple, ou une opération sur la verge. Dans ces conditions, l'anesthésie ne dure qu'autant que l'afflux du sang est empêché par la ligature.

L'avantage de cette méthode, c'est que, grâce à l'ischémie préalable déterminée par la ligature — ligature qui, dans l'espèce, peut être pratiquée soit à l'aide d'une sonde en caoutchouc roulée

30

une fois ou deux autour du membre, soit avec un simple anneau de caoutchouc d'un diamètre un peu moins considérable que celui du membre sur lequel on veut pratiquer l'opération, — on obtient une analgésie absolue de toute la région innervée par le nerf au voisinage duquel on a pratiqué l'injection, et on arrive, précisément à cause de l'action exercée par la solution de cocaïne sur des troncs nerveux relativement un peu considérables, à éliminer en quelque sorte les réflexes périphériques sensitifs et à pouvoir pratiquer une opération qui, au premier abord, aurait pu paraître impraticable avec la seule solution de cocaïne.

Braun, dans son étude, insiste beaucoup sur la constriction préalable par la bande ou par le tube de caoutchouc, et surtout sur ce fait, qu'il est absolument indispensable de réduire au minimum l'irrigation sanguine de la région dans laquelle on va pratiquer l'opération. S'il s'agit d'un membre supérieur, par exemple, on obtiendra le meilleur résultat en faisant tenir au malade, pendant un certain temps, le bras levé de manière à diminuer l'afflux sanguin dans le membre; puis lorsque cet afflux aura atteint son minimum, grâce à cette manœuvre, on pratiquera à ce moment l'ischémie à l'aide de la bande en caoutchouc : il est à noter que plus la partie est exsangue, plus parfaite est l'anesthésie obtenue avec la solution de cocaïne. De plus, il insiste également sur un point que Reclus a signalé déjà le premier, c'est l'obligation de faire les opérations avec une solution de cocaïne fraîchement préparée. En effet, un grand nombre des échecs qu'on a pu rencontrer relativement à l'analgésie produite par la solution de cocaïne, serait dû à ce que la solution était préparée depuis un temps déjà assez considérable. L'expérience a montré que des solutions de cocaïne dont la préparation remontait à plus de deux ou trois jours commençaient déjà à perdre une partie de leur pouvoir analgésique; au bout de cinq à six jours, la solution de chlorhydrate de cocaïne est devenue à peu près absolument impropre à déterminer l'analgésie.

Enfin, dans cette étude, Braun rapporte non seulement des faits de sa pratique, mais des faits de la pratique de Manz (de Freibourg), de Honigmann (de Breslau), d'Arend (d'Anvers). Il insiste également ment sur la susceptibilité individuelle qu'on rencontre assez fréquemment dans ces sortes d'opérations. Ainsi, chez la plupart des sujets chez lesquels il a pratiqué des opérations — en nombre assez considérable, puisqu'il y a deux ans, au moment où il communiquait cette étude au Congrès Allemand de chirurgie, ses observations comprenaient plus d'un millier d'opérations, — il fait ressortir que l'anesthésie était obtenue, en général, en deux ou trois minutes chez la plupart des individus, mais qu'il y avait cependant des sujets chez lesquels il fallait attendre jusqu'à dix minutes, quelquefois même un peu plus, avant de pouvoir obtenir une analgésie suffisante pour pratiquer l'opération en toute sécurité.

Mais cette méthode, qui jusqu'alors était réservée en quelque sorte pour des opérations relativement de petite importance, a été étendue davantage par Manz. Il a montré, en effet, que lorsqu'on pouvait avoir la chance de rencontrer des troncs nerveux situés d'une façon relativement superficielle à la périphérie d'un membre, on pouvait arriver très bien à pratiquer des opérations assez importantes à l'aide de ce procédé d'anesthésie régionale; il a montré, par exemple, qu'on pouvait très bien analgésier la main en pratiquant, au voisinage de l'articulation du poignet, des injections de solution de cocaïne par le procédé que je viens de vous indiquer tout à l'heure, tous les nerfs occupant là une situation superficielle. Ainsi, après une section accidentelle du long extenseur du pouce, il lui fut possible d'en pratiquer la suture, dans la région métacarpienne, par la cocaïnisation, après ligature préalable, bien entendu, du nerf médian, du nerf cubital avec sa branche dorsale, de la branche superficielle du radial — la branche profonde étant exclusivement motrice il n'y avait pas lieu de s'en préoccuper : — il obtint ainsi l'analgésie de toute la main. Il est nécessaire, dans ce cas, de laisser écouler un temps un peu plus considérable pour obtenir une analgésie suffisante, la région étant plus difficile et plus longue à imprégner : il faut attendre environ de vingt à trente minutes après que les injections ont été faites avant de pouvoir commencer l'opération.

Il a même montré qu'au moyen de ce procédé d'anesthésie régionale on pouvait, après une durée de temps suffisante, arriver à une insensibilisation complète du périoste, en pratiquant l'injection de cocaïne entre le périoste et l'os, ce que Reclus avait déjà signalé d'ailleurs. Manz s'est également servi de ce manuel opératoire pour obtenir l'anesthésie régionale du pied; ainsi, dans un cas de carie du métatarsien, il pratiqua la ligature élastique immédiatement au-dessus de l'os carié, il fit des injections de cette solution à 1 p. 100

par quart de seringue et par demi-seringue dans le voisinage du
nerf péronier profond, du nerf péronier superficiel, du nerf tibial,
qui, lui, en raison de son volume et de son importance, nécessita un
nombre plus considérable d'injections — il fallut en pratiquer jusqu'à
trois en différents points de son parcours, — et il put commencer la
résection du métatarsien quarante-cinq minutes après la première
injection de solution de cocaïne. Il pratiqua de la sorte l'enlèvement
du gros orteil avec le métatarsien, la ligature de l'artère tibiale
antérieure, l'excision à la cuiller tranchante de plusieurs foyers
développés dans les parties molles, et il put suturer un vaste lambeau
cutané qui avait été taillé à la face interne du pied; tout cela au cours
d'une opération dont la durée fut d'une heure, et pendant laquelle
le malade ne ressentit absolument aucune souffrance : la quantité
de cocaïne employée n'avait pas dépassé 2 centigrammes 5. Dans
cette opération, qui me paraît la plus importante de toutes celles qui
aient été rapportées comme observations d'anesthésie régionale, la
sensibilité était revenue dans les orteils du pied opéré environ deux
à trois minutes après l'enlèvement de la ligature. Et c'est précisément pour cela — Manz insiste, comme le fait Braun, sur ce point —
qu'il est nécessaire que la ligature soit assez serrée pour déterminer
une ischémie suffisamment considérable, en prenant toutefois les
précautions nécessaires pour qu'elle ne lèse pas les parties sous-
jacentes; et, surtout, que la ligature soit jetée sur un membre dont
la circulation aura été réduite artificiellement à son minimum avant
le début de l'opération.

Le grand avantage de ce mode d'emploi de la cocaïne consiste
surtout dans ce qu'on n'est pas obligé de pratiquer des injections dans
le champ même de l'opération; et qu'en même temps une plus petite
quantité de cocaïne, un nombre moindre de piqûres, suffit pour
obtenir l'analgésie. Tels sont, du moins, les arguments des partisans
du procédé de l'anesthésie régionale.

Dans tous les cas, ce procédé d'anesthésie régionale est maintenant d'un usage courant en Allemagne pour les organes faciles à
isoler et à ischémier : les doigts, les orteils, la verge, par exemple.
Toutefois, un certain nombre de chirurgiens allemands donnent encore
la préférence à un procédé qu'on appelle *procédé par infiltration* ou
méthode de Schleich, du nom de celui qui l'a proposée au Congrès
Allemand de chirurgie de 1892. Cette méthode de Schleich est basée

sur une observation faite autrefois par Liebreich et de laquelle il résulte qu'on peut obtenir une anesthésie locale, précédée d'une période d'hyperesthésie, par une simple injection sous-cutanée d'eau distillée. Lorsqu'on vient à introduire sous l'épiderme, ou dans l'épaisseur du derme, une goutte d'eau à l'aide d'une seringue de Pravaz, on observe au début, immédiatement après l'introduction de cette goutte d'eau, une sensation douloureuse assez intense ; puis cette sensation s'affaiblit peu à peu, et elle fait bientôt place à une analgésie plus ou moins complète de la région dans laquelle la goutte d'eau a été introduite.

Il se produit ainsi une papule fortement saillante à la surface de l'épiderme par suite de l'introduction du liquide dans le derme. On peut donner une étendue variable à cette papule en multipliant le nombre des piqûres et, par conséquent, on peut analgésier de la sorte une surface plus ou moins considérable. A ce niveau, d'après les observations de Schleich, la sensibilité est modifiée de manières très différentes, suivant la nature du liquide injecté. Ainsi l'analgésie obtenue tout à l'heure avec l'eau distillée était précédée, au début de l'injection, d'une période d'hyperesthésie parfois extrêmement intense. D'autres solutions, celle de chlorure de sodium à 6 p. 1000, c'est-à-dire du sérum artificiel, ne détermine aucune sensation de douleur, ni au moment où l'injection est pratiquée, ni quelque temps après ; mais, en revanche, elle ne détermine ensuite aucune analgésie.

Il en résulta pour Schleich cette conclusion *a priori* que, entre l'eau distillée produisant de l'hyperesthésie puis de l'analgésie, et la solution de chlorure de sodium physiologique ne produisant ni hyperesthésie ni analgésie, il devait exister une solution de chlorure de sodium à un titre particulier ne déterminant pas d'hyperesthésie, mais capable cependant de produire l'analgésie ; et, en effet, il aurait réalisé cette solution en faisant dissoudre du chlorure de sodium dans de l'eau dans la proportion de 2 pour 1000. Bien plus, lorsqu'au lieu d'expérimenter avec des solutions de sels inoffensifs, comme le chlorure de sodium, on utilise des solutions de cocaïne, il observa que l'action analgésiante de la cocaïne était variable suivant le titre des solutions qu'on employait, la technique du procédé restant toujours la même, c'est-à-dire des gouttelettes étant introduites sous l'épiderme, dans l'épaisseur du derme.

En partant du titre de 1 pour 100 de chlorhydrate de cocaïne et en abaissant peu à peu le titre des solutions, il arriva à remarquer que la solution de cocaïne à 2 centigrammes pour 100 grammes d'eau déterminait une analgésie aussi nette, aussi intense que celle produite par une solution de cocaïne à 1 pour 100. Avec des solutions plus faibles, c'est-à-dire d'une teneur moindre que 2 centigrammes de chlorhydrate de cocaïne pour 100 grammes d'eau, il avait bien de l'analgésie, mais cette analgésie était précédée d'une période plus ou moins accentuée d'hyperesthésie.

Enfin, avec des solutions de cocaïne de richesse supérieure à 2 pour 100 — il essaya les solutions de 2 à 4 pour 100 — il y avait des modifications diverses des sensations douloureuses suivies d'anesthésie ; il en était de même avec les solutions de chlorure de sodium à des titres différents, mais supérieurs à 6 pour 1000 ou inférieurs à 2 pour 1000. La solution de chlorure de sodium à 2 pour 1000 détermine au début, non pas de l'hyperesthésie, mais de la paresthésie, c'est-à-dire une modification dans la perception ressentie, n'allant pas jusqu'à la douleur, et qui consiste en une sensation de tension, de démangeaison, qui est bientôt remplacée par une anesthésie absolument complète.

La solution de chlorure de sodium à 2 pour 1000 réalise donc pour Schleich un véritable analgésique local ; mais il fait cette restriction que l'analgésie locale ainsi obtenue se réalise surtout dans les tissus sains ; et que, lorsque les tissus ne sont pas dans leur état d'intégrité parfaite, il est nécessaire de faire intervenir une substance agissant d'une façon physico-chimique sur les terminaisons nerveuses sensitives : il fait alors intervenir la cocaïne et même, comme nous allons le voir dans un moment, la morphine. Il aurait observé, en effet, que cette solution de chlorure de sodium à 2 pour 1000 est capable, lorsqu'on y fait dissoudre de la cocaïne, de déterminer une analgésie aussi considérable que celle produite par la solution de cocaïne à 1 pour 100, mais à des titres de cocaïne infiniment inférieurs. Ainsi le titre de la solution de cocaïne suffisant pour produire l'analgésie, c'est-à-dire 2 centigrammes de cocaïne pour 100 grammes d'eau, peut être réduit de moitié, soit à 1 centigramme, quand on opère la dissolution dans une solution de chlorure de sodium à 2 pour 1000, au lieu d'eau distillée.

Schleich montra également que le chlorure de sodium n'était pas la seule substance capable de déterminer ainsi de l'analgésie, qu'une solution de sucre à 3 pour 100, une solution de bromure de potassium au même titre, une solution de caféine à 2 pour 100, seraient également capables de déterminer une analgésie plus ou moins considérable. Mais, pour toutes ces substances, de même que pour la morphine et pour la cocaïne, il y aurait un titre optimum de solution qui serait celui auquel il faudrait s'arrêter pour réaliser de la meilleure façon possible l'analgésie chirurgicale. Ainsi, pour ce qui concerne exclusivement la cocaïne, on observerait une paresthésie préalable avec une solution de cocaïne à 1 centigramme pour 100 et au-dessous; tandis qu'on observe une analgésie locale pure et simple avec des solutions dont le titre varie de 2 centigrammes jusqu'à 2 grammes pour 100; et enfin l'anesthésie douloureuse, c'est-à-dire l'anesthésie précédée de cette période d'hyperesthésie dont je parlais tout à l'heure, avec une solution dont le titre est supérieur à 2 grammes pour 100.

Le phénol est seulement analgésique au titre de 2 centigrammes à 1 gramme pour 100; tandis qu'au titre de 2 à 5 grammes pour 100, il détermine une très vive douleur.

Schleich remarqua également que le chlorhydrate de morphine en solution à 10 centigrammes pour 100 était capable de donner des solutions analgésiques, produisant sensiblement les mêmes effets que la solution de cocaïne à 2 centigrammes pour 100.

Pour lui, lorsqu'il s'agit de tissus sains et de solutions de chlorure de sodium exclusivement, l'action analgésiante ainsi obtenue peut être interprétée grâce à l'intervention de trois facteurs : d'abord une ischémie assez notable des tissus infiltrés par le liquide qu'on y injecte; ensuite une compression, assez notable également, des rameaux nerveux sensitifs qui plongent dans ces tissus infiltrés; et enfin la température du liquide qui viendrait jouer un rôle également, car, toujours d'après Schleich, l'action analgésique est d'autant plus marquée que le liquide en question est injecté à une température plus basse, ceci, bien entendu, dans certaines limites et relativement à la température normale physiologique : la température la plus basse à laquelle il fait ses injections est comprise entre 10 et 12 degrés centigrades.

Il a recommandé trois solutions à des titres différents. Il les

appelle : solution forte, solution moyenne et solution faible; elles
sont ainsi composées :

	Forte.	Moyenne.	Faible.
Chlorhydrate de cocaïne. . .	0 gr. 20	0 gr. 10	0 gr. 010
Chlorhydrate de morphine. .	0 02	0 02	0 005
Chlorure de sodium.	0 20	0 20	0 200
Eau distillée stérilisée. . . .	100 gr.	100 gr.	100 gr.

En somme, ces solutions diffèrent entre elles surtout par la proportion de cocaïne, la quantité de morphine étant plus petite aussi
dans la solution faible, mais dans une moindre proportion que la
cocaïne.

Pour une seule opération, Schleich admet qu'on peut aller jusqu'à
injecter 25 centimètres cubes de la solution forte, 50 centimètres
cubes de la solution moyenne, et 500 centimètres cubes, c'est-à-dire
un demi-litre, de la solution faible. A son avis, la solution forte et la
solution faible doivent être réservées pour des cas particuliers; c'est
la solution moyenne, c'est-à-dire la solution à 10 centigrammes de
cocaïne, 2 centigrammes de chlorhydrate de morphine, 20 centigrammes de chlorure de sodium pour 100 grammes d'eau, qui est
celle avec laquelle il pratique la presque totalité, ou la grande majorité
tout au moins, de ces opérations.

La solution forte doit être réservée pour les cas suivants : lorsque
la solution moyenne détermine de la douleur; lorsque les tissus à
analgésier sont déjà le siège d'une inflammation aiguë, ou bien
lorsqu'on opère dans un tissu cicatriciel en présence de névrômes;
lorsqu'il y a une hyperesthésie généralisée. D'après Schleich, ces cas
seraient assez rares.

Quant à la solution faible, il ne faut l'employer que dans les circonstances suivantes : lorsqu'après l'usage soit de la solution forte,
soit de la solution moyenne, on approche de la dose maxima qu'il
est prudent de ne pas dépasser, c'est-à-dire lorsqu'on a employé
20 centimètres cubes de la solution forte, ou 40 centimètres cubes
de la solution moyenne. Il est alors prudent de continuer avec la
solution faible, pour ne pas atteindre tout de suite, en quelques
seringues seulement, les 25 grammes que Schleich donne comme
limite de la solution forte, ou les 50 grammes qu'il donne comme
limite de la solution moyenne.

Au point de vue pratique, il aurait été très commode de pouvoir condenser sous un petit volume le mélange des sels nécessaires, et de préparer des comprimés comme on le fait maintenant pour un certain nombre de sels minéraux ou organiques; comprimés qu'il eût été très simple de faire dissoudre dans la quantité voulue d'eau distillée pour réaliser ainsi, extemporanément, la composition des liquides que je viens d'indiquer. Malheureusement, toutes les tentatives faites jusqu'ici pour obtenir des comprimés présentant la composition voulue ont échoué complètement, et l'on est obligé de préparer des solutions fraîches à chaque opération.

Pour employer ces solutions, Schleich recommande également une technique particulière qu'il est absolument indispensable, d'après lui, de suivre point par point si l'on ne veut pas aboutir à un échec dans l'emploi de la méthode. D'ailleurs, toutes les techniques recommandées par les divers auteurs, et dont les procédés de M. Reclus peuvent servir de type, sont en effet exrêmement importantes pour arriver à un bon résultat dans l'emploi de ces différents procédés.

D'après Schleich, il faudrait d'abord faire l'insensibilisation superficielle de la région par la vaporisation soit d'éther, soit de chlorure d'éthyle; ou bien, lorsque la région ne se prête pas à ce mode d'insensibilisation, par l'application circonscrite d'une solution phéniquée forte — solution à 5 ou même à 10 pour 100, — ou bien encore par le badigeonnage préalable d'une solution de cocaïne. C'est ainsi par exemple que pour le rectum, le vagin, la cavité buccale, il est impossible de faire au préalable l'insensibilisation de la muqueuse avec un jet de chlorure d'éthyle ou d'éther; et l'on est obligé d'avoir recours à l'attouchement avec la solution phéniquée, ou avec un cristal de cocaïne, ou au badigeonnage avec une solution de cocaïne. Il importe beaucoup que la première piqûre ne développe aucune douleur; il est vraisemblable que Schleich ménage de la sorte la susceptibilité de son malade et il a raison de faire ainsi. Le jet de vapeur anesthésique, lorsque l'opération doit porter sur des tissus enflammés, doit être dirigé progressivement de la partie saine du tissu vers la partie enflammée. Il faut, bien entendu, prendre des précautions particulières pour les régions à peau fine et extrêmement sensible telles que : le scrotum, les plis inguinaux, les creux axillaires, la région mammaire, le sillon interfessier. Il faut les enduire de glycérine pour diminuer, dans une certaine mesure, l'action irritante et la sensation pénible de refroidissement causées

par le jet de vapeur d'éther ou de chlorure d'éthyle. Il faut, naturellement, éviter l'accumulation de ces liquides sous des pièces
d'habillement, ou sous des pièces de pansement, accumulation qui
empêcherait l'évaporation et qui produirait une action irritante subséquente.

Lorsque ces précautions sont prises, Schleich recommande d'enfoncer l'aiguille de la seringue lentement et juste assez pour recouvrir entièrement l'orifice de la canule. On pratique alors une pression légère et on voit se former, autour de l'aiguille, une papule qui
s'accroît peu à peu à la périphérie : lorsque la dimension de cette
première papule est à peu près égale à celle d'une pièce de cinquante
centimes, et il est indispensable d'attendre ce moment, on retire la
seringue et on l'enfonce de nouveau presque à la périphérie de cette
première papule, de façon à en produire une seconde dont les bords
soient tangents ou même empiètent un peu sur les bords de la première. On arrive ainsi à produire une sorte de chapelet de papules
qui se succèdent et qui indiquent le trajet que doit suivre l'instrument
tranchant. Il faut, comme avec la méthode de M. Reclus, songer
que la peau et les tissus sont sensibles en dehors de cette région; et,
par conséquent, il est nécessaire que les aides veillent à ne pas
déplacer le tégument, en exerçant des tiraillements inconsidérés dans
la région sur laquelle doit porter le couteau. Ensuite il faut faire
l'analgésie des couches profondes. D'après Schleich, cette analgésie
doit s'exécuter après avoir pratiqué des incisions préalables lorsqu'il
s'agit d'aller au-delà des couches musculaires ou des couches aponé-
vrotiques, à moins que les couches profondes à atteindre ne soient
pas trop éloignées de la peau, comme cela arrive pour les doigts par
exemple.

Par ces procédés et avec ces solutions, on pourrait arriver à anesthésier jusqu'au périoste et jusqu'à la moelle osseuse même, en
faisant des injections sous-périostées et en introduisant quelques
gouttes de la solution de cocaïne au contact de la moelle osseuse
après effraction préalable d'une portion de l'os. Quant aux troncs
nerveux d'un volume un peu considérable qu'on pourrait rencontrer
sur sa route pendant le cours de l'opération, et qu'il faudrait analgésier, Schleich n'a pas l'air d'avoir ici grande confiance dans sa solution de cocaïne, car il recommande de les toucher de préférence
avec une solution phéniquée à 5 pour 100; ou bien, — mais cela me

paraît un procédé à rejeter — de pratiquer dans la gaine celluleuse des nerfs, suivant le procédé utilisé par François-Franck pour l'expérimentation physiologique, l'injection d'une ou deux gouttes de la solution cocaïnée. Si, en pratiquant cette injection de solution cocaïnée dans la gaine celluleuse des nerfs, on était absolument sûr de ne pas blesser des éléments nerveux, ce serait très simple ; mais, en raison des phénomènes graves qui pourraient résulter d'une lésion accidentelle, bien difficile à éviter en toute certitude, je crois que c'est là une pratique qui doit céder le pas à l'application, comme le recommande Schleich, de la solution phéniquée à 5 pour 100.

L'enveloppement dans de la ouate imbibée de solution de cocaïne est un procédé applicable encore en physiologie expérimentale et qui donne alors d'excellents résultats ; mais le temps nécessaire pour amener l'analgésie, la section physiologique temporaire du nerf, est trop considérable pour que cet artifice puisse être utilisé ici. De plus, lorsqu'on rencontre des rameaux nerveux un peu considérables, il est indispensable d'insensibiliser chacun d'eux en particulier.

Enfin l'analgésie persiste, dans les conditions que je viens de vous indiquer, pendant une durée de quinze à vingt minutes, paraît-il, et Schleich dit qu'il ne lui est jamais arrivé d'être obligé de recommencer l'insensibilisation des couches superficielles pour arriver à faire les sutures qui doivent terminer l'opération et qui précèdent le pansement.

Eh bien, Messieurs, comme vous venez de le voir, comme vous l'avez déjà sans doute apprécié par vous-mêmes, la technique de Schleich, qui est si vantée aujourd'hui en Allemagne et dans les pays circonvoisins, n'est autre chose qu'une modification de la technique de M. Reclus.

Actuellement M. Reclus compte à son actif plus de 6 000 opérations de toute espèce. Parmi ces opérations, je vous en ai cité qui valent certainement, comme difficultés à surmonter au point de vue de l'analgésie, les opérations de Manz sur lesquelles je m'étendais tout à l'heure. M. Reclus, aujourd'hui, ne fait plus usage que de la solution à 1 pour 100 ; il a banni tout à fait de sa pratique la solution à 2 pour 100 dont il se servait autrefois.

La vraie différence entre ces deux procédés, celui de M. Schleich et celui de M. Reclus, consisterait donc seulement dans une différence du titre de la solution de cocaïne. Certes, il n'est pas indifférent de diminuer autant que cela est possible le titre de la solution de cocaïne, étant donné qu'on peut toujours tomber sur un individu à susceptibilité particulière, capable d'éprouver des accidents sous l'influence de doses très faibles. Cependant le nombre, considérable véritablement, d'opérations faites jusqu'ici par M. Reclus rend ce danger un peu illusoire. Les dangers d'intoxication, en réalité, sont toujours dus, soit à l'emploi de quantités exagérées de solution de cocaïne, soit à une faute opératoire. Par conséquent ce n'est pas telle ou telle méthode qu'il faut incriminer dans ce cas, c'est l'opérateur qui s'y est mal pris ou qui a négligé quelque côté de la technique.

Si la méthode de Schleich semble avoir des avantages, et il faudrait le croire d'après les louanges qu'on lui prodigue en Allemagne, elle possède également, comme toutes les méthodes possibles, des inconvénients.

Ses avantages, sur lesquels Schleich a beaucoup insisté, c'est que les hémorragies sont considérablement diminuées dans les tissus infiltrés par ce procédé; et cela est tout à fait avantageux dans certains cas, par exemple lorsqu'il s'agit d'aller à la recherche d'un corps étranger.

Mais il y a également des inconvénients, et ces inconvénients ont, depuis longtemps déjà, été mis en évidence dans le pays même où la méthode a pris naissance. En dehors du temps assez considérable que demande la mise en œuvre de la méthode de Schleich, car la série de piqûres qu'il est nécessaire de faire, le trajet qu'il faut suivre, les précautions qu'il faut prendre, la préparation des solutions, tout cela demande un temps assez considérable; en dehors de cela, il y a encore d'autres inconvénients. Le plus important est certainement l'œdème que ce procédé d'infiltration détermine dans la région qu'on veut analgésier, œdème qui voile cette région d'une façon plus ou moins marquée, qui dissocie les tissus, qui peut même dans certains cas détruire les rapports anatomiques et faire qu'un nerf, une artère, une veine arrivent à échapper au milieu de l'infiltration, ou du moins à n'être retrouvés qu'avec une certaine difficulté. Ce sont là des points sur lesquels Hofmeister, en 1896, avait déjà insisté et qui font, qu'en somme, la méthode de Schleich ne présente pas d'avantages sur la méthode de Reclus, au contraire.

Un dernier point sur lequel il est nécessaire d'insister est celui-ci : lorsqu'on veut avoir recours à la méthode de Schleich, il est important, pour pratiquer la constriction avec une bande élastique, que cette constriction soit faite après l'infiltration, l'injection pouvant sans cela devenir très difficile, parce que le sang ne peut plus être expulsé facilement de la région dont la circulation a été suspendue par la bande servant à exercer la constriction : l'injection devient alors douloureuse.

Enfin, il y a des difficultés particulières qu'on rencontre dans les tissus enflammés ou dans les tissus scléreux; et les différents chirurgiens qui ont employé les procédés de Schleich sont à peu près unanimes pour reconnaître que, dans les tissus scléreux, il est extrêmement pénible d'employer cette méthode par infiltration, parce que la résistance de ces tissus est telle qu'on fait éclater le corps de la seringue, ou bien que la canule lâche le corps de la seringue, et qu'on rencontre des difficultés assez considérables si l'on veut vaincre la pression énorme qu'il arrive d'être obligé de surmonter pour infiltrer certains tissus.

Je ne vois donc pas que le procédé de M. Schleich présente sur le procédé de M. Reclus des avantages bien marqués; et, je le répète, le nombre des opérations faites par M. Reclus, les soins qu'il a indiqués, les précautions qu'il a mises en lumière, sont tels, qu'actuellement on ne peut plus trouver dans le choix, soit du procédé de M. Schleich, soit des procédés de MM. Corning et Oberst, autre chose que — passez-moi le mot — de petites manies de chirurgiens qui font, je le sais bien, qu'on obtient de meilleurs résultats en cédant à ces minuties de technique auxquelles on est habitué et qui constituent, en quelque sorte, le tour de main qui fait réussir une opération.

En définitive, la méthode de Schleich ne fait intervenir que pour une part très minime la propriété analgésiante de certaines substances médicamenteuses, la cocaïne principalement; elle utiliserait surtout l'action analgésiante locale de l'infiltration. Cette dernière, l'action analgésiante locale de l'infiltration, a été mise en doute récemment; et les recherches de MM. Braun et Heinze appuyées sur l'expérimentation physiologique, effectuée à l'aide de solutions dont l'étude cryoscopique avait permis d'établir la grande analogie avec le sérum de sang humain et la lymphe, ont conduit leurs auteurs à refuser une action analgésiante locale effective tant à ces solutions de valeur osmotique comparable à celle du sérum, qu'à celles plus ou moins riches en principes salins. Il y aurait, dans ces différents cas, seulement obtusion de la sensation douloureuse, et non pas analgésie vraie comme avec la cocaïne et les autres analgésiques véritables.

Ça n'est que par la mise en œuvre répétée de la méthode de Schleich, et avec le temps, que l'exactitude de l'une ou l'autre de ces opinions contradictoires pourra être vérifiée. Jusqu'à preuve du contraire, je persisterai à ne pas considérer la méthode de Schleich comme un *perfectionnement* de celle de Reclus. D'ailleurs, comme je le disais précédemment, il est fort intéressant de voir ce que donnera, dans la pratique, la mise en œuvre comparée de ces trois méthodes : celle de Reclus, celle de Corning et Oberst et celle de Schleich.

Dans tous les cas, quel que soit le procédé qu'on emploie, il est un certain nombre de circonstances que je vous ai déjà indiquées chemin faisant, et sur lesquelles je reviens parce qu'elles synthétisent en quelque sorte le point délicat de toutes les méthodes. Ce sont les suivantes.

Il faut à chaque plan son injection propre pour que l'analgésie soit complète ; une première injection est nécessaire pour le plan superficiel, la peau, le tissu cellulaire sous-cutané ; il en faut une seconde pour le plan aponévrotique et sous-aponévrotique ; une troisième est nécessaire pour le plan musculaire ; il en faut une quatrième pour les os, qui doit, celle-là, être poussée sous le périoste, entre l'os et sa membrane d'enveloppement. Et, accessoirement, on ne doit pas oublier les troncs nerveux qui devront être, au cours de l'opération, analgésiés chacun pour leur compte lorsque leur volume sera assez considérable.

De plus, M. Reclus recommande — et il insiste sur ce point — l'ingestion de petites quantités de boissons stimulantes : il donne soit des liqueurs alcooliques, soit du café à ses malades. Je vous rappelle la condition, absolue pour M. Reclus, de faire observer le décubitus dorsal pendant l'opération ; non seulement le décubitus dorsal doit être conservé pendant l'opération, mais il doit l'être encore pendant un certain temps après, deux ou trois heures environ, si l'on veut éviter à coup sûr des manifestations quelquefois tardives, qui ne sont pas des accidents à proprement parler, et qui mériteraient beaucoup mieux le nom d'incidents post-analgésiques.

Enfin je répète, parce que c'est là un point extrêmement important, qu'il faut employer des solutions fraîches de chlorhydrate de
cocaïne, autant que possible préparées au moment même de s'en
servir.

La méthode de Schleich a, naturellement, comme toutes les
méthodes possibles, des partisans fort enthousiastes; l'un des plus
enthousiastes est certainement Mickulicz, qui a été jusqu'à dire que
ce procédé d'anesthésie par infiltration est la seule forme d'analgésie locale capable de remplacer l'hypno-anesthésie dans certaines
limites déterminées. Je crois que c'est là une exagération, et que
M. Reclus a montré largement par sa pratique que sa méthode vaut
au moins celle de Schleich.

Mais, ces trois méthodes que je viens de vous indiquer sont en
somme encore à leurs débuts; et elles permettent de concevoir l'espoir très légitime de voir probablement décroître dans une très large
mesure l'hypno-anesthésie pratiquée à l'aide du chloroforme, de
l'éther ou des autres hypno-anesthésiques généraux, et de permettre
la réalisation de cet avantage que nombre de chirurgiens avaient
déjà cherché à obtenir, je veux parler d'une certaine collaboration
de l'individu opéré avec le chirurgion qui opère. Sans aller jusqu'à
faire comme certains praticiens allemands, qui se sont servis du
malade comme d'un aide véritable, il est incontestable qu'un individu
qui peut obéir aux injonctions du chirurgien, se place dans telle
situation qui facilite l'opération et aide, par cela même, à sa perfection et à sa réussite. Sous ce rapport, la pratique de l'analgésie
localisée à l'aide de la cocaïne donnera certainement de meilleurs
résultats que les procédés d'anesthésie mixte que je vous ai déjà
décrits, comme celle réalisée par l'injection sous-cutanée de morphine et l'inhalation de chloroforme en quantité faible, procédés dans
lesquels on cherche cependant à utiliser cette sorte de collaboration
à laquelle je viens de faire allusion.

Je vous disais tout à l'heure que c'est dans la vingt-septième réunion de la Société Allemande de chirurgie que les détails que je
vous ai donnés tant sur le procédé de Schleich que sur le procédé
de Corning et Oberst avaient été surtout mis en évidence. C'est
M. Gottstein, de Breslau, qui a insisté, en effet, sur l'application du
procédé de Schleich aux grandes opérations et qui est venu apporter
des chiffres tout à fait intéressants à ce sujet, chiffres qui appuient

justement ce que je viens de vous dire au sujet de la diminution très considérable du nombre des hypno-anesthésies généralisées. Ainsi, dans le service de policlinique de Breslau, le nombre des hypno-anesthésies pratiquées à l'aide du chloroforme et de l'éther était tombé, dans l'année précédente (de 1897 à 1898) du chiffre de 280 à 153; et, dans le service de M. Mickulicz, pendant la même année, ce chiffre était tombé de 815 à 324. C'est, comme vous le voyez, une diminution énorme dans l'emploi des hypno-anesthésiques et, par conséquent, une diminution considérable des risques que l'on court toujours avec ces agents, en même temps que des inconvénients auxquels ces substances exposent toujours, même lorsque les opérations marchent le mieux. De plus, dans ce rapport, M. Gottstein a signalé un certain nombre d'opérations extrêmement importantes qui avaient été pratiquées grâce à la méthode de Schleich : 8 résections du pylore, 18 gastro-entérostomies, 9 résections de l'intestin, 51 gastrostomies, 1 résection de goitre.

Dans ce même congrès, Manz, insistant sur la méthode que je vous exposais tout à l'heure de l'anesthésie régionale applicable à des opérations de grande chirurgie, est venu indiquer le résultat de sa pratique et montrer que, grâce à ce procédé d'anesthésie régionale, on pouvait, aussi bien qu'avec le procédé de Schleich, pratiquer de grandes opérations.

Mickulicz, lui, a insisté sur la *nécessité d'associer la morphine à la cocaïne*, et cela, précisément dans le but d'éviter les douleurs tardives, les douleurs post-opératoires; il insistait également sur la nécessité de faire la dissolution de la morphine et de la cocaïne dans des solutions osmotiques indifférentes, c'est-à-dire qu'il aurait assez volontiers choisi le sérum physiologique, la solution saline à 6 p. 1000. Ce ne peut être que l'avenir, bien entendu, qui démontrera si les solutions de Mickulicz doivent être prises en considération de préférence à celles de Schleich qui veut, lui, la solution à 2 p. 1000 ou à 20 centigrammes pour 100. Ces observations viendraient à l'appui des réserves que je formulais tout à l'heure au sujet de l'action analgésiante de la seule infiltration.

Maintenant que nous avons examiné la technique de l'emploi, dans différentes circonstances, des solutions de cocaïne, voyons comment nous allons pouvoir interpréter l'action ainsi exercée. Et tout d'abord, avant d'entrer dans l'étude de l'action physiologique proprement dite de la cocaïne, vous allez voir qu'un coup d'œil d'ensemble sur les propriétés les plus importantes, celles qui se manifestent à nous le plus facilement, au point de vue de l'action physiologique, va nous permettre précisément d'interpréter l'action analgésiante si intense exercée par la cocaïne.

Tout d'abord, l'action paralysante de la cocaïne n'a absolument rien de spécifique sur les terminaisons nerveuses, comme on l'avait admis à un moment donné; on avait cru que la cocaïne exerçait son action, exclusivement, sur les terminaisons nerveuses sensitives, que les terminaisons motrices n'étaient en aucune façon touchées, et on avait traduit cette interprétation par une image qui, comme beaucoup de figures de rhétorique, n'était pas exacte; on avait appelé la cocaïne un *curare sensitif*; c'est une expression pittoresque, jusqu'à un certain point, mais absolument dépourvue de vérité.

Ce qui est vrai, c'est que la cocaïne suspend l'activité de tous les éléments vivants au contact desquels on la met à dose suffisante; c'est un véritable poison protoplasmique : toutes les variétés de protoplasma sont touchées par la cocaïne à la condition, comme je viens de le dire, que cette cocaïne agisse sur ce protoplasma, quel qu'il soit, à une dose et à un degré de dilution suffisants. On peut dire que c'est un poison paralysant banal, aussi bien des terminaisons nerveuses motrices que des terminaisons nerveuses sensitives, aussi bien des nerfs périphériques de toute catégorie que des centres nerveux, aussi bien des éléments musculaires que des éléments glandulaires, aussi bien des cellules épithéliales vibratiles que des leucocytes; enfin pour ce qui regarde le protoplasma végétal, la cocaïne est un poison de toutes les cellules, de tous les microbes, de tout ce que vous pouvez imaginer de vivant.

Sous l'influence de la cocaïne mise au contact d'un tronc nerveux, ainsi que l'a démontré M. François-Franck dans une série de recherches extrêmement précises, comme tous les travaux qui sortent de son laboratoire, on peut obtenir une section physiologique progressive et transitoire des nerfs en déterminant une véritable action paralysante locale; un cordon nerveux quelconque, qu'il soit centripète ou centrifuge, qu'il appartienne au système cérébro-spinal, ou bien au sympathique, peut être fonctionnellement sectionné, dans une zone très limitée, par une application locale de 5 à 10 milligrammes de cocaïne suivant, bien entendu, le volume du nerf et le mode d'application. Cette action suspensive locale peut s'observer très bien même sur les nerfs moteurs et sur les nerfs exclusivement moteurs, et c'est François-Franck qui en a donné le premier la preuve en montrant que, chez le chien, par exemple, le phrénique pouvait être inhibé par la cocaïne et empêcher tout mouvement du diaphragme.

Cette paralysie que produit ainsi le contact d'une solution de cocaïne avec le tronc nerveux s'établit progressivement; elle survient très rapidement lorsque la cocaïne est introduite par voie d'injection interstitielle dans la gaine celluleuse, mais il faut avoir soin

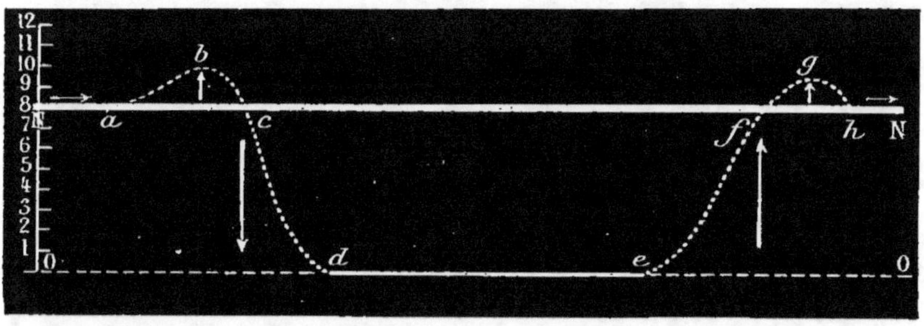

Fig. 30. — Courbe schématique des variations locales d'excitabilité d'un nerf au niveau de la zone cocaïnée par injection interstitielle.

Le niveau normal N N des réactions produites par des excitations induites faibles. mais suffisantes. est dépassé (*a b*) pendant la période initiale. très courte, de l'imprégnation : la cocaïne se comporte d'abord comme un *excitant local*. L'excitabilité revient ensuite plus rapidement (*b c*) au niveau normal au-dessous duquel elle descend très vite. (*c d*) pour tomber à zéro (0 0) pendant une période (*d e*) qui dure. en moyenne, de 35 à 50 minutes pour une cocaïnisation modérée. — Le retour de l'excitabilité s'opère ensuite (*e f*) plus ou moins rapidement, à mesure que le poison paralysant est résorbé. Quand l'excès de cocaïne a disparu et que le nerf n'est plus imprégné que par une faible dose jouant le rôle d'excitant, comme au début de l'action croissante, on peut saisir une phase très courte d'hyperexcitabilité (*f g*) après laquelle (*g h*) le niveau normal N N est regagné d'une façon définitive. [Graphique dû à M. François-Franck et extrait des *Archives de physiologie*.]

de ne pas déterminer de traumatisme des tubes nerveux; c'est pour cela que tout à l'heure, au point de vue de la pratique de la chirurgie, j'insistais sur ce point; c'est extrêmement difficile. Cela n'a que peu d'importance quand l'on fait de la physiologie expérimentale; on en est quitte, si l'on a un accident, pour recommencer son expérience, mais il en est autrement dans la pratique chirurgicale. Cette action paralysante se produit aussi, mais avec lenteur, lorsqu'au lieu de faire l'injection dans la gaine celluleuse, on fait simplement un enveloppement du nerf dans de la ouate hydrophile imbibée d'une solution de cocaïne; on observe alors une perte de la conductibilité nerveuse, et cela à la suite d'une très courte période d'excitation (voir fig. 30) : cette perte de conductibilité s'accuse alors, au [point de vue périphérique, par l'apparition graduelle de modifications fonctionnelles résultant de l'isolement des organes périphériques innervés. C'est ainsi, par exemple, que si, comme je vous le disais tout à l'heure, on fait une injection dans la gaine celluleuse des phréniques, ou si l'on enveloppe les deux phréniques d'un chien avec un peu d'ouate hydrophile imprégnée d'une solution de chlorhydrate de cocaïne, on voit cesser peu à peu les contractions du diaphragme, par suite de la disparition des propriétés fonctionnelles du nerf ainsi mis au contact de la cocaïne.

La perte d'activité est complète, comme l'a montré François-Franck, et cela, dans les deux sens; elle équivaut véritablement à une section, et elle s'étend environ à un ou deux centimètres au maximum au-dessus et au-dessous de la zone cocaïnisée, toutes précautions étant prises, bien entendu, pour éviter la diffusion, l'imbibition qui pourrait se faire des tissus avoisinants. Cet isolement du nerf, ce résultat que François-Franck a très bien caractérisé au point de vue expérimental par la dénomination de *section physiologique*, persiste pendant un temps variable, bien entendu, avec la dose de cocaïne; puis, la restitution à l'état primitif, à l'état normal, se fait graduellement; et cela, après une phase très courte d'augmentation de l'excitabilité, phase qui est, dans la période de retour, à peu près équivalente à ce qu'est, au début, la période d'excitation (voir fig. 30).

La réparation est parfaitement complète, absolue; il ne reste véritablement pas la moindre trace de l'action de la cocaïne sur le nerf, et François-Franck part de là pour en conclure qu'il ne s'agit pas d'une combinaison fixe entre le protoplasma et la cocaïne, pas plus que d'une altération histologique des centres nerveux; c'est une véritable action de contact, une action physico-chimique, peut-être même simplement une action mécanique.

Au point de vue de l'expérimentation, le principal avantage de cette section physiologique consiste surtout dans ce fait qu'on peut obtenir la survie des animaux sur lesquels on a pratiqué une opération de ce genre, et qu'on peut recommencer cette opération dans des conditions absolument identiques. La cocaïnisation locale peut donc, comme l'a fait ressortir François-Franck, être utilisée dans tous les cas où la section était nécessaire; et cela, quel que soit le nerf sur lequel on veuille agir, et sans que l'animal sur lequel on opère soit

définitivement sacrifié. Enfin, au point de vue de la chirurgie
humaine, elle a tous les avantages que nous venons de voir tout
à l'heure : la possibilité d'opérer une région qui est absolument
dépourvue de sensibilité, et même de mouvement jusqu'à un certain
point, puisque l'action motrice elle-même est éteinte sous l'influence
de la cocaïne. Mais, pour tirer le meilleur parti de la cocaïne au
point de vue de son application à la physiologie opératoire, il est
nécessaire de réaliser certaines conditions qui, si elles sont différentes, comme cela semble évident *a priori*, des conditions dans lesquelles on peut se trouver au point de vue de la pratique chirurgicale, n'en sont pas moins intéressantes parce qu'elles montrent
comment on a pu arriver à établir la technique des opérations chirurgicales, en se basant sur les résultats de cette technique physiologique et de l'expérimentation sur les animaux.

La dose doit être suffisante pour paralyser localement le nerf et
insuffisante pour provoquer des troubles généraux à la suite de son
absorption : c'est là, également, l'idéal de l'emploi au point de vue
de la chirurgie. Eh bien, un fait que l'expérimentation physiologique
seule pouvait apprendre, et qui a une importance considérable au
point de vue de l'application à la chirurgie humaine, c'est celui-ci :
la quantité de cocaïne nécessaire pour obtenir cette action inhibitrice
sur le nerf ne varie pas suivant la taille des sujets, comme on pourrait se l'imaginer au premier abord; elle est différente par exemple
chez le cobaye, chez le chien, chez la grenouille; mais elle varie
étroitement suivant le volume et la consistance des tissus nerveux.
C'est pour cela, précisément, que, dans les méthodes comme celle
de Schleich, où l'on emploie une quantité relativement faible de
cocaïne, on est obligé d'en venir, comme je vous le disais précédemment, à une anesthésie partielle des troncs nerveux qu'on rencontre
avec une solution phéniquée à 5 p. 100, afin d'arriver à obtenir une
analgésie suffisante : dans les procédés d'anesthésie régionale où l'on
emploie une solution à 1 p. 100, l'analgésie se produit plus facilement, mais au bout d'un temps plus ou moins considérable. De plus,
chez les animaux, on n'observe pas ce qu'on observe chez l'homme
au point de vue de la cocaïne, une susceptibilité individuelle qui
peut être exagérée.

Le contact de la solution de cocaïne doit être exactement limité au
nerf qu'il s'agit de supprimer fonctionnellement; et c'est ainsi, par

exemple, que la cocaïnisation accidentelle et involontaire des phréniques, lorsqu'on veut arriver à cocaïniser le pneumo-gastrique chez
le chien, peut arriver à déterminer l'arrêt des contractions du diaphragme, d'où résulte l'arrêt des mouvements respiratoires, par suite
de la cocaïnisation en masse, non seulement des vagues, mais encore
des phréniques qui leur sont accolés. De plus, lorsqu'on ne réalise
pas cette action de simple contact sur un tissu nerveux, on s'expose à l'absorption et aux accidents généraux qui peuvent résulter
de cette absorption. Ce sont là précisément les inconvénients que je
vous ai signalés et que Kummer (de Vienne) avait mis en évidence,
à la suite de ce qu'il appelait les injections perdues, c'est-à-dire les
injections faites dans des cas où l'analgésie n'était pas suivie d'une
opération sanglante donnant issue, par le sang qui s'écoulait, à une
quantité plus ou moins considérable de la solution de cocaïne introduite dans l'économie.

Enfin, il y a une solution de choix pour cette expérimentation
physiologique, solution de choix dont le titre, naturellement, diffère
dans une notable mesure de celui qui est nécessaire pour obtenir
l'anesthésie en chirurgie humaine ; cette solution de choix est au
titre de 5 p. 100 ; c'est, comme vous le voyez, une de ces solutions de
richesse extrême dont il faudrait se garder de faire usage dans la
pratique habituelle. Quatre gouttes de cette solution équivalent à un
centigramme de chlorhydrate de cocaïne. Les expériences de François-Franck ont montré qu'il fallait des quantités variables de cette
solution de cocaïne pour déterminer chez un même animal, chez un
chien de taille moyenne, par exemple, et en quelques secondes, la
perte locale de l'excitabilité et de la conductibilité nerveuses par l'injection dans la gaine celluleuse. Ainsi, trois gouttes de cette solution
sont suffisantes pour déterminer l'inhibition du vago-sympathique ;
quatre gouttes sont nécessaires pour déterminer l'inhibition du sciatique ; deux gouttes suffisent pour déterminer la disparition des propriétés fonctionnelles du récurrent, du laryngé supérieur, du phrénique ; une goutte enfin suffit pour la corde du tympan, pour l'hypoglosse, pour les branches supérieures (iriennes et carotidiennes) du
ganglion cervical supérieur, pour le nerf vertébral, etc.

Pour apprécier l'étendue de la zone insensibilisée par la cocaïne,
M. François-Franck injectait dans la gaine celluleuse du nerf une
solution de chlorhydrate colorée avec une substance douée d'un pou-

voir colorant intense : cela permettait de localiser exactement les régions en contact direct avec la solution de cocaïne et d'acquérir une notion approximative de l'étendue de la zone imprégnée, toutes réserves faites pour une différence possible entre l'affinité des éléments nerveux, d'une part pour la matière colorante, d'autre part pour la cocaïne.

Comme vous le voyez, Messieurs, on se rapproche ici, quant aux résultats obtenus — je ne parle pas du titre des solutions, — des faits avec lesquels on s'est trouvé aux prises dans la chirurgie humaine; et les expériences de François-Franck à ce sujet sont importantes à prendre en considération, parce qu'elles ont certainement servi de guide aux observateurs qui ont préconisé l'anesthésie par la cocaïne. Elles leur ont permis d'établir le titre des solutions qui semblent maintenant définitivement fixées, et que nous avons passées en revue avant d'aborder l'étude du mécanisme de l'action analgésiante de la cocaïne.

XXIᵉ LEÇON

ACTION LOCALE EXERCÉE PAR LA COCAÏNE. — ACTION
PHYSIOLOGIQUE GÉNÉRALE. — UNIVERSALITÉ D'ACTION.
RAPPORTS AVEC LES HYPNO-ANESTHÉSIQUES.

Nous avons vu, à la fin de notre dernière réunion, comment l'action
exercée localement par les solutions de cocaïne sur les extrémités
nerveuses terminales, aussi bien que sur les troncs nerveux, permet
de se rendre compte de l'action analgésiante produite par cette substance. Nous n'avons pas absolument terminé cette étude, le temps
nous ayant manqué, de sorte qu'il me reste encore quelques mots à
vous dire à ce sujet avant d'aborder l'étude de l'action générale de
la cocaïne.

Nous avons vu que les éléments nerveux étaient impressionnés
d'une façon toute particulière, qu'au début il y avait une très légère
phase d'excitabilité, à laquelle succédait bientôt une phase de dépression de plus en plus accentuée. En d'autres termes, si nous voulons
faire œuvre de comparaison, regardons ce qui se passe à la suite de
l'excitation d'un nerf normal, puis d'un nerf cocaïné. Sous l'influence
de l'excitation d'un nerf normal — et ici j'entends un nerf mixte,
comme le sciatique, par exemple — à l'aide d'un courant faradique,
on voit se produire une dilatation de la pupille, un arrêt momentané
du cœur et des mouvements respiratoires, une augmentation notable
de la tension artérielle. Si l'on fait la même expérience sur un nerf
préalablement cocaïné, on ne voit absolument rien de semblable; la
zone qui a été cocaïnée est non seulement directement inexcitable,
mais elle est absolument incapable de transmettre, n'importe dans
quel sens, une excitation qui serait faite sur une partie située à
quelque distance en dehors de cette zone cocaïnée; de sorte que, s'il
s'agit d'un nerf centripète, d'un nerf sensitif, par exemple, les exci-

tations faites à la périphérie, en dehors de la zone cocaïnée, n'éveilleront pas la douleur; s'il s'agit d'un nerf moteur, les excitations faites en dedans de la zone cocaïnéé ne produiront aucune action motrice sur les muscles innervés par ce nerf; l'excitation transmise est donc aussi bien supprimée, sous l'influence de la cocaïne, que l'excitation réflexe.

Mais les expériences que je vous ai citées ont pour nous un intérêt plus considérable encore; celles, par exemple, relatives aux effets déterminés par l'action de la cocaïne sur le vago-sympathique sont extrêmement importantes parce qu'elles contiennent la démonstration *a priori* d'une action paralysante locale exercée par la cocaïne sur tous les nerfs, de quelque nature qu'ils soient. Vous savez, en effet, que les nerfs vago-sympathiques sont tout à la fois aussi bien des nerfs moteurs que des nerfs sensitifs, des nerfs vasculaires, sécréteurs, etc. Toutes ces propriétés fonctionnelles du tissu nerveux sont aussi bien paralysées sous l'influence de la cocaïne. Quand je dis aussi bien, je m'exprime mal, car il y a, en réalité, une question de temps à faire intervenir, ainsi que je vous l'ai déjà dit et que nous aurons l'occasion d'y insister en étudiant plus à fond les propriétés physiologiques de la cocaïne : nous verrons qu'en réalité ce qui a pu donner naissance à cette théorie du curare sensitif que je vous ai déjà citée, c'est ce fait que la sensibilité d'un nerf mixte est incontestablement atteinte avant ses autres propriétés; c'est la sensibilité qui, la première, éprouve l'influence de la cocaïne.

Cette influence exercée par la cocaïne sur la sensibilité est suivie, à très bref délai, d'une influence du même genre exercée soit sur la motilité, soit sur les autres propriétés fonctionnelles du nerf. A ce sujet, M. François-Franck fait remarquer avec raison les variations de résistance que présentent les divers éléments nerveux doués d'attributions différentes au point de vue physiologique fonctionnel; et il pense que ces variations dans la résistance à l'action de la cocaïne permettent de conclure, à nouveau, contre la théorie de l'unité fonctionnelle du tissu nerveux, théorie qui, comme vous le savez, a été grandement en faveur pendant un certain temps.

De plus, l'action suspensive est absolument locale, comme nous l'avons vu, car une fois que le contact de la cocaïne est supprimé, j'ai insisté beaucoup sur ce fait que le nerf revient complètement à l'état normal, il ne subit en quoi que ce soit d'influence mauvaise durable ; ses propriétés antérieures lui sont restituées d'une façon

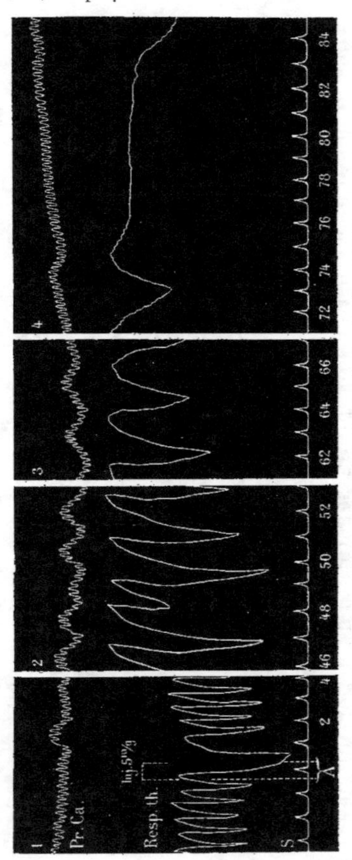

Fig. 31. — Type d'effets respiratoires de la cocaïnisation des deux vagues.

S. secondes.
Resp. th. respiration thoracique.
Pr. Ca. pression artérielle dans la carotide.

Chien normal dont le vague droit vient d'être cocaïné et dont le cœur est déjà très accéléré par cette première cocaïnisation. — L'injection interstitielle de 5 milligrammes de chlorhydrate de cocaïne dans la gaine du vague gauche (A) produit un effet immédiat inspiratoire par excitation réflexe, puis une accélération transitoire. Au bout de 90 secondes la respiration est déjà très ralentie et plus ample ; l'effet s'accentue davantage à partir de la 45e seconde (2) ; il est encore plus marqué à partir de la 60e seconde (3) ; il arrive à son maximum vers la 75e seconde (4) ; à partir de ce moment, l'animal n'a plus que 6 mouvements respiratoires par minute. L'effet paralytique dure une heure environ ; et, peu à peu, la respiration reprend sa fréquence et ses autres caractères normaux. (Comparer avec fig. 32, effets respiratoires de la cocaïnisation bulbaire.) [Graphique dû à M. François-Franck.]

absolue : cette action suspensive toute locale permettra probable-

ment d'isoler, dans les centres, des trajets nerveux que les procédés
actuellement usités pour l'étude de la physiologie, tels que la dégé-
nération provoquée par des mutilations d'organes plus ou moins
lointains, ne permettent pas, ou ne permettent d'isoler que très
imparfaitement. La cocaïnisation locale des nerfs pourra peut-être
encore servir à rechercher le trajet des nerfs sensibles dans certains
organes, par exemple dans le cœur, les poumons, la trachée, les
bronches, l'estomac : je ne fais que vous citer ce point de vue tout à
fait intéressant de l'application de la cocaïne à la solution de certaines
questions délicates de physiologie.

Mais si le tissu nerveux, quel qu'il soit, éprouve de semblables
effets de la part de la cocaïne, il n'est pas le seul, et je vous ai déjà
dit, lorsque nous avons voulu interpréter le mécanisme par lequel la
cocaïne produit l'analgésie, que cette action paralysante était universelle, qu'elle s'exerçait sur tous les éléments quels qu'ils fussent. Si
la dose de cocaïne est suffisamment faible, tous les éléments anatomiques quels qu'ils soient passeront par une période plus ou moins
accentuée d'excitabilité, cette période étant elle-même en relation
très étroite avec la faiblesse de la dose et, surtout, avec le degré de
dilution de la solution de cocaïne; puis, peu à peu, à·cette période
d'excitabilité fera suite une période de dépression qui s'en ira
décroissant graduellement jusqu'à zéro.

C'est là un effet qu'on peut vérifier par l'action simplement locale
de la cocaïne sur tous les tissus possibles; c'est un fait qui peut déjà
nous permettre d'interpréter l'action excitante accidentelle de la
cocaïne, action excitante qui est presque la seule à se produire
lorsque la cocaïne est diffusée dans tout l'organisme.

Et en effet, supposons une injection sous-cutanée ou intra-veineuse
de cocaïne faite en solution très diluée, en quantité très faible, ou
bien une ingestion stomacale en quantité un peu plus considérable
chez un animal. Sous l'influence de l'absorption générale, une dose
faible de cocaïne va se répartir dans tous les tissus, chacun d'eux en
recevra une quantité extrêmement faible; et, si cette quantité est suffisante, à quoi assisterons-nous? A rien autre chose qu'à l'action excitante générale déterminée par la cocaïne. Comme nous allons le voir
dans un moment, les éléments nerveux centraux sont particulièrement impressionnables à l'action de la cocaïne, ils sont les premiers
impressionnés par elle; ce sont eux qui, d'abord, reçoivent son

influence et qui la manifestent par le cortège de symptômes que
nous allons avoir à étudier, qui réagissent par des manifestations
d'ordre cérébral, bulbaire, médullaire, etc., dont nous allons faire
l'exposé tout à l'heure. Si la dose est suffisante, nous pourrons donc
assister à tous les degrés possibles, depuis la simple excitation
motrice jusqu'à la réaction convulsive qui est le summum de cette
action excitante.

Mais, si l'imprégnation nerveuse, centrale, correspond à l'ingestion d'une dose suffisante pour entraîner l'inhibition périphérique
par suite de la mise en contact des extrémités nerveuses périphériques sensitives avec une dose paralysante de cocaïne, alors nous
verrons l'excitabilité décroître, nous la verrons même disparaître
complètement et les accidents de cette disparition seront terminés
par la mort, parce que, à cette dose, chez tous les organismes relativement élevés dans l'échelle de la vie, lorsque cette action dépressive a fait suite à une action excitante suffisamment marquée, la
mort est presque fatalement le résultat de l'action de la cocaïne.

Cette analgésie, que nous verrons se produire alors comme conséquence de l'introduction dans l'organisme d'une dose suffisante de
cocaïne qui se sera — je le répète intentionnellement — diffusée
dans tout l'organisme, c'est une analgésie qui est due à la perte de
l'excitabilité centrale, et non pas une analgésie d'ordre périphérique;
les centres nerveux, beaucoup plus impressionnables à la cocaïne,
ayant perdu leur réactivité réflexe ou consciente. C'est cette apparence
mal interprétée qui a permis d'édifier la théorie du curare sensitif,
sur laquelle je reviendrai dans un moment, pour vous montrer que
non seulement les arguments que je développe ici, mais d'autres
peut-être plus probants encore, ne permettent plus actuellement
d'admettre cette théorie.

Le tissu qui forme le tronc des nerfs n'est pas le seul à perdre,
sous l'influence de la cocaïne, l'activité qui le caractérise; on peut,
par suite d'une cocaïnisation locale, obtenir des phénomènes beaucoup plus intéressants qui, depuis longtemps déjà, avaient été mis
en lumière par un physiologiste italien, Aducco, mais dont l'étude
a été reprise dans ces dernières années par M. François-Franck et
perfectionnée par ce physiologiste. M. François-Franck a montré
qu'on peut déterminer la cocaïnisation locale soit d'une zone motrice
dans le cerveau, soit même du bulbe; et qu'à cette cocaïnisation

locale correspondent des manifestations particulières : on peut par exemple déterminer, après une période d'excitation passagère, une abolition plus ou moins complète de l'action du tissu nerveux central, qui se traduit par des phénomènes paralytiques localisés rigoureusement dans les organes qui sont sous la dépendance de la zone ainsi cocaïnée. Comme pour les nerfs, c'est là un phénomène essentiellement transitoire, les propriétés fonctionnelles de la cellule nerveuse lui étant intégralement restituées lorsque, sous l'influence du temps, la quantité de cocaïne qui a pu se trouver au contact de cette cellule a été entraînée par le courant sanguin et éliminée de l'économie.

Une expérience très curieuse, due à Aducco, consiste dans la cocaïnisation bulbaire déterminant l'arrêt de la respiration par paralysie des organes nerveux centraux qui président aux actes respiratoires ; et cela par un mécanisme très différent de celui qui provoque ce grand ralentissement, presque l'arrêt de la respiration, quand on fait la section ou la cocaïnisation des deux vagues. Par la vagotomie, on supprime simplement la sensibilité régulatrice pulmonaire, tandis que, par la cocaïnisation bulbaire, on détermine une paralysie motrice d'origine centrale : sous l'influence de la cocaïnisation du bulbe, on voit l'arrêt respiratoire survenir par extinction graduelle, sans ralentissement du mouvement respiratoire, au contraire, et avec diminution graduelle de l'aspiration pleurale. Les battements cardiaques, qui sont accélérés comme lorsqu'on pratique la double vagotomie, persistent un certain temps après l'arrêt respiratoire. C'est là encore une preuve de ce fait, si évident déjà par d'autres considérations d'ordre également physiologique, que les centres respiratoires rythmiques ne font pas partie des centres bulbaires.

La seule difficulté, et plus encore dans cette expérience que dans celle qui consiste à faire ce que M. François-Franck appelle la section physiologique des nerfs, c'est de localiser strictement l'action de la cocaïne à la région sur laquelle on veut qu'elle porte et dont on veut supprimer l'intervention au point de vue physiologique.

Sur tous les éléments anatomiques quels qu'ils soient, nous pouvons constater des manifestations du même genre se traduisant par des phénomènes plus ou moins remarquables et plus ou moins intéressants suivant la région que nous considérons. Sur les muscles, par exemple, et par application locale, la cocaïne se comporte comme

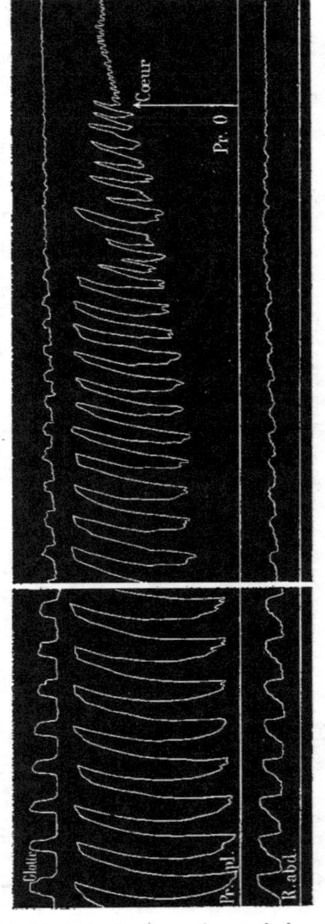

Fig. 32. — Action suspensive de la cocaïnisation bulbaire sur les mouvements respiratoires, avec conservation des battements du cœur.

Glotte. Mouvements de la glotte inscrits au moyen d'une ampoule intra-glottique : ouverture inspiratrice, rapprochement expirateur des cordes vocales.

Pr. pl. Variations respiratoires de la pression pleurale, enregistrées sans valeurs absolues, au moyen d'un trocart intercostal.

R. abd. Mouvements respiratoires épigastriques (soulèvement inspiratoire de l'appareil).

La cocaïnisation directe du bulbe (par application sur le plancher ventriculaire de 10 milligrammes de chlorhydrate de cocaïne en rondelles gélatineuses) produit une diminution rapide de l'aspiration thoracique par atténuation des excursions du diaphragme, sans ralentissement, au contraire, avec accélération des mouvements. L'extinction respiratoire survient en **Pr. 0**, une minute et demie après la cocaïnisation. Le cœur continue à battre. Les mouvements de la glotte s'éteignent, comme ceux du diaphragme, progressivement, et paraissent même supprimés avant eux. La respiration artificielle pratiquée pendant quelques minutes a permis la survie, et le bulbe a repris toute son activité. [Graphique dû à M. François-Franck.]

un véritable isolant en ce qui regarde la conductibilité du tissu pour les excitations qui sont appliquées sur la région cocaïnée. (Voir fig. 33, 34 et 35.)

A la fin de cette réunion, je vous ferai voir, sur une des grenouilles qui vont servir à d'autres expériences, ce fait qu'en touchant avec une solution un peu concentrée de cocaïne un gastrocnémien de cette grenouille, nous le rendrons absolument inexcitable sous l'influence d'un courant électrique, même intense, tandis que ce muscle pourra encore se contracter sous l'influence de l'excitation du sciatique. Nous assisterons donc à une suppression complète des excitations portées directement sur le muscle, tandis que la contractibilité, par l'intermédiaire du système nerveux, est parfaitement conservée. Nous pourrons également constater que la contraction de ce même muscle pourra encore être déterminée par voie d'excitation réflexe. Ce même phénomène est également des plus nets sur les graphiques que je vous montre en ce moment (fig. 33 et 34) et qui sont relatifs à des expériences exécutées par M. François-Franck sur des mammifères.

Il y a aussi, relativement à l'influence de la cocaïne sur les muscles, à tenir compte d'une influence considérable due aux doses; et, je ne saurais, en outre, trop insister sur le degré de dilution : j'ai déjà attiré plus d'une fois votre attention là-dessus; il y a excitation du muscle lorsque la dose est très faible; dans le cas contraire, il y a paralysie.

A ce sujet, on doit encore à François-Franck des expériences extrêmement remarquables parce qu'elles lui ont non seulement permis d'élucider certains points de la physiologie de l'appareil circulatoire, mais encore de pénétrer plus avant dans l'interprétation de l'action de la digitaline. La cocaïnisation locale du cœur agit exactement de même sur l'excitabilité du myocarde que sur les éléments anatomiques d'un muscle quelconque; l'excitabilité directe est supprimée, mais l'action des nerfs accélérateurs sur le myocarde n'est pas affectée par cette cocaïnisation préalable du myocarde; et comme vous le savez, l'action des nerfs accélérateurs peut être assimilée à celle des nerfs moteurs. Si l'on vient à faire une application d'une solution un peu concentrée de cocaïne sur une région limitée quelconque de la masse ventriculaire, on peut atténuer, supprimer même, dans la zone ainsi imprégnée et si l'action de la cocaïne est suffisamment intense, les effets d'excitations électriques. Lorsqu'on

vient à exciter, par un courant faradique, un ventricule ainsi cocaïnisé, au lieu de la trémulation mortelle qui, normalement, ne tarde
pas à faire suite à cette excitation faradique, on n'observe plus qu'un
état demi-tétanique et arythmique passager, rappelant les accidents

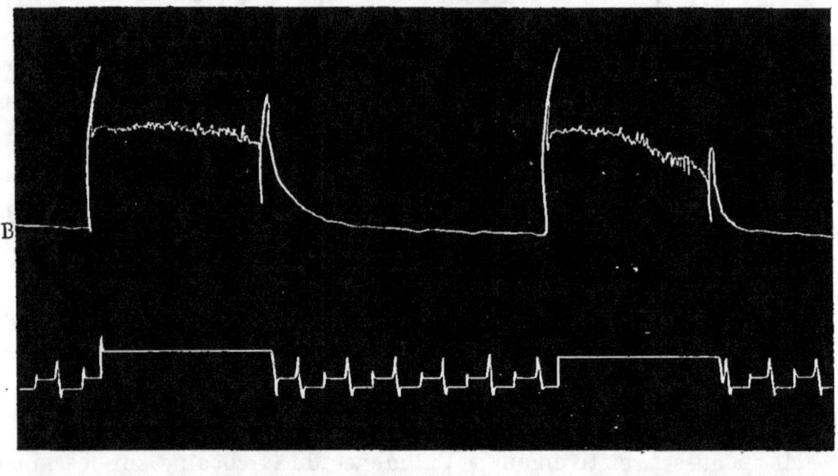

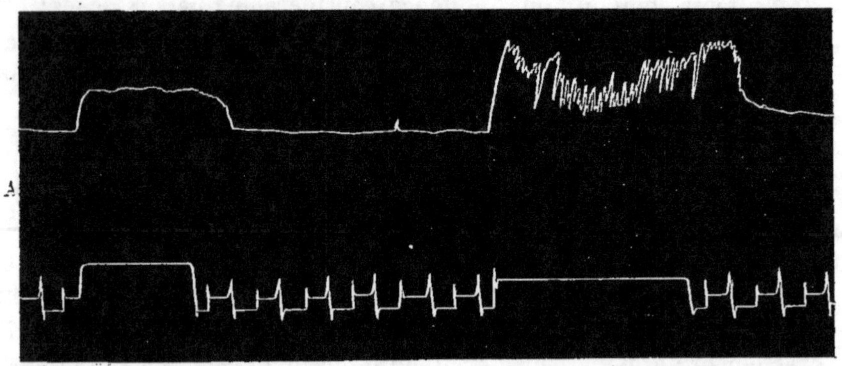

Fig. 33. — Effets produits par la faradisation sur un muscle de mammifère avant la
cocaïnisation interstitielle. [Gastrocnémien de chien à bulbe détruit.]

A Excitation directe du muscle : la première excitation a été produite avec un courant à interruptions fréquentes ; la seconde (courbe d'apparence tétanique) a été produite avec un courant à
interruptions beaucoup moins nombreuses.
B Excitation par l'intermédiaire du sciatique. Comparer avec la fig. 34. [Graphique dû à M. François-Franck.]

des dernières périodes de l'action toxique de la digitale ; mais cet
effet cesse immédiatement avec l'excitation, et sans que le cœur
éprouve d'autre accident. Vient-on, au contraire, à pratiquer cette
excitation en dehors de la zone qui a été soumise à l'action de la

cocaïne, on assiste alors aux accidents habituels, de même que si l'on attend un temps suffisant pour que l'action exercée localement par la cocaïne ait disparu sous l'influence de son entraînement par le sang qui vient baigner le myocarde.

Un fait fort intéressant encore est celui-ci : ce ventricule localement inexcitable sous l'influence d'un courant faradique est cependant parfaitement tué par la faradisation du second ventricule qu'on aurait laissé intact, ou seulement d'une zone du même ventricule qui aurait échappé à l'action paralysante locale de la cocaïne. Et M. François-Franck tire de là cette conclusion, extrêmement intéressante au point de vue de la physiologie du myocarde, c'est que la mort du cœur par faradisation locale résulte d'une modification, *locale* également, subie par le myocarde et transmise par lui, par *continuité de tissu*, puisqu'on peut arriver à supprimer cette excitation par la cocaïnisation de la zone interpolaire et empêcher ainsi les accidents mortels. Ce n'est donc pas, conclut-il, par transmission physique que les excitations induites localisées provoquent une réaction généralisée sur le cœur entier, c'est par suite de cette modification locale se propageant par continuité du tissu.

D'ailleurs, dans toutes les circonstances où nous allons avoir à nous occuper de la cocaïne, elle va se révéler à nous comme un véritable isolant : à dose variable, mais toujours suffisamment faible, elle isole complètement l'organe sur lequel son action a porté; et elle permet de réaliser sur cet organe toutes les mutilations sans qu'il en résulte soit d'excitation sensitive, soit d'excitation motrice, soit d'excitation d'aucune sorte.

Voici une grenouille dont le cœur a été mis à nu; nous laissons tomber sur lui une goutte de solution de cocaïne suffisamment concentrée, à 5 pour 100. Sous l'influence de ce contact, vous allez voir le ventricule et les oreillettes s'arrêter au bout d'un temps relativement court. Le ventricule sera arrêté en systole; il sera dans une sorte d'état d'érection, pâle, exsangue, ressemblant absolument au ventricule arrêté sous l'influence de la digitaline. Quant aux oreillettes, de même que sous l'influence de la digitaline, elles s'arrêteront en état diastolique. Après la mort qui ne tarde pas à survenir, les nerfs et les muscles restent très facilement excitables; ils sont même plus aisément excitables qu'à l'état normal.

Si, au lieu de faire une application locale avec une solution de

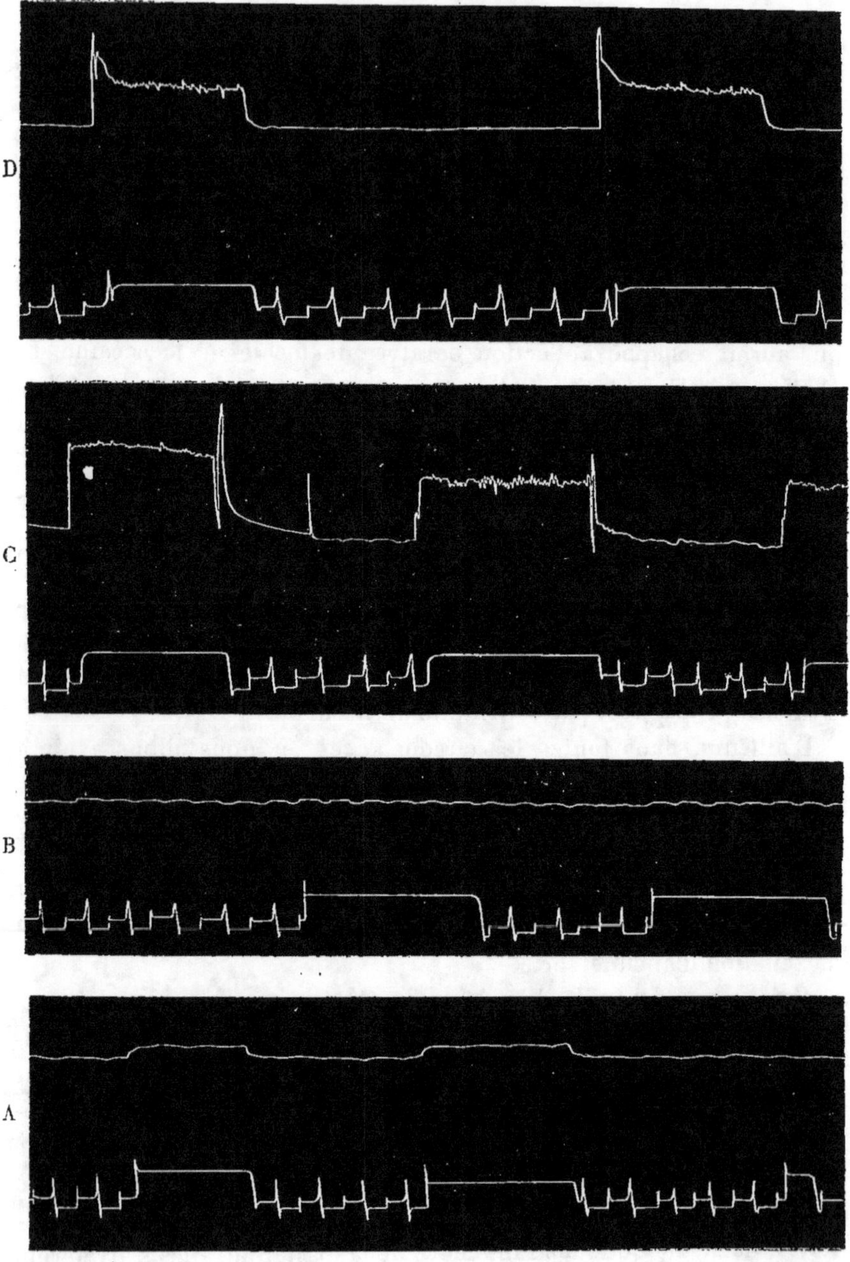

Fig. 34. — Action paralysante locale de la cocaïne, en injections interstitielles, sur le muscle. [Gastrocnémien de chien à bulbe détruit.]

A Après injection interstitielle de 8 milligrammes de chlorhydrate de cocaïne.
B Après nouvelle injection interstitielle de 5 milligrammes de chlorhydrate de cocaïne.
C Excitation du sciatique.
D Excitation du sciatique après injection de cocaïne par l'artère fémorale, et alors que le muscle est devenu inexcitable directement. Comparer avec la fig. 33. [Graphique dû à M. François-Franck.]

cocaïne, comme je viens de le faire, on introduit dans la cavité abdominale de la grenouille une solution suffisamment concentrée de
cocaïne, on voit que l'absorption se fait en quelques minutes ; mais
alors l'action est différente : le cœur se ralentit, s'affaiblit d'une
façon très marquée, prend une tendance à l'état diastolique ; et, la
plupart du temps, surtout si la solution de cocaïne a été injectée en
quantité suffisante, on voit l'arrêt survenir en diastole ; mais au bout
de quelque temps la rigidité systolique dont je parlais tout à l'heure
se reproduit, et c'est ce que vous pourrez voir sur cette grenouille
qui a servi hier à faire cette expérience : sous l'influence de la cocaïne
elle a fini par mourir et, comme vous allez pouvoir le constater, son
cœur est tétanisé, en systole, dans l'état que je viens de vous
indiquer.

Je dois vous dire qu'on a essayé de prendre des tracés cardiaques
avec cette grenouille, mais les résultats en sont tout à fait insigni-
fiants ; c'est que, grâce à la température assez basse qui règne en ce
moment, les réactions toxiques sur les animaux à sang froid se produisent avec une désespérante lenteur ; et cette grenouille, qui a
reçu pourtant une dose suffisante de cocaïne pour mourir pendant la
nuit, n'a pas manifesté franchement les phénomènes qui sont cependant si nets dans l'action exercée par la cocaïne sur la circulation,
et notamment sur le myocarde, lorsque cette substance toxique est
absorbée à une période où la température est différente de celle-ci.
Je vous montrerai dans notre prochaine réunion des tracés que nous
avons obtenus pendant la période d'été sur des grenouilles, les résultats sur lesquels j'aurai à attirer votre attention sont extrêmement
nets. J'ai tenu à vous montrer ce cœur parce qu'il présente un caractère tout à fait remarquable de contracture systolique, analogue à
celui que détermine également la digitale.

Cette action de la cocaïne peut s'exercer encore sur tous les éléments
anatomiques, sur les éléments glandulaires, sur les différents épithé-
liums. Il s'agit d'abord d'une action excitante si la dose est faible,
d'une action presque immédiatement paralysante si, au contraire,
la dose est suffisante. C'est ainsi qu'on peut observer l'arrêt momentané de la sécrétion des différentes glandes ; qu'on peut voir, par
exemple, le suspension de la miction spontanée lorsqu'on vient à
injecter dans la vessie d'un chien une solution de cocaïne à un degré
de concentration suffisant ; et cela, sans qu'on puisse faire intervenir

une action étrangère à l'action locale de la cocaïne : l'urine n'est pas
émise par suite de l'anesthésie vésicale, anesthésie due à la suppression de la sensation réflexe provoquant le besoin d'uriner qui n'est
plus perçue par l'individu; et la preuve qu'il ne s'agit, dans ce cas, ni

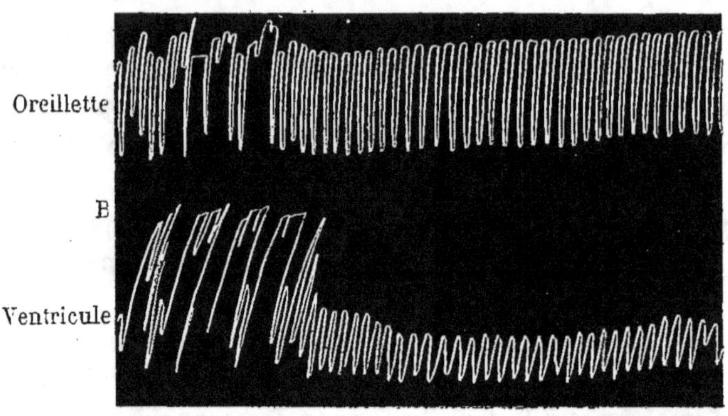

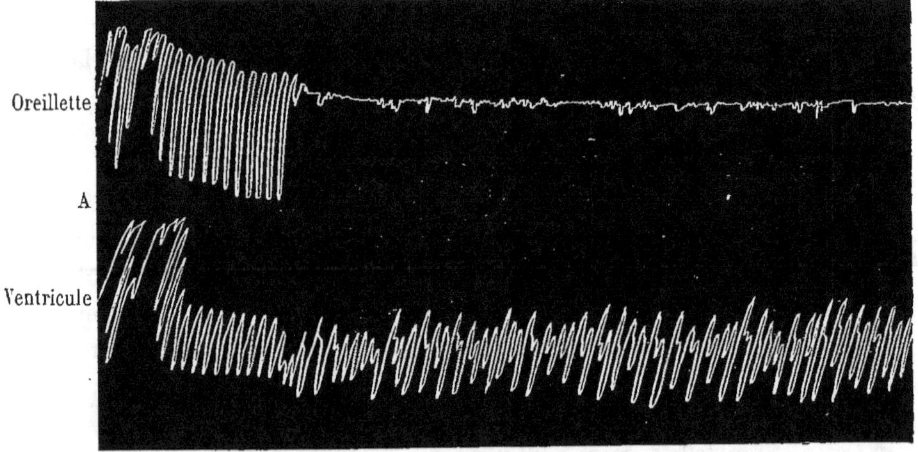

Fig. 35.

A Ataxie ventriculaire et inhibition auriculaire par excitation faible, localisée, de l'oreillette
droite, avant la cocaïnisation.
B Suppression des effets précédents, locaux et propagés, après cocaïnisation de la zone interpolaire. [Graphique dû à M. François-Franck.]

de paralysie du plan musculaire de la vessie, ni de paralysie du
sphincter vésical, c'est que, d'une part, lorsque la muqueuse vésicale
est parfaitement intacte, on ne voit pas les phénomènes si caractéristiques de la diffusion générale de la cocaïne dans l'économie, le plan

musculaire sous-jacent à la muqueuse ne peut donc être intéressé ; et, d'autre part, l'urine est retenue dans la vessie, la vessie ne se vide pas passivement comme dans le cas de paralysie sphinctérienne.

Un fait avait beaucoup frappé les différents observateurs, c'était celui qui consistait dans la coexistence de l'insensibilisation et de l'anémie toutes les fois que l'action de la cocaïne vient à s'exercer sur les tissus ; on en avait conclu que l'action analgésiante de la cocaïne pouvait être interprétée par l'abaissement de la vitalité des tissus en raison de l'anémie très considérable déterminée dans ces tissus par la constriction vasculaire, cette constriction vasculaire reproduisant en quelque sorte l'action analgésiante due à l'action de la bande d'Esmarch ou du garrot.

Cette anémie peut contribuer dans une certaine mesure à l'anesthésie, cela est même fort probable, mais elle n'en est certainement pas la cause déterminante. Un assez grand nombre de faits prouvent que cette action de l'anémie, si elle peut intervenir au point de vue de l'analgésie qui se produit, n'est certainement pas la seule. Tout d'abord, si l'on cocaïnise l'œil d'un lapin — vous savez que cette opération peut se faire avec une extrêmement grande facilité et qu'elle donne des résultats sur lesquels j'ai insisté dans une de nos précédentes réunions, — puis, qu'après avoir ainsi déterminé l'analgésie de l'œil, on pratique la section du sympathique cervical chez cet animal, on va voir une vascularisation considérable succéder à l'anémie qui avait accompagné l'analgésie cocaïnique, et cela sans que l'analgésie cède le moins du monde. Cette expérience très intéressante est due à M. Arloing ; elle prouve déjà, à elle seule, le fait que j'avance, mais on peut encore la répéter avec des substances possédant, sur ce point particulier, une action antagoniste de celle de la cocaïne. On peut, par exemple, injecter de la pilocarpine à un lapin dont on aura au préalable insensibilisé l'œil avec de la cocaïne et voir que, sous l'influence de cette injection de pilocarpine, il va se produire une vascularisation considérable des milieux de l'œil et une contraction de la pupille, sans que l'action analgésique disparaisse le moins du monde. Enfin, en troisième lieu, je vous signalerai ces opérations pratiquées avec l'aide de la bande d'Esmarch lorsqu'on emploie la cocaïne : dans ces cas, on observe, il est vrai, de l'anémie artérielle, mais cette anémie artérielle s'accompagne d'hypérémie veineuse ; et nous avons appris que, dans tous les cas, l'action analgésiante de la cocaïne était renforcée, facilitée dans une large mesure, ainsi que la durée de l'analgésie. L'action analgésiante de la cocaïne, aidée de l'hypérémie veineuse, est plus intense que celle de la même quantité de cocaïne aidée de l'anémie simple.

Mais, Messieurs, nous avons d'autre part des preuves plus directes, preuves résultant des effets exercés par la cocaïne sur les expansions nerveuses terminales. C'est évidemment par suite d'une modification temporaire, d'une altération passagère, plus ou moins durable, des éléments nerveux, que la cocaïne agit lorsqu'elle est portée directement à leur contact. Ainsi que je vous l'ai fait remarquer déjà, les effets sont d'autant plus intenses que l'application locale de cocaïne est effectuée sur des éléments plus délicats, sur des muqueuses riches en terminaisons nerveuses intra-épithéliales, comme celle des milieux de l'œil, par exemple.

Mais on a cherché à reconnaître si l'action propre de la cocaïne ne déterminait pas des modifications dans la structure anatomique du nerf; M. Arloing, entre autres, a cherché quelles étaient les modifications qui se produisaient dans la structure histologique du nerf lorsqu'on l'immergeait dans une solution de cocaïne : on voit alors les tubes nerveux prendre une coloration brun-jaunâtre, le contenu des fibres est coagulé, dissocié même, tandis que si l'on immerge, pendant un temps égal et dans des conditions analogues, un tronçon du même nerf dans l'eau pure, on ne voit absolument qu'une légère coagulation au voisinage de la gaine de Schwann. Il en résulte donc que, par simple contact, la cocaïne exerce certainement une action plus intense et différente de celle qui est exercée par l'eau distillée.

Ainsi que je vous le disais précédemment, dans les nerfs mixtes, ce sont les fibres sensitives qui sont atteintes les premières; et, lorsqu'on met de la cocaïne autour d'un nerf dénudé, ou lorsqu'on répète l'expérience de François-Franck en introduisant dans la gaine celluleuse du nerf une solution diluée de cocaïne, on voit l'anesthésie locale déterminée par cette opération produire peu à peu une insensibilité qui semble aller successivement de la périphérie au centre; mais c'est un fait qui est dû simplement à la diminution graduelle, sur laquelle j'ai insisté, des propriétés physiologiques du tissu nerveux : la motilité persiste plus longtemps. La motilité et la sensibilité sont absolument intactes dans le bout central du nerf lorsqu'on

les interroge au-dessus de la zone qui a été cocaïnée. L'insensibilisation cocaïnique est donc bien, comme vous le voyez, le résultat
d'un effet nerveux particulier et qui peut être indépendant de tout
effet de vaso-constriction, réserves faites toutefois pour l'aide que
cette vaso-constriction peut elle-même apporter à l'action analgésiante. D'ailleurs, nous en avons encore une autre preuve, non moins
péremptoire, dans ce fait que certains succédanés de la cocaïne, les
eucaïnes, par exemple, sont presque aussi énergiquement vaso-dilatateurs que la cocaïne est énergiquement vaso-constrictive.

J'ai insisté à plusieurs reprises sur ce point que la cocaïne n'exerçait pas d'action *élective* sur les terminaisons nerveuses sensitives ;
en d'autres termes, cela revient à discuter cette théorie, que je vous
ai déjà incidemment fait entrevoir, du curare sensitif. Une expérience déjà assez ancienne, due à Ugolino Mosso, a été invoquée
d'abord contre cette démonstration ; cette expérience consiste dans la
conservation des réflexes vésicaux chez le chien jusqu'à une période
très avancée de l'empoisonnement. Lorsque, chez un chien, et à une
période très avancée de l'intoxication cocaïnique, on irrite par un
courant faradique une partie assez sensible, la peau des pattes, par
exemple, on peut voir qu'il existe des réflexes vésicaux se traduisant
par une variation du volume de la vessie. Cette conservation des
réflexes est en accord parfait avec l'existence d'une analgésie d'origine centrale.

Les partisans de l'hypothèse du curare sensitif ont recours à une
autre explication s'appuyant sur ce qu'on observerait, à ce moment,
une hyperexcitabilité du cordon nerveux sensitif, coïncidant avec
une paralysie des terminaisons nerveuses. L'excitant employé, la
faradisation, est le plus diffusible de tous ; et, dans l'expérience
d'Ugolino Mosso, l'excitation se transmettrait par les cordons nerveux devenus hyperexcitables, alors que les terminaisons nerveuses
seraient réellement paralysées. Les cellules nerveuses de la moelle
sont cependant, comme je vous l'ai dit, atteintes essentiellement par
la cocaïne, et atteintes même, semble-t-il, avant que les cellules terminales soient intéressées par cette substance toxique, ce qui ne
permet pas d'accepter cette interprétation, sans compter que l'hyperexcitabilité des cordons nerveux est rien moins que démontrée.

Mais, nous avons, par des faits expérimentaux, la possibilité de
recourir à des démonstrations d'un ordre plus rigoureux. Si nous

prenons une grenouille et que nous pratiquions sur elle une section
de la moelle environ vers la quatrième vertèbre, qu'ensuite nous lui
fassions une injection, dans l'abdomen, de 4 à 5 milligr. d'une solution de chlorhydrate de cocaïne, nous allons voir que toutes les excitations, d'ordre électrique, mécanique ou chimique, portées sur le
train postérieur, au bout d'un certain temps, alors que la cocaïne
aura pu manifester son action, conserveront encore leur effet, alors
que les excitations portées sur le train antérieur ne détermineront
plus la production de réflexes. Or, je vous rappelle à ce sujet que
l'irrigation de la moelle, chez la grenouille, se fait par des vaisseaux
qui proviennent du segment supérieur de la moelle, elle se fait, par
conséquent, de haut en bas, du bulbe vers l'extrémité; et le segment
inférieur se trouve, en raison de cette disposition anatomique, protégé contre l'irrigation par le sang chargé de cocaïne : ce n'est pas
à dire pour cela que la partie inférieure de la moelle ne sera, en
aucune façon, touchée par la cocaïne, parce qu'il y a à compter avec
les anastomoses des artères lombaires; mais je veux prouver simplement que cette action de la cocaïne sera réduite au minimum, en
ce qui concerne la partie inférieure de la moelle, et que, par ce fait
seul, la démonstration aura déjà un grand degré de certitude. Nous
devons en conclure que la sensibilité est conservée dans les parties
correspondant à un segment de moelle non intoxiqué.

On peut encore, et c'est ce que l'on va faire également devant vous,
confirmer cette expérience par un autre mode opératoire, identique
à celui que nous vous avons montré au sujet de l'action générale et
de l'interprétation de l'action des substances hypno-anesthésiques; on
peut préparer une grenouille, comme nous le faisons en ce moment,
en pratiquant une ligature en masse de toutes les parties molles
d'un des membres postérieurs, sauf le nerf qui innerve ce membre,
puis faire une injection sous-cutanée de chlorhydrate de cocaïne
dans la région antérieure du corps; le membre ligaturé sera ainsi
soustrait à l'apport de la cocaïne par la circulation, et, cependant, la
grenouille n'en sera pas moins anesthésiée; à la condition, bien
entendu, que nous lui ayions injecté une dose de cocaïne suffisante pour déterminer l'anesthésie générale, c'est-à-dire une dose
mortelle.

Donc, la sensibilité étant manifestement conservée dans la partie
qui correspond au segment de moelle non intoxiqué, le fait de l'ac-

tion non élective sur la terminaison nerveuse sensitive périphérique se trouve par là même absolument démontré.

D'ailleurs, comme nous allons le voir dans un moment, un des premiers effets de la cocaïne, même et surtout lorsqu'elle est introduite dans l'organisme à dose modérée, c'est d'agir sur les hémisphères, même alors que la sensibilité n'est pas encore atteinte, et, dans les cas toxiques, longtemps avant que la sensibilité soit atteinte. Ainsi, le plus souvent, chez l'homme, lorsqu'on a pu assister à l'évolution d'accidents toxiques déterminés par l'ingestion de doses même fortes de cocaïne — et les faits sont malheureusement assez nombreux : à l'heure actuelle on connaît environ une quarantaine de cas de mort dont nous aurons à parler dans notre prochaine réunion, quand nous nous occuperons de la toxicologie de la cocaïne, — dans la majeure partie de ces circonstances, on n'a pas observé de troubles de la sensibilité générale, alors qu'on a assisté à toute la série des manifestations que traduit l'action particulière exercée par la cocaïne sur les hémisphères cérébraux; cette action cérébrale est même extrêmement précoce, c'est la première qui apparaisse dans la série des manifestations toxiques ou physiologiques.

Pour terminer ce qui a trait à l'action locale, j'ajouterai qu'on a observé, sous l'influence de la cocaïne, une analgésie généralisée à tout le tégument, mais que ces cas sont extrêmement rares et qu'il s'agit là d'une action inhibitrice chez des individus prédisposés, action qui n'est pas exclusive à la cocaïne, puisqu'on l'a observée aussi sous l'influence de simples cautérisations locales à l'aide du fer rouge.

Occupons-nous maintenant, Messieurs, de l'action physiologique générale de la cocaïne, c'est-à-dire de l'action exercée par cette substance lorsqu'elle est diffusée dans l'organisme, c'est-à-dire lorsqu'elle est introduite dans l'organisme par la voie circulatoire.

La stimulation et même l'excitation sont extrêmement accentuées lorsque la cocaïne vient à être introduite, surtout à doses moyennes, dans la circulation générale.

L'universalité d'action de cette substance toxique et le caractère tout à fait temporaire de cette action rapprochent la cocaïne, aussi exactement qu'il est possible, des anesthésiques généraux. Toutes les formes du protoplasma, comme j'ai déjà eu l'occasion de vous le dire, toutes ses variétés, depuis la cellule d'épithélium vibratile jusqu'à la cellule de levure de bière, toutes les formes ou les modalités de son activité, depuis la sensibilité consciente jusqu'à la germination, toutes ces manifestations sont touchées sous l'influence de la cocaïne; toutes restrictions faites, bien entendu, relativement aux questions de doses et de dilution qui sont si extrêmement importantes.

On peut dire de la cocaïne que c'est un agent anesthésique à action extrêmement dilatée; le mot est de M. Dastre, et il est absolument exact. Vous avez vu que, dans la série des hypno-anesthésiques que nous avons été appelés à étudier, les uns manifestent une action anesthésiante rapide, d'autres, au contraire, une action anesthésiante lente : le chloroforme, par exemple, détermine une période d'excitation assez courte, son action anesthésiante est relativement rapide; l'éther détermine une période d'excitation beaucoup plus longue, son action anesthésiante est moins rapide que celle du chloroforme. Eh bien, à ce point de vue, la cocaïne serait un anesthésique à action plus lente encore que celle des deux substances dont je viens de parler. Mais on observe, sous son influence comme sous l'influence de tous les hypno-anesthésiques que nous avons étudiés, l'excitation préparalytique, la susceptibilité hiérarchique ou spécifique des différents tissus; et cela, presque exactement au même degré que celui que j'ai eu à faire ressortir devant vous sous l'influence de ces hypno-anesthésiques généraux.

La question d'excitation ou de paralysie, ici comme avec le chloroforme, l'éther, le bromure d'éthyle, etc., est manifestement une question de dose. Il est absolument indispensable de faire, dans cette étude, une distinction entre les doses fortes et les doses faibles; et, surtout, de faire la distinction sur laquelle j'ai eu déjà l'occasion d'insister à propos du degré de dilution de ces doses. Il ne faut pas perdre de vue, cependant, que cette distinction des doses fortes et faibles n'a, dans certains cas, qu'un caractère essentiellement contingent, variable avec les circonstances, l'espèce animale, la fonction à modifier, le mode d'introduction.

A ce sujet, Messieurs, je tiens à vous rendre témoins d'une expérience qui va vous démontrer, d'une façon absolument certaine, un fait sur lequel j'ai tant insisté à propos de l'exposé des procédés de la méthode de M. Reclus, c'est celui relatif au degré de dilution. Voici deux cobayes qui pèsent absolument le même poids, qui viennent de la même niche, qui ont suivi le même régime, qui sont aussi exactement qu'il est possible dans les mêmes conditions : à l'un d'eux nous faisons une injection intra-péritonéale de 4 centigrammes de chlorhydrate de cocaïne dissous dans 1 centimètre cube d'eau distillée; au second nous allons faire une injection de 10 centigrammes de chlorhydrate de cocaïne dissous dans 15 centimètres cubes d'eau distillée. On pourrait, comme je vous l'ai déjà indiqué, exagérer cette différence de dose et le résultat serait le même : le cobaye qui a reçu la plus faible dose en solution concentrée mourra à bref délai; celui qui a reçu la plus forte dose en solution diluée manifestera les accidents du cocaïnisme, mais résistera à l'intoxication d'une façon absolument certaine.

Lorsque je vous ai parlé de ces faits à propos de la mise en œuvre de la méthode de M. Reclus, je vous ai indiqué que certains médecins voulaient interpréter cette action rapidement et brutalement toxique de la cocaïne en admettant une action leucocyticide tout à fait particulière : c'est M. Maurel (de Toulouse), qui, le premier, a émis cette hypothèse qui ne me paraît pas du tout démontrée par les faits. Pour lui, dans le cas du premier cobaye, l'action mortelle très rapide serait due à la production d'une embolie pulmonaire sous l'influence de l'action leucocyticide exercée par la cocaïne; les leucocytes deviendraient sphériques, augmenteraient de volume, obstrueraient les capillaires du poumon et détermineraient la formation d'une embolie, mortelle à bref délai.

L'action élective *initiale* de la cocaïne ne s'exercerait que sur les leucocytes et les nerfs vaso-moteurs. Cela permettrait de comprendre pourquoi une solution à titre élevé, leucocyticide, lorsqu'elle vient à être introduite par la voie sanguine, amène rapidement la mort; tandis qu'une dose plus forte, mais à un degré plus considérable de dilution, peut être tolérée, puis éliminée, sans accidents mortels.

A l'appui de son interprétation, M. Maurel fait intervenir les considérations suivantes : il y aurait un rapport entre la sensibilité des leucocytes à l'action de la cocaïne et celle de l'animal lui-même, sensibilité variable, bien entendu, non seulement d'un animal à l'autre, mais encore chez le même animal suivant des circonstances déterminées; seulement cette sensibilité varierait toujours dans le même sens, c'est-à-dire qu'un animal étant extrêmement sensible à la cocaïne, ses leucocytes lui seraient également extrêmement sensibles. D'autre part, il aurait constaté une diminution du nombre des leucocytes circulant à la suite de l'influence du chlorhydrate de cocaïne lancé dans la circulation générale. Pour lui, les leucocytes seraient beaucoup plus sensibles que les éléments nerveux et que les éléments musculaires à l'action toxique de la cocaïne. Enfin, et ici je ne suis pas du tout de son avis, il admettrait que l'obstruction des capillaires, sous l'influence de la poudre de lycopode en suspension dans l'eau, produit des phénomènes très étroitement analogues à ceux de l'intoxication cocaïnique. Qu'il y ait des effets analogues, c'est incontestable; un animal auquel on pratique une injection de spores de lycopodes meurt par asphyxie, par embolie pulmonaire, cela ne fait pas de doute, mais on arrive à la retrouver cette embolie, tandis que dans le cas de la cocaïne on ne la retrouve jamais. La perte de sensibilité, l'excitation, puis la résolution musculaire, sont des manifestations banales de toute asphyxie; et il est tout naturel que l'animal qui va mourir asphyxié par suite de l'embolie déterminée par une injection de spores de lycopode présente les phénomènes de l'asphyxie que présentent aussi les animaux succombant sous l'influence de la cocaïne, ou de toute autre substance déterminant la mort par asphyxie, les hypno-anesthésiques, ou même la strychnine, par exemple. Il n'y a donc rien d'extraordinaire à ce que, sous ce rapport, les phénomènes se ressemblent; mais je n'ai jamais vu, et je crois que personne n'a vu davantage, des accidents nerveux, comme ceux que détermine la cocaïne, produits par la circulation de spores de lycopode dans l'organisme.

Enfin, pour M. Maurel, d'autres substances leucocyticides agiraient exactement comme la cocaïne : telles seraient l'eau froide, c'est-à-dire à une température inférieure à 10°; l'eau chaude, à une température supérieure à 56°; et voilà où cette interprétation physiologique devient fantaisiste, le bromhydrate de quinine, le sublimé, les hypno-anesthésiques; tous ces produits si différents quant à leurs manifestations physiologiques détermineraient les mêmes phénomènes. Ce serait la simplification de la toxicologie, mais ces simplifications-là, lorsqu'il s'agit de toxicologie ou d'action physiologique, il ne faut malheureusement pas y ajouter beaucoup d'importance.

J'ai tenu à répéter devant vous ces deux expériences parce que je voulais vous bien persuader de cette importance considérable du degré de dilution sur l'évolution des accidents toxiques qu'il peut déterminer : cela montre combien M. Reclus a eu raison d'insister comme il l'a fait, dans la mise en pratique de son procédé, sur la nécessité de diluer le plus possible les solutions de cocaïne; vous voyez l'importance qu'il y a à n'injecter que ces solutions extrêmement diluées de cocaïne, parce que, si vous avez des accidents sous l'influence de l'introduction dans l'économie de ces solutions très diluées, vous pouvez au moins espérer les conjurer; tandis que si la solution est introduite dans l'économie à un titre concentré, quoi que vous fassiez, vous n'arriverez jamais à triompher de ces accidents.

L'effet des doses faibles de cocaïne est toujours excitant; celui des doses fortes, au contraire, toujours paralysant. Et ces phénomènes s'observent, non seulement sur des animaux relativement élevés dans l'échelle des êtres organisés, comme les cobayes, mais cela s'observe aussi sur les éléments anatomiques d'ordre infiniment plus humble, et même sur les cellules des végétaux. A ce sujet, il existe une intéressante expérience de Ugolino Mosso, sur le *Phaseolus multiflorus*, qu'il a entreprise pour opposer aux assertions contraires de MM. Paul Regnard et Raphaël Dubois, qui n'admettaient pas cette action anesthésiante de la cocaïne sur les phénomènes de la germination.

L'expérience de Ugolino Mosso consiste à prendre des graines de haricot multiflore et à faire germer ces graines en les mettant dans du coton imprégné de solutions plus ou moins concentrées, ou pour mieux dire plus ou moins diluées, de chlorhydrate de cocaïne. Lorsque le coton est imbibé avec une solution de chlorhydrate de cocaïne d'un titre égal ou inférieur à 1/2 pour 100, on voit que les phénomènes de la germination sont hâtés; si, au contraire, le titre de la solution de cocaïne atteint 1 pour 100 ou s'élève au-dessus de 1 pour 100, les phénomènes de la germination sont d'autant plus retardés que la dose de cocaïne est plus forte. Il peut même arriver que le protoplasma soit complètement tué sous l'influence d'une dose de cocaïne suffisante.

Des expériences du même genre ont été faites par Albertoni, qui a montré que, sous l'influence de solutions très diluées de cocaïne, les cils vibratiles des cellules épithéliales de la muqueuse de l'œsophage de la grenouille étaient également excités. Il pratiquait pour le démontrer une expérience très amusante, mais qui est trop délicate à faire pour qu'on puisse la reproduire dans un cours : elle consiste à étaler sur une lame de verre un œsophage de grenouille, à le mettre en contact avec une solution très faible de chlohydrate de cocaïne, puis à placer un petit corps étranger très léger à la surface des cils vibratiles; vous savez que ces cils vibratiles sont animés d'un mouvement régulier qui, à l'état normal, fait progresser ce corps étranger dans un sens déterminé; eh bien, sous l'influence d'une solution très diluée de chlorhydrate de cocaïne, le corps étranger progresse avec une rapidité beaucoup plus considérable que celle avec laquelle on le voit progresser à l'état normal. Lorsque la solution du chlorhydrate de cocaïne est trop concentrée, les cils vibratiles sont paralysés, la progression se fait plus lentement ou s'arrête même tout à fait. C'est d'ailleurs ce qui arrive dans toutes ces expériences lorsqu'on a atteint la dose paralysante; dans ce cas, quel que soit l'élément anatomique, végétal ou animal, sur lequel on fait agir le chlorhydrate de cocaïne, cet effet est définitif, la mort s'ensuit.

Ces phénomènes ont été observés par un grand nombre d'expérimentateurs, non seulement dans les circonstances que je viens de vous indiquer, mais encore sur des larves de lépidoptères, sur des amibes, sur les cils vibratiles de différentes cellules, sur les spermatozoïdes, sur les grandes cellules que l'on rencontre dans le sang de l'écrevisse, dont les mouvements amœboïdes sont ralentis ou facilités.

On a même observé que la cocaïne pouvait entraver la diapédèse des leucocytes; toutefois, leur pouvoir chimiotactique est conservé d'une façon absolue, comme l'ont démontré les expériences de MM. Massart et Bornet.

Enfin, les effets anesthésiques ont été confirmés également par Danilewsky sur tous les animaux. Dans tous les embranchements, qu'il s'agisse d'animaux avec ou sans système nerveux, à système nerveux localisé ou non, dans toutes les circonstances où l'on a pu observer, après une période plus ou moins prolongée d'action excitante, on a pu voir survenir une action paralysante et la diminution progressive, jusqu'à zéro, des propriétés physiologiques fonctionnelles de tous les tissus au contact desquels s'était trouvée la cocaïne. De plus, on peut assister au rétablissement des propriétés fonctionnelles de ces différents tissus lorsqu'un lavage convenable entraîne la cocaïne dont ils étaient imprégnés. La seule différence que l'on puisse observer a trait à l'ordre et à l'intensité suivant lesquels les divers éléments anatomiques sont impressionnés chez les individus élevés en organisation : par exemple, en ce qui regarde les tissus nerveux, le protoplasma moteur est plus résistant que le protoplasma sensitif, mais cependant il est atteint également.

Théoriquement, par conséquent, la cocaïne est un anesthésique général : si elle ne l'est pas pratiquement, c'est parce qu'elle est impossible à utiliser dans ce but à cause de la nécessité absolue qui s'impose alors d'arriver à une dose toxique pour obtenir l'effet anesthésique général. On a bien vu, parmi les accidents qui ont été relevés chez l'homme, une anesthésie plus ou moins généralisée se produire ; mais cette anesthésie ne s'est jamais montrée que dans les cas qui se sont malheureusement terminés par la mort ; de sorte que, si, au point de vue théorique, il est exact de dire que la cocaïne est un anesthésique général, au point de vue pratique, elle est absolument impossible à employer dans ce but, parce que cette action hypno-anesthésique n'est que le summum, une des conséquences extrêmes de son action toxique, et qu'il faut bien se garder de la réaliser.

Occupons-nous maintenant des phénomènes déterminés par l'absorption générale de la cocaïne. Ces effets peuvent être distingués en effets principaux et effets secondaires. Parmi les effets principaux, trois sont extrêmement frappants : ils consistent dans l'agitation, l'analgésie plus ou moins complète, la vaso-constriction : quant aux effets secondaires, ils ont trait aux modifications qui peuvent survenir dans les diverses fonctions.

Tout d'abord, il est évident, d'après ce que je vous ai dit, que le mode d'absorption et d'administration doit jouer un grand rôle. En effet, sous l'influence de l'ingestion stomacale, nous verrons l'absorption de cocaïne être fort peu active ; l'injection dans le tissu cellulaire sous-cutané, ou mieux encore, comme nous venons de le faire devant vous, tout à l'heure, l'injection intrapéritonéale, si facile à réaliser dans l'expérimentation physiologique, est infiniment plus active ; bien plus rapide encore, extrêmement rapide et active, peut-on dire, sera l'injection intra-veineuse. Mais il faut tenir compte également des espèces animales sur lesquelles se pratique l'injection : chez les animaux à sang froid, on observe une impressionnabilité beaucoup moindre sous l'influence de la cocaïne ; et cela se comprend parce que les animaux à sang froid réagissent en fonction de leur température, et nous verrons, plus tard, que la question de la température joue un rôle considérable dans la production des phénomènes toxiques déterminés par la cocaïne. La cocaïne n'est d'ailleurs pas la seule substance toxique pour laquelle l'influence de la température se fasse ressentir de cette façon. Étant donnée la température qui règne actuellement, nous ferions des injections de strychnine à des grenouilles que, bien certainement, il nous faudrait employer des doses énormes pour que cela produisît des accidents, alors qu'en été ces accidents se manifestent constamment avec un cinquantième de milligramme de strychnine.

Cependant, chez les animaux à sang froid, toute question de température à part, on a remarqué que l'excitabilité sous l'influence de la cocaïne est extrêmement faible, qu'elle est même à peu près nulle. Ainsi, une grenouille s'agite pendant quelque temps, elle saute; puis cette excitation légère fait très rapidement place à une paralysie plus ou moins accentuée, plus ou moins considérable, et même, lorsque la saison s'y prête, lorsque la température normale est de 20° ou 25°, on voit survenir très rapidement une paralysie marquée qui, chez la grenouille, caractérise absolument l'action de la cocaïne. On peut constater aussi l'exagération des réflexes, exagération s'épuisant et se récupérant facilement, ce qui prouve l'hyperexcitabilité de la moelle.

Chez les animaux à sang chaud, au contraire, et vous avez pu le voir par l'exemple de ces deux cobayes, c'est une agitation extrême qui caractérise la première période de l'absorption de la cocaïne : les animaux sont en proie à une impulsion motrice irrésistible, ils font des mouvements violents, continuels, ils sont comme affolés pendant des heures entières, se livrent à des courses prolongées autour de leur cage, à un exercice musculaire extrêmement violent. Si la dose est toxique, on voit survenir des accès convulsifs cloniques ou tonico-cloniques, des spasmes, des décharges tétaniques rappelant les effets de l'intoxication strychnique; et ces manifestations, bien entendu, sont en rapport avec la dose administrée, avec la masse de la substance toxique, la rapidité de la diffusion et le degré de dilution.

XXIIᵉ LEÇON

VARIATIONS DE L'INTENSITÉ D'ACTION DE LA COCAÏNE
AVEC LA TEMPÉRATURE CENTRALE ET LE DÉVELOPPE-
MENT DU SYSTÈME NERVEUX. — ACTION SUR LES DIF-
FÉRENTS APPAREILS.

La sensibilité à l'action de la cocaïne, chez les animaux à sang
chaud, varie avec deux conditions, accessoires en apparence, mais
qui sont extrêmement importantes. La première, c'est le degré de
température centrale du sujet, la seconde, plus importante encore,
est le développement du système nerveux central. Plus est élevé
le degré de température normale, plus est parfait et compliqué le
système nerveux de l'animal auquel on injecte de la cocaïne, plus
cet animal est sensible à son action toxique ; plus rapidement, par
exemple, et plus énergiquement aussi, se produisent chez lui les
accidents convulsifs. C'est ainsi qu'on peut observer la série décrois-
sante suivante : l'homme est le plus sensible à l'action de la cocaïne ;
viennent ensuite, parmi les animaux à sang chaud, les primates, les
canidés, les oiseaux, les équidés, les cavicornes, les rongeurs, enfin
les vertébrés inférieurs : pour le pigeon, par exemple, il faut des
doses quatre à cinq fois plus considérables que celles qui sont nécessaires chez le chien pour déterminer des accidents convulsifs.

Un fait remarquable consiste en ce que l'analgésie généralisée
qu'on peut obtenir est d'autant plus marquée que l'action excitante
observée est plus faible ; c'est-à-dire que plus un mammifère sera
sensible à la cocaïne au point de vue des convulsions, de l'excitation,
moins l'analgésie généralisée sera considérable chez lui. Ainsi cette
analgésie généralisée est assez peu marquée chez le chien qui est beaucoup plus sensible que le lapin à l'action de la cocaïne ; elle est plus
sensible chez le cobaye que chez le chien ; elle l'est davantage encore
chez le lapin, encore plus chez la grenouille, qui, elle, comme vous

l'avez vu, ne réagit par des convulsions, de l'excitation, sous l'influence de la cocaïne, que d'une façon passagère et tout à fait particulière.

D'autre part, cette analgésie ne débute pas en même temps que l'excitation motrice; elle tarde un certain temps à apparaître; mais elle finit cependant toujours par rejoindre l'excitation motrice et par coexister avec elle pendant un temps plus ou moins considérable. De plus, cette analgésie, ainsi que je vous l'ai déjà fait remarquer, est plus ou moins accentuée; elle n'est jamais complète, même lorsque la cocaïne est injectée à des doses telles que l'action toxique est assez considérable pour entraîner la mort.

Il résulte de ce fait un syndrome extrêmement remarquable et qui est tout à fait caractéristique de l'intoxication par la cocaïne, c'est le contraste entre cette agitation et l'analgésie qui l'accompagne. Cette opposition entre l'anesthésie tégumentaire et la suractivité motrice qui se traduit, comme vous allez le voir dans un moment chez les animaux qu'on a injectés devant vous, par des convulsions tétaniques, est des plus frappantes et des plus marquées, car ces animaux, pendant qu'ils seront en proie aux convulsions tétaniques, sont presque absolument insensibles quant à leur tégument externe; ce tégument forme en quelque sorte une enveloppe inerte, et les sens même sont complètement abolis, la vue, l'ouïe, le goût et l'odorat : on sait cela par l'expérimentation fortuite, par des accidents d'intoxication involontaire causés chez l'homme. On observe de plus, pendant cette première période de l'intoxication, une hyperexcitabilité notable des troncs nerveux sensitifs, tandis que les extrémités nerveuses sensitives sont, sinon incapables de transmettre les sensations, du moins ne possèdent plus ce pouvoir que d'une façon réduite, amoindrie. Au point de vue de la conductibilité sensitive, les troncs nerveux manifestent une conductibilité beaucoup plus considérable qu'à l'état normal. La preuve, c'est que les irritations, même modérées, lorsqu'elles peuvent arriver à franchir le tégument, déterminent des douleurs intenses qui se traduisent par une exaltation violente des réflexes. D'ailleurs, on observe à ce point de vue chez l'homme, aussi bien que chez les animaux, des modalités extrêmement différentes, modalités qui sont en relations fort étroites avec la susceptibilité de l'animal ou de l'individu pour la cocaïne.

Cette analgésie généralisée qui accompagne plus ou moins l'hyperexcitabilité déterminée par la cocaïne survient seulement dans la seconde phase de l'intoxication, et, la plupart du temps, surtout chez l'homme, alors que la vie est déjà compromise. A dose non mortelle, on observe plutôt, aussi bien chez l'homme que chez les animaux, de l'hyperesthésie, des troubles divers de la sensibilité, de la paresthésie, plutôt qu'une véritable analgésie.

Jusqu'à un certain point, comme vous le voyez, cette comparaison que l'on a faite de la cocaïne avec un curare sensitif paraît justifiée par les faits les plus saillants de l'expérimentation. Tous les deux, le curare comme la cocaïne, respectent les propriétés fonctionnelles des nerfs dans leur continuité, puisque, comme je viens de vous le dire, l'hyperexcitabilité des troncs nerveux sensitifs est plutôt accrue pendant la période d'intoxication par la cocaïne, de même que pendant la période d'intoxication par le curare la conductibilité des troncs nerveux moteurs est plutôt augmentée; mais dans les deux cas, cette conductibilité, motrice ou sensitive, ne se transmet pas, parce que, à cause de la modification que le curare ou la cocaïne déterminent dans la substance unissante des terminaisons nerveuses, le passage ne peut pas se faire. Il se produit exactement le même effet que si l'on vient à interrompre un circuit électrique par une substance isolante. Toutefois, dans le cas du curare, l'interruption de conductibilité motrice est parfaite; tandis que dans le cas de la cocaïne, la conductibilité sensitive persiste et se montre seulement plus ou moins diminuée. C'est ce qui fait qu'au premier abord on a pu croire que, sous l'influence de la cocaïne, il se passait au niveau de la substance unissante des terminaisons sensitives un phénomène identique à celui qui se passe pour le curare au point de vue de la substance unissante des terminaisons motrices.

A ne considérer que les résultats superficiels de l'expérimentation, surtout lorsqu'ils sont déterminés par les doses toxiques ou subtoxiques, ces deux substances, le curare d'un côté, la cocaïne de l'autre, semblent donc, au premier abord, n'intéresser que les terminaisons nerveuses, motrices pour le curare, sensitives pour la cocaïne. Les troncs nerveux conservent leur neurilité ou la présentent même à un degré plus élevé; mais cependant on rencontre des différences lorsqu'on veut poursuivre cette analogie dans la sphère des attributions de chacune de ces substances toxiques. Ainsi, tandis que le curare, à dose suffisamment élevée, paralyse les plexus nerveux vaso-constricteurs intravasculaires, au contraire, la cocaïne les surexcite, et jamais à aucun moment de son action la cocaïne ne détermine, même par un mécanisme secondaire, une action vaso-dilatatrice, tandis que nous voyons, au contraire, le curare déterminer cette action vaso-dilatatrice à une certaine période. De plus, la cocaïne exerce une action générale très intense et manifeste; tandis que le curare, comme vous le savez, exerce une action, on ne peut pas dire exclusivement, mais, dans tous les cas, très particulièrement localisée à la périphérie des terminaisons motrices.

Un dernier point sur lequel je dois attirer votre attention me reste à mettre en relief, c'est celui des effets vaso-constricteurs de la cocaïne parmi ses effets généraux. Ces effets vaso-constricteurs peuvent être très facilement étudiés chez certains animaux, chez le lapin par exemple, chez lequel les vaisseaux de l'oreille présentent ce phénomène à un degré très développé; mais c'est surtout chez l'homme, dans les accidents ou dans les alertes qu'on a relevés sous l'influence de la cocaïne, que ces phénomènes ont pu être particulièrement étudiés. Ainsi chez l'homme, et même sans que la cocaïne ait besoin de déterminer pour cela des accidents ou des alertes, on peut voir les muqueuses très fortement décolorées, la face et les mains d'une pâleur marmoréenne, les oreilles et les extrémités absolument glacées, en même temps que l'individu ressent une impression de froid à la périphérie; et cela, quoique sa température centrale soit plus élevée que la normale, comme il arrive dans le premier stade de la fièvre.

Nous allons pouvoir étudier maintenant, avec quelques détails qui seront nécessairement courts après toutes les indications que je vous ai données au point de vue de l'action générale de la cocaïne, l'influence particulière de cette substance sur chacun des grands appareils.

Sur le système nerveux tout d'abord. A cet égard, l'action de la cocaïne se rapproche par énormément de points de celle de la morphine. En effet, lorsque j'aurai à vous entretenir de l'intoxication chronique par la cocaïne, nous verrons que le tableau de cette intoxication se rapproche, dans une étroite mesure, de celui de l'intoxication par la morphine. Morphinomanie et cocaïnomanie sont deux affections dont on pourrait emprunter à l'une ou à l'autre des traits communs servant absolument à dépeindre dans leurs grandes lignes chacune des deux.

Ses manifestations sur les centres nerveux consistent surtout en une excitation de l'axe encéphalo-médullaire à laquelle fait suite, plus ou moins rapidement, une dépression accentuée. Les premières manifestations se produisent sur les hémisphères cérébraux; et elles se traduisent par des phénomènes qui vont précisément vous rappeler absolument les premiers phénomènes de l'intoxication morphinique : c'est de l'ivresse, un état de subdelirium, des accès de fureur ou d'attendrissement, de la loquacité, de l'exhilaration, des troubles intellectuels. Comme je vous le disais tout à l'heure, on parlerait de la morphine, que l'on pourrait répéter presque exactement les mêmes expressions; elles s'appliqueraient parfaitement aux premières manifestations excitantes déterminées par l'action de la morphine. Toutefois, l'exhilaration cocaïnique diffère de l'exhilaration morphinique, en ce qu'elle est plus bruyante, plus expansive, plus facilement et plus largement accompagnée de manifestations extérieures, véhémentes.

Puis, sous l'influence de l'impression des différents centres par la cocaïne surviennent de l'exaltation motrice d'abord, enfin des troubles respiratoires, des troubles cardiaques, qui rentrent, ceux-là, dans la description des phénomènes relatifs à l'action de la cocaïne sur la circulation et sur la respiration.

Sur le cœur et la circulation, l'action de la cocaïne se traduit surtout par de l'accélération, des irrégularités, des intermittences. Vous pourrez voir cela très nettement sur les tracés qu'on va vous faire passer et qui sont relatifs à des graphiques obtenus avec des cœurs de grenouilles sous l'influence de doses suffisantes de cocaïne et à une époque de l'année où les grenouilles répondent beaucoup plus facilement que maintenant à l'action toxique de la cocaïne; ce sont des graphiques obtenus pendant l'été. Vous pourrez voir, par la comparaison de ces trois graphiques, d'abord une augmentation d'amplitude assez considérable, puis une accélération des contractions cardiaques au début; puis, du ralentissement et de l'arythmie à une période suffisamment avancée de l'intoxication.

Les petites doses déterminent une augmentation d'amplitude, et cette augmentation est surtout accentuée chez les animaux à sang froid, parce que, ainsi que j'ai déjà eu plusieurs fois l'occasion de vous le dire, les doses plutôt moyennes chez les animaux à sang froid correspondent aux doses très faibles chez les animaux à sang chaud, c'est-à-dire que l'action excitante chez les animaux

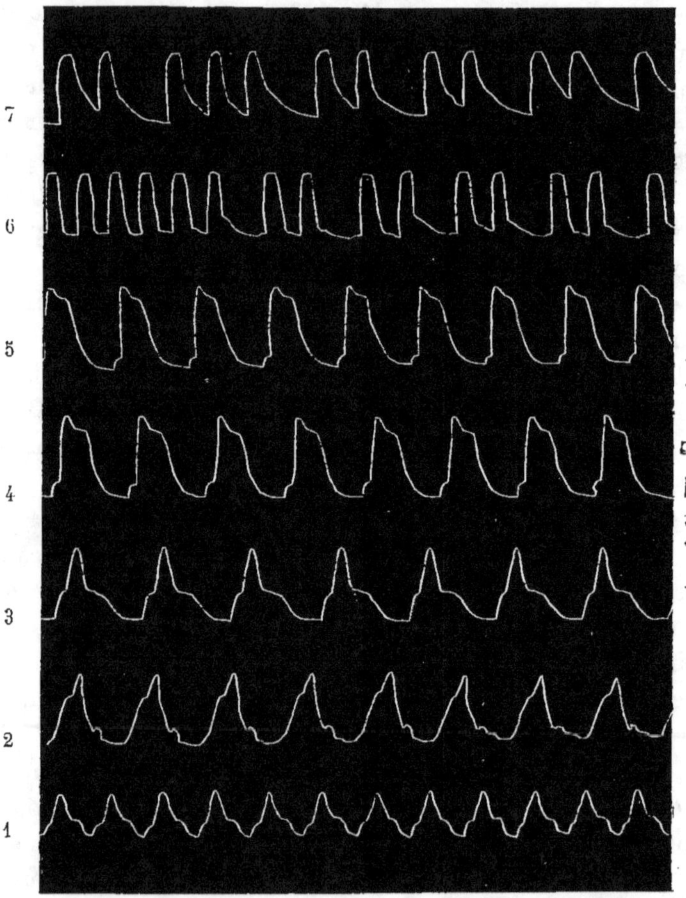

Fig. 36. — Action de la cocaïne sur le cœur de la grenouille.

1 tracé normal.
2 à 5 ralentissement progressif avec augmentation d'amplitude.
6 et 7 arythmie.

à sang froid se produit par des doses élevées, qui correspondent à des doses faibles chez les animaux à sang chaud.

A ce point de vue, on peut dire que la cocaïne se conduit comme un tonique du cœur; elle augmente l'énergie des contractions cardiaques et, comme je vous l'ai fait voir dans notre dernière réunion, elle peut déterminer, chez les animaux à sang froid, la mort du cœur avec le ventricule en systole, absolument comme nous avons vu les poisons cardiaques proprement dits, dont la digitaline est le type, déterminer cette mort du cœur. Chez la grenouille, on observe également l'arrêt des cœurs lymphatiques, dû à la paralysie de la moelle. Sous l'influence de la cocaïne, le pneumogastrique se trouve d'abord excité, aux faibles doses, puis paralysé, lorsque les doses sont suffisantes.

L'augmentation de pression, cela va presque sans dire, est considérable parce que la vaso-constriction généralisée est la règle sous l'influence de la cocaïne ; et cette augmentation de pression est précédée, comme l'ont montré les recherches de Vulpian, d'une période passagère d'abaissement, période très remarquable, surtout avec les doses faibles, et qui coïncide avec un ralentissement également passager. Au point de vue toxique, cela n'a aucune importance, parce que, lorsque l'action toxique de la cocaïne se produit chez l'homme et chez les mammifères supérieurs, la dose est toujours suffisante pour qu'on passe par-dessus cette phase préalable de ralentissement et d'abaissement de pression. Elle n'a d'intérêt que relativement à la physiologie du cœur, et, à ce point de vue, les recherches de Vulpian sont des plus intéressantes et précises. Dans une de ses expériences, par exemple, la pression carotidienne chez un chien était de 13 centimètres de mercure avant l'introduction de la cocaïne : elle est tombée à 9 centimètres sous l'influence de l'injection d'une petite dose ; puis, sans qu'une nouvelle quantité de cocaïne ait été introduite dans la circulation de l'animal, elle est remontée, au bout de peu de temps, à 21 centimètres, dépassant, par conséquent, de près de moitié la pression primitive. C'est à l'action exercée par la cocaïne à la surface de l'endocarde que seraient dues ces modifications, d'après Vulpian.

A cette première période de ralentissement, non seulement l'influence du pneumo-gastrique est conservée, mais elle est même augmentée, parce que l'action première est toujours une excitation. De plus, les réflexes vasculaires sensitifs, c'est-à-dire ces réflexes qui ont leur point de départ dans l'excitation du tégument, se trouvent diminués ou abolis parce que le tégument est à peu près inerte et incapable de laisser passer les excitations auxquelles on le soumet.

Ces manifestations disparaissent bientôt, pour faire place aux phénomènes durables de l'action de la cocaïne, consistant surtout en une élévation de pression et une accélération. Le pouls est accéléré et intermittent; et l'on peut constater la disparition du dicrotisme et des petites oscillations ondulatoires qu'on peut observer dans la portion descendante de la courbe, lorsqu'on recueille au sphygmographe le tracé du pouls d'un individu. L'excitation du centre vaso-moteur et des plexus nerveux intra-vasculaires est, en effet, accompagnée d'une diminution de l'élasticité des vaisseaux, diminution qui est d'autant plus remarquable que la dose de cocaïne injectée est, elle-même, plus considérable. La vaso-constriction est la règle, même avec les doses faibles ; à la condition, bien entendu, qu'on lui laisse le temps de se produire si la dose est suffisamment petite pour déterminer l'abaissement de pression et le ralentissement cardiaque dont je parlais tout à l'heure. En même temps que cette vaso-constriction on peut observer, comme cela ressort très nettement des recherches d'Ugolino Mosso, dont j'ai déjà eu plusieurs fois l'occasion de vous entretenir, une diminution notable du volume des membres avec la disparition des oscillations respiratoires et des ondulations de Traube et Hering qu'on observe, le plus généralement, lorsqu'on prend des tracés pléthysmographiques chez un animal ou chez un individu normal.

La cocaïne exerce également une action sur le sang, et cette action consiste en une augmentation de la teneur en oxygène du sang artériel, tandis que la teneur en oxygène du sang veineux est diminuée; en d'autres termes, l'écart normal en oxygène entre le sang artériel et le sang veineux est augmenté.

La respiration est affectée, naturellement, à peu près dans les mêmes conditions que la circulation et le cœur. A doses très faibles, la cocaïne doit être considérée comme un véritable stimulant respiratoire, en ce sens que, sous son influence, on observe un accroissement de la quantité d'air qui traverse les poumons dans un temps déterminé. C'est là, d'ailleurs, une résultante de l'influence exercée directement par la cocaïne sur les centres respiratoires. L'accélération respiratoire coïncide donc, et c'est tout naturel, avec l'accélération cardiaque; mais cette accélération est accompagnée d'une diminution notable de l'amplitude des mouvements respiratoires.

C'est là un fait qu'il ne faut jamais perdre de vue lorsqu'on soumet un individu à l'action de la cocaïne dans le but d'en obtenir une action analgésiante : dans ces cas, il faut penser à faciliter la respiration de l'individu, et surtout l'acte expiratoire, par tous les moyens possibles, et, par conséquent, éloigner toutes les causes pouvant entraver la respiration, exiger, par exemple, que les femmes détachent leur corset, qu'elles ne soient pas gênées par des vêtements, exactement comme on le ferait avec les hypno-anesthésiques.

L'arrêt de la respiration se produit, sous l'influence de la cocaïne, par une tétanisation des muscles respiratoires; et elle se réalise avant l'arrêt du cœur, par suite de l'immobilisation tétanique du diaphragme.

Que va devenir la température sous l'influence de la cocaïne? Messieurs, la réponse à cette question est déjà contenue implicitement dans ce que je viens de vous exposer précédemment relativement à l'action exercée par la cocaïne sur le cœur et sur la respiration. Cependant, il y a plus à dire. Sous l'influence de la cocaïne on voit non seulement la température s'élever, mais encore la production de chaleur augmenter. La cocaïne a été qualifiée, en effet, de *substance fébrigène*, et cette appellation lui convient dans la perfection. La température centrale est augmentée dans une proportion énorme; chez le chien, par exemple, sous l'influence de doses toxiques de cocaïne, même non mortelles — j'insiste sur ce point, — on peut voir la température s'élever jusqu'à 43° au moment des convulsions cloniques. Et cependant, avec cette température centrale extraordinairement élevée coïncide, comme je vous le disais antérieurement, un refroidissement périphérique des plus accentués, refroidissement qui est très sensible au seul contact de la main. On peut, évidemment, faire intervenir l'action tétanisante de la cocaïne pour expliquer cette élévation de température; mais l'action tétanisante, à elle seule, n'est pas suffisante; car, si l'on vient à curariser un chien pour empêcher le développement de chaleur dû au travail mécanique produit par les accès tétaniques, on voit que la température, sans atteindre le chiffre de 43° que je vous citais tout à l'heure, atteint très facilement 39° et même 40°, alors que l'animal est absolument incapable, par sa curarisation antérieure, de faire un mouvement dont le développement de chaleur d'origine mécanique viendrait s'ajouter à la production de chaleur déterminée par la cocaïne : pendant toute la durée de l'expérience, la température du cerveau reste supérieure à celle du rectum. Il y a donc, sous l'influence de cette substance, *économie de chaleur*, puisqu'il y a vaso-constriction et refroidissement périphérique. Mais il y a encore une action évidente sur les centres thermogènes, action qui semble toute naturelle, puisque, comme je vous l'indiquais tout à l'heure, la cocaïne exerce sur les centres encéphaliques une action qui se traduit par l'excitation de tous les phénomènes ressortissant à ces centres, c'est-à-dire phénomènes cardiaques, phénomènes respiratoires, phénomènes vasomoteurs, et, par conséquent aussi, phénomènes de thermogénèse. Ugolino Mosso aurait même constaté la persistance de cette élévation thermique après section de la moelle.

Sur le système musculaire, la cocaïne exerce une action au sujet de laquelle j'aurai peu de chose à vous dire maintenant, parce que je vous ai montré, dans notre réunion précédente, que cette action pouvait s'exercer aussi bien par suite de l'imprégnation locale par la cocaïne qu'en vertu de son action diffusée (voir fig. 34). Cette action consiste, comme toujours lorsqu'il s'agit de la cocaïne, en une excitation aux doses faibles et en une paralysie aux doses plus élevées. Cette excitation du tissu du système musculaire se traduit, lorsque la cocaïne est ingérée, par une augmentation des mouvements péristaltiques de l'estomac et de l'intestin. En effet, il est beaucoup de personnes chez lesquelles l'ingestion buccale de très petites quantités de cocaïne détermine des accidents diarrhéiques qui sont dus, tout simplement, à l'excitation exagérée des fibres musculaires de l'intestin. Sous l'influence de doses fortes, au contraire, on observe la paralysie de la tunique musculaire que le courant d'induction n'est même plus capable de faire contracter. Le même phénomène se montre en ce qui regarde les fibres lisses des vaisseaux.

Chez le chien, on peut vérifier ces phénomènes en recueillant le tracé du gastrocnémien après avoir injecté sous la peau une quantité de 1 milligramme de chlorhydrate de cocaïne par kilogramme d'animal, sous l'influence de laquelle on voit se produire une augmentation d'énergie très notable de la contraction musculaire. Lorsque la paralysie s'est produite dans un muscle ou un groupe de muscles d'un animal à sang chaud, si l'on vient à faire le lavage de ces muscles, par circulation artificielle, avec la solution physiologique de chlorure de sodium et à entraîner ainsi la cocaïne, on voit le muscle revenir intégralement à son état normal, l'influence de la cocaïne étant immédiatement supprimée dès que le contact avec les éléments anatomiques n'existe plus. Cette action diffusée est donc tout aussi transitoire que l'action locale, et susceptible, comme elle, de disparaître rapidement par le simple éloignement de la substance active.

Chez l'homme, on peut constater qu'une dose de cocaïne de 1 décigramme, administrée par la voie buccale, détermine une augmentation d'énergie musculaire qui se traduit très facilement par l'enregistrement du travail des fléchisseurs d'un doigt, au moyen de l'ergographe de Mosso.

Cet effet renforçant sur les muscles apparaît bien plus nettement sur les muscles fatigués ou bien après une période de jeûne. Ce sont précisément des observations de ce genre qui avaient amené à utiliser la cocaïne comme stimulant général du système nerveux. J'aurai à revenir sur ce point dans un moment, lorsque je vous parlerai de l'action de la cocaïne sur la nutrition en général.

Mais cette amélioration, si l'on peut dire ainsi, des muscles épuisés par la fatigue ou par l'absence de réfection, est absolument temporaire et ce n'est d'ailleurs pas là un caractère particulier à la cocaïne. Nous avons vu l'année dernière, quand nous avons étudié la caféine, qui se rapproche beaucoup de la cocaïne sur ce point, que l'augmentation d'énergie qu'on pouvait obtenir, le coup de fouet musculaire déterminé par l'emploi de ces substances, constituaient une excitation tout à fait temporaire, dont la durée était d'autant plus courte que la fatigue musculaire ou l'insuffisance de nutrition des muscles était plus considérable [1].

Enfin, un symptôme qu'on observe presque toujours quand l'action toxique de la cocaïne a été suffisamment intense consiste dans une certaine maladresse musculaire par persistance de l'obtusion de la sensibilité tactile, lorsque les muscles ont été influencés pendant un temps assez considérable.

La cocaïne exerce également une action excitante sur les sécrétions. Elles sont d'abord augmentées pendant la phase d'excitation, puis elles sont ensuite diminuées. En dehors du ptyalisme qui est un phénomène en quelque sorte banal des accidents d'intoxication par la cocaïne, ptyalisme suivi d'une diminution dans la sécrétion des diverses glandes salivaires et d'une sécheresse accentuée de la

---

1. ACTION DE LA CAFÉINE ET DES CAFÉIQUES SUR LA NUTRITION. Leçons publiées dans le *Bulletin général de thérapeutique*, t. CXXXV, p. 753 et 833 (1898). *V.*

bouche, il faut signaler des mictions fréquentes à la suite d'empoisonnement, et quelquefois une polyurie qu'on a vue persister pendant plusieurs jours, voire pendant plusieurs semaines. C'est là le cas le plus remarquable de l'augmentation notable des sécrétions sous l'influence de la cocaïne.

Mais il est une glande sur laquelle la cocaïne paraît exercer une action particulière, et elle est importante à considérer, non seulement au point de vue de l'action physiologique de la cocaïne, mais encore, dans une certaine mesure, au point de vue de l'utilisation médico-légale de cette action : je veux parler du foie.

Le foie, comme vous le savez, exerce vis-à-vis de toutes les substances toxiques une action qu'on peut dire préservatrice, anti-toxique dans tous les cas, et qui résulte de ce fait que les cellules hépatiques emmagasinent la substance étrangère à la composition chimique de l'organisme, modifient dans une certaine mesure la constitution moléculaire de cette substance toxique et, par conséquent, réduisent, dans une mesure proportionnelle, la quantité de substance toxique qui pourra impressionner ensuite les différents organes de l'économie.

Eh bien, en ce qui concerne la cocaïne, cette modification que les cellules hépatiques font subir à l'alcaloïde dans le parenchyme hépatique s'accompagne de modifications dans leur structure histo-logique, très bien mises en évidence dans ces dernières années par Ehrlich, qui a fait des recherches fort intéressantes à ce sujet et montré que cette altération consiste en une dégénérescence vacuolaire des cellules hépatiques. A l'examen microscopique, on voit ces cellules énormément augmentées de volume, leur proto-plasma est raréfié et refoulé autour du noyau, qui est lui-même atrophié; et, en même temps, on constate la disparition plus ou moins complète du glycogène. D'autre part, on a relevé encore la dégénérescence graisseuse de quelques cellules hépatiques et des cellules des voies biliaires et sanguines. Lorsque l'animal succombe à une intoxication relativement lente par la cocaïne, le foie est considérablement hypertrophié, de coloration pâle, anémique, et on observe sur certains points de la coupe des taches de congestion et des foyers de nécrose. C'est surtout au niveau de ces régions que Ehrlich a pu observer les altérations du parenchyme que je vous signalais tout à l'heure.

En raison de ce fait que la cocaïne pourrait être envisagée, à la rigueur, comme un anesthésique général, il est intéressant de voir ce que deviennent les réflexes sous son influence. Eh bien, comme tous les autres phénomènes, les réflexes sont excités par les doses faibles et diminués par les doses fortes. Cela s'observe surtout en ce qui concerne le réflexe rotulien, et il y a à ce point de vue une action tout à fait particulière exercée par suite d'influence médullaire, puisque Ugolino Mosso a pu faire cette expérience : injecter à un chien une petite quantité de cocaïne, constater que les réflexes étaient, à ce moment, exagérés sous l'influence de cette petite dose, sectionner la moelle allongée de façon que les réflexes disparaissent complètement; puis injecter une nouvelle quantité, massive celle-là, de chlorhydrate de cocaïne par voie intra-veineuse et, sous l'influence de cette quantité massive, voir pendant un certain temps reparaître, avec exagération par rapport à sa manifestation primitive, le réflexe rotulien qui avait disparu d'abord au moment de la section de la moelle.

De plus, comme je vous l'ai déjà indiqué, on doit au même physiologiste une étude des réflexes vésicaux sous l'influence de l'action de la cocaïne, étude de laquelle il résulte que les réflexes vésicaux persistent pendant la période intense de l'intoxication, après avoir été suspendus pendant les quelques instants qui suivent immédiatement l'injection. C'est le pléthysmographe qui lui a permis de faire cette expérience et de vérifier que, s'il y avait une période fort courte pendant laquelle les réflexes vésicaux disparaissaient au moment où se fait l'injection, ces réflexes ne tardaient pas à reparaître et à persister pendant toute la durée de l'opération, ce qui lui avait permis de mettre en doute, l'un des premiers, l'hypothèse du fameux curare sensitif que nous avons discutée à plusieurs reprises.

La cocaïne exerce sur la nutrition une action extrêmement importante et pour l'explication de laquelle le temps me manque un peu. D'ailleurs, pour mener à bien cette question, il me suffirait de reprendre, pour ainsi dire un à un, tous les arguments que j'ai eu l'occasion de vous exposer l'année dernière lorsque je traitais de l'action de la caféine et du groupe des caféiques sur la nutrition. J'ai invoqué, en effet, à ce moment, comme terme de comparaison, l'action exercée sur la nutrition par la cocaïne et l'on pourrait faire de chacune de ces actions un tableau absolument identique. Je vous prierai donc de vous reporter, pour les détails de cette discussion, à l'étude que j'ai publiée l'an dernier dans le *Bulletin général de thérapeutique*. Je vous rappelle simplement que mon but était surtout de combattre cette théorie de l'*aliment d'épargne*, qui est maintenant d'ailleurs, je crois, tout à fait ruinée. Pas plus la caféine que la cocaïne ne sont des aliments d'épargne; et non seulement la cocaïne n'épargne rien, mais, au contraire, elle brûle; voilà ce qu'il est exact de dire.

Sous l'influence de la cocaïne, on voit en effet, et à un degré beaucoup plus considérable encore que sous l'influence des caféiques, une excitation générale des échanges dans l'organisme, une augmentation très notable de tous les matériaux de déchets, augmentation de l'azote total, augmentation des chlorures, augmentation de l'acide sulfurique, augmentation de l'acide phosphorique; enfin, une utilisation intense des réserves. C'est précisément grâce à cette utilisation possible des réserves que la cocaïne, comme les caféiques, est capable de donner à l'organisme ce coup de fouet dont je parlais tout à l'heure, qui fait que lorsqu'une solution diluée ou une quantité faible de cocaïne vient à être introduite dans l'organisme d'un individu fatigué, il éprouve cette sensation de *défatigue* que produit précisément aussi l'action des caféiques. Mais cette action est essentiellement transitoire. Si l'on veut la faire persister, il faut avoir recours à une nouvelle ingestion de cocaïne, comme à une nouvelle ingestion de caféine, et cela conduit fatalement à une usure exagérée de l'organisme. C'est précisément par des phénomènes de ce genre que se traduit l'abus de la cocaïne, abus qui peut entraîner, comme nous le verrons, des accidents graves; amener au cocaïnisme chronique. C'est, en réalité, la ruine physiologique de l'organisme à laquelle on peut assister par l'exagération des combustions organiques, ruine qui est encore plus intense que celle à laquelle entraîne l'emploi abusif des caféiques.

Étudions maintenant, car le sujet en vaut la peine, l'action de la cocaïne sur l'homme dans les différentes circonstances où cette substance est employée; et, tout d'abord, voyons ce qu'on peut appeler la dose physiologique, pour passer ensuite à la dose toxique.

A dose physiologique, il résulte de ce que je viens de vous dire que la cocaïne est un excitant de l'axe encéphalo-médullaire, avec prédominance médullaire. En effet, je n'ai qu'à vous rappeler quelques-uns des phénomènes que nous avons déjà passés en revue, action exercée par la cocaïne sur l'encéphale, sur le bulbe, sur la moelle, sur le sympathique, pour que cette assertion soit absolument prouvée.

Sur le sympathique, par exemple, la propulsion en avant des globes oculaires, la mydriase, l'agrandissement des paupières se produisent exactement comme sous l'influence de la faradisation du bout supérieur du cordon cervical sympathique. L'accélération cardiaque et l'élévation de la pression sanguine, succédant au ralentissement et à l'abaissement primitifs, lorsqu'ils se produisent sous l'influence de très faibles doses, constituent encore des phénomènes dépendant de l'action excitante déterminée par la cocaïne sur le sympathique : c'est, en effet, à la première impression excercée sur la surface de l'endocarde qu'il faut rapporter le ralentissement et l'abaissement passagers, comme l'ont montré les recherches de Vulpian. Chez le lapin, on observe une anémie constante des vaisseaux auriculaires.

En ce qui concerne la moelle, la fréquence excessive des contractions cardiaques, l'hyper-excitabilité réflexe sont des preuves absolument convaincantes de l'action excitante des petites doses.

Sous la dépendance du bulbe, nous avons les modifications du rythme respiratoire et les modifications des vaso-moteurs.

Enfin, en ce qui concerne l'encéphale, les impulsions motrices irrésistibles, impulsions qui arrivent même jusqu'aux convulsions quand la dose est suffisante, les phénomènes d'ivresse, sont plutôt des manifestations toxiques.

J'ajoute que l'action sur l'encéphale est beaucoup plus intense chez l'homme que chez les autres animaux; et, comme nous le verrons tout à l'heure, cette action est proportionnelle à la quantité de substance nerveuse encéphalique que possède l'animal sur lequel agit la cocaïne.

A dose toxique — et nous verrons tout à l'heure ce qu'il faut entendre, ou du moins nous essayerons de déterminer ce qu'il faut entendre par ces mots dose toxique et dose physiologique, — à dose toxique, ce sont des convulsions, d'abord toniques puis rapidement cloniques, qui apparaissent; et il faut nous souvenir ici d'un fait important, c'est que la dose convulsivante n'est pas toujours la dose mortelle; elle est souvent une dose mortelle, mais elle n'est pas toujours fatalement la dose mortelle.

Ces convulsions peuvent être arrêtées dans un certain nombre de circonstances. Lorsqu'on vient, par exemple, à pratiquer la section de la moelle chez un animal cocaïnisé et en cours de convulsions, on arrête immédiatement ces convulsions. Elles ne peuvent donc pas être attribuées à une excitation directe de la moelle. Elles ont été attribuées par certains physiologistes à une excitation des zones motrices de l'encéphale ; par d'autres à une excitation de la zone bulbo-protubérantielle — et je crois avec beaucoup plus de raison, car, à la période convulsive, l'excitabilité de l'écorce cérébrale est diminuée, — ce qui expliquerait beaucoup plus facilement l'ensemble des phénomènes toxiques qu'on peut observer sous l'influence de la cocaïne.

L'atropine, le chloral, le chloroforme sont également capables, dans une certaine mesure et à un certain moment, d'arrêter ces secousses convulsives; mais la morphine les exalte, ou les fait apparaître à dose moindre.

Vous avez vu cet animal auquel nous avons injecté, au commencement de notre réunion, 1 centigramme de chlorhydrate de cocaïne, dose bien insuffisante pour déterminer chez lui des accidents convulsifs; nous allons maintenant lui injecter une solution de 2 centigrammes de chlorhydrate de morphine, et vous allez voir qu'au bout de peu de temps les convulsions cocaïniques, qui ne s'étaient pas produites, par suite de l'insuffisance de la dose de cocaïne, vont être déterminées par l'influence ultérieure de la morphine qu'on lui injecte en ce moment. Il y a d'ailleurs un fait qui est connu depuis un certain temps, et qui concorde avec cette observation, c'est que les morphinomanes peuvent, impunément, absorber des quantités assez considérables de cocaïne, et cela par suite de la dépression de l'excitabilité de leurs cellules cérébrales sous l'influence de la morphine. On pourrait renverser la proposition si l'individu était un cocaïnomane et qu'il absorbât ensuite de la morphine à une période avancée de son intoxication cocaïnique : la dépression des cellules cérébrales par la cocaïne nécessiterait, pour qu'elles fussent impressionnées, l'absorption d'une forte quantité de morphine.

Messieurs, j'insistais, il y a un moment, sur l'influence de la température relativement à l'action des convulsions, et je vous disais que la dose convulsivante varie avec la température centrale de l'animal, qu'elle est d'autant plus faible que la température est plus élevée. MM. Richet et Langlois, qui ont observé les premiers ce phénomène, pensaient qu'il se faisait une sorte de combinaison chimique entre la cellule vivante et la cocaïne qui aurait diffusé du sang dans les tissus, que cette combinaison s'effectuait seulement à une température déterminée et qu'elle était plus ou moins complète suivant cette température. C'est une explication certainement, mais cette interprétation est un peu difficile à accepter; et, en somme, elle est contredite par une expérience facile à répéter; c'est la suivante :

Si l'on vient à échauffer des grenouilles en les mettant dans de l'eau à 30°, par exemple, on voit qu'elles ont très difficilement des convulsions : je ne vais pas jusqu'à dire qu'elles n'en ont pas d'une façon absolue, mais c'est tout à fait l'exception de voir des convulsions éclater chez elles, même après un temps assez long de séjour dans cette eau chauffée à 30°.

D'un autre côté, si l'on vient à refroidir des chiens à 28°, on observe encore chez eux des convulsions, très atténuées, c'est vrai, mais dont le caractère convulsif, le caractère spasmodique est absolument net, absolument précis.

Par conséquent ces deux expériences sont loin de venir à l'appui de cette interprétation de MM. Richet et Langlois.

Là où je crois que leur interprétation est beaucoup plus exacte, c'est en ce qui regarde les relations existant entre la dose convulsivante et la masse cérébrale. Cette fois leurs recherches sont absolument nettes, absolument précises, et ont été couronnées de succès quant à l'expérience.

La cocaïne, vous ai-je dit à plusieurs reprises, est à peine convulsivante, on pourrait même dire pas du tout convulsivante pour les animaux à sang froid. Mais, à dose de substance active proportionnellement la même par rapport au poids, on observe que, chez les animaux de même espèce, l'animal à poids moindre est toujours le plus sensible à l'action de la cocaïne. En d'autres termes, la dose de cocaïne nécessaire pour produire une action convulsivante est d'autant plus petite que la masse cérébrale est proportionnellement plus grande chez l'animal, peut-être même chez l'individu. La dose mortelle suit de très près cette proportion.

Le tableau que j'ai fait placer ici reproduit précisément les faits que je vous signale en ce moment.

Chlorhydrate de cocaïne. — Dose convulsivante.

ESPÈCES ANIMALES	POIDS DU CERVEAU RAPPORTÉ AU KILOG. D'ANIMAL EN GRAMMES	DOSES CONVULSIVANTES EN GRAMMES
Lapin.	4 grammes.	0 gr. 180
Cobaye.	7 —	0 070
Pigeon.	8 —	0 060
Chien.	9 —	0 020
Singe.	18 —	0 012
Homme.	35 —	0,002 à 0,003
Grenouille.	6 (environ).	0,080 à 0,100
Tanche.	6 —	0,080 à 0,100
Tortue.	3 —	0,200

	INJECTIONS INTRA-VEINEUSES	
	Dose convulsivante.	Dose mortelle.
Chien.	0,002	0,003 à 0,005
	Par kilog. d'animal.	

Nous ne nous occupons que des animaux à sang chaud, parce que les animaux à sang froid font vraiment exception dans ce cas particulier, et pourtant l'observation leur paraît également applicable, comme il résulte des chiffres du tableau. Vous pouvez voir que par kilogramme de lapin, le cerveau pesant 4 grammes, la dose convulsivante est de 180 milligrammes de chlorhydrate de cocaïne. Cette dose devient de plus en plus faible suivant que chez le cobaye, chez le pigeon, chez le chien, chez le singe et enfin chez l'homme, le poids proportionnel du cerveau augmentant dans une notable mesure par rapport au kilogramme d'individu, la sensibilité à l'action de la cocaïne s'accroît dans une mesure bien supérieure encore. Il n'y a évidemment pas de comparaison entre les 180 milligrammes de chlorhydrate de cocaïne, dose convulsivante pour le kilogramme de lapin, et les 12 milligrammes dose convulsivante pour 1 kilogramme de singe ; et la proportion est infiniment plus considérable encore si l'on vient à l'homme, chez lequel une dose de 2 à 3 milligrammes seulement réalise la dose convulsivante par kilogramme d'individu. Par conséquent, sous ce rapport, l'observation de M. Richet est absolument précise, absolument nette, et vous savez sans doute — nous aurons à y revenir lorsque nous allons étudier bientôt certains hypnotiques, — vous savez qu'il y a une relation très étroite entre l'action exercée par les substances possédant une action élective sur les cellules nerveuses et le poids proportionnel du cerveau, par rapport à l'individu ou à l'animal chez lequel ces substances agissent.

Chez l'homme, l'action de la cocaïne se traduit de façons différentes et qu'il est assez important d'étudier, parce que de cette étude ressortiront, tant au point de vue thérapeutique qu'au point de vue toxicologique médico-légal, des conclusions assez intéressantes.

Tout d'abord l'action analgésiante ne se produit pas chez lui par un mécanisme autre que celui au moyen duquel nous l'avons vue se produire chez les animaux. Elle est la conséquence d'une action physico-chimique locale, suspendant d'une façon momentanée les fonctions physiologiques des éléments anatomiques au contact desquels les solutions de cocaïne sont placées.

Mais les effets généraux sont extrêmement variables si les effets locaux sont invariables; et, comme pour toutes les substances qui affectent l'encéphale, la réaction dépend, dans une très notable mesure, de ce que j'appellerai la qualité de la cellule de l'individu, ce qui fait que nous aurons des individus extrêmement sensibles à l'action de la cocaïne, comme nous voyons des individus extrêmement sensibles à l'action de la morphine, comme il y en a d'extrêmement sensibles à l'action de l'atropine, en un mot, de toutes les substances qui ont, je le répète, une action particulière sur les cellules nerveuses; et le mode de manifestation toxique de chacun sera sous la dépendance très étroite de la réactivité de ses cellules. De même que chaque individu fait, d'une façon générale, *sa maladie*, qu'il s'agisse de fièvre typhoïde, de syphilis, etc., de même chaque individu fait *son empoisonnement* en lui imprimant le cachet particulier de son idiosyncrasie cellulaire.

Si les effets généraux sont extrêmement variables, et variables avec la qualité de la cellule nerveuse de l'individu, il est cependant un certain nombre de symptômes constants qu'on observe toujours dans tous les cas d'intoxication plus ou moins grave sous l'influence de la cocaïne; ce sont les suivants. D'abord une pâleur extrême de la face, une accélération notable des contractions cardiaques; une respiration fréquente et superficielle; de l'angoisse précordiale; une perte plus ou moins complète de la connaissance avec sentiment de mort prochaine; en un mot, un état de collapsus tout à fait voisin du coma.

Chez l'homme, la dose convulsivante peut être fixée grâce aux accidents étudiés de très près; et cette dose convulsivante, déterminée en vertu de l'expérience acquise par ces accidents, est celle reproduite dans le tableau ci-dessus en fonction du poids moyen du cerveau par rapport au kilogramme d'individu vivant. Ce chiffre varie entre 2 et 3 milligrammes; en effet, la quantité de 20 centigrammes, c'est-à-dire 200 milligrammes de chlorhydrate de cocaïne administrés en une seule fois et dans une solution relativement concentrée, est une quantité certainement convulsivante. Remarquez bien que je ne dis pas mortelle, en ce moment, je dis simplement convulsivante, mais j'ajoute qu'entre la dose convulsivante et la dose mortelle l'écart est souvent extrêmement faible; et, comme preuve, vous n'avez qu'à vous reporter à la dose convulsivante et à la dose mortelle inscrites au bas de ce tableau et déterminées expérimentalement chez le chien par la voie d'injections intra-veineuses.

Donc, chez l'homme, la dose de 20 centigrammes de cocaïne, injectée en une fois ou dans un espace de temps restreint, est une dose toxique, une dose qui, incontestablement, engage la responsabilité de celui qui a fait cette injection, ou ces injections dont la somme serait égale à 20 centigrammes dans un temps très court.

Dans ce cas, exactement comme pour l'animal, on voit survenir des accidents convulsifs d'emblée, accidents qui consistent surtout en excitation variable suivant la dose, suivant le degré de dilution, mais qui donne aussi naissance à des phénomènes variables suivant la réactivité de l'individu, comme je le disais tout à l'heure.

Voyons maintenant ce qui se passe, d'une part dans le cas d'intoxication légère, d'autre part dans le cas d'intoxication accentuée.

Dans les cas d'intoxication légère, c'est-à-dire dans ce que nous pourrons appeler les alertes, si vous le voulez, au cours de l'emploi de la cocaïne, alors qu'il n'y a pas d'accidents graves, très souvent la moelle est la première et parfois même la seule intéressée. Cette impression se traduit par de la pâleur de la face et des téguments,

qui doit être rapportée à l'excitation du sympathique dont les origines principales sont surtout médullaires et qui tient sous sa dépendance les actions vaso-motrices. Cette vaso-constriction exagérée
qui témoigne de l'excitation légère de la moelle est le phénomène
de début des cas légers d'intoxication.

Des modifications dans la circulation cérébrale se produisent encore
sous la même influence. Si l'on vient à regarder à l'ophtalmoscope
l'œil d'un individu ou d'un animal en proie aux premiers accidents
d'intoxication, on a beaucoup de peine à distinguer les vaisseaux
rétiniens par l'examen le plus attentif : ils sont à peine visibles.

Les accidents qui sont dus à cette anémie cérébrale, accidents
qui consistent surtout en vertiges, lipothymies, syncopes — j'ai
suffisamment attiré votre attention là-dessus pour n'y plus revenir
autrement que par cette simple phrase, — peuvent être favorisés par
la station assise, la station debout surtout; ainsi que par une anémie
antérieure, ou bien même par l'émotion que peut éprouver l'individu
auquel on injecte la cocaïne.

A cette période de l'intoxication, si l'on peut parler d'intoxication
en ce moment, la circulation est immédiatement, mais temporairement ramenée à l'état normal par l'inhalation d'une quantité de deux
à cinq gouttes de nitrite d'amyle. A mon avis, c'est peut-être la seule
période de l'intoxication par la cocaïne où il soit rationnel, où il soit
permis de se servir de nitrite d'amyle pour lutter contre ces symptômes. En effet, nous savons que le mécanisme par lequel le nitrite
d'amyle vient lutter contre l'action vaso-constrictive de la cocaïne
est un mécanisme actif, ce n'est donc pas une véritable action antagonistique qui s'exerce ici, c'est un pseudo-antagonisme. Le nitrite
d'amyle, comme je vous l'ai indiqué lorsque nous avons étudié cette
substance, agit à titre de vaso-dilatateur en excitant directement les
vaso-dilatateurs; la cocaïne, elle, excite les vaso-constricteurs; ce ne
sont donc pas deux mécanismes antagonistes, c'est-à-dire deux
actions exactement opposées portant sur une même propriété fonctionnelle, ce sont deux mécanismes identiques, mais deux actions
identiques portant sur des propriétés fonctionnelles exactement
opposées.

Je crois, j'ai même l'absolue conviction, qu'en cas d'intoxication
un peu sérieuse, il y aurait danger à déterminer avec le nitrite
d'amyle une action excitante sur les vaso-dilatateurs; action exci-

tante qui pourrait avoir une répercussion plus tard sur les vaso-constricteurs, soit directement, soit indirectement, et venir en aide, par
conséquent, à l'action de la cocaïne contre laquelle on cherche à
lutter.

Comme démonstration de cette action sur la moelle nous avons une
autre preuve dans ce fait de l'excitation de la moelle cervico-dorsale
dans laquelle le sympathique prend l'origine de ses fibres cardiaques.
Je vous ai dit que l'accélération des contractions cardiaques était
considérable sous l'influence de la cocaïne; on peut, même dans les
cas d'accidents très légers, voir le nombre des contractions cardiaques
atteindre 130, 150 et même 180 par minute. D'abord, se produit
l'abaissement de pression dont je vous ai parlé tout à l'heure; puis,
très rapidement, l'augmentation de pression si considérable qui
caractérise l'action de la cocaïne; et, suivant les lois de Marey, les
battements du cœur perdent en force ce qu'ils gagnent en vitesse,
c'est-à-dire qu'en même temps que cette accélération notable, on
constate un pouls petit, filiforme, fuyant sous le doigt.

C'est encore par suite de l'excitation du sympathique que l'on peut
voir se produire des contractions de certains organes à muscles
lisses, par exemple la dilatation de la pupille : les vomissements qui
arrivent quelquefois à cette période, la diarrhée, ne sont pas autre
chose encore que des phénomènes traduisant, d'une façon secondaire,
cette excitation.

D'autres fois, on peut, dans des cas d'accidents légers, observer la
localisation des accidents à la région bulbaire, et alors c'est seulement la respiration qui sera accélérée par suite de l'excitation directe
des origines du pneumogastrique. Les mouvements respiratoires
seront d'abord précipités, petits, superficiels; puis ils se ralentiront
progressivement par épuisement nerveux. Ce phénomène durera un
temps plus ou moins considérable, suivant la réceptivité de la cellule nerveuse de l'individu sur lequel s'exercera cette action de la
cocaïne.

Enfin, d'autres fois, ces accidents légers peuvent être localisés à
l'encéphale et se traduire par une série de phénomènes psychiques
qui sont, de beaucoup, ceux qu'on observe le plus fréquemment chez
les individus chez lesquels on a des alertes lorsqu'on se sert de la
cocaïne à titre de substance analgésiante : ce sont l'attendrissement,
la fureur, l'exaltation des facultés intellectuelles, surtout la loquacité

et l'exubérance qui dominent dans ces cas. On peut également voir survenir des hallucinations de divers sens — vue et ouïe, — du délire, une sorte d'ivresse durant laquelle le sujet entretient des conversations avec des êtres imaginaires.

Une série de phénomènes toujours plus ou moins marqués et qu'on observe constamment, même dans les cas d'intoxication légère, consiste dans une sorte de maladresse du système musculaire, de la titubation même, par suite de l'obtusion persistante de la sensibilité tactile.

Enfin il ne faut pas oublier que la cocaïne, comme la morphine, comme l'atropine, comme aussi un certain nombre d'autres substances agissant sur le système nerveux, est un excitant des manifestations de névroses pouvant exister à l'état latent chez les individus : je veux dire que, sous l'influence d'une simple injection de cocaïne, on peut voir éclater, chez un individu prédisposé, des manifestations d'une maladie nerveuse jusque-là dissimulée.

Je vous dirai seulement quelques mots des phénomènes d'intoxication plus accentuée. Ils consistent surtout en convulsions ; ce sont d'abord des mouvements toniques, puis des mouvements cloniques de plus en plus violents qu'on voit se développer chez les individus. En même temps apparaît de la cyanose ; la respiration est embarrassée ; les contractions cardiaques deviennent de moins en moins perceptibles ; et enfin, si la dose est suffisante, c'est la mort qui est l'aboutissant de ces phénomènes. Les convulsions sont dues à l'excitation des centres nerveux supérieurs et la mort à une action toxique sur ces mêmes centres, en même temps qu'à une tétanisation complète des muscles respiratoires. Nous verrons en effet toujours la mort survenir par arrêt de la respiration : c'est l'apnée toxique qui détermine la mort chez les individus qui succombent à l'intoxication cocaïnique.

On observe des variations très nombreuses dans les manifestations symptomatiques suivant la susceptibilité nerveuse de l'individu ; d'où prédominance chez les uns d'effets encéphaliques, chez les autres d'effets bulbaires, chez d'autres encore d'effets médullaires.

Un point qui est intéressant à relever c'est que l'action de la cocaïne paraît, dans toutes les circonstances où on a pu l'observer, aussi bien chez l'homme que chez les animaux, être en rapport avec l'activité chimique de la vie des cellules ; je veux dire que moins l'activité chimique de la vie des cellules est grande, moins la cellule est vivante, ou, si vous voulez, moins elle est à son summum d'activité biologique, plus l'action analgésiante ou anesthésiante de la cocaïne s'observera et moins sera dangereuse l'action toxique. L'action toxique est d'autant plus marquée que l'activité vitale de la cellule est plus intense; et c'est précisément pour cela que nous voyons cette action toxique de la cocaïne s'exercer au minimum chez les êtres inférieurs, ou même, toute proportion de dose conservée, chez les animaux à sang froid, chez lesquels les réactions physico-chimiques sont infiniment moins intenses que chez les animaux à sang chaud.

C'est là un fait qu'il est assez intéressant de rapprocher de ceux que nous avons vus se développer sous l'influence de l'action des hypno-anesthésiques.

Il y a, toutefois, une remarque à faire encore à ce sujet, c'est que l'action de la cocaïne n'est plus seulement suspensive, mais devient complètement destructive quand elle s'exerce, à dose suffisante, sur les organismes inférieurs. Je dirais volontiers que la cellule dont les réactions physico-chimiques — le coefficient biologique — sont intenses, se défend mieux. Il faut aussi compter avec les courants osmotiques ou circulatoires qui entraînent la cocaïne et font cesser l'imprégnation.

XXIIIe LEÇON

DOSES THÉRAPEUTIQUES ET TOXIQUES. — ACCIDENTS D'INTOXICATION. — COCAÏNOMANIE. — PROPRIÉTÉS CHIMIQUES DE LA COCAÏNE. — CONSTITUTION, SYNTHÈSE. — MATIÈRE MÉDICALE.

Nous allons terminer aujourd'hui l'étude de la cocaïne en nous attachant surtout aux conditions dans lesquelles ses effets toxiques peuvent se produire chez l'homme.

Et d'abord une première question se pose, c'est celle de la détermination des doses thérapeutiques et des doses toxiques.

Il est, comme toujours et plus peut-être dans le cas de la cocaïne qu'avec une foule d'autres substances, impossible de fixer une limite précise. Il y a une variabilité considérable dans les effets suivant le mode d'introduction, suivant le degré de dilution, suivant la susceptibilité individuelle. Vous savez, d'ailleurs, et cela pourrait être répété à propos de chacun des médicaments actifs, combien c'est une chose relative que la fixation de cette dose, soit thérapeutique, soit toxique, lorsqu'il s'agit d'un agent activement médicamenteux ; et surtout quand cet agent exerce son action principale sur le système nerveux, cet élément si variable dans son impressionnabilité, dans ses modes de réaction, et cela, non seulement chez des sujets différents, mais chez un même sujet à diverses périodes de son état physiologique.

Il en résulte que les chiffres que nous allons fixer, comme représentant les effets thérapeutiques ou toxiques qu'on peut obtenir avec le chlorhydrate de cocaïne, ne seront que des chiffres moyens, et toutes réserves faites pour les cas particuliers de susceptibilité individuelle, qui sont très nombreux dans ces circonstances.

Lorsque le chlorhydrate de cocaïne est introduit par la voie gastrique, une dose de 10 centigrammes, en dissolution, est une dose faible qui ne produit qu'une légère excitation cérébrale et une augmentation de la sensibilité cutanée : une dose de 30 à 50 centigrammes est capable d'amener des troubles de la circulation et de la respiration et cet état général que l'on voit se produire d'une façon encore plus accentuée sous l'influence des doses toxiques.

Bien entendu, lorsque la cocaïne est introduite par voie d'injection sous-cutanée, les effets généraux et les effets toxiques se produisent à des doses infiniment moindres ; et l'étude assez détaillée que nous avons faite des conditions dans lesquelles il faut employer le chlorhydrate de cocaïne dans ses applications à la chirurgie nous a montré qu'à partir de 20 centigrammes, injectés en une seule fois, il faut s'attendre à des accidents qui peuvent être graves et que quelquefois même, à dose plus faible, on a eu de ces accidents, que nous avons appelés des alertes, dont la gravité fut même, dans quelques cas, assez sérieuse.

Je vous citerai seulement, en faisant ressortir les conditions particulières dans lesquelles certains phénomènes se sont produits, quelques cas plus spécialement remarquables, dans lesquels l'administration de la cocaïne par un procédé quelconque a donné lieu à des accidents, parfois même à la mort.

Suivant l'ordre que nous venons d'adopter tout à l'heure, occupons-nous tout d'abord des cas dans lesquels on a vu des accidents déterminés à la suite d'ingestion stomacale. Le cas le plus important est, très probablement, celui rapporté par Montalti, dans le journal italien *lo Sperimentale*, concernant un individu ayant absorbé par mégarde 5 grammes d'une solution à 30 pour 100 de cocaïne, c'est-à-dire 1 gramme 50 de chlorhydrate de cocaïne. Au bout de 15 minutes les accidents se montrèrent chez cet individu ; ils furent extrêmement graves, et débutèrent par une constriction du pharynx bientôt suivie de nausées sans qu'il se produisît de vomissements ; puis, survinrent des troubles de la vue, de la dilatation pupillaire, de la cyanose ; le pouls était filiforme. Le sujet fut pris de convulsions presque immédiatement suivies d'une syncope cardiaque mortelle — ou, pour mieux dire, d'une syncope cardio-pulmonaire mortelle — et il mourut environ 33 minutes après l'absorption de ces 5 grammes de solution de chlorhydrate de cocaïne à 30 pour 100. Dans ce cas on put faire l'autopsie, et l'on constata simplement l'existence d'une petite caverne dans le poumon droit, une légère surcharge graisseuse du cœur qui avait peut-être rendu ce sujet plus particulièrement sensible à l'action de la cocaïne — il faut toutefois mettre là un gros point d'interrogation — et des lésions absolument banales consistant dans la congestion de l'encéphale, des méninges et des viscères abdominaux. Un autre cas, rapporté par Danford Thomas, consiste également dans l'ingestion stomacale d'un mélange que l'on destinait à l'usage externe et auquel on avait ajouté de la cocaïne pour éviter l'action douloureuse d'un composé de zinc; ce mélange contenait, dans la quantité ingérée par le malade, 1 gramme 20 de chlorhydrate de cocaïne. La mort survint environ une demi-heure après, avec des symptômes analogues à ceux que je viens de vous décrire.

Et cependant à côté de ces cas dans lesquels des doses certainement fort exagérées ont déterminé la mort dans un espace de temps qui n'a pas dépassé quarante minutes, je pourrai vous citer d'abord celui d'un adulte qui, ayant absorbé en une seule fois, par voie gastrique, 2 grammes de chlorhydrate de cocaïne, tomba dans un état léthargique profond qui dura quatre jours, au bout desquels l'individu se réveilla en bon état et sans avoir présenté d'autres phénomènes accidentels; et, d'autre part, le cas d'un enfant de neuf ans qui absorba 1 gramme de chlorhydrate de cocaïne en solution au vingtième et qui, au bout de cinq minutes, éprouva une céphalalgie violente, des nausées, des vertiges, tomba de la chaise sur laquelle il était assis, puis se trouva en état de léthargie avec les yeux grands ouverts, comme le malade dont je vous parlais tout à l'heure; cet état dura cinq heures, puis le réveil suivit sans qu'il en résultât d'autre manifestation.

L'absorption par les muqueuses ou par les séreuses a donné lieu à un plus grand nombre d'accidents; et cela, suivant les circonstances dans lesquelles cette administration a pu se réaliser. C'est ainsi, par exemple, que Long rapporte qu'un malade ayant pratiqué des badigeonnages de la gorge, à trois reprises, avec une solution à 4 pour 100 de cocaïne, éprouva des accidents assez intenses, mais passagers. Cinq jours après, il fit une nouvelle application d'une solution, beaucoup plus faible celle-là, puisqu'elle n'était qu'à 2 pour 100, et néanmoins il en résulta une syncope qui entraîna la mort de l'individu au bout d'environ vingt-cinq à trente minutes. Un autre cas de syncope mortelle cardio-pulmonaire, rapporté par Thomas et Doremus, succéda à un badigeonnage avec une solution à 4 pour 100 qui avait « servi largement », disent les observateurs, à un individu affecté de névralgie dentaire. M. Baratoux a rapporté également le cas d'une syncope mortelle survenue chez un pharmacien qui, se croyant atteint de diphtérie, ne trouva rien de mieux que de se faire une pulvérisation dans la gorge à l'aide d'une solution de cocaïne et qui mourut très rapidement après cette pulvérisation.

Eh bien, dans ces différentes circonstances, il est évident qu'il faut tenir compte de deux facteurs favorisant l'intoxication : c'est d'abord l'état de la muqueuse qui était congestionnée, enflammée, et qui permettait le mélange presque immédiat de la solution toxique avec le sang et, par conséquent, son transport dans toute l'économie. Mais il faut tenir compte également du degré relativement considérable de concentration des solutions, puisque vous voyez qu'en somme c'est avec des solutions à 4 pour 100, en général, que ces accidents sont arrivés.

D'autres accidents ont été rapportés, provenant, non plus de badigeonnages pratiqués sur des muqueuses plus ou moins enflammées et dont l'état d'intégrité laissait à désirer, mais de l'emploi du chlorhydrate de cocaïne mis en contact avec des muqueuses parfaitement saines. C'est, par exemple, le cas de Sims qui concerne un homme de vingt-neuf ans, très bien portant, auquel on fit une injection uréthrale de 4 grammes environ de solution à 20 pour 100, soit de 75 à 80 centigrammes de chlorhydrate de cocaïne. Aussitôt l'injection faite, l'individu fut pris de délire, ses yeux se convulsèrent, son regard devint fixe, les pupilles dilatées; une légère écume apparut à la bouche, puis il se fit un arrêt de la respiration, le malade eut des convulsions épileptiformes, devint complètement cyanosé; et la mort survint après vingt minutes. A l'autopsie, on trouva les poumons fortement hypérémiés, ce qui n'a rien de surprenant puisque, nous le savons, le mécanisme de la mort par la cocaïne est celui de l'asphyxie; le cœur était parfaitement sain, point important à considérer; les viscères abdominaux et encéphaliques étaient fortement congestionnés; et, autre point également fort intéressant dans ce cas particulier, la muqueuse uréthrale était parfaitement saine, et l'on ne pouvait, par conséquent, pas reprocher à cette muqueuse d'avoir favorisé, par son état de congestion ou par l'existence d'érosions, l'absorption de la solution toxique. Il n'y a donc à faire intervenir ici que le degré relatif de concentration de la dissolution. Un autre fait du même genre a été rapporté par M. Albarran. Il concerne un calculeux pour lequel on pratiqua une injection vésicale avec 60 grammes environ d'une solution à 1 pour 100 seulement, ce qui faisait, par conséquent, 60 centigrammes de chlorhydrate de cocaïne. La sonde était à peine retirée que les accidents débutèrent et continuèrent malgré l'évacuation du liquide, évacuation aussi complète qu'on pût la faire à l'aide de la sonde immédiatement réintroduite; le malade mourut au bout de douze minutes.

Un autre fait concerne un homme artério-scléreux de soixante-douze ans, cardiaque et sujet à des crises d'angine de poitrine, auquel, pour pratiquer le cathétérisme, on fit préalablement une injection vésicale de 20 grammes d'une solution à 5 pour 100, soit 1 gramme de chlorhydrate de cocaïne; presque immédiatement le sujet fut pris de tremblements convulsifs, de troubles respiratoires; les extrémités devinrent livides, et il succomba également, dans l'espace de moins d'une demi-heure, à une syncope cardio-pulmonaire.

A côté de ces faits, je vous citerai, comme tout à l'heure à propos de l'ingestion gastrique, des circonstances dans lesquelles des injections intra-vésicales de 3 grammes de chlorhydrate de cocaïne au vingtième ont été faites assez fréquemment sans qu'il en résultât le moindre accident.

Le contact des solutions de cocaïne avec des séreuses a pu également, dans certaines circonstances, occasionner des accidents mortels. Un malade chez lequel on voulait pratiquer une cautérisation de la vaginale à cause d'une hydrocèle et auquel on injecta une cuillerée à soupe d'une solution à 2 pour 100, soit environ de 30 à 35 centigrammes de chlorhydrate de cocaïne, fut pris, après une demi-heure, de convulsions, de dilatation pupillaire; son pouls atteignait 130 pulsations, et il succomba, au bout de vingt-cinq minutes, à une syncope cardio-pulmonaire. Ce fait a été rapporté par M. Berger; et M. Reclus, qui le cite dans la statistique qu'il a dressée des accidents d'intoxication causés par la cocaïne, insiste sur ce point que, dans ce cas particulier, il s'agissait d'une hydrocèle jeune à parois peu altérées, ce qui expliquerait la rapidité d'absorption et le développement extrêmement rapide de ces phénomènes toxiques.

Comme vous le voyez, dans tous ces faits, il y a à incriminer soit, d'une part, les circonstances particulières qui ont favorisé l'absorption de la solution toxique, soit, d'autre part, le degré relatif de concentration de ces solutions; enfin, il y a eu presque toujours des conditions particulières, impossibles à bien préciser, qui ont aidé à la manifestation de l'action toxique de la cocaïne, puisqu'à côté des faits que je viens de vous rapporter, ceux concernant les doses énormes que je vous citais tout à l'heure ont pu n'amener aucun accident.

Un auteur américain, Mattison, qui s'est beaucoup occupé également de la question de la cocaïne au point de vue de sa toxicité, rapporte des faits de même nature. Celui relatif à un homme de vingt-cinq ans chez lequel existait une occlusion de l'urèthre par une aiguille et auquel on pratiqua une injection uréthrale de 1 centimètre cube d'une solution de chlorhydrate de cocaïne à 4 pour 100, laquelle fut suivie immédiatement d'une attaque convulsive qui entraîna la mort très rapidement. A l'autopsie on trouva, simplement, une congestion pulmonaire intense. Dans un autre cas, c'est une femme affectée d'un nævus de la face qui désire se faire opérer au moyen de l'électricité, et, comme on lui avait dit que cette opération était douloureuse, on pratiqua au préalable un badigeonnage avec une solution de cocaïne à 4 pour 100; au bout de quelques minutes la malade fut en proie à une excitation qui se termina rapidement par des convulsions et par une syncope cardio-pulmonaire mortelle. Ici, on ne put pas faire d'autopsie. Enfin, un troisième cas, rapporté encore par Mattison, est celui d'un homme de vingt-six ans affecté d'une fistule anale, chez lequel on fit une injection locale d'une seringue de solution de cocaïne à 4 pour 100, laquelle produisit un effet analgésique à peu près nul; on fit alors une seconde injection, au bout de quatre minutes environ, d'un nouveau centimètre cube de la même solution; et le malade fut pris de convulsions, puis d'une syncope cardio-pulmonaire qui entraîna très rapidement la mort. Dans ce cas également, on ne put pas pratiquer d'autopsie.

Mais c'est surtout relativement aux cas dans lesquels la cocaïne a été employée par la voie d'injections intra-dermiques que l'on a eu à déplorer un certain nombre d'accidents mortels ou d'accidents plus ou moins graves. Le fait qui est le premier en date, et que je vous cite seulement à présent à cause de la division que j'ai établie tout à l'heure, est le fait d'un médecin russe, Kolomnine, qui entraîna la

mort d'une malade à laquelle il avait injecté une dose véritablement
formidable de cocaïne. Le malheureux se suicida à la suite de la
mort de sa malade. La malade en question était une jeune femme de
vingt-trois ans chez laquelle Kolomnine voulait pratiquer le grattage
et la cautérisation pour des ulcérations tuberculeuses du rectum. Il
fit une injection de 30 grammes d'une solution à 5 pour 100, c'est-à-
dire de 1 gramme 50 de chlorhydrate de cocaïne : les accidents débutèrent un temps relativement considérable après l'injection, puisque
ce n'est qu'au bout de trois quarts d'heure, malgré la dose formidable injectée, que les premiers troubles apparurent; la malade perdit
subitement connaissance, fut prise de violentes convulsions épileptiformes, auxquelles succéda très rapidement une syncope cardio-pulmonaire mortelle. Grâce à l'emploi de moyens énergiques, à la pratique de la respiration artificielle, à des injections sous-cutanées
d'éther, à l'inspiration de nitrite d'amyle, à l'usage de lavements
avec des substances irritantes, on obtint chez cette malade une
survie de trois heures, mais, en dépit de tous les efforts, la mort
succéda, malgré tout, à l'injection de cette quantité de cocaïne. Il est
inutile de faire ressortir ici que cette quantité de 1 gramme 50 de
chlorhydrate de cocaïne était, comme le dit Reclus, une quantité vraiment folle; et que, d'autre part, le titre de la solution, 5 pour 100,
était beaucoup trop élevé.

Mais, cependant, il ne faut pas croire que tous les cas, même mortels, soient justiciables seulement de doses aussi élevées que celles
que je viens de vous indiquer. Un fait qui a été cité par deux auteurs
italiens, Zambianchi et Vigerano, montre qu'à la suite d'une injection de 4 centimètres cubes d'une solution à 5 pour 100, il est vrai,
c'est-à-dire de 225 milligrammes de chlorhydrate de cocaïne, injection qui avait été faite dans le but d'extirper des noyaux cancéreux
dans la mamelle et dans l'aisselle d'une femme, la mort se produisit
contre toute attente. Il est vrai que, dans ce cas particulier, on avait
en même temps administré à la malade du chloroforme ; de
sorte que la question peut rester pendante sur la part qui doit
être attribuée à la cocaïne et celle qui peut être aussi attribuée
au chloroforme.

Mais un fait pour lequel on ne peut pas élever la même objection
est celui qui a été rapporté par Knabe; il concerne une fillette de
onze ans qui, il est vrai, avait une dégénérescence cardiaque à la

suite d'une scarlatine, et chez laquelle l'injection de 2 centigrammes
seulement de cocaïne, c'est-à-dire XII gouttes d'une solution à
4 pour 100, pratiquée dans le deltoïde, et cela, dans le but incom-
préhensible de lutter contre des vomissements fréquents auxquels la
fillette était sujette, détermina très rapidement la mort. Dans ce cas
particulier, il y a pourtant deux causes accessoires à incriminer :
d'abord le titre de la solution, qui était à 4 pour 100, ce qui est,
comme nous le savons, un titre beaucoup trop élevé; et, d'autre
part, l'état de dégénérescence cardiaque de l'enfant, qui pouvait certainement contribuer, dans une large mesure, à rendre très graves,
sinon même fatalement mortels, les accidents qu'une solution de
cocaine à un titre aussi élevé pouvait déterminer.

Mais, dans certains cas, il y a des morts qui ont été attribuées à
la cocaïne et pour lesquelles il n'est véritablement pas logique d'incriminer la cocaïne. Ainsi en est-il pour un cas rapporté par Abadie
et qui concerne une femme âgée de soixante et onze ans affectée
d'un entropion. On pratiqua dans la paupière inférieure une injection de 1 centimètre cube d'une solution à 5 pour 100, c'est-à-dire
5 centigrammes de cocaïne. L'opération pratiquée par M. Abadie
était à peine terminée que la malade chancela, perdit connaissance,
sa face devint vultueuse, les lèvres bleuâtres, et elle présentait absolument les symptômes que présente un individu en état d'asphyxie :
on pratiqua immédiatement la respiration artificielle, on lui fit des
injections d'éther et de caféine; la respiration se rétablit et la malade
put même parler et s'entretenir avec les assistants. M. Abadie, rassuré sur les conséquences de cette intoxication, abandonna la
malade qui fut reconduite chez elle, où elle mourut subitement dans
la nuit, cinq heures après le début des accidents que je viens de
vous énumérer. Malheureusement, on ne put pas faire d'autopsie;
mais, parmi les renseignements qui furent recueillis auprès des
parents de la malade, on apprit par sa fille que, trois mois auparavant, elle avait eu une perte de connaissance qui avait duré six
heures, et les symptômes qui furent relevés par les témoins de cette
opération concernaient, d'après leur opinion unanime, bien plutôt
des symptômes d'apoplexie que des symptômes d'intoxication par la
cocaïne. Il existe d'ailleurs un cas tout à fait analogue, qui a été
rapporté par Brunschwig et Botard, dans lequel on put faire l'autopsie; on trouva alors un caillot énorme qui faisait pression sur le

plancher du quatrième ventricule et qui, à lui seul, suffisait largement pour expliquer les accidents mortels.

Il y a encore d'autres cas dans lesquels la détermination des circonstances qui ont précédé, accompagné ou suivi les accidents, permet d'interpréter et d'expliquer ces accidents, en attribuant exactement à chaque chose la part qui lui incombe; et si je vous cite ces faits, c'est qu'ils ont une importance considérable au point de vue médicolégal. Tel est celui qui concerne un dentiste de Lille, chez lequel survint un cas mortel d'intoxication dans les circonstances que voici. On pratiqua chez une jeune femme une injection intra-gingivale de 6 centimètres cubes, en plusieurs piqûres, d'une solution à 1 pour 100; en totalité la malade avait donc reçu par voie d'injection intra-gingivale une quantité de chlorhydrate de cocaïne de 6 centigrammes. Après quelques instants la malade fut prise d'une syncope subite et mourut au bout d'une demi-heure. La dose était vraiment des plus modérées; et il était difficile, tant à cause du degré de dilution de la solution que de la faible quantité de chlorhydrate de cocaïne injectée, d'attribuer à ces seuls 6 centigrammes de cocaïne la cause de la mort. Voici ce que révéla l'autopsie : cette femme était dévote; elle avait eu l'idée de se revêtir d'une sorte de cilice; et, comme le cilice classique ne lui paraissait pas suffisant, elle avait imaginé de s'envelopper le thorax par deux tours d'une corde à lessive tellement serrée qu'elle avait fini par s'incruster dans les chairs et qu'il était impossible d'insinuer la lame d'un scalpel entre la corde et la peau. Il est évident que dans cette circonstance, en admettant même que le chlorhydrate de cocaïne ait été l'origine exclusive et certaine des accidents cardiaques et respiratoires déterminés chez cette malade, la constriction intense déterminée par la corde a dû jouer un rôle énorme et empêcher la réapparition des actes respiratoires qui auraient pu être ramenés si cet obstacle mécanique n'était pas venu se joindre à l'action toxique de la cocaïne.

Les cas non mortels sont actuellement assez nombreux; il faut en compter au moins une centaine; et, parmi ces cas, il faut mentionner ceux ayant pour origine des erreurs de doses. C'est ainsi, par exemple, que dans le fait de Call, la dose qui avait été prescrite et qui devait être de 5 milligrammes, fut, par une erreur de pesée ou d'interprétation, transformée en 5 centigrammes. Il y eut des accidents assez graves, et il faut ici tenir compte non seulement de la dose injectée — 5 centigrammes, — dose qui commence à être déjà un peu considérable, mais encore du degré de concentration relative de la dissolution, puisque cette dissolution, qui, primitivement, ne devait contenir que 5 milligrammes, contenait, sous le même volume, une quantité de 5 centigrammes de chlorhydrate de cocaïne.

Je vous ai mis en garde, à propos de l'emploi des solutions de cocaïne utilisées pour insensibiliser les muqueuses, contre la très facile diffusion lorsque la solution est injectée dans l'oreille interne. Schwabach a rapporté un cas d'accidents sérieux ayant suivi l'injection dans la caisse du tympan de V gouttes de la solution à 5 pour 100, soit 12 milligrammes 5 ; ces accidents ont consisté en malaises très accentués, céphalalgie, vertiges, vomissement et sensation très pénible de froid durant trois jours.

L'excitation violente, des fourmillements dans les membres, des douleurs erratiques, de la contracture des fléchisseurs, des troubles de la circulation et de la respiration, de la dilatation pupillaire avec strabisme ; telles sont les manifestations que l'on a constatées dans la plupart de ces cas d'alertes.

Mais le fait le plus intéressant que je pourrai vous citer, le seul même qui me paraisse intéressant à être cité, est celui qui a été rapporté par M. Hallopeau : c'est le cas d'alerte le plus remarquable qu'on ait relevé, en ce sens qu'il a été déterminé avec une des doses les plus faibles à la suite desquelles on ait observé des accidents jusqu'à ce jour. Il concerne un homme adulte, jusque-là en très bonne santé, auquel on pratiqua une injection intra-gingivale de 8 milligrammes de chlorhydrate de cocaïne pour une carie dentaire ; après cinq à six minutes, l'individu fut pris d'une angoisse précordiale extrêmement intense avec apnée et sentiment de mort prochaine, puis il tomba dans un état d'agitation extrême ; son pouls était filiforme : on pratiqua chez lui des injections sous-cutanées de caféine, on le coucha ; le calme revint peu à peu, et, au bout d'un quart d'heure de soins, le malade était capable de regagner à pied son domicile. Seulement le fait est particulièrement intéressant, parce qu'à la suite de cet accident cet homme éprouva un accablement extraordinaire et des troubles fonctionnels qui se prolongèrent pendant plusieurs mois. Pourtant, dans les cas de ce genre, on emploie très fréquemment chez les dentistes, pour des injections intra-gingivales, des doses de 3 à 5 centigrammes sans qu'il y ait eu d'accident à noter.

Il faut tenir compte aussi dans tous ces faits du rôle joué par l'émotivité; j'ai déjà appelé à ce sujet votre attention, mais cela me semble avoir surtout été mis en évidence par l'expérience faite sur lui-même par un praticien américain, M. Howel Way : ce médecin pratiqua sur lui une injection d'un grain, c'est-à-dire exactement 54 milligrammes, de chlorhydrate de cocaïne; il fut en proie, à la suite de cette injection, à des accidents extrêmement graves; mais, comme il le reconnaît lui-même, le pressentiment qu'il allait avoir des accidents doit avoir joué dans leur développement un rôle assez considérable. En effet, j'ai déjà insisté sur ce fait que, chez les malades pusillanimes, l'émotion vient s'ajouter à l'action de la cocaïne et contribue à ralentir encore la circulation cérébrale et à faciliter la syncope qui est imminente; de plus, j'ajoute que la connaissance des phénomènes toxiques qui doivent survenir, connaissance qui ne manquait pas à Howel Way, était en quelque sorte une incitation à leur production; car, assurément, chez un homme bien portant, une injection de 54 milligrammes de chlorhydrate de cocaïne en solution diluée est, à elle seule, incapable, sans une véritable suggestion, de determiner des accidents quelque peu sérieux; et graves furent les accidents auxquels M. Howel Way fut en butte.

Il ne faut pas oublier ce point, sur lequel j'ai déjà insisté d'ailleurs, que la cocaïne est capable de déterminer facilement l'explosion d'accidents névrosiques chez les individus prédisposés ; et il y a à tenir compte alors des alertes qui peuvent être déterminées par ce fait seul qu'un individu est en état de puissance d'une affection nerveuse latente susceptible d'être fouettée par une quantité relativement faible de chlorhydrate de cocaïne venant à être introduite dans la circulation.

Quoi qu'il en soit, Hœnel (de Dresde) a émis la réserve suivante relativement à la quantité de chlorhydrate de cocaïne qu'il était prudent de ne pas dépasser chez certains sujets. Pour lui, il ne faut même pas atteindre 3 centigrammes en totalité, et en solution diluée bien entendu, chez les cachectiques, les cardiaques, les vieillards, les nerveux et les gens chez lesquels il y a à redouter une élimination rénale imparfaite; le nervosisme exagéré peut même être une contre-indication formelle à l'emploi de la cocaïne.

Les accidents que la cocaïne développe se dissipent plus ou moins lentement suivant la gravité que ces accidents ont pu revêtir. On observe assez fréquemment au bout de plusieurs jours, même lorsque les accidents ont été relativement légers, la persistance de troubles intellectuels, d'insomnie, de cardialgie violente et une anorexie qui persiste pendant un temps parfois assez considérable : on a même parlé de troubles trophiques, et j'ai déjà attiré votre attention sur ce fait de la diminution de la vitalité des tissus au contact de la cocaïne; il y aurait dans la diminution de cette vitalité, quelque chose d'analogue à l'action nécrosante, ai-je été jusqu'à dire, que la cocaïne partage avec la saponine et qu'elle peut déterminer par son contact prolongé avec les éléments anatomiques vivants.

Quel est le meilleur traitement des accidents de la cocaïne? Les avis ont été partagés à ce sujet : on a recommandé l'emploi de l'atropine, l'emploi des narcotiques et celui du chloral pour lutter contre les effets convulsivants et contre les effets vaso-contricteurs. Je ne vous parlerai de ces substances que pour attirer votre attention sur les dangers pouvant résulter de leur emploi, surtout si l'on compte trop sur leur efficacité et que l'on vienne à négliger les autres moyens rationnels de combattre l'intoxication.

De ces trois groupes de substances médicamenteuses, j'en éliminerai tout de suite deux comme éminemment dangereux à employer, je veux parler de l'atropine et des narcotiques : l'atropine parce que, comme je vais vous le montrer dans un instant, sa parenté chimique avec la cocaïne est telle que cette parenté entraîne, nécessairement, une certaine ressemblance dans les manifestattons physiologiques qui se déroulent sous l'influence de ces substances médicamenteuses; quant aux narcotiques, je vous ai déjà montré comment la morphine excitait les convulsions produites par la cocaïne, et je crois qu'à ce point de vue l'emploi du plus grand nombre des narcotiques serait absolument préjudiciable. De plus, l'atropine, et les narcotiques, tout en étant, sur quelques points de détail, des antagonistes de certaines déterminations physiologiques de la cocaïne, exercent sur quelques appareils, le système nerveux central entre autres, une action de même ordre : leur action antagonistique, quand elle se produit, n'est pas non plus une action antagonistique franche et rappelle celle du nitrite d'amyle dont je vous reparlerai dans un instant.

Il en est autrement du chloral, qui, lui, lutte, dans une certaine mesure, contre les accidents que peut déterminer la cocaïne par suite de l'action vaso-dilatatrice qu'il peut exercer. Mais il ne s'agit encore là, comme je vous l'ai fait maintes fois remarquer dans des cas de ce genre, que d'un antagonisme partiel; et, en réalité, il faut toujours songer que, malgré cet antagonisme partiel, la toxicité s'ajoute, et que, si vous avez sur un point un antagonisme réel, sur un autre vous avez une action toxique venant s'ajouter à la première et qui pourra très bien, dans une foule de circonstances, entraîner des accidents encore plus graves que ceux contre lesquels vous cherchez à lutter.

C'est ainsi, par exemple, que l'action du nitrite d'amyle, dont l'emploi a été préconisé pour lutter contre les accidents déterminés par la cocaïne, n'est pas une action antagonistique vraie; lorsque nous avons étudié l'action du nitrite d'amyle, je vous ai montré que l'action vaso-dilatatrice du nitrite d'amyle était une action excitante tout à fait analogue à celle de la cocaïne; les actions excitantes portent ici sur deux mécanismes opposés, il est vrai, mais ce sont des actions excitantes toutes les deux : dans le cas du nitrite d'amyle, ce sont les vaso-dilatateurs qui sont excités; dans le cas de la cocaïne, ce sont les vaso-constricteurs.

Eh bien, si, au cours d'accidents déterminés par la cocaïne, l'inhalation de quelques gouttes de nitrite d'amyle peut efficacement déterminer une vaso-dilatation qui amènera un certain état de bien-être, une notable diminution, passagère, de l'intensité des accidents, je crois qu'il y a lieu de redouter une inhalation un peu plus considérable, parce qu'alors, à la suite de cet état passager de bien-être, se produirait une action qui viendrait confirmer, exalter même l'action excitante générale déterminée par la cocaïne; et que le résultat de ces deux actions excitantes ne pourrait être qu'absolument préjudiciable pour le malade.

On peut, avec le nitrite d'amyle, comme avec le chloral, lutter momentanément contre les symptômes menaçants, faire disparaître la pâleur de la face, la dilatation pupillaire, parer à quelques accidents d'anémie, diminuer la pression qui augmente dans une si forte mesure avec la cocaïne; mais ces effets sont absolument passagers, je ne saurais trop insister sur ce point, et il y a lieu de compter toujours avec les dangers de la réaction qui suivra fatalement ce bien-être momentané.

C'est donc un caractère essentiellement fugace que revêt cette action que j'ai appelée déjà précédemment *pseudo-antagonistique*; et en cela d'ailleurs, elle se rapproche absolument de toutes celles qui ne sont pas des actions véritablement antagonistiques, c'est-à-dire de ces actions qui s'attaquent au même mécanisme par des modes précisément inverses, par exemple, l'action tout à fait opposée de l'atropine et de la pilocarpine sur les nerfs sécréteurs et les nerfs d'arrêt.

Quelques mots pour terminer ce qui a trait à l'histoire de l'intoxication par la cocaïne, sur le cocaïnisme chronique ou la cocaïnomanie. Je pourrais presque vous répéter point pour point à ce sujet ce que je vous ai dit l'année dernière à propos de la morphinomanie et du morphinisme[1]. L'introduction dans l'économie de doses même relativement faibles de chlorhydrate de cocaïne, détermine une excitation cérébrale plus ou moins intense, et, chez beaucoup d'individus, des impressions nouvelles et une sorte d'ivresse plus ou moins analogue à celle que détermine l'alcool et mieux encore l'opium ou le haschish. Cette excitation et la production de ces sensations particulières sont précisément les raisons qui déterminent certains sujets à faire un usage répété de la cocaïne qui les conduit infailliblement à l'empoisonnement chronique.

L'accoutumance à la cocaïne est extrêmement rapide, plus rapide encore qu'à la morphine, et l'on a vu des individus arriver à une absorption journalière de 50 et même 70 centigrammes de chlorhydrate de cocaïne par la voie buccale au bout de fort peu de temps, de quelques jours seulement.

L'action toxique exercée par la cocaïne est encore plus redoutable que celle exercée par la morphine à cause de la rapidité et de l'intensité des désordres intellectuels qu'elle détermine. C'est en effet par suite de son action sur les hémisphères cérébraux et sur la moelle que la série des phénomènes reproduisant presque exactement le tableau de la morphinomanie ou du morphinisme est déterminée par la cocaïne. Ce sont principalement des hallucinations, du délire de la persécution, des troubles moteurs, et sensitifs, ces derniers remarquables surtout du côté de la peau, qu'on observe chez les individus qui se livrent à l'usage régulier de la cocaïne.

1. Voir les leçons *Morphinomanie et morphinisme*, publiées dans le *Progrès médical*, 1898, t. VII, nᵒˢ 18 et 20, p. 273 et 306.

Ces troubles sont encore exaltés à la période hypnagogique et, lorsque l'heure habituelle du sommeil est arrivée, le soir, c'est le moment où le malade souffre le plus des divers accidents dont je viens de parler. On voit chez ces individus une perte plus ou moins complète de l'appétit et du sommeil, un état vertigineux, du délire, un état de marasme, des lipothymies, des syncopes, des attaques épileptiformes. D'autres fois, c'est simplement un état de prostration ou, au contraire, d'excitation cérébrale qui se traduit, au début surtout, par de la loquacité, une agitation plus ou moins accusée; et qui, au bout de quelque temps, fait place à un état de dépression extrêmement marqué. L'état de dégradation, tant physique que moral, des cocaïnomanes ne le cède en rien à celui des morphinomanes ou des alcooliques : il semble que ce soit là un triste privilège de l'empoisonnement chronique par tous les modificateurs nervins.

Comme effets consécutifs, on voit survenir une démarche spasmodique, l'exagération des réflexes rotuliens, de la maladresse musculaire, des hypersécrétions glandulaires, un état de ténesme rectal et vésical extrêmement pénible, et une polyurie persistante qui, souvent, dure un temps très considérable après la suspension de l'absorption de la cocaïne. D'ailleurs, quelques-uns de ces phénomènes, comme l'état vertigineux, le ténesme rectal, les hypersécrétions glandulaires, la polyurie persistante, ont été enregistrés comme des accidents tardifs succédant parfois à l'intoxication aiguë, et pouvant alors durer pendant un certain nombre de jours.

Comment s'élimine et se localise la cocaïne? Il n'y a pas de localisation déterminée de la cocaïne; et cela, par suite de la destruction facile et rapide que cet alcaloïde subit dans l'organisme. Nous allons voir, en effet, tout à l'heure, quand je vais vous dire quelques mots des propriétés chimiques de la cocaïne, que c'est une substance qui se décompose dans un grand nombre de circonstances; c'est un éther composé qui se saponifie très facilement; et cette saponification, cette décomposition de la cocaïne est d'autant plus facile qu'elle est introduite dans un organisme chez lequel les phénomènes biologiques évoluent avec une activité plus considérable. C'est donc l'excès seul; la dose utile, si l'on peut ainsi dire — et par dose utile il faut entendre dose toxique, — étant décomposée en même temps qu'elle exerce son action physiologique; c'est l'excès seul qui peut passer dans les urines et permettre de reconnaître la présence de la cocaïne.

Le sang et la substance nerveuse peuvent en renfermer, seulement en petite quantité, à partir d'une certaine dose, c'est-à-dire à partir de ces doses qui, incontestablement, sont aptes à déterminer les phénomènes toxiques.

La décomposition facile de la cocaïne sous l'influence d'un certain nombre de conditions, rend compte précisément de cette impossibilité de sa localisation dans l'organisme. La cellule vivante, comme je vous l'ai déjà dit, est celle qui amène le plus facilement ces décompositions; de telle sorte que plus un organisme aura un coefficient biologique élevé, si l'on peut se servir de cette expression, c'est-à-dire plus les phénomènes physico-chimiques dont il est le siège seront actifs, plus facile sera la décomposition de la cocaïne qu'on y introduira.

Ces faits rendent extrêmement difficile la recherche de la cocaïne au point de vue médico-légal. Si l'on n'a pas eu à s'occuper jusqu'ici d'empoisonnements criminels par la cocaïne — le fait peut se présenter d'un moment à l'autre, — assez fréquemment les médecins légistes ont été interrogés, ont été mis en cause, relativement à des intoxications accidentelles causées par la cocaïne. A ce point de vue, on est véritablement bien désarmé; car, d'une part, les réactions chimiques de la cocaïne sont absolument banales et des plus difficiles à interpréter exactement; et, d'autre part, ainsi qu'il résulte de l'étude physiologique que nous en avons faite, les phénomènes déterminés par la cocaïne sur l'organisme de l'animal ne sont pas tellement nets, tellement précis, tellement différenciés de ceux d'autres substances toxiques qu'on puisse trouver dans les réactions manifestées par cet organisme une preuve suffisamment caractéristique et irréfutable de l'existence de la cocaïne, comme celle, par exemple, qui peut résulter de l'action tétanisante exercée par la strychnine sur l'organisme des grenouilles.

Les réactions chimiques de la cocaïne sont à peu près nulles, vous disais-je; en effet, il y en a trois qui sont invoquées comme caractéristiques de la cocaïne; la première, que l'on va répéter devant vous, consiste dans la formation d'un précipité violet que détermine, dans une solution de chlorhydrate de cocaïne, l'addition de quelques gouttes d'une solution de permanganate de potasse : ce précipité est assez rare parmi les alcaloïdes, et il n'y a guère, je crois, jusqu'ici tout au moins, que l'aconitine qui, dans les mêmes conditions, donne un précipité également de couleur violette comme celui-là et capable, lorsqu'on l'abandonne à lui-même pendant quelque temps, de revêtir une forme cristalline dont l'aspect serait assez caractéristique.

En second lieu, lorsqu'on vient à évaporer au bain-marie quelques gouttes d'acide azotique fumant sur un cristal de cocaïne et qu'on ajoute à ce résidu d'évaporation quelques gouttes d'une solution alcoolique de potasse, il se développe une odeur assez particulière, une odeur poivrée, que les uns ont comparée à celle de la menthe poivrée, d'autres à celle du benzoate d'éthyle. C'est là, comme vous le voyez, une réaction qui ne présente pas non plus un caractère de netteté bien considérable.

J'aurai épuisé les réactions chimiques lorsque j'aurai ajouté que le chlorure d'or et l'acide picrique sont capables de déterminer, dans une solution de chlorhydrate de cocaïne, la formation de précipités qui peuvent s'obtenir sous forme cristalline, au bout de quelque temps et dans des conditions particulières sur lesquelles je n'insiste pas ici. La forme cristalline de ces combinaisons aurique et picrique permet, jusqu'à un certain point, de reconnaître la présence de la cocaïne, à la condition que les réactions aient été pratiquées sur des solutions suffisamment diluées pour ne donner au début qu'un léger louche par l'addition du réactif : la cristallisation se fait peu à peu, en abandonnant les mélanges au repos.

Qu'avons-nous à joindre à cela, au point de vue de la détermination, comme contrôle physiologique? Nous avons ce fait que le contact d'une solution, même diluée, de cocaïne avec une muqueuse détermine l'anesthésie de cette muqueuse; mais il ne manque pas de substances autres que la cocaïne qui soient capables de déterminer cette sensation d'anesthésie; et l'aconitine, dont je parlais tout à l'heure, est précisément une substance qui, lorsqu'elle est mise au contact de la muqueuse buccale, détermine, comme vous le savez, une sensation particulière, un frémissement d'abord, à laquelle fait bientôt suite une sensation plus ou moins marquée d'engourdissement et enfin d'anesthésie. Il en résulte que le contrôle, tant par la recherche chimique que par l'expérimentation physiologique, de la présence de la cocaïne, est, comme je le disais tout à l'heure, extrêmement délicat et difficile; et qu'il serait à désirer qu'on trouvât bientôt une réaction chimique plus nette, ou bien, ce qui est beaucoup moins probable, un caractère physiologique plus précis que ceux que nous avons pu examiner.

Quelques mots, pour terminer, sur la matière médicale et la chimie de la cocaïne : cela nous servira tout naturellement de transition aux autres analgésiques locaux qu'il nous reste à étudier, notamment les eucaïnes, qui sont des substances fabriquées artificiellement sur le type de la cocaïne. Nous aurons ensuite à jeter un coup d'œil sur quelques autres substances qui ont été proposées comme des succédanés plus ou moins heureux des analgésiques dont je viens de vous parler.

C'est dans les Andes, la Bolivie, la Colombie, la République Argentine, le Brésil et l'Amérique du Sud; à Java, à Ceylan, à la Jamaïque et dans les Indes Anglaises qu'on recueille surtout la coca.

La coca constitue un arbrisseau et souvent même un arbuste dont vous verrez ici des échantillons : il est cultivé dans certaines régions; on en recueille les feuilles, qui sont envoyées en France et qui servent à l'extraction de la cocaïne. L'Europe a été alimentée jusqu'ici par l'Amérique du Sud, qui envoie environ 30 millions de kilogrammes de feuilles de coca par an en Europe. Cette plante a été introduite en Espagne par Monardès en 1569, elle a été décrite ensuite par de Jussieu en 1749, et son nom lui a été donné par Lamarck, à peu près vers la même époque.

Il y a un certain nombre de variétés de coca qui sont plus ou moins riches en cocaïne et en même temps en alcaloïdes homologues de la cocaïne, c'est-à-dire en substances dérivant de cette cocaïne par l'introduction de groupes chimiques différents; je vous dirai quelques mots à ce sujet tout à l'heure.

Les feuilles de coca les plus riches sont celles de la coca à grandes feuilles, *Erythroxylon coca* du Pérou et de la Bolivie. Une autre variété qu'on recueille dans l'île de Ceylan donne également de la coca à larges feuilles fournie par *Erythroxylon bolivianum*, et cette coca a une composition peu différente de la variété du Pérou. A Java, on trouve une variété que les botanistes ont appelée *Erythroxylon spruceanum*, variété de coca à petites feuilles, qui est cultivée dans les Indes Anglaises, et qui se caractérise par la présence d'une quantité relativement assez élevée d'homologues de la cocaïne. Une variété à feuilles étroites cultivée dans le nord du Pérou est la coca de Truxillo, riche en cocaïne et renfermant aussi des homologues.

Les feuilles de coca se reconnaissent aux caractères suivants, que vous allez pouvoir constater sur ces échantillons. Elles sont courtement pétiolées, minces, fragiles, ovales, aiguës, à limbe entier, courtement acuminé au sommet : les grandes feuilles mesurent de 4 à 5 centimètres de longueur sur 2 à 3 de largeur; et elles sont faciles à reconnaître en raison de leur teinte et de la nervation particulière qu'elles présentent. A la face inférieure de la feuille on remarque, en effet, sur la zone médiane une teinte plus ou moins brunâtre et terne; et cette zone médiane particulière qui, dans son point le plus large, atteint à peu près le quart de la largeur totale de la feuille, est séparée du limbe par deux lignes courbes à peu près parallèles aux bords, ressemblant à deux nervures, mais qui ne sont en réalité que les empreintes des bords de la feuille par suite de la disposition de cette feuille avant son complet développement, c'est-à-dire en raison du mode de préfoliation.

Les coças, comme d'ailleurs toutes les plantes renfermant des principes actifs, sont capables de subir par le fait de la culture des modifications assez considérables. La récolte de ces plantes est très abondante dans les régions humides et chaudes, mais on obtient alors des produits relativement peu riches en substances actives; au contraire, lorsque les plantes sont récoltées dans des pays montagneux exposés au soleil, la récolte est moins considérable en quantité, mais la richesse en principes actifs est beaucoup plus grande.

La richesse en cocaïne et en homologues de la cocaïne est très variable, comme vous pouvez le voir par le tableau que vous avez sous les yeux. Ce tableau représente la richesse en cocaïne d'une part, et en homologue de la cocaïne, d'autre part, des différentes variétés de feuilles. Au-dessous du tableau sont les appellations de ces produits, qui figurent dans la colonne de droite sous le nom d'homologues de la cocaïne. Ces homologues sont constitués par un certain nombre de substances plus ou moins bien étudiées, dont les unes, comme la cinnamylcocaïne, l'isatropylcocaïne, l'homococaïne, sont de véritables cocaïnes, c'est-à-dire des éthers méthyliques soit de la benzoylecgonine, comme la cocaïne proprement dite, soit de dérivés acides différents du groupe benzoïque. Quant à la tropacocaïne, elle possède une constitution chimique différente qui la rapproche, dans

une très étroite mesure, de l'atropine que l'on trouve dans la belladone et les autres solanées vireuses du genre atropa : c'est une tro-
péine.

Richesse des diverses variétés de coca en cocaïne et homologues.

ORIGINE DE LA PLANTE	POUR 1000 PARTIES DE FEUILLES	
	Cocaïne.	Homologues.
Pérou (larges feuilles).	10 à 12	traces
Ceylan (larges feuilles).	8 à 9	traces
Java (petites feuilles).	6 à 7	1 à 2
Jamaïque.	2 à 3	3 à 5
Indes.	4 à 5	2 à 6

Cinnamylcocaïne.
Isatropylcocaïne. Cocamine. Isococamine.
Homococaïne. Homoisococaïne.
Tropacocaïne ou benzoylpseudotropéine.

C'est seulement un temps assez long après que ces plantes ont été
introduites en Europe qu'on s'occupa d'y rechercher la présence
d'un principe actif. On soupçonnait, tant par suite de l'emploi de ces
substances par les naturels de l'Amérique du Sud que par les expériences qui avaient été faites lorsque les feuilles de coca furent introduites en Europe, qu'elles renfermaient une substance active; et l'on
s'occupa de rechercher et d'isoler cette substance active. Perfection-
nant les recherches faites en 1853 par Wackenroder et Johnston qui
avaient cru remarquer l'existence d'un alcaloïde dans les feuilles de
coca, Gædeke, le premier, en 1855, isola un alcaloïde qu'il appela
érythroxyline. Mais c'est Niemann qui, en 1859, l'étudia le mieux et
lui donna le nom de cocaïne qui lui est resté.

La cocaïne répond à la formule $C^{17}H^{21}AzO^4$. Elle peut s'extraire
aisément en mettant à profit son déplacement facile par les bases
minérales et sa solubilité dans les dissolvants hydrocarbonés, notamment la benzine ou l'éther. Les feuilles de coca pulvérisées et mélangées de poudre de chaux éteinte et épuisées dans un appareil à
déplacement par de la benzine lui cèdent leurs alcaloïdes. Ou bien
encore l'extrait alcoolique des feuilles est traité par l'acide tartrique

dilué ; la solution filtrée est évaporée à basse température ; on lui ajoute de l'ammoniaque et on épuise par l'éther. On obtient ainsi une cocaïne toujours mélangée à une proportion variable de ses homologues. La purification est longue, délicate, onéreuse ; et nous verrons plus tard que la cocaïne la plus pure est obtenue par synthèse, au moins partiellement.

Les feuilles de coca renferment, en outre, un tannin spécial, l'acide cocatannique, un corps gras, la cocétine, et un produit du groupe des cholestérines, la palmityl β amyrine.

Parmi les sels de cocaïne, le chlorhydrate est à peu près exclusivement employé : le citrate est hygroscopique. Le bromhydrate, le sulfate, l'oxalate, le nitrate, le salicylate, le borate, l'oléate, ont été, tour à tour, vantés puis abandonnés. Von Œfele a recommandé, sous le nom de phénate de cocaïne, une combinaison insoluble qui présenterait l'avantage de se dissocier lentement au contact des tissus, ce qui diminuerait les chances de diffusion, et, par suite, d'accidents.

La cocaïne pure cristallise dans l'alcool en gros prismes clino-rhombiques incolores, non volatils ; en aiguilles blanches, dans l'éther de pétrole. Elle est très peu soluble dans l'eau (1 pour 1300), soluble dans la benzine, le chloroforme, l'éther, l'alcool, le toluène, le sulfure de carbone, les pétroles légers et lourds, l'éther acétique, l'essence de térébenthine, les corps gras. Elle dévie à gauche le plan de la lumière polarisée. [En solution chloroformique, $\alpha_D = 15°827 + 0,005848\ n$, formule dans laquelle n indique le pourcentage en chloroforme de la solution, la température étant de 20°.] Elle se combine facilement aux acides et elle est déplacée de ses combinaisons par les bases minérales.

Le chlorhydrate de cocaïne est très soluble dans l'eau ; 1 gramme de ce sel se dissout dans 75 centigrammes d'eau froide : il est également soluble dans l'alcool, le chloroforme et l'acétone ; insoluble dans l'éther. Il dévie à gauche le plan de la lumière polarisée : le pouvoir rotatoire de la solution aqueuse saturée est — 52°5. La cristallisation dans l'alcool faible permet de l'obtenir sous forme de prismes courts, dépourvus d'eau de cristallisation. Sa solution aqueuse l'abandonne sous forme de cristaux prismatiques, en aiguilles, renfermant deux molécules d'eau qu'ils perdent à 100° : c'est le sel officinal. Ce sel, desséché, fond à 204°5. Chauffé sur une lame de platine, il doit brûler sans laisser de résidu. L'acide sulfurique concentré doit donner, à froid, un soluté incolore : il en est de même de l'acide azotique. La solution aqueuse acidulée ne doit pas décolorer immédiatement le permanganate de potasse en solution au centième. Enfin, l'addition de quelques gouttes d'ammoniaque à la solution aqueuse ne doit pas donner de précipité ni de louche [1 décigramme de chlorhydrate de cocaïne, dissous dans 100 centimètres cubes d'eau et III gouttes d'ammoniaque].

Lorsqu'on fait bouillir dans de l'eau additionnée d'un acide ou d'un alcali, ou même simplement dans de l'eau distillée, de la cocaïne ou l'un de ses sels, on détermine la décomposition de l'alcaloïde en alcool méthylique, acide benzoïque et une base, l'ecgonine, qui est voisine de la base tropine. Cette décomposition se fait en deux stades : la cocaïne fournit d'abord de l'alcool méthylique et de la benzoylecgonine; de sorte qu'elle doit être envisagée comme l'éther méthylique de la benzoylecgonine.

L'ecgonine dérive de la base tropidine; elle a pour formule $C^9H^{15}AzO^3$ et représente la base tropidine ayant fixé les éléments de l'eau et de l'acide carbonique : la base tropine est l'hydrotropidine, et l'ecgonine, l'acide hydrotropidinecarbonique; c'est ce que montrent les formules ci-dessous :

$$C^8H^{13}Az + H^2O = C^8H^{15}AzO$$
Tropidine.   Tropine
(hydrotropidine).

$$C^8H^{13}Az + H^2O + CO^2 = C^9H^{15}AzO^3$$
Tropidine.   Ecgonine
(acide hydrotropidinecarbonique).

La formule développée ci-après de l'ecgonine dans laquelle l'hydrogène B du groupe oxhydryle peut être remplacé par le radical benzoyl et l'hydrogène M du groupe carboxyle par le radical méthyl, permet de se rendre compte de la formation de la cocaïne.

$$C^8H^{13}Az[OH] \; [CO.OH] = C^9H^{15}AzO^3$$
B   M   Ecgonine.

$$C^8H^{13}Az[O.(CO.C^6H^5)] \; [CO.OH] = C^{16}H^{19}AzO^4$$
Benzoyl.   Benzoylecgonine.

$$C^8H^{13}Az[O.(CO.C^6H^5)] \; [CO.O(CH^3)] = C^{17}H^{21}AzO^4$$
Benzoyl.   Méthyl.   Cocaïne.

La facile saponification de l'éther méthylique de la benzoylecgonine rend très bien compte de la facile disparition de la cocaïne dans l'organisme animal et de son altérabilité.

En définitive, la cocaïne résulte de la combinaison de l'alcool méthylique, de l'acide benzoïque et de l'ecgonine avec élimination de deux molécules d'eau. Réciproquement on peut, en partant de l'ecgonine, reconstituer la cocaïne, soit en méthylant la benzoylecgonine, soit en benzoylant la méthylecgonine. Ces deux procédés sont utilisés pour faire, industriellement, une synthèse partielle de la cocaïne, en partant de l'ecgonine obtenue comme terme constant du dédoublement des alcaloïdes contenus dans les feuilles de coca.

Un certain nombre d'autres substances alcaloïdiques ont encore été découvertes dans les différentes variétés de coca; c'est ainsi que Lossen, en 1862, signala dans une variété de coca du Pérou l'existence d'un alcaloïde auquel il donna le nom d'*Hygrine*, alcaloïde que Liebermann montra plus tard être constitué par un mélange de plusieurs bases oxygénées : c'est également Lossen qui montra que la cocaïne est susceptible de se décomposer en acide benzoïque, en alcool méthylique et en ecgonine.

Enfin, dans ces dernières années, les très beaux travaux, au point de vue chimique, de Liebermann, de Merling, d'Einhorn, de Giesel, de Merck nous ont fixés absolument, non seulement sur la constitution chimique de la cocaïne, mais même sur le moyen d'arriver à faire artificiellement de la cocaïne, c'est-à-dire à préparer une cocaïne de synthèse; et ce sont ces recherches également qui ont servi de guide pour la préparation des substances se rapprochant, dans une certaine mesure, quant à leur composition chimique, de la cocaïne; je veux parler des eucaïnes, dont je vais vous dire quelques mots dans un moment.

La cinnamylcocaïne, c'est-à-dire l'alcaloïde dans lequel le radical benzoyle est remplacé par le radical de l'acide cinnamique, existe dans les feuilles de coca de Truxillo, dans les petites feuilles de coca de Java et des Indes Anglaises : on la trouve rarement dans la coca à larges feuilles du Pérou et de la Bolivie, et nous allons voir tout à l'heure l'intérêt qu'il y a à tenir compte de l'action physiologique de ces différentes substances qui sont très loin d'être identiques les unes aux autres.

D'autres alcaloïdes dont je vous ai écrit les noms sur le tableau se trouvent également dans les diverses variétés de coca. L'isatropylcocaïne et ses isomères, la cocamine et l'isococamine, se rencontrent surtout dans les variétés de Truxillo, de Java et des Indes. L'homococaïne et l'homoisococaïne se rencontrent dans les cocas de l'Amérique du Sud. Enfin, la tropacocaïne ou benzoylpseudotropéine provient surtout des espèces à petites feuilles de Java. Quelle que soit la nature des alcaloïdes qu'elles renferment, la richesse des feuilles des diverses variétés de cocas diminue dans une notable proportion sous l'influence du temps : on peut la voir tomber, dans un espace de temps relativement court, au cinquième de sa valeur initiale. Cette transformation que l'on pourrait presque appeler spontanée des alcaloïdes, est à rapprocher de la facile et prompte disparition de la cocaïne introduite dans l'organisme animal.

Un fait fort intéressant mis en lumière par les travaux des auteurs dont je vous parlais tout à l'heure est celui-ci : quel que soit celui des principes actifs de la coca — cocaïne ou homologues dont le nom figure sur ce tableau — que l'on soumette à une réaction saponifiante, par exemple, lorsqu'on les fait bouillir en présence de l'eau et d'un acide, ces produits se dédoublent, en donnant naissance à de l'alcool méthylique, à un acide dont la nature varie — c'est l'acide benzoïque dans le cas de la cocaïne, — et à une base qui a reçu le nom d'ecgonine. Le point intéressant c'est que l'ecgonine est le squelette, si l'on peut ainsi dire, de tous ces composés; et que tous se dédoublent, soit en alcool méthylique, soit en alcool éthylique, ou en un autre radical alcoolique quelconque; d'autre part, en un radical acide qui est le radical benzoyle lorsqu'il s'agit de la cocaïne vraie, le radical cinnamyl dans le cas de la cinnamylcocaïne; mais l'ecgonine est, dans tous les cas, un terme constant de cette décomposition. Toutefois, la tropacocaïne et les mélanges de bases oxygénées que l'on a étudiées sous le nom d'hygrine n'ont pas l'ecgonine pour noyau de leur constitution.

Or, comme nous l'avons vu tout à l'heure, cette ecgonine présente, avec des bases préparées artificiellement et dérivées de la série pyridique, un lien de parenté extrêmement étroit; la base tropine, qui, comme vous le savez, est le squelette, le noyau de la constitution des alcaloïdes de la belladone, présente avec l'ecgonine une analogie extrêmement remarquable.

. Le point intéressant sur lequel je veux insister, c'est que, comme vous allez le voir dans un moment, les propriétés physiologiques de

ces différentes bases sont très différentes les unes des autres : tandis
que la cocaïne présente des propriétés éminemment utilisables en
thérapeutique, les autres alcaloïdes, ses homologues, ou bien sont
dénués de propriétés analgésiques, ou constituent des poisons du
cœur extrêmement violents; il y a donc intérêt à éliminer ces substances, qui sont plutôt des substances exclusivement toxiques, sans
intérêt thérapeutique, et à conserver la cocaïne, seule douée de propriétés analgésiques intéressantes.

Eh bien, il est possible, en partant de l'ecgonine, de revenir à la
cocaïne par une série de transformations chimiques; et c'est là ce
qui fait précisément l'intérêt des travaux des chimistes dont je vous
citais les noms tout à l'heure. Il est en effet beaucoup plus simple,
puisque les différentes cocaïnes et homologues sont si facilement
décomposables, de les dédoubler tout de suite, de se procurer ainsi
l'ecgonine; puis, à l'aide de cette ecgonine, de reconstituer synthéti-
quement une cocaïne qui sera alors absolument pure. Et en effet,
par des procédés chimiques maintenant assez simples, il est relativement facile de combiner à la molécule de l'ecgonine le radical benzoyl, puis, quand on a obtenu la benzoylecgonine, qui est un terme
de passage, de la méthyler pour en faire l'éther méthylique de la
benzoylecgonine qui n'est autre chose que la cocaïne. Il résulte de
ces expériences que l'on pourra utiliser à la préparation de l'ecgonine
les feuilles de toutes les variétés de coca, et retransformer cette ecgonine en une cocaïne parfaitement pure qui présentera le maximum
d'effet utile au point de vue de son emploi thérapeutique.

Je vous parlais tout à l'heure de deux autres substances qui ont été
isolées, la première par Lossen, la seconde par Giesel. L'hygrine,
signalée par Lossen, est un mélange d'alcaloïdes oxygénés dont l'un
a pour formule $C^8H^{15}AzO$, qui en fait un isomère de la base tropine; il
forme la majeure partie du mélange; l'autre est un dérivé beaucoup
plus complexe auquel Liebermann a attribué la formule $C^{14}H^{24}Az^2O$.
Ces deux produits existent en faible quantité dans les feuilles de coca
et n'ont aucun intérêt, jusqu'ici tout au moins, en thérapeutique.

Il en est autrement de la tropacocaïne ou benzoylpseudotropéine
découverte et étudiée par Giesel. La différence qu'il y a entre la tropacocaïne et la cocaïne vraie est celle-ci : tandis que la cocaïne vraie
résulte de l'union du radical benzoyl à l'ecgonine, puis de la méthyla-
tion de la benzoylecgonine ainsi obtenue, la tropacocaïne résulte

simplement de l'union du radical benzoyl à une pseudotropéine, et
c'est pour cela qu'elle porte aussi le nom de benzoyl-pseudotropéine ;
c'est un alcaloïde du groupe des tropéines, comme l'atropine et ses
isomères.

L'emploi de cette pseudo-cocaïne a été recommandé en thérapeutique ; elle présenterait, dit-on, certains avantages dans quelques cas,
et dans d'autres des inconvénients. Mais, le point sur lequel je veux
insister pour vous faire comprendre comment on a pu penser à faire
les eucaïnes dont nous nous occuperons bientôt, c'est celui-ci. Les
beaux travaux d'Émile Fischer sur les acétonamines avaient attiré
l'attention sur l'analogie de constitution que l'on pouvait logiquement supposer entre la base tropine et des dérivés de certains produits
alcaloïdiques qu'on obtenait artificiellement, la triacétonalkamine,
par exemple : partant de ce fait, on a pensé qu'il serait possible d'obtenir à leur aide des dérivés carboxylés analogues à l'ecgonine, composés qu'il serait alors facile de transformer en cocaïnes de synthèse
totale ; en d'autres termes, que les produits de condensation de l'acétone en présence de l'ammoniaque, dans des conditions particulières,
après avoir fixé les éléments de l'eau et de l'acide carbonique, pourraient être successivement benzoylés, puis méthylés, de manière à
fournir des éthers mixtes possédant des propriétés, sinon identiques,
au moins analogues à celles de la cocaïne.

C'est en effet ce que l'expérience est venue démontrer et, en partant de la triacétonalkamine, en la carboxylant par l'intermédiaire de
sa cyanhydrine saponifiée ensuite par l'acide chlorhydrique, on
obtient ainsi l'acide triacétonalkaminecarbonique que l'on éthérifie
à l'aide de l'alcool méthylique en présence de HCl gazeux ; puis, cet
éther méthylique chauffé avec du chlorure de benzoyle en présence
du chlorure de zinc fournit le dérivé benzoylé correspondant : il ne
reste plus qu'à substituer encore le groupe méthyle à l'hydrogène
du groupe imide pour obtenir l'eucaïne A, qui diffère de l'eucaïne B
non seulement par sa composition chimique, mais encore, et surtout,
comme nous le verrons plus tard, par ses propriétés physiologiques.

Ces tentatives de synthèse totale étaient d'ailleurs justifiées, si l'on
peut ainsi dire, par des recherches antérieures de MM. Einhorn et
Marquard, qui avaient montré que l'on pouvait obtenir des cocaïnes
dextrogyres en partant d'ecgonines dont la déviation gauche avait
été modifiée par un chauffage sous pression, durant vingt-quatre à

36

soixante-douze heures, en présence d'une solution aqueuse de potasse à 30 pour 100. Le pouvoir lévogyre de l'ecgonine normale se transforme ainsi en pouvoir dextrogyre, qui se transmet à la cocaïne. Disons, pour ne plus avoir à y revenir, que les propriétés physiologiques de cette cocaïne droite diffèrent légèrement de celle de la cocaïne, naturelle ou artificielle, gauche; son action est plus rapide et plus fugace, et manifeste des propriétés irritantes qui ont obligé à l'exclure de la pratique chirurgicale.

A côté de ces produits, une autre substance dont je vous dirai également quelques mots au point de vue de son emploi en thérapeutique est l'holocaïne, qui, elle, ne présente pas du tout les mêmes liens de parenté avec les cocaïnes. L'holocaïne est en effet un produit qui résulte de la combinaison de la phénacétine et de la paraphénéthydine, et qui s'éloigne par conséquent dans une large mesure des eucaïnes, dont je viens de vous parler. Je pense vous avoir ainsi donné suffisamment l'idée de ce que peuvent être les parentés de ces bases au point de vue chimique.

Quelques mots sur l'action physiologique des différents alcaloïdes dont je viens de vous parler, et vous allez voir que ces rapides considérations auront comme conclusion l'emploi nécessaire de la cocaïne aussi pure qu'il est possible.

On a essayé l'action physiologique d'un certain nombre des homologues de la cocaïne, soit préparés artificiellement, soit isolés des différentes variétés de coca. Pour ce qui concerne la cinnamylcocaïne, les expériences ont montré qu'elle était fort peu anesthésique mais pas toxique : elle ne présente donc pour nous aucun intérêt, puisque si elle n'est pas toxique, elle n'est pas non plus anesthésique, et par conséquent il n'y a pas lieu de l'employer au point de vue médical. L'isatropylcocaïne, de même que ses isomères, qui sont au nombre de trois, sont au contraire de violents poisons cardiaques; leur action analgésique est à peu près nulle.

Parmi les différentes cocaïnes synthétiques, obtenues par substitution au radical acide benzoyl d'un radical différent, on arrive à obtenir des substances peu ou pas anesthésiques, mais qui, comme le cinnamylcocaïne, présentent l'avantage de n'être pas toxiques; ou bien, au contraire, des substances énergiquement toxiques comme celles du groupe isatropylcocaïne.

En définitive, les recherches des différents physiologistes, et

surtout celles de Ehrlich, ont montré que le pouvoir anesthésique
de ces divers composés était lié à deux facteurs distincts : d'une part,
la fonction acide, et particulièrement la fonction benzoyl; d'autre
part, la fonction éther; ainsi, l'ecgonine et la méthylecgonine, qui
sont le premier et le dernier termes de la transformation, de la saponification de la cocaïne, ne sont pas douées de propriétés anesthésiques, tandis que les éthers homologues de la cocaïne ont des propriétés physiologiques très voisines des siennes.

La benzoylecgonine, dans laquelle intervient cependant le radical
benzoyl, est fort peu anesthésique, mais surtout convulsivante et
paralysante.

Les autres dérivés alcooliques, ceux qu'on pourrait former par la
substitution au radical méthyl soit du radical éthyl, soit du radical
propyl, soit d'un radical alcoolique quelconque monovalent, restent
anesthésiques; tandis que les homologues, par substitution au benzoyl
d'un radical acide qui le remplace, cessent de manifester des propriétés anesthésiques; de telle sorte qu'on peut dire que l'introduction
du groupe benzoyl dans ces dérivés alcooliques de l'ecgonine est celui
qui porte au summum le pouvoir anesthésique.

En définitive, le pouvoir anesthésique est lié à la fonction éther
en général et exalté par le caractère particulier du groupe acide,
benzoyl, introduit dans la molécule alcool-ecgonine. C'est pour cela
précisément qu'on a pensé à introduire ce radical benzoyl dans les
dérivés de la triacétonalkamine, dont je vous parlais tout à l'heure,
ce qui a donné naissance aux eucaïnes.

La tropacocaïne, différente par sa composition chimique, possède
une certaine puissance anesthésique, mais plus faible que celle de
la cocaïne. Elle offre, par exemple, certains avantages : elle n'est pas
vaso-constrictive, elle n'est pas mydriatique; elle est certainement
moins toxique que la cocaïne, ne possède qu'une action très passagère sur la circulation, et aucune action sur l'appareil respiratoire à
la dose où elle peut être employée en thérapeutique.

C'est en raison de ces propriétés que certains ophtalmologistes ont
proposé l'emploi de la tropacocaïne au lieu de la cocaïne, et ils s'en
servent de la façon suivante. On fait tomber dans l'œil une à trois
gouttes de la solution à 3 pour 100 de tropacocaïne et, sous l'influence de cette instillation, on obtiendrait une anesthésie presque
aussi intense que celle déterminée par la cocaïne vraie, et cela

sans dilatation pupillaire, sans troubles de l'accommodation, sans ischémie; et, surtout, sans modification de la pression des milieux de l'œil. D'autre part, on n'observerait pas d'effets nocifs tels que hyperthermie, syncopes, troubles psychiques, à la suite de sa diffusion dans l'organisme.

On a proposé également l'emploi des solutions de cette tropacocaïne à la dose de 25 milligrammes dissous dans X gouttes d'eau pour faire des injections intra-dermiques par la méthode de Reclus; mais, dans ces cas, on observe toujours une anesthésie plus faible qu'avec la cocaïne, peut-être même moins persistante. De telle sorte qu'en définitive, et c'est là, d'ailleurs, la conclusion de M. Reclus, il n'y a aucun avantage à substituer à la cocaïne, substance analgésiante parfaite, si l'on peut ainsi dire, dans les conditions qu'il a pu déterminer, il n'y a aucun intérêt à lui substituer des substances dont l'action analgésique est beaucoup moins intense, beaucoup moins efficace, beaucoup moins durable que celle de la cocaïne.

XXIVe LEÇON

SUCCÉDANÉS DE LA COCAÏNE. — EUCAÏNES. — HOLOCAÏNE. ORTHOFORME. — GAÏACOL ET DÉRIVÉS. — ANTITHERMIQUES-ANALGÉSIQUES.

Il est nécessaire de reprendre quelques points relatifs à la constitution chimique de la cocaïne et de ses dérivés pour comprendre ce que j'aurai à vous dire à propos de l'action physiologique de ces substances médicamenteuses.

Cette étude est indispensable pour interpréter l'action physiologique des différentes eucaïnes ainsi que des succédanés que nous allons passer en revue aujourd'hui.

Comme je vous l'ai dit dans notre précédente réunion, c'est précisément en tenant compte des analogies très étroites qu'on a pu percevoir entre le noyau de constitution de la cocaïne, c'est-à-dire de la base tropine, et certains dérivés de la pipéridine ou des acétonamines obtenues par la condensation des acétones en présence de l'ammoniaque, qu'on a songé à faire de toutes pièces des composés ressemblant à la cocaïne autant par leurs propriétés chimiques que, comme on l'espérait, par leurs propriétés physiologiques. Nous allons voir jusqu'à quel point on est arrivé à réaliser ces espérances.

Les quelques détails dans lesquels je vais entrer, détails très courts, et que vous allez saisir facilement, vont nous aider à interpréter le tableau ci-après, qui a l'air, au premier abord, de quelque chose d'un peu confus et qui va s'éclairer très sensiblement.

Je vous rappelle que la pipéridine peut être figurée sous forme d'un noyau hexagonal, comme celui de la benzine; c'est une molécule de benzine dont un des groupes [$= CH$ —] trivalent est remplacé par un atome d'azote. Cette pipéridine donne, entre autres dérivés, une base particulière qu'on a appelée tropidine, dont la formule brute est $C^8H^{13}Az$, et c'est elle qui constitue le squelette de tous les composés dont il va être question. Cette base a pour formule de constitution :

$$\text{Tropidine} \qquad\qquad \text{Tropine}$$

Lorsqu'on vient, dans certaines conditions déterminées, à mettre cette tropidine en présence des éléments de l'eau et de l'acide carbonique, on peut fixer sur elle ces éléments, c'est-à-dire H^2O et CO^2, et alors la base obtenue constitue ce qu'on pourrait appeler l'acide hydrotropidinecarbonique, c'est l'ecgonine. Voici sa formule de constitution développée :

$$\text{Ecgonine (acide hydrotropidinecarbonique).}$$

Voilà ce que devient la tropidine quand elle se transforme successivement, d'abord en tropine, puis en ecgonine.

Vous allez voir, maintenant, comment cette ecgonine va se transformer en cocaïne. Cette transformation va résulter de deux substitutions : d'une part de la substitution à l'hydrogène du groupe carboxylé du radical méthyl; puis du radical benzoyl à l'hydrogène de l'oxhydryle du groupe alcool [CH — OH], ce qui justifiera l'appellation qu'on lui donne, quand on veut rappeler son mode de formation, éther méthylique de la benzoylecgonine. J'écris maintenant la formule développée de la cocaïne.

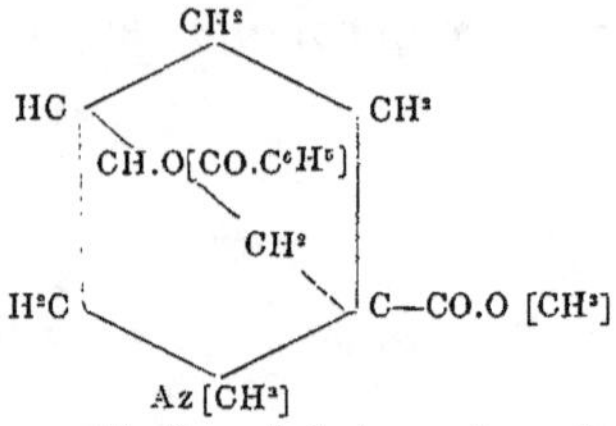

$$CH^2$$
$$HC \qquad CH^2$$
$$CH.O[CO.C^6H^5]$$
$$CH^2$$
$$H^2C \qquad C—CO.O\,[CH^3]$$
$$Az\,[CH^3]$$

Cocaïne (Ether méthylique de la benzoylecgonine).

Eh bien, c'est précisément sur le plan de cette cocaïne qu'on a essayé de construire les succédanés qui constituent les eucaïnes. Pour cela, on a pris pour point de départ deux corps différents. Le premier auquel on se soit adressé c'était la triacétonamine, c'est-à-dire ce corps résultant de la condensation de trois molécules d'acétone en présence de l'ammoniaque, et dont voici la formule de constitution :

$$CO$$
$$H^2C \qquad CH^2$$
$$CH^3 \diagdown C \qquad\qquad C \diagup CH^3$$
$$CH^3 \diagup \qquad\qquad\qquad \diagdown CH^3$$
$$Az\,H$$

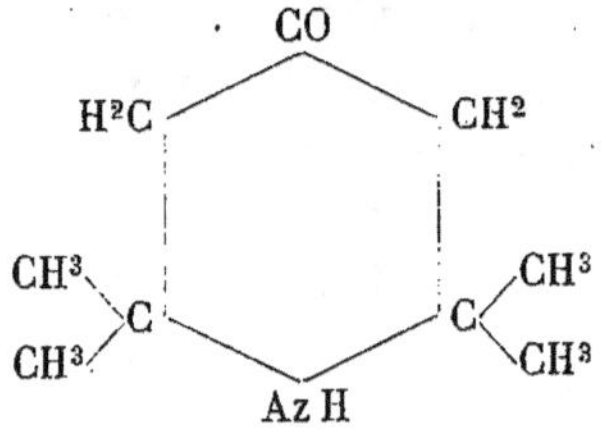

Cette triacétonamine, quand on vient à la soumettre à l'action des agents réducteurs, donne, comme produit de transformation, la triacétonalkamine, dont la formule de constitution ne diffère de la précédente que parce que le groupement acétonique CO est remplacé par [CH. OH]. Voici sa formule :

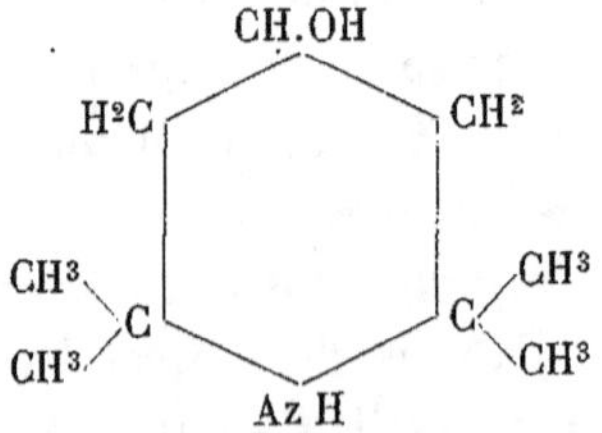

$$CH.OH$$
$$H^2C \qquad CH^2$$
$$CH^3 \diagdown C \qquad\qquad C \diagup CH^3$$
$$CH^3 \diagup \qquad\qquad\qquad \diagdown CH^3$$
$$Az\,H$$

Triacétonalkamine.

En partant de la méthyltriacétonalkamine, c'est-à-dire du dérivé de la base précédente dans lequel l'hydrogène du groupe imide AzH a été remplacé par le radical méthyl, base dont voici la formule :

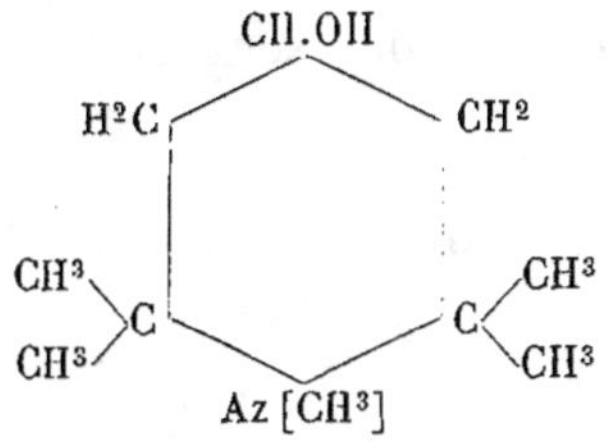

$$CH.OH$$
$$H^2C \diagup \qquad \diagdown CH^2$$
$$CH^3 \diagdown C \qquad\qquad C \diagup CH^3$$
$$CH^3 \diagup \qquad\qquad \diagdown CH^3$$
$$Az\,[CH^3]$$

Méthyltriacétonalkamine [Base de Fischer].

et en la combinant à l'acide amygdalique, M. Émile Fischer avait obtenu un éther doué de propriétés mydriatiques rappelant celles de l'atropine et de l'homatropine. Ce fait peut s'expliquer par les analogies que présentent la base tropine et la triacétonamine, dérivées toutes deux d'une γ-oxypipéridine. On pensa alors à métamorphoser cette triacétonamine en un composé analogue à l'ecgonine. Pour cela, on transforme cette triacétonalkamine par des procédés chimiques; on en fait un dérivé carboxylé, un acide pipéridine-carbonique dans lequel l'apparition du groupe carboxyle [CO.OH] supprime l'action, ressemblant à celle du curare, que possédait auparavant le dérivé de la triacétonamine.

Cet acide triacétonalkaminecarbonique dont voici la formule :

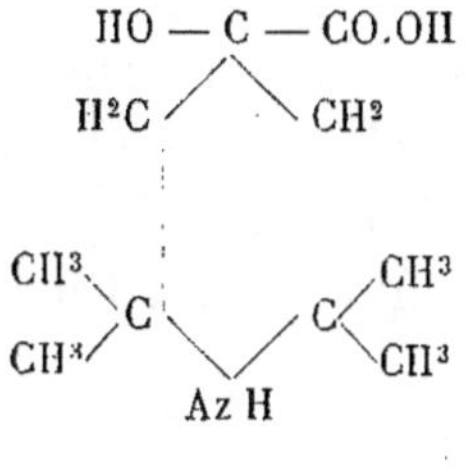

$$HO — C — CO.OH$$
$$H^2C \diagup \qquad \diagdown CH^2$$
$$CH^3 \diagdown C \qquad\qquad C \diagup CH^3$$
$$CH^3 \diagup \qquad\qquad \diagdown CH^3$$
$$Az\,H$$

peut s'obtenir en transformant directement la triacétonamine en cyanhydrine correspondante, sous l'influence du cyanure de potassium et de l'acide chlorhydrique en présence de l'eau; puis, on saponifie cette cyanhydrine en la chauffant sous pression légère avec de l'eau acidulée par HCl, et l'on sépare ainsi l'acide pipéridinecarbonique que l'on éthérifie ensuite à l'aide de l'alcool méthylique. Cet éther, chauffé avec du chlorure de benzoyle, en présence d'un peu de chlorure de zinc fondu, fournit le dérivé benzoylé correspondant. Il reste encore à opérer la substitution du radical méthyl à l'hydrogène du groupe imide AzH pour obtenir enfin l'eucaïne A.

Les formules ci-après reproduisent ces métamorphoses successives :

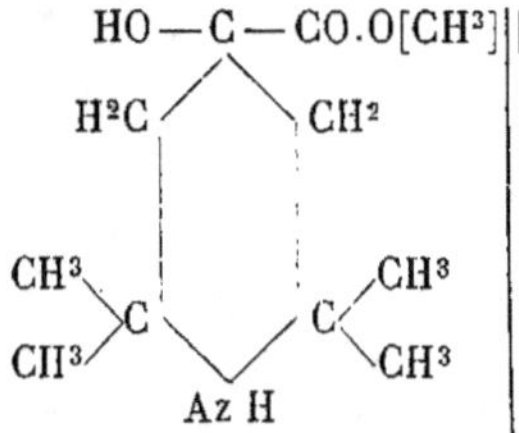

$$HO - C - CO.O[CH^3] \qquad [C^6H^5.CO]O - C - CO.O[CH^3] \qquad [C^6H^5.CO]O - C - CO.O[CH^3]$$

<table>
<tr><td align="center">Ether méthylique
de l'acide
triacétonalkaminecarbonique.</td><td align="center">Dérivé benzoylé de l'éther méthy-
lique de l'acide triacétonal-
kaminecarbonique.</td><td align="center">Eucaïne A.</td></tr>
</table>

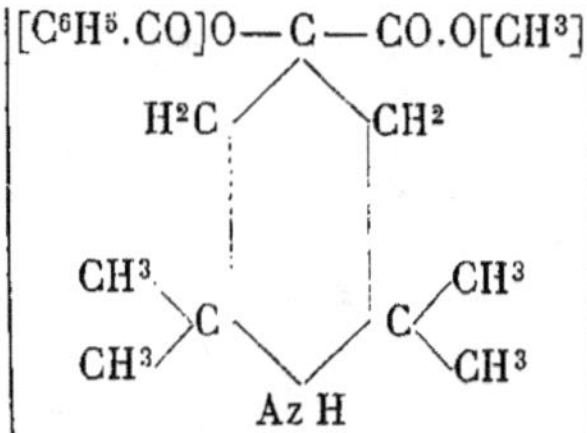

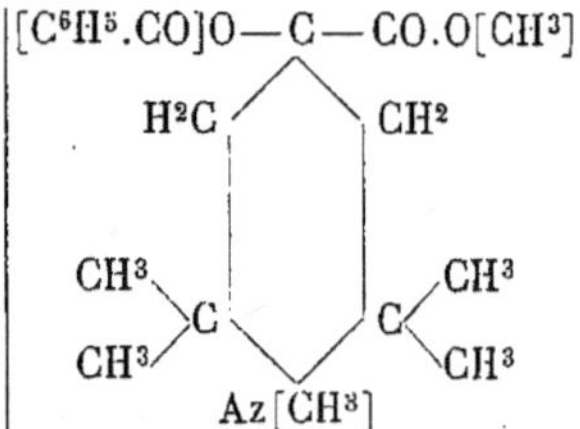

L'eucaïne A est un dérivé plus compliqué que la cocaïne, quant à sa constitution chimique; et cette complication va nous permettre de nous rendre compte de la différence d'action physiologique que présentent ces deux corps.

L'eucaïne B a une formule qui diffère assez notablement de celle de l'eucaïne A.

L'eucaïne B est un produit qui, comme je crois vous l'avoir déjà dit, se rapproche à la fois de la cocaïne et de la tropacocaïne, c'est-à-dire d'une de ces bases dont la constitution est analogue à celle des bases que l'on trouve dans les solanées vireuses du groupe *atropa*. Son point de départ est la vinyldiacétonamine, qui présente une grande analogie avec la triacétonamine, comme vous pouvez vous en rendre compte par sa formule de constitution.

L'eucaïne B est seulement le dérivé benzoylé du produit de réduction de cette vinyldiacétonamine.

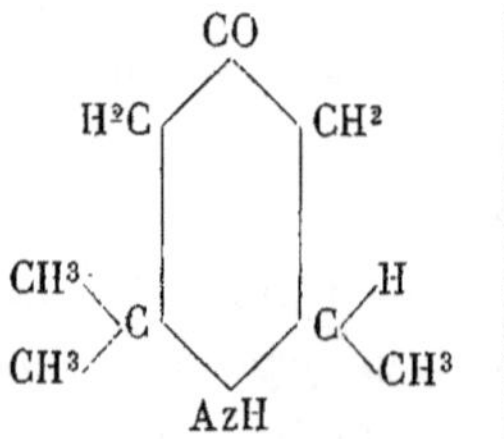

<table>
<tr><td align="center">Vinyldiacétonamine.</td><td align="center">Vinyldiacétonalkamine.</td><td align="center">Eucaïne B.</td></tr>
</table>

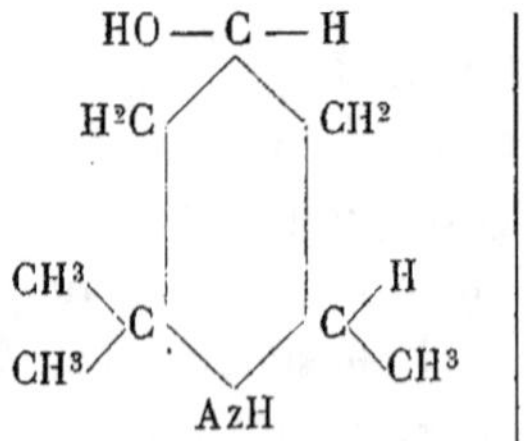

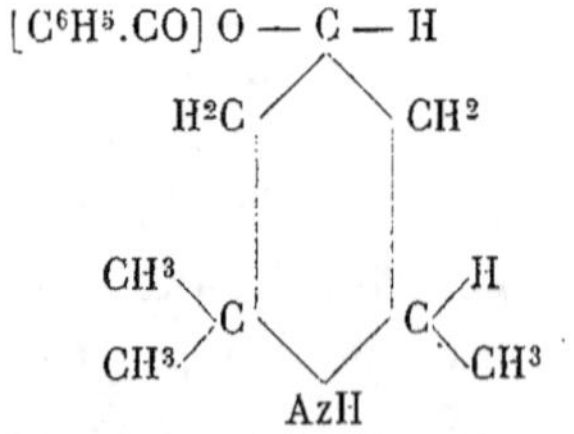

Je parle seulement ici de la variété d'eucaïne B utilisée en thérapeutique ; car il en existe un isomère qui se présente sous forme d'une huile épaisse, incolore, insoluble dans l'eau et ne possédant pas les énergiques propriétés analgésiques dont je vous entretiendrai dans un instant.

Ce corps, comme vous le voyez, a de très grandes analogies avec les corps précédents ; mais il en diffère cependant par ce fait qu'à un des atomes de carbone voisins du groupe imide est soudé un seul radical CH^3, l'autre atomicité du carbone étant saturée par de l'hydrogène, tandis que dans la triacétonamine il y a deux groupes CH^3 ; c'est, de plus, une base imidée, puisque l'atome d'hydrogène lié à l'azote n'a pas été remplacé par CH^3.

Enfin, cette eucaïne B diffère encore de l'eucaïne A en ce sens que, c'est simplement un dérivé benzoylé de la vinyldiacétonalkamine, que ce n'est pas un éther méthylique de ce dérivé benzoylé, et que, de ce fait, il y a déjà une substitution de moins du groupe CH^3.

En somme, l'eucaïne B renferme trois groupes méthyl CH^3 substitués de moins que l'eucaïne A : le méthyl de l'éther, celui de l'imide, enfin celui d'un des atomes de carbone voisins. Ce nombre moindre de substitutions, comme je vous l'ai dit, a une importance considérable : c'est à lui que je crois pouvoir rattacher les propriétés plus ou moins énergiquement convulsivantes des différentes bases dont je viens de vous parler ; et vous allez voir qu'en effet, au point de vue de leur action physiologique, plus il y aura de substitutions du groupe CH^3 à différents atomes d'hydrogène des bases servant de noyau à la formule de constitution de ces alcaloïdes, et plus intense également sera l'action convulsivante exercée par ces substances sur l'organisme. Ça n'est pas, d'ailleurs, un fait particulier à la cocaïne ; et il a été surtout mis en lumière par l'étude des dérivés de la strychnine. Cette étude avait permis de reconnaître que si, dans une substance possédant par elle-même des propriétés convulsivantes, on venait à substituer un groupement méthyl à un atome d'hydrogène dans la formule de constitution de cette substance, on augmentait le pouvoir convulsivant. Ainsi la méthylstrychnine est plus convulsivante que la strychnine, la diméthlystrychnine est encore plus convulsivante que la précédente.

Eh bien, ici, l'on observe la même chose : l'eucaïne A, qui est le produit dans lequel le nombre de substitutions de CH^3 est le plus considérable, est aussi la base qui présente les propriétes convulsivantes au maximum; la cocaïne, qui vient ensuite au point de vue du nombre des substitutions, est plus convulsivante que l'eucaïne B et moins énergiquement convulsivante que l'eucaïne A. On observe une différence du même genre dans l'intensité du pouvoir convulsivant entre les cocaïnes vraies et les norcocaïnes. On appelle dérivés *nor* ceux dans lesquels l'atome d'hydrogène lié à l'azote reste intact et n'est pas remplacé par un groupement méthyl. A ce point de vue précisément, l'eucaïne B est une *noreucaïne*. Et, de plus, comme elle constitue simplement un éther benzoylique de la vinyldiacétonalkamine, elle peut être identifiée avec les tropéines, la tropacocaïne, par exemple, ou l'atropine et ses isomères.

Il est, comme vous pouvez le voir, non seulement important, mais encore très intéressant de mettre en relief ces analogies et ces différences qui rapprochent des substances, en apparence fort éloignées les unes des autres et sans liens évidents; cela montre une fois de plus les relations qui existent entre la structure moléculaire des corps et leur action physiologique, relations qui, depuis quelques années surtout, ont fortement attiré l'attention, et dont l'étude si attrayante est déjà féconde en résultats. Tout incomplètes et superficielles qu'elles soient, les notions acquises actuellement permettent de concevoir l'espérance de sérier, dans l'avenir, l'action physiologique, et par conséquent médicamenteuse, des divers corps, en fonction de leur constitution moléculaire, et de pouvoir modifier cette action en modifiant leur structure d'une façon déterminée. L'exemple de l'eucaïne A et de l'eucaïne B réalise évidemment une heureuse tentative dans ce sens.

C'est en partant de ces considérations que l'on a cherché, dans ces derniers temps, à préparer des éthers méthyliques de composés acides dont la formule de structure se rapproche, plus ou moins, de celle d'un acide pipéridinecarbonique : les différentes variétés d'orthoforme et certaines autres substances, ont été les conséquences de ces tentatives; mais aucun de ces produits de synthèse ne paraît donner, jusqu'alors, de résultats aussi efficaces que ceux fournis par l'eucaïne B.

Ces quelques renseignements vont vous permettre de comprendre très facilement l'ordonnance du tableau suivant, qui est fait pour permettre de donner des noms aux différentes cocaïnes et aux homologues de la cocaïne que la théorie permet de prévoir.

Cocaïnes et homologues.

MÉTHYL CH^3		BENZOYL C^7H^5O		ECGONINE $C^9H^{15}AzO^3$
Éthyl	C^2H^5	Phénylacétyl	C^8H^7O	Acide pentaméthyloxypipéri-dinecarbonique $C^{10}H^{21}AzO^3$. Dérivés carboxylés des méthyltriacétonalkamines $C^{10}H^{19}AzO^3$. Homo-ecgonines.
Propyl	C^3H^7	Phénylvaléryl	$C^{14}H^{13}O$	
Butyl	C^4H^9	Cinnamyl	C^9H^7O	
Amyl	C^5H^{11}	Salicyl	$C^7H^5O^2$	
		Anisyl	$C^8H^7O^2$	
		Phtalyl	$C^8H^5O^3$	
COCA		COCAÏNES		
Méthyline.		Benzoylcocaïne.		Norcocaïnes.
Éthyline.		Phénylacétylcocaïne.		Homococaïnes.
Propyline.		Cinnamylcocaïne.		Eucaïnes.
Amyline.		Isatropylcocaïne.		

Les substitutions peuvent se faire de trois façons différentes en prenant pour point de départ l'ecgonine.

Elles peuvent porter sur le radical carboxyl, comme le fait dans la cocaïne la substitution du groupe méthylique, et alors on peut, à ce radical méthyl, substituer éthyl, propyl, butyl, amyl, etc.; on est alors convenu, pour désigner le produit de cette substitution, de l'appeler du nom de coca que l'on fait suivre du nom du radical substitué terminé par la désinence *ine* : ainsi, dans cette nomenclature, la cocaïne ordinaire est la coca-méthyline. Si nous venions à substituer le groupement éthyl, nous aurions la coca-éthyline, etc.

La substitution peut encore se faire en remplaçant le radical benzoyl par un autre radical acide, le radical phényl, valéryl, etc. — le radical cinnamyl, par exemple, ce qui constitue la cinnamylcocaïne de certaines variétés de coca, — et alors le nom se fait en mettant d'abord le nom de ce radical acide suivi de la désinence cocaïne, ainsi : cinnamylcocaïne, etc. : la cocaïne vraie est la benzoylcocaïne.

Enfin, un troisième groupe de substitutions peut avoir lieu en changeant la nature de la base, c'est-à-dire l'ecgonine; par exemple, en la remplaçant par un dérivé des diacétonamines, et alors, dans ce cas, le nom deviendrait véritablement un peu barbare à construire en cherchant à donner une idée du mode de formation du corps ; il faudrait dire par exemple : éther méthylbenzoïque de l'acide penta-méthyloxypipéridinecarbonique. Cela serait un peu long, et on a préféré donner à ces dérivés un nom particulier : c'est ainsi que l'on a désigné les eucaïnes A et les eucaïnes B. Les norcocaïnes, et les dérivés de la base homo-ecgonine sont désignés suffisamment par les préfixes *nor* et *homo*.

Enfin, chacune de ces bases peut avoir des isomères : les dérivés *homo* font précisément partie de ces isomères dont le nombre peut être parfois assez considérable suivant la complication de la structure moléculaire de la base.

Voyons maintenant, en ce qui concerne les produits ainsi préparés de toutes pièces, et qu'on a cherché à introduire dans l'usage thérapeutique, voyons les résultats obtenus et examinons s'il est intéressant de conserver ces substances.

Ainsi que je vous l'ai déjà dit, le point de départ de ces recherches fut cette observation que, partant de la triacétonalkamine de Fischer, et en combinant cette base avec de l'acide amygdalique, on avait obtenu un éther doué de propriétés mydriatiques puissantes et se rapprochant de celles de l'atropine qu'on trouve dans la belladone. C'est cela qui, comparé avec la formule de constitution de la cocaïne et celle de l'atropine, a donné l'idée à certains chimistes de chercher à réaliser de toutes pièces la construction d'un édifice moléculaire qui pourrait remplacer la cocaïne : on espérait obtenir ainsi une substance moins toxique, plus facile à manier que la cocaïne. Quels sont les résultats auxquels on est arrivé aujourd'hui ?

Occupons-nous d'abord de l'eucaïne A ; c'est celle qui a été lancée la première en thérapeutique. Nous nous sommes occupé tout à l'heure de sa constitution ; elle a pour formule brute : $C^{19}H^{27}AzO^4$. Elle a été obtenue par Merling et employée pour l'usage thérapeutique par M. Gaetano Vinci, à Berlin. Je vous dirai tout de suite qu'elle n'existe plus maintenant au point de vue thérapeutique, et je crois que j'en suis un peu la cause. C'est à la suite de recherches effectuées dans mon laboratoire sur l'action physiologique de cette eucaïne A qu'on lui a substitué presque aussitôt l'eucaïne B.

Cette eucaïne A est donc, comme nous venons de le voir, l'éther méthylbenzoïque d'une carboxylacétonalkamine, comme la cocaïne est l'éther méthylique de la benzoylcarboxyltropine. C'est en 1896

que cette substance a été introduite en thérapeutique, et on lui a
immédiatement accordé toutes sortes de vertus. On a dit qu'elle était
au moins aussi analgésiante que la cocaïne, sans en avoir les inconvénients, qu'elle était moins toxique qu'elle, qu'elle ne donnait jamais
lieu aux accidents de la cocaïne, etc., mais surtout on a fait ressortir
ce fait, fort intéressant au point de vue pratique, celui-là, qu'il était
possible, par une ébullition prolongée, de stériliser une solution de
chlorhydrate d'eucaïne A, alors que cela est impossible en ce qui concerne la cocaïne, puisque nous avons vu que la cocaïne se saponifie
facilement en sa qualité d'éther, c'est-à-dire se dédouble en ecgonine,
acide benzoïque et alcool méthylique, tous produits que nous savons
ne pas posséder de propriétés analgésiantes. Il en résulte donc que
si, par suite d'un luxe de précautions, on veut stériliser des solutions
de cocaïne avant de s'en servir pour les employer à une opération
chirurgicale, on n'arrive à autre chose qu'à réduire le titre de la solution de la cocaïne et à n'injecter même qu'une solution absolument
inerte. On insistait beaucoup sur ce fait que la solution de chlorhydrate d'eucaïne ne se décomposait pas en présence de l'ébullition et
que c'était là un avantage énorme.

La cocaïne ne résiste à la stérilisation que si l'on a soin de la chauffer
sous pression dans un autoclave à la température de 115° et cela pendant un temps assez court; mais c'est là, je le répète, un luxe de
précautions, car, en vérité, il n'y a pas de raison de stériliser des solutions de cocaïne. Lorsque ces solutions à 1 p. 100, qui doivent être
très récemment faites, ont été préparées avec de l'eau bouillie, elles
sont suffisamment pures pour qu'on puisse les injecter sans crainte
afin de réaliser une opération chirurgicale.

Les expériences que nous avons poursuivies en 1896 n'ont pas du
tout concordé avec les faits que je vous citais tout à l'heure. Non seulement nous avons trouvé que l'eucaïne A possédait une toxicité à
très peu près égale à celle de la cocaïne, mais encore nous avons
remarqué que l'action analgésiante était moins intense que celle de
la cocaïne et que, par conséquent, pour arriver à une même action
analgésique, il fallait employer une quantité d'eucaïne A notablement supérieure à la quantité de cocaïne susceptible de produire le
même résultat. De sorte que l'action toxique était devenue, sinon
supérieure, au moins égale. Ces résultats furent confirmés par
M. Reclus dans sa pratique chirurgicale.

De plus, en étudiant de près l'action physiologique de cette eucaïne, je n'ai pas tardé à vérifier le point que je vous signalais tout à l'heure, à savoir que le nombre de substitutions du groupement méthyl, dans la constitution moléculaire de l'eucaïne A, lui a donné des propriétés convulsivantes extrêmement intenses que ne possède pas la cocaïne. En effet, chez les animaux à sang froid, par exemple chez les grenouilles, nous avons vu que la cocaïne ne détermine à peu près rien comme réaction; eh bien, on peut voir, sous l'influence d'injections d'eucaïne A — je ne parle en ce moment que de l'eucaïne A, la première des eucaïnes, — on peut voir sur les grenouilles une phase d'excitation qui fait bientôt place à une phase de paralysie flasque pendant laquelle on observe une hyperexcitabilité qui persiste pendant un temps relativement considérable, souvent de cinq à sept heures, absolument comme sous l'influence d'une dose extrêmement faible de strychnine. Lorsque les doses sont fortement toxiques, on voit survenir rapidement la paralysie flasque que détermine l'introduction dans l'organisme d'une quantité considérable de strychnine : les animaux sont alors comparables à ceux placés sous l'influence d'une dose considérable de strychnine et qu'on pourrait confondre avec des animaux curarisés.

A la dose de 1 milligramme, les grenouilles, après avoir passé par une phase d'excitation très violente, perdent, au bout de quelques minutes, la faculté de se mouvoir : elles restent étendues, les membres agités de soubresauts couvulsifs, mais elles ne peuvent plus ni marcher ni sauter. A la moindre excitation, l'animal répond par des mouvements convulsifs localisés surtout dans les pattes. Ce sont là des phénomènes bien différents de ceux que l'on peut déterminer, chez ces mêmes animaux, à l'aide de la cocaïne; et je vous rappelle que nous avons dû arriver à des doses d'au moins 3 centigrammes pour produire une action un peu nettement convulsivante. Les grenouilles constituant un réactif d'une sensibilité extrême pour les poisons tétanisants et convulsivants, vous voyez que mon interprétation de tout à l'heure se confirme; et que l'eucaïne A, dans laquelle existe un plus grand nombre de fois que dans la cocaïne la substitution du groupe méthyl à de l'hydrogène, est aussi plus convulsivante.

Chez les animaux à sang chaud, l'hyperexcitabilité réflexe est aussi très marquée et les convulsions peuvent persister pendant un temps très considérable : les lapins semblent particulièrement sensibles, et chez eux l'injection par voie péritonéale est presque toujours mortelle. Chez le cobaye, une dose de 5 à 7 centigrammes par kilogramme d'animal produit une grande hyperexcitabilité avec agitation; une dose de 7 à 9 centigrammes détermine des convulsions presque toujours suivies de la mort à assez brève échéance; une dose de 9 à 10 centigrammes est fatalement mortelle. Chez le lapin, une dose de 7 à 8 centigrammes par kilogramme en injection intrapéritonéale produit des convulsions violentes suivies de mort, tandis qu'une dose de 4 à 9 centigrammes en injection hypodermique détermine des convulsions violentes, mais l'animal survit. Pendant les crises, on remarque, surtout chez le cobaye, un mouvement ambulatoire des pattes qui donne à ces manifestations une physionomie particulière. Les mouvements cloniques sont très accentués sous l'influence de l'action convulsivante de l'eucaïne A quand elle est introduite dans l'économie à doses suffisamment toxiques. Les animaux sont pris de secousses convulsives, de soubresauts qui les soulèvent d'un seul bloc; ils poussent des cris aigus et brefs ressemblant à ceux des manifestations de l'intoxication strychnique, ils sont en opisthotonos après chaque secousse tonique générale : rien ne ressemble de plus près aux manifestations de l'intoxication par la strychnine que celles que présente l'empoisonnement par une dose suffisante d'eucaïne A. Les prodromes mêmes qu'on observe chez les animaux à sang chaud, chez les lapins ou chez les cobayes, par exemple, rappellent ceux qu'on peut voir dans l'intoxication par la strychnine, c'est-à-dire la titubation, l'incoordination motrice, les tremblements, qui sont également les signes caractéristiques du début des accidents tétaniformes sous l'influence de la strychnine. Pendant ce temps, la respiration est dyspnéique, les animaux sont pris, lorsqu'il s'agit du cobaye, de salivation assez intense; les lapins urinent au début, comme cela se voit encore avec la strychnine, puis il se produit tout à coup une véritable explosion de secousses convulsives.

Enfin j'ajouterai, comme dernière caractéristique de cette action physiologique, que l'eucaïne paraît se montrer plus énergiquement et rapidement toxique sur les lapins que sur les cobayes. C'est encore la même chose qu'avec la strychnine.

Il y a donc, au point de vue de l'action toxique de l'eucaïne A, à la rapprocher de celle de la strychnine dans une plus large mesure que pour la cocaïne ; et, pour ma part, je ne puis m'empêcher de faire le rapprochement que je vous signalais tout à l'heure entre ce nombre exagéré de cinq groupements méthyliques substitués dans l'eucaïne A, tandis que dans la cocaïne nous n'avons que deux substitutions de ce genre.

Eh bien, Messieurs, M. Reclus a fait également, au point de vue de l'emploi chirurgical de l'eucaïne, des essais qui ont abouti aux mêmes conclusions que celles auxquelles nous étions arrivés ici relativement à son action toxique. Il résulte de ces essais et de ceux consignés dans la thèse de M. Hernette [1], qui résume très exactement tout ce qui a été fait au sujet de l'eucaïne A, que l'anesthésie avec l'eucaïne s'obtient dans un temps assez court ; elle est complète cinq minutes après l'injection faite. Elle est d'une intensité assez notable, mais moindre que celle de la cocaïne, et moindre dans le rapport de sept à dix ; sa durée est beaucoup moindre.

De plus, l'eucaïne présente un certain nombre d'inconvénients qui devraient, dès l'abord, la faire rejeter dans certains cas. C'est d'abord son pouvoir énergiquement vaso-dilatateur. Dans beaucoup de circonstances, en effet, vous savez que la vaso-constriction déterminée par la cocaïne aide à l'opération, dans une certaine mesure, et que lorsqu'à cette vaso-constriction se substitue une vaso-dilatation, le champ opératoire est très rapidement voilé par une nappe de sang, ce qui constitue une gêne parfois insurmontable pour certaines opérations. Enfin, l'injection est assez douloureuse, et il subsiste une sensation de brûlure persistant un certain temps après que l'opération est terminée : il est vrai que cette sensation douloureuse peut être évitée par l'addition d'une petite quantité de cocaïne.

De plus, l'action de cette eucaïne sur le cœur est au moins aussi énergique que celle de la cocaïne, sinon plus énergique ; et, dans un certain nombre d'expériences, nous avons vu des accidents cardiaques débuter brusquement sur des animaux, sans les avertissements que donne à cet égard la cocaïne et qui permettent, jusqu'à un certain point, aux chirurgiens un peu expérimentés, de se méfier et de savoir qu'il est temps de s'arrêter dans l'administration de la substance analgésiante.

1. Hernette, *L'Eucaïne. Contribution à l'étude de son action physiologique. De son emploi comme anesthésique local en chirurgie.* Thèse de Paris, février 1897.

Les tracés ci-après, obtenus avec des cœurs de grenouilles, permettent de juger l'action de l'eucaïne et de la comparer à celle exercée par la cocaïne.

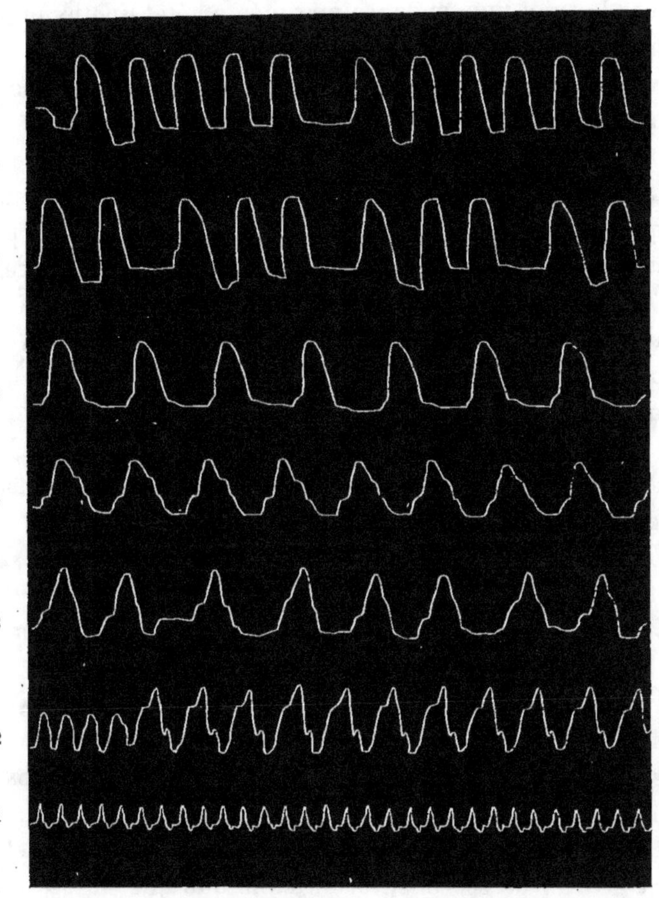

Fig. 37. — Action de l'eucaïne A sur le cœur de la grenouille.

1 tracé normal.
2 phase d'excitation avec augmentation d'amplitude.
3, 4 et 5 ralentissement progressif.
6 arythmie.
7 tendance au retour à la normale.

On peut observer, chez l'homme, sous l'influence de l'eucaïne, un ralentissement très notable du pouls qui, chez un des malades de M. Hernette, est tombé de 76 pulsations à 48. Par contre, jamais on n'a observé de syncope, même quand le malade restait dans la station verticale.

A l'hypérémie très forte des tissus injectés il faut joindre une baisse notable de pression dans la grande circulation, ce qui détermine chez le sujet une tendance marquée à l'état lipothymique.

J'insiste ici à dessein sur l'action vaso-dilatatrice parce que nous allons voir tout à l'heure que l'eucaïne B, qui a remplacé l'eucaïne A dans la pratique thérapeutique, est également vaso-dilatatrice; et, par conséquent, je n'aurai pas à y revenir quand j'en parlerai. On a voulu faire de cette action vaso-dilatatrice un avantage en faisant ressortir que, grâce à elle, les muqueuses ne se rétractaient pas; que, dans les applications à l'ophtalmologie, les vaisseaux oculaires étaient dilatés et plus visibles; mais il faut compter avec ce fait que je vous signalais tout à l'heure et que M. Reclus a bien mis en lumière, c'est que, dès qu'une incision était faite dans un tissu analgésié par l'eucaïne, la plaie était voilée par une nappe de sang; que, dans les cas où on l'employait en ophtalmologie, une cuisson assez violente persistait pendant un temps assez considérable après l'instillation. Enfin, dans un assez grand nombre de circonstances, on a noté une irritation notable de la conjonctive. Ces faits ont été relevés, dans ce cas, non seulement par M. Reclus, mais par M. Panas, par Silex (de Berlin) et par Best (de Giessen). Les avantages, s'il y en a, sont donc largement compensés par les inconvénients.

C'est alors que, s'ingéniant à diminuer le nombre des groupes méthyliques qui semblait faire de l'eucaïne A une substance par trop convulsivante, on a cherché à réduire le nombre de ces substitutions de méthyl, et que l'on est arrivé à l'eucaïne B, c'est-à-dire à cette base dérivée de la vinyldiacétonamine, base qui tient à la fois, tant au point de vue de sa constitution chimique que de ses propriétés physiologiques, de la cocaïne, d'une part, et de la tropacocaïne, d'autre part. Il semble que sa parenté avec la tropacocaïne adoucisse l'action toxique de l'eucaïne A, surtout son action convulsivante. L'eucaïne B a été lancée par Schering, en février 1897, et expérimentée aussitôt avec succès par M. Gaetano Vinci à Berlin. Elle a pour formule brute $C^{15}H^{21}AzO^{2}$.

Cette eucaïne B, comme l'eucaïne A, est stable à l'ébullition; on peut en stériliser les solutions. Mais un avantage plus réel de l'eucaïne B, c'est qu'elle est moins toxique et beaucoup moins irritante

que l'eucaïne A et même, dans une certaine mesure, que la cocaïne.
La solubilité de son chlorhydrate est assez faible; elle est cependant
de 5 p. 100 et, par conséquent, elle est plus que suffisante pour les
opérations chirurgicales.

Sa toxicité est beaucoup moindre que celle de la cocaïne et que
celle de l'eucaïne A. Mis en éveil — car il s'était élevé entre M. Vinci,
le promoteur à Berlin de l'eucaïne A, et moi, une discussion au sujet
du pouvoir toxique de cette eucaïne, — mis probablement en défiance
par les faits que j'avais avancés et soutenus, parce qu'ils étaient
basés sur des résultats expérimentaux, les promoteurs de l'eucaïne
ont exagéré, dans une assez notable mesure, l'action toxique de l'eucaïne B, c'est-à-dire qu'ils ont fait l'eucaïne B plus toxique qu'elle
n'est en réalité. Lorsque nous avons entrepris, en 1897, l'étude de
l'eucaïne B, nous avons eu encore à corriger les chiffres des auteurs
allemands, mais cette fois, au lieu de les corriger en moins, nous les
avons corrigés en plus. Ainsi, on avait donné la toxicité de l'eucaïne B
comme sensiblement moitié de celle de l'eucaïne A, et à peu près la
même, c'est-à-dire moitié encore, de celle de la cocaïne. Les chiffres
exacts sont les suivants : le rapport est de 1 à 3 en ce qui concerne
l'eucaïne A ; de 1 à 3,75 en ce qui concerne la cocaïne. En d'autres
termes, l'eucaïne B serait trois fois moins toxique que l'eucaïne A
et près de quatre fois moins toxique que la cocaïne. Par kilogramme
de cobaye, par exemple, la dose toxique serait de 8 centigrammes
pour la cocaïne, de 10 centigrammes pour l'eucaïne A et de 30 centigrammes pour l'eucaïne B. Si vous voulez prendre en considération que l'eucaïne B est sensiblement moins énergiquement analgésique que la cocaïne, vous pourrez en conclure que, malgré cette
différence, la dose capable d'amener des accidents toxiques est notablement inférieure à celle de la cocaïne.

Les phénomènes toxiques ressemblent de très près à ceux de la
cocaïne; les convulsions semblent plus violentes, de même que
l'hyperexcitabilité réflexe. A mon avis, cela doit être en rapport avec
les substitutions du groupe méthyl dont je parlais précédemment.

Lorsqu'on injecte à un animal, à un cobaye par exemple, une quantité d'eucaïne B capable de déterminer chez lui des accidents toxiques, on voit se produire des mouvements ambulatoires désordonnés
qui rappellent ceux que détermine l'eucaïne A; puis, tout d'un coup,
après une période de repos pendant laquelle la respiration est rapide

et plus ou moins dyspnéique, on voit, subitement, l'animal pris de convulsions cloniques, et finalement toniques, débutant par la tête et qui envahissent rapidement tout le corps. Lorsque la dose est mortelle, la mort arrive par syncope cardio-pulmonaire. On a observé également, quand on administre des doses toxiques, des effets tardifs comme ceux que je vous ai signalés à propos de la cocaïne. Enfin, les convulsions sont excitées par la provocation des réflexes; elles sont même plus facilement excitables qu'avec la cocaïne : ce fait est toujours en rapport, à mon avis, avec les substitutions plus nombreuses de groupes méthyliques.

Dans certaines circonstances, on peut voir que les phénomènes toxiques consistent simplement en phénomènes de paralysie, lorsque l'animal est laissé extrêmement tranquille et qu'aucune cause extérieure ne vient à mettre en jeu chez lui l'hyperexcitabilité réflexe. Dans ce cas, on voit coïncider avec cette paralysie une anesthésie plus ou moins généralisée qui se rapproche beaucoup de celle qu'on peut observer avec la cocaïne dans des circonstances analogues.

Quoi qu'il en soit, l'action vaso-dilatatrice est toujours très gênante en chirurgie générale; et, à ce point de vue, l'eucaïne n'aura jamais le pas sur la cocaïne. De plus, son pouvoir analgésique est légèrement inférieur à celui de la cocaïne, bien qu'on en ait dit. Enfin, l'injection en est toujours douloureuse, et laisse après l'opération une sensation pénible et même douloureuse qui persiste pendant un certain temps.

Cependant l'eucaïne B présente de réels avantages dans certaines circonstances, et notamment en stomatologie. Je ne reviens pas sur ceux que je signalais tout à l'heure, de la fixité à l'ébullition et de la stabilité de la solution, ce qui fait qu'on peut chauffer et garder la solution de chlorhydrate d'eucaïne pendant un temps assez considérable, alors que les solutions de chlorhydrate de cocaïne se décomposent très rapidement et ne peuvent se conserver ni se chauffer sans devenir inertes. La toxicité moindre constitue également un sérieux avantage. Mais, au point de vue de l'emploi en stomatologie, la possibilité d'utiliser une solution d'eucaïne sur un malade assis et même debout, alors que, lorsqu'il s'agissait de cocaïne, il fallait coucher le malade, fait que cet analgésique est absolument recommandable dans ces circonstances. On emploie pour cela des solutions à 2 pour 100; et on injecte, en plusieurs fois, un centimètre cube, c'est-à-dire environ

2 centigrammes d'eucaïne : cela suffit largement à pratiquer l'extraction d'une grosse molaire. On peut, sans inconvénients, injecter 4, 5, 6 centigrammes même à la rigueur, en disséminant les injections; et alors vous concevez que, dans ces conditions, on puisse arriver à réaliser une analgésie largement suffisante pour les opérations, même les plus importantes qu'on ait à faire en stomatologie.

L'action vaso-dilatatrice de l'eucaïne constitue, comme je le disais tout à l'heure, un des principaux désavantages et un obstacle à son emploi. Aussi est-ce une très heureuse idée qu'a eue M. Legrand de chercher à lutter contre cette action vaso-dilatatrice, ou sinon à lutter contre elle, du moins à la réduire à néant en empêchant l'afflux du sang à la surface des plaies. Il a eu l'idée ingénieuse d'employer pour cela une solution de gélatine qui agit comme substance hémostatique; et il a donné la formule d'une solution qui permet d'utiliser l'eucaïne et qui y associe en même temps la cocaïne, de façon à déterminer une légère action vaso-constrictive et à produire une action analgésiante largement suffisante pour toutes sortes d'opérations. Cette formule est la suivante :

Gélatine.	2 gr.	
Chlorure de sodium.	0	70
Phénol neigeux.	0	10
Chlorhydrate d'eucaïne.	0	70
Chlorhydrate de cocaïne.	0	30
Eau distillée.	Q. S. pour 100 cent. cubes.	

On peut conserver indéfiniment, dans des tubes scellés, de petites provisions de cette solution, après l'avoir au préalable stérilisée à l'autoclave; et la présence de la gélatine, loin d'être un inconvénient, constitue un avantage, en ce sens que c'est un témoin de la parfaite conservation, c'est-à-dire de l'état stérile du mélange. A la température ordinaire, cette solution forme une substance gélatineuse tremblotante qui devient liquide lorsque la température s'élève à 20° ou 22°; et la limpidité du mélange contenu dans le tube est un témoin de sa parfaite conservation : s'il venait à être envahi par une bactérie quelconque, le liquide gélatineux prendrait une teinte plus foncée, se troublerait, pourrait même devenir plus ou moins complètement fluide et exhaler une odeur infecte. On a donc là un excellent moyen de savoir si le mélange a conservé toutes ses propriétés.

Ce mélange présente un certain nombre d'avantages. D'abord, il jouit d'un pouvoir anesthésique élevé; il permet de réaliser une analgésie tout à fait localisée, parce que la gélatine maintient la diffusion au minimum; l'absorption est également réduite à son minimum de lenteur, toujours à cause de la présence de la gélatine, et il en résulte que les effets généraux dus à la diffusion ne peuvent se produire. Ses propriétés hémostatiques se manifestent d'une façon rapide et persistante; on n'a pas à craindre de déterminer des accidents d'infection puisque la préparation est stérile quand on l'emploie; elle n'apporte pas de retard dans la cicatrisation des plaies, et son emploi en stomatologie est remarquable chez les hémophiles, chez lesquels on peut pratiquer, à son aide, des opérations sanglantes qu'on aurait de la peine à pratiquer sans cela, et auxquelles il faudrait même renoncer parfois. Enfin, elle offre l'avantage de permettre d'opérer les malades, soit assis, soit debout.

Vous voyez, Messieurs, qu'en somme cette eucaïne B présente certains avantages sur la cocaïne; mais que, dans un assez grand nombre de cas, il faut adopter l'opinion de M. Reclus affirmant qu'il n'y a que la cocaïne et qu'il s'en servira toujours. Et il a raison de le dire, car lorsqu'on manie la cocaïne avec sa maestria, on n'a pas besoin d'autre chose: cependant, je crois que l'eucaïne B, et surtout le mélange de l'eucaïne B avec la cocaïne et la gélatine est appelé à rendre de très grands services. C'est la raison pour laquelle j'ai cru devoir m'étendre un peu longuement sur les eucaïnes, leur constitution chimique, leurs analogies et leur action physiologique et médicamenteuse.

A côté de ces substances, nous allons maintenant passer en revue celles dont l'emploi me paraît beaucoup plus sujet à caution et que, pour ma part, je retrancherais très volontiers, et sans inconvénients, je vous assure, du groupe des analgésiques.

Commençons par l'*holocaïne*; je vous ai déjà parlé de cette substance en vous disant qu'elle n'avait aucun lien de parenté avec les précédentes. En effet, c'est une amidine, quant à sa constitution chimique, c'est-à-dire une de ces substances qui résultent de la substitution du radical bivalent AzH à l'oxygène d'une amide. Elle a pour formule brute $C^{18}H^{22}Az^{2}O^{2}$. On doit sa découverte à Tauber.

L'holocaïne résulte de la combinaison qui se fait, avec élimination d'une molécule d'eau, entre la phénacétine et la paraphénéthydine. Elle devrait, par conséquent, porter le nom de paradiéthoxéthényldi-

phénylamidine : disons holocaïne, ce sera plus facile. Voici sa formule de constitution, qui ne ressemble en rien, comme vous voyez, à
celle des eucaïnes ou des cocaïnes :

$$C^6H^4 \Big\langle \begin{matrix} OC^2H^5 \\ AzH - COCH^3 \end{matrix} \quad + \quad C^6H^4 \Big\langle \begin{matrix} OC^2H^5 \\ AzH^2 \end{matrix} \quad = \ldots$$

Phénacétine.   Paraphénéthydine.

$$= \quad H^2O + C^6H^4 \Big\langle \begin{matrix} OC^2H^5 \\ AzH - C = Az \underline{\quad\quad} \end{matrix} \begin{matrix} OC^2H^5 \\ \\ CH^3 \end{matrix} \Big\rangle C^6H^4$$

Holocaïne.

C'est une base très puissante, insoluble dans l'eau, dont le chlorhydrate est également peu soluble; il ne se dissout que dans la
proportion de 2,5 pour 100 dans l'eau distillée.

Cette base est beaucoup plus toxique que la cocaïne et constitue
un véritable terme de transition, au point de vue de la constitution
chimique, entre les analgésiques proprement dits, représentés par les
cocaïnes et homologues, et les antipyrétiques, qui sont aussi analgésiques dans certaines circonstances.

Un simple fait va vous montrer la confiance qu'on peut avoir dans
ce produit. Au début de l'apparition de l'holocaïne, et, je crois, sous
le coup des recherches faites ici à propos de la toxicité de l'eucaïne,
on a dit en Allemagne que la toxicité de l'holocaïne était cinq fois
plus considérable que celle de la cocaïne; puis on est revenu là-dessus
et actuellement on dit qu'elle serait à peu près égale à celle de la
cocaïne, peut-être même un peu inférieure.

Quoi qu'il en soit, toutes les fois qu'on a essayé de substituer
l'holocaïne aux eucaïnes, ou plutôt à l'eucaïne B (car de l'eucaïne A
il n'est plus question), toutes les fois qu'on a essayé de substituer
l'holocaïne à l'eucaïne B ou à la cocaïne, en injections pour des opérations chirurgicales, on n'en a jamais tiré un grand profit.

Il en est autrement pour la chirurgie oculaire. Il semblerait que là
on ait tiré de bons effets de l'emploi de l'holocaïne; on lui a trouvé
un pouvoir analgésique égal à celui de la cocaïne pour l'œil normal,
plus grand lorsque la conjonctive était enflammée. On a dit que
l'holocaïne ne déterminait pas de dilatation pupillaire, que si parfois
— très rarement — elle produisait une légère augmentation de ten-

sion des milieux intra-oculaires, la plupart du temps elle était indifférente à cet égard; qu'elle ne produisait pas de paralysie de l'accommodation, enfin pas de desséchement ni d'opacité de la cornée. Sous
son influence, on n'observerait pas non plus d'élargissement de la
fente palpébrale avec propulsion du globe oculaire. Ces faits auraient
été constatés avec l'emploi, en instillation, de II à V gouttes de la
solution à 1 pour 100.

Certains ophtalmologistes regardent l'holocaïne comme un médicament de choix pour les cas de strabisme, de chalazion, de ptéry-
gion, d'extraction des corps étrangers de la conjonctive et de la
cornée : il serait tout particulièrement utile lorsque la conjonctive
est enflammée.

Mais tous ces avantages ne font pas que l'holocaïne qu'on peut se
procurer maintenant, soit une substance constamment identique à
elle-même, et je n'en veux pour preuve que ce fait que je vous
signalais tout à l'heure : la toxicité de cette holocaïne a été donnée
d'abord comme cinq fois plus considérable que celle de la cocaïne,
et maintenant elle est devenue à peu près égale à celle de la
cocaïne.

Mais pourtant, la meilleure preuve que l'holocaïne, à elle seule,
ne donne pas de résultats si merveilleux que quelques-uns se plaisent
à le dire, c'est que presque toujours, ses partisans mêmes l'associent
à la cocaïne, ainsi dans la formule suivante :

```
( Chlorhydrate d'holocaïne. . . . . . . . . .   5 centigrammes.
{ Chlorhydrate de cocaïne. . . . . . . . . .  10      —
( Eau distillée. . . . . . . . . . . . . . . .  10 grammes.
```

que M. Lagrange (de Bordeaux) préconise pour les opérations d'iri-
dectomie et de cataracte, sans indications spéciales.

En résumé, la cocaïne et l'holocaïne semblent avoir des qualités
communes et des qualités particulières par lesquelles elles diffèrent.
Par exemple la cocaïne reste l'analgésique de choix pour les opérations nécessitant l'ouverture du globe oculaire, et où l'on a intérêt à
abaisser la tension des milieux intra-oculaires.

L'action toxique de l'holocaïne ne plaide pas en faveur de son
emploi en stomatologie.

Un fait intéressant, et sur lequel je crois important d'insister,
c'est que lorsqu'on considère l'extrême difficulté qu'il y a, au point

de vue purement chimique, à obtenir des corps toujours identiques à eux-mêmes lorsqu'on part de substances donnant aussi facilement que la phénacétine et la paraphénéthydine des composés isomériques, on s'explique très bien qu'il soit extrêmement difficile d'avoir toujours un composé constant. Autant il est relativement facile d'arriver à la constance du produit quand il s'agit de substances en apparence beaucoup plus complexes quant à leur constitution, comme les eucaïnes par exemple, autant cela est difficile quand il s'agit de dérivés comme l'holocaïne. Aussi, à mon avis, est-ce là un de ces médicaments qu'il vaudrait mieux retrancher de l'arsenal de la thérapeutique.

Il en est également de même d'une substance qui a fait beaucoup de bruit dans ces temps derniers, qu'on a donnée comme le plus parfait des analgésiques — celui qui arrive le dernier est toujours le plus parfait, — je veux parler de l'*orthoforme*. Je pourrais vous répéter pour l'orthoforme ce que je viens de dire pour l'holocaïne. Il y a dix-huit mois environ qu'on a lancé un premier orthoforme ; actuellement nous en sommes au troisième, plus remarquable que les deux autres, bien entendu, il n'y a pas de raison pour qu'il n'en vienne pas un quatrième, puis un cinquième.

Cet orthoforme n'est pas la même chose que l'eucaïne ou la cocaïne, c'est un éther méthylique de l'acide para-amido-méta-oxybenzoïque. Il constitue une poudre blanche légère, cristalline, insipide, inodore, soluble dans la glycérine, fort peu dans l'eau, assez facilement soluble dans les acides, mais ayant alors des propriétés irritantes.

Il a été donné comme une substance inoffensive, dénuée de pouvoir toxique, et au contraire jouissant de propriétés analgésiques extrêmement importantes, extrêmement intenses. Il faut noter toutefois qu'il exerce une action légèrement irritante sur les tissus délicats, aussi ne peut-il être utilisé pour la chirurgie oculaire. Tout récemment, on vient de signaler que sa dissolution, par des produits de sécrétion à la surface de plaies de quelque étendue, peut provoquer des phénomènes fâcheux, tels que : fièvre, nausées, vomissements, exanthèmes cutanés.

Eh bien, si ces faits ont été vérifiés avec certaines sortes d'orthoforme et dans certaines circonstances, il n'en est pas moins vrai qu'il y a d'autres circonstances dans lesquelles l'orthoforme a donné lieu, sinon à des accidents, du moins à des résultats qui ne sont pas du tout recommandables.

Il semble, en effet, que l'orthoforme tel qu'il a été importé au début d'Allemagne en France, soit une substance de toxicité très faible ; on a pu en donner à des chiens, par exemple, à doses de deux à six grammes par jour, par la voie stomacale, sans déterminer d'accidents ; on a pu leur en injecter par voie hypodermique jusqu'à 3 grammes, sans accidents également. Et enfin, le fait le plus frappant pour nous est celui-ci : un malade affecté d'un cancer ulcéré de la face a usé en applications locales, durant une semaine, 50 grammes d'orthoforme, sans accident et avec le bénéfice d'une analgésie très notable au niveau de la plaie.

Ce sont là évidemment des résultats très avantageux. Mais voici dans quelles circonstances il est prudent de restreindre tout au moins, sinon de supprimer complètement, l'emploi de l'orthoforme. Je suis partisan de la suppression complète de l'holocaïne, mais je ne suis pas partisan de la suppression complète de l'orthoforme.

Vous avez pu lire dans tous les journaux médicaux depuis quelque temps que l'orthoforme faisait merveille (naturellement, puisque c'était le dernier venu) dans toutes sortes de circonstances, et notamment chez les femmes pour panser les crevasses du sein. Si vous pansez ainsi des crevasses du sein chez les nourrices, vous constaterez que les enfants perdent du poids parce qu'ils ne s'alimentent pas ; ils dépérissent parce que le lait qu'ils prennent sur un sein pansé à l'orthoforme ne se digère pas ou se digère mal et traverse l'organisme sans être utilisé.

Par quel mécanisme cela se produit-il? Faut-il admettre que, de même que l'on observe une diminution sensible des sécrétions au niveau des parties ulcérées sous l'influence de l'orthoforme, il se produirait, sous son influence, une diminution de la sécrétion du suc gastrique? C'est possible. Faut-il admettre, ce que je croirais plus volontiers, que le mélange d'une substance antiseptique, comme l'orthoforme, à un aliment, l'empêche de manifester ses propriétés alibiles ordinaires? C'est encore possible. Mais, dans tous les cas, je vous garantis le fait : chaque fois que vous verrez une nourrice ayant des crevasses du sein pansées à l'orthoforme, pesez l'enfant journellement, vous constaterez que cet enfant dépérit. Par conséquent, voilà au moins une circonstance dans laquelle il faut être très prudent et même rejeter absolument l'emploi de l'orthoforme.

Maintenant, il est incontestable que dans une foule d'autres cas, quand il s'agit par exemple de brûlures aux deuxième et troisième degrés, l'orthoforme semble donner d'excellents résultats. Son action sédative sur la douleur causée par le contact de l'air avec les tissus mis à nu par une lésion ulcéreuse, une perte de substance, etc., est des plus remarquables. C'est le vrai topique des plaies douloureuses, non seulement du tégument externe, mais encore des muqueuses superficielles ou profondes : il est difficilement résorbé, et à peu près dépourvu de toxicité. On a, par exemple, beaucoup vanté l'efficacité contre les douleurs de la laryngite tuberculeuse, de l'émulsion à 25 pour 1000 dans l'huile d'olives. Par contre, on a essayé, sans succès, de l'employer en injections comme analgésique chirurgical.

Il y a aussi d'autres circonstances dans lesquelles l'orthoforme est appelé à rendre de grands services, c'est lorsqu'on veut faire le traitement de l'épithélioma par une solution d'acide arsénieux, comme cela a été fait il y a déjà longtemps et comme on est en train de le ressusciter depuis quelques mois. A ce point de vue on peut faire usage d'une solution ainsi composée :

$$
\begin{cases}
\text{Acide arsénieux} \\
\text{Orthoforme}
\end{cases} \bar{a}\bar{a} \text{ un gramme.}
$$

$$
\begin{cases}
\text{Alcool à 95} \\
\text{Eau distillée}
\end{cases} \bar{a}\bar{a} \text{ de 40 à 75 grammes.}
$$

suivant la richesse de la solution qu'on veut obtenir.

La présence de l'orthoforme dans ce mélange permet d'atténuer dans une très large mesure, et même de supprimer presque complètement, disent certains auteurs, et je les crois assez volontiers, la douleur persistante et intense que donne la cautérisation à l'acide arsénieux quand on la pratique avec la seule solution hydro-alcoolique : la douleur disparaissant presque complètement, on peut faire des attouchements plus fréquents avec cette solution et réaliser par conséquent un traitement plus efficace du cancer.

On a également proposé l'emploi de l'orthoforme pour lutter contre la douleur que causent toujours, comme vous le savez, les injections intra-dermiques des composés mercuriels. On a été même jusqu'à dire — mais, ceci, je ne vous le garantis pas — que, grâce à l'ortho-

forme mis en suspension dans de la vaseline ou dans de l'huile
d'amandes stérilisée, on pouvait employer l'oxyde jaune de mercure
par voie intra-dermique. Pour ma part, je m'élève absolument contre
l'emploi de l'oxyde jaune de mercure, parce qu'on arrivera presque
toujours fatalement à un abcès.

Mais, laissons l'oxyde jaune de mercure et bornons-nous seulement au calomel.

On a dit qu'un liquide ainsi composé :

> Huile de vaseline. . . . .   1 cent. cube.
> Calomel. . . . .   de 3 à 5 centigrammes.
> Orthoforme. . . . .   de 5 à 8   —

était capable d'empêcher la douleur qui accompagne les injections
intra-dermiques.

D'autre part, l'orthoforme aurait encore la propriété d'empêcher la
fixation du sel mercuriel aux parois de la seringue ainsi que de la fiole
qui contient le mélange.

Mais l'orthoforme présente un certain nombre de contre-indications et d'incompatibilités qu'il me faut vous signaler ici. D'abord,
n'est-ce pas, et comme conclusion de ce que je disais tout à l'heure,
toutes les fois que l'orthoforme pourra se trouver en contact prolongé — quel que soit le mécanisme par lequel ce contact se produira
— pendant plusieurs jours avec la muqueuse gastro-intestinale,
j'estime que l'orthoforme doit être absolument rejeté, probablement
en raison de ce qu'il détermine un abaissement notable de la valeur
digestive des sucs, ou de ce qu'il entrave les mutations des substances alimentaires.

On a eu l'idée — qui a été funeste la première fois qu'elle a été
mise à exécution — d'analgésier à l'aide de l'orthoforme la muqueuse
vésicale de malades affectés de cystite et chez lesquels on voulait
faire des injections de nitrate d'argent. Il est évident qu'a priori
rien ne permettait de prévoir la réaction qui se produit entre l'orthoforme et le nitrate d'argent; or, l'orthoforme est un agent réduc-
teur très intense; et, quand on le met en présence d'une solution de
nitrate d'argent, il la réduit et met en liberté de l'acide nitrique. Il
en résulte qu'analgésier avec de l'orthoforme la muqueuse vésicale
d'un individu atteint de cystite pour faire ensuite des injections de
nitrate d'argent, revient à produire dans la vessie de cet individu

une mise en liberté d'acide nitrique et la précipitation sur les parois de la muqueuse de poudre d'argent métallique : c'est substituer à l'action modificatrice de l'azotate d'argent l'action purement et simplement irritante de l'acide nitrique.

Donc, toutes les fois que vous vous trouverez en présence d'une substance médicamenteuse capable d'éprouver une action réductrice, n'employez pas l'orthoforme, vous vous exposeriez à des accidents.

Je vous ai suffisamment parlé de l'inconstance du produit commercial pour ne pas y revenir : on essaie de lancer en ce moment, sous le nom de *nirvanine*, une variété d'orthoforme dont l'appellation me semble la plus remarquable qualité. Néanmoins, vous voyez que, dans certains cas, l'orthoforme paraît donner de bons résultats.

Messieurs, le gaïacol a été indiqué comme une substance capable de produire l'analgésie et pouvant donner lieu, à cet égard, à d'utiles applications thérapeutiques.

On a proposé d'employer le gaïacol sous forme d'huile gaïacolée, mais on a surtout attribué cette action analgésiante à un dérivé du gaïacol qui est le sel de calcium du dérivé sulfoconjugué, c'est-à-dire de l'acide gaïacylsulfureux. Ce produit aurait sur le gaïacol l'avantage d'être plus facilement maniable, si l'on peut ainsi dire, car le gaïacol n'est pas toujours facilement maniable.

Ce sel de calcium, que l'on a baptisé de l'appellation de *gaïacyl*, constitue une poudre d'un gris mauve qui se dissout assez facilement dans l'eau en lui communiquant une couleur rouge violacé; une solution aqueuse au dixième ressemble à de l'eau dans laquelle on aurait versé quelques gouttes de vin rouge. Cette solution possède une saveur astringente, légèrement sucrée, elle n'est ni toxique, ni caustique, ni irritante : elle peut déterminer une action analgésique locale soit par contact, soit par injection.

Chez l'homme, par exemple, on emploierait des solutions aqueuses à 5 et 10 pour 100, et, dans le cas où cette solution serait utilisée pour la chirurgie dentaire, on pourrait injecter depuis un demi jusqu'à un et demi centimètre cube d'une solution à 5 pour 100, c'est-à-dire de 25 à 75 milligrammes de ce sel, ou bien faire un badigeonnage des muqueuses avec une solution à 10 pour 100, comme cela a été recommandé dans le cas d'amygdalite. En ce qui concerne les injections, on peut injecter de 5 à 15 et 20 centigrammes en solution soit à 5, soit à 10 pour 100.

Il est incontestable que, dans un certain nombre de cas, l'emploi de cette solution présente des avantages et ne fait courir le risque d'aucun des accidents toxiques qu'on observe avec la cocaïne; enfin, il est plus facile de conserver de l'huile gaïacolée ou une solution de ce genre qu'une solution de cocaïne. Néanmoins, les usages du gaïacol comme analgésique chirurgical sont assez restreints; et on l'a surtout utilisé pour faire de l'anesthésie vésicale, pour calmer la douleur des cystites.

Les travaux de M. Guyon ont démontré, avec une certitude complète, les avantages considérables du gaïacol dans le cas où il s'agit d'analgésier la vessie chez un individu affecté de cystite, lorsque cette vessie est très irritée et de contenance extrêmement réduite. Dans ces circonstances, la solution gaïacolée, qu'il s'agisse d'huile gaïacolée ou bien de la solution du sel de calcium dont je viens de vous parler, détermine une analgésie très efficace, permettant l'introduction, sans la moindre douleur, d'une solution de nitrate d'argent faite entre une heure et une heure trois quarts après l'emploi du gaïacol. Au contraire, lorsqu'il s'agit d'une vessie, sinon complètement saine, du moins atteinte d'un léger degré de cystite, la solution de gaïacol, pas plus que la cocaïne d'ailleurs, ne donne de bons résultats; c'est la solution d'antipyrine qu'il convient d'employer alors à titre d'analgésique.

Voilà des faits que, seule, l'expérimentation pouvait apprendre, et ils sont très intéressants; ils sont actuellement inexplicables, mais à retenir, parce qu'ils ont été confirmés à maintes reprises.

En outre, le gaïacol est un corps capable de déterminer l'analgésie chez les rhumatisants et chez les goutteux par un phénomène bizarre qui est dû, probablement, à une action propulsive.

Quelquefois, l'emploi du gaïacol s'accompagne de manifestations, sinon toxiques, au moins désagréables et désavantageuses, qui consistent surtout en une hypothermie et un état assez grave du malade. Vous savez qu'on a préconisé les badigeonnages de gaïacol à la surface des téguments cutanés pour déterminer l'abaissement de la température; c'est un fait certain, la température s'abaisse d'une façon considérable, quelquefois même plus qu'on ne le veut; et on a cité des cas dans lesquels des badigeonnages pratiqués avec des doses très modérées de gaïacol ont déterminé un état sub-comateux du malade avec hypothermie exagérée qui n'a pas été sans donner des inquiétudes.

D'ailleurs, tous les dérivés du gaïacol, aussi bien les sels du gaïacol que l'huile gaïacolée ou le gaïacyl, présentent les mêmes avantages et les mêmes inconvénients; c'est-à-dire qu'ils sont capables de déterminer une analgésie locale en présentant les inconvénients dont je viens de parler.

Dans ces derniers temps, on a proposé également comme substance analgésique un dérivé trichloré de l'alcool pseudobutylique, combinaison désignée sous le nom d'acétonechloroforme. Cet acétonechloroforme est un produit insoluble dans l'eau. Il paraîtrait qu'en Autriche, M. Vamossy, assistant à l'Institut pharmacologique de Pesth, aurait trouvé un procédé pour le dissoudre, et on donnerait le nom d'*anésone* à cette solution aqueuse, qui contiendrait de 1 à 2 pour 100 d'acétonechloroforme. Comme je n'ai aucun renseignement précis sur ce point, je me borne à vous citer le nom de cette solution et les propriétés, analogues à celles des solutions de cocaïne, qu'on lui attribue, sans vous en rien dire de plus.

Plus récemment encore, on vient de proposer, sous la dénomination générique d'*alcoïnes*, de nouvelles combinaisons douées d'une action analgésiante locale intense. Ce sont des alkyloxyphénylguanidines. Leur toxicité serait beaucoup moindre que celle de la cocaïne; mais elles posséderaient une action locale irritante assez énergique pour ne point permettre leur emploi sur les tissus délicats. On a essayé de les substituer à la cocaïne pour réaliser l'anesthésie par infiltration suivant la méthode de Schleich.

MM. Trolldenier et Herse (de Dresde), à qui sont dues ces premières tentatives, ont essayé d'abord la solution suivante :

$$\left\{\begin{array}{l} \text{Alcoïne.} \\ \text{Chlorhydrate de morphine.} \\ \text{Chlorure de sodium.} \\ \text{Eau distillée.} \end{array}\right.$$

Alcoïne.	10 centigrammes.
Chlorhydrate de morphine.	Deux —
Chlorure de sodium.	20 —
Eau distillée.	100 grammes.

puis, ils ont reconnu qu'il était avantageux de supprimer la morphine et d'augmenter la proportion du sel marin, de façon à se rapprocher de la teneur en NaCl du sérum artificiel; et ils se sont arrêtés alors à la formule ci-dessous :

Alcoïne.	10 centigrammes.
Chlorure de sodium.	80 —
Eau distillée.	100 grammes.

Avec cette solution, l'analgésie obtenue par infiltration serait beaucoup plus durable que quand on emploie la solution de Schleich; elle persisterait pendant quarante à cinquante minutes.

Un inconvénient grave de ces produits réside dans leur facile altérabilité et dans la possibilité de produire des nécroses locales à la suite de leur emploi par la voie hypodermique ou endermique. Leur altérabilité et leur pouvoir nécrosant paraissent, en effet, encore supérieurs à ceux de la cocaïne; et, tout en reconnaissant qu'il faut laisser à ces nouvelles substances médicamenteuses le temps de faire leurs preuves, je ne les crois pas encore appelées à remplacer la cocaïne et l'eucaïne B.

Je passe volontairement sous silence un certain nombre d'autres produits dont l'action est encore moins constante et moins certaine; mais pour terminer l'étude des substances capables de réaliser l'analgésie localisée, il me reste à vous signaler l'emploi d'un mélange de différentes substances auxquelles nous avons reconnu des propriétés analgésiantes. C'est ainsi que, dans certaines circonstances, on peut avantageusement mélanger entre elles des substances qui, isolées, sont également capables de produire une action analgésiante; et qu'on peut tirer de bons effets de ce mélange soit parce que leur action analgésiante s'ajoute, soit parce que cette action analgésiante se produit d'une façon plus parfaite, ou que d'autres actions particulières viennent s'y ajouter.

Il en est ainsi par exemple de ce mélange :

> Phénol neige,
> Menthol,
> Chlorhydrate de cocaïne.

qu'on peut faire à des titres différents; par exemple, de chacun un gramme, on aura ainsi un mélange qui ne possède qu'une action caustique très faible et qui est analgésique après un temps peu considérable, quelques minutes à peine. On pourrait augmenter la proportion de phénol et faire le mélange avec phénol neige 2 grammes, et de chacun des deux autres 50 centigrammes; on aurait alors un mélange plus caustique, grâce à la prédominance du phénol, et moins rapidement analgésique.

Je n'insiste pas là-dessus, il est facile de modifier ces formules ou d'en imaginer d'analogues suivant les besoins et les indications.

J'ai terminé ce que j'avais à vous dire des procédés d'analgésie localisée; et il semblerait que nous devrions entamer maintenant l'étude des antithermiques-analgésiques qui semble faire, tout naturellement, suite à celle des analgésiques proprement dits que nous venons de passer en revue; mais, à mon avis, l'étude des antithermiques-analgésiques est à rapprocher de celle des substances qui empêchent la perception de la douleur par suite de l'obstacle qu'elles y opposent en tant que perception centrale : l'opium et la belladone seraient les types de ce genre.

S'il est vrai que les antithermiques-analgésiques se rapprochent de la cocaïne par l'action qu'ils exercent, d'une part, sur le protoplasma cellulaire dont ces agents amoindrissent l'énergie, diminuent la vitalité, d'autre part, sur le système nerveux, qu'ils mettent, comme la cocaïne et les agents de même ordre, en état d'éréthisme; ils en diffèrent cependant, à un point extrêmement remarquable, par leur action sur le sang, dont ils altèrent l'hémoglobine et dont ils détruisent la charpente globulaire. C'est en raison de la prédominance ou de l'exagération de l'une ou de l'autre de ces actions, prédominance en rapport avec leur constitution chimique, c'est encore à cause de ce fait que leur constitution chimique s'éloigne dans une notable mesure des composés que nous allons étudier, qu'il me paraît préférable de les étudier en même temps que les médicaments groupés sous la désignation d'antithermiques, médicaments avec lesquels ils présentent, comme nous le verrons, les affinités les plus étroites. Je me hâte d'ajouter, pour que cette appellation d'antithermiques ne vous en impose pas, que l'emploi de ces corps est infidèle ou même dangereux à titre d'antithermiques; ces antithermiques dont l'antipyrine serait le type.

Mais ces agents occupent, incontestablement, une place prépondérante dans la médication de la douleur. Ils agissent par un mécanisme fort différent de celui des agents que nous avons étudiés jusqu'à présent à ce sujet; et leur étude me paraît plus logiquement placée avec celle de ce groupe des antithermiques dont ils se rapprochent par leurs propriétés physiologiques les plus frappantes.

Ces agents sont des termes de transition naturelle, au point de vue pharmacodynamique, entre les hypnotiques que nous allons aborder maintenant, les modificateurs intellectuels, c'est-à-dire les substances agissant surtout par leur action sur les hémisphères cérébraux, qui suivent immédiatement les précédents, et enfin les modificateurs de la thermogenèse, à côté desquels leur place est tout indiquée. Ils possèdent tous une action marquée sur les éléments nerveux; mais l'électivité qu'ils manifestent en nombre de circonstances ne peut se déceler que par une étude clinique; et ce n'est pas une étude physiologique seule de ces médicaments qui peut permettre de révéler cette électivité médicamenteuse.

Il me semble donc plus logique et plus profitable de suivre la marche que voici : étudier d'abord les hypnotiques; puis, toujours dans la catégorie des agents agissant sur le système nerveux central, viendra ensuite, comme conséquence naturelle de leur action physiologique principale sur les cellules encéphaliques, l'étude des modificateurs intellectuels; enfin celle des analgésiques-antithermiques qui se confondra avec l'étude des modificateurs de la thermogenèse.

XXVᵉ LEÇON

<h2>CONSIDÉRATIONS GÉNÉRALES SUR LES HYPNOTIQUES. — CHLORAL. — PROPRIÉTÉS PHYSIQUES ET CHIMIQUES. — INTERPRÉTATIONS DE SON MODE D'ACTION.</h2>

L'étude des hypnotiques que nous allons commencer aujourd'hui doit s'appuyer, pour pouvoir l'interpréter au point de vue de leur action pharmacodynamique, sur la connaissance du sommeil physiologique. Je n'ai pas à revenir sur les renseignements et détails que je vous ai fournis à ce sujet à propos des hypno-anesthésiques en général [1]; je me bornerai à vous rappeler seulement, parce que c'est important au sujet de la façon dont nous allons pouvoir interpréter l'action de certaines substances hypnotiques, qu'on a décrit dans ces dernières années une région particulière des hémisphères cérébraux dans laquelle sont exclusivement confinées les lésions qu'on peut rencontrer dans le cas du sommeil pathologique, lorsque ce sommeil pathologique est terminé par la mort.

Wernicke, qui paraît être le premier auteur qui se soit occupé de cette question, a décrit sous le nom de polyencéphalite aiguë supérieure cette affection du sommeil pathologique qui se termine par la mort, et il a très bien défini les régions dans lesquelles les lésions dont je parle étaient localisées. De plus, dans les formes curables de ces maladies du sommeil, maladie de Gerlier, sommeil hystérique ou alcoolique, on a observé constamment une paralysie des muscles oculaires et, par conséquent, il y a lieu de comprendre dans ces centres la région d'origine des nerfs intéressant les mouvements de l'œil.

Comme vous le savez, nous en sommes arrivés à cette conclusion, à propos de la façon dont on pouvait interpréter physiologiquement le

---

1. Voir pages 114 à 134.

sommeil, qu'au moment même où le sommeil s'établissait, la conductibilité sensitive était interrompue entre la périphérie et les centres corticaux, qu'il y avait également une interruption analogue entre l'écorce et les muscles. C'est ce que montre la perte complète d'influence de la volonté sur les mouvements, bien évidente dans les rêves. Vous savez, en effet, que, quel que soit le degré d'anxiété dans lequel un rêve plonge un individu, les mouvements qu'il voudrait exécuter ne parviennent pas à se produire, malgré tous les efforts conscients du dormeur; parfois même l'anxiété est telle qu'elle amène le réveil, sans que les mouvements aient pu s'accomplir avant ce moment.

Cependant cette résistance au passage, que je comparais, au moment où je vous ai retracé la théorie histologique, à la résistance d'un fil au passage d'un courant électrique, cette résistance peut être vaincue par certaines excitations énergiques. C'est ainsi qu'une sensation vive (terreur, émotions, préoccupations), un acte cérébral intense, peuvent déterminer le réveil de l'individu. Quant à l'activité cérébrale et à l'activité des sens, elles ne sont pas supprimées complètement pendant le sommeil, et nous en avons la preuve dans la persistance des réflexes.

Vous vous souvenez que nous avons adopté, pour expliquer la nature du sommeil, cette définition, qui paraît adoptée généralement maintenant : c'est le repos exigé par le travail de la vie de relation. Le sommeil doit, en effet, servir à réparer les dépenses; c'est, comme on l'a dit fort exactement, une occasion d'économie, de reconstitution des réserves, pendant la durée duquel les recettes plastiques s'accumulent, s'accroissent, par suite de l'abaissement de la consommation respiratoire. En même temps, c'est, au point de vue de la rénovation physiologique du tissu nerveux, l'acte le plus important au point de vue de la reconstitution de l'énergie de ce tissu. Pendant la convalescence le sommeil est, en effet, l'un des moyens les plus actifs de réparer les déperditions.

La clinique apprend également que, chez les individus nerveux et impressionnables, qui dépensent davantage et réparent moins vite, le sommeil est impérieusement nécessaire; la substance nerveuse condense moins bien la force et il leur faut, par conséquent, une durée de réparation plus longue qu'à un individu normal. Chez les travailleurs cérébraux également, le sommeil est le plus puissant moyen de ralentissement de l'usure de l'économie, en même temps que de restauration et de conservation de la vie.

L'étude des causes produisant l'insomnie doit donc, dans une certaine mesure, nous diriger relativement à l'application des moyens capables de remédier à cette absence de sommeil. Je n'ai pas ici à m'étendre, au point de vue thérapeutique, sur les indications qui imposent l'emploi de tel ou tel hypnotique. Cependant, il est absolument indispensable, avant d'arriver à l'étude de ces hypnotiques, de tracer quelques lignes générales, quand cela ne serait que pour déterminer le cadre qui va nous servir pour leur étude.

Tout d'abord, l'insomnie peut être d'origine nerveuse. Elle résulte alors d'un état particulier du système nerveux, ou bien de modifications dans son activité qui entraînent une exagération de l'excitabilité, en vertu de laquelle le repos ou le sommeil naturel ne se produisent pas.

Cette absence de sommeil peut avoir sa source, soit à la périphérie, soit au centre. A la périphérie, cela peut être occasionné par le retentissement d'une excitation extérieure telle que la douleur. Et à ce point de vue, il y a lieu de faire ressortir les rapports très étroits qui existent, non seulement au point de vue de leur constitution chimique, mais même au point de vue de leur action pharmacodynamique, entre les substances analgésiques proprement dites, non seulement celles que nous avons étudiées, mais celles que nous étudierons encore plus tard sous le nom d'antithermiques, et les substances hypnotiques proprement dites. Un autre genre d'excitation provoquant l'absence de sommeil peut être produit par l'excitation exagérée des sens (de la vue, de l'ouïe, du sens génital même); les émotions, les chagrins et les lectures sont encore des causes d'excitation du même genre et peuvent déterminer chez l'individu un travail exagéré d'idéation qui maintient l'état de veille.

D'autre part, l'insomnie peut être d'origine sympathique, d'origine réflexe, c'est-à-dire qu'elle peut avoir pour cause une affection bien déterminée, par exemple la dyspepsie, ou la dyspnée d'origine pulmonaire ou cardiaque, ou bien un éréthisme vasculaire comme celui qui s'observe dans les états fébriles, ou un éréthisme nerveux comme celui que l'on remarque chez les femmes au moment des périodes menstruelles; cet éréthisme nerveux peut même être dû à des troubles de circulation cérébrale ou à des modifications nutri-

-tives. Dans tous ces cas, il est possible de modifier l'état de l'individu ; les causes sont accidentelles, passagères, et on peut y remédier, d'une façon relativement facile, par l'emploi de différents hypnotiques.

Il en est autrement lorsque la cause de l'insomnie est d'origine centrale, c'est-à-dire lorsque l'absence de sommeil est due à un sur-menage cérébral créant une hyperexcitabilité particulière : le travail nocturne, les émotions, les préoccupations, les chagrins doivent tenir le premier rang ; et, très souvent, comme vous le savez, cette absence de sommeil, contre laquelle les médicaments hypnotiques ne peuvent lutter, n'est rien autre chose qu'un trouble précurseur de l'aliénation mentale.

Enfin, chez les neurasthéniques, on observe également cette absence de sommeil ; et elle peut provenir encore d'un certain nombre d'autres circonstances qui ont été englobées, surtout par les auteurs anglais, sous la dénomination de *faiblesse irritable* du sys-tème nerveux. L'alcoolisme, la paralysie générale, le ramollissement cérébral, les tumeurs et autres maladies à lésions siégeant dans les hémisphères cérébraux, peuvent être également l'occasion d'une absence complète de sommeil.

Enfin, il faut tenir compte aussi de ce qu'on a appelé l'insomnie dyscrasique, c'est-à-dire provoquée par le transport de substances étrangères au cerveau par l'intermédiaire de la circulation. Nous avons des exemples de substances de ce genre dans le café, dans le thé, dans l'alcool, qui déterminent le maintien de l'état de veille, par suite précisément de l'état d'hyperexcitabilité des cellules nerveuses qui se manifeste sous l'influence de ces substances médicamen-teuses.

A propos des hypno-anesthésiques, je vous ai cité la théorie de Leo Errera qui voulait que le sommeil naturel fût une conséquence de l'accumulation dans l'économie des ptomaïnes qui se produisent au cours de la veille, s'appuyant pour cela sur les expériences de M. Bouchard, d'où il résulte que les urines de la veille sont narco-santes, tandis que les urines du sommeil sont, au contraire, convul-sivantes. Jusqu'à un certain point, cette interprétation est parfaite-ment admissible, elle n'a rien que de très normal, étant donné ce que nous savons actuellement. C'est également à cette insomnie dyscra-sique qu'il faut rattacher les insomnies toxiques, dues aux maladies infectieuses, aux troubles digestifs ; ce sont là des circonstances dans

lesquelles on est bien obligé de faire intervenir les ptomaïnes dont
je parlais tout à l'heure.

Quelle que soit l'origine des différentes insomnies contre lesquelles
on ait à lutter, les moyens peuvent être différents, en tant que substances médicamenteuses ; mais, dans tous les cas, ces moyens sont
toujours facilités par la mise en œuvre de conditions hygiéniques :
le repos, les changements de résidence, les voyages, les distractions
de toute espèce, les exercices physiques, les moyens mécaniques
d'amener une sédation du système nerveux, les douches, le massage, etc., sont certainement des adjuvants qui peuvent favoriser,
dans une très large mesure, l'action de la substance médicamenteuse.
Bien entendu, je ne ferai que vous citer l'éloignement des causes
telles que la dyspepsie, la douleur, etc.

Comment allons-nous diviser les hypnotiques? Les quelques considérations préliminaires que je viens de vous exposer vont nous
servir précisément à établir une division, sinon absolument rationnelle, au moins qui nous permettra de nous guider dans l'application des substances hypnotiques.

D'abord, la classification qui se présente tout naturellement à
l'esprit, c'est celle qui constituerait en premier lieu un groupe
d'hypnotiques directs, c'est-à-dire agissant plus spécialement sur une
région déterminée des centres encéphaliques, cette région des
centres de Wernicke et de Mauthner dont je vous parlais tout à
l'heure, comprenant la substance grise autour du troisième ventricule, l'aqueduc de Sylvius, la partie supérieure du plancher du
quatrième ventricule, et, en plus, les noyaux d'innervation des
muscles oculaires. Le type de ces médicaments serait représenté
par le sulfonal.

Un autre groupe comprendrait les hypnotiques indirects, c'est-
à-dire ceux qui permettent de supprimer la perception sensitive. Ce
second groupe constitue un assemblage extrèmement étendu et
détermine, par opposition au sommeil naturel qui serait l'image du
sommeil provoqué par le sulfonal, ce qu'on pourrait appeler le sommeil pathologique. Le type de ces médicaments serait la morphine,
ou bien encore les *anodyns-antipyrétiques*. Vous savez, en effet, que
toutes les fois qu'on obtient, à l'aide d'une de ces substances médicamenteuses, une sédation telle que le sommeil devient irrésistible,
on est déjà à la limite de l'action médicamenteuse, et, pour parler

plus exactement, on voit alors se manifester l'action subtoxique ou même franchement toxique de la substance en question. Pour ce groupe, deux divisions toutes naturelles s'imposent en quelque sorte. La première comprendrait les hypnagogues cérébraux, ceux qui diminuent l'activité des fonctions intellectuelles, qui produisent le repos de l'écorce cérébrale : le chloral serait le type de ces médicaments ; et à côté de lui, dans une certaine mesure toutefois, on pourrait placer les alcaloïdes des solanées, ou, d'une façon générale, les tropéines. Le deuxième groupe serait constitué par les hypnagogues anesthésiants, c'est-à-dire par les médicaments du genre de l'opium, du chanvre indien, etc. (type morphine, cannabine).

Enfin, une troisième catégorie pourrait comprendre les agents diminuant l'excitabilité de tout le système nerveux central, c'est-à-dire des agents qui agiraient, tout à la fois, et comme hypnotiques directs et comme hypnotiques indirects. Mais l'étendue d'action de ces agents les rend absolument infidèles ; et, en réalité, il faut plutôt les considérer comme des adjuvants des hypnotiques proprement dits. Le bromure de potassium est, incontestablement, le meilleur type de cette classe.

Nous allons cependant commencer l'étude des hypnotiques par celle du chloral, sans nous conformer étroitement à la classification rationnelle que je viens d'exposer, parce que, comme vous avez pu le voir jusqu'ici, les classifications sont commodes pour l'étude, mais il est bien difficile, sinon même tout à fait impossible, de les suivre d'une façon absolue. Voici, d'ailleurs, la raison qui me détermine à commencer par l'étude de cette substance médicamenteuse.

Si le chloral est à vrai dire un hypnotique, son action extrême, celle à laquelle il ne faut pas s'adresser quand on veut s'en servir comme médicament chez l'homme, mais à laquelle on s'adresse fréquemment quand on l'utilise en physiologie expérimentale, est une anesthésie générale ; de telle sorte que le chloral, tout en étant un hypnotique aux petites doses, est en réalité, aux fortes doses, un anesthésique général. C'est donc un véritable et naturel terme de transition entre les substances que nous avons déjà étudiées et les hypnotiques proprement dits ; et c'est la raison pour laquelle je crois devoir commencer l'étude des hypnotiques par celle du chloral, vous rappelant encore une fois que je me place ici au point de vue de l'étude pharmacodynamique et non pas, exclusivement, de l'indication thérapeutique.

Le chloral, comme vous le savez, est constitué par l'aldéhyde trichlorée. C'est un corps qui a été découvert par Liebig en 1832, que Dumas a étudié ensuite et dont il a fixé la constitution en 1834. Quelque temps après Stædler montra que cette substance pouvait résulter de la réaction du chlore sur une foule de composés organiques, tels que l'amidon, le sucre, etc. Je ne veux pas m'étendre outre mesure sur la chimie de ce composé, chimie que vous trouverez dans tous les traités possibles; nous avons mieux que cela à faire pour l'étude de ce corps. Je me bornerai à vous rappeler simplement, très rapidement, les propriétés générales du chloral pour me hâter d'arriver à son étude physiologique. Le chloral résulte de l'action du chlore sur l'alcool absolu refroidi, mais, comme je viens de vous le dire, une foule de substances organiques sont capables, en présence du chlore, de donner naissance à du chloral, exactement de même que pour le chloroforme. Cette substance est restée assez longtemps un objet de curiosité, un produit de laboratoire, et ce n'est qu'en 1869, c'est-à-dire plus de trente ans après sa découverte, qu'on a eu l'idée de l'appliquer à la thérapeutique, qui en a tiré, comme vous le savez, de très importants résultats.

Lorsqu'on dit le chloral, on sous-entend toujours l'hydrate de chloral, car, en réalité, le chloral est le liquide que je vous présente ici; c'est un liquide incolore, très fluide, gras au toucher, d'odeur particulière, à la fois éthérée et irritante, qui possède la propriété de s'unir à l'eau en dégageant une assez forte quantité de chaleur. Son action sur le derme, et à plus forte raison sur les muqueuses, est énergiquement irritante et même caustique. Le produit de cette hydratation du chloral anhydre, du chloral liquide, constitue le produit qui est utilisé au point de vue thérapeutique : c'est l'hydrate de chloral, qui, lui, se présente sous la forme d'une substance solide.

Le chloral anhydre est très soluble dans l'eau, dans les alcools et dans l'éther; et il a la propriété de contracter des combinaisons soit avec l'eau — l'hydrate en est une, — soit avec l'alcool. Voilà de l'alcoolate de chloral, qui est une substance cristallisée ressemblant dans une certaine mesure à l'hydrate. Le chloral, comme d'ailleurs la plupart des composés hydrocarbonés liquides, est capable de dissoudre un assez grand nombre de substances, soit minérales, soit organiques; c'est un bon dissolvant du brome, de l'iode, du soufre, du phosphore, de quelques résines, de plusieurs alcaloïdes, etc.

Le chloral possède un certain nombre de propriétés qui sont intéressantes au point de vue chimique, mais qui n'ont pour nous qu'un intérêt secondaire et que je passerai par conséquent sous silence.

Le chloral anhydre doit être purifié par une série de procédés particuliers de façon à donner un produit rigoureusement pur. Cela est aussi important que la purification que je vous ai signalée à propos des hypno-anesthésiques, et il est absolument indispensable d'avoir, pour l'usage thérapeutique, un corps parfaitement bien purifié.

A côté du chloral, on a signalé l'existence d'une variété allotropique à laquelle on a donné le nom de *métachloral*, produit qui est, sinon insoluble, du moins à peu près insoluble dans l'eau, et qui se forme par suite d'un contact prolongé entre l'acide sulfurique et le chloral anhydre.

Si je vous parle du métachloral, c'est parce que, dans un moment, j'aurai l'occasion de vous entretenir de quelques-unes de ses propriétés pour interpréter l'action du chloral sur l'organisme. Le métachloral, en effet, bien qu'il soit fort peu soluble, est capable de déterminer dans l'organisme la même action hypnotique que le chloral; mais il ne la détermine qu'à la condition d'être introduit à doses beaucoup plus considérables, et il ne la détermine également que sous forme atténuée. Ce fait est curieux; parce que le métachloral, bien certainement, n'agit comme substance hypnotique, une fois introduit dans l'organisme, qu'à la condition de se transformer en chloral ordinaire. Or, cette transformation en chloral ordinaire peut être réalisée facilement, dans les laboratoires, en chauffant le métachloral à 180° ou 200°. J'aurai tout à l'heure l'occasion de vous rappeler ce fait et d'insister sur les raisons qui me font vous le présenter ici.

Le chloral est capable de réaliser des combinaisons avec une foule de corps; les alcools, les sulfures, les amines, les amides, les nitriles; même les hydrocarbures et les phénols, en présence de l'acide sulfurique concentré, sont capables de donner des combinaisons avec le chloral; et l'on a également signalé, dans ces dernières années, des combinaisons du chloral avec les albuminoïdes qui, celles-là, ont pour nous un intérêt plus considérable, comme nous le verrons dans un moment.

Le chloral est un corps qui présente, tout naturellement, les réactions des aldéhydes, puisque ce n'est qu'un dérivé de l'aldéhyde;

c'est l'aldéhyde trichlorée. Ces réactions consistent, comme vous le savez, à donner des combinaisons cristallisées avec le bisulfite de sodium, à fournir une combinaison ammoniacale réduisant les sels d'argent, à produire des combinaisons sulfurées analogues à la sulf-aldéhyde et à la thialdine; enfin à donner, par ébullition avec un mélange d'acide chlorhydrique et d'acide cyanhydrique, un dérivé acide analogue à l'acide lactique.

L'hydrate de chloral, qui nous intéresse beaucoup plus, parce que c'est ce produit qui est utilisé en thérapeutique, se présente, comme vous le voyez ici, sous forme de masses cristallines saccharoïdes ou bien sous forme de cristaux isolés, lorsqu'on a pris les précautions nécessaires pour obtenir une cristallisation plus lente. A la tempé-rature ordinaire, il possède une tension de vapeur assez considérable, et cette tension de vapeur est telle que, comme vous le voyez dans ce récipient, il se forme un sublimé de chloral qui vient se condenser en cristaux sur les parois du flacon. Vous voyez, en effet, dans ce bocal, des masses de chloral sous forme saccharoïde, c'est-à-dire non cristallisées, et les parois du flacon sont revêtues de cristaux qui sont produits par la volatilisation et la condensation dont je viens de vous parler. C'est un phénomène analogue à celui que présente le camphre qui se volatilise et vient se condenser en cristallisant sur les parois du flacon qui le renferme.

Cet hydrate de chloral possède une odeur éthérée, vive, pénétrante rappelant, dans une certaine mesure, l'odeur du melon. Il est extrê-mement soluble dans l'eau; 1 gramme d'eau dissout près de 4 grammes de chloral, exactement $3^{gr}85$. Sa saveur est désagréable, extrêmement tenace. Il fond à la température de 47° et bout entre 97° et 98°. Il cristallise avec une molécule d'eau : sa formule est donc $C^2HCl^3O.H^2O$. Cet hydrate est assez altérable sous l'influence de l'air et de la lumière; et il est capable de donner des produits de décom-position susceptibles d'amener quelques désordres dans l'organisme.

De même que pour tous les produits de ces groupes des hypno-anesthésiques et des hypnotiques, il est indispensable de purifier parfaitement l'hydrate de chloral avant de l'employer aux usages thérapeutiques. Le chloral anhydre est très difficilement débarrassé d'acide chlorhydrique par la distillation seule, et cette impureté se retrouve par conséquent dans l'hydrate. Pour l'en priver, ainsi que des dérivés chlorés qu'il peut aussi contenir, on fait digérer l'hydrate pendant quarante-huit heures avec du carbonate de calcium précipité et lavé, puis on distille au bain d'huile, entre 115° et 120° : on obtient ainsi un produit très pur. Fluckiger a proposé de faire cristalliser, à plusieurs reprises, l'hydrate de chloral dans le sulfure de carbone bouillant.

Il importe de se rappeler que l'action de l'air et de la lumière détermine l'altération spontanée de l'hydrate de chloral : aussi doit-il être conservé dans des flacons pleins, bien bouchés et en verre fortement coloré.

Les réactions chimiques du chloral pur sont assez vagues ; cependant il faut les connaître. Le chloral mal purifié se décompose en donnant naissance à de l'acide chlorhydrique, par conséquent à une substance irritante. Les produits ultimes de la décomposition du chloral sous l'influence de l'air et de la lumière sont constitués par du formiate d'ammoniaque et du chloroforme. Les caractères auxquels on reconnaît la pureté du chloral sont les suivants. Outre le point de fusion et le point d'ébullition que je viens de vous indiquer tout à l'heure, une solution de chloral pur doit rougir à peine la teinture de tournesol. Il est impossible d'obtenir une solution de chloral qui n'altère pas la couleur bleue de la teinture de tournesol, mais elle ne doit pas devenir rouge sous cette influence. L'azotate d'argent ne doit pas se réduire, ni précipiter une solution de chloral. S'il se réduisait, ce serait l'indice de la présence de composés aldéhydiques ; s'il y avait précipité blanc, ce serait l'indice de la présence d'acide chlorhydrique. L'acide sulfurique ajouté à une solution de chloral pur doit simplement le déshydrater, s'emparer de son eau, mais sans provoquer la moindre coloration. Il en est de même de l'action exercée par les alcalis en solution concentrée, qui déterminent la décomposition du chloral en formiate alcalin et en chloroforme. Cette décomposition doit être intégrale, et cela, toujours sans que la solution se colore, ce qui serait l'indice d'impuretés.

Le chloral possède quelques réactions colorées assez intéressantes, pouvant permettre de le reconnaître, qui n'ont rien par elles-mêmes d'absolument caractéristique, mais qui sont cependant utiles à prendre en considération, surtout lorsqu'elles viennent compléter les réactions que je vous indiquais tout à l'heure. En premier lieu, lorsqu'on met un peu d'hydrate de chloral en présence d'essence de menthe, le mélange prend une coloration d'abord rose, qui passe ensuite au rouge, et qui devient peu à peu violacée. D'autre part, mélangé à chaud avec de l'acide azotique et du chromate acide de potassium, l'hydrate de chloral produit une coloration bleue que l'ammoniaque fait passer au rouge et la soude au vert clair.

Au point de vue des incompatibilités, il ne faut pas oublier que le chloral ne peut que perdre à la plupart des associations, et que son mélange avec les camphres donne un magma fluide.

Quelques formules relativement au mode d'emploi du chloral en thérapeutique. En raison de sa très grande solubilité dans l'eau, l'hydrate de chloral s'emploie avec la plus grande facilité dans toutes les potions ayant l'eau comme véhicule. Il y a seulement ce fait à retenir, qu'en raison de son action énergiquement irritante, les solutions de chloral qui sont destinées à l'absorption par la voie buccale doivent toujours être suffisamment étendues.

Je vous indiquerai par exemple cette formule de potion :

> Hydrate de chloral. . . . . 2 à 4 grammes.
> Mucilage de gomme arabique.   50   —
> Sirop d'écorces d'oranges.   50   —
> Essence de menthe. . . . . III gouttes.

F. S. A. — A prendre par cuillerées à soupe diluées dans un quart de verre d'eau, de demi-heure en demi-heure, jusqu'à effet somnifère.

Le sirop d'écorces d'orange et le mucilage ont pour but de masquer la saveur du chloral qui, comme je vous le disais, est extrêmement désagréable et extrêmement tenace.

La dernière édition du Codex renferme malheureusement encore la formule d'un sirop de chloral qui est déplorable, d'abord parce que c'est un sirop — je vous ai signalé à maintes reprises les raisons qui faisaient que les sirops ont toutes les chances de s'altérer au bout d'un temps relativement court; — ensuite parce que le chloral en dissolution dans du sirop simple s'altère avec une grande rapidité.

La formule que je vais vous indiquer permet de préparer un sirop de chloral qui résiste un peu plus que le sirop de chloral du Codex à la décomposition et dont l'action irritante sur la muqueuse gastrique est moindre : mais j'insiste beaucoup sur ce point que c'est surtout une formule d'emploi extemporané, c'est-à-dire une formule de préparation de chloral à utiliser dans l'espace de quelques jours au maximum. Cette formule est la suivante :

(Hydrate de chloral. . . . . 2 à 4 grammes.
\ Solution saturée de bicarbonate de soude. . . 10 —
) Sirop de menthe. . . . . 90 —
(Chloroforme. . . . . II gouttes.

F. S. A. — A prendre par cuillerées à soupe diluées dans un quart de verre d'eau, de demi-heure en demi-heure, jusqu'à effet somnifère.

Le chloral est, comme vous le savez, fréquemment utilisé sous forme de lavements parce qu'à raison de leur saveur extrêmement désagréable et persistante certaines personnes ne peuvent pas se résigner à absorber, par la voie buccale, des préparations de chloral. Voici la formule d'un lavement de chloral :

(Hydrate de chloral. . . . . 4 à 6 grammes.
\ Jaune d'œuf. . . . . N° 1.
(Lait bouilli. . . . . 300 grammes.

Enfin, on emploie encore fréquemment le chloral sous forme de suppositoires; c'est également un mode d'emploi excellent. Voici une formule de ce genre, pour un suppositoire :

(Hydrate de chloral. . . . . 3 grammes.
\ Blanc de baleine. . . . . 3 —
(Beurre de cacao. . . . . 2 —

Ces formules représentent les principales conditions dans lesquelles le chloral peut être employé. Dans certains cas, on peut associer le chloral à d'autres agents médicamenteux, au bromure de potassium par exemple, quoique dans une foule de circonstances, on pourrait presque dire dans toutes les circonstances, le chloral gagne beaucoup à être administré seul. Des associations contre lesquelles, pour ma part, je ne saurais trop m'élever sont celles qui consistent à associer à l'hydrate de chloral des sirops d'alcaloïdes, comme le sirop de morphine ou des produits composés de ce genre. Je vous le répète, et je ne saurais trop insister sur ce point, chacun de ces médicaments gagne absolument pour sa part à être administré seul, en admettant même qu'il y ait avantage à les employer concurremment. Les réactions qui peuvent se produire entre le chloral, les alcaloïdes ou autres principes actifs, les tannins et les différentes substances qui accompagnent les préparations galéniques, les sirops qui ne tardent pas à entrer en fermentation, toutes ces causes de décomposition ou de métamorphoses ne peuvent que diminuer la richesse de la potion en principes actifs, en admettant encore qu'il ne se produise rien de nuisible au malade, ce qui pourrait fort bien se réaliser dans quelques cas.

D'autres modes d'emploi médicamenteux peuvent servir pour utiliser le chloral. C'est ainsi que, dans certains cas, lorsqu'on y est autorisé par des circonstances particulières, on peut employer le chloral par voie d'injections intra-veineuses en utilisant pour cela les formules qui ont été données il y a quelque temps par M. Mayet. Cette manière d'administrer le chloral est la suivante. Chaque fois, M. Mayet fait une injection intra-veineuse de 20 grammes de solution au vingtième de chloral. Il répète cette injection de trois à six fois par jour. Il est alors absolument indispensable d'exercer une surveillance très active et très étroite de la respiration, du cœur, du pouls et des urines.

Ce mode d'emploi du chloral a été recommandé surtout dans les cas de tétanos, dans les cas d'éclampsie urémique, d'éclampsie convulsive ou délirante, ou bien dans les cas de rage. De même, lorsque des manifestations très douloureuses ne permettent pas, pour une raison ou pour une autre, de lutter contre elles au moyen des injections hypodermiques de morphine, on est autorisé à faire usage des injections intra-veineuses de chloral. Mais c'est un moyen à réserver pour ces circonstances tout à fait exceptionnelles.

Au point de vue de la physiologie opératoire le chloral rend d'immenses services. On se sert alors d'une solution à 100, 150 et même quelquefois 200 grammes par litre, qu'on emploie chez les animaux, chez le chien par exemple, en injections intra-péritonéales de manière à introduire 40, 50, 60 centigrammes de chloral par kilogramme d'animal.

Si l'on additionne la solution à 150 grammes par litre de 50 centigrammes ou un gramme de chlorhydrate de morphine, par litre également, on peut obtenir chez les animaux un sommeil calme, profond, prolongé, pendant lequel il est possible de réaliser sur eux, sans que ces animaux en éprouvent de douleur, les opérations nécessitées par les expérimentations physiologiques.

Une chose à laquelle il faut songer, c'est que le chloral ne doit jamais être introduit par la voie hypodermique, parce que toutes les fois qu'on a tenté de l'introduire par cette voie, on a toujours eu des phlegmons gangreneux, des décollements étendus de la peau, lorsque les solutions étaient un peu concentrées. Si les solutions ne présentaient pas un certain degré de concentration, on serait obligé alors d'en injecter des quantités telles que le procédé serait encore plus inapplicable. Il faut donc absolument renoncer à la voie hypodermique pour l'emploi du chloral chez l'homme.

Un mot relativement à l'action du chloral sur le sang, précisément comme corollaire, en quelque sorte, de la méthode des injections intra-veineuses dont je vous parlais tout à l'heure.

Lorsqu'on fait agir *in vitro* le chloral sur le sang, on voit le sang prendre une couleur brun-grisâtre et se coaguler presque instantanément, comme il le fait sous l'influence d'une addition d'alcool. Si l'on observe au microscope ce qui se passe, on remarque que les hématies sont ratatinées et, au bout d'un temps en général assez court, on peut voir se produire la désintégration du stroma sous forme de débris filamenteux. En même temps la matière colorante diffuse, et, dans les préparations microscopiques, il n'est pas rare de voir se former des cristaux d'hémoglobine. Ce dernier fait est confirmé par l'expérimentation chez les animaux : lorsqu'on leur injecte par la voie veineuse des solutions de chloral un peu trop concentrées ou en quantité un peu trop considérable, il est fréquent de voir survenir une hémoglobinurie quelquefois très intense. C'est la conséquence de cette action toxique du chloral sur les hématies.

Une autre conséquence de l'introduction brusque dans une veine d'une solution trop concentrée de chloral est une modification produisant une coagulation incomplète et telle que le sang ainsi altéré pourra traverser le cœur droit, être lancé dans les poumons, et, arrêté dans les capillaires pulmonaires, déterminer tous les accidents des embolies capillaires des poumons, des troubles plus ou moins graves de l'hématose, une perturbation des contractions cardiaques, et, ultérieurement, de la congestion, de l'apoplexie, de l'œdème pulmonaires : parfois même, on voit se produire une embolie presque subitement mortelle.

In vitro, une solution au cinquième est encore nocive, et il est nécessaire d'arriver à amener la dissolution jusqu'au vingtième si l'on veut ne pas avoir de phénomènes d'action locale; et cependant, même avec cette solution au vingtième, on observe encore un gonflement du stroma.

Néanmoins on peut très bien se servir chez les animaux d'une solution au cinquième sans qu'on voie survenir chez eux le moindre accident. Cela tient peut-être à une affinité particulière des matières albuminoïdes pour les substances étrangères, affinité qui fait que ces matières albuminoïdes s'en emparent en quelque sorte, en les empêchant d'exercer leur action nocive. Cela peut tenir également à une dilution très rapide dans le sang. Dans tous les cas, c'est là un fait d'expérience, s'il n'est pas possible de l'interpréter d'une façon suffisante pour le moment : par suite de la vie du sang, c'est-à-dire lorsque le chloral agit sur du sang qui circule chez l'animal vivant, son action paraît certainement beaucoup moins intense que celle qu'il peut exercer, au même degré de dilution, sur du sang *in vitro*. Dans les vaisseaux, les hématies, et le sang dans sa totalité, paraissent mieux défendus contre les atteintes des agents capables d'amener leur destruction ou la coagulation.

Messieurs, comme je vous le disais tout à l'heure, c'est en 1869 que Liebreich fit ses premières expériences relatives à l'action médicamenteuse du chloral. Il s'avisa d'étudier les actions chimiques que certaines substances exerçaient vis-à-vis du chloral et il remarqua que lorsqu'on faisait agir sur lui une solution alcaline, on obtenait une décomposition en vertu de laquelle du chloroforme et un formiate alcalin prenaient naissance.

Je vous écris cette réaction parce qu'elle est extrêmement importante et en même temps parce qu'il y a des chiffres dont il faut tenir compte dans la discussion dans laquelle nous allons entrer maintenant. La formule de la réaction est celle-ci :

$$C^2HCl^3O + KOH = CHO^2K + CHCl^3$$

Si nous envisageons les quantités de chacune de ces substances qui entrent en réaction, nous voyons que le poids moléculaire du chloral est de 147,5 ; celui de la molécule de potasse de 56,1 ; celui de la molécule de formiate de potasse de 84,1 ; et celui du chloroforme de 119,5. La même réaction, bien entendu, peut se produire avec de la soude et même seulement sous l'influence de l'eau, au moins théoriquement. Nous pourrons ainsi dresser le tableau suivant :

381 milligrammes de potasse = 810 milligr. de chloroforme et 570 milligr. de formiate de potasse.

272 milligrammes de soude = 810 milligr. de chloroforme et 461 milligr. de formiate de soude.

122 milligrammes d'eau = 810 milligr. de chloroforme et 312 milligr. d'acide formique.

$$381\ KOH\ =\ 810\ CHCl^3 + 570\ CHO^2K$$
$$272\ NaOH = 810\ CHCl^3 + 461\ CHO^2Na$$
$$122\ H^2O\ =\ 810\ CHCl^3 + 312\ CH^2O^2$$

Ces quantités sont rapportées à un gramme de chloral anhydre. Mais, en réalité, ce n'est pas à une partie de chloral anhydre qu'il conviendrait de rapporter ces chiffres, mais au chloral hydraté dont la formule est exactement : $C^2HCl^3O.H^2O$, car il cristallise avec une molécule d'eau.

Il en résulte que, pour tenir compte de ces faits, et vous allez voir quelle est leur importance dans la discussion que nous allons avoir à résumer à ce sujet, il en résulte que cent parties de chloral hydraté correspondent à 72^{parties}20 de chloroforme; c'est-à-dire qu'en admettant que 100 grammes d'hydrate de chloral, cristallisé avec sa molécule d'eau, se décomposent intégralement, ces 100 grammes donneront naissance à 72^{gr}20 de chloroforme.

Cela posé, voici pourquoi je vous ai reproduit ces chiffres.

Liebreich pensait que c'était en raison de la décomposition du chloral dans le sang que cette substance produisait son action pharmacodynamique; pour lui, c'était précisément par cette transformation en chloroforme et en formiate alcalin, c'est-à-dire en mettant à l'état naissant du chloroforme en présence des éléments du sang que l'on pourrait s'expliquer l'action médicamenteuse de l'hydrate de chloral.

Une objection se présentait tout de suite, elle n'a pas manqué de frapper Liebreich. C'est que la décomposition que je viens d'indiquer exigeait la dépense d'une quantité relativement considérable d'alcali; mais il admettait que cet alcali se renouvelait dans le sang circulant, que l'action du milieu alcalin sur le chloroforme était successive, régulière; et que la mise en liberté du chloroforme se faisait ainsi à l'état naissant d'une façon continue, lente; et lui permettant de se fixer immédiatement sur les ganglions cérébraux, sur les ganglions de la moelle, sur les ganglions du cœur : c'était comme conséquence de cette fixation du chloroforme que le chloral déterminait son action pharmacodynamique.

Richardson adopta également la même manière de voir et il crut prouver qu'on pouvait obtenir identiquement les mêmes effets, chez

les animaux, par l'emploi des injections sous-cutanées de chloral ou
de chloroforme. Il poussa très loin l'étude de la comparaison des
résultats qu'on pouvait obtenir; et il y a à retenir de ses expériences
ceci : c'est qu'il se décompose par heure, dans le sang d'un individu,
une quantité de 35 à 40 centigrammes de chloral, quantité qui
correspond à 25 ou 30 centigrammes de chloroforme produit. Je
vous rappellerai ces chiffres tout à l'heure pour vous montrer, précisément, qu'ils sont absolument insuffisants pour expliquer l'action
que le chloral détermine.

Mais il était beaucoup plus simple de chercher à voir si le chloral
se décomposait en réalité dans le sang, c'est-à-dire de rechercher la
présence de ses produits de décomposition. Personne a entrepris
cette recherche; et il pensa avoir démontré l'existence du chloroforme
dans le sang par le procédé de recherche que je vous ai mis sous
les yeux lorsque je vous ai parlé de la recherche toxicologique du
chloroforme. Personne administrait une certaine quantité de chloral
à un animal, recueillait son sang, faisait barboter dans ce sang un
courant d'air qui allait traverser un tube de porcelaine chauffé au
rouge et rempli de pierre ponce : puis, au sortir du tube de porcelaine, le gaz s'en allait barboter dans un tube de Liebig contenant
du nitrate d'argent. Il voyait se former un précipité de chlorure
d'argent; et il en concluait que cela venait de ce que du chloroforme
s'était formé dans le sang. Mais, l'odeur du chloral, à elle seule,
montre que ce corps se volatilise, de sorte qu'on pouvait opposer à
cette expérience que les vapeurs de chloral pouvaient venir fausser
les résultats.

Byasson et Follet, reprenant ces recherches de Personne, con-
clurent comme lui à la décomposition en chloroforme, à la présence
du chloroforme, non seulement dans le sang, mais encore dans l'air
expiré; et ils démontrèrent dans l'urine l'existence d'un formiate
alcalin. Bien plus, ce furent les premiers qui pensèrent à faire
intervenir, dans la production des actions hypnotiques et hypno-anesthésiques, l'influence de l'asphyxie, en disant que cet acide formique
s'oxydait dans l'économie aux dépens de l'oxygène du sang et produisait l'état asphyxique des hématies, d'où dérivait ensuite l'hypnose.

Un argument qu'ils faisaient valoir à l'appui de leur interprétation
était le suivant. Les trichloracétates de potasse ou de soude, dont la
formule répond d'assez près à celle du chloral, sont capables de se

dédoubler également dans l'économie en donnant naissance à du chloroforme et à un carbonate alcalin; aussi leur action est-elle bien moins énergique que celle du chloral en raison de l'absence du formiate.

$$C^2Cl^3O^2K + KOH = CHCl^3 + CO^3K^2$$

Il y avait une bien meilleure interprétation à faire valoir : c'était l'action déshydratante du formiate de potasse. Vous vous rappelez sans doute que j'ai appelé votre attention sur l'importance que les phénomènes de déshydratation pouvaient avoir dans la production de l'hypno-anesthésie. On aurait pu faire intervenir ici l'action déshydratante du formiate de potasse, action qui est telle, comme l'ont démontré les recherches de Lieben, que, sous son influence, l'aldéhyde ordinaire se convertit en aldéhyde crotonique :

$$2C^2H^4O = C^4H^6O + H^2O.$$

Mais je passe sur ces faits et j'arrive à une série d'expériences qui ont été faites par MM. Horand et Peuch, qui ont repris les expériences de Personne et ont paru avoir prouvé d'une façon tout à fait péremptoire le bien fondé de ses conclusions.

En effet MM. Horand et Peuch démontrèrent d'abord la stabilité des solutions de chloral très pur, c'est-à-dire qu'ils démontrèrent qu'un courant d'air traversant une solution diluée de chloral n'entraînait pas de chlore à travers un tube chauffé au rouge et par conséquent ne déterminait pas la précipitation de la liqueur d'argent dans le tube de Liebig. Ils démontrèrent ensuite que lorsqu'on administrait du chloral à un animal, comme l'avait déjà fait Personne, le courant d'air barbotant dans le sang de cet animal entraînait un dérivé chloré qui produisait un précipité de chlorure d'argent.

Ils en concluaient que le chloral s'était décomposé dans le sang, où il n'existait plus en nature, et cela par ce fait que s'ils attendaient que la production de chlorure d'argent eût cessé, et s'ils venaient alors à ajouter de la potasse au sang qui restait encore dans l'appareil, en continuant à y faire barboter un courant d'air, ils n'obtenaient plus la formation d'acide chlorhydrique capable de précipiter le nitrate d'argent, ce qui, d'après eux, démontrait que la totalité du chloral s'était décomposée et qu'il n'en restait plus en dissolution dans le sang.

A l'appui de leurs expériences, ils apportaient encore cette considération que le dédoublement du chloral est d'autant plus prononcé que l'alcalinité normale du sang est plus considérable : ainsi la réaction de l'acide chlorhydrique provenant de la décomposition du chloroforme serait plus évidente avec le sang de mouton, de cheval et de bœuf, qu'avec le sang de lapin ou de chien.

Rabuteau adopta également les conclusions de ses prédécesseurs. Pour lui, non seulement il y avait décomposition comme je viens de le dire, mais il y avait, en plus, oxydation du formiate alcalin. Cette oxydation permettait même de comprendre comment tout l'alcali disponible du sang n'était pas utilisé à faire la décomposition du chloral. Il appuyait son observation sur ce fait qu'en administrant du formiate de potasse ou de soude en quantité assez considérable à des animaux, on ne tardait pas à voir les urines devenir alcalines, comme elles le sont d'ailleurs toutes les fois qu'on administre des sels alcalins d'acides organiques en quantité assez considérable. Cette interprétation ne concordait pourtant pas avec l'observation déjà bien établie que, lorsqu'on administre du chloral à des individus ou à des animaux, l'urine devient bien plus énergiquement acide qu'à l'état normal.

Enfin une expérience par laquelle Liebreich croyait avoir absolument prouvé le bien fondé de son interprétation était celle-ci. Il soumettait un lapin à la diète absolue jusqu'à ce que, par suite de cette diète, l'élimination des chlorures eût complètement cessé par son urine. A ce moment il administrait à l'animal un gramme d'hydrate de chloral contenant 643 milligrammes 5 de chlore. Or, en dosant le chlore dans les urines du lapin, il en retrouvait de 55 à 60 centigrammes. Il croyait avoir ainsi démontré péremptoirement le fait de la décomposition du chloral dans l'économie.

Eh bien, Messieurs, cette expérience qui est valable dans une certaine mesure, ne l'est pas absolument, à mon avis du moins, dans ce cas particulier. Voici pourquoi. Lorsqu'on soumet un animal à une diète absolue, on le force en quelque sorte à utiliser, au maximum possible, la première substance qui va être introduite dans son économie; et cet animal se trouve, par rapport au chlore du chloral, exactement dans la même situation que le serait un individu mourant de faim par rapport à une substance fort peu nutritive, quelle qu'elle soit, que vous viendriez ensuite à lui donner. Il utiliserait de son mieux cette substance peu alibile, il la décomposerait dans une certaine mesure; mais cela ne prouverait rien en faveur de la valeur nutritive de la substance en question, pas plus que de sa facile décomposition dans l'organisme normal.

La sanction expérimentale de l'interprétation de Liebreich a semblé avoir été apportée dans ces dernières années par M. Arloing.

Délaissant complètement le côté de physiologie chimique qui avait été seul envisagé jusque-là, M. Arloing estime avoir démontré le bien fondé de l'interprétation de Liebreich par les méthodes de la physiologie pure, et voici comment. Il étudia l'action du formiate de soude sur les animaux; et il remarqua que lorsqu'on administre à des chiens du formiate de soude à dose faible, on diminue le nombre et la force des contractions cardiaques; cela toutefois après une très courte période d'excitation préalable. Puis, il se produit un écoulement plus rapide du sang des artères dans les veines. En effet, lorsqu'on introduit du formiate de soude chez les animaux par voie d'injections intra-veineuses on détermine une dilatation de tout le système capillaire. A forte dose, les contractions cardiaques sont excitées, alors qu'à faible dose elles sont, au contraire, diminuées. Il en résulte qu'alors l'effet de vaso-dilatation périphérique est contrebalancé, en partie, par une influence centrale.

M. Arloing, je crois, se hâta un peu trop d'interpréter cette action du formiate de soude en disant que, grâce à cette vaso-dilatation exercée par lui sur l'appareil circulatoire de l'animal en expérience, le chloroforme qui provenait de la destruction du chloral était apporté plus rapidement et en plus grande abondance tant aux centres nerveux qu'aux terminaisons sensitives périphériques, et que c'était là l'explication de l'action calmante, de l'action sédative du chloral.

En résumé, le formiate à faible dose — mais j'insiste sur ce point : il faut qu'il soit introduit dans l'économie par voie intra-veineuse — produit un ralentissement du cœur, la dilatation des capillaires, un abaissement de la pression artérielle et une augmentation de la vitesse diastolique dans les vaisseaux centrifuges. A forte dose, le formiate produit l'accélération du cœur, la diminution de l'énergie des systoles, l'abaissement de la pression et l'augmentation de la vitesse du sang dans les artères, augmentation moins considérable cependant que celle qu'on observe à dose faible. Si l'on vient à introduire brusquement une dose forte dans le cœur de l'animal, on voit le ralentissement et même l'arrêt définitif survenir, comme dans l'intoxication par le chloral, après l'arrêt respiratoire.

M. Arloing pense que l'action exercée par le chloral en nature sur l'organisme n'est autre chose que la série des modifications successives imprimées au cœur et à la respiration par suite de l'introduction du chloroforme d'abord, puis du formiate alcalin chez un animal. Il croit en avoir fait la preuve par la démonstration expérimentale qu'il a appelée la synthèse de l'action du chloral. En introduisant d'abord, par voie d'injections intra-veineuses, chez un animal, du chloroforme en suspension dans de l'eau, il voyait survenir une augmentation de pression, la diminution des vitesses systolique et diastolique; puis, sous l'influence de l'introduction brusque d'une solution de formiate de soude, à cette augmentation de pression il voyait succéder une diminution telle que la pression descendait bientôt au-dessous de la normale; en même temps, les vitesses systolique et, surtout, diastolique s'accroissaient au point de dépasser bientôt leur valeur primitive.

L'objection que la sensitive, si sensible à l'action du chloroforme, n'est pas affectée par le chloral, M. Arloing l'écarte en admettant que le chloral ne trouve pas dans les organes de la plante les conditions essentielles de sa décomposition, c'est-à-dire l'alcalinité du milieu. Pour lui il ne peut y avoir de doute, les faits expérimentaux viennent confirmer absolument la théorie de Liebreich. Ses conclusions sont les suivantes. Le chloral se dédouble dans l'organisme en chloroforme et en formiate alcalin. Les effets du chloral sur les fonctions autres que la sensibilité ne sont pas semblables aux effets du chloroforme. Les modifications circulatoires sont la résultante des modifications propres d'abord au chloroforme, ensuite au formiate. Il en est de même des modifications qu'on peut observer du côté de la respiration et de la calorification. Les effets anesthésiques sont dus entièrement et uniquement à l'action du chloroforme qui prend naissance. Le formiate alcalin favorise mécaniquement cette action en facilitant le transport du chloroforme au contact des éléments nerveux, en augmentant leur imprégnation.

Une dernière tentative de soutien de la théorie de Liebreich a été faite par M. Gabriel Guérin, qui a consacré sa thèse à l'étude de l'interprétation de l'action du chloral. Pour M. Guérin, non seule-

ment le chloral se décompose en présence des alcalis, mais — et voilà
où les preuves deviennent vraiment tellement surabondantes qu'elles
finissent par ne rien prouver du tout — les albuminoïdes mêmes
décomposent le chloral, et le décomposent en donnant naissance à du
chloroforme; et non seulement les albuminoïdes décomposent le
chloral, mais ils opèrent cette décomposition jusqu'au sein d'une
solution faiblement acide, ce que personne jusqu'alors n'avait
observé. Il en serait de même du phosphate acide de soude, qui
aurait la propriété de décomposer le chloral en donnant naissance
à du chloroforme; dans ces cas, il se produirait de l'acide formique
libre dont l'action pourrait venir s'ajouter à celle du chloroforme,
à la condition de faire intervenir son pouvoir désoxydant. De sorte
que pour lui le dédoublement est incontestable, mais il se fait sous
une triple influence : influence des alcalis, influence des albuminoïdes, influence du phosphate de soude. Il ajoute, toutefois, qu'il a
observé, chez les animaux sur lesquels il faisait ses expériences, une
diminution notable de l'alcalinité du sang, ce qui serait en concordance, dans une certaine mesure, avec l'interprétation de Liebreich;
mais il aurait observé aussi une action propre du chloral sur les
albuminoïdes, action qui consiste principalement en une tendance à
la coagulation. L'action pharmacodynamique du chloral ne peut
guère être éclairée par des faits aussi contradictoires, surtout
lorsqu'on relève parmi ces faits des résultats en désaccord absolu
avec les données expérimentales vérifiées et admises par tous.

Dans toutes ces expériences, Messieurs, un point extrêmement
critiquable est celui-ci. Pour que la décomposition du chloral en
présence des alcalis, et surtout des bicarbonates alcalins, se réalise, il
est absolument nécessaire d'élever la température au moins à 38° ou
40°. Si la température ne s'élève pas à ce point, il n'y a nulle décomposition; et c'est précisément la raison pour laquelle je vous indiquais
tout à l'heure une formule de sirop de chloral dans laquelle j'ajou-
tais du bicarbonate de soude, ne craignant en aucune façon, comme
vous le voyez, cette décomposition.

On a également apporté à l'appui de l'interprétation de Liebreich
cette assertion que l'action du chloral serait beaucoup moins énergique sur les animaux à sang froid, ou sur les animaux refroidis, que
sur les animaux à sang chaud, ou sur les animaux à sang froid main-
tenus à une température moyenne. C'est là un fait qui a été abso-

lument contredit par certains expérimentateurs; mais, en tous cas,
si l'action du chloral est amoindrie ou retardée lorsque les animaux
sont refroidis, il en est de même de toutes les actions médicamenteuses : c'est là un fait général.

Cette théorie de Liebreich a été admise et soutenue par un grand
nombre d'observateurs extrêmement remarquables; je vous citerai
parmi les principaux : Richardson, Personne, Byasson et Follet,
Horand et Peuch, Rabuteau, Lawrence, Turnbull, Lissonde, Arloing.
Tous ces observateurs sont unanimes à admettre qu'en réalité l'action du chloral n'est autre chose que la chloroformisation la plus
lente qu'on puisse imaginer.

Les partisans de l'action propre du chloral sont en nombre plus
considérable, ce qui ne prouve pas grand'chose, il est vrai, mais ils
donnent de leur interprétation des raisons qui me paraissent infiniment plus convaincantes que celles que je viens d'exposer.

La diminution de l'alcalinité du sang est le point le plus important
qui se présente ici; c'est précisément la raison pour laquelle je vous
ai inscrit exactement sur ce tableau les quantités d'hydrate de soude
et de potasse nécessaires pour obtenir la décomposition du chloral.
Si ces faits étaient vrais, si une quantité de soude ou de potasse correspondante aux chiffres que je vous ai indiqués là — et ce sont des
chiffres qui ne sont pas discutables — était employée dans le sang de
l'homme ou de l'animal pour déterminer la décomposition du chloral,
jamais il n'y aurait assez de soude ou de potasse, libre, ou à l'état
de bicarbonate alcalin, dans la totalité du sang, pour arriver à
déterminer cette décomposition; et l'on devrait alors observer des
effets qui seraient absolument comparables à ceux de l'introduction
dans l'organisme des acides les plus énergiques.

Or, quelle que soit la dose à laquelle on introduise dans l'organisme de l'homme ou de l'animal des acides extrêmement énergiques, capables de saturer et de diminuer, par conséquent, l'alcali
du sang, jamais on n'a pu observer une désalcalinisation véritable,
même par l'emploi de doses mortelles de ces acides. D'ailleurs, il
suffit de se reporter aux enseignements que nous donne la physiologie : la quantité de soude, non saturée par des acides énergiques
dans les 5 kilogrammes de sang d'un homme adulte, est tout au plus
de 4 grammes 70, et sur ces $4^{gr},70$ une faible quantité seulement,
c'est-à-dire 1 grammè à $1^{gr},25$ ou $1^{gr},50$ au maximum, est à l'état de

bicarbonate de soude et capable par conséquent d'être utilisée pour faire la décomposition dont nous parlons. Or, cette quantité est absolument insuffisante pour transformer en chloroforme tout le chloral qui est absorbé. Liebreich lui-même avait été obligé de reconnaître ce fait; et je vous ai cité tout à l'heure les résultats fort intéressants des recherches de Richardson qui ont démontré que le chloral, s'il se décomposait en totalité dans l'organisme, comme l'admet la théorie de Liebreich, ne se décomposait dans le sang qu'à la vitesse de 30 ou 40 centigrammes de chloral par heure, ce qui mettrait en liberté seulement 25 à 30 centigrammes de chloroforme.

Mais, bien mieux, la décomposition devrait être limitée, naturellement, par la quantité d'alcali disponible; et elle devrait, par conséquent, peu varier, quelle que fût la dose de chloral absorbé. Or chez un chien de 15 kilogrammes, si nous introduisons, en solution, par l'estomac, 1 à 2 grammes de chloral, nous voyons en quelques minutes l'animal être pris d'un sommeil invincible; si nous introduisons une quantité de 4 à 5 grammes, en dissolution aqueuse toujours, nous voyons non plus le sommeil mais l'anesthésie; si nous poussons la dose jusqu'à 10 ou 12 grammes, la mort survient : et ces trois résultats se produisent, à très peu de chose près, dans le même laps de temps. Chez cet animal, la quantité d'alcali capable d'amener la décomposition du chloral est à peine d'un gramme, elle n'a pu varier avec l'augmentation des doses; et elle est absolument insuffisante pour justifier la décomposition qui aurait dû s'effectuer pour entraîner la mort.

Un autre argument qui me paraît encore supérieur aux précédents, s'il est possible, c'est celui qu'on tire de l'action des trichloracétates, les sels dont je vous parlais tout à l'heure. Les trichloracétates se décomposent, en effet, dans l'organisme en donnant naissance à du chloroforme et à des carbonates alcalins. Or, ici, il ne doit pas se faire de diminution de l'alcalinité du sang, puisque, par suite de la décomposition des trichloracétates, du carbonate alcalin se trouve reproduit dans le sang et par conséquent peut servir, ultérieurement, à faire la décomposition. Or, à la dose de 5 à 8 grammes chez les animaux, les trichloracétates sont presque absolument dépourvus d'action hypnotique.

Mais, beaucoup de dérivés du méthane et de l'éthane possèdent une action analogue à celle du chloral sans qu'il soit nécessaire qu'ils se décomposent pour que cette action se manifeste.

De plus, personne n'a jamais pu faire la démonstration, soit dans le sang, soit dans l'air expiré, de la présence de chloroforme en nature provenant de la décomposition du chloral.

Par contre on a démontré le passage du chloral, sinon en nature, du moins sous forme de dérivés, dans les urines. Les travaux de Musculus et von Méring, ceux de Külz, ont démontré que, sous l'influence de l'administration du chloral, les urines devenaient plus énergiquement acides qu'auparavant; et que cette acidité était due à la formation d'un corps qu'ils ont isolé et auquel ils ont donné le nom d'*acide urochloralique* : il résulte de la combinaison d'un dérivé du chloral, l'alcool éthylique trichloré (qui peut être envisagé comme un produit de réduction du chloral), avec l'acide glycuronique, combinaison qui s'effectue avec perte d'une molécule d'eau.

$$C^8H^{11}Cl^3O^7 + H^2O = C^2H^3Cl^3O + C^6H^{10}O^7$$

<table>
<tr><td>Acide
urochloralique.</td><td>Alcool
éthylique
trichloré.</td><td>Acide
glycuronique.</td></tr>
</table>

On avait vainement recherché la présence du chloroforme dans les urines des sujets absorbant du chloral; mais ce résultat négatif n'a rien de surprenant, puisque nous savons que, même pendant la durée de l'intoxication chloroformique lente, la présence du chloroforme en nature ne peut être décelée dans l'urine.

Les formiates alcalins, lorsqu'on les administre seuls, sont à peu près inactifs, lorsqu'ils sont introduits par la voie buccale : je ne parle pas des injections intra-veineuses sur lesquelles je me suis suffisamment étendu tout à l'heure. Lorsqu'on administre les formiates alcalins à l'homme ou aux animaux à la dose de 5 grammes, ils sont absolument inactifs. Il en est de même pour l'acide formique qui prend naissance dans l'économie par suite de la décomposition du formiate d'éthyle.

De plus, comme je le disais tout à l'heure, il est nécessaire pour que la décomposition du chloral se fasse, que la température soit suffisamment élevée, et cela, même dans un milieu assez fortement alcalin. On peut mettre une solution alcaline diluée de chloral au libre contact de l'air : le mélange ne se décomposera pas, même si l'on y fait passer un courant d'air; il sera nécessaire pour arriver à obtenir un commencement de décomposition que la température s'élève à 38° ou 40°.

Enfin, on a voulu apporter comme preuve de l'action propre ce fait que le chloral manifestait ses effets habituels chez les grenouilles exsangues et chez lesquelles on avait remplacé le sang par une solution physiologique de chlorure de sodium. C'est là un mauvais argument sur lequel il ne faut pas faire trop de fonds, parce qu'on peut toujours admettre qu'une petite quantité de sang ou de lymphe alcaline est restée dans l'économie, et qu'enfin, à la rigueur, les matières albuminoïdes ne seraient pas incapables, dans un semblable milieu, de concourir à la décomposition du chloral.

Depuis longtemps, Demarquay avait remarqué l'exhalaison du chloral en nature par les poumons, exhalaison reconnaissable à son odeur spéciale.

Mais, un fait bien plus important, qui va résulter d'une façon très nette des expériences qu'on répète en ce moment devant vous, c'est celui des divergences que présente l'action pharmacodynamique du chloral et celle du chloroforme : avec le chloral on observe de l'hyperesthésie; avec le chloroforme c'est, au contraire, de l'anesthésie.

Quand on introduit du chloral par ingestion, chez l'homme ou chez l'animal, on obtient un sommeil profond, alors que l'ingestion du chloroforme ne détermine aucun effet hypnotique et calme même assez peu la douleur, comme vous le savez.

Le chloroforme, lorsqu'il pénètre lentement et à petites doses dans le sang d'un animal, détermine de l'excitation, de l'insomnie, finalement la mort. Le chloral, lui, est bien loin de réaliser semblables phénomènes. En outre, le chloral anhydre est beaucoup plus toxique, dix fois plus environ, que le chloroforme qu'il contribuerait à former.

L'expérience que l'on reproduit en ce moment devant vous va en fournir la preuve. Voici une cloche sous laquelle nous avons mis du chloral anhydre de façon à saturer l'atmosphère de la cloche; voici une autre cloche sous laquelle on a mis du chloroforme. Dans chacune d'elles on vient de placer une grenouille. Or, tandis que vous voyez la grenouille de la cloche dont l'atmosphère est saturée des vapeurs de chloral manifester une excitation assez violente, vous voyez la grenouille qui se trouve sous la cloche au chloroforme presque anesthésiée déjà et absolument calme, alors que l'autre réagit par des mouvements violents. La grenouille exposée aux vapeurs du chloral anhydre ne va pas tarder à périr, tandis que celle exposée aux vapeurs du chloroforme pourra être très facilement rappelée à la vie. Et cependant, si la théorie de Liebreich était vraie, la division des vapeurs devrait favoriser, dans une notable mesure, la décomposition du chloral dans le sang de la première grenouille.

D'autre part, des faits qui sont absolument contradictoires avec les expériences de M. Guérin que je vous rapportais tout à l'heure sont les suivants : c'est que l'action des albuminoïdes retarde, dans une très notable mesure, la décomposition du chloral. On a pu réaliser des combinaisons de chloral et de matières albuminoïdes, combinaisons se présentant sous forme particulière et telle que la matière albuminoïde est devenue complètement imputrescible.

Enfin, il ne faut pas oublier que, pour décomposer de l'hydrate de chloral, il est nécessaire d'employer une solution alcaline de degré de concentration assez considérable, beaucoup plus considérable que ne le présente le degré d'alcalinité du sang. Si, par exemple, on reçoit un jet de sang, au sortir de la veine de l'animal, dans une solution de chloral, on ne peut pas en isoler de chloroforme si l'on n'ajoute pas une solution alcaline assez concentrée et, surtout, si l'on n'élève pas la température.

Enfin, Messieurs, en admettant pour un moment cette décomposition du chloral en chloroforme et en formiate, l'élimination du chloroforme, au fur et à mesure de sa production, le laisse dans l'organisme en quantité vraiment insuffisante pour produire son action. Je sais bien qu'on a invoqué l'état naissant, mais l'hypothèse de l'état naissant se trouve réfutée par l'expérience des trichloracétates : les trichloracétates doivent aussi produire du chloroforme à l'état naissant dans l'économie; or les animaux, comme je vous l'ai dit, ne sont pas du tout hypnotisés sous l'influence de l'administration des trichloracétates.

Il y a plus, ce fait de la décomposition du chloral est incompatible avec celui de l'action instantanée, presque foudroyante, qu'on obtient sous son influence lorsqu'il est introduit dans l'économie de l'homme ou des animaux par voie d'injections intra-veineuses.

On pourrait aussi invoquer, à l'appui de l'action propre du chloral, cette observation que les phénomènes d'excitation dus à l'inhalation du chloroforme aussitôt après l'absorption du chloral ne sont en aucune façon supprimés. Vous savez que dans la méthode d'anesthésie mixte de Forné, on administre le chloroforme pendant la période de sommeil chloralique et sans que la période d'excitation soit supprimée.

Aux arguments précédents j'ajouterai celui-ci, qui me paraît avoir une grande valeur : nous verrons plus tard qu'il existe un succédané du chloral, le croton-chloral ou chloral butylique, qui possède une action physiologique très voisine de celle du chloral. Or, ce composé est moins stable encore que le chloral en présence des solutions alcalines qui le décomposent déjà à froid en fournissant, comme produit de cette décomposition, du formiate de potasse et du chloroforme propylique, composé fort instable, qui se dédouble aussitôt en donnant de l'acide chlorhydrique et du propylène bichloré.

$$C^4H^5Cl^3O + KOH = CHO^2K + C^3H^5Cl^3$$

Croton-chloral.   Formiate   Chloroforme
de potasse. propylique.

$$C^3H^5Cl^3 = HCl + C^3H^4Cl^2$$

Chloroforme   Propylène
propylique.   bichloré.

Or, le croton-chloral possède des propriétés hypno-anesthésiques encore plus accentuées que celles du chloral, et ces propriétés se trouvent en désaccord absolu avec le dédoublement du chloroforme propylique.

Les arguments les plus sérieux, tant d'ordre chimique que d'ordre physiologique, me paraissent donc plaider en faveur de la prépondérance tout au moins, sinon même de l'exclusivité, de l'action propre du chloral.

J'ajouterai à tous les précédents un dernier argument qui me paraît avoir au moins autant d'importance que les autres; je l'emprunterai à l'action hypnotique énergiquement accusée des chloralides, c'est-à-dire de ces composés chimiques qui dérivent du chloral et dont le chloralose nous représente le type le plus parfait. Comment pourrait-on interpréter l'action hypnotique du chloralose avec cette théorie de Liebreich? Il faudrait admettre que le chloralose se décomposerait en donnant du chloral, qui, lui-même, se décomposerait à son tour en donnant du chloroforme. De sorte qu'il serait nécessaire d'arriver à des doses de chloralose plus que mortelles pour obtenir le dégagement d'une quantité de chloroforme suffisante pour impressionner l'organisme. Ou bien, il faudrait alors refuser d'admettre que ce soit à la molécule du chloral que les chloralides empruntent leur pouvoir hypnotique, ce qui me paraît absolument contraire aux faits d'observation et d'expérience.

Comme vous le voyez, Messieurs, les interprétations de l'action du chloral se réduisent en somme à deux théories : les uns sont partisans de la décomposition du chloral, les autres, non.

Je vous ai cité tout à l'heure les principaux partisans de la théorie du dédoublement, c'est-à-dire de la théorie de Liebreich. Voici les noms des principaux partisans de la théorie adverse, celle de l'action propre du chloral : Demarquay, Labbé et Goujon, Gubler, Claude Bernard, Liégeois et Giraud-Teulon, Diculafoy et Krishaber, Ferrand, Giraldès, Soulier, en France; à l'étranger, Hammarsten, Rajewsky, Lewison, Heidenhain, Arndt, Nothnagel et Rossbach, Musculus et de Méring, de Marmé, Külz; et certainement d'autres dont les noms m'échappent. Tous nient ou réduisent à une proportion insignifiante la décomposition du chloral en chloroforme et en formiate alcalin.

Pour ma part, je crois que l'opinion mixte est la vraie. C'était l'opinion de Vulpian, qui pensait que, bien certainement, une partie du chloral introduit dans l'organisme se décompose sous l'influence de l'alcalinité du sang — et, pour moi, j'ajouterai surtout sous l'influence de l'activité vitale des cellules, — mais que l'autre partie, la plus considérable, de beaucoup, agit en propre.

Je viens de vous dire que cette décomposition est évidemment sous la dépendance de l'activité vitale des cellules et de l'alcalinité du milieu; peut-être faut-il faire intervenir aussi la tension de l'acide carbonique dans le sang, mais cela reviendrait encore, sous une autre forme, à l'activité vitale dont je parlais tout à l'heure. L'action du métachloral est pour moi une preuve des faits que j'invoque : le métachloral, insoluble, n'agit évidemment comme substance hypnotique qu'après s'être transformé en chloral dans l'économie; or, nous savons qu'il faut une action physico-chimique énergique pour arriver à cette transformation, par exemple, une température d'au moins 180°. Eh bien, nous savons que des réactions chimiques qui ne s'obtiennent qu'au prix de conditions réalisées par des procédés physiques ou mécaniques violents sont au contraire produites facilement par le fait seul de la vie, de l'activité biologique des cellules. C'est, je crois, à cette activité biologique qu'il faut rapporter la part de décomposition du chloral dans l'économie.

Un dernier mot, Messieurs, relativement à une autre interprétation de l'action du chloral, due à M. Tanret. Je vous en ai déjà parlé à propos des hypno-anesthésiques. M. Tanret, se basant sur ce fait que le chloral, en présence du permanganate de potasse en solution alcaline, se transforme en donnant comme produits de décomposition de l'oxyde de carbone, de l'acide carbonique, de l'acide formique et un chlorure alcalin, a émis l'opinion que c'était par suite de cette décomposition, et de l'action que l'oxyde de carbone exerçait sur les hématies, que le chloral produisait son action hypnotique. J'ai discuté cette théorie à propos des hypno-anesthésiques : à mon avis, elle est aussi insoutenable pour le chloral que pour les hypno-anesthésiques; je n'ai donc pas à y revenir.

A présent que nous voici fixés sur l'interprétation à admettre relativement au mode d'action du chloral, il nous reste à étudier l'action physiologique spéciale qu'il exerce sur les divers appareils de l'économie.

XXVIᵉ LEÇON

ACTION PHYSIOLOGIQUE DU CHLORAL. — ACTION ANES-THÉSIQUE GÉNÉRALE. — ACTION SUR LE SYSTÈME NERVEUX. — ABOLITION DE LA RÉFLECTIVITÉ BULBO-MÉDULLAIRE.

L'absorption du chloral, quelle que soit la voie par laquelle il pénètre dans l'organisme, est extrêmement rapide et les effets pharmacodynamiques qu'on en obtient sont presque immédiats ; cependant, l'anesthésie ou l'hypnose sont à peu près nulles lorsque le chloral pénètre dans l'organisme par voie d'inhalation.

Ainsi vous vous rappelez avoir vu dans notre précédente réunion une grenouille placée sous une cloche dont l'atmosphère était saturée d'hydrate de chloral, ou bien encore de vapeurs de chloral anhydre ; l'absorption se fit très rapidement ; elle se traduisit par des symptômes tout à fait différents de ceux de l'action pharmacodynamique qu'on recherche dans le chloral, c'est-à-dire que ces symptômes, au lieu de se traduire par de l'hypnose, ont consisté en convulsions suivies rapidement par la mort.

Il en est de même chez les animaux à sang chaud ; et si l'on vient à mettre un cobaye, par exemple, sous une cloche dont l'atmosphère est saturée de vapeurs de chloral anhydre, on voit la mort survenir, après un temps plus ou moins considérable, dans les mêmes conditions que chez la grenouille.

Sous l'influence des injections hypodermiques, on peut obtenir chez les animaux ou chez l'homme l'action médicamenteuse du chloral ; mais, comme je vous l'ai fait remarquer, cette méthode des injections hypodermiques ne peut être recommandée, elle est même à proscrire absolument, parce que l'action locale exercée par l'hydrate de chloral est violemment irritante, elle cause une infiltration œdémateuse, de très larges décollements de substance : si l'on regarde les altérations qui se sont produites sous l'influence du contact du chloral, on voit que les muscles sont comme brûlés, que les nerfs ont une coloration jaunâtre, qu'ils sont manifestement altérés ; presque toujours la suppuration est la conséquence de pareilles injections hypodermiques, et cela, même lorsque les solutions de chloral sont relativement diluées, par exemple lorsqu'on fait une solution de 50 centigrammes de chloral dans 2 grammes d'eau distillée.

Quant aux injections intraveineuses, chez les animaux, chez le chien, par exemple, aux doses de 1 gramme, 1 gr. 50 et jusqu'à 2 gr. 20 de chloral dissous dans 20 grammes d'eau, on peut obtenir en quelques minutes, un narcotisme absolu, avec insensibilité complète, qui dure un temps plus ou moins considérable, trois, quatre, cinq, six heures au plus ; la sensibilité reparaît au bout d'un temps variant de deux à trois heures.

Effets locaux du chloral. — Comme effets locaux il y a lieu de distinguer ceux produits sur la peau et sur les muqueuses.

Sur la peau, c'est de la douleur, de l'irritation, une vésication plus ou moins intense ; le contact est toujours douloureux, souvent même on voit une escharification légère. C'est précisément en raison de ces propriétés particulières que le chloral est une excellente substance antiseptique, en ce qui concerne l'antisepsie faite à la surface des téguments cutanés.

Les muqueuses sont plus sensibles encore à l'action irritante du chloral, et elles y sont sensibles de différentes façons ; d'abord, parce que cette action irritante s'exerce avec une intensité considérable, et, d'autre part, parce que l'on voit se produire l'arrêt du mouvement des cils vibratiles, le chloral se comportant en cela comme les hypno-anesthésiques que nous avons étudiés.

Sur les muqueuses, le contact est toujours plus ou moins douloureux, même quand il s'agit de solutions étendues. En ce qui concerne la bouche, on éprouve une saveur piquante, âpre, désagréable, très persistante dans le pharynx, et qui est accompagnée, en général, d'hypercrinie salivaire réflexe.

La muqueuse stomacale réagit de la même façon, c'est-à-dire qu'on éprouve une sensation de chaleur, de douleur, accompagnant la congestion ou des lésions plus graves que les solutions, même diluées, peuvent parfois produire; chez certains individus même, on voit une intolérance gastrique manifeste qui se traduit par des vomissements et des nausées et qui est quelquefois telle qu'on est obligé de renoncer à la voie gastrique pour l'introduction du chloral; il faut alors avoir recours soit aux lavements, soit aux suppositoires. On a même rapporté plusieurs observations d'ulcération de la muqueuse gastrique sous l'influence de solutions concentrées de chloral; mais les solutions diluées elles-mêmes ne sont pas à l'abri de tout reproche à cet égard.

M. Léo Testut a attiré, le premier, l'attention sur l'action nécrosante qu'une solution forte de chloral exerce sur la muqueuse gastrique. Il a montré également que des solutions à 1 pour 15 étaient encore capables de déterminer des congestions, des lésions inflammatoires, des ecchymoses, des eschares, des hémorragies, des ulcérations.

Il y a donc intérêt à se souvenir, lorsqu'on administrera du chloral, qu'il faut diluer la solution dans une quantité d'eau suffisante pour éviter cette action offensive sur la muqueuse de l'estomac.

Un gramme de chloral doit être introduit dans l'estomac dissous dans un volume de liquide d'au moins 50 centimètres cubes; et il faut se rappeler que l'administration, à l'homme dans l'état physiologique, de l'hydrate de chloral sous forme de sirop de chloral du Codex, c'est-à-dire à 1 gramme d'hydrate de chloral pour 20 grammes de sirop, aux doses progressives de 1 gramme, 1^{gr},50 et 2 grammes par jour, provoque, déjà dès le second ou le troisième jour, une sensation très douloureuse au creux épigastrique, de vives coliques, un état nauséeux et lipothymique avec sueurs profuses.

La muqueuse rectale est moins sensible, mais il faut néanmoins diluer dans une large proportion la solution de chloral.

Effets généraux du chloral. — Occupons-nous maintenant des effets généraux déterminés par le chloral et de l'interprétation de ces effets généraux au moyen de l'étude de l'action physiologique du chloral.

Quelle que soit la voie d'introduction du chloral dans l'organisme, les effets généraux sont les mêmes, à l'intensité et à la rapidité près; c'est l'action hypnotique, ou même l'action anesthésique que le chloral peut exercer à la limite de son action médicamenteuse. Cette action est la même sur tous les animaux, animaux à sang chaud ou animaux à sang froid.

Chez les grenouilles, par exemple, l'ingestion d'une quantité de 25 à 30 milligrammes d'hydrate de chloral, en solution aqueuse au cinquième, suffit pour déterminer un affaiblissement notable des mouvements volontaires faisant bientôt place à une résolution musculaire plus ou moins complète; la sensibilité est peu à peu émoussée, la cornée devient insensible, on voit les réflexes disparaître successivement; et en même temps les contractions cardiaques et les mouvements respiratoires diminuent dans une notable mesure. L'insensibilité arrive ainsi à être complète.

Cette période d'insensibilité dure un certain temps, après lequel arrive la période de retour : la restitution de l'état normal s'effectue assez rapidement; toutefois, il persiste une sorte de fatigue musculaire qui se traduit par une certaine paresse du muscle.

Avec des quantités plus considérables, 100 milligrammes, par exemple, on obtient du premier coup, presque instantanément, la résolution musculaire et une anesthésie profonde; mais on assiste en même temps à l'arrêt de la respiration et du cœur : quand on ouvre l'animal après sa mort, on voit que le cœur est en diastole et rempli de sang noir et fluide.

Chez le lapin et chez le cobaye, les doses hypnotiques ou anesthésiques sont naturellement plus élevées, elles atteignent 1 gramme à $1^{gr}50$: ces doses sont suffisantes pour déterminer de la faiblesse et de l'incoordination musculaire, puis la résolution. La sensibilité est amoindrie, la respiration ralentie, la température abaissée. L'animal reste ainsi dans une période d'hypno-anesthésie ou d'anesthésie, quand la dose est suffisante, pendant un temps plus ou moins considérable; en général, au bout de deux à trois heures, l'animal est à peu près complètement revenu à l'état normal.

Chez le chien, lorsque le chloral est introduit, à la dose de 4 grammes, soit par voie d'injections hypodermiques, soit par voie stomacale, on assiste à une modification rapide des mouvements volontaires; la démarche de l'animal est mal assurée, titubante; au bout de fort peu de temps il se couche et ne peut résister au besoin de s'endormir. La respiration est irrégulière, le pouls moins fréquent qu'à l'état normal, la sensibilité plus ou moins complètement émoussée. Puis, au bout de trois ou quatre heures de cette période d'hypnose, ou d'hypno-anesthésie, ce qui serait plus exact, la sensibilité reparaît d'abord; puis les sens et les fonctions cérébrales de l'animal reprennent leur acuité normale. Quant aux muscles, ils restent, pendant un certain temps, faibles, comme mal assurés, surtout quand la dose de chloral est suffisante pour déterminer un état qui se rapproche plutôt de l'anesthésie que de l'hypnose proprement dite.

Si l'on veut étudier la succession des phénomènes qui se passent chez le chien sous l'influence de doses successivement croissantes de chloral, en commençant, par exemple chez un chien de 10 ou 15 kilos, par un gramme de chloral en dissolution dans 20 centimètres cubes d'eau, puis en injectant au bout d'un certain temps un nouveau gramme de chloral, puis un troisième et un quatrième à la rigueur, on voit que peu à peu, lorsque la dose devient suffisante, l'animal est en proie à un sommeil très profond; toutes les manifestations conscientes ont complètement disparu; les pupilles sont contractées, les globes oculaires sont fortement convulsés en dedans, recouverts par la membrane nictitante. On remarque la disparition complète des réflexes sensitifs, les impressions douloureuses ne sont plus perçues, les muscles ont perdu toute résistance et une grande partie de leur tonicité.

Cette perte de la sensibilité et la résolution musculaire sont des caractères essentiels de l'hypno-anesthésie; et, par conséquent, on peut obtenir chez l'animal, avec une dose suffisante de chloral, une action hypno-anesthésique comparable à celle déterminée par le chloroforme, l'éther, etc. L'anesthésie apparaît lentement, dans le plus grand calme et d'une manière insensible lorsque les doses sont successivement croissantes, comme je viens de l'indiquer.

Si l'on fait ingérer à l'animal ou si on lui injecte en une seule fois une dose massive, 6 à 8 grammes par exemple, on obtient très rapidement l'anesthésie totale dont je parlais tout à l'heure; mais cette anesthésie est accompagnée de phénomènes qui traduisent l'action toxique du chloral, un frissonnement et surtout une dyspnée intense; et la mort arrive par arrêt subit de la respiration d'abord et, secondairement, par arrêt du cœur.

Je pourrais répéter pour le chloral ce que j'ai déjà eu l'occasion de vous dire à propos des hypno-anesthésiques, à savoir : que le chien réagit, en présence de ces médicaments, exactement de la même façon que l'homme, et qu'il constitue, par conséquent, l'animal de choix, au point de vue de l'expérimentation physiologique.

Chez l'homme, la scène est la même sous l'influence de doses successivement croissantes de chloral. Vient-on à administrer à un malade une dose de 1 à 4 grammes de chloral, soit par la bouche, soit par le rectum, soit même, comme on l'a fait quelquefois bien à tort, par la voie d'injection hypodermique, on voit qu'au bout de dix à vingt minutes, l'individu ayant absorbé la dose de chloral capable de déterminer chez lui l'action médicamenteuse, est pris de bâillements, de clignotements des paupières, d'un état de lassitude particulier; les sens sont émoussés, enfin, le besoin de sommeil est tellement irrésistible que l'individu ne tarde pas à être incapable de se maintenir en équilibre; il tombe et cède au sommeil qui l'envahit.

Ce sommeil, sous l'influence des doses faibles, c'est-à-dire variant de 1 à 4 grammes, dure environ de quatre à six heures. Pendant ce temps la respiration et le pouls sont ralentis, les muscles relâchés, les pupilles rétrécies et les yeux convulsés en dedans, comme cela se voit sous l'influence du sommeil par le chloroforme. En même temps on observe un abaissement notable de température qui peut atteindre plus de 1 degré. Le bruit ou une excitation assez intense sont capables de réveiller le sujet ainsi endormi; mais, si l'excitation ne persiste pas, il retombe dans le sommeil.

Au sujet du réveil qui peut être ainsi provoqué, le meilleur des excitants, comme l'ont montré les recherches de M. Oré, est certainement la faradisation cutanée, qui peut déterminer, chez un individu en état d'intoxication par le chloral, une excitation suffisante pour lutter contre les phénomènes d'hypnose. La faradisation doit alors être pratiquée à l'aide d'un courant à nombre assez grand d'intermittences, et en appliquant les électrodes à une grande distance l'une de l'autre; la première sur les muscles du cou ou de l'épaule, par exemple, la seconde sur les muscles des cuisses ou de l'abdomen.

Au cours du sommeil chloralique réalisé par les doses médicamenteuses, l'excitabilité réflexe conserve son acuité normale, et l'état de l'individu est presque normal au réveil.

A dose plus considérable, de 4 à 6 grammes par exemple, le sommeil est plus profond et surtout d'une durée plus prolongée, on peut le voir persister pendant dix heures : dans ce cas, la sensibilité est plus ou moins éteinte et les réflexes sont, en général, abolis ou tout au moins fortement diminués; on ne perçoit, par exemple, aucun mouvement des paupières lorsqu'on vient à toucher, avec le doigt ou avec une barbe de plume, la surface de la cornée.

Si les doses sont toxiques — et par cela il faut entendre, en moyenne, des doses supérieures à 8 grammes, — on voit un ensemble de phénomènes assez différents de ceux que je viens de décrire.

C'est d'abord de l'excitation qui caractérise le début des phénomènes toxiques; puis, cette excitation fait bientôt place à un sommeil lourd, survenant brusquement, et qui sidère en quelque sorte l'individu ayant absorbé cette dose toxique. En même temps, on observe des tremblements musculaires; la respiration est précipitée; le pouls est intermittent, irrégulier, petit, fuyant sous le doigt. Puis les battements cardiaques deviennent tumultueux et manifestent une arythmie marquée. Le patient est dans un état de stupeur profonde; il est absolument pâle à la périphérie du corps, la face est d'une lividité cadavérique; on perçoit une sensation de refroidissement très accusé quand on touche son tégument cutané. L'insensibilité est complète, aussi bien celle de la cornée que de la peau, de la conjonctive et des muqueuses. On remarque de la mydriase, un ralentissement notable des mouvements respiratoires, de l'affaiblissement et de l'arythmie des contractions cardiaques.

A cette période, la mort peut survenir brusquement ou succéder plus lentement à l'état profondément comateux dans lequel se trouve le malade. On observe alors dans ce dernier cas des sueurs profuses qui, en général, sont l'indice d'une issue fatale. L'arrêt respiratoire est primitif. Très rarement, on voit une syncope cardiaque primitive; mais, en réalité, ce qui est d'ailleurs beaucoup plus conforme à l'ensemble des phénomènes, l'individu succombe à une syncope cardiopulmonaire.

Lorsqu'on pratique l'autopsie d'un individu ayant succombé dans ces circonstances, on observe en général des lésions peu importantes et non constantes : j'ai eu déjà l'occasion d'appeler votre attention sur ce sujet, à propos des considérations médico-légales relatives aux hypno-anesthésiques.

Du côté du cœur, on observe un organe dilaté dont les ventricules peuvent être vides ou gorgés de sang, suivant les circonstances dans lesquelles la mort a surpris le sujet. Dans tous les cas, l'oreillette droite est toujours gorgée de sang fluide. Les poumons peuvent être congestionnés, emphysémateux, ou, au contraire, pâles et non congestionnés. Les reins, la rate et les autres viscères abdominaux présentent une hyperémie plus ou moins accentuée qui peut aller jusqu'aux points ecchymotiques. Le cerveau et la moelle sont presque toujours aussi le siège d'une hyperémie. Comme vous le voyez, toutes ces lésions sont absolument banales et se rapportent soit à la syncope, soit à l'asphyxie, c'est-à-dire à l'état dans lequel le sujet a été surpris par la mort.

Susceptibilité individuelle et de l'espèce. — Il y a à tenir compte, relativement au chloral, d'une susceptibilité particulière qui est très différente, comme vous le montre le tableau de Nothnagel et de Rossbach que j'ai fait reproduire ici, suivant que l'on considère l'espèce ou l'individu.

Hydrate de chloral.

SUJETS	DOSE HYPNOTIQUE	DOSE MORTELLE
Grenouilles.	$0^{gr},05$	$0^{gr},10$
Poules et pigeons.	$0^{gr},20$	$0^{gr},50$
Lapins.	1 à 2 gr.	2 à 3 gr.
Chats.	1 à 3 gr.	3 à 5 gr.
Chiens.	5 à 10 gr.	10 à 16 gr.
Enfants.	$0^{gr},10$ à 1 gr.	2 à 3 gr.
Adultes.	2 à 3 gr.	5 à 10 gr.
Buveurs.	5 à 8 gr.	10 gr.

Ce tableau vous montre précisément quelles sont les doses hypnotiques et les doses mortelles de chloral pour différentes espèces d'animaux ainsi que pour l'homme, et il fait ressortir certains faits intéressants. Ainsi la lecture de ce tableau révèle que l'action hypnotique est plus intense sur les enfants que sur les adultes; elle vous montre que les buveurs, auxquels on pourrait ajouter les aliénés, résistent davantage à l'action calmante et hypnotique du chloral. Il ne faut pas oublier que chez ces derniers individus les phénomènes d'excitation, rappelant ceux qu'on peut observer dans la première période de l'ivresse alcoolique ou chloroformique, sont presque la règle, lorsqu'on leur administre des quantités insuffisantes de chloral pour déterminer chez eux un état d'hypnose assez rapide. Il y a lieu de remarquer aussi la différence, relativement faible, qui sépare pour eux la dose hypnotique de la dose mortelle, ce qui ajoute à la difficulté du maniement de cet agent médicamenteux chez de pareils sujets.

En général, les individus faibles et anémiques sont plus facilement impressionnés, c'est-à-dire cèdent plus facilement à l'action hypnotique sous l'influence de doses faibles. Il y a même certains individus chez lesquels on ne peut obtenir à l'aide du chloral que des phénomènes de malaise, d'intoxication, qui obligent absolument à renoncer à cette substance à titre d'hypnotique.

A ce point de vue, il n'est pas inutile de savoir que cette action toxique du chloral s'observe d'une façon moins rare qu'on ne l'a cru jusqu'à présent; et que le nombre des individus rebelles au chloral et n'éprouvant sous son influence que des accidents d'intoxication ou d'excitation est, en somme, assez considérable : il ne faudrait donc pas prendre la manifestation de ces accidents comme indiquant la nécessité d'augmenter la dose, car ce serait précisément augmenter les accidents.

De plus l'état réactionnel, si l'on peut ainsi dire, de l'individu, au moment de l'absorption de la dose de chloral, influe, dans une large mesure, sur les manifestations symptomatiques qui vont en résulter. C'est ainsi que les émotions, l'état d'ivresse, l'état psychique du sujet, ou certaines autres circonstances matérielles telles que l'état d'intoxication tétanique ou strychnique des individus auxquels on fait ingérer du chloral, permettent de leur administrer des doses véritablement fantastiques de cette substance médicamenteuse sans qu'ils en éprouvent le moindre inconvénient : ils en éprouvent au contraire parfois d'excellents effets.

Je vous citerai à ce sujet quelques exemples des plus suggestifs : l'un concerne une femme qui, à la suite de chagrins et d'émotions violentes, ayant voulu se suicider, absorba 30 grammes de chloral en une seule fois et tomba dans un état de sommeil comateux qui se termina par un rappel à la vie. Le second est relatif à une autre femme qui était sous l'influence du tétanos strychnique; on put lui administrer 10 grammes de chloral en injection intra-veineuse dans l'espace de deux heures; et, en cinquante-huit heures, la malade avait absorbé, par différentes voies, 54 grammes de chloral. Chez les tétaniques on est allé plus loin encore : ainsi Dufour, de Lausanne, a fait absorber, en cinq jours, à un de ses malades âgé de vingt-six ans, 52 grammes de chloral ; Worms a continué pendant toute une semaine la dose quotidienne de 20 grammes.

Je reviendrai d'ailleurs bientôt sur ce point, en vous parlant des applications du chloral et en faisant l'histoire de son action physiologique ; je serai alors amené tout naturellement à envisager cette action particulière du chloral sur l'hyperexcitabilité réflexe. Cette substance employée à forte dose est, en effet, tout à la fois hypnotique, amyosthénique et anesthésique.

Action hypnotique du chloral. — L'action hypnotique du chloral est son action médicamenteuse la plus importante, la plus saillante et la plus remarquable ; et c'est celle qui va nous occuper tout d'abord.

Le sommeil que produit le chloral est, on a beaucoup insisté làdessus, presque naturel ; mais cela, à une condition qu'il ne faut pas oublier : c'est que la dose de chloral employée pour produire ce sommeil soit la dose minima suffisante pour amener cet état hypnotique chez un individu donné. La dose efficacement hypnotique de chloral varie avec chaque individu ; et c'est pour ne pas avoir tenu compte de ce fait, pourtant bien évident, que certains auteurs ont dénié au chloral son pouvoir hypnotique lorsqu'il n'était pas employé à doses exagérées, c'est-à-dire capables de provoquer des troubles. Le sommeil survient en général soit graduellement, soit brusquement ; chez quelques individus, il est très rarement accompagné de rêves et d'allucinations, et quelquefois, plus rarement encore, on voit survenir au début une ivresse gaie qui constitue en quelque sorte le phénomène initial de la somnolence qui va bientôt suivre.

Au réveil, on a noté parfois de l'incertitude de la démarche ; on observe, à un faible degré, de la sécheresse de la bouche, la dyspepsie, une pesanteur de tête, la lassitude qui accompagnent si fréquemment le sommeil déterminé par les alcaloïdes du groupe de l'opium ; plus rarement encore, des nausées et des vomissements qui sont presque toujours la conséquence du sommeil provoqué par les alcaloïdes dont je parle. Mais j'insiste à dessein sur ce point, ces phénomènes ennuyeux, car ce ne sont pas des phénomènes toxiques, ces phénomènes ennuyeux qui sont la conséquence de l'action médicamenteuse du chloral se produisent surtout lorsque les doses administrées sont trop considérables, lorsqu'elles sont supérieures à la dose suffisante pour déterminer l'hypnose chez l'individu en question. Il y a là une difficulté pratique assez considérable : pour donner la bonne et exacte dose de chloral à quelqu'un, il faudrait savoir à l'avance quelle est cette dose. Or, elle est extrêmement variable, comme je l'ai déjà dit : certains individus dormiront après l'absorption d'un gramme en une fois, chez d'autres on est obligé d'arriver à 2, 3, et jusqu'à 4 grammes de chloral.

De là l'obligation impérieuse de formuler une dose plutôt élevée, c'est-à-dire en moyenne 4 grammes de chloral, dans une quantité suffisante de véhicule, de façon que vous puissiez administrer chaque fois un gramme, ou mieux encore, un demi-gramme de chloral, par cuillerée à soupe, de manière à fractionner la dose et à amener graduellement le malade à la dose efficace, c'est-à-dire à cette dose qui déterminera chez lui le bon sommeil du chloral ; car on pourrait faire un tableau du bon sommeil et un autre du mauvais sommeil du chloral, cela étant, en définitive, une question de dose.

L'action soporeuse du chloral est d'autant plus marquée et durable que le malade, chez lequel on l'administre, est plus faible et plus débilité. Comme je le disais tout à l'heure, le bruit, l'électricité surtout, sont capables d'amener le réveil ; et, si ces excitations ne sont pas permanentes, le sommeil reprend le dessus et l'état de calme revient très rapidement. Un fait qui démontre avec une certitude complète que le chloral possède une réelle action hypnotique, c'est que cette action se produit aussi bien sur l'homme sain que sur l'homme malade.

Au début du sommeil chloralique, les vaisseaux rétiniens, ainsi que la pupille, sont dilatés ; puis, au moment du sommeil, on peut constater une anémie accompagnée de constriction. On a essayé de tirer parti de ces phénomènes pour en faire la base d'une théorie du sommeil : je n'entrérai pas ici dans des détails sur lesquels je me suis suffisamment étendu dans notre dernière réunion, lorsque j'ai parlé des considérations générales sur les hypnotiques et lorsque, dans les précédentes, je vous ai parlé des hypno-anesthésiques en général et des différentes théories proposées pour interpréter leur action.

Quelques auteurs ont signalé une stase sanguine, plus ou moins accentuée, dans les veines rétiniennes, sous l'influence du sommeil déterminé par le chloral. S'appuyant alors sur cette observation que la circulation du fond de l'œil et celle de l'encéphale sont connexes, on a voulu voir dans ces phases successives de congestion puis d'anémie la raison du sommeil déterminé par le chloral. Mais il ne faut pas attacher une bien grande importance à ces constatations isolées. En effet, l'anémie cérébrale et la diminution de tension sanguine, diminution qui peut atteindre des proportions considérables sous l'influence de doses de chloral un peu fortes, ainsi que la diminution de volume du cerveau pendant le sommeil, sont en contradiction avec la vaso-dilatation et l'augmentation de vitesse du courant sanguin. Cette augmentation de vitesse et l'élévation de la tension sanguine dans les veines démontrent que, loin de s'accumuler, le sang traverse au contraire le réseau capillaire avec une grande facilité.

Ces considérations tendraient, comme d'autres d'ailleurs, sur lesquelles j'ai déjà insisté antérieurement, à démontrer l'indépendance, au moins relative, du sommeil avec l'état de la circulation et de la turgescence de l'encéphale : cet état ne paraît jouer qu'un rôle assez éloigné et indirect dans la production du sommeil.

Il est un point cependant sur lequel il faut insister parce que ce point me paraît avoir une importance considérable, c'est celui-ci : comme nous le verrons tout à l'heure, et comme je crois vous l'avoir signalé déjà, on observe sous l'influence du chloral une diminution très notable de la capacité respiratoire des hématies, diminution qui est nécessairement en rapport avec un défaut momentané d'oxygénation des cellules cérébrales. Cela semblerait venir à l'appui, dans une certaine mesure, de la théorie de Preyer, la théorie des substances ponogènes, pour expliquer le sommeil; mais un fait clinique qui est fort curieux, fort intéressant parce qu'il vient à l'appui d'une façon encore plus accentuée de cette interprétation, est celui-ci : le chloral est toujours impuissant, au point de vue de son action médicamenteuse, hypnotique, lorsque l'insomnie est accompagnée d'un état congestif accusé de l'encéphale; alors, loin de déterminer un état hypnotique, c'est au contraire une excitation à laquelle aboutit l'administration du chloral, et cela, quelle que soit la dose, à moins toutefois qu'elle ne soit tellement considérable qu'on arrive à l'action anesthésique, c'est-à-dire toxique chez l'homme.

Action anesthésique du chloral. — Quelques mots seulement, Messieurs, sur l'action anesthésique du chloral. Cette action n'est pas comparable à celle du chloroforme, cependant elle est incontestable. S'il est vrai qu'aux faibles doses la sensibilité est simplement émoussée, cette sensibilité s'abolit d'une façon d'autant plus complète que les doses sont plus fortes. A dose toxique chez l'homme, l'insensibilité est absolue, et c'est pour cela qu'on ne peut pas employer le chloral comme hypno-anesthésique en chirurgie humaine, parce qu'alors c'est une action toxique qui se produit.

Chez les animaux, on peut obtenir une anesthésie complète au moyen des injections intra-veineuses, que ces injections soient pratiquées à l'aide de la solution de chloral seule, ou bien que cette solution de chloral soit additionnée d'une certaine quantité de chlorhydrate de morphine. Dans tous les cas, l'anesthésie qu'on peut obtenir chez les animaux possède des caractères assez particuliers : cette anesthésie est complète, aussi complète que celle qu'on peut réaliser sous l'influence du chloroforme ou de toute autre substance anesthésique; mais l'amyosthénie produite ne s'accompagne pas de la suppression de l'action des nerfs moteurs sur les muscles striés comme cela arrive avec le curare, par exemple; aussi les animaux peuvent-ils être conservés en état d'insensibilité complète pendant une à deux heures, sans qu'il soit nécessaire d'employer la respiration artificielle, comme lorsqu'on se sert du curare; de plus, on peut avec une solution de chloral mesurer et graduer à volonté les effets anesthésiques de la solution, ce qui, au point de vue de la pratique opératoire, présente de grands avantages.

Une très intéressante expérience de Carville a fourni d'une façon complète la preuve de la disparition de la sensibilité sous l'influence de l'anesthésie obtenue par le chloral. Si l'on prend, à l'aide d'un hémo-manomètre, le tracé artériel chez un animal soumis à l'action d'une solution de chloral capable d'amener l'anesthésie, on obtient un tracé d'une netteté et d'une régularité parfaites pendant toute la durée de cette anesthésie. Vient-on alors à produire une excitation violente, comme celle que l'on peut déterminer en faradisant le sciatique, on voit que le tracé obtenu tout à l'heure ne change en aucune façon; que, par conséquent, l'impression douloureuse n'est pas ressentie, alors que dans d'autres circonstances, lorsque l'animal est sous l'influence du curare, par exemple, la douleur produite par cette excitation violente se traduit par des variations dans le tracé, une augmentation de pression assez considérable, réflexe montrant que les centres sensitifs ont perçu la douleur de la faradisation. On peut donc dire que la motilité est seule abolie avec le curare, tandis que la motilité et la sensibilité sont abolies simultanément sous l'influence du chloral.

Il ne faudrait cependant pas interpréter cette abolition de la sensibilité dans son sens absolu : dans ces dernières années, MM. Guinard et Tixier, de Lyon, en ont donné une preuve péremptoire. Si l'expérience de Carville montre qu'il y a abolition plus ou moins complète de la sensibilité, cette abolition de la sensibilité n'est pas telle cependant que, dans certaines circonstances, particulières je le veux bien, cette sensibilité ne puisse être mise en jeu. MM. Guinard et Tixier ont démontré qu'on pouvait obtenir une modification accentuée des réflexes respiratoires et cardiaques ainsi que de la pression artérielle, lorsque les excitations portaient sur le péritoine. En exposant à l'air le mésentère d'un animal soumis à l'influence d'une solution de chloral; ou bien en pratiquant sur lui de simples manipulations telles que le dévidement des anses intestinales sorties de l'abdomen depuis six à dix minutes, ou encore en exerçant un raclage à la surface du péritoine, on voit les manifestations sensitives se traduire par des modifications dans la pression, dans la respiration et dans la circulation de l'animal.

Les deux expériences que je viens de citer ne sont pas contradictoires, elles prouvent simplement ce fait que la sensibilité doit être interrogée d'une façon particulière et par des procédés plus ou moins délicats pour pouvoir répondre aux excitations lorsque l'animal est sous l'influence du chloral.

Enfin, la sensibilité disparaît, chez les animaux comme chez l'homme, de la périphérie au centre; et cela, absolument par le même mécanisme qu'avec les autres anesthésiques dont nous nous sommes déjà occupés. L'altération du dynamisme des éléments cellulaires sensitifs est ici en relation étroite avec la modification des milieux, modification déterminée elle-même par l'influence que le chloral fait subir au sang, à la circulation, et par conséquent aux échanges nutritifs; mais surtout avec l'action exercée par le chloral sur le protoplasma des éléments nerveux, action mise en évidence par les expériences de M. Demoor dont j'ai eu déjà l'occasion de vous entretenir, à propos de la théorie histologique du sommeil. Ces expériences ont montré que, sous l'influence des doses narcotiques de chloral, les prolongements protoplasmiques des cellules pyramidales prenaient, chez les animaux, une apparence moniliforme, moins accentuée que celle déterminée par la morphine ou le chloroforme, mais très nette et très appréciable cependant : avec le chloral, les arborisations ne sont pas modifiées dans toute leur étendue, mais seulement au niveau des fines ramifications.

Action sur le système nerveux. — L'action du chloral sur le système nerveux se porte d'abord sur la substance grise des hémisphères cérébraux. On a même été jusqu'à dire que le chloral abolit l'activité de la substance grise, sans modifier notablement celle de la substance blanche. En effet, quand on administre du chloral à doses croissantes, soit à l'homme, soit aux animaux, on s'aperçoit que la conscience et la connaissance sont d'abord éteintes, mais non paralysées à dose hypnotique; puis, que la cérébration disparaît peu à peu, au fur et à mesure que la dose anesthésique est atteinte. Il n'y a pas paralysie des centres psycho-sensitifs, mais imprégnation plus ou moins profonde et atténuation de leur activité. La suppression complète ne se produit qu'avec les doses toxiques, ces doses qui sont franchement anesthésiques chez l'animal, et qu'il est absolument impossible d'atteindre chez l'homme sans risquer des accidents graves. L'excitation du gyrus sigmoïde par un courant faradique ne provoque plus que de faibles mouvements dans le membre du côté opposé; et l'on observe que si l'on pratique l'abrasion de la couche corticale de substance grise, le même courant faradique détermine des phénomènes moteurs beaucoup plus accentués : il semblerait que la substance grise intoxiquée par le chloral oppose une résistance considérable à l'excitation électrique. A l'état normal, au contraire, cette couche corticale de substance grise facilite l'excitation, puisqu'elle permet de produire des phénomènes de motricité avec un courant faradique qui, appliqué directement sur la substance blanche sous-jacente, est incapable de déterminer le moindre mouvement. Cette augmentation de la résistance opposée par la substance grise au passage du courant électrique a été observée également sous l'influence des hypno-anesthésiques.

Parmi les nerfs crâniens, certains semblent être intéressés plus facilement que d'autres par l'action du chloral. C'est ainsi que le trijumeau et ses branches paraissent ressentir les premiers l'action anesthésiante du chloral : la conjonctive est l'un des premiers organes sur lesquels on peut observer l'anesthésie longtemps avant qu'elle se soit montrée dans d'autres régions; et c'est là une exception des plus remarquables.

Puis la moelle arrive à être intéressée à son tour; et, successivement, c'est son pouvoir excito-moteur, son pouvoir sensitif et sa puissance réflexe qui sont touchés par l'action médicamenteuse du chloral. Après les premiers effets somnifères, on peut voir, lorsque la dose est suffisante, s'atténuer peu à peu et enfin disparaître les différents réflexes. Chez les animaux à sang froid, la disparition des réflexes est précédée par une période pendant laquelle ils sont plus facilement excitables et au cours de laquelle on peut même assister à de véritables phénomènes convulsifs : cette hyperexcitabilité réflexe, accompagnée de convulsions, a même été signalée chez l'homme, dans certaines conditions que nous avons vues faciliter l'excitation cérébrale préhypnotique; chez les alcooliques, un grand nombre de sujets nerveux, dans certaines formes d'aliénation mentale. Les nerfs rachidiens sont atteints de bas en haut; cela se comprend puisque nous avons vu que la sensibilité disparaissait de la périphérie au centre, comme avec les anesthésiques généraux.

Les appareils centraux de la respiration, le bulbe et les ganglions cardiaques, résistent le plus longtemps, comme nous l'avons vu avec le chloroforme. Cette persistance des réflexes dépendant de la vie végétative est bien prouvée par l'expérience montrant des modifications de la pression, de la respiration et du rythme cardiaque, déterminées par des excitations portées sur le péritoine, chez des animaux soumis à l'influence de doses assez fortes de chloral, complètement anesthésiés, en état de parfaite résolution musculaire, et ne réagissant ni au contact ni à la douleur, pas même à l'excitation électrique portée directement sur le sciatique : c'est l'expérience de MM. Guinard et Tixier que je vous ai déjà citée. En réalité, toutes les parties du système nerveux subissent, quoique à des degrés différents, l'influence dépressive du chloral.

Il existe, relativement au chloral, un certain nombre de preuves que, dès le début de l'administration de cette substance médicamenteuse, les cellules nerveuses sont touchées par elle, absolument comme par le chloroforme, dans les mêmes conditions. D'ailleurs, les expériences sont à peu près les mêmes : on peut constater que, chez un lapin soumis à l'action du chloral, la piqûre du plancher du quatrième ventricule, ou bien l'excitation du bout central du pneumogastrique préalablement coupé, ne produisent plus le diabète; chez un chien sur lequel on a pratiqué la section du pneumogastrique au cou, on peut voir, exactement comme on l'a constaté pour le chloroforme et autres substances hypno-anesthésiques, que l'excitation du bout central amène un arrêt définitif de la respiration, de même que l'excitation du bout périphérique amène un arrêt définitif du cœur, ce qui prouve bien que les cellules nerveuses sont impressionnées par le choral et que leurs propriétés physiologiques fonctionnelles sont touchées dès le moment où le chloral vient à les impressionner.

Grand sympathique. — Quant au grand sympathique, un certain nombre de phénomènes témoignent de la façon dont il réagit sous l'influence du chloral : d'abord, ce sont les phénomènes oculo-pupillaires que je vous ai déjà signalés; puis la congestion céphalique; et, enfin, les éruptions cutanées qui sont sous la dépendance des filets vasculaires du sympathique, et qui se montrent le plus fréquemment comme accident de l'intoxication chronique par le chloral.

Nerfs périphériques. — Quant aux nerfs périphériques, ils n'éprouvent aucune action appréciable sous l'influence du chloral. La neurilité et la conductibilité nerveuses restent absolument intactes, quelle que soit la dose. On peut voir, sur une grenouille intoxiquée par le chloral, que la réaction des nerfs périphériques excités par la faradisation est toujours la même que sur un animal intact.

Le centre nerveux cérébro-spinal a donc seul perdu, *mais seulement d'une façon momentanée*, sa sensibilité et sa réflectivité; et cela, à un degré d'autant plus marqué que la dose de chloral est plus considérable. La paralysie des réflexes peut même être portée à un point tel qu'elle rende impossible la production des spasmes du strychnisme ou du tétanos. Aussi, cette observation a-t-elle conduit à employer le chloral dans le traitement des affections qui sont caractérisées par l'exagération ou par la perversion de la réflectivité bulbospinale.

C'est en 1870 que Verneuil, le premier, pensa à utiliser l'emploi du chloral pour obtenir la guérison du tétanos. Vous savez qu'à cette époque les blessures de guerre furent très souvent, dans certaines ambulances tout au moins, presque fatalement compliquées par le tétanos; et Verneuil retira de l'emploi du chloral dans ces cir-

constances d'excellents résultats : il l'administrait par voie d'ingestion stomacale. Quelque temps après Oré, de Bordeaux, imagina le
mode des injections intra-veineuses avec lequel il obtint, au point de
vue sédatif, des résultats merveilleux dans le traitement du tétanos
et autres maladies du même genre, la rage, par exemple.

On peut arriver à faire absorber des doses énormes de chloral aux
individus chez lesquels la réflectivité est exagérée par une des causes
que je viens d'indiquer. Je vous citerai comme exemple cette observation intéressante, l'une des plus importantes sur lesquelles M. Oré
ait basé sa méthode. Je n'ai qu'une objection à y faire, c'est celle
que je vous ai déjà signalée de la richesse vraiment exagérée des
solutions de chloral qu'il a employées, richesse telle que c'est un
véritable hasard qu'il ne se soit pas produit d'accidents.

Il s'agit d'un homme de cinquante-deux ans qui, à la suite de
l'écrasement du médius de la main gauche, avait des accidents tétaniques. Au moment où M. Oré fut appelé auprès de ce malade, il
avait une contracture des masticateurs telle que la mâchoire ne pouvait s'écarter de plus de 5 millimètres; de plus il y avait de la cyanose, le pouls était fréquent, en un mot, il était dans un état de
tétanos accentué. De plus, le moindre attouchement sur le médius
déterminait immédiatement des crises tétaniques. M. Oré pratiqua,
en deux fois, à quatre minutes d'intervalle, par la radiale, une injection de 10 grammes de chloral dans 10 grammes d'eau. J'insiste sur
ce degré de dilution absolument insuffisant et je vous rappelle qu'il
résulte des recherches de M. Mayet que le chloral, employé en injections intra-veineuses, ne doit pas être en solution plus concentrée
que 1 gramme pour 20, soit 5 pour 100.

Sous l'influence de cette injection, le malade fut pris, presque
immédiatement, d'un sommeil profond avec respiration calme et
régulière; le pouls tomba de 90 à 70° et la raideur musculaire
disparut complètement; les mâchoires purent s'écarter l'une de
l'autre de 3 centimètres.

Il y a un point sur lequel M. Oré a insisté dans cette communication, qui date de 1873 : c'est celui des manifestations qui accompagnent la première injection intraveineuse. Il a noté chez son
malade, sous l'influence des premiers 3 grammes introduits par la
veine, un état d'anxiété, d'angoisse, d'oppression accompagnée de
cyanose, l'apparition d'écume à la bouche; et des manifestations

respiratoires telles qu'au premier moment les opérateurs purent concevoir la crainte de voir le malade succomber entre leurs mains.

Eh bien, je me demande jusqu'à quel point ces manifestations que M. Oré dit avoir rencontrées d'une façon constante, aussi bien dans les expériences de laboratoire que sur l'homme, ne sont pas dues précisément à la trop grande richesse de la solution en chloral? Ce qui me le fait croire c'est que les observateurs, comme M. Mayet, qui ont opéré avec des solutions à des degrés de dilution plus considérables, n'ont pas observé ces résultats, au moins avec l'intensité qui avait frappé M. Oré.

Je reprends l'histoire de son malade, parce qu'elle est particulièrement intéressante. Après cette première injection, en deux fois, des 10 grammes de chloral, l'abolition de la sensibilité et des réflexes fut telle qu'on put en profiter pour faire l'enlèvement de l'ongle du médius qui avait été écrasé. L'injection de chloral avait été faite à cinq heures du soir; l'ablation de l'ongle se fit pendant le sommeil et le malade dormit jusqu'à quatre heures du matin. Puis, dans la journée, il manifesta de nouvelles tendances à des crises tétaniques. On lui fit, à cinq heures du soir, une nouvelle injection de 10 grammes de chloral; et, le lendemain, le malade était encore plongé dans un état comateux interrompu par des crises convulsives et prolongées, de la contracture des mâchoires, qui détermina à pratiquer une troisième injection veineuse de 10 grammes de chloral; puis, comme on ne voulait pas recommencer incessamment les injections intraveineuses, et l'amélioration s'accentuant, on administra alors au malade une potion bromurée à la dose de 4 grammes de bromure de potassium par jour. Après quarante-huit heures de suspension du chloral, nouvelle menace de crises tétaniques; on administra alors du chloral par la voie gastrique, sous forme de sirop, à la dose de 14 grammes de chloral par jour dissous dans 120 grammes de sirop de tolu. Au bout de trois jours il fallut suspendre le traitement à cause de l'action irritante du chloral sur la muqueuse intestinale; mais le malade était complètement guéri le dix-neuvième jour qui suivit la première injection intra-veineuse.

Je vous ai cité ce fait parce que c'est un de ceux sur lesquels M. Oré s'appuie pour défendre sa méthode, mais je vous l'ai cité surtout parce que, dans ce fait particulier, l'influence de l'action du chloral sur la réflectivité bulbo-médullaire est des plus évidentes, et

c'est, en quelque sorte, une véritable expérience de laboratoire; aussi,
je crois devoir reproduire, *in extenso*, l'observation publiée au sujet
de ce malade dans le mémoire de M. Oré.

Tétanos traumatique traité par les injections d'hydrate de chloral dans les veines. — Anesthésie. — Guérison.

Le 9 février 1873, j'ai reçu dans mon service, à l'hôpital Saint-André
de Bordeaux (salle 10, lit 14), un homme âgé de cinquante-deux ans, d'une
constitution robuste, exerçant la profession de portefaix. — Cet homme,
qui avait reçu dix-neuf jours auparavant *une contusion à l'extrémité inférieure du médius gauche*, présentait, depuis quatre jours, des phénomènes
tétaniques bien caractérisés.

A son entrée à l'hôpital, je constatai l'état suivant : L'écartement des
mâchoires ne dépassait pas 5 millimètres; les muscles de la nuque, du
dos, des lombes, étaient fortement contractés, la tête renversée en arrière.
Les membres inférieurs possédaient encore une certaine liberté dans leur
jeu physiologique, quand le malade reposait; mais le moindre effort pour
se mouvoir, pour parler, pour avaler, le simple passage du doigt sur la
surface cutanée, amenait brusquement des contractures généralisées à
tout le système musculaire, affectant la forme tonique. Parfois même, le
corps tout entier se recourbait en arc en prenant point d'appui sur l'occi-
pital, la nuque et le talon.

En même temps se montraient des troubles respiratoires et circulatoires
se traduisant par une exagération dans la vitesse du pouls, de la dyspnée,
une cyanose incomplète. Les facultés intellectuelles sont intactes, mais
le malade souffre beaucoup, et les douleurs, qui sont continues, présentent, au moment des accès convulsifs, un redoublement manifeste.

Sur le médius gauche, on ne trouve qu'une contusion, avec une ecchy-
mose sous-unguéale. Néanmoins, *la plus légère pression en ce point détermine immédiatement une exagération dans la raideur tétanique et des douleurs intolérables.*

En présence de cet état, dont le diagnostic, *tétanos traumatique*, était
facile à porter, je n'hésitai pas un instant à recourir *aux injections d'hydrate de chloral dans les veines.*

Le soir, à cinq heures, j'y procédai de la manière suivante : *Une solution de 10 grammes de chloral dans 10 grammes d'eau* fut reçue dans une
seringue en verre dont le corps de pompe avait été calculé pour contenir
ce mélange. (C'est, du reste, l'instrument indispensable en pareille circonstance, et qui, depuis ma première observation sur l'emploi du chloral par
la voie veineuse dans le tétanos, a été construit, d'après mes indications,
par MM. Robert et Colin.)

J'appliquai une ligature à la partie supérieure de l'avant-bras droit,
afin d'amener le gonflement des veines, puis je plongeai dans une des
veines radiales un trois-quart capillaire. Le poinçon retiré, je m'assurai,
par l'écoulement de sang qui se fit à travers la canule, que j'étais bien

dans le vaisseau. La ligature une fois enlevée, je poussai lentement, mais d'un seul coup, le tiers de la solution : il me fut facile de le constater à l'aide d'une graduation *nettement* établie sur la tige du piston. Aussitôt le malade présenta une série de phénomènes remarquables, qui se reproduisent constamment aussi bien dans les expériences de laboratoire que sur l'homme.

Il accuse, en effet, *une sensation de resserrement général dans tout le thorax; il se plaint, il répète qu'il étouffe, qu'il va mourir; les côtes sont immobiles, la face cyanosée. L'opisthotonos tend à s'accentuer davantage.* En même temps, la bouche se remplit d'une *écume blanchâtre*, abondante, qui amène, pendant toute la durée de la crise, le besoin de cracher continuellement. Après une 1/2, 1, 2 minutes au plus, cet ensemble de phénomènes, si inquiétants en apparence, disparaît, pour faire place au calme. Alors, la respiration et le pouls, d'abord accélérés, se régularisent. La coloration normale du visage remplace la teinte cyanique; et, au grand étonnement de tous ceux qui étaient présents, le malade, *jusque-là immobile*, put s'asseoir dans son lit. La contraction des membres avait cessé, l'écartement des mâchoires mesurait 2 centimètres. Le soulagement qu'il ressentit fut si grand, qu'il me remercia *de lui avoir rendu la vie*, et qu'à cette demande adressée par un élève *s'il se trouvait bien*, il répondit d'une voix très ferme et très accentuée : « Tout comme si je n'avais jamais rien eu ».

Je continuai à pousser l'injection, toujours lentement, qui amena les mêmes accidents, suivis bientôt du même calme. Mais, tout à coup, le malade ferma les yeux, ne répondit plus aux questions qu'on lui adressa, et tomba dans un sommeil anesthésique qui commença dès la fin de l'injection et dura jusqu'à quatre heures du matin. (Il avait fallu de cinq à six minutes pour amener ce résultat.)

J'ai insisté, à dessein, sur les particularités qui accompagnent l'injection intra-veineuse de chloral, afin de rassurer ceux qui, la faisant pour la première fois, pourraient se laisser impressionner par un ensemble de symptômes qui est, je le reconnais, de nature à effrayer quand on n'en a pas été souvent témoin. Du reste, je dois ajouter qu'avant de commencer, j'avais eu le soin de placer près de moi un appareil électrique énergique, à intermittences rapides, fonctionnant très bien.

Mes nombreuses expériences sur les animaux m'ayant démontré que le courant électrique est le seul excitant capable de faire cesser ou d'amoindrir les effets du chloral administré par la voie veineuse, il m'était impossible de négliger un moyen qui, à l'occasion, pouvait devenir si utile.

Le calme produit par l'injection se traduisit par une modification notable de l'état du pouls : il marquait avant, 90 pulsations; il tomba bientôt à 70.

A ce moment, le passage des doigts sur la surface cutanée, les mouvements qu'on imprimait aux muscles ne déterminaient plus de convulsions réflexes. On pouvait pincer impunément le malade, sans provoquer le moindre signe de sensibilité.

L'anesthésie était si complète, que je pus explorer à mon gré le doigt écrasé, *alors qu'avant l'injection la moindre pression y occasionnait la douleur la plus vive et exagérait l'état tétanique.* Je me décidai à faire l'avulsion de l'ongle. J'introduisis sous lui la pointe d'une paire de ciseaux que je fis filer d'avant en arrière; il fut ainsi divisé en deux moitiés, que j'arrachai successivement avec des pinces. Cela fait, avec le tranchant du bistouri, je donnai à la plaie sous-unguéale une netteté qu'elle n'avait pas. Pendant toute la durée de cette opération, *ordinairement si doulou-reuse*, nous n'entendîmes point proférer la moindre plainte, ni faire le plus léger mouvement.

Je revis le malade à neuf heures du soir : il dormait profondément, l'anesthésie durait encore. Je pus, sans le réveiller, le pincer avec force sur les membres inférieurs, sur la joue, *promener la pulpe de mon index sur la conjonctive oculaire, sans déterminer le moindre mouvement réflexe.* Or, il est démontré que, à la suite des inhalations de chloroforme, ce phénomène se produit lorsque la sensibilité est absolument éteinte.

Le sommeil dura jusqu'à quatre heures du matin.

Le 10 février, je constatai une amélioration notable dans un certain nombre de phénomènes tétaniques : ainsi, la mâchoire s'écarte de 1 1/2 à 2 centimètres, les muscles du cou sont souples, les mouvements de flexion, d'extension, de latéralité y sont bien revenus; les côtes, mobiles, s'élèvent à chaque inspiration. La contraction a reparu dans les muscles du tronc et des membres inférieurs; il en est de même dans la masse sacro-lombaire. Le malade cherche-t-il à se relever en se cram-ponnant à la corde de son lit, il se lève tout d'une pièce. La sensibilité était incomplètement revenue, et la tendance au sommeil encore manifeste.

Je ne crus pas devoir faire à ce moment une nouvelle injection : j'en retardai l'emploi jusqu'au soir.

Le soir, à cinq heures, *j'injectai une nouvelle dose de 10 grammes de chloral.* Les phénomènes déjà si longuement décrits se manifestèrent avec le même caractère. J'ajoute que le pouls qui, au moment de l'injection, marquait 80 pulsations, s'éleva bientôt à 90, 96, 112, 126, pour redescendre presque aussitôt à 96, 90, 80, 46, 54, 70. La température, qui était de 37°,8, baisse à 37°,2.

Comme après la première injection, l'abolition du mouvement et de la sensibilité fut absolue.

Le 11 février, neuf heures. — Le malade est dans une sorte de coma, il paraît abattu et répond mal aux questions qu'on lui adresse. La contrac-ture des mâchoires est plus prononcée que la veille; il présente des crises convulsives assez fréquentes et prolongées; c'est alors que je me décide à faire une *troisième injection* de 10 grammes de chloral, qui est suivie du même calme, du même sommeil et de la même anesthésie que les précédentes.

J'ai revu le malade à midi, à trois heures, à sept heures, à neuf heures, à minuit : il était notablement mieux; le pouls et la respiration offraient leur rythme normal. Je me hâte de dire que j'ai profité des rares instants où le sommeil semblait disparaître momentanément pour faire prendre des potages au tapioca.

Le 12 février. — La nuit a été très bonne, calme; le facies n'est plus abattu; les membres inférieurs sont devenus souples, ainsi que les parois abdominales. Le malade a uriné abondamment. L'amélioration est si manifeste pour tous ceux qui suivent ma visite, que je ne crois pas devoir renouveler l'injection et que je me contente de prescrire une potion avec 4 grammes de bromure de potassium.

La journée fut bonne; le malade put s'alimenter convenablement. Le soir j'allai le revoir. Je le trouvai couvert de sueur : je m'aperçus alors que, depuis la visite du matin, *on lui avait enlevé un énorme gilet de flanelle qui n'avait pas été remplacé*. Une simple chemise de toile était appliquée directement sur la poitrine, que je fis aussitôt couvrir d'une pièce de ouate, en attendant qu'on lui remît le vêtement si malencontreusement enlevé. Aussi, le lendemain 13 février, j'appris sans étonnement que la nuit avait été mauvaise; que le malade avait été tourmenté par une toux ardente accompagnée de crises de suffocation occasionnées par l'imprudence commise, par une contracture violente des parois thoraciques. Cette contracture, qui revenait par accès répétés, constituait alors *le phénomène tétanique dominant*, car les membres inférieurs avaient repris leur souplesse et obéissaient à l'action de la volonté; le trismus était notablement diminué; le malade pouvait en effet s'alimenter facilement. Quant à l'opisthotonos, c'était plutôt de la raideur musculaire qui n'empêchait pas le malade de rester assis pour peu qu'on l'aidât. Il devenait évident que l'exaltation du pouvoir excito-moteur de la moelle était singulièrement modifiée, et que la maladie avait perdu beaucoup de terrain. Néanmoins, je songeais, pour activer la terminaison, à faire une quatrième injection, lorsqu'au moment où j'introduisais la canule dans la veine, survint une quinte de toux accompagnée de suffocation, de cyanose, qui dura *plus de cinq minutes*.

Je jugeai prudent de m'abstenir, et je prescrivis pendant les deux jours qui suivirent 28 grammes de chloral dans 120 grammes de sirop de tolu, qui furent donnés par l'estomac. Cette dose si élevée amena seulement de la somnolence sans produire la moindre modification dans l'état tétanique, tel que je viens de le décrire. Le dégoût d'une part, et la fatigue que cette substance amena du côté de l'estomac, me firent en suspendre l'emploi.

Pendant ces deux jours, les crises de toux et de suffocation ne semblèrent pas se modifier favorablement; aussi, le 16 février, l'engouement pulmonaire persistant, je prescrivis la potion suivante qui fut renouvelée deux fois en vingt-quatre heures :

Eau.	120 grammes.
Sirop de tolu.	30 —
Kermès.	15 centigrammes.
Acétate d'ammoniaque	10 grammes.

Sous l'influence de cette potion, expectoration abondante de crachats muqueux ne présentant pas la moindre strie sanguinolente.

Le pouls a perdu de sa fréquence (76), mais il est intermittent. La respiration s'est régularisée. Quant au tétanos, il est profondément modifié; les mouvements du cœur et des membres inférieurs sont entièrement libres. Les parois abdominales se laissent déprimer. Toutefois, l'élément morbide *n'est pas entièrement éliminé*. Le malade essaie-t-il, en effet, de faire des mouvements, il est aussitôt pris de contracture générale, le thorax se projette en avant, la région lombaire se creuse, et l'on a sous les yeux un opisthotonos complet.

Mais ces crises durent pendant 5, 10, 15 minutes au plus. Elles cessent alors et le calme revient, avec le relâchement musculaire. Je ne crus pas devoir recourir de nouveau à l'injection intra-veineuse, puisque le mal semblait s'épuiser. Je me contentai de rester témoin attentif de phénomènes convulsifs qui s'atténuaient de jour en jour, et de combattre les accidents bronchiques.

Le 17 février, la journée fut calme, la respiration sèche, le pouls sans intermittence et régulier; les convulsions, de plus en plus espacées, sont moins longues, mais toujours très douloureuses. Le malade dépeint ce qu'il appelle *ses crises*, *ses crampes*, en les comparant à un resserrement violent qui part des reins pour s'irradier brusquement aux membres inférieurs, à l'abdomen, au thorax, au cou, à la face.

Dans les moments de calme, il cause librement, il expectore avec facilité, il demande *à être levé*. On se rend à son désir, on l'assied sur un fauteuil pendant dix ou quinze minutes : il ne s'y trouve pas du tout incommodé.

Une fois assis, les jambes sont à moitié fléchies sur les cuisses, les cuisses sur l'abdomen; le tronc est manifestement plié sur le bassin, bien que l'angle soit encore très obtus.

Je renouvelle la potion au kermès; le malade se plaignant d'éprouver de l'insomnie, j'ajoute trois pilules d'extrait thébaïque de 5 centigrammes. Ces pilules furent continuées pendant trois jours. Loin d'amener du calme, elles produisirent de la fatigue. J'y renonçai. A partir de ce moment, jusqu'au 28 février, l'état du malade a toujours été en s'améliorant. La contracture n'était plus, en effet, un état permanent; elle revenait, au contraire, par crises de courte durée, portant tantôt sur les membres inférieurs, tantôt sur les parois abdominales, sur les muscles des lombes, du cou ou des mâchoires; elle cessait presque aussitôt pour faire place au relâchement. Quoi qu'il en soit, j'étais disposé à recourir aux injections si elles devenaient nécessaires. Il n'en a pas été ainsi.

Le 28 février, le malade est en pleine convalescence; il s'assoit dans son lit, peut se coucher indifféremment sur le côté droit et le côté gauche; les membres inférieurs, ainsi que les parois thoraciques et abdominales, ont repris leur souplesse habituelle; le sommeil est bon, l'appétit revenu. Le malade a pu manger des aliments solides; toutes les fonctions s'accomplissent, du reste, avec une régularité parfaite. Il a demandé à rentrer dans sa famille, ce que j'ai refusé d'accorder par excès de précaution.

Aujourd'hui 14 mars, il a repris son régime habituel, et il ne lui reste plus de son état maladif que de la faiblesse et une maigreur notable.

Cependant, Messieurs, il ne faudrait pas croire que le résultat soit toujours aussi brillant que celui-là ; et il n'est pas rare, lorsqu'on fait des injections simultanées de strychnine et de chloral, ou de tétanotoxine, c'est-à-dire de culture du bacille du tétanos, et de chloral, de voir la mort survenir après une période de douze à trente-six heures, avec un abaissement considérable de température ; et cela, en l'absence complète d'accidents convulsifs.

Ce fait, sur lequel j'ai déjà insisté en étudiant l'action physiologique de la strychnine, montre que l'excitabilité exagérée de la substance grise n'est pas seule en jeu ; et qu'il faut compter avec des modifications physico-chimiques de la moelle, modifications matérielles plus profondes, qui, engendrées au début par les excitations venues de la plaie et, très probablement, je dirai même volontiers très certainement favorisées par l'action chimique du poison sur les éléments nerveux — que ce poison soit la toxine du tétanos, la strychnine, ou toute autre substance agissant de la même façon, — persistent, même après la disparition de ces excitations, et déterminent alors l'abolition progressive des fonctions de l'axe cérébro-spinal. J'en veux trouver la preuve dans les expériences de Vulpian sur l'administration simultanée, à des animaux, de strychnine et de curare ; et dans les expériences de Charles Richet sur l'administration de doses énormes de strychnine à des mammifères chez lesquels on pratique la respiration artificielle. Dans tous les cas, on voit les animaux succomber, soit à la toxine du tétanos, soit à la strychnine ; et cela, sans que la quantité de chloral administrée, qui a cependant empêché d'une façon absolue la production de convulsions tétaniques, ait pu empêcher cette atteinte des propriétés fonctionnelles de la cellule nerveuse et ces modifications physico-chimiques dont je parlais tout à l'heure.

Mais, dans ces cas, ce qu'il y a de certain, c'est que le chloral permet, en faisant cesser les accidents convulsifs et en relâchant les muscles, de nourrir et de médicamenter le malade ; de soutenir ses forces. D'autre part, le chloral abolit la douleur et la sensibilité anormale de la plaie ; il supprime les irritations périphériques activant ou entretenant le travail morbide dont la moelle est le siège ; et, dans ces conditions, il aide dans la plus avantageuse mesure à la réparation du tissu nerveux et à la restitution de son état normal. Si ces altérations persistaient, la mort surviendrait rapidement, comme dans les expériences dont je parlais tout à l'heure, soit par asphyxie pendant les crises convulsives, soit par abolition progressive d'aptitude fonctionnelle de la moelle.

On a cherché à appliquer également le chloral au traitement de la rage, au moins dans ce que ce traitement peut avoir à démêler avec le chloral, c'est-à-dire dans ce que le traitement de la rage peut avoir à demander au chloral comme abolissant de la réflectivité bulbo-médullaire.

XXVIIe LEÇON

ACTION SUR LE SYSTÈME MUSCULAIRE, LE CŒUR ET LA CIRCULATION, LA RESPIRATION. — CHLORALISME CHRONIQUE. — CROTON-CHLORAL. — BROMAL.

Le chloral exerce sur le système musculaire une action assez remarquable, mais qui n'intéresse vraiment ce système que lorsque le chloral est mis directement au contact du muscle. L'abolition des réactions cérébro-musculaires a lieu au moment précis où disparaissent les mouvements réflexes d'origine sensitive périphérique. Lorsque le cerveau est devenu inexcitable, les muscles et les nerfs moteurs ont encore conservé toute leur excitabilité. Le chloral paralyse la substance grise; et cette action se porte principalement sur la substance grise médullaire. Il s'agit, en réalité, de phénomènes nervo-musculaires; mais les troubles du système moteur sont tellement accentués qu'ils sollicitent vivement l'attention de l'observateur.

Ces troubles de motilité débutent par de l'incoordination et de la paresse des mouvements aboutissant bientôt à une résolution musculaire qui présente un degré variable avec les doses, mais qui peut aller jusqu'à la résolution complète, comme dans l'hypno-anesthésie. Chez l'homme, l'amyosthénie n'atteint jamais le degré de perfection auquel on la voit arriver chez l'animal; on a cependant signalé des effets acinétiques tels, que la tête et la mâchoire inférieure, n'étant plus soutenues par la tonicité des muscles, retombaient à l'état flasque en obéissant aux lois de la pesanteur, absolument comme dans l'ivresse la plus profonde.

Cette influence peut atteindre les muscles de la vie organique, ainsi que le prouvent l'incontinence d'urine, l'arrêt de la digestion, suite de paralysie de la tunique musculaire de l'estomac ; la paralysie du sphincter anal, de l'utérus, etc. : on a même préconisé l'emploi du chloral pour arrêter un avortement menaçant, en déterminant la paralysie des fibres utérines. La résolution musculaire étant sous la dépendance du pouvoir excito-moteur de la moelle, et la moelle commençant à se paralyser par sa partie inférieure, on peut s'expliquer ainsi les bons effets du chloral pour s'opposer à un avortement qui aurait pour cause l'hypercinésie des fibres utérines.

Mais la contractilité de la fibre musculaire n'est atteinte que lorsque le chloral est mis au contact direct de l'élément anatomique. Dans ce cas, le muscle devient rigide par suite de l'action exercée par le chloral sur les albuminoïdes : il faut tenir compte aussi, sans doute, des modifications apportées dans les réactions physico-chimiques qui caractérisent la vitalité normale des cellules, surtout lorsque la dose de chloral est trop faible pour agir efficacement sur les albuminoïdes. Voici une grenouille en état de résolution musculaire complète sous l'influence du chloral. Vous pouvez voir que la faradisation du sciatique, aussi bien que celle du gastrocnémien, produit des contractions musculaires : je touche le nerf d'abord, puis le muscle avec une goutte de solution de chloral au cinquième, et vous voyez aussitôt diminuer rapidement, puis disparaître tout à fait, les contractions si énergiques tout à l'heure.

La résolution musculaire est donc la conséquence de la perte du pouvoir excito-moteur de la moelle ; quant à l'incoordination, elle peut être expliquée par une action du chloral sur la protubérance, ou encore par la perte du pouvoir de coordination exercé par l'encéphale ; probablement même, les deux actions coexistent et s'ajoutent.

Dans quelques rares circonstances, on voit la résolution musculaire être précédée d'une période d'exaltation qui peut, précisément, être attribuée à une hyperexcitabilité de la moelle qui n'est plus compensée et maintenue par l'influence des centres cérébraux : c'est principalement chez les buveurs, certains aliénés, quelquefois même chez des nerveux, que ces phénomènes, qui ont atteint parfois jusqu'à des accès convulsifs, ont été observés. Je vous ferai, à ce sujet, remarquer que l'on peut donner de ces derniers phénomènes une interprétation tout à fait opposée ; et dire que l'exaltation musculaire passagère ainsi observée est due à la suppression de l'influence médullaire : le déterminisme des conditions dans lesquelles ces faits, je le répète, fort rares, ont été observés, n'est pas suffisamment connu pour que l'on puisse choisir de préférence l'une ou l'autre hypothèse.

Action du chloral sur le cœur et la circulation. — Sur le cœur et la circulation, le chloral agit d'une façon toute particulière et intense; et, en définitive, il constitue un véritable poison du cœur. D'après M. E. Labbée, 10 centigrammes suffisent à arrêter, dans l'espace d'environ quinze minutes, les battements du cœur d'une grenouille; 3 grammes déterminent l'arrêt du cœur d'un lapin, 6 grammes produisent l'arrêt du cœur d'un chien.

Sans qu'il existe dans le sang en quantité suffisante pour déterminer les altérations macroscopiques dont nous l'avons reconnu capable, le chloral peut, par sa seule présence dans le milieu intérieur, agir sur l'endocarde comme un excitant énergique et produire, dans certaines circonstances, un arrêt subit par action de contact direct sur les ganglions automoteurs, ou par suite d'un réflexe provoqué par l'intermédiaire du bulbe. C'est pour cela que les injections veineuses doivent toujours être pratiquées avec des solutions fortement diluées. Cet arrêt subit, provoqué par l'action irritante des solutions concentrées, s'effectue en systole tétanique; tandis que lorsque l'arrêt du cœur se fait plus lentement, lorsqu'il est, par exemple, la conséquence de l'action d'une dose mortelle introduite par la voie digestive, il s'effectue en diastole. La pression descend peu à peu jusqu'aux environs de zéro, et cela d'une façon régulière et continue qui montre jusqu'à quel point, non seulement le système nerveux intrinsèque du cœur, mais encore le myocarde lui-même est intéressé. Vous pouvez constater cette lenteur de l'arrêt, ainsi que la tendance à l'état diastolique, sur ce tracé obtenu avec un cœur de grenouille. Fig. 38.

D'autres mécanismes peuvent encore permettre d'expliquer l'arrêt, lent ou brusque, du cœur. Telle est l'excitation du bulbe ou de l'origine des nerfs accessoires dans le centre bulbo-spinal, excitation capable de déterminer l'arrêt du cœur comme celui réalisé par la faradisation des vagues. Telle est aussi l'action irritante, inhibitrice, exercée sur le myocarde lui-même. Telle est encore l'action exercée sur les vaso-moteurs qui, jointe à un certain degré de paralysie des vaisseaux périphériques, a pour conséquence un affaiblissement notable des contractions cardiaques.

Hydrate de chloral.

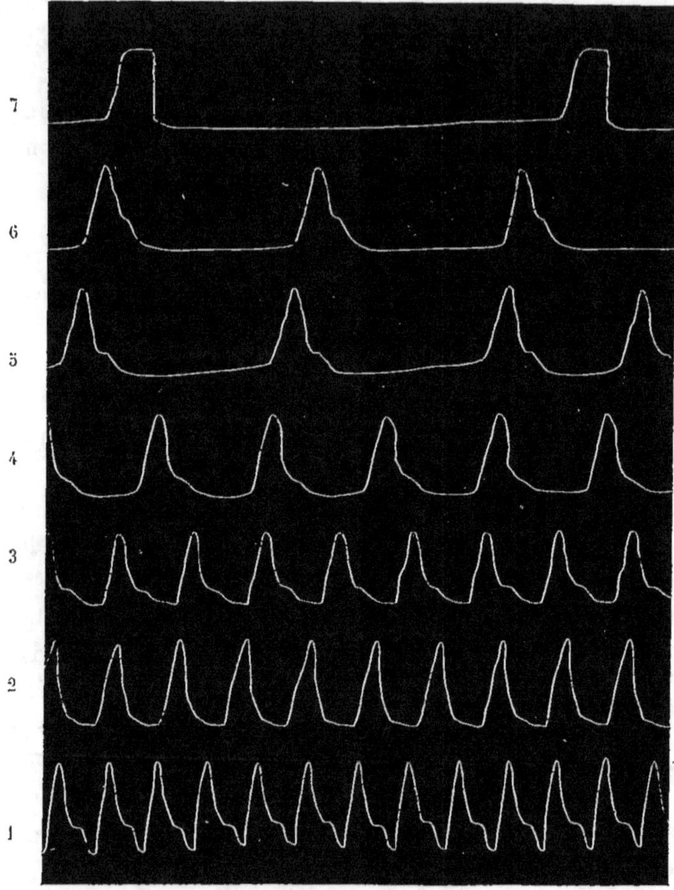

Fig. 38. — Modifications du rythme cardiaque chez la grenouille intoxiquée
par l'hydrate de chloral.

1. — Tracé normal.
2 et 3. — Léger ralentissement et diminution d'énergie.
4, 5, 6 et 7. — Ralentissement progressif et continu, avec tendance à l'état diastolique.

Le cœur ralenti sous l'influence du chloral se laisse distendre outre mesure entre deux systoles, et son amyosthénie devient bientôt telle qu'il est impuissant à envoyer dans les artères des ondées sanguines suffisantes pour parcourir la totalité des vaisseaux. Des irrégularités suivent bientôt ce ralentissement, irrégularités qui sont caractérisées par des systoles avortées avec chute de la pression et disparition des pulsations artérielles. Enfin, le cœur meurt par affaiblissement, ralentissement et allongement des systoles.

La question des doses prend ici une importance considérable; et il faut établir une distinction très accentuée entre les effets produits par l'introduction dans l'organisme des doses fortes, surtout lorsque cette introduction a lieu par voie d'injections intra-veineuses, et ceux déterminés par des doses modérées, et lorsque l'introduction a lieu par la voie digestive.

A dose non toxique, après une très légère augmentation d'énergie et de nombre, les systoles ventriculaires s'allongent, la contraction du myocarde est moins brusque, moins efficace, il a perdu son énergie au contact du chloral : on constate une diminution de la pression sanguine dans l'oreillette et le ventricule droits. Le ralentissement des contractions cardiaques est dû bien plutôt à une diminution de l'excitabilité des centres ganglionnaires automoteurs qu'à une excitation du système modérateur, car ce phénomène s'observe aussi bien chez les sujets normaux que chez ceux auxquels on a pratiqué la section des vagues, ou dont on a paralysé l'action frénatrice à l'aide d'une injection préalable d'atropine. D'ailleurs, les expériences de Vulpian ont montré que la résistance des centres était réduite dans une très notable proportion, puisque, à cette période, une excitation modérée du bout périphérique du vague sectionné peut arrêter le cœur d'une façon définitive. L'influence du chloral sur les centres modérateurs bulbaires est cependant prouvée par les résultats obtenus chez les grenouilles, après section du bulbe : l'activité du cœur se maintiendrait plus longtemps, d'après E. Labbée, que chez celles dont la moelle est intacte.

Si l'on vient à inscrire les mouvements du cœur à l'aide de l'hémodynamomètre, on constate un affaiblissement progressif pouvant aller jusqu'à la paralysie. Chez les grenouilles on peut suivre, par la vue, les modifications qui se produisent alors; constater la faiblesse des contractions, voir que le ventricule se vide incomplètement à chaque systole, et qu'il finit par s'arrêter en diastole, gorgé de sang noir. La pression sanguine descend très rapidement jusqu'aux environs de zéro, bien que le cœur batte encore avec une certaine force : on observe en même temps que les inspirations deviennent subitement plus profondes. Les centres vaso-moteurs deviennent de moins en moins sensibles aux excitations périphériques de la sensibilité; et, peu à peu, cette paralysie des centres vaso-moteurs s'étend aux nerfs vasculaires périphériques, peut-être même aussi à la tunique musculaire des artérioles : ainsi s'explique cette chute brusque et prolongée de la pression, ainsi que la distension flasque du système vasculaire. Ces résultats sont très nettement appréciables sur les tracés ci-après reproduisant les modifications subies par le cœur et la respiration sous l'influence de l'intoxication chloralique rapide et lente. Fig. 39 à 42.

Cet abaissement marqué de la pression n'est pas le seul phénomène important. Si l'on introduit doucement par la veine d'un animal des quantités de chloral graduellement et lentement croissantes, comme l'a fait M. Arloing sur de grands mammifères, on constate, peu de temps après le début de l'injection veineuse, une augmentation de pression, durant à peine quelques minutes, et bientôt suivie d'une chute considérable qui se prolonge jusqu'au moment où l'animal commence à être soustrait à l'action du chloral. Pendant cette courte période d'augmentation de pression, la force des pulsations artérielles est accrue, tandis qu'elle diminue ensuite, en même temps que la pression. Coïncidant exactement avec la période de ces modifications, on observe aussi que quelques secondes après l'introduction lente du chloral par la voie veineuse, les vitesses systolique et diastolique diminuent. Il y a donc au début de la chloralisation lente, et sous l'influence de doses faibles, une phase de très courte durée pendant laquelle on remarque une élévation de la pression artérielle que deux constatations expérimentales permettent d'expliquer : d'une part, l'augmentation d'énergie systolique; d'autre part, la diminution du débit des artérioles.

Mais, en revanche, dès que commence la période au cours de laquelle se produit la chute brusque de la pression; en d'autres termes, dès que la pression artérielle commence à s'abaisser, la vitesse du sang augmente dans une proportion très accentuée et elle persiste à cet état pendant toute la durée de l'action hypnotique. Le

Intoxication chloralique rapide.

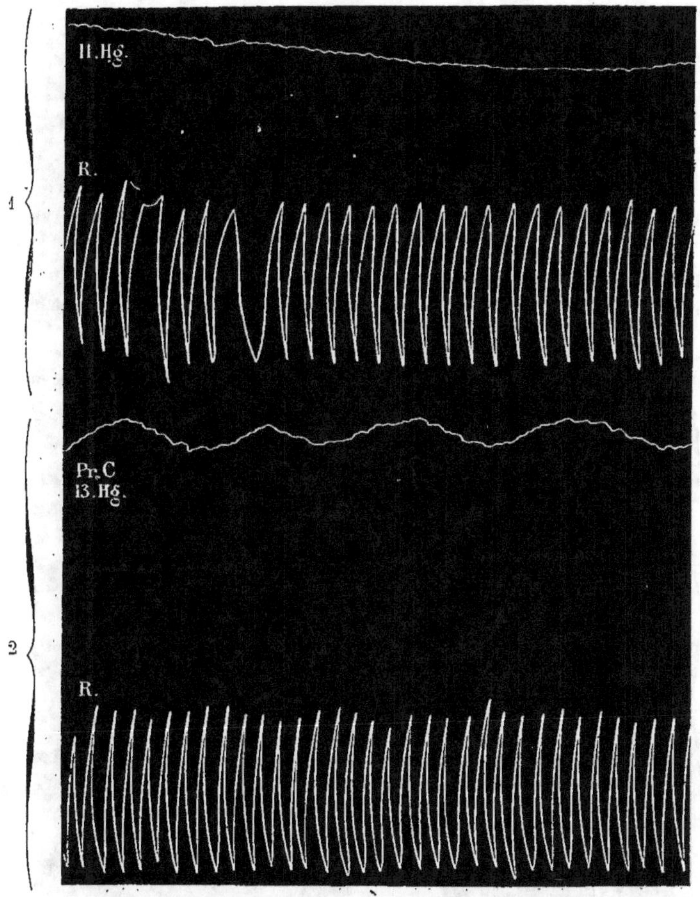

Fig. 39. — Modifications de la respiration et de la circulation chez le lapin, au cours
de l'intoxication chloralique rapide. [1re partie.]

R tracé respiratoire.
Pr. C tension artérielle dans la carotide.

1. — Tracés normaux.
2. — Début de l'intoxication chloralique : irrégularités dans la respiration, chute de pression artérielle. [Voir fig. 40.]

Intoxication chloralique rapide.

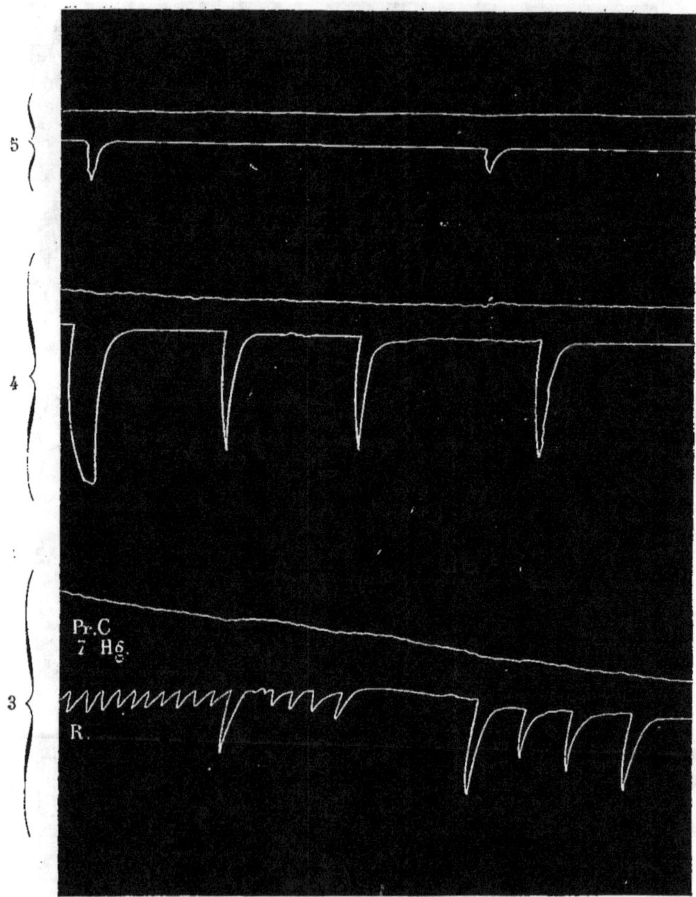

Fig. 40. — Modifications de la respiration et de la circulation chez le lapin, au cours de l'intoxication chloralique rapide. [2ᵉ partie.]

R tracé respiratoire.
Pr. C tension artérielle dans la carotide.
3 et 4. — Irrégularités plus accentuées de la respiration et diminution considérable du nombre des mouvements respiratoires ; chute rapide de la pression artérielle.
5. — Arrêt de la respiration : la pression artérielle est déjà depuis quelque temps aux environs de zéro. [Voir fig. 39.]

Intoxication chloralique lente.

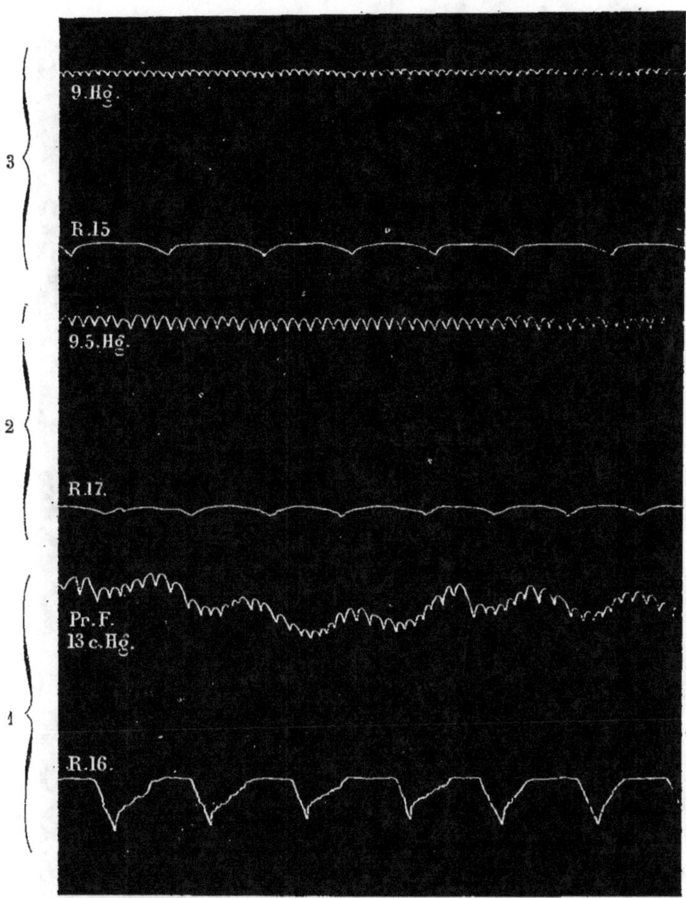

Fig. 41. — Modifications de la respiration et de la circulation chez le chien, au cours
de l'intoxication chloralique lente. [1re partie.]

R tracé respiratoire.
Pr. F tension artérielle dans l'artère fémorale.
1. — Tracés normaux.
2 et 3. — Début de l'intoxication : la respiration est plus sensiblement affectée que le cœur.
[Voir fig. 42.]

Intoxication chloralique lente.

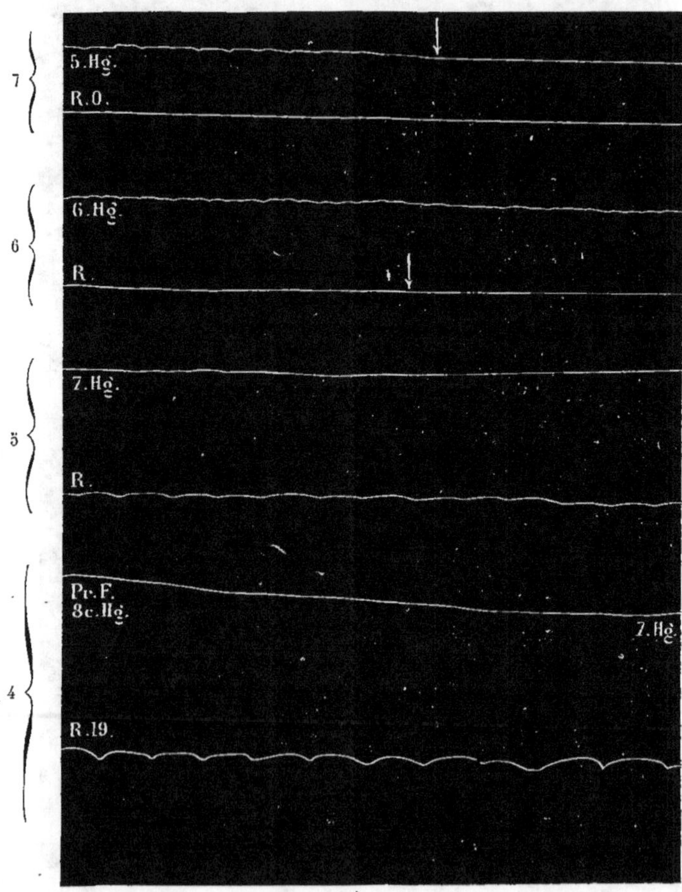

Fig. 42. — Modifications de la respiration et de la circulation chez le chien, au cours de l'intoxication chloralique lente. [2e partie.]

R tracé respiratoire.
Pr. F tension artérielle dans l'artère fémorale.
4 et 5. — Chute progressive de la tension artérielle : la respiration devient, en même temps, de plus en plus faible.
6. — Arrêt respiratoire (à la flèche).
7. — Arrêt du cœur (à la flèche). [Voir fig. 41.]

sang, pendant la chloralisation confirmée, s'engage et circule dans les vaisseaux avec la plus grande facilité. Les modifications d'énergie, de tension et de rythme présentées à ce moment par l'appareil circulatoire se traduisent par le pouls faible, filant, polycrote.

M. Arloing a montré que les voies d'écoulement périphériques étaient dilatées, en constatant qu'au moment où la pression s'abaisse brusquement dans l'artère, elle s'élève dans la veine, à laquelle peuvent même se propager les pulsations artérielles : en plaçant deux sphygmoscopes très sensibles, l'un sur le bout central de l'artère faciale, l'autre sur le bout périphérique de la veine faciale, ces phénomènes peuvent être étudiés sur l'âne. C'est à cette hypotension artérielle accompagnée d'augmentation de la pression veineuse et de la vitesse du courant sanguin, qu'il faut attribuer les modifications, parfois si intenses et si accentuées, qui caractérisent l'emploi des doses un peu fortes du chloral, telles que : congestion de la peau, des muqueuses et des parenchymes; rougeur de la face, exanthèmes cutanés; hémorragies profuses à la surface des plaies.

Aux doses thérapeutiques, il ne se produit pas de stases sanguines dans les vaisseaux capillaires, à cause de la facilité avec laquelle le sang peut circuler, ce que prouve bien l'inscription possible de la pulsation artérielle transmise dans le bout périphérique des veines; cette stase ne pourrait se produire que dans la période ultime de l'empoisonnement.

En résumé, si, au début de l'action exercée par des doses thérapeutiques de chloral, la tension artérielle augmente, la vitesse du sang diminue, les artérioles sont contractées et les pulsations cardiaques plus énergiques, ces phénomènes sont essentiellement passagers et bientôt remplacés par une baisse considérable de la tension artérielle tandis que la pression veineuse s'élève; en même temps, la vitesse du courant sanguin est accrue, le pouls devient petit, filant, polycrote; les petits vaisseaux périphériques sont relâchés et tous les organes congestionnés. Si vous joignez à cela la diminution considérable d'énergie du myocarde, la diminution de capacité respiratoire des hématies, vous comprendrez sans peine comment et pourquoi des lésions cardiaques quelque peu accentuées constituent une contre-indication formelle à l'emploi du chloral.

On peut grouper sous deux chefs les accidents circulatoires susceptibles de se produire sous l'influence du chloral : 1° *Accidents pri-*

mitifs, consistant dans l'arrêt brusque et définitif, l'arrêt momentané, le simple ralentissement ; 2° *Accidents secondaires*, consistant dans le ralentissement avec irrégularités, les systoles avortées avec chute de pression, la disparition des pulsations artérielles. Je me suis étendu suffisamment sur l'action exercée par le chloral sur le cœur et la circulation et sur les mécanismes de cette action pour n'avoir à présent qu'à vous énumérer ces accidents.

Action sur la respiration. — Les modifications que le chloral détermine du côté de l'appareil respiratoire sont profondes ; elles sont de même nature que les modifications que nous venons d'étudier sur le cœur et la respiration.

La respiration est ralentie dans une proportion extrêmement remarquable ; et on observe même quelquefois une respiration irrégulière, saccadée, qui peut, dans certaines circonstances, être précédée d'une légère accélération tout à fait passagère. [Voir fig. 39 à 44.]

Sous l'influence des doses fortes, la respiration est très superficielle, avec pause en état d'expiration, et absolument irrégulière. Si les doses sont massives, on observe un arrêt très rapide de la respiration après un trouble profond du rythme. Cet arrêt est primitif : celui du cœur ne le suit qu'à un intervalle de plusieurs minutes. Ça n'est que d'une façon tout à fait accidentelle que l'on peut observer, dans les cas de chloralisme aigu, l'arrêt primitif du cœur, par suite de l'action irritante exercée par le chloral sur l'endocarde, ou par l'un des autres mécanismes dont je vous ai parlé tout à l'heure.

L'action parésiante du chloral sur les centres nerveux bulbo-médullaires permet d'interpréter ces troubles. Les expériences de Vulpian ont montré que la faradisation du bout central du pneumogastrique, préalablement sectionné, chez un chien soumis à l'influence du chloral, était capable de déterminer un arrêt définitif de la respiration ; cela démontre, comme nous l'avons vu d'ailleurs pour les contractions cardiaques lorsque la faradisation était pratiquée sur le bout périphérique du vague, l'impression des centres nerveux par des doses même insuffisantes pour être toxiques. Je vous rappelle que l'on observe les mêmes phénomènes sous l'influence des hypno-anesthésiques : j'y ai insisté surtout à propos du chloroforme. Si l'on pratique la section des vagues avant l'administration du chloral, l'arrêt toxique est rendu beaucoup plus difficile.

La paralysie du pouvoir moteur du bulbe et de la moelle joue donc

Intoxication chloralique.

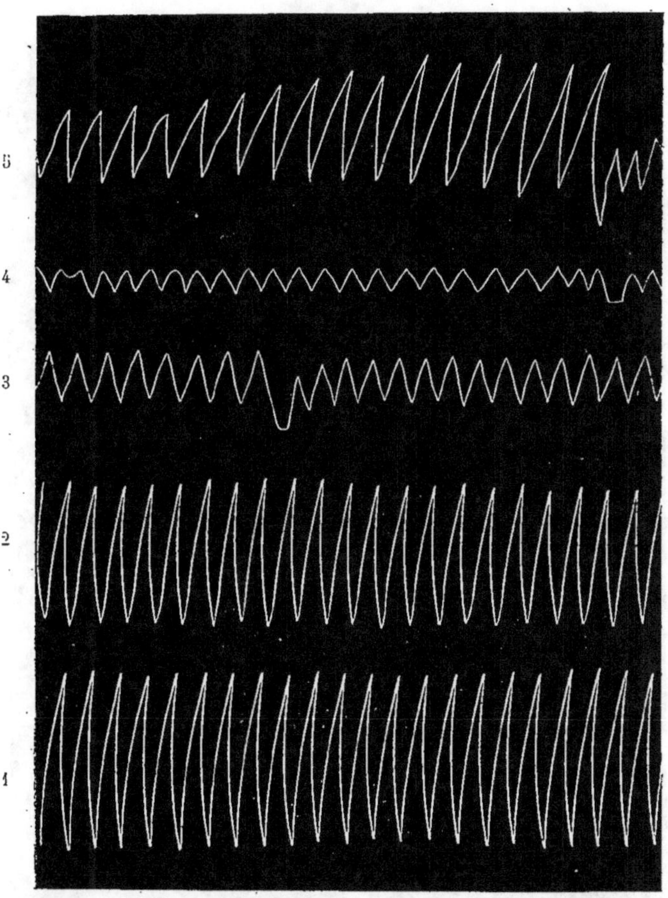

Fig. 43. — Modifications de la respiration chez le lapin, au cours de l'intoxication chloralique. [*Injection veineuse de 2 grammes d'hydrate de chloral : méthode des pressions intra-pulmonaires.*] (1ʳᵉ partie.)

1. — Tracé normal.
2. — Début de l'intoxication.
3 et 4. — Irrégularités, diminution d'amplitude.
5. — Tendance au retour à l'état normal. [Voir fig. 44.]

Intoxication chloralique.

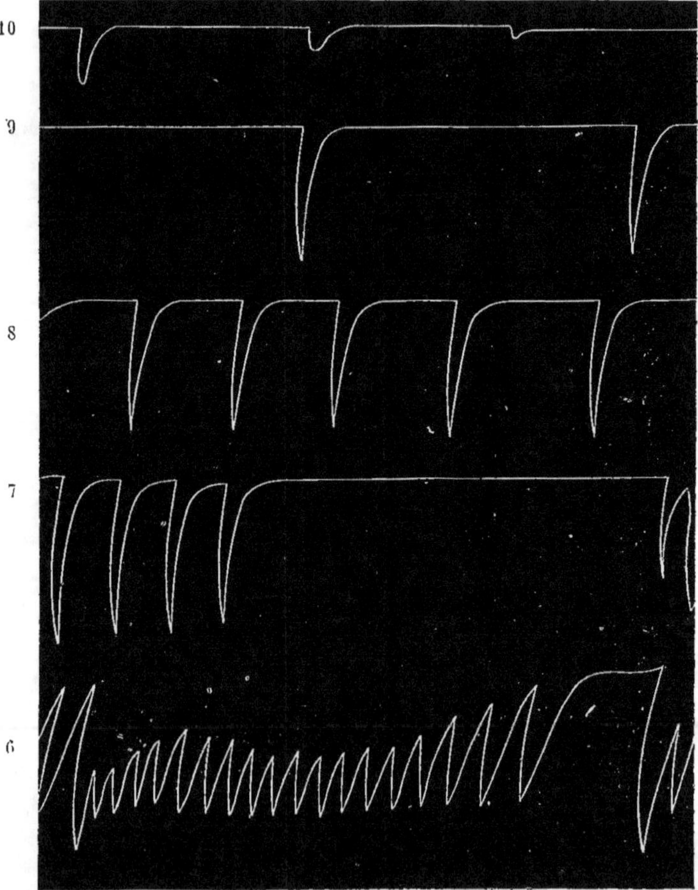

Fig. 44. — Modifications de la respiration chez le lapin, au cours de l'intoxication chloralique. [*Injection veineuse de 2 grammes d'hydrate de chloral : méthode des pressions intra-pulmonaires.*] (2° partie.)

6. — Retour des irrégularités, accélération passagère et début du ralentissement.
7 et 8. — Ralentissement avec augmentation d'amplitude; pauses en expiration.
9. — Ralentissement et pauses encore plus accentués.
10. — Diminution progressive d'amplitude et arrêt définitif. [Voir fig. 43.]

certainement le principal rôle dans la production de ces modifications et de l'arrêt toxique, mais il n'est pas exact de lui faire jouer, comme le veulent certains observateurs, un rôle exclusif; et il faut accorder aussi une part effective, dans ces phénomènes, à l'amyosthénie des muscles inspirateurs. L'inertie du système musculaire n'est jamais à négliger à une certaine période de l'action du chloral, et cette influence est manifestement évidente lorsqu'il s'agit des troubles apportés du côté du cœur et de la circulation.

Ces modifications respiratoires s'accompagnent également de modifications physico-chimiques des plus importantes à considérer et qui se manifestent par des variations, tant dans la composition de l'air expiré que dans la composition des gaz du sang.

La proportion de l'acide carbonique diminue, tandis que celle de l'oxygène augmente dans l'air expiré; il y a donc diminution de la quantité d'*oxygène utilisé* et d'acide carbonique produit, par conséquent, diminution des oxydations. Mais, en réalité, la quantité d'acide carbonique produit augmente par rapport à la quantité d'*oxygène absorbé*, car le rapport $\dfrac{CO^2}{O}$ s'élève d'une façon appréciable : en d'autres termes, la diminution de l'acide carbonique exhalé est proportionnellement moins grande que celle de l'oxygène absorbé. Ces faits ont été établis par les expériences de M. Arloing.

D'autre part, les expériences de M. Charles Richet ont montré que, sous l'influence du chloral, la régulation que le système nerveux imprime aux échanges se trouve plus ou moins complètement abolie, suivant les doses, de sorte que la production de l'acide carbonique tend à devenir proportionnelle au poids de l'animal. Aux doses massives, cette proportionnalité devient absolument exacte : le système nerveux central est tellement affaibli qu'il ne peut plus lutter contre les causes de refroidissement extérieur; il ne subsiste, en fait d'échanges chimiques, que ceux qui sont indispensables à la vie normale des tissus. Ainsi, à cette période de chloralisation profonde, un gros chien diminue ses échanges de 30 pour 100, tandis que, chez un petit chien, cette diminution atteint 70 pour 100.

La composition des gaz du sang a fourni à M. Arloing des résultats comparatifs du plus grand intérêt. Pendant la chloralisation, la quantité d'acide carbonique diminue, tandis que la quantité d'oxygène augmente dans le sang artériel. Mais le fait le plus intéressant consiste dans cette constatation que le rapport $\dfrac{CO^2}{O}$ est variable avec l'état d'hypnose ou d'hypno-anesthésie. En se servant de doses progressivement croissantes, M. Arloing a vu ce rapport augmenter pendant l'hypnose et diminuer pendant l'hypno-anesthésie : de 2,30 à l'état normal, il passe à 2,50 pendant l'hypnose, pour s'abaisser à 2,03 à la période d'hypno-anesthésie. Les doses faibles, simplement hypnotiques, du chloral, produisent une augmentation relative de la quantité d'acide carbonique contenu dans le sang artériel, tandis que les doses fortes, les doses hypno-anesthésiques, produisent, au contraire, une diminution de la quantité d'acide carbonique et une augmentation de la quantité d'oxygène.

En envisageant seulement l'action des doses fortes, si l'on compare les variations produites par le chloral dans la composition des gaz expirés à celle des gaz du sang, on remarque que l'augmentation de l'oxygène dans le sang artériel coïncide avec une diminution dans l'absorption de ce même gaz au niveau de la surface pulmonaire. Cela ne peut provenir que du fait du ralentissement des oxydations dans les capillaires, des oxydations interstitielles, de la diminution de la combustion du carbone, et, par suite, de l'économie de l'oxygène. En d'autres termes, pendant la chloralisation, les échanges respiratoires, les oxydations organiques et l'oxygénation du sang se trouvent diminués dans une plus ou moins notable proportion, suivant les doses.

En terminant ce qui a trait aux modifications imprimées à la fonction respiratoire, j'insiste sur ce fait que la respiration est arrêtée notablement avant le cœur : cela explique l'utilité et le succès de la respiration artificielle pratiquée en cas d'accidents post-chloraliques. A ce traitement, il faudrait joindre les inhalations d'oxygène; les stimulations par la faradisation cutanée, les frictions, la flagellation, les liquides chauds; l'excitation de la muqueuse nasale de la sous-cloison, celle où la sensibilité persiste en dernier lieu, comme l'ont montré les expériences de Jastrowitz et Willième. Mais, dans les empoisonnements graves, l'action sur le système nerveux cardiaque et le myocarde est assez profonde pour rendre tout inutile.

Action sur la température. — Cette action peut être aisément pressentie, après ce que je viens de vous dire au sujet de la circulation, de la respiration et des échanges. La température s'abaisse; et cet abaissement peut atteindre des proportions considérables chez les animaux soumis à des doses hypno-anesthésiques de chloral.

Chez l'homme, les doses hypnotiques déterminent un abaissement de température variant de 0°5 à 1 degré. Chez les animaux, l'influence hypothermisante est plus accentuée, et cet abaissement atteint facilement 2 à 3 degrés aux doses hypnotiques. Chez le chien, et aux doses hypno-anesthésiques, on a vu cet abaissement aller jusqu'à 10 et 12 degrés. L'hypothermie qui s'observe au cours de l'hypno-anesthésie chloralique est beaucoup plus accentuée que celle qui accompagne l'hypno-anesthésie par le chloroforme ou par l'éther. La voie d'introduction de la substance active joue à cet égard un rôle important; et, ainsi qu'il était facile de le prévoir, les abaissements thermiques les plus considérables ont été observés à la suite d'injections intra-veineuses de chloral.

La diminution des échanges intra-organiques, diminution favorisée par la moindre capacité respiratoire des hématies et par l'amyosthénie, joue évidemment un grand rôle dans cet abaissement de température. Mais un certain nombre d'autres causes viennent également la favoriser : je vous citerai notamment l'affaiblissement du cœur, la paralysie des petits vaisseaux, le ralentissement de la circulation capillaire; l'affaiblissement des mouvements respiratoires, et la diminution de l'oxygénation pulmonaire.

Il n'est pas jusqu'à l'action propre du chloral sur les éléments anatomiques, action que nous pourrions caractériser en disant qu'elle réalise une diminution de leur valeur biologique, qui ne vienne jouer ici un rôle efficace. Ce rôle est surtout prépondérant pour ce qui est des altérations du fluide sanguin, d'où résulte une diminution de réceptivité des hématies pour l'oxygène et une difficulté plus grande des échanges avec la substance organisée extra-vasculaire. L'action dystrophique intense exercée par le chloral sur les éléments anatomiques est encore mise en évidence par la mort tardive des animaux, les grenouilles surtout, auxquels on a fait absorber des doses élevées, mais non mortelles, de chloral, et qui succombent au bout de trois à quatre jours, après avoir entièrement recouvré leur motilité et leur sensibilité. La mort est due à la pullulation de bactéries, notamment de streptocoques, qui, à la suite de l'abaissement du coefficient de vitalité des cellules, ont pu envahir cet organisme livré presque sans défense à l'invasion du parasitisme.

De plus, et en raison de son action si intense sur les centres nerveux, le chloral doit influencer les centres de thermogénèse : en effet, il empêche la polypnée réflexe, et même, à très fortes doses, la polypnée centrale ; il détermine l'abolition du réflexe thermique, ainsi que l'ont démontré les expériences de M. Charles Richet. La fonction hypothermisante de la respiration ne pouvant s'exercer pleinement que lorsque la fonction chimique est satisfaite, le chloral l'empêche à un double point de vue. L'action du chloral sur les différents centres nerveux étant caractérisée par une dépression intense sous l'influence des fortes doses, cette part que peuvent prendre les centres de thermogénèse à l'abaissement de la température ne doit donc pas non plus être négligée.

Chloralisme chronique. — On a noté également une forme particulière d'intoxication par le chloral dont il faut que je vous dise quelques mots ; je veux parler du chloralisme chronique. Ce chloralisme chronique a été observé, dans un certain nombre de circontances, chez des individus qui, dans l'espoir d'obtenir soit un état d'hypnose plus ou moins prolongé, soit une sensation particulière de bien-être et même de jouissance, en sont arrivés à faire usage de doses journalières de chloral qui n'ont pas tardé à amener chez eux des accidents assez graves : il y a des chloralomanes comme il y a des morphinomanes, des éthéromanes et des cocaïnomanes.

Le pouvoir congestif très intense du chloral, la vaso-dilatation générale que ce médicament détermine toujours, ainsi que l'hyperhémie des téguments et des organes parenchymateux, permettent d'interpréter un certain nombre des accidents dus à l'intoxication chronique par le chloral.

Tout d'abord, ces accidents peuvent être groupés sous un certain nombre de chefs : ce sont, d'abord, des accidents d'irritation qui consistent principalement en troubles digestifs, parce que c'est toujours par la voie digestive que le chloral est introduit dans ces conditions. Ce sont, d'autre part, des accidents qui ressortissent à la circulation et qui consistent en une action dépressive sur le cœur et les vaisseaux amenant du vertige, de la perte des forces, de l'hébétude. Les chloralomanes ont de la rougeur persistante de la face, marquée surtout aux joues, aux oreilles, aux conjonctives, dont les vaisseaux sont turgescents ; ils éprouvent une sensation incommode de chaleur à la tête, souvent même de la céphalalgie intense et persistante ; on note des éruptions cutanées, de la desquamation des doigts, des ulcérations superficielles du bord des ongles; de l'hyperesthésie douloureuse; de la fréquence du pouls, de l'affaiblissement du cœur, de la dyspnée; de l'anasarque et de l'albuminurie, de la diarrhée; des tremblements, des troubles des fonctions sensitives et motrices; de la tendance aux hémorragies et surtout aux épistaxis. Crichton-Browne, Anstie et les médecins américains qui se sont plus particulièrement occupés de ce point de l'histoire du chloral, ont rapporté encore des cas d'anesthésie cutanée avec fourmillements, œdème des membres inférieurs (notamment périmalléolaire), de l'excitation générale, des douleurs articulaires violentes, de la paraplégie. Ces manifestations rappellent, comme vous le voyez, dans une certaine mesure, les accidents qu'on peut voir se produire sous l'influence de l'ergotisme.

D'autre part, on a signalé chez ces individus adonnés aux doses plutôt faibles de chloral de l'affaiblissement de la vue, de l'hébétude, de l'insomnie, des douleurs articulaires, de la bronchite avec hypersécrétion, de la dyspnée avec angoisse précordiale, des phénomènes asphyxiques, de la sécheresse de la peau et surtout des troubles intellectuels qui sont, si l'on peut ainsi dire, les manifestations les plus élevées parmi les manifestations symptomatiques de l'intoxication chronique.

Les troubles trophiques que je signalais tout à l'heure sont justiciables d'actions vaso-motrices. De même, on peut attribuer les accidents scorbutiques à une altération du sang. Très probablement, faut-il faire intervenir encore une modification dans la structure des éléments nerveux ainsi que des troubles profonds de nutrition. Enfin, l'élimination cutanée du chloral peut expliquer les éruptions qu'on observe toujours dans ces cas de chloralisme chronique; mais il faut aussi faire intervenir, pour une certaine part, dans ces manifestations cutanées, l'action exercée sur les fibres du sympathique par le chloral lui-même : nous avons vu que le chloral exerçait une sorte d'action élective sur la portion cervicale du sympathique; cette action élective est particulièrement remarquable dans l'intoxication chronique chez l'homme, et dans l'intoxication aiguë chez les animaux.

La paralysie des vaso-moteurs, les spasmes des muscles cutanés, permettent d'interpréter la tendance aux ulcérations et à la gangrène superficielle chez les cachectiques. De même, l'irritation que détermine l'élimination par la voie pulmonaire peut rendre compte des bronchites et de la bronchorrhée, ainsi que de l'écoulement salivaire, sans que l'on ait besoin d'invoquer une action excitante particulière du chloral sur les sécrétions, action que rien ne me paraît justifier.

On a, jusqu'à présent, une seule autopsie d'un individu ayant succombé à une intoxication chronique par le chloral. Elle a permis simplement de relever de la rigidité articulaire; une coloration pourpre de la face, du cou, des parties déclives; une congestion des méninges et de tous les parenchymes. Mais il n'y a rien là, comme vous le voyez, qui ait la moindre importance ou le moindre intérêt, au point de vue du diagnostic de l'empoisonnement. Dans les cas de mort dus à du chloralisme aigu, l'autopsie a généralement permis de retrouver des lésions graves anciennes du cœur, des reins, du cerveau. Ce côté de la question du chloral mériterait d'être remis à l'étude.

Croton-chloral. — De même que cela avait été fait pour le chloroforme et l'éther, on a cherché à remplacer le chloral par des succédanés qui offriraient ses avantages sans avoir ses inconvénients. Parmi les produits dont l'application a été tentée, le *croton-chloral* et le *bromal* constituent de véritables succédanés du chloral, les autres sont des produits plus complexes que nous étudierons rapidement plus tard, sous la dénomination de *chloralides*.

Le croton-chloral constitue l'aldéhyde butylique trichlorée; on l'appelle aussi *chloral butylique*, et cette appellation devrait prévaloir, car elle est seule exacte, celle de croton-chloral ayant été donnée d'abord à ce produit parce qu'on le croyait dérivé de l'acide crotonique : il a pour formule $C^4H^5Cl^3O$.

On l'obtient en faisant passer un courant de chlore dans de l'aldéhyde maintenue dans un mélange réfrigérant; on laisse le liquide s'échauffer peu à peu; et l'on finit par le porter à 100° dans un ballon muni d'un réfrigérant ascendant. Après un passage prolongé durant vingt-quatre heures du courant de chlore, on distille en recueillant le liquide qui passe entre 150° et 180°; on agite ce liquide distillé avec de l'acide sulfurique, et l'on décante la couche supérieure que l'on distille de nouveau, en recueillant seulement ce qui passe entre 163° et 165°. On obtient ainsi un produit de consistance oléagineuse, incolore, très avide d'eau; et fournissant un hydrate analogue, comme vous pouvez le constater sur cet échantillon, à l'hydrate de chloral que nous venons d'étudier. Les alcalis le décomposent déjà à froid, en donnant du chloroforme propylique, composé instable qui se dédouble en acide chlorhydrique et propylène bichloré. J'ai attiré votre attention, à propos des théories émises pour interpréter l'action physiologique du chloral, sur l'importance de cette réaction.

L'hydrate de croton-chloral est beaucoup moins soluble dans l'eau que l'hydrate de chloral; il est plus soluble dans l'eau additionnée de glycérine ou d'alcool. Son meilleur mode d'administration est le même que celui de l'hydrate de chloral, en solution diluée aromatisée avec quelques gouttes d'essence de menthe, et en se servant du sirop d'écorces d'oranges amères comme correctif.

Cette substance exerce une action spéciale sur les cellules nerveuses cérébrales; c'est plutôt un anesthésiant céphalique; un hypnotique moins efficace, mais un hypno-anesthésique plus énergique que le chloral. On s'accorde assez généralement à lui reconnaître une action particulièrement avantageuse dans la névralgie des nerfs crâniens, notamment dans le tic douloureux de la face; mais son action sédative est peu durable et nécessite son emploi à doses assez élevées, 5 à 8 grammes, et par fractions administrées à intervalles rapprochés. Une dose de 4 grammes en une seule prise détermine, chez l'adulte, un sommeil profond en même temps que cette anesthésie portant principalement sur les territoires innervés par le trijumeau.

On a prétendu que le croton-chloral était moins irritant que le chloral, que son action sur le cœur et la circulation était moins fâcheuse; mais, en réalité, ses inconvénients semblent être les mêmes, parce que son action utile ne se produit qu'à doses plus élevées.

En somme, c'est un médicament dont l'action est encore discutée et qui mériterait, certainement, d'être étudié d'une manière plus approfondie.

Bromal [*Aldéhyde tribromée*]. — Je vous ai fait remarquer, à propos des dérivés chlorés du formène et de l'éthane, que la substitution du brome au chlore imprimait à un radical organique, déjà doué par lui-même de propriétés hypnotiques, une notable exaltation de ces propriétés : tandis que le chlorure d'éthyle est modérément hypnotique et peu anesthésique, le bromure d'éthyle constitue un hypno-anesthésique puissant. Il est alors intéressant de voir ce que donnera la substitution du brome au chlore dans le chloral.

Le bromal, provenant de l'action prolongée du brome sur l'alcool, d'abord à froid, puis à chaud, comme dans la réaction permettant de préparer le croton-chloral, constitue un liquide de consistance oléagineuse, incolore, doué d'une odeur vive et d'une saveur brûlante; il irrite fortement les yeux. Le bromal est soluble dans l'eau, l'alcool et l'éther : il forme avec l'eau un hydrate cristallisé, décomposable, en présence des alcalis, en formiate alcalin et bromoforme, très soluble dans l'eau, et fondant à la chaleur de la main.

Son action irritante est de beaucoup supérieure à celle du chloral : ses vapeurs déterminent une congestion intense des. muqueuses oculaire et respiratoire avant de déterminer l'assoupissement et l'anesthésie. Des essais effectués jusqu'ici, en Angleterre notamment, il semble résulter que le bromal produit une anesthésie moins accentuée que celle due au chloral, que le sommeil qu'il détermine est moins comateux que le sommeil produit par le chloral, enfin que son action sur le cœur et la circulation est moins énergique que celle du chloral.

D'autre part, certains observateurs, comme Rabuteau, dénient au bromal toute propriété hypnotique et anesthésique et le considèrent seulement comme un irritant et un modificateur des sécrétions bronchiques, en même temps qu'un antispasmodique et un sédatif par son brome. Le fait est que, sous son influence, il se produit une hypersécrétion bronchique intense, qui peut même amener l'asphyxie chez les animaux, lorsqu'on expérimente avec des doses élevées.

L'étude de cette substance demanderait, comme celle du croton-chloral, à être reprise méthodiquement; mais, dans tous les cas, il ne semble pas que la substitution du bromal au chloral présente quelques avantages, au point de vue hypnotique; le bromal constitue plutôt un agent dépresseur au simple titre de dérivé bromé; et il se rapprocherait du bromoforme qui ne possède aucune propriété hypno-anesthésique et dont nous ferons l'étude en même temps que celle des modérateurs réflexes, sédatifs de l'action nerveuse : ce sont, tous deux, des bromiques.

XXVIIIe LEÇON

CHLORALIDES. — CHLORALAMIDE. — CHLORALAMMO-
NIAQUE. — CHLORALIMIDE. — CHLORALOSE. — CHLO-
RALURÉTHANES. — CHLORALANTIPYRINE.

Chloralides. — Les chloralides constituent des composés dans lesquels le chloral est associé, soit à une substance inactive, soit à une substance dont l'activité vient s'ajouter à celle du chloral ou tend à contre-balancer certains de ses effets fâcheux. Dans le premier de ces deux groupes, le chloral est mis en liberté par simple dédoublement de la combinaison dans l'organisme, et il agit alors *statu nascenti*. Pour ceux du second groupe, l'action propre de l'autre médicament intervient; et l'on observe, en définitive, une plus grande énergie dans l'activité des composants.

Chloralamide. — C'est un produit d'addition résultant de l'action directe de la formiamide sur le chloral anhydre : il a pour formule :

$$C^2HCl^3 \diagdown_{AzH.COH}^{OH}$$

Il constitue des cristaux blancs, incolores, de saveur amère, non caustiques; solubles dans 9 parties d'eau froide, dans 1 partie et demie d'alcool à 90 pour 100; fusibles à 115° en se décomposant en chloral et formiamide. La solution aqueuse chauffée à 60° subit le même dédoublement. Les acides ne dédoublent pas les solutions aqueuses ou alcooliques, mais les alcalis caustiques déterminent avec rapidité ce dédoublement qui est plus lent en présence des alcalis carbonatés.

Le chloralamide s'élimine, pour la majeure partie, par l'urine et sous forme d'acide urochloralique, comme le chloral. On peut l'administrer en cachets de 25 centigrammes, ou en potion légère-

ment acide pour éviter le dédoublement, à la dose de 1 gr. 50 à
3 grammes en vingt-quatre heures.

C'est un hypnotique infidèle, qui détermine souvent une période
d'excitation encore plus accentuée que celle produite quelquefois
par le chloral. Il possède à peu près la même action que le chloral
sur le cœur et la circulation, diminue l'excitabilité réflexe de la
moelle; mais ne paraît pas présenter d'avantages réels sur lui. On
observe, chez le chien, des lésions gastro-intestinales à la suite
d'administration d'assez fortes doses; et, chez l'homme, on a noté
au réveil un état nauséeux avec céphalalgie et tendance au vertige
peut-être encore plus marqué que sous l'influence du chloral.

En somme, les indications commandant l'emploi de ce médicament ne sont pas encore bien nettement déterminées, certains
observateurs le considérant, dans des circonstances données, comme
le meilleur et le plus efficace des hypnotiques; d'autres, au contraire,
lui déniant toute constance d'action. De la lecture attentive et de la
discussion des observations publiées, il paraît ressortir que l'action
hypnotique du chloralamide est surtout efficace dans les cas
d'insomnie nerveuse sans douleur, chez les neurasthéniques, les
vieillards; qu'il n'est pas, à beaucoup près, aussi analgésique que le
chloral; enfin, que son emploi peut donner lieu à des accidents chez
les cardiaques, les néphritiques, les malades dont la muqueuse
gastro-intestinale est susceptible.

Chloralammoniaque [Synonyme : *chloralammonium*]. — Ce
produit résulte de la réaction du gaz ammoniac sec sur le chloral
anhydre, en solution dans le chloroforme, et refroidi à l'aide d'un
mélange réfrigérant. Il se dépose une masse cristalline qui, purifiée,
constitue des cristaux fins, en aiguilles; fondant à 63°, fort peu
solubles dans l'eau, assez hygrométriques cependant pour tomber en
deliquium en se décomposant au contact de l'air humide; solubles
dans l'éther, le chloroforme; décomposables, soit sous la seule
influence du temps, mieux encore en présence de l'eau et d'une
légère élévation de température, en chloroforme et formiamide : il a
pour formule

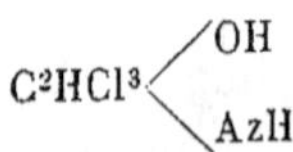

C'est un produit caustique, irritant, qui détermine, lorsqu'on l'emploie à dose un peu élevée, de la céphalalgie, de l'accélération du pouls et de la respiration, avec abaissement de la tension artérielle. C'est un mauvais hypnotique, infidèle, dangereux, à rejeter absolument de la matière médicale.

Chloralimide. — Le chloralimide résulte de la déshydradation, sous l'influence de la chaleur, du chloralammoniaque : il a pour formule

$$C^2HCl^3 = AzH.$$

Ce composé forme de longues aiguilles incolores, inodores, insipides; fondant à 168°; insolubles dans l'eau, très solubles dans l'alcool à 90 pour 100, l'éther, le chloroforme, les corps gras; très stables, puisque la décomposition en présence de l'eau n'a lieu que par chauffage en tube scellé et à une température supérieure à 160°.

C'est un produit imparfaitement étudié au point de vue de ses propriétés physiologiques et de ses applications thérapeutiques. Il n'offre, d'ailleurs, aucun avantage incontestable sur les précédents et n'a été proposé comme hypnotique que parce qu'il est capable de fournir, à poids égal, par sa décomposition, une plus grande quantité de chloroforme : nous avons vu, à propos du chloral, ce qu'il fallait penser de cette interprétation que je considère, pour ma part, comme absolument erronée.

Chloralose. — J'arrive à présent à une substance dont l'application à la thérapeutique humaine peut être discutée, mais dont l'efficacité et la valeur, comme hypnotique, ne sauraient être méconnues : je veux parler du chloralose.

Le chloral peut se combiner avec les glucoses en fournissant deux sortes de combinaisons, l'une, qui s'effectue sous l'influence de la chaleur, entre une molécule de glucose et une molécule de chloral; l'autre, qui nécessite l'intervention de l'acide sulfurique concentré, et s'effectue entre deux molécules de chloral et une molécule de glucose.

Ces composés, entrevus par Hefler en 1889, ont été définitivement fixés et étudiés en 1892 par MM. Hanriot et Charles Richet, qui ont établi leur constitution, précisé leurs relations avec l'acide urochloralique, et montré que cette combinaison avec le chloral était une réaction générale, applicable à tous les sucres : ils en ont également fait l'étude pharmacologique.

On chauffe au bain-marie parties égales de glucose et de chloral, anhydres, en ajoutant quelques gouttes d'acide chlorhydrique pour amorcer la réaction qui devient bientôt très vive : la masse brunit et les deux composés s'unissent avec perte d'une molécule d'eau, suivant l'équation :

$$C^6H^{12}O^6 + C^2HCl^3O = H^2O + C^8H^{11}Cl^3O^6.$$

Glucose.   Chloral.   Chloralose.

Toutefois, le produit de la réaction n'est encore qu'un produit intermédiaire, car il constitue une masse vitreuse, très soluble dans l'eau, l'alcool et l'éther, qu'il faut faire bouillir avec de l'eau pendant au moins deux heures, de façon à entraîner avec la vapeur d'eau le chloral en excès; puis, on concentre la solution qui laisse déposer une masse cristalline formée surtout de *parachloralose* moins soluble; et les eaux mères de cette cristallisation, concentrées à leur tour, laissent alors déposer le chloralose : le rendement n'est que d'environ 10 pour 100 du poids de chloral employé.

Purifié par plusieurs cristallisations successives dans l'eau bouillante ou l'éther, le chloralose se présente sous forme d'aiguilles fusibles à 187°; solubles, surtout à chaud, dans l'eau, l'alcool et l'éther; peu solubles dans le chloroforme; presque insolubles dans les pétroles.

100 parties d'eau dissolvent	à 15°.	$0^{gr},864$
100 — d'alcool dissolvent	à 21°.	0 ,559
100 — de chloroforme dissolvent	à 21°.	0 ,067

Le chloralose est inaltérable en présence des acides, tandis que les alcalis l'altèrent rapidement et avec facilité, surtout sous l'influence d'une élévation de température. Tandis qu'il ne se décompose que par une ébullition prolongée, en présence de l'eau acidulée à 20 pour 100 d'acide sulfurique, une solution alcaline à 5 pour 100 exerce une action décomposante beaucoup plus rapide. Il ne réduit pas immédiatement la liqueur de Fehling; mais, comme cette liqueur est alcaline, le chloralose se trouve bientôt décomposé et la réduction s'effectue, grâce à ses produits de dédoublement. Le nitrate d'argent ammoniacal est réduit également après quelques minutes d'ébullition, tandis qu'en liqueur acide il n'y a pas de réduction.

Les acides concentrés ou les chlorures d'acides le convertissent en éthers : c'est ainsi que l'acide sulfurique donne l'éther disulfurique

$C^8H^9Cl^3O^6 (SO^3H)^2$; et les chlorures d'acétyle ou de benzoyle des dérivés tétra-acétylés ou benzoylés $C^8H^7Cl^3O^6(C^2H^3O)^4$ et $C^8H^7Cl^3O^6(C^7H^5O)^4$. L'oxydation par le permanganate de potassium fournit un acide chloralique dont la formule est $C^7H^9Cl^3O^6$, en même temps que de l'eau et de l'acide carbonique.

En outre de sa moindre solubilité, le parachloralose possède un point de fusion notablement différent de celui du chloralose; il fond à 227° : ses propriétés chimiques sont, d'ailleurs, absolument les mêmes.

Non seulement les glucoses, tels que le galactose et le lévulose, mais encore les sucres en C^5, tels que l'arabinose, le xylose, ont donné avec le chloral des combinaisons analogues au chloralose : ce dernier a été, jusqu'ici, le mieux étudié au point de vue physiologique.

L'action physiologique du chloralose est remarquable par les effets opposés qu'il détermine sur le cerveau et la moelle : tandis qu'il engourdit, déprime le cerveau, il stimule la moelle. A certains égards, il est à rapprocher du chloral; à d'autres points de vue, il faut le rapprocher de la strychnine : M. Charles Richet estime, fort justement, que c'est avec la morphine qu'il offre le plus de ressemblances.

Le pouvoir toxique du chloralose est assez élevé; mais la dose mortelle varie avec le mode d'introduction de la substance, et, surtout, avec l'espèce animale. Par kilo d'animal, elle est, chez le chien, de 12 centigrammes lorsque le chloralose est introduit par injection intra-veineuse; de 60 centigrammes, lorsque l'introduction a lieu par voie d'ingestion stomacale : chez le chat, par voie gastrique, elle n'est que de 6 à 7 centigrammes, c'est-à-dire environ dix fois plus petite que chez le chien : la *dose active minima*, par voie d'injection intra-péritonéale, est de 15 milligrammes par kilo pour le chien, et de 5 milligrammes pour le chat. Nous savons d'ailleurs que le chat, comme tous les animaux à système nerveux très délicat, très affiné si l'on peut ainsi dire, et facilement excitable, est plus sensible à l'action du chloral, comme aussi à l'action des hypno-anesthésiques.

Chez les oiseaux, on n'observe pas de différence sensible entre les résultats fournis par l'ingestion stomacale et ceux fournis par l'injection intra-péritonéale. Le tableau ci-dessous résume les données fournies à ce sujet par le travail de MM. Ch. Richet et Hanriot.

EN MILLIGRAMMES ET PAR KILO D'ANIMAL	INJECTIONS VEINEUSES	INGESTION STOMACALE		
	Chiens.	Chiens.	Chats.	Oiseaux.
Dose active minima.	20	150	5	10
Dose hypnotique. . . . ·	50	250	20	15
Dose mortelle.	120	600	70	50

Une solution aqueuse à 8 grammes par litre permet aux poissons d'y vivre plus de vingt-quatre heures. Enfin le chloralose ne possède pas de propriétés antiseptiques; la dissolution de 10 grammes de chloralose dans un litre de lait n'empêche pas sa fermentation lactique.

Comme tous les médicaments agissant sur la cellule nerveuse, le chloralose est, si l'on peut ainsi dire, un *médicament essentiellement individuel*; et vous m'avez entendu, à maintes reprises, insister sur l'extrême variabilité des réactions fournies sur des individus différents par *une même dose* de ces médicaments.

Le peu de solubilité du chloralose dans les liquides aqueux froids dans lesquels on n'arrive pas à en dissoudre 5 pour 100, sa saveur extrêmement amère et désagréable laissant un arrière-goût nauséeux persistant, obligent à renoncer à l'administrer sous forme de potion. On a recours aux cachets qui constituent un mode d'administration très facile, le chloralose étant totalement dépourvu d'action irritante : il faut seulement avoir soin de fractionner les doses, de façon à pouvoir tâter la susceptibilité du sujet et à n'amener le résultat que d'une façon graduelle. Quand on administre, sous forme de cachet, la dose hypnotique en une seule fois, l'action se produit dans l'espace de une demi-heure à trois quarts d'heure après l'ingestion. Mais je vous répéterai ici ce que je vous ai déjà dit au sujet du chloral et de beaucoup d'autres médicaments; cette dose utile et efficace, variable, non seulement avec chaque individu, mais encore avec l'état momentané de chaque individu, il faudrait la connaître à l'avance, ce qui est absolument impossible.

Vous serez donc obligé de fractionner les doses, et, actuellement, la pratique thérapeutique a appris qu'il était prudent de recourir aux doses de 10 centigrammes, répétées de demi-heure en demi-heure, jusqu'à atteindre au maximum 40 à 50 centigrammes, doses toujours efficaces chez l'homme. C'est pour avoir méconnu ces précautions que l'on a pu signaler quelques accidents, plus impressionnants que graves, en réalité, après l'administration, en une seule fois, de doses de 50, 40 et même 25 centigrammes.

Voyons, maintenant, quels sont les effets physiologiques déterminés par le chloralose. Ces effets varient suivant que les doses sont fortes ou faibles. Si l'on pratique sur un chien une injection intra-veineuse de 4 centigrammes par kilo, au bout de quelques minutes, on voit l'animal être comme pris de vertige ; il titube, ne peut plus tenir debout, pousse des cris, est en proie à une excitation aussi violente qu'incoordonnée.

M. Ch. Richet insiste avec raison sur deux particularités de ces manifestations : le temps nécessaire à l'imprégnation des cellules nerveuses ; le défaut d'équilibre dénotant l'atteinte, en tout premier lieu, de la plus délicate et la plus susceptible des fonctions de l'encéphale. Déjà, à cette période, on peut remarquer l'existence de la cécité psychique, caractérisée par ce fait que les animaux ne s'effraient pas des menaces qu'on leur fait et ne reconnaissent plus les objets placés devant eux. Le clignement réflexe des yeux ne se produit plus à l'apparition brusque d'un geste ou d'un objet menaçant : or, pour que ce réflexe se produise, il ne faut pas seulement que la conjonctive et la rétine soient sensibles, que le nerf facial ait conservé son action sur le muscle orbiculaire, il faut encore, et surtout, que le système nerveux central soit intact. Dans le cas du chloralose, c'est ce défaut d'intégrité du système nerveux central qui est cause de la cécité psychique : l'animal voit, mais ne comprend pas. Cette cécité psychique est analogue à celle qui s'observe après ablation des circonvolutions cérébrales de droite et de gauche : la sensibilité visuelle est conservée, puisque les réflexes de l'iris persistent et que l'animal peut progresser sans se heurter aux obstacles ; mais la compréhension est abolie, de sorte qu'un chien de chasse ne fait plus aucune distinction entre un lapin et une pierre ; tous deux sont un obstacle qu'il cherche machinalement à éviter.

Si l'on élève la dose, et que l'on atteigne, par exemple, 5 à 7 centigrammes par kilo, à l'action excitante de tout à l'heure va succéder une action hypnotique des plus accentuées. L'imprégnation et la modification de la substance grise est profonde, comme le démontrent les expériences suivantes, dues à M. Ch. Richet. L'excitation

électrique du gyrus sigmoïde provoque bien encore des mouvements dans le membre du côté opposé, mais ces mouvements sont
bien moindres que chez un animal non soumis à l'influence du chloralose; et, de plus, si l'on pratique l'ablation de la couche corticale
de substance grise, on observe que l'excitabilité est augmentée,
absolument comme si la substance grise intoxiquée opposait une
résistance plus grande à l'excitation électrique. Des faits exactement
semblables s'observent avec le chloral, comme je vous l'ai déjà dit.
Chez les chiens normaux, c'est absolument le contraire, et le courant faradique minimum capable d'exciter des mouvements dans les
membres du côté opposé lorsqu'on l'applique à la région du gyrus
sigmoïde, ne détermine plus d'effet après ablation de la couche corticale de substance grise : normalement, la substance grise, au lieu
d'augmenter la résistance, la diminue au contraire.

Un autre fait démontrant combien la région corticale des hémisphères cérébraux est intéressée dans l'empoisonnement par le chloralose, ce sont les attitudes des membres des animaux, attitudes ressemblant tout à fait à celles des chiens chez lesquels on a pratiqué
l'ablation du gyrus sigmoïde, ou en proie à une lésion destructive des
zones rolandiques de l'écorce. Les pattes postérieures sont étendues
asymétriquement; les pattes antérieures, croisées dans les positions
les plus étranges; ces chiens marchent sur la face dorsale des pattes,
avec des défectuosités dans le sens musculaire et dans la démarche
qui sont des preuves évidentes de la perte du cerveau moteur.

Chez le chien, sous l'influence d'une dose hypnotique, c'est-à-dire
5 à 7 centigrammes en injection intra-veineuse, 25 à 40 centigrammes en ingestion stomacale, et par kilo d'animal, on voit se
dérouler une série de phénomènes permettant d'étudier avec détails
l'action hypnotique du chloralose. D'abord, on n'observe jamais ou
presque jamais de vomissements; puis, après un temps variable suivant la voie d'introduction, 5 à 20 minutes s'il s'agit d'injection intra-
veineuse, de trois quarts d'heure à une heure et demie s'il s'agit d'ingestion stomacale, le chien est pris d'hésitation dans sa démarche,
ses mouvements sont incertains, les muscles paraissent raidis,
presque contracturés, ils sont le siège de frémissements fibrillaires;
les mouvements deviennent peu à peu lents, paresseux, difficiles.
Après avoir erré quelque temps dans le laboratoire la tête basse,
sans répondre aux appels, se heurtant aux obstacles, restant même

arrêté machinalement, abruti, ressemblant par son attitude et sa démarche aux canards écérébrés de Ch. Richet, le chien se couche, non seulement parce qu'il est pris d'une envie de dormir irrésistible, ainsi que le montrent ses paupières tendant à se fermer et animées de petites contractions, mais encore parce qu'il est en proie à une incoordination motrice accentuée, comme en état d'ivresse. A ce moment, l'excitabilité réflexe et psychique est accrue, et l'animal éprouve un tressaillement général, comme une décharge convulsive, sous l'influence d'un bruit un peu intense. La respiration n'est pas ralentie, et les contractions cardiaques sont restées normales comme fréquence et comme énergie.

Le sommeil devient de plus en plus profond : il diffère du sommeil produit par le chloral en ce que, sous l'influence de ce dernier les réflexes sont, sinon abolis, du moins considérablement diminués ; tandis que sous l'influence du chloralose, les réflexes sont, au contraire, exagérés : ainsi, le moindre attouchement provoque un soubresaut généralisé, presque une convulsion strychniforme. En l'absence de toute excitation, le sommeil est assez calme, sans autre réaction que le frisson déterminé par chaque inspiration, ce qui montre bien que le fonctionnement de la régulation thermique n'est pas intéressé.

Un second point par lequel le sommeil déterminé par le chloralose diffère du sommeil déterminé par le chloral, c'est celui relatif à la pression artérielle, qui n'est pas abaissée sous l'influence du chloralose comme elle l'est sous l'influence du chloral. La conservation, et même l'exagération, des mouvements réflexes prouve, qu'à cette période, il n'y a pas abolition de l'activité médullaire qui tient, comme vous le savez, sous sa dépendance la contractilité des petits vaisseaux et la pression sanguine.

On ne peut cependant assimiler ce sommeil au sommeil calme et naturel. Les mouvements respiratoires restent toujours plus ou moins convulsifs, saccadés, irréguliers ; ils se modifient profondément au moindre bruit, au moindre contact, témoignant ainsi combien est susceptible l'hyperexcitabilité réflexe. Quant aux membres, au lieu d'être en état de simple résolution musculaire, fléchis, abandonnés au hasard en quelque sorte, ils affectent des positions étranges ; ils sont partiellement cataleptisés, contracturés, et rappellent les positions forcées que l'on voit prendre aux membres des individus en proie à une crise névropathique, hystérie, épilepsie, par exemple. Les propriétés fonctionnelles des nerfs moteurs sont restées absolument intactes comme le prouvent les mouvements violents qui succèdent à une excitation mécanique, mais rien ne peut faire supposer qu'il existe une perception consciente; les mouvements observés constituent des manifestations réflexes uniquement médullaires.

Dans la période de sommeil le plus profond, c'est-à-dire de deux à trois heures après l'ingestion stomacale du chloralose, les réflexes ne sont jamais abolis complètement; seule, l'hyperexcitabilité du début se calme. Le sommeil profond dure de cinq à sept ou huit heures, quelquefois plus longtemps; mais, au bout de vingt-quatre heures, le chien semble bien remis, ayant conservé sa gaîté et son appétit.

Avec les doses toxiques, les phénomènes du début sont exactement les mêmes; seulement le sommeil devient de plus en plus profond; et la mort survient, pendant ce sommeil, par arrêt de la respiration.

En raison de sa constitution névropathique, le chat est encore plus profondément affecté; et les symptômes d'ataxie et d'incoordination motrice sont encore plus accusés, en même temps que le sommeil est moins calme. De là, semble découler, comme application pratique, que les états névropathiques sont, peut-être, des contre-indications à l'emploi du chloralose.

La preuve que la mort survient par arrêt primitif de la respiration résulte avec une entière évidence de l'expérimentation sur les chats; chez ces animaux, en effet, le cœur bat encore avec force et régularité lorsque se produit l'arrêt respiratoire.

Un phénomène sur lequel il est intéressant d'insister est celui de la dissociation des diverses sensibilités. Les chats ou les chiens soumis à l'influence d'une dose toxique de chloralose paraissent avoir une hyperexcitabilité réflexe exagérée : ils réagissent par un soubresaut brusque, une secousse d'apparence tétanique, soit à un attouchement ou à un coup frappé sur le plan qui les supporte, soit même à un bruit un peu intense comme celui causé par une porte fermée brusquement; mais, en réalité, ils sont insensibles aux excitations douloureuses; le pincement, la brûlure, la dilacération d'un nerf, etc., ne déterminent chez eux aucune manifestation réflexe.

Il en résulte que le bulbe et la moelle sont sensibles à la succussion; mais que les autres excitations, notamment celles qui provoquent la douleur, sont devenues incapables d'éveiller une perception sensitive dans les régions du cerveau qui réagissent normalement à ces excitations douloureuses : la conscience des excitations douloureuses a complètement disparu.

L'insensibilité se trouve prouvée par ce fait que, le pouvoir moteur n'étant pas aboli, les animaux soumis à l'influence du chloralose ne réagissent cependant pas aux excitations qui déterminent de la douleur chez les animaux normaux. Cette anesthésie, avec conservation des réflexes et maintien, ou même légère élévation, de la tension artérielle, rend l'emploi du chloralose dés plus précieux en physiologie opératoire. Il remplace avantageusement le curare qui a l'inconvénient de ne pas abolir la sensibilité et celui, plus considérable encore, de nécessiter la trachéotomie et l'emploi de la respiration artificielle : les animaux curarisés sont presque toujours fatalement voués à la mort, tandis que les animaux chloralosés peuvent servir à répéter, dans des conditions variées, une même expérience.

La façon dont le système nerveux central est influencé par le chloralose et la part qu'il prend dans la manifestation des symptômes de l'intoxication est suffisamment prouvée par les faits que je viens de vous exposer. J'y ajouterai que l'on peut encore fournir une preuve de cette importance en pratiquant une section de la moelle dans les régions dorsale ou lombaire : les animaux ne montrent plus alors de secousses dans le train postérieur.

M. Charles Richet est donc bien en droit de conclure que le chloralose est un poison surtout psychique, limitant son action à la zone corticale du cerveau, et respectant les fonctions bulbaires et médullaires : le cerveau est engourdi, la moelle est éveillée et même surexcitée; sur le cerveau le chloralose agit comme le chloral, et sur la moelle il agit comme la strychnine.

Le cœur et la circulation ne sont pas influencés fâcheusement par le chloralose, ainsi que cela ressort des faits que je viens de vous exposer; le rythme reste intact et l'on constate toujours un ralentissement après excitation des vagues : on peut même observer que l'énergie du myocarde est plutôt légèrement accrue, et, dans tous les cas, au moins chez les chiens, le cœur est beaucoup plus résistant qu'à l'état normal.

La respiration est beaucoup plus intéressée; mais seulement à des doses bien supérieures à celles nécessaires pour déterminer l'effet hypnotique. On voit les respirations devenir de plus en plus faibles et irrégulières, et l'on peut, à la condition de les maintenir dans un calme absolu, observer chez les animaux la respiration périodique, comme sous l'influence de la morphine. Nous étudierons en détail, avec la morphine, la production de ce phénomène, témoin irrécusable de l'atteinte portée à la spontanéité de l'appareil d'innervation respiratoire. Ainsi que nous l'avons vu, la mort survient par arrêt de la respiration.

La respiration artificielle permet de faire supporter aux animaux des doses infailliblement mortelles sans l'emploi de cet artifice, et d'acquérir la preuve que l'action sur le cœur est négligeable. M. Richet a trouvé que les quantités de liquides (solution aqueuse de chloralose à 0,8 pour 100) qu'il faut alors injecter pour intéresser le cœur sont assez grandes pour devenir par elles-mêmes une cause de mort.

La température subit seulement un très léger abaissement; c'est encore là un point par lequel l'action du chloralose diffère de celle du chloral; et il en est également de même en ce qui concerne l'appareil digestif, qui n'éprouve, de la part du chloralose, aucun des phénomènes fâcheux, ou seulement désagréables, que lui fait éprouver le chloral. Sous l'influence d'une administration continue, il se produit une accoutumance au médicament, mais pas d'accumulation.

Si l'on excepte son action excitante sur la moelle, le chloralose présente donc, comme hypnotique, un grand nombre d'avantages sur le chloral.

Ainsi que cela s'observe avec tous les médicaments à action élective sur la cellule nerveuse, l'homme est beaucoup plus sensible que tous les animaux à l'action du chloralose; ainsi, une dose de 20 centigrammes, dose active minima suffisante, dans la plupart des cas et lorsqu'elle est administrée en une seule fois, pour produire un effet hypnotique chez un homme de 70 kilos, ne représente que 3 milligrammes par kilo, chiffre notablement inférieur à celui de la dose active minima chez le chat, le plus sensible des mammifères sur lesquels on ait expérimenté.

Le sommeil, sauf chez les nerveux, est calme, sans rêves; parfois précédé d'une période d'ivresse psychique analogue à celle déterminée par la morphine, l'alcool, le chloral. Le début du sommeil coïncide avec une congestion de la face et une dilatation passagère des vaisseaux encéphaliques. Le réveil est complet, facile, sans lourdeur de tête, sans troubles gastro-intestinaux; souvent même, on a noté une augmentation de l'appétit. Chez certains sujets plus sensibles, on peut constater du tremblement fibrillaire des muscles et un peu d'incertitude motrice. Le sommeil normal reviendrait spontanément après quelques jours d'emploi du médicament.

Le principal inconvénient du chloralose réside dans l'exquise facilité avec laquelle les névropathes réagissent sous son influence. C'est un véritable délateur des névropathies latentes. Aussi les phénomènes sous la dépendance du système nerveux sont-ils ceux qui constituent tout ce que l'on pourrait appeler *les écarts de l'action medicamenteuse*. Les vertiges, le tremblement généralisé, les fourmillements, l'hésitation dans la marche, les troubles de la vue; mais, surtout, l'apparence convulsive des membres, de la mâchoire et du cou, apparence rappelant les accidents du strychnisme et se montrant chez un individu en plein sommeil, sont bien de nature à inspirer aux spectateurs non prévenus quelque inquiétude. La respiration et le cœur ne sont pas atteints; et, seule, l'activité médullaire surexcitée explique ces manifestations, inoffensives au fond.

On a accusé le chloralose d'avoir donné lieu, chez certains névropathes, à des phénomènes de somnambulisme. Après avoir passé par la phase première de médicament parfait, merveilleux, inoffensif, auquel rien ne résiste, le chloralose en est maintenant à la phase de délaissement. Il ne mérite ni cet excès d'honneur ni cette indignité. Seulement son étude demande à être complétée au point de vue de ses applications cliniques et de ses indications; et, dans tous les cas, il est sage de s'abstenir de son emploi, même à faible dose, dans les affections convulsives et spasmodiques, notamment dans le delirium tremens où l'opium joue cependant le rôle d'un médicament héroïque. Les doses de 10 centigrammes, répétées au besoin jusqu'à production de l'effet hypnotique, en ayant soin de ne pas dépasser, de cette façon, 60 à 80 centigrammes au total, vous permettront de vous renseigner sur le degré de réactivité de votre sujet et de ne pas occasionner de ces accidents, bien plus impressionnants que graves, qui ont été si énergiquement reprochés au chloralose dans ces dernières années.

En résumé, le chloralose agit d'une façon élective sur l'écorce grise du cerveau, qui, dès lors, n'est plus apte à percevoir les excitations douloureuses. La moelle et le bulbe n'étant pas encore impressionnés à ces doses et n'étant plus modérés par les centres supérieurs, il y a, non seulement conservation, mais encore exagération des réflexes sous l'influence des excitations. L'incontinence d'urine, assez fréquente chez les nerveux, pendant le sommeil, est un symptôme de cette suspension de l'activité cérébrale.

A l'état normal, la substance grise corticale du cerveau est plus excitable par les agents physiques que la substance blanche sous-jacente. Sous l'influence du chloralose, la substance blanche paraît intacte, tandis que l'impressionnabilité de la substance grise est très diminuée : cette constatation est en rapport étroit avec les phénomènes de cécité psychique.

Le chloralose a donné le moyen aux physiologistes de dissocier et d'analyser les fonctions les plus élevées, les plus parfaites de l'organisme; aux cliniciens de diagnostiquer des névropathies latentes telles que hystérie, alcoolisme, chorée, somnambulisme, etc. : il jouerait, dans ce dernier cas, un rôle qui a été comparé à celui de la tuberculine pour dépister la tuberculose du bétail.

Enfin, c'est un hypnotique ne présentant pas les inconvénients du chloral, et d'autres médicaments du même genre, sur le cœur et la circulation : il ne possède aucune propriété analgésiante. Mais il faut reconnaître qu'il est d'allure assez capricieuse; en d'autres termes, que la réactivité de chaque sujet en sa présence est particulièrement mobile. Il peut donner lieu facilement à des phénomènes effrayants pour le malade et son entourage, bien qu'ils aient peu de gravité.

Il faut donc le prescrire avec prudence, à doses fractionnées, et en surveillant très attentivement la susceptibilité individuelle à la réaction.

Pour les homologues du chloralose, quelques faits intéressants restent à noter. Le *parachloralose* est fort peu actif, peut-être à cause de son peu de solubilité. Les deux variétés d'*arabino-chloralose* ne déterminent pas l'état de strychnisme sur lequel j'ai insisté, bien que, dans l'état d'hypnose, les réflexes soient conservés. Il en est autrement du *xylo-chloralose* dont les propriétés hypnotiques sont peu marquées, tandis que ses propriétés convulsivantes sont intenses. Le *galacto-chloralose* est peu actif; et le *lévulo-chloralose* se rapprocherait beaucoup, par son action fort peu convulsivante et ses propriétés hypnotiques, de l'arabino-chloralose.

Il ne me reste plus, à présent, que quelques mots à vous dire au sujet des chloralides dans lesquels l'action médicamenteuse du corps combiné au chloral joue un rôle efficace. Ces médicaments tendent de plus en plus à être abandonnés, l'expérience ayant démontré qu'ils ne possèdent pas d'avantages réels.

Chloraluréthane. — On a proposé, sous la dénomination de *ural*, une combinaison résultant de l'union d'une molécule d'uréthane avec une molécule d'hydrate de chloral et élimination d'une molécule d'eau. L'ural, ou chloraluréthane, forme des cristaux incolores, de saveur très amère, fort peu solubles dans l'eau, solubles dans l'alcool, fusibles vers 106°, volatils sans décomposition. — Je reviendrai plus tard, en étudiant d'autres hypnotiques, sur l'action hypnagogue qu'il convient d'attribuer à l'uréthane.

On l'administre à la dose de 2 à 4 grammes, en cachets, ou en potion alcoolique, associé à quelques gouttes d'essence de menthe et à du sirop d'écorces d'oranges amères, comme correctifs.

L'hypnose déterminée par l'ural est inconstante, le plus souvent accompagnée d'accélération du pouls et d'un abaissement notable de la température et de la pression artérielle. Au réveil, on a noté un état marqué de faiblesse, de la céphalalgie, de l'inappétence, un état nauséeux, parfois même des vomissements.

On a prétendu que les cardiaques supportaient bien ce médicament, même à la dose de 4 grammes, ce qui n'est guère d'accord avec les faits que je viens d'exposer et les résultats de l'expérimentation physiologique chez les animaux. C'est surtout chez les aliénés (mélancoliques, maniaques) que les résultats, sinon franchement hypnotiques, tout au moins véritablement sédatifs, ont été observés : dans les autres cas, le médicament est d'une action inconstante, même aux fortes doses, et il ne présente aucun avantage incontestable sur le chloral.

Éthylchloraluréthane. — En chauffant sous pression réduite, et distillant finalement dans le vide partiel, un mélange de chloral, d'uréthane et d'alcool éthylique, on obtient un produit résultant de la combinaison, avec élimination d'eau, de ces trois composants et que l'on a désigné sous la dénomination de *somnal*. Il forme des cristaux blancs, déliquescents, fusibles à 42°5, distillant sans décomposition entre 145° et 150° dans le vide. Dans le commerce de la droguerie, le somnal se trouve sous forme de solution alcoolique renfermant 3 parties de somnal cristallisé dissous dans une partie d'alcool.

Sa grande solubilité dans l'eau et dans l'alcool permet de l'administrer facilement en potions. La dose moyenne est de 2 grammes, la dose extrême de 5 grammes.

Son administration chez les animaux (chiens et chats) a déterminé, à dose relativement élevée, du vertige, de la titubation, suivis d'un sommeil plus ou moins profond. Il ne produirait pas, comme l'ural, d'action fâcheuse sur la muqueuse digestive. La tension sanguine, après avoir subi une légère élévation, revient à sa valeur normale.

On observe, chez l'homme, avant la réalisation de l'action hypnotique, une période d'excitation qui paraît devoir être attribuée à l'alcool. L'excitation retentit même sur la moelle, car le sommeil est fréquemment agité, accompagné de rêves érotiques et même de pertes séminales. Le somnal accroît la surexcitation chez les aliénés excités. Il est dépourvu de tout effet hypnotique dans les cas de douleurs intenses, dans la syphilis, le délire alcoolique.

A fortes doses, il exerce une action dépressive sur les centres cardiaques et respiratoires, et il détermine une diminution de la tension artérielle par suite de l'action qu'il exerce sur les ganglions cardiaques.

C'est encore un médicament sans avantages sur le chloral, d'autant qu'il a été assez souvent remplacé, dans le commerce, par un simple mélange d'alcool, de chloral et d'uréthane.

Chloralantipyrine. — Ce composé, connu sous la dénomination d'*hypnal*, est le plus important du groupe que nous étudions en ce moment; dans la classe des chloralides, il ne le cède qu'au chloralose comme importance et comme valeur médicamenteuse.

En mélangeant deux solutions aqueuses concentrées, l'une d'antipyrine, l'autre d'hydrate de chloral, on voit que le liquide devient trouble, laiteux, et qu'il se rassemble peu à peu à la partie inférieure un fluide huileux, dense, qui se prend, au bout de quelque temps, en une masse cristalline compacte. Suivant que le mélange a été effectué avec 1 ou 2 molécules d'hydrate de chloral pour 1 molécule d'anti-

pyrine, on obtient le monochloralantipyrine ou le bichloralantipy
rine : c'est le monochloralantipyrine qui est seul employé sous le
nom d'hypnal, d'autant plus que le bichloralantipyrine se dissocie
en présence de l'eau en hypnal et chloral libre. La combinaison se
réalise en dissolvant 47 grammes d'hydrate de chloral dans 50 grammes
d'eau et en ajoutant à cette solution une solution de 53 grammes
d'antipyrine dans 50 grammes d'eau : la couche huileuse dense, résultant de la réaction, est séparée au moyen d'un entonnoir à robinet et
abandonnée à la cristallisation.

L'hypnal forme des cristaux incolores, de saveur un peu amère,
très différente de celle de chacun des composants, peu solubles dans
l'eau, assez solubles dans le chloroforme et dans l'éther, très solubles
dans l'alcool, fondant à 67°. Soumis à une température suffisamment
élevée, entre 115° et 120°, il perd une molécule d'eau en devenant
insoluble et inactif au point de vue physiologique. Les acides faibles
sont sans action sur lui; les alcalis le décomposent en ses éléments.

A la dose de 20 à 25 centigrammes par kilo d'animal et par la voie
d'injection intra-veineuse, le monochloralantipyrine diminue la sensibilité et détermine un état d'hypnose plus ou moins accentué,
avec conservation des réflexes. A la dose de 30 à 35 centigrammes,
les réflexes sont abolis et l'anesthésie survient. La dose mortelle est
voisine de 1 gramme par kilo. Le sommeil est toujours précédé d'une
période d'agitation, parfois assez accentuée. L'amplitude et le nombre
des mouvements respiratoires subissent une diminution appréciable
presque toujours suivie d'une phase d'accélération : aux doses
toxiques, la respiration se ralentit de plus en plus, devient presque
abdominale et se fait en plusieurs temps : on voit se produire de
longs arrêts respiratoires et la fonction s'arrête en expiration. Les
contractions cardiaques sont notablement ralenties, irrégulières; et
l'on observe une diminution très marquée de la pression artérielle.
L'action de l'antipyrine sur le myocarde et son appareil nerveux
vient se joindre à celle du chloral, de sorte, qu'en définitive, une
dose donnée d'hypnal est plus toxique que la quantité relative de
chloral qu'elle renferme. Le cœur s'arrête seulement après la respiration; mais, malgré la respiration artificielle, l'action toxique
exercée sur lui par l'hypnal se manifeste par un arrêt irrémédiable
si la dose est suffisante. La température est légèrement abaissée.

Chez l'homme, l'effet hypnotique est très constant, à la dose de

1 à 2 grammes, en moyenne, par voie d'ingestion stomacale. On peut utiliser pour l'administration de l'hypnal soit la formule de M. Bardet :

Hypnal.	1 gramme.
Eau.	15 —
Chartreuse	4 —

soit la suivante, qui correspond à 1 gramme d'hypnal par cuillerée à soupe :

Hypnal.	5 grammes.
Eau distillée.	30 —
Alcool à 90°.	āā 15 —
Alcoolat d'écorces d'oranges amères.	
Sirop simple.	40 —

On peut l'administrer anssi sous forme de cachets, car l'hypnal est dénué de toutes propriétés irritantes, puisqu'on a pu l'injecter par voie hypodermique, à des animaux, sous forme du liquide huileux prenant naissance lors du mélange des solutions aqueuses concentrées de chloral et d'antipyrine.

Comme avantage de l'hypnal, on peut signaler la diminution de causticité et de saveur des composants, l'association des actions hypnotique et analgésique; enfin l'augmentation de l'activité médicamenteuse de chacun des composants, de telle sorte que l'hypnal est efficace à des doses moindres que l'antipyrine et le chloral pris séparément pour obtenir le même effet.

Il s'est montré un calmant excellent de l'insomnie d'origine cérébrale, et surtout des insomnies douloureuses, de la toux, du spasmodisme; il ne congestionne pas le cerveau, il n'a pas de retentissement sur l'appareil digestif, il ne crée pas l'assuétude.

Mais ses inconvénients sont à peu de chose près ceux du chloral : abaissement de la pression artérielle, diminution du nombre et de l'énergie des contractions cardiaques : il faut reconnaître, cependant, que cette action dépressive est moindre que celle exercée par le chloral seul, et que les troubles cardio-vasculaires sont moins accentués aux doses moyennes, de même que l'état comateux aux doses élevées. L'antipyrine semble atténuer certaines manifestations, bien que ce soit toujours les effets du chloral qui prédominent : ainsi les convulsions caractérisant les doses toxiques d'antipyrine ne se montrent jamais, même lorsqu'on expérimente sur des animaux et à l'aide de la respiration artificielle.

En résumé, les contre-indications sont les mêmes que celles du chloral; et de la série de médicaments hypnotiques que nous venons d'étudier, trois seulement sont importants et restent à retenir : le chloral, le chloralose, l'hypnal.

Pour terminer l'étude de ce groupe, je vous donnerai quelques indications sur l'élimination et la recherche de ces médicaments dans les urines. Chloral, chloralose et hypnal s'éliminent en grande partie par les urines sous forme d'une combinaison particulière, l'acide urochloralique, sur lequel j'ai déjà appelé votre attention au sujet des interprétations relatives à l'action du chloral. Dans le cas du chloralose, l'urine renferme également du glucose; et de l'antipyrine dans le cas de l'hypnal. Il faut savoir reconnaître ces substances et différencier ces urines des urines simplement glycosuriques.

L'hypnal donne à la fois les réactions de l'antipyrine et celles du chloral. Le perchlorure de fer le colore en rouge de sang (antipyrine); et cette coloration se produit au bout d'une à deux heures, environ, dans les urines des malades à qui l'on a administré de l'hypnal. Le maximum d'intensité de cette coloration se montre environ quatre heures après l'absorption du médicament, et elle disparaît après douze à quinze heures. Cela nous renseigne donc sur la durée de l'élimination.

L'acide urochloralique, produit commun de la transformation dans l'économie des divers chloralides, réduit la liqueur de Fehling, comme un certain nombre d'autres substances, notamment les glucoses. Cette réduction ne peut donc constituer, dans le cas présent, qu'une présomption relativement à l'élimination de chloroforme, de chloral, de chloralose, d'hypnal ou de glucose. L'acide urochloralique peut être facilement décelé en le réduisant à l'aide de l'hydrogène naissant qui le transforme en aldéhyde éthylique. On ajoute à l'urine de la grenaille de zinc et de l'acide sulfurique dilué; l'odeur caractéristique de l'aldéhyde ne tarde pas à se faire sentir. En distillant le liquide et en recueillant les premières gouttes condensées, on peut voir que ce liquide est capable de faire reprendre sa coloration primitive à une solution de fuchsine préalablement décolorée par l'acide sulfureux; et qu'une solution ammoniacale d'azotate d'argent sera réduite sous forme d'argent métallique formant un dépôt miroitant sur la paroi du tube à réaction.

Un certain nombre de caractères différentiels permettent de distinguer les urines renfermant des glucoses de celles réduisant la liqueur cupro-potassique par suite de la présence de l'acide urochloralique.

L'urine renfermant du glucose est active sur le plan de la lumière polarisée, qu'elle dévie à droite ou à gauche suivant qu'il s'agit de dextrose ou de lévulose; l'urine contenant de l'acide urochloralique est inactive.

L'addition de teinture d'iode à de l'urine glycosurique ne détermine aucune réaction, tandis que la présence de l'antipyrine y déterminera l'apparition d'un précipité rouge brun dans le cas d'absorption d'hypnal.

L'ébullition avec la potasse ou la soude caustique déterminent une coloration brune, plus ou moins accentuée, suivant la richesse de l'urine en glucose; l'acide urochloralique ne détermine pas de coloration, mais la formation de chloroforme reconnaissable à son odeur.

Enfin, en présence de levure de bière, le glucose fermente et dégage un volume d'acide carbonique dont la mesure permet d'évaluer la quantité du glucose qui l'a produit; l'acide urochloralique ne fermente pas.

Vous voyez donc qu'on peut reconnaître par l'examen de l'urine : l'administration du chloral, éliminé sous forme d'acide urochloralique; l'administration du chloralose, qui fournit comme produits d'élimination un mélange d'acide urochloralique et de glucose; l'administration d'hypnal qui fournit comme produits d'élimination un mélange d'acide urochloralique et d'antipyrine.

Je suis loin, Messieurs, d'avoir terminé l'étude des hypnotiques; un grand nombre de médicaments des plus importants nous restent encore à passer en revue pour cela. Le temps me manque à présent pour porter cette étude jusqu'au point où j'avais espéré la conduire; et je me vois forcé d'en remettre la suite au début du cours de l'hiver prochain. Nous aurons à nous occuper, d'abord, des hypnotiques du groupe du sulfonal : nous verrons là, comme je vous l'ai déjà indiqué, le pouvoir hypnotique du radical éthyle C^2H^5 porté à son summum par sa combinaison avec le radical sulfone; mais nous aurons aussi à envisager à ce point de vue l'alcool et ses dérivés. L'action particulière de l'alcool éthylique comme modificateur des fonctions cérébrales me le fait classer dans un groupe, *les modificateurs intellec-*

tuels, à côté de l'opium et du chanvre indien, qui établit une sorte de transition naturelle entre les hypnotiques proprement dits tels que le chloral, et les antithermiques-analgésiques tels que l'antipyrine, la quinine, etc.

Nous verrons ainsi se vérifier une fois de plus ce que je vous disais, au début de ces leçons, à propos des classifications en pharmacologie; c'est-à-dire, l'impossibilité de renfermer dans un cadre bien délimité des substances dont les actions médicamenteuses sont multiples, mais qu'il faut pourtant se décider à classer suivant l'une des plus importantes ou des plus accentuées de ces actions, ne serait-ce que pour en faciliter l'étude, pour soulager la mémoire, mais toujours avec cette arrière-pensée que ces groupements, en apparence naturels, ne répondent pas absolument à la réalité et ne doivent servir qu'à éviter la confusion et les répétitions.

TABLE ALPHABÉTIQUE ET ANALYTIQUE

TABLE DES MATIÈRES

DICTIONNAIRE DE THÉRAPEUTIQUE

DE MATIÈRE MÉDICALE, DE PHARMACOLOGIE
DE TOXICOLOGIE ET DES EAUX MINÉRALES

Par DUJARDIN-BEAUMETZ

Membre de l'Académie de médecine et du Conseil d'hygiène et de salubrité de la Seine
Médecin de l'hôpital Cochin

Avec de nombreuses figures dans le texte.

4 forts vol. et le 1er supplément in-4 de 900 pages chacun, imprimé à deux colonnes, avec 800 figures.

Broché .... **125 fr.**
Reliure en maroquin, plats toile, tranches peignes, ... **150 fr.**
Les tomes I, II, III, IV et le 1er supplément se vendent séparément, brochés....... **25 fr.**
Reliés .... **30 fr.**

FORMULAIRE PRATIQUE DE

THÉRAPEUTIQUE

ET DE PHARMACOLOGIE

Ancien DUJARDIN-BEAUMETZ

Membre de l'Académie de Médecine et du Conseil d'hygiène et de salubrité de la Seine,
Médecin de l'hôpital Cochin, etc.

PAR MM.

A. GILBERT	**P. YVON**
Professeur agrégé à la Faculté de médecine de Paris, Médecin de l'hôpital Broussais.	Pharmacien de 1re classe, Membre de la Société de Pharmacie.

12ᵉ ÉDITION

Un volume in-18 jésus cartonné de 700 pages. — Prix......................... **4 fr.**

FORMULAIRE ANNUEL DES

NOUVEAUX REMÈDES

Par G. BARDET

11ᵉ ÉDITION 1899

Un volume in-18, cartonné, de 400 pages. — Prix............................ **4 fr.**

LEÇONS DE PHARMACOTHÉRAPIE

Par le Dr J.-B. STOCKVIS

Professeur à l'Université d'Amsterdam.

Traduites par les docteurs D. DE BUCK et L. DE MOOR

Revues et augmentées par l'auteur.

Deux volumes in-8 formant 1128 pages. — Prix............................ **28 fr.**

Le tome II, comprenant la pharmacothérapie spéciale, Irritants vrais, Astringents, Caustiques, Protectifs, Hématiques, vient de paraître et forme 1 vol. de 628 pages. — Prix......... **16 fr.**

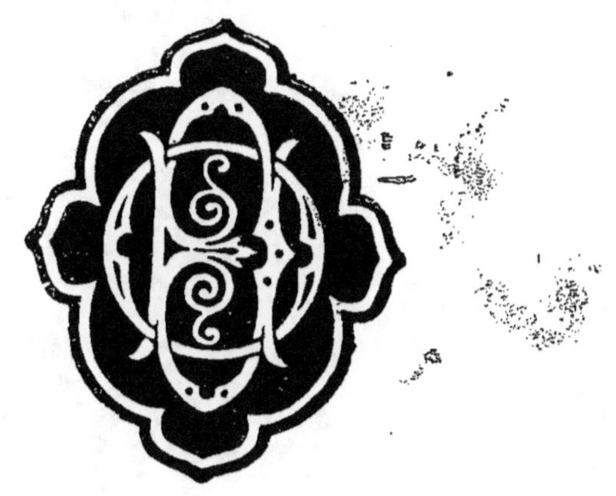

www.ingramcontent.com/pod-product-compliance
Lightning Source LLC
LaVergne TN
LVHW020230060726
842525LV00001B/25